U0396944

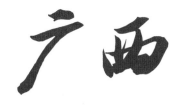

皮肤性病诊疗与护理规范

GUANGXI PIFUXINGBING ZHENLIAO
YU HULI GUIFAN

林有坤　主编

广西皮肤性病学质量控制中心　编

广西科学技术出版社
·南宁·

图书在版编目（CIP）数据

广西皮肤性病诊疗与护理规范 / 林有坤主编；广西皮肤性病学质量控制中心编. —南宁：广西科学技术出版社，2023.8

ISBN 978-7-5551-2014-8

Ⅰ.①广… Ⅱ.①林… ②广… Ⅲ.①皮肤病—诊疗②性病—诊疗 ③皮肤病—护理 ④性病—护理 Ⅳ.①R75②R473.75

中国国家版本馆CIP数据核字（2023）第151668号

广西皮肤性病诊疗与护理规范

林有坤　主编

广西皮肤性病学质量控制中心　编

策　　划：何杏华　　　　　　　　　　责任编辑：何杏华　陈剑平　陈诗英
助理编辑：秦慧聪　　　　　　　　　　责任校对：吴书丽
责任印制：韦文印　　　　　　　　　　装帧设计：梁　良

出 版 人：梁　志
出版发行：广西科学技术出版社
社　　址：广西南宁市东葛路 66 号　　　　　邮政编码：530023
网　　址：http://www.gxkjs.com

印　　刷：广西广大印务有限责任公司

开　　本：787mm×1092mm　　1/16
字　　数：870 千字　　　　　　　　　　印　　张：40.5　插页 4 页
版　　次：2023 年 8 月第 1 版
印　　次：2023 年 8 月第 1 次印刷
书　　号：ISBN 978-7-5551-2014-8
定　　价：260.00 元

版权所有　侵权必究

质量服务承诺：如发现缺页、错页、倒装等印装质量问题，可联系本社调换。
电话：0771-5851474

编委会

主　　编：林有坤

副 主 编：曹存巍　刘栋华　郑文军　李建民　黄　熙　李永振　张　杰
　　　　　谢方明　谢　治　唐秀生　温斯健

主　　审：孙建方

顾　　问：吴才林　吕向劻

统　　筹：温斯健

编　　委：（按姓氏笔画排序）

王　琛　王利平　王宁莉　韦　高　韦无边　韦冠京　韦立莉
方远芳　尹　仲　龙晓燕　成先桂　朱　珠　朱邦勇　全小荣
刘　慧　刘　懿　刘京平　刘群英　麦　迪　严文杰　严煜林
苏家光　李　萍　李　海　李玉秋　李志颖　李秀楹　李毅明
李鑫垒　李卫国　杨　玲　杨　猛　杨凤元　肖　文　肖　敏
何洛芸　何观玉　余　良　余　兵　张　敏　张小艳　张建玲
陆富永　陈　勇　陈怀忠　陈方如　陈富祺　陈洁连　陈小丽
林文聪　明海霞　周　萌　周燕华　冼小琳　郑冬燕　郑小帆
赵　进　赵文青　钟　江　钟柱英　钟永军　徐　红　凌　霄
高　君　唐　平　黄榆秀　黄胜萍　黄翠丽　黄小耿　梁　铭
梁　伶　梁远飞　梁敏奇　蒋丽君　蒋建荣　覃永健　曾　华
温斯健　谢　治　蓝　艳　蒙世豪　蒙安定　简华慧　廖烈兰
廖福逍　谭正竹　潘延斌　霍瑞玲

编委秘书：（按姓氏笔画排序）

代红梅　汤露露　尧志建　阮柱仁　李　峥　李文宇　吴玲艳
张馨予　陆梦婷　范润哥　姚婉玉　贺镜宇　郭　婷　梁家榕
蒋　丽　蒙　坚

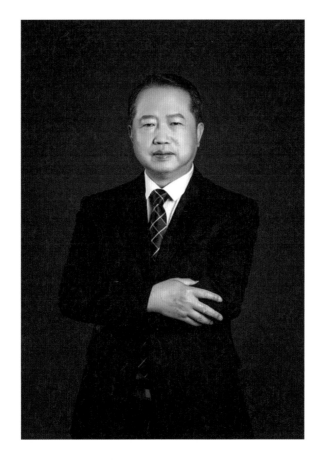

主编 林有坤

广西医科大学第一附属医院皮肤性病科主任医师
二级教授、博士研究生导师
广西皮肤性病学质量控制中心主任
中华医学会皮肤性病学分会委员
中国医师协会皮肤科医师分会常委
广西医学会皮肤性病学分会名誉主任委员
广西医师协会皮肤科医师分会主任委员
中华预防医学会皮肤性病控制专业委员会常委
中国华人医师协会皮肤科医师分会常委
中国民族卫生协会皮肤学科分会常务理事
中国研究型医院学会皮肤科专业委员会委员
广西皮肤性病科专科联盟原会长
《中华皮肤科杂志》等杂志编委

广西医科大学第一附属医院皮肤性病科主任医师，北京大学博士，二级教授，博士研究生导师，墨尔本大学访问学者。中国人口文化促进会皮肤病性病防治专业委员会主任委员，第十五届中华医学会皮肤性病学分会真菌学组副组长，广西医学会皮肤性病学分会第九届委员会主任委员，真菌性皮肤病防治国家重点研发项目首席科学家，广西真菌病防治研究重点实验室、广西卫生健康委员会真菌研究与真菌病防治重点实验室主任，广西真菌病监测网负责人，广西廖万清院士工作站负责人。*MYCOPATHOLOGIA*、《中国真菌学杂志》编委。主持国家自然科学基金项目 5 项。参与真菌病国际指南制定，发表在《柳叶刀》子刊；在《新英格兰医学杂志》等杂志发表论文 50 余篇。作为项目完成人获广西科学技术进步奖二等奖 1 项。

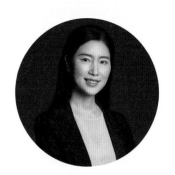

副主编　曹存巍

广西医科大学第一附属医院皮肤性病科主任医师，医学博士，教授，博士研究生导师。中华医学会皮肤性病学分会青年委员会委员，广西医学会皮肤性病学分会副主任委员，中国医师协会皮肤科医师分会皮肤病理学组委员，广西医学会皮肤性病学分会皮肤病理学组组长，中国医师协会皮肤科医师分会优秀中青年医师。曾到美国加利福尼亚大学旧金山分校皮肤病理科和南佛罗里达大学医学院皮肤科访问学习。擅长皮肤病理诊断，主要研究方向为皮肤感染与免疫。主持多项国家自然科学基金项目和广西自然科学基金项目。

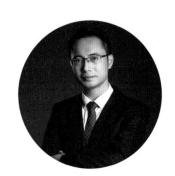

副主编　刘栋华

广西医科大学第一附属医院皮肤性病科副主任，广西医科大学第一临床学院皮肤性病学教研室副主任。中国康复医学会皮肤病康复专业委员会常委，中国老年医学学会皮肤医学分会常委，中国医师协会皮肤科医师分会感染学组副组长，广西医学会皮肤屏障修复分会主任委员，广西医学会皮肤性病学分会副主任委员，广西医学会变态反应学分会副主任委员，广西医师协会皮肤科医师分会副主任委员，广西皮肤性病学质量控制中心副主任，广西皮肤性病科专科联盟副会长兼秘书长，广西非公立医疗机构协会皮肤专业委员会副主任委员兼秘书长。

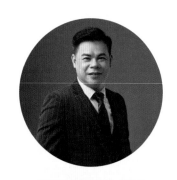

副主编　郑文军

南宁市第二人民医院、广西医科大学第三附属医院党委书记，主任医师，硕士研究生导师。广西医院协会文化建设专业委员会副会长。主持广西科技重大专项项目 1 项、市级重大专项项目 1 项，参与市级科研项目 15 项。获广西医药卫生适宜技术脱光将推广奖 2 项，南宁市科学技术进步奖 6 项。曾获全国优秀院长、全国医院管理创新人物等奖项。南宁市第七、第八、第九批专业技术拔尖人才，南宁市新世纪学术和技术科技带头人。《广西医学》编委。

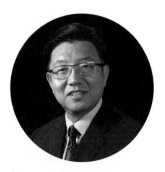

副主编　李建民

桂林医学院附属医院皮肤性病科主任，医疗美容科和美容皮肤科主任兼医美中心负责人，主任医师，教授，博士研究生导师。广西首届"十佳医师"，桂林市推进医美产业发展工作专班成员。中国医师协会皮肤科医师分会委员，中国医师协会皮肤科医师分会皮肤医学美容专业委员会委员和色素病专业委员会委员，中华医学会皮肤性病学分会皮肤医学美容专业委员会委员，国家远程医疗和互联网医学中心皮肤影像专家委员会委员，中国整形美容协会医学美容继续教育分会常务委员，中国医疗保健国际交流促进会皮肤科分会专家委员会委员，广西医学会皮肤性病学分会副主任委员兼皮肤美容专业学组组长，广西医师协会皮肤科医师分会副主任委员。

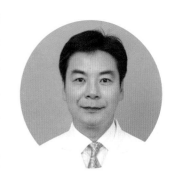

副主编 黄　熙

主任医师，广西壮族自治区亭凉医院原院长。广西医学会皮肤性病学分会副主任委员，广西医师协会皮肤科医师分会副主任委员。长期从事皮肤性病、麻风病防治的临床工作以及艾滋病抗病毒治疗工作。

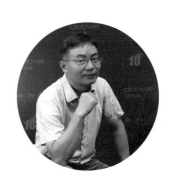

副主编 李永振

副主任医师，广西壮族自治区皮肤病防治研究所原副所长。曾获中国麻风病防治工作最高荣誉奖"马海德奖"，主要从事麻风病、性病的防治及皮肤病临床诊疗工作。中国麻风防治协会麻风皮肤病防治分会首届委员，国家麻风病防治专家库专家成员，中国性病艾滋病防治协会性病防治专业委员会常委，广西麻风预防控制协会副会长，广西预防医学会第四届常务理事，广西皮肤性病学质量控制中心副主任，广西艾滋病综合防治示范区技术指导专家组成员。主持省厅级科研课题 7 项，在省级以上学术期刊发表论文 26 篇，在第 19 届、第 20 届国际麻风大会上展示论文 3 篇。

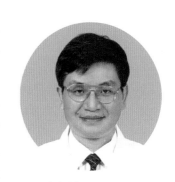

副主编 张　杰

前海人寿广西医院皮肤科负责人，副主任医师，医学博士。中国人民解放军联勤保障部队第九二三医院皮肤科、整形美容激光科原主任。历任中华医学会激光医学分会委员，中国中西医结合学会皮肤性病科分会青年委员，广西医学会激光医学分会副主任委员，广西预防医学会皮肤性病专业委员会副主任委员。现任广西中西医结合学会皮肤性病学分会副主任委员，广西整形美容行业协会激光美容分会会长，广西医师协会美容与整形医师分会委员。

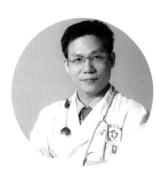

副主编 谢方明

副主任医师，医学博士，广西壮族自治区人民医院皮肤性病科主任。中国医师协会皮肤科医师分会委员，中国康复医学会皮肤病康复专业委员会委员，广西医学会皮肤性病学分会常委，广西医师协会皮肤科医师分会副主任委员。2014 年获中国医师协会皮肤科医师分会优秀中青年医师奖。主持 1 项并参与多项国家自然科学基金项目。

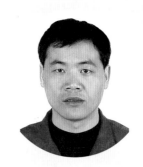

副主编 谢 治

右江民族医学院皮肤性病学教研室主任，右江民族医学院附属医院皮肤性病科主任。中国人口文化促进会皮肤性病防治专业委员会委员，中国老年医学学会皮肤医学分会委员，广西医师协会皮肤科医师分会副主任委员，广西非公立医疗机构协会皮肤专业委员会副主任委员，广西医学会皮肤性病学分会常委，广西中西医结合学会皮肤性病学分会常委，广西医学会变态反应学分会常委，广西医学会皮肤屏障修复分会常委，中华医学会医学美学与美容学会常委，广西医师协会皮肤激光美容分会常委，广西皮肤性病协会常务副会长。

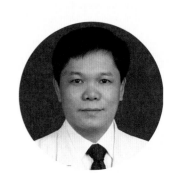

副主编 唐秀生

广西医科大学第一附属医院皮肤性病科主任医师，博士，硕士研究生导师。中国康复医学会皮肤病康复专业委员会青年委员、皮肤病理学组委员，中国免疫学会皮肤免疫分会委员，广西医学会皮肤屏障修复分会副主任委员，广西医学会皮肤性病学分会常委，广西医师协会皮肤科医师分会常委，广西非公立医疗机构协会皮肤性病专业委员会常委，广西预防医学会皮肤性病专业委员会常委。主持广西自然科学基金课题 1 项，广西壮族自治区卫生厅自筹课题 2 项。发表及参与撰写论文 30 多篇，参与编写图书数本。

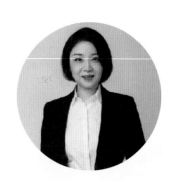

副主编 温斯健

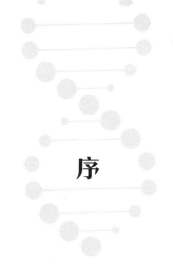

序

党的二十大报告中，以习近平同志为核心的党中央坚持以人民为中心的发展思想，提出了"健康中国"战略和"面向人民生命健康"新命题，作出了"推进健康中国建设""促进优质医疗资源扩容和区域均衡布局"等重要部署，进一步强调"把保障人民健康放在优先发展的战略位置"，为新时代新征程推动卫生健康事业改革发展指明了方向，不断增强广大人民群众的改革获得感、就医安全感和健康幸福感。广西壮族自治区卫生健康委员会深入学习贯彻党的二十大精神和习近平总书记关于卫生与健康工作的重要论述，全面落实党中央、国务院决策部署，按照自治区党委、政府工作要求，党组书记、主任杜振宗强调，提高医疗质量是医疗健康事业永恒的主题，以强化医疗质量安全管理作为抓手，推进医疗机构高质量发展；依靠专家的专业优势，守正创新，规范诊疗，将医疗适宜技术向基层医疗机构推广下沉，不断提升医疗质量和完善质量控制，将发展的着力点放在提升质量上，实现更高质量、更有效率、更加公平、更可持续、更为安全的发展。

广西皮肤性病学医疗质量控制中心认真贯彻落实《医疗质量管理办法》，充分发挥质量控制中心作用，持续促进医疗质量安全同质化，实现医疗质量安全持续改进；围绕广西区内外医疗质量安全现状，收集、分析医疗质量安全数据，研究制定符合广西实际的医疗质量安全管理与控制的具体措施；规范本专业疾病诊治规范、质量控制指标，提出质量安全改进目标及综合策略，加强本专业领域质量安全管理人才队伍建设和培训工作。

从2021年开始，广西皮肤性病学质量控制中心组织广西各级医疗机构80多位专家和学科骨干组成编委会，整整历经两年，编写了《广西常见皮肤性病诊疗与护理规范》一书。该书兼具科学性、先进性、规范性、实用性、可操作性，对各级各类医疗机构皮肤科的基本设置条件、人员设备配备标准、业务用房等形成学科建设规范共识，并制定了治疗和操作的标准作业程序，还收录了广西常见皮肤性病20个大类275个病种，详细介绍了各病种的病因、病理特征、临床特征、预防措施、临床诊疗等，同时对皮肤专科护理进行规范。相信该书的出版，将对广西皮肤性病学的学科建设、发展和质量控制工作发挥重要作用。

医疗服务质量控制永远在路上。目前广西皮肤性病学科的建设水平与国内先进地区的差距仍然较大，区内城市间、城乡间发展不平衡。学科诊疗规范体系的建立是学科质量控制体系建设和规范化管理的要求，有助于学科人才培养、继续教育及医疗质量考核均等化、标准化，有助于学科内学术交流和多中心临床研究项目的合作，提高基层防病治病和健康管理能力，不断提升广西皮肤性病学科的综合实力，更好地服务于健康广西、美丽广西建设。希望广西皮肤性病学质量控制中心的专家们能带领全区同行，用新发展理念重塑健康观念，坚持系统理念，提高全方位、全周期健康服务能力，增进人民健康福祉，在实践中不断充实、完善质量控制规范，为健康广西作出更大的贡献！

2023 年 1 月

前言

伴随着我国经济社会的发展和城乡基本医疗的全覆盖，人民对医疗服务的需求持续增长，同时老龄化、城镇化等社会经济转型促进了医疗服务向多层次、多元化发展。建立分级诊疗制度，是解决居民日益增长的医疗需求与医疗资源供需不平衡、不充分发展矛盾的重要抓手。建设和完善相关诊疗规范体系（包括诊疗规范、诊疗指南、临床路径、技术标准等）是保障医疗安全、推动医疗服务高质量发展的基础性工作。只有通过加强常见病、多发病的规范诊疗管理，提高不同地区、不同等级医疗机构医疗服务的同质化水平，缩小医疗质量差距，才能有效引导患者在区域内解决看病就医问题，为逐步实现分级诊疗创造条件。

基层医疗卫生机构医疗服务能力的提升，更需要诊疗规范体系和医保体系的支持。在医保制度不断完善的过程中，规范化的医疗行为将成为医院内部管理和医保监督管理中的重点问题和基础性建设工程，同时医保制度的完善能对医疗行为规范化起到极大的促进作用。

推动学科诊疗规范化建设对提升医疗质量、保障医疗安全具有十分重要的意义，也是配合国家医疗改革的制度建设和落实的关键工作。目前针对基层专科医务人员制定的符合基层实际情况的规范、指南很少，关于基层常见皮肤性病中慢性病的基层临床规范更缺乏。提高基层医疗机构的疾病诊疗能力，尤其是慢性病的防治能力，是广西卫生健康事业发展的重点、难点之一，因此，尽快制定适合在基层推广应用的诊疗规范具有必要性和迫切性。

广西皮肤性病学科的学科建设和发展与国内先进水平差距较大。皮肤性病诊疗规范体系的建立是学科质量控制体系建设和规范化管理的要求，一方面有助于促进层级间诊疗的同质化，有利于学科人才的培养和继续教育及考核均等化、标准化，促进学科整体诊疗水平和学术水平不断提高；另一方面有利于学科行业内的学术交流和多中心临床研究项目的合作，促进广西皮肤性病学科的发展与国内、国际接轨，进而促进广西不同等级医疗机构间的临床研究一体化水平提高，进一步优化、提升、完善诊疗规范，在学科建设、平台建设、团队建设等方面起相互促进的作用，更好地为建设健康中国、美丽广西服务。

为了实现以上目标，兼顾《广西常见皮肤性病诊疗与护理规范》的科学性、先进性、可行性、可及性、可操作性的原则，广西皮肤性病学质量控制中心组织全区各层级110多位专家和学科骨干，组成本书编委会。同时，按板块、章节成立编写小组，在组长牵头及在秘书协调下完成初稿编写，经一审和二审修改后分别提交编委会进行第一次和第二次全体编委审稿会会审。两次会审修改后在定稿会上逐一进行审核，最后由副主编分别负责不同编章的审定。本书亮点有三：一是每个疾病章节按病因与发病机制、临床表现、实验室检查、诊断与鉴别诊断、病情评估、临床处理的临床诊疗思路进行介绍，力求反映当前相关疾病的诊疗指南和专家共识、临床路径管理等最新内容；二是根据广西各级医疗机构建设中的专科建设要求，提出广西各级皮肤性病学科建设的基本设置要求建议供自治区卫生和健康委员会决策参考；三是加入专科护理规范，从而保障了专科规范的系统性。

参与编写的编委来自全区各级医疗机构，多数人没有图书编写经验，能够在两年内，统筹并完成如此大量的工作，实是对广西皮肤性病学界的重大考验。在此，衷心感谢各位副主编、编委、主审、编务人员的无私付出，尤其是担任统筹的温斯健教授，她出色地完成了烦冗的统筹、沟通、协调工作。广西科学技术出版社的编辑团队多次参加编委会会议并提出针对性很强的指导意见，最后为全书稿进行了细致科学的编审付出了艰辛的努力，向他们致以诚挚的谢意！

本书能够顺利出版，要衷心感谢扬子江药业集团的团队从策划、召开编委会会议和定稿会到编辑出版全过程各方面给予的支持。该团队为广西皮肤性病学事业的奉献让我们感动！我们还要鸣谢赛诺菲（中国）投资有限公司、诺华制药（中国）、杭州中美华东制药有限公司、辉瑞投资有限公司的相关皮肤科团队对本书出版的大力支持！

由于编者水平有限，本书还有许多不足，甚至可能存在一定的错漏、瑕疵，衷心希望同行在使用本书的过程中发现并指正，以便在今后的修订中得以改正。

2023 年 1 月

目　录

上　编
广西皮肤性病科的基本设置

第一章　广西皮肤性病科的基本设置 \ 3

第一节　二级综合医院皮肤性病科设置基本标准 \ 3

第二节　二级皮肤病专科医院皮肤性病科设置基本标准 \ 3

第三节　二级甲等综合医院皮肤性病科设置基本标准 \ 4

第四节　二级甲等皮肤病专科医院皮肤性病科设置基本标准 \ 5

第五节　三级综合医院皮肤性病科设置基本标准 \ 6

第六节　三级皮肤病专科医院皮肤性病科设置基本标准 \ 7

第七节　三级甲等综合医院皮肤性病科设置基本标准 \ 8

第八节　三级甲等皮肤病专科医院皮肤性病科设置基本标准 \ 8

第二章　广西皮肤性病科室设置基本要求 \ 10

第一节　皮肤病理室（科）设置基本要求 \ 10

第二节　性病实验室设置基本要求 \ 11

第三节　真菌实验室设置基本要求 \ 15

第四节　皮肤影像工作站设置基本要求 \ 18

第五节　光电治疗中心（室）设置基本要求 \ 20

第六节　皮肤美容中心（室）设置基本要求 \ 23

第七节　皮肤外科手术室设置基本要求 \ 24

第八节　皮肤性病科治疗室设置基本要求 \ 25

中 编
常见皮肤性病诊疗规范

第一章 病毒性皮肤病 \ 31

第一节 水痘与带状疱疹 \ 31

第二节 单纯疱疹 \ 36

第三节 麻疹 \ 38

第四节 风疹 \ 40

第五节 幼儿急疹 \ 41

第六节 传染性单核细胞增多症 \ 42

第七节 传染性软疣 \ 44

第八节 HPV 感染性疣 \ 45

第九节 鲍恩样丘疹病 \ 48

第十节 疣状表皮发育不良 \ 49

第十一节 卡波西水痘样疹 \ 51

第十二节 手足口病 \ 52

第十三节 川崎病 \ 53

第二章 细菌性皮肤病 \ 55

第一节 脓疱疮 \ 55

第二节 葡萄球菌性烫伤样皮肤综合征 \ 57

第三节 毛囊炎、疖与疖病、痈 \ 59

第四节 丹毒 \ 61

第五节 蜂窝织炎 \ 62

第六节 化脓性汗腺炎 \ 64

第七节 甲沟炎 \ 65

第八节 须疮 \ 66

第九节 下疳样脓皮病 \ 68

第十节 腋毛棒状杆菌病 \ 69

第十一节 红癣 \ 70

第十二节 猩红热 \ 71

第十三节 麻风病 \ 73

第十四节 皮肤结核 \ 87

第十五节 硬红斑 \ 91

第十六节 非结核分枝杆菌病 \ 93

第十七节 颜面粟粒型狼疮 \ 98

第三章 真菌性皮肤病 \ 100

第一节 皮肤癣菌病 \ 101

第二节 皮肤马拉色菌病 \ 109

第三节 皮肤黏膜念珠菌病 \ 111

第四节 孢子丝菌病 \ 114

第五节 着色芽生菌病 \ 116

第六节 马尔尼菲篮状菌病 \ 117

第七节 隐球菌病 \ 120

第八节 曲霉病 \ 123

第九节 毛霉病 \ 125

第十节 虫霉病 \ 126

第十一节 放线菌病和诺卡菌病 \ 128

第四章 寄生虫和昆虫性皮肤病 \ 131

第一节 疥疮 \ 131

第二节 隐翅虫皮炎 \ 133

第三节　毛虫皮炎　\　134

第四节　蜂蜇伤　\　136

第五节　蜈蚣咬伤　\　137

第六节　螨皮炎　\　140

第七节　虱病　\　148

第八节　蚤病　\　151

第九节　皮肤猪囊虫病　\　152

第十节　匐行疹　\　153

第十一节　尾蚴皮炎　\　154

第十二节　刺胞皮炎　\　156

第五章　衣原体、立克次体和螺旋体感染性疾病　\　158

第一节　莱姆病　\　158

第二节　反应性关节炎　\　161

第三节　猫抓病　\　164

第四节　恙虫病　\　165

第六章　物理性皮肤病　\　168

第一节　日晒伤　\　168

第二节　多形性日光疹　\　169

第三节　光变态反应接触性皮炎　\　170

第四节　慢性光化性皮炎　\　171

第五节　光毒性接触性皮炎　\　172

第六节　光化性肉芽肿　\　174

第七节　夏季皮炎　\　175

第八节　种痘样水疱病　\　176

第九节　光线性弹力纤维病　\　178

第十节　胶样粟丘疹 \ 180

第十一节　痱子 \ 181

第十二节　间擦疹 \ 183

第十三节　放射性皮炎 \ 184

第十四节　冻疮 \ 186

第十五节　火激红斑 \ 188

第十六节　摩擦性苔藓样疹 \ 189

第十七节　鸡眼与胼胝 \ 190

第十八节　压疮 \ 192

第七章　变态反应性皮肤病 \ 194

第一节　湿疹、手部湿疹、汗疱疹 \ 195

第二节　特应性皮炎、婴儿湿疹 \ 201

第三节　淤积性皮炎 \ 208

第四节　癣菌疹 \ 210

第五节　传染性湿疹样皮炎 \ 211

第六节　接触性皮炎 \ 212

第七节　荨麻疹 \ 216

第八节　血管性水肿 \ 220

第九节　激素依赖性皮炎 \ 222

第十节　口周皮炎 \ 223

第十一节　自身敏感性皮炎 \ 224

第十二节　丘疹性荨麻疹 \ 225

第八章　神经功能障碍性、瘙痒性皮肤病 \ 226

第一节　瘙痒症 \ 226

第二节　慢性单纯性苔藓 \ 229

第三节　结节性痒疹 \ 230

第四节　妊娠性瘙痒症 \ 232

第五节　寄生虫妄想症 \ 234

第六节　人工性皮炎 \ 235

第七节　拔毛癖 \ 236

第八节　咬甲癖 \ 238

第九节　舌舔皮炎 \ 239

第十节　皮肤垢着病 \ 240

第十一节　皮痛症 \ 241

第十二节　性病恐惧症 \ 242

第九章　红斑鳞屑性皮肤病 \ 244

第一节　玫瑰糠疹 \ 244

第二节　银屑病 \ 245

第三节　副银屑病 \ 250

第四节　扁平苔藓 \ 253

第五节　线状苔藓 \ 254

第六节　毛发红糠疹 \ 255

第七节　单纯糠疹 \ 257

第八节　红皮病 \ 258

第九节　多形红斑 \ 260

第十节　离心性环状红斑 \ 262

第十一节　匍行性回状红斑 \ 263

第十二节　慢性迁移性红斑 \ 264

第十三节　新生儿毒性红斑 \ 265

第十四节　连圈状秕糠疹 \ 266

第十五节　硬化萎缩性苔藓　\　267

第十六节　光泽苔藓　\　269

第十章　大疱性皮肤病及无菌性脓疱病　\　271

第一节　天疱疮　\　271

第二节　大疱性类天疱疮　\　277

第三节　线状 IgA 大疱性皮病　\　279

第四节　疱疹样皮炎　\　281

第五节　家族性良性慢性天疱疮　\　282

第六节　获得性大疱性表皮松解症　\　283

第七节　角层下脓疱病　\　285

第八节　疱疹样脓疱病　\　286

第九节　连续性肢端皮炎　\　288

第十节　掌跖脓疱病　\　290

第十一节　嗜酸性脓疱性毛囊炎　\　292

第十一章　血管性皮肤病　\　295

第一节　变应性皮肤血管炎　\　295

第二节　过敏性紫癜　\　297

第三节　急性发热性嗜中性皮病　\　299

第四节　结节性红斑　\　301

第五节　Behcet 综合征　\　302

第六节　荨麻疹样血管炎　\　304

第七节　显微镜下多血管炎　\　306

第八节　结节性多动脉炎　\　308

第九节　恶性萎缩性丘疹病　\　310

第十节　色素性紫癜性皮肤病　\　311

第十一节　网状青斑 \ 313

第十二节　青斑性血管病 \ 314

第十三节　坏疽性脓皮病 \ 316

第十四节　闭塞性血栓性脉管炎 \ 318

第十五节　Wegener 肉芽肿 \ 319

第十六节　持久性隆起性红斑 \ 321

第十七节　红斑性肢痛病 \ 322

第十八节　雷诺现象和雷诺病 \ 323

第十二章　结缔组织病 \ 325

第一节　红斑狼疮 \ 325

第二节　皮肌炎与多发性肌炎 \ 332

第三节　硬皮病 \ 336

第四节　重叠综合征 \ 340

第五节　混合性结缔组织病 \ 341

第六节　干燥综合征 \ 343

第七节　未定类结缔组织病 \ 346

第八节　抗磷脂综合征 \ 349

第九节　类风湿关节炎 \ 352

第十节　成人 Still 病 \ 353

第十一节　嗜酸性筋膜炎 \ 356

第十二节　嗜酸性粒细胞增多综合征 \ 358

第十三章　非感染性肉芽肿、萎缩性皮肤病及其他皮肤病 \ 360

第一节　结节病 \ 360

第二节　环状肉芽肿 \ 362

第三节　黄色肉芽肿 \ 363

第四节　异物反应和异物肉芽肿　\　365

第五节　皮肤淋巴细胞浸润症　\　366

第六节　面部偏侧萎缩　\　366

第七节　斑状萎缩　\　367

第八节　局部全层萎缩　\　369

第九节　进行性特发性皮肤萎缩　\　369

第十节　皮肤松弛症　\　370

第十一节　穿通性毛囊炎　\　371

第十二节　肥大细胞增生病　\　372

第十三节　移植物抗宿主病　\　374

第十四节　指节垫　\　375

第十五节　结缔组织痣　\　376

第十六节　回状颅皮　\　377

第十四章　皮肤附属器疾病　\　378

第一节　脂溢性皮炎　\　378

第二节　痤疮　\　379

第三节　斑秃　\　381

第四节　假性斑秃　\　383

第五节　雄激素性脱发　\　384

第六节　毛增多症和多毛症　\　386

第七节　毛发管型　\　388

第八节　Fox-Fordyce 病　\　388

第九节　头皮糠疹　\　389

第十节　石棉状糠疹　\　390

第十一节　多汗症　\　390

第十二节　腋臭 \ 392

第十三节　甲病 \ 392

第十五章　黏膜疾病 \ 395

第一节　接触性唇炎 \ 395

第二节　光线性唇炎 \ 396

第三节　剥脱性唇炎 \ 397

第四节　浆细胞性唇炎 \ 398

第五节　肉芽肿性唇炎 \ 399

第六节　复发性阿弗他口腔溃疡 \ 400

第七节　黏膜白斑病 \ 401

第八节　包皮龟头炎 \ 403

第九节　阴茎珍珠样丘疹 \ 404

第十节　女阴假性湿疣 \ 405

第十一节　皮脂腺异位症 \ 406

第十六章　营养与代谢性皮肤病 \ 407

第一节　维生素缺乏性皮肤病 \ 407

第二节　胫前黏液性水肿 \ 413

第三节　黏液水肿性苔藓 \ 414

第四节　黑棘皮病 \ 416

第五节　皮肤卟啉病 \ 417

第六节　原发性皮肤淀粉样变病 \ 419

第七节　硬肿病 \ 421

第八节　类脂质渐进性坏死 \ 422

第九节　黄瘤病 \ 423

第十节　睑黄疣 \ 425

第十一节　皮肤黏蛋白病　\　426

第十二节　皮肤钙质沉着症　\　427

第十三节　肠病性肢端皮炎　\　429

第十七章　色素性皮肤病　\　431

第一节　雀斑　\　431

第二节　黄褐斑　\　432

第三节　咖啡斑　\　436

第四节　焦油黑变病　\　437

第五节　摩擦黑变病　\　438

第六节　面颈部毛囊红斑黑变病　\　439

第七节　白癜风　\　439

第八节　无色素痣　\　444

第九节　贫血痣　\　445

第十节　白化病　\　447

第十一节　老年性白斑　\　449

第十二节　蒙古斑　\　450

第十三节　太田痣　\　451

第十四节　颧部褐青色痣　\　452

第十五节　色素性毛表皮痣　\　453

第十六节　文身　\　454

第十七节　斑驳病　\　455

第十八节　伊藤痣　\　456

第十九节　口周色素沉着－肠道息肉综合征　\　457

第二十节　特发性点滴状色素减退症　\　459

第十八章　遗传性皮肤病 \ 461

第一节　色素失禁症 \ 461

第二节　神经纤维瘤病 \ 462

第三节　遗传性大疱性表皮松解症 \ 464

第四节　家族性良性慢性天疱疮 \ 466

第五节　鱼鳞病 \ 467

第六节　着色性干皮病 \ 470

第七节　毛周角化症 \ 472

第八节　毛囊角化病 \ 473

第九节　汗孔角化病 \ 475

第十节　掌跖角皮病 \ 477

第十一节　可变性红斑角化症 \ 478

第十二节　进行性对称性红斑角皮症 \ 479

第十三节　结节性硬化症 \ 481

第十四节　弹性纤维假黄瘤 \ 483

第十五节　遗传性对称性色素异常症 \ 485

第十六节　早老症 \ 486

第十七节　先天性外胚叶发育不良 \ 487

第十九章　皮肤肿瘤 \ 489

第一节　表皮肿瘤与囊肿 \ 489

第二节　皮肤附属器肿瘤 \ 492

第三节　黑素细胞与神经组织肿瘤 \ 496

第四节　皮肤脉管组织肿瘤 \ 499

第五节　结缔组织肿瘤 \ 500

第六节　黏膜白斑 \ 502

第七节 皮角 \ 503

第八节 光线性角化病 \ 503

第九节 凯拉增生性红斑 \ 504

第十节 鲍恩病 \ 505

第十一节 基底细胞癌 \ 506

第十二节 鳞状细胞癌 \ 507

第十三节 佩吉特病 \ 509

第十四节 蕈样肉芽肿 \ 511

第十五节 恶性黑色素瘤 \ 512

第十六节 卡波西肉瘤 \ 513

第十七节 隆突性皮肤纤维肉瘤 \ 514

第二十章 性传播疾病 \ 516

第一节 梅毒 \ 517

第二节 淋病 \ 527

第三节 生殖器疱疹 \ 531

第四节 尖锐湿疣 \ 535

第五节 生殖道沙眼衣原体感染 \ 539

第六节 艾滋病 \ 542

第七节 软下疳 \ 549

第八节 性病性淋巴肉芽肿 \ 552

第九节 腹股沟肉芽肿 \ 554

第十节 阴道毛滴虫病 \ 556

第十一节 细菌性阴道病 \ 558

第十二节 生殖支原体感染 \ 560

下 编
中医皮肤病诊疗及皮肤性病科专科护理规范

第一章　中医皮肤病诊疗基本要求　\　565

第一节　中医皮肤病的诊断要点　\　565

第二节　中医皮肤病的辨证论治要领　\　570

第三节　中医外用治疗皮肤病的原则　\　574

第二章　皮肤性病科专科护理规范　\　578

第一节　皮肤性病科专科护理管理　\　578

第二节　皮肤性病科一般护理　\　583

第三节　皮肤性病科专病护理　\　584

第四节　皮肤性病科专科常见护理操作技术标准化作业流程　\　603

上 编

广西皮肤性病科的基本设置

第一章 广西皮肤性病科的基本设置

第一节 二级综合医院皮肤性病科设置基本标准

一、科室和床位设置

1. 科室：设有独立的皮肤科门诊，至少设 1 间诊室、1 间治疗室。

2. 床位：可不设置住院床位。

二、人员

1. 至少有 2 名医师。

2. 科室主任应当具有皮肤病与性病学专业中级以上职称。

3. 门诊至少有 1 名护士，病房护士可与其他专科护士共用，每床至少配备 0.4 名护士。

三、设备

1. 专科设备：皮肤镜、伍德灯、紫外线治疗仪、红外线治疗仪、CO_2 激光治疗仪、微波治疗仪、液氮储存罐等。

2. 基本设备：按二级皮肤病专科医院标准配备。

四、规章制度

制定人员岗位责任制、皮肤科工作制度、传染病疫情登记管理制度、医患沟通制度、有国家规定或认可的皮肤科临床诊疗指南和操作规范、感染管理规范、护理工作规范、消毒技术规范、病历书写规范等各项相关规章制度。

（黄胜萍）

第二节 二级皮肤病专科医院皮肤性病科设置基本标准

一、科室和床位设置

1. 科室：至少设有皮肤内科、皮肤外科、皮肤美容科、性病科、预防保健科、急救室、药剂科、检验科、放射科、手术室、病理科、治疗室、消毒供应室、病案室等。

2. 床位：住院床位 30 张以上。

二、人员

1. 至少有 10 名医师，其中至少 1 名具有皮肤病与性病学专业副高级以上职称，至少 3 名具有皮肤病与性病学专业中级职称。

2. 每增加 10 张床位，至少增加 3 名医师，其中至少 1 名具有皮肤病与性病学专业中级以上职称。

3. 科室主任应当具有皮肤病与性病学专业中级以上职称。

4. 每床至少配备 0.4 名护士。

三、设备

1. 专科设备：皮肤镜、伍德灯、CO_2 激光治疗仪、冷冻治疗设备、红蓝光治疗仪、窄谱中波紫外线治疗仪等。

2. 基本设备：呼吸机、心电图机、心电监护仪、显微镜、荧光显微镜、自动生化分析仪、自动免疫分析仪、血球计数仪、尿液分析仪、X 光机、B 超、肌电图机、八导生理仪、X 光治疗机、激光治疗仪、冷冻治疗设备、光治疗设备、水治疗设备、电治疗设备、冷冻切片机、超薄切片机、高压灭菌设备、电冰箱、消毒灭菌密闭柜、洗衣机等。

四、规章制度

制定人员岗位责任制、皮肤科工作制度、传染病疫情登记管理制度、医患沟通制度、有国家规定或认可的皮肤科临床诊疗指南和操作规范、感染管理规范、护理工作规范、消毒技术规范、病历书写规范等各项相关规章制度。

（黄胜萍）

第三节　二级甲等综合医院皮肤性病科设置基本标准

一、科室和床位设置

1. 科室：设有独立的皮肤科门诊，至少设 1 间诊室、1 间治疗室。

2. 床位：可不设置住院床位。

二、人员

1. 至少有 2 名医师，其中至少 1 名具有皮肤病与性病学专业中级以上职称。

2. 科室主任应当具有皮肤病与性病学专业中级以上职称。

三、设备

1. 专科设备：皮肤镜、伍德灯、强脉冲光治疗仪、Q 开关 Nd∶YAG 激光治疗仪、红外线治疗仪、紫外线治疗仪、CO_2 激光治疗仪、微波治疗仪、液氮储存罐等。

2. 基本设备：按二级皮肤病专科医院标准配备。

四、规章制度

制定人员岗位责任制、皮肤科工作制度、传染病疫情登记管理制度、医患沟通制度、有国家规定或认可的皮肤科临床诊疗指南和操作规范、感染管理规范、护理工作规范、消毒技术规范、病历书写规范等各项相关规章制度。

（何观玉）

第四节　二级甲等皮肤病专科医院皮肤性病科设置基本标准

一、科室和床位设置

1. 科室：至少设有皮肤科、性病科、医疗美容科、外科、中医皮肤科、理疗科、药械科、病理科、检验科、预防保健科等。

2. 床位：住院床位 30 张以上。

二、人员

1. 至少有 12 名医师，其中至少 3 名具有皮肤病与性病学专业副高级以上职称，至少 5 名具有皮肤病与性病学专业中级职称。

2. 每增加 10 张床位，至少增加 4 名医师，其中至少 1 名具有皮肤病与性病学专业副高级以上职称。

3. 科室主任应当具有皮肤病与性病学专业中级以上职称。

4. 每床至少配备 0.4 名护士，其中至少 1 名具有护师以上职称。

三、设备

1. 专科设备：伍德灯、紫外线治疗仪、CO_2 激光治疗仪、红外线治疗仪（包括氦氖激光或半导体激光）、手术床、无影灯、显微镜、洁净台、真菌培养箱、皮肤激光治疗仪（点阵铒激光）、强脉冲光治疗仪、染料激光治疗仪、半导体激光脱毛仪、Q 开关 Nd∶YAG 激光治疗仪、308nm 紫外线治疗仪、全身紫外线治疗仪、皮肤分析仪、红蓝光治疗仪、离子喷雾仪、超声波导入仪、冷冻治疗仪等。

2. 基本设备。

（1）门诊：消毒设备、抢救车或抢救柜等。

（2）病房：监护仪、氧气、吸引器、心电监护仪等。

（3）手术室：急救设备、手术床、皮肤外科手术器械、紫外线消毒灯、无影灯以及必备的消毒设施。

（4）其他：开展诊疗项目所需的其他设备。

四、规章制度

制定人员岗位责任制、皮肤科工作制度、传染病疫情登记管理制度、医患沟通制度、有国家规定或认可的皮肤科临床诊疗指南和操作规范、感染管理规范、护理工作规范、消毒技术规范、病历书写规范等各项相关规章制度。

（何观玉）

第五节　三级综合医院皮肤性病科设置基本标准

一、科室和床位设置

1.科室：设有独立的皮肤科门诊，至少设1间诊室、1间治疗室和1间检查室。

2.床位：住院床位5张以上。

二、人员

1.至少有3名医师，其中至少1名具有皮肤病与性病学专业中级以上职称，至少1名具有皮肤病与性病学专业初级职称。

2.每增加10张床位，至少增加2名医师，其中至少1名具有皮肤病与性病学专业中级以上职称。

3.科室主任应当具有皮肤病与性病学专业中级以上职称。

4.每床至少配备0.4名护士，其中至少1名具有护师以上职称。

三、设备

1.专科设备：皮肤镜、伍德灯、紫外线治疗仪、CO_2激光治疗仪、红外线治疗仪（包括氦氖激光或半导体激光）、离子喷雾仪、超声波导入仪、微波治疗仪、多功能电离子手术治疗机、水治疗设备（含臭氧治疗仪）、冷冻治疗仪等。

2.基本设备：按三级皮肤病专科医院标准配备。

四、规章制度

制定人员岗位责任制、皮肤科工作制度、传染病疫情登记管理制度、医患沟通制度、有国家规定或认可的皮肤科临床诊疗指南和操作规范、感染管理规范、护理工作规范、消毒技术规范、病历书写规范等各项相关规章制度。

（李建民）

第六节 三级皮肤病专科医院皮肤性病科设置基本标准

一、科室和床位设置

1.科室：至少设有皮肤内科、皮肤外科、真菌病科、康复理疗科、中西医结合科、性病科、预防保健科、药剂科、检验科、放射科、手术室、病理科、治疗室、消毒供应室、病案室等。

2.床位：住院床位 60 张以上。

二、人员

1.至少有 20 名医师，其中至少 1 名具有皮肤病与性病学专业正高级职称，至少 3 名具有皮肤病与性病学专业副高级职称，至少 5 名具有皮肤病与性病学专业中级职称。

2.每增加 10 张床位，至少增加 3 名医师，其中至少 1 名具有皮肤病与性病学专业副高级以上职称。

3.科室主任应当具有皮肤病与性病学专业副高级以上职称。

4.每床至少配备 0.4 名护士，其中至少 1 名具有护师以上职称。

三、设备

1.专科设备：伍德灯、紫外线治疗仪、CO_2 激光治疗仪、红外线治疗仪（包括氦氖激光或半导体激光）、手术床、无影灯、显微镜、洁净台、真菌培养箱、皮肤激光治疗仪（点阵铒激光）、强脉冲光治疗仪、染料激光治疗仪、半导体激光脱毛仪、Q 开关 Nd∶YAG 激光治疗仪、308nm 紫外线治疗仪、全身紫外线治疗仪、皮肤分析仪、红蓝光治疗仪、离子喷雾仪、超声波导入仪、冷冻治疗仪等。

2.基本设备：呼吸机、心电图机、心电监护仪、显微镜、荧光显微镜、自动生化分析仪、自动免疫分析仪、血球计数仪、尿液分析仪、X 光机、B 超、肌电图机、八导生理仪、X 光治疗机、激光治疗仪、冷冻治疗设备、光治疗设备、水治疗设备、电治疗设备、冷冻切片机、超薄切片机、高压灭菌设备、电冰箱、消毒灭菌密闭柜、洗衣机等。

四、规章制度

制定人员岗位责任制、皮肤科工作制度、传染病疫情登记管理制度、医患沟通制度、有国家规定或认可的皮肤科临床诊疗指南和操作规范、感染管理规范、护理工作规范、消毒技术规范、病历书写规范等各项相关规章制度。

（凌霄）

第七节 三级甲等综合医院皮肤性病科设置基本标准

一、科室和床位设置

1.科室：设有独立的皮肤科门诊，至少设4间诊室、3间治疗室和1间检查室；科室内设亚专业至少包括皮肤外科、皮肤真菌病科、皮肤病理科、皮肤美容科、性病科。

2.床位：住院床位15张以上。

二、人员

1.至少有6名医师，其中至少2名具有皮肤病与性病学专业副高级以上职称。

2.每增加10张床位，至少增加3名医师，其中至少1名具有皮肤病与性病学专业中级以上职称。

3.科室主任应当具有皮肤病与性病学专业副高级以上职称。

4.每床至少配备0.5名护士，其中至少1名具有护师以上职称。

三、设备

1.专科设备：皮肤镜、强脉冲光治疗仪、染料激光治疗仪、Q开关Nd:YAG激光治疗仪、射频治疗仪、半导体激光治疗仪、伍德灯、红外线治疗仪、冷冻治疗仪、紫外线治疗仪、CO_2激光治疗仪、显微镜、洁净台、真菌培养箱等。

2.基本设备：按三级皮肤病专科医院标准配备。

四、规章制度

制定人员岗位责任制、皮肤科工作制度、传染病疫情登记管理制度、医患沟通制度、有国家规定或认可的皮肤科临床诊疗指南和操作规范、感染管理规范、护理工作规范、消毒技术规范、病历书写规范等各项相关规章制度。

（李建民）

第八节 三级甲等皮肤病专科医院皮肤性病科设置基本标准

一、科室和床位设置

1.科室：至少设有皮肤科、性病科、医疗美容科、皮肤外科、中医或者中西医皮肤科、真菌病科、理疗科、药械科、病理科、医学检验科、康复理疗科、预防保健科、消毒供应室、病案室等。

2.床位：住院床位80张以上。

二、人员

1. 至少有 24 名医师，其中至少 3 名具有皮肤病与性病学专业正高级职称，至少 5 名具有皮肤病与性病学专业副高级职称，至少 5 名具有皮肤病与性病学专业中级职称。

2. 每增加 10 张床位，至少增加 4 名医师，其中至少 1 名具有皮肤病与性病学专业副高级以上职称。

3. 科室主任应当具有皮肤病与性病学专业副高级以上职称。

4. 每床至少配备 0.5 名护士，其中至少 1 名具有副主任护师以上职称。

三、设备

1. 专科设备：伍德灯、紫外线治疗仪、CO_2 激光治疗仪、氦氖激光或半导体激光、手术床、无影灯、显微镜、洁净台、真菌培养箱、点阵铒激光或点阵 CO_2 激光、强脉冲光治疗仪、染料激光治疗仪、射频治疗仪、半导体激光脱毛仪、Q 开关 Nd∶YAG 激光治疗仪、电子注射器、308nm 紫外线治疗仪、全身紫外线治疗仪、皮肤分析仪、离子喷雾仪、红蓝光治疗仪、超声波导入仪、冷冻治疗仪等。

2. 基本设备：按三级皮肤病专科医院标准配备。

四、规章制度

制定人员岗位责任制、皮肤科工作制度、传染病疫情登记管理制度、医患沟通制度、有国家规定或认可的皮肤科临床诊疗指南和操作规范、感染管理规范、护理工作规范、消毒技术规范、病历书写规范等各项相关规章制度，有完善的医院质量管理质控体系等。

（凌霄）

第二章　广西皮肤性病科室设置基本要求

第一节　皮肤病理室（科）设置基本要求

皮肤病理室（科）主要是在医疗过程中承担皮肤病理诊断工作，通过活体组织检查为临床提供明确的病理诊断，确定皮肤疾病的性质。由于皮肤病理诊断在皮肤疾病的诊断中发挥着核心作用，因此皮肤病理室（科）的建设对提高皮肤与性病的诊疗质量具有重要的促进作用。

一、皮肤病理室（科）设置条件

1. 年门诊例数少于 50000 例者不宜建立皮肤病理室（科）。若拟新建皮肤病理室（科），应由省级皮肤性病学质量控制中心根据当地皮肤病理水平和发展的需要，对申请单位的皮肤病理室（科）人员、设备等条件进行评估，并将评估结果反馈给当地卫生行政部门，作为决策的依据。

2. 配备专门的工作用房，且布局合理，符合生物安全的要求，污染区、半污染区和清洁区划分清晰，各区之间需设置缓冲区。

3. 具备相应从业资格的专业技术人员。

4. 配备皮肤病理诊断所需的病理标本处理、制片、阅片所需设备、试剂、图文报告与信息管理软件系统。

二、皮肤病理室（科）人员条件

为保证皮肤病理诊断质量，医疗单位应选派一定数量素质优良的有资质人员从事皮肤病理诊断工作。

（一）专业技术人员配备

应按实际工作量和分工配备足够的皮肤病理医师、皮肤病理技术人员和其他辅助人员，不得相互兼职，至少有 2 名皮肤病理医师和 2 名技术人员。

（二）专业技术人员从业资格

1. 皮肤病理医师应为临床医学本科毕业，须具有皮肤病与性病学专业临床执业医师资格或皮肤病理医师注册资格，并且接受专业的皮肤病理培训不少于 6 个月（相应培训证明应在 2019 年或之前取得；2019 年之后需进行皮肤病理医师专科规范化培训，具体参照国家卫生健康行政部门制定的政策）和相应的职称。

2. 皮肤病理诊断报告应由具有主治医师以上职称的医师签发。住院医师所签发的活检组织病理诊断报告须经上级医师复核后才能签发。

3. 从事皮肤病理诊断工作 5 年以上、具有副主任医师以上职称的皮肤病理医师，才具备 Mohs 手术中快速皮肤病理诊断资格。

4. 皮肤病理室（科）主任一般应由从事皮肤病理诊断工作 10 年以上、具有副高级以上职称的人员担任。

5. 皮肤病理室（科）技术人员应具有中专以上学历（检验或分子生物学），并经过相应的专业训练方可上岗。

三、皮肤病理室（科）用房要求

1. 皮肤病理室（科）应设有标本接收室、标本检查取材室、常规病理技术室、免疫组化室、皮肤病理诊断室、病理档案室和标本存放室。

2. 标本接收室、标本检查取材室应有紫外灯等消毒设备。

四、皮肤病理室（科）专业技术设备

1. 皮肤病理技术室应有高质量石蜡切片机、冰冻切片机、自动脱水机、自动染色机、组织包埋机、冰箱、一次性刀片或磨刀机、恒温箱、烘烤片设备、空调和排风设备等，尽量减少手工操作，以保证制片质量。

2. 皮肤病理室（科）医师每人配备 1 台双目光学显微镜，并装备多人共览显微镜、显微摄影及投影设备等。同时配备图文报告与信息管理软件系统，以保证规范的报告打印、传输，以及临床病理讨论会、远程病理会诊的需要。

3. 皮肤病理取材室应有直排式专业取材台、专用标本存放柜、大体及显微照相设备、电子秤、冷热水、溅眼喷淋龙头、紫外线消毒灯、空调等。

4. 免疫组化室应有实验台、微波炉、高压锅、冰箱等，有条件者可配备全自动免疫组化染色机。

5. 资料室应有专用切片及蜡块存放柜。

6. 有条件者可配置杂交仪、超薄切片机、切片数字化扫描仪等。

（刘栋华　赵进）

第二节　性病实验室设置基本要求

性病实验室主要是根据国家性病诊断标准、检测规范与相关要求，开展常规性病检测工作，并做好质量控制工作，以公正的行为、科学的手段、准确的结果为患者提供服务。

一、性病实验室的分级和要求

（一）分级

为了合理利用资源且便于全区各级性病实验室的质量管理和技术支持，按照实验室的检测技术、人员、设备、环境等条件，将性病实验室分为三级。

1. 一级性病实验室，一般指县区级性病实验室。具体业务有：开展重点防治性病诊治相关的试验（详见"检测项目要求"），配合上级性病实验室开展性病防治、监测任务所需要的标本收集工作，参加

市级以上性病中心实验室组织的室间能力验证。

2.二级性病实验室，一般指市级性病实验室。如果县区级性病实验室具备二级性病实验室的条件，经专家组考核评定后也可评为二级性病实验室。具体业务有：开展常见性病诊治相关的试验，进行多种病原体的检出、分离和鉴定（详见"检测项目要求"）；配合上级性病实验室开展性病防治、监测等领域的部分研究工作；配合上级性病实验室开展性病防治、监测任务所需要的标本收集和保存工作；对各类诊断试剂盒进行质量控制，并向自治区级性病中心实验室反馈质量情况；参加自治区级以上性病中心实验室组织的室间能力验证。

3.三级性病实验室，一般指自治区级性病实验室。具体业务有：开展各种性病的诊断试验，进行多种病原体的检出、分离和鉴定（详见"检测项目要求"）；开展性病防治相关的标本收集、保存及基础和应用研究，配合自治区级性病中心实验室开展标本收集和科研活动；评价和开发新试验、试剂及试剂盒，包括开展现场试验；参加自治区级以上性病中心实验室组织的室间能力验证。

（二）人员要求

1.一级性病实验室：初级以上职称技术人员 1 名，且接受过自治区 / 市级性病实验室诊断技术的培训。

2.二级性病实验室：中级以上职称技术人员 1 名以上，初级职称技术人员 1 名以上，且全部接受过市级以上性病实验室诊断技术的培训并获得合格证，其中 80% 人员接受过自治区级以上性病实验室诊断技术的培训。

3.三级性病实验室：高级职称技术人员 1 名以上，中级、初级职称技术人员 1 名以上，且全部接受过自治区级以上性病实验室诊断技术的培训。

（三）设备条件要求

1.一级性病实验室：普通显微镜、离心机、普通冰箱、移液器、水平旋转仪、微量振荡器、普通培养箱、实验室恒温设备、高压蒸汽灭菌器，并配备有性病实验室安全防护用品等。

2.二级性病实验室：普通显微镜、离心机、普通冰箱、低温冰箱、移液器、水浴箱、普通天平、CO_2 培养箱或普通培养箱与烛缸、生物安全柜、水平旋转仪、微量振荡器、酶标仪、洗板机、实验室恒温设备、高压蒸汽灭菌器，并配备有性病实验室安全防护用品等。

3.三级性病实验室：普通显微镜、暗视野显微镜、荧光显微镜、普通离心机、普通冰箱、低温冰箱或液氮储存罐、移液器、水浴箱、分析天平、普通培养箱、真菌培养箱、CO_2 培养箱、水平旋转仪、微量振荡器、生物安全柜、超净工作台、酶标仪、洗板机、普通切片机、冷冻切片机、实验室恒温设备、高压蒸汽灭菌器，并配备有性病实验室专用的电脑、网络设备、安全防护用品等。

（四）检测项目要求

1.一级性病实验室。

（1）梅毒：非梅毒螺旋体抗原血清学项目为 RPR 或 TRUST，梅毒螺旋体抗原血清学项目为 TPPA、ELISA、CLIA 或 RT。

（2）淋病：涂片革兰氏染色、淋球菌培养、氧化酶试验。

（3）沙眼衣原体感染：快速免疫层析法抗原检测。

（4）阴道滴虫病：直接镜检。

（5）念珠菌病：10% KOH 湿片镜检或干片革兰氏染色镜检。

（6）细菌性阴道病：湿片或干片革兰氏染色镜检线索细胞。

2. 二级性病实验室。

（1）梅毒：非梅毒螺旋体抗原血清学项目为 RPR 或 TRUST，梅毒螺旋体抗原血清学项目为 TPPA、ELISA、CLIA 或 RT。

（2）淋病：涂片革兰氏染色、淋球菌培养、氧化酶试验、糖发酵试验、药敏试验。

（3）沙眼衣原体感染：快速免疫层析法或 ELISA 抗原检测。

（4）生殖器疱疹：ELISA 法测 HSV 抗体或直接免疫荧光抗原检测。

（5）阴道滴虫病：直接镜检。

（6）念珠菌病：10% KOH 湿片镜检或干片革兰氏染色镜检。

（7）细菌性阴道病：湿片或干片革兰氏染色镜检线索细胞。

3. 三级性病实验室。

（1）梅毒：病原体检测为暗视野显微镜或镀银染色法查梅毒螺旋体，非梅毒螺旋体抗原血清学项目为 RPR 或 TRUST，梅毒螺旋体抗原血清学项目为 TPPA、RT、CLIA 或 ELISA。

（2）淋病：涂片革兰氏染色、淋球菌培养、氧化酶试验、糖发酵试验、药敏试验，并根据条件开展核酸检测。

（3）沙眼衣原体感染：快速免疫层析、ELISA 抗体检测或 DFA 抗原检测、核酸检测或细胞培养法。

（4）生殖器疱疹：ELISA 抗体检测、DFA 抗原检测或核酸检测。

（5）尖锐湿疣：组织病理、免疫组化或核酸检测。

（6）阴道滴虫病：直接镜检或培养法。

（7）念珠菌病：10% KOH 湿片镜检或干片革兰氏染色镜检、念珠菌培养。

（8）细菌性阴道病：湿片或干片革兰氏染色镜检线索细胞。

（9）HIV：HIV 抗体筛查试验。

二、性病实验室工作管理

各级性病实验室应建立有关的规章制度和工作规范，加强管理。

（一）检验人员的管理

性病实验室检验人员必须接受性病实验诊断技术的专业培训，持专业培训证书上岗。各级性病实验室检验人员应通过定期和不定期的业务学习和在岗培训，提高检验水平。性病实验室主管必须对实验室检验人员定期作出评价，包括专业理论知识、实验的准确性、工作效率、职业道德和新检验人员的带教等。

（二）性病实验室规章制度

性病实验室的规章制度包括实验室常规工作制度、实验室质量管理制度、检验人员的上岗证（培训）制度、实验室生物安全制度、试剂采购和保存制度、实验室清洁消毒制度等。

（三）常规实验室标准操作程序

常规实验室标准操作程序包括仪器使用、维护以及各项检测方法及结果报告、清洁消毒、室内质量控制的标准操作程序等。

（四）检验项目和结果分类登记制度

建立检验项目分类登记软件或登记本，内容包括受检者姓名、年龄、性别、临床诊断、送检医师、标本来源、送检日期、操作人员、检验结果、报告日期等，由专人或兼职资料保管员保管。

（五）标本的采集、运送与保存

理想取材是检验结果正确的重要保证。询问患者病史，选取合适的采集部位，用适宜的取材材料，取足量标本。淋球菌等细菌培养标本，应及时接种于预温的培养基上，不能马上接种者应保存于运输培养基中；衣原体、支原体、疱疹等标本，应严格按照试剂盒上的要求操作；梅毒、艾滋病的血液标本，应分离血清后放入4℃冰箱保存。

（六）建立实验原始记录表、结果管理系统或登记表

1. 建立实验原始记录表，内容包括试剂盒的名称、批号，试验日期、操作人员、报告日期，阴性、阳性对照以及待检样品的测定数值、判断结果等。

2. 建立实验结果管理系统或登记表，要求结果记录格式合理，检测结果报告完整，更改数据或文字应按规定进行，文件和试验记录存档2年以上。存档资料应便于查询，设有资料存档、查询、借阅、保密的制度。

（七）检验报告要求

书写完整规范、字迹清楚，应注明报告日期，由检验人员签字。

（八）试剂要求

1. 使用符合国家相关政策的合格试剂产品。

2. 禁止使用不符合国家相关规定的检验方法和试剂。

3. 自制试剂记录内容包括试剂名称、配量、配方、配制者、配制日期、灭菌情况、分装、标签等。

4. 购置试剂记录内容包括购买日期、试剂名称、厂家、批号、有效期、数量、验收人等。

5. 每批试剂要作质量评价，如阴性、阳性对照和质量控制标本测定记录。

6. 试剂按照要求正确储存。

（九）仪器设备管理

1. 恒温箱和水浴箱：每天有温度记录。

2. 冰箱：每天有温度记录和定期化冰记录。

3. CO_2 孵箱：每天有 CO_2 含量测定和温度记录。

4. 高压灭菌器：每次有灭菌效果检查记录。

5. 天平和显微镜：有天平准确性的定期校正和显微镜保养的记录。

6. 其他仪器：采取专人负责制。

（十）诊断试剂的质量控制

1. 有试剂的购入日期、批号、有效期限、购入量记录。

2. 试剂应为经国家有关部门检验合格的产品（附有关证明）。

3. 试剂应按照说明书要求存放。

（十一）室间质评要求

各级性病实验室每年必须按上级性病实验室的要求积极参加自治区级性病中心实验室组织的室间质评活动，室间质评成绩将作为年度评价各级实验室的重要指标。

（十二）生物安全管理

1.性病实验室应按照国家有关法律法规的相关规定，对污染场所、物品以及医疗废弃物进行消毒和无害化处置，遵循"标准防护原则"，防止实验室内外污染。

2.性病检测工作中涉及性病病原体和检测样品的采集、保藏、携带、运输，必须符合卫生健康委员会的有关规定。

3.性病实验室必须执行《实验室生物安全通用要求》（GB 19489—2008）的要求及卫生健康委员会的有关规定。

（张杰　朱邦勇　梁铭）

第三节　真菌实验室设置基本要求

真菌实验室主要是在医疗过程中承担真菌感染的临床辅助诊断、科学研究、继续教育等工作。真菌感染的患者日益增多已成为广大临床医生的共识，同时对实验室的诊断也提出了更高的要求。特别是系统性真菌感染，其早期、特异的诊断方法是挽救患者生命的关键。实验室检查的意义主要在于：一是确定感染；二是评价疗效；三是评估预后。目前常用于真菌感染的实验室检查方法主要包括常规检查法和特殊检查法两类。常规检查法一般不需要特殊设备，简单易行，主要包括显微镜检查、培养检查和组织病理学检查；特殊检查法则需要专门的设施和一定的经验，主要包括血清学试验和分子生物学方法。

一、真菌实验室设置条件

1.设备：生物安全柜、显微镜、恒温箱（25℃和37℃）、水浴锅、离心机、冰箱、天平、灭菌高压锅、干燥箱、玻璃器皿、试管、培养皿、三角烧瓶、各种烧杯、量筒、试剂瓶、移液管、吸管、漏斗、酒精灯、载玻片、盖玻片、解剖刀、剪刀、镊子、试管架、铁丝网篮、铝锅、研钵、玻璃钢、废物桶、滤纸、擦镜纸等。

2.试剂：10% KOH、真菌荧光染色液、墨汁、乳酸酚棉蓝染色液、蒸馏水、香柏油、指甲油、二甲苯等。

3.接种工具：接种针、接种钩、接种环、接种刀等。

二、真菌实验室人员条件

参与真菌实验室检验工作的技术人员除具有良好的职业道德、科学的工作态度外，还必须具备扎实的基础理论知识、丰富的实际工作经验和娴熟的专业技能，必须把医疗质量放在工作的首位，强化质量意识，认真落实和严格执行真菌实验室质量控制中心管理制度和操作规程。组成人数：1名以上具备资质的真菌实验室人员。

三、真菌实验室人员任职要求

1. 专业要求：本科以上临床医学专业，专科以上医学检验技术专业。

2. 职称要求：技术人员必须具有初级以上临床医学检验技术证书，管理人员必须具有中级以上临床医学检验技术证书。

四、真菌实验室用房要求

1. 应配备独立实验室。

2. 应布局合理，真菌取材检查室、真菌镜检室、真菌培养室、资料室分开，拥有紫外线灯等消毒设备。

3. 工作环境应定期消毒，一般紫外线不能杀灭真菌，应用 40% 甲醛（可于每 4m² 空间内用 35mL 40% 甲醛加 18g 高锰酸钾在密闭情况下熏蒸 24 小时），或用环氧乙烷进行消毒，每 2～4 周进行 1 次。

4. 禁止吸烟、饮食等活动。

5. 不得种植花草。

6. 设置合理的空调通风系统，尽量采用全送全排的空调系统。

7. 采用无缝的防滑耐腐蚀地面，常用的装饰材料为橡胶或 PVC 地面。

五、真菌实验室操作规程及质量要求

（一）真菌实验室操作规程

真菌实验室的浅部真菌检查流程和深部真菌检查流程分别见图 1-2-1 和图 1-2-2。

（二）真菌直接镜检操作常规

1. 标本取材：皮损以 75% 酒精棉球消毒，先将不锈钢刮刀放在红外灼烧器上灭菌烧灼 3～5 秒，以酒精棉球擦之冷却至正常皮温，刮取皮屑、甲屑等。

2. 制片：采集皮屑、甲屑、毛发（用消毒后的镊子）等标本，置于载玻片上，加一滴 10% KOH 溶液，覆上盖玻片，微加热后轻压盖玻片，驱逐气泡，压薄标本，用滤纸条吸去周围溢液。标记患者姓名或门诊号。

3. 镜检：先在低倍镜下寻找（遮去强光源），发现真菌有形成分后转高倍镜证实。

4. 结果报告：如无发现真菌菌丝或大量的孢子，报告真菌直接镜检阴性；如发现真菌菌丝或大量的孢子，报告真菌直接镜检阳性。对于花斑糠疹，如镜下发现短小棒状菌丝，可直接报告查见马拉色菌；对于马拉色菌毛囊炎，如镜下见到成堆孢子，可直接报告查见马拉色菌。

（三）真菌直接镜检质控要求

1. 制片要求：制片中载液不能溢出，镜下应见较多的平铺的上皮细胞，不能重叠，毛发经处理溶解后不能破碎。

2. 无菌试验：不锈钢刮刀或镊子经红外灼烧器上（＞600℃）烧灼 3～5 秒，涂布于血琼脂平板上，37℃培养 48 小时，无细菌或真菌生长表示灼烧器上灭菌合格。每周测试 1 次，并记录。

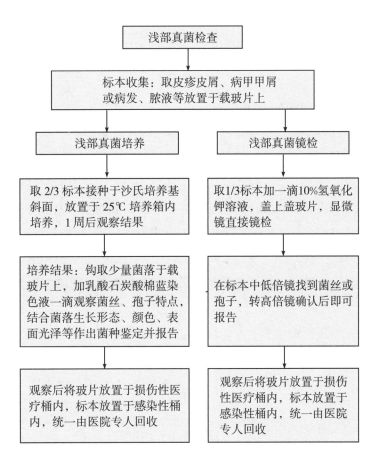

图 1-2-1　浅部真菌检查流程

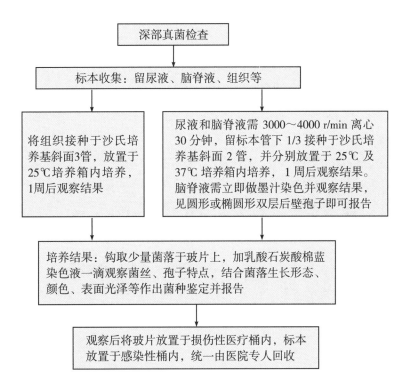

图 1-2-2　深部真菌检查流程

（四）标本检验质控规范

1. 真菌直接镜检。方法和制片要求见前文。

2. 真菌培养。

（1）浅部标本（置于 25 ～ 28℃培养箱内培养）。

皮屑、甲屑、毛发：接种于沙氏培养基斜面，培养 2 周作鉴定。

皮肤组织：标本切碎接种于沙氏培养基斜面培养 7 ～ 14 天，特殊真菌培养至 1 个月。

（2）深部标本。

痰、粪、脓液、尿道及阴道分泌物、咽拭：标本接种于含氯霉素的沙氏葡萄糖琼脂及科玛嘉念珠菌显色培养基，分别置于 25℃及 37℃培养箱内培养 48 小时，常见的酵母在科玛嘉念珠菌显色培养基即可报告，鉴定的符合率在 95% 左右。白念珠菌为绿色、翠绿色，直径约 2mm；热带念珠菌为蓝灰色、铁蓝色，直径约 1.5mm；克柔氏念珠菌为粉红色，模糊，有微毛，菌落较大，直径 4 ～ 5mm；光滑念珠菌为紫色，直径约 2mm。如为不显色的酵母，纯化后作 API20C 或自动微生物鉴定仪 YBC 卡鉴定；如为霉菌，应接种于察氏琼脂培养基，其对青霉、曲霉及镰刀霉都有鉴定作用。

尿、体液：取沉淀物接种于含氯霉素的沙氏葡萄糖琼脂及科玛嘉念珠菌显色培养基，其余同上。

CSF、血液：应接种于沙氏培养基斜面 2 管，分别置于 25℃及 37℃培养箱内培养 1 周。

3. 质控要求。

（1）为保证检验质量及结果的正确性，应建立标本拒收制度。

（2）采用操作程序流程记录表做好结果记录，每份标本 1 份。

（3）一般标本处理时间不宜超过 2 小时，血液及脑脊液（CSF）收到后应立即处理。

（4）每个工作日应观察并记录培养箱温度（浅部标本 25 ～ 28℃，深部标本 35 ～ 37℃）及冰箱温度（2 ～ 8℃），若发现偏差，应及时调整。

（5）培养箱、冰箱及生物安全柜内部以 75% 乙醇清洁、消毒，每月 1 次。

（6）培养箱、冰箱内禁止存放与实验室无关的物品。

（7）对生长有空气传播的病原性真菌（如曲霉、毛霉等）经鉴定后，应立即用胶带纸将其封住后作高压灭菌处理，以防传播。

（曹存巍　谢治　郑冬燕）

第四节　皮肤影像工作站设置基本要求

皮肤影像工作站主要是在医疗过程中承担皮肤临床辅助诊断、科学研究、继续教育等工作。皮肤影像技术包括摄影摄像、皮肤镜、皮肤 CT 及皮肤高频超声、VISIA 等无创性诊断手段和技术，通过二维、三维图像观察，达到辅助诊断及记录的效果。皮肤影像工作站的建设对皮肤病与性病学专业的诊疗质量极为重要。

一、皮肤影像工作站设置条件

1. 原则上皮肤影像检查设备应有皮肤镜、皮肤 CT、皮肤高频超声、VISIA 等。

2.拟新成立皮肤影像工作站，应由自治区级皮肤性病学质量控制中心根据当地皮肤影像工作站水平和发展的需要，对申请单位的皮肤影像工作站人员、设备等条件进行评估，并将评估结果反馈给当地卫生健康行政部门，作为决策的依据。

二、皮肤影像工作站人员条件

皮肤影像工作站人员必须把医疗质量放在工作的首位，强化质量意识，认真落实和严格执行皮肤影像质量控制中心管理制度和操作规程。组成人数：1名以上皮肤影像工作人员。

三、皮肤影像工作站人员任职要求

1.皮肤镜、皮肤CT、皮肤高频超声专业要求：本科以上临床医学或医学检验技术专业。

2.皮肤镜、皮肤CT、皮肤高频超声职称要求：技术人员必须具有初级以上皮肤影像能力考核证书，管理人员必须具有中级以上皮肤影像能力考核证书。

四、皮肤影像工作站用房要求

1.应配备专门的工作用房。

2.应布局合理，皮肤影像检查室、皮肤摄影室、资料室分开，拥有紫外灯等消毒设备。

3.设置合理的空调通风系统，尽量采用全送全排的空调系统。

4.要求采用无缝的防滑耐腐蚀地面，常用的装饰材料为橡胶或PVC地面。

五、皮肤影像工作站专业技术设备

（一）设置条件

1.皮肤影像检查室设备：皮肤镜、皮肤CT、皮肤高频超声、VISIA、打印机等（医疗单位拥有至少2台检查设备）。

2.皮肤摄影室设备：专业数码相机、摄影棚器材。

3.资料室：有专门放置大容量硬盘的柜子。

（二）质量要求

1.皮肤病临床摄影图像采集设备质量要求。工作站式数码单反相机是指可接入工作站的数码单反相机，其采集临床摄影图像后即可直接显示或放大观察，也可与工作站图像获取软件连接，实现临床宏观图片的获得、命名、分类、存储、建库、检索、分析、报告输入及图文管理等功能。

数码单反相机有以下硬件指标要求：APS-C画幅图像感应器或全画幅图像感应器，像素建议达到1000万～2400万，配备APS-C画幅或全画幅标准变焦镜头，配备可更换的微距镜头，配备可充电电池，匹配SD存储卡插槽，内置具备曝光补偿调节功能的闪光灯，具备P挡、AV挡、TV挡及M挡，具备手动和自动对焦功能，具备评价测光或矩阵测光、局部测光、中央重点平均测光和点测光模式，具备感光度和白平衡调节模式，配备快门线、稳定三角支架，工作站式数码单反相机可配备相机支撑架专用轨道。

2.工作站式皮肤镜硬件质量要求。工作站式皮肤镜是指皮肤镜与图像获取设备（如照相机、CMOS/

CCD）连接，借助电脑配合皮肤镜图像处理软件系统，实现皮肤镜图像的获得、存储、比对分析、报告输出、病例管理等功能。工作站式皮肤镜获得的图像更标准，信息更完善，功能更强大，并且可出具报告（需要国家市场监督管理总局注册审批许可）。

工作站式皮肤镜有以下硬件指标要求：目标靶面直径 ≥ 15mm（有效拍摄靶面直径 ≥ 10mm）；视场中心分辨率 ≥ 1200 × NA 线对 /mm；放大倍数 ≥ 10 倍，且倍率误差不大于 ±10%；对于偏振光型皮肤镜，有效偏振度应介于 0 ～ 90 之间；图像采集像素 ≥ 150 万（一般 200 万 ～ 300 万像素对皮肤镜图像已达到比较好的效果）；图像采集分辨率 ≥ 1024 × 1536；图像均匀度 ≥ 70%；白平衡满足 $0.8 ≤ R/G ≤ 1.2$、$0.8 ≤ B/G ≤ 1.2$；图像缺陷像素 ≤ 2 个，且图像中央 1/4 面积范围内缺陷像素数为 0；图像畸变率不大于 ±5%；图像色彩具有真实性的 Lab 颜色空间色差。

（郑文军　朱珠　廖福逍）

第五节　光电治疗中心（室）设置基本要求

光电治疗中心（室）主要是在医疗过程中承担光电治疗工作。随着现代光电技术的快速发展和皮肤美容需求的增加，光电治疗中心（室）逐渐成为皮肤科重要的组成部分。由于光电治疗具有相当的风险性和特殊性，只有严格遵循质控要求和有关的规章制度，才能保证医疗质量与安全，最大限度地减少和避免医疗事故。光电治疗中心（室）应在广西皮肤性病学质量控制中心的指导下建设和规范管理。

一、光电治疗中心（室）设置条件

1. 具备开展光电治疗的专业技术条件。
2. 具有符合光电诊疗要求的独立医疗用房。
3. 光电治疗操作人员须进行相关培训，取得相应资质并获得专门授权。
4. 具备完善的诊疗服务流程并制定安全与质量管理规范、各种应急预案。

二、光电治疗中心（室）人员条件

1. 人员设置包括医师（助理医师）、护士、技师等。
2. 所有从业人员须具有执业资格并在相关专业领域定期接受培训、参加学术交流、继续教育等。
3. 从事光电治疗的医师应具有一定的皮肤科临床经验，并经过正规培训，掌握激光的基本知识、技术参数和操作方法。
4. 光电操作一般应由获得授权的医师进行。相对低风险的光电治疗项目可由护士或技师作为医师的助手参与操作，但须在医师的指导下进行。在护士、技师不违反操作常规的前提下，指导医师应承担不良事件的风险和责任。

三、光电治疗中心（室）用房要求

1. 其规模可根据设备和诊疗人数的规模而定，房间面积不小于 5 ～ 8m²，原则上一机一室。

2. 诊室和治疗室应符合医疗机构的规范和要求，保证室内卫生、无菌、无尘、通风和空气洁净，并符合消防及感控相关要求。

3. 配备诊室、光电治疗室、照相室、档案室、术前准备间和术后休息观察室等功能室。

4. 室内配备温度、湿度控制设备。

5. 房间布局合理，标识清晰，充分保护患者安全与隐私。

四、光电治疗中心（室）设备要求

1. 根据本单位的技术水平和开展的光电治疗项目配备合理的设备。

2. 包括各种激光（含强激光、弱激光、光动力）、强脉冲光、射频、超声波、等离子等光电治疗设备。

3. 所有设备应有齐备的产品合格证和生产许可证、注册证，不得使用无证产品。

4. 所有设备采购、维护、管理、使用、计量检测须符合国家相关法律规定。

5. 光电治疗设备应由专人负责管理。

五、光电治疗中心（室）管理制度及质量控制（以激光治疗室为例）

（一）设备类型
强激光、弱激光、光动力、强脉冲光、射频、超声波、等离子等光电治疗设备。

（二）常用激光器危害类别
激光可使组织损伤，有两类激光损伤：一类是用激光治病所需的一定水平的损伤，如破坏病变组织目标靶组织；另一类是意外伤害，是对健康造成破坏的伤害，包括治疗过程中的意外伤害，如激光治疗过程中能量过大导致的瘢痕，以及安全管理疏漏导致的病、伤、盲。

（三）激光器的分级
激光器的生产厂家通常会将所售的激光器按其与输出水平相应的对人眼和皮肤可能产生伤害的程度分级，一般分为以下四级。

第一级激光器：低功率无危害或由工程设计保证使用安全的激光器，在可预见的工作条件下发射限值不会超过人眼最大允许照射量，使用这类激光不需要采取控制措施。

第二级激光器：发射 400～700nm 波长的低功率、低危险可见激光的激光器，使用这类激光器对眼睛不安全，但通常可以通过人体本能的眨眼反射提供保护。

第三级激光器：中等功率、中等危险的激光器，这类激光器发射的直射光和镜反射光是危险的，但漫反射光无害。

第四级激光器：高功率、高危险的激光器，包括输出功率超过 0.5W 的连续激光器、输出功率超过 0.5W 的重复脉冲激光器、输出激光的能量密度超过 $10J/cm^2$ 的脉冲激光器。这类激光器不仅直射和镜反射危险，漫反射也很危险。

（四）行政管理控制措施
1. 应指定专人负责，每个设备及配件均须专人管理。

2. 制定医用激光器操作步骤标准，操作人员必须严格按照标准操作。

3. 操作人员必须经过培训并获得资质，必须熟悉仪器原理、性能及正确的操作程序。

4. 非操作人员一律不得动用仪器，新调入人员培训合格后方能独立操作使用仪器。

5. 应由接受过专业培训的激光检修技术人员进行设备的维护和维修。

6. 程序控制。

（1）张贴安全注意事项和操作步骤。

（2）确定人员有能力和资质操作激光器并能对激光器的危险状况采取紧急措施。

（3）在激光外科手术中，使用一个以上踏板时，应采取措施避免混乱。

7. 治疗工作规范。

（1）治疗前开机预热，查看机器设备运转情况、各项参数是否正常。

（2）治疗时严格按照操作规范进行，注意保护设备主机及各种配件，发现不良情况及时逐级报告。

（3）治疗结束按操作程序关机或者待机，将仪器手具及时归位。

（4）调 Q 激光、CO_2 激光、铒激光治疗后及时清洁镜片，对于剥脱性激光可能接触到患者体液的还应进行手具、配件的消毒灭菌。光子设备每次治疗后，必须及时清洁消毒光导晶体，然后充分晾干待用。粉刺针、点阵固定器等可拆卸循环消毒使用的治疗手具应有消毒日期标识。

（5）室内物品应摆放有序整洁，每天上下班前后清扫治疗室卫生，机器外表应用柔软湿布清洁，使设备保持干净。须注意只有在电源线拔下时才可以进行常规的清洁与消毒。清洁激光器表面时要确保清洁液体不渗入设备内，否则会导致设备损坏。

（6）部分仪器的一次性治疗头有启用和回收处理记录，不允许私下处理或者回收变卖。

（7）防止灰尘及其他污物弄脏设备仪器，必要时可加防尘罩。要特别注意防止仪器震动，光纤不能折叠放置，要自然弯曲，防止光路改变而破坏光学性能。

（8）定时进行室内通风，保持空气新鲜。室温维持在 20 ～ 30℃，相对湿度为 50% ～ 60%。

（五）安全设置要求

激光安全管理的目标是尽可能避免皮肤和眼睛意外受到激光束的照射。对于不同输出水平的激光有不同的管理要求。第一级激光器称为豁免级激光器，不必采取安全措施。第二级激光器功率也很低，临床上通常较少使用第一、第二级激光器。皮肤科临床常用的激光器基本属于第三、第四级激光器。建议采取以下安全措施。

1. 室内通风好，且安装有效的抽排风换气装置。

2. 治疗期间除了相关工作人员，其他人员不得进入。

3. 在治疗室入口醒目位置设置符合规定的激光辐射警示标志。

4. 治疗室墙壁、天花板、门等应采用不易燃烧的漫反射材料，并以黑色帘子遮挡玻璃窗，选择不能对激光产生镜反射的桌椅、凳等用具。

5. 治疗中使用的麻醉药、挥发性气体等应该是非燃烧性的，禁止将易燃易爆物带入激光治疗室。

6. 室内激光光路应该高于或低于操作中的人眼高度，必要时光路上需设置终止器。

7. 激光操作人员须穿工作服、戴口罩和手套，治疗室内所有人员均不应佩戴项链、戒指、耳环、手镯等可能产生镜反射的饰物。

（六）个人安全防护措施

1. 眼睛防护。按规定佩戴防护镜，医务人员与患者都要佩戴与激光波长相应的防护眼镜或眼罩。医务人员使用的激光防护镜应使被防护的激光衰减到安全阈值以下，但仍需看到激光；同时应使激光波段外的照明光透过镜片，以免因过暗引起人眼疲劳和使用人瞳孔放大，瞳孔放大会使进入眼内的激光能量提高 20 ～ 30 倍，对眼造成更大的损伤，应予避免。

不管佩戴何种激光防护镜都只能对某些波长和一定流量的激光具有防护作用，因此不应该戴着激光防护镜直视激光。

2. 皮肤防护。使用激光器的医护人员应穿工作服，戴手套和防护镜，尽量避开激光束直射和镜反射照射皮肤。

3. 呼吸道防护。佩戴面罩或口罩，对激光手术室内进行有效的排风换气。

4. 非激光伤害的防护。临床应用时可能发生激光系统的非激光伤害，主要有触电、有毒气体、噪声、爆炸和火灾等。对激光设备和设施电气部分的安全要求见《激光设备和设施的电气安全》（GB/T 10320—2011），应积极采取措施防止事故发生。

（七）激光器的维护和管理

激光器的维护和管理应严格遵循说明书中的维护程序；由有资质的人员定期保养维护，并做好记录；按国家计量监督检验部门的要求定期对激光设备的功率或能量进行标定和检测；当设备出现故障时，须由有资质的人员检查维修；使用钥匙或安全锁，防止未经授权的人员使用激光设备。

（八）激光治疗原则

1. 术前明确诊断，完善相关检验、检查，排除激光治疗的禁忌证，确保患者身心状态良好。

2. 严格无菌操作，包括术前准备、术中操作及术后处理，避免损伤病灶周围其他组织。

3. 必要时联合使用多种激光器。

（谢方明　郑小帆　何洛芸）

第六节　皮肤美容中心（室）设置基本要求

皮肤美容中心（室）主要承担皮肤保健和美容护肤，应从医疗人员、场地、设备、管理、操作规程、质量控制和维护等方面保证皮肤医疗美容工作能够专业、规范和安全地开展。

一、皮肤美容中心（室）设置条件

1. 具备相对独立的专门场地，设有美容咨询室、照相室、检测室、美容治疗室（满足不同皮肤医疗美容项目的需要）和病案资料室等，能够保证所开展的皮肤医疗美容项目安全、规范地进行。

2. 应具有上网功能的计算机，确保可开展远程会诊、网上咨询。

3. 场地布局合理、标识清晰、保护患者隐私，符合医疗场地的感染管理规范。

4. 医技科室可与医疗机构共用。

二、皮肤美容中心（室）人员条件

1. 每张手术床配备 2.4 名相关专业卫生技术人员。

2. 每张观察床配备 1.03 名相关专业卫生技术人员和 0.4 名护士。至少有 1 名本专业且具有主治医师资格以上的主诊医师和 1 名具有护师资格以上的护士。

三、皮肤美容中心（室）医疗用房

1. 建筑面积不少于 $100m^2$。

2. 每室独立。

3. 手术室净使用面积不少于 $20m^2$。

4. 美容治疗室至少设有美容治疗床 4 张、手术床 1 张及观察床 1 张。每张美容治疗床面积不少于 $6m^2$。

四、皮肤美容中心（室）专业技术设备

根据开展的皮肤医疗美容项目，配备合理的设备。

1. 基本设备：皮肤磨削机、离子喷雾器、多功能美容仪（含导入功能）、激光机或电离子治疗机、超声波治疗仪、文眉机、高压蒸汽灭菌设备等。

2. 其他设备：具有与开展的美容皮肤科项目相适应的其他设备。

五、皮肤美容中心（室）管理制度

1. 使用管制药物必须严格按照有关药物管理规范执行。

2. 仪器设备的保养和维护应该实行专人专管制，保证设备安全、有效使用。

3. 制定各项规章制度、人员岗位责任制。

4. 档案室管理实行专人专管制，保证医疗档案完整可查、患者信息保密。

5. 有国家和广西相关部门制定或认可的医疗美容技术操作规范、感染管理规范、消毒技术规范，并成册可用。

（黄熙　钟永军　廖烈兰　刘慧）

第七节　皮肤外科手术室设置基本要求

皮肤外科手术室主要是在医疗过程中承担切割术、皮肤移植术、毛发移植术、体表外科手术、Mohs 外科切除和整形美容等皮肤外科手术。

根据皮肤外科手术的特点及广西大多数医院的现状和条件，拟定广西皮肤外科门诊手术室设置的基本要求。

一、皮肤外科手术室设置条件

独立手术室 1 间，净面积不小于 16m²，封闭较好。手术室内洁污区域分明。辅助用房 1 间，与手术室相连，内应设有更衣区域和手清洁区域。

二、皮肤外科手术室人员条件

皮肤性病科医生 1 名（必须具有皮肤病与性病学专业临床执业医师资格且接受专业皮肤外科培训至少 3 个月）和 1 名护士。

三、皮肤外科手术室专业技术设备

手术床、无影灯、电凝器、抢救车（含相应药品）、供氧设备、输液架、专用手术包、空气消毒设备、净手设备等。

四、皮肤外科手术室手术器械基本配置

手术刀片、镊子、止血钳、针持、组织剪、刀柄；普通手术缝合线，可吸收缝合线；4×10、5×12、6×14 的角针和圆针等。

五、皮肤外科手术室常用药物

碘伏消毒液、利多卡因、肾上腺素、75% 乙醇、甲紫、美兰等。

六、皮肤外科手术室管理制度

应具备各种消毒（如手消毒、空气消毒、器物消毒等）流程和检查制度，以及病例资料保存制度。

（韦高　林文聪　王琛）

第八节　皮肤性病科治疗室设置基本要求

皮肤性病科治疗室主要是做多种皮肤病的特殊治疗，包括各种皮肤的活检、皮肤小肿瘤的切除、狐臭的治疗、各种皮肤疣和赘生物的治疗等。

一、皮肤性病科治疗室设置条件

至少要包含 2 间房，其中 1 间为普通处置治疗用房，1 间为污染处置治疗用房。如开展光动力治疗、红蓝光治疗等项目，应增加 1 间用房。如需开展水疗、熏蒸治疗项目，应再增加 1 间用房。

二、皮肤性病科治疗室用房要求

室内装修应做到不产尘，不积灰，耐腐蚀，防潮防霉，防静电，容易清洗，符合防火的要求。治疗台需耐脏、耐腐蚀，便于清洁，耐消毒剂消毒。通风采光应符合操作的要求。均应配置感应式洗手

设置和医疗垃圾收储设施。

（一）物理治疗室

物理治疗室主要开展电磁波治疗、CO_2激光治疗、多功能电离子手术治疗、红外线治疗、多功能微波治疗等治疗项目，可以每个项目单独设置1间治疗室，也可以与其他项目合并设置。各级医院皮肤性病科可根据自身条件选择开展。

（二）光疗室

光疗室主要开展窄谱中波紫外线（UVB）治疗、红蓝光治疗、光动力治疗，可以每个项目单独设置1间治疗室，也可以与其他项目合并设置。各级医院皮肤性病科可根据自身条件选择开展。

（三）水疗室

水疗室主要开展水疗、熏蒸方面治疗，应单独设置1间治疗室。各级医院皮肤性病科可根据自身条件选择开展。一般在靠近换药室的地方设置水疗室，方便医护人员巡视和管理，环境要求干燥、通风、冬天保暖，有热水供应系统。

三、皮肤性病科治疗室人员条件

应配备经过培训和具备护师以上职称的护理人员，熟悉皮肤性病科的常见治疗处置操作，如清创换药、涂药、湿敷、电灼、激光烧灼、热疗、水疗、红外线治疗等；熟悉常见设备，如多功能电离子手术治疗仪、CO_2激光治疗仪、UVB光疗仪、微波治疗仪、超声波清洗仪、电磁波治疗仪、红外线治疗仪等设备的性能及治疗操作。

四、皮肤性病科治疗室专业技术设备

均应配备电磁波治疗仪（神灯）、紫外线治疗仪、CO_2激光治疗仪、多功能电离子手术治疗仪（或多功能微波治疗仪）、红外线治疗仪（包括氦氖激光或半导体激光）等。

（一）光疗室专业技术设备

1. 紫外线（NB-UVB，311±2nm）治疗仪：全身舱或半身治疗仪。

2. 红蓝光治疗仪：选用窄谱光源所发出的冷光源，包含波长为605～700nm的红光和波长为415～480nm的蓝光两种光源。

3. 光动力治疗仪：首选氦氖（He-Ne）激光器，激光波长为630±3nm，输出功率≥500mW。其他类型光源（600～850nm）如半导体激光、大功率He-Ne激光、LED光也可以选择。

（二）水疗室专业技术设备

1. 水疗设备：根据水疗方式不同，配备不同的设施（如臭氧治疗仪、桶、盆、缸等）及药液；全身浸浴加备水温计、体温计、换药用品等，重症患者应准备血压计、急救药品。水疗室的用具要以1%过氧乙酸或0.05%氯己定等严格消毒，避免交叉感染。

2. 熏蒸设备：全自动熏蒸床（舱），具备分区控温的功能。

五、皮肤性病科治疗室所用材料

（一）皮肤清创、冲洗、湿敷

所用材料包括换药所需要的清洁剂、器械和敷料。

1. 常用换药器械：持物钳、长镊、无齿和有齿镊、换药碗、弯盘、血管钳、手术剪、探针、手术刀、持针器、缝线等。

2. 换药常用敷料：无菌棉球、纱布、纱条、棉垫，还应备有胶布、绷带、棉签、胸腹带、治疗单、松节油、普通剪刀及污物桶等。

3. 常用药物：根据业务开展情况配备，包括盐水（生理盐水、3% 盐水），3% 双氧水，0.02% 高锰酸钾（临床上常用为新鲜配制的 1∶5000 溶液），0.1% 依沙吖啶（雷佛奴尔），0.02% 呋喃西林溶液，优锁（漂白粉、硼酸）溶液（瓶制剂应密闭避光保存，不能久置，放置时间不宜超过 1 周），聚乙烯吡咯烷酮碘液（0.05%～0.15% 溶液用于黏膜、创面、脓腔冲洗，10% 溶液用于覆盖切口，1%～2% 溶液用于湿敷感染创面），抗生素溶液（常用有 1% 新霉素 Ⅱ 和 4 万 u/d 庆大霉素混合液、0.16% 庆大霉素、0.5% 金霉素、2% 杆菌肽等），1%～2% 苯氧乙醇溶液，2%～4% 甲紫（龙胆紫）溶液，纯石炭酸溶液，10%～20% 硝酸银溶液，油剂纱布，粉剂、软膏类（包括碘仿纱条、10%～20% 鱼石脂软膏、10% 氧化锌软膏、链霉素软膏、2% 聚乙烯吡咯烷酮碘软膏等），美宝湿润烧伤膏（MEBO），上皮生长因子。

（二）皮损内注射治疗

1. 糖皮质激素皮损内注射常用材料有曲安奈德、曲安西龙、复方倍他米松等。

2. 肉毒毒素皮内注射所用材料为注射用 A 型肉毒毒素。

（三）穴位注射

所用材料为卡介菌多糖核酸注射剂。

（四）滚针、梅花针治疗

所用材料为滚轮皮肤针或梅花针，药物可选择曲安奈德、曲安西龙、复方倍他米松注射剂等。

（五）水疗

所用药物包括特殊的中药及西药，或者其他物质（如盐水浴、人工海水浴、松脂浴、芥末浴、碳酸氢钠浴及硫磺浴等所用材料）。

（谢治　李永振）

中 编
常见皮肤性病诊疗规范

第一章　病毒性皮肤病

病毒性皮肤病是指人类由于病毒感染出现皮肤、黏膜改变的一类疾病。根据病毒核酸类型不同，可将病毒分为 DNA 病毒及 RNA 病毒；根据病毒的大小、形态和病毒颗粒的亚结构及其抗原性不同又可分出许多亚组，例如双链 DNA 病毒、不全双链 DNA 病毒、单链 DNA 病毒、单链 RNA 病毒及双链 RNA 病毒。

病毒性皮肤病多根据典型的临床表现进行诊断。近年来，随着检测手段的进步，病毒抗原检测、病毒核酸检测、病毒抗体检测、病毒培养分离、组织病理等实验室检测方法在临床广泛应用，使得病毒感染性疾病的确诊率得到很大提高。

（肖文　陆梦婷）

第一节　水痘与带状疱疹

水痘 – 带状疱疹病毒（varicella-zoster virus，VZV）初次感染人体表现为水痘（varicella），当潜伏在神经细胞中的病毒再次活化、大量复制并沿感觉神经纤维向其所支配的皮节移动则表现为带状疱疹（herpes zoster）。

一、病因与发病机制

VZV 先进入人体上呼吸道黏膜，并在局部增殖，进入血液形成初次病毒血症；后在网状内皮系统内复制，形成二次病毒血症，并播散至表皮角质形成细胞、黏膜上皮细胞，使细胞空泡变性产生水疱，发生水痘或隐性感染，部分病毒沿感觉神经转移，可长期潜伏在脊髓后根神经节或者颅神经感觉神经节内。当某些诱因导致人体免疫力下降时，潜伏的病毒易被激活，沿感觉神经轴索下行至其支配区域的皮肤内复制，形成水疱。

二、临床表现

（一）水痘

儿童多见，经呼吸道感染，有一定的潜伏期，平均潜伏期 14 天。急性起病，患者可有头痛、发热、咽痛等症状，成人症状多数更严重。

典型表现：皮疹先发生于躯干，后扩展到头面部和四肢近端，以躯干为多，呈向心性分布，可累及呼吸道、口腔、泌尿生殖道黏膜。皮疹最初呈针尖大小的红色斑疹，渐变为丘疹、丘疱疹、周围绕以红晕的水疱、脓疱，1 ~ 2 周后结痂、脱痂。皮疹往往成批出现，故同一患者可见新旧不等的皮疹。严重者可并发继发感染、水痘性肺炎、水痘性脑炎、变异性水痘综合征等。

（二）带状疱疹

成人多见，好发于春秋季节。前驱症状有低热、疲倦无力、纳差等，局部皮肤有灼热感或神经痛，触之有显著的痛觉敏感。

典型表现：皮疹好发于肋间神经、颈神经、三叉神经、腰骶神经所支配的区域，先出现大小不等红斑，在红斑上很快出现粟粒至黄豆大小的丘疹、丘疱疹，簇集分布，不融合，迅即变为水疱，疱壁紧张，疱液澄清，疱周绕以红晕，各簇水疱之间皮肤正常。皮疹沿某一周围神经呈带状分布，常发生于身体的一侧，一般不超过体表前后正中线。本病特征之一为神经痛，可在发病前、伴随皮疹一起出现，老年人较重。病程一般为 2～3 周，老年人病程更长，为 3～4 周，水疱干涸、结痂、脱痂后会遗留暂时性的淡红斑、色素沉着斑。带状疱疹的皮疹表现多样，与患者免疫功能强弱有关，分别有大疱型、出血型、坏疽型、顿挫型、播散型等。

（三）带状疱疹的特殊表现

1. 眼带状疱疹。老年人多见，疼痛较剧烈，可波及角膜，形成溃疡性角膜炎，还可累及眼底，导致急性视网膜坏死综合征。

2. 耳带状疱疹。系病毒感染面神经及听神经所致，以耳道、鼓膜有疱疹为表现。当膝状神经节受累，同时侵犯面神经的运动、感觉神经纤维时，表现为面瘫、耳痛、外耳道疱疹三联征，称为拉姆齐－亨特（Ramsay-Hunt）综合征。

3. 播散型带状疱疹。指在受波及的皮节外出现 20 个以上的水痘样皮疹，见于免疫功能极度低下的患者。

4. 带状疱疹性脑膜脑炎。系病毒直接从脊髓神经前、后根向上感染至中枢神经系统，产生变态反应所致。多发生在发疹时或发疹 3～14 天，也可发生在发疹以前，以颅神经、颈、上胸脊髓神经节段受累的患者多见。表现为头痛、呕吐、惊厥、其他进行性感觉障碍，可有共济失调、其他小脑症状等。

5. 内脏带状疱疹。系病毒从脊髓后根神经节侵及交感神经、副交感神经的内脏神经纤维，产生胃肠道、泌尿道症状。

6. 无疹性带状疱疹。仅单侧神经分布区疼痛，局部无皮疹。

7. 顿挫型带状疱疹。仅有红斑、丘疹，不出现水疱。

8. 其他。表现为大疱型（水疱、大疱）、出血型（出现淤斑、血疱）、坏疽型（局部出现溃疡、结痂）等的带状疱疹。

（四）带状疱疹并发症

1. 带状疱疹后神经痛（post-herpetic neuralgia，PHN）。带状疱疹皮损痊愈后神经痛持续存在 1 个月以上，部分患者可持续数年。发生率超过 30%，60 岁以上的老年人及免疫功能低下者更易发生。

2. 溃疡性角膜炎或角膜穿孔。严重者可致盲。

3. 面瘫、耳聋。见于 Ramsay-Hunt 综合征患者。

三、实验室检查

1. 血常规检查。白细胞总数正常或减少，单核细胞百分率、单核细胞绝对值升高或淋巴细胞百分率、淋巴细胞绝对值升高。

2. 细胞学检查。在水痘的水疱液涂片中可见单核、多核气球状细胞。在带状疱疹的水疱液涂片中可见多核气球状细胞，电镜检查可迅速（30分钟）作出可靠的诊断。

3. 组织病理学检查。水痘皮损：水疱处棘层细胞有气球状变性，棘层细胞变大，内含有嗜酸性包涵体，形成网状变性的倾向小。带状疱疹皮损：病理变化和水痘病理变化相仿，但毛囊表皮细胞有气球状变性，而水痘无此改变。

4. 其他检查。带状疱疹患者的组织培养可发现病毒，免疫荧光检测患者血清可发现病毒相关抗体，水疱中还含有补体结合抗原。

四、诊断与鉴别诊断

1. 诊断。根据其前驱症状，分批出现斑疹、丘疹、水疱、结痂，皮疹呈向心性分布，黏膜也可受累等表现，可诊断为水痘；根据簇集性水疱、沿浅神经带状排列、单侧性分布、有明显的神经痛等表现，可诊断为带状疱疹。在疱底刮取物涂片找到多核巨细胞、核内包涵体有助于诊断，必要时可用PCR检测VZV的DNA、病毒培养确诊。无疹性带状疱疹、顿挫型带状疱疹的诊断相对困难，尤其是前者，实验室诊断操作难度大，常需要依靠临床神经痛的特征，排除相关疾病后作出诊断。

2. 鉴别诊断。本病需与单纯疱疹、卡波西水痘样疹、大疱性类天疱疮、丘疹性荨麻疹等鉴别。若水痘继发细菌感染时还需与脓疱疮鉴别。带状疱疹早期水疱还未出现时或无皮疹性带状疱疹，神经痛需与其他疾患（如心绞痛、肋间神经痛、坐骨神经痛、偏头痛、尿路结石等）鉴别，发疹后需与大疱性类天疱疮、接触性皮炎、单纯疱疹、隐翅虫皮炎等鉴别。

五、病情评估

（一）水痘

1. 成人患水痘症状较儿童重，易发生肝炎、肺炎等并发症。

2. 机体抵抗力弱的患者可发生大疱型、出血型、坏疽型水痘及播散型水痘，少数累及脑膜等内脏组织。

（二）带状疱疹

1. 发病的危险因素。遗传易感性、免疫缺陷（原发性或继发性）、高龄、患有系统性疾病（如糖尿病、肾脏疾患、发热、高血压等）、精神压力大、疲惫等是常见诱因。女性发病率高于男性。

2. 特殊临床类型。对于伴有严重神经痛或者出现在特殊部位如眼、耳等的带状疱疹，建议请相应专业科室（如耳鼻喉科、眼科、口腔科）会诊。对于分布广泛甚至播散型、出血型、坏疽型等严重皮损、病程较长、愈合较差、反复发作的患者，需要进行抗HIV抗体、肿瘤等的筛查。累及内脏者病情重，预后较差。

3. 全身健康状况。包括全身体格检查、实验室检查，了解其基础疾病、合并的疾病和危险因素。

六、临床处理

（一）水痘

1. 处理原则。因水痘 – 带状疱疹病毒存在于患者的呼吸道分泌物、疱液及血液中，可经过飞沫及直接接触疱液而传播，传染性强，应尽早隔离患者，隔离期从发病前一天至全部皮疹干燥结痂，避免造成流行。水痘病程有自限性，治疗以抗病毒、对症治疗、预防继发感染为原则。

2.具体治疗方法。应进行系统药物治疗。

（1）抗病毒药物。须及早应用，2岁以上儿童可口服阿昔洛韦，每次20mg/kg，每天4次（每天总量不超过3200mg），连用5天；成人剂量为阿昔洛韦800mg/次，每天4次，连用7天。成人还可用伐昔洛韦0.3g/次，每天2次，共7天；或泛昔洛韦0.25g/次，每天3次，共7天；合并有脑炎、肺炎等患者，需静脉滴注阿昔洛韦，每次10mg/kg，隔8小时1次，连用7天。

（2）对症处理。发热者可服用退热药，但不宜用阿司匹林及水杨酸盐类解热镇痛药，预防增加患Reye综合征的风险；瘙痒者可口服抗组胺药对症止痒治疗。继发感染时可联合使用抗生素。

（3）局部治疗。以收敛、干燥、抗炎及止痒为主。可用1%依沙吖啶溶液、炉甘石洗剂，水疱破者可使用呋喃西林溶液、氧化锌油，有脓疱时可用1%新霉素、莫匹罗星软膏、夫西地酸乳膏等。亦可应用重组人干扰素 α-2b 凝胶或喷雾剂、阿昔洛韦乳膏和喷昔洛韦乳膏等局部抗病毒药。

（二）带状疱疹

1.处理原则。带状疱疹治疗以休息、抗病毒、止痛、缩短病程、防治并发症为原则。

2.带状疱疹临床路径标准住院流程。

（1）适用对象。第一诊断为带状疱疹（不伴有并发症）(ICD-10：B02.90）。

（2）诊断依据。①皮疹为单侧性；②沿周围神经分布而排列成带状、簇集成群的水疱；③可伴有神经痛。

（3）治疗方案的选择。①抗病毒剂；②止痛药物治疗；③物理治疗；④神经营养药；⑤糖皮质激素；⑥免疫增强剂。

（4）标准住院日7～14天。

（5）进入路径标准。①第一诊断必须符合 ICD-10：B02.9 带状疱疹（不伴有并发症）疾病编码。②当患者同时具有其他疾病诊断，但在住院期间不需要特殊处理也不影响第一诊断的临床路径流程实施时，可以进入路径。

（6）入院第1天。①必需的检查项目：血常规、尿常规、大便常规，肝肾功能、电解质、血糖、血脂、免疫球蛋白、感染性疾病筛查（乙肝、丙肝、艾滋病、梅毒等），胸部 X 线、心电图。②根据患者病情选择：肿瘤相关筛查，肿瘤抗原及标志物，选择行 B 超、CT、磁共振（MRI）检查，消化道钡餐或内窥镜检查，创面细菌培养及药敏试验。

（7）药物选择与使用时机。①抗病毒剂：阿昔洛韦、伐昔洛韦、泛昔洛韦、溴夫定和膦甲酸钠等药物，用药时间为1周。②止痛药物：非甾体抗炎药、三环类抗抑郁药、曲马多、加巴喷丁、普瑞巴林等，用药时间视患者病情而定。③神经营养药：甲钴胺、腺苷钴胺、维生素 B_1 等，用药时间视患者病情而定。④糖皮质激素（必要时，如颅神经带状疱疹）：泼尼松初始量30～40mg/d 口服，逐渐减量，疗程1周左右。⑤免疫调节剂：胸腺肽、静脉注入人免疫球蛋白等，用药时间视患者病情而定。⑥外用药物：炉甘石洗剂、抗病毒及抗菌制剂、外用止痛剂等，用药时间视患者病情而定。⑦抗生素：必要时使用，应按照《抗菌药物临床应用指导原则》（国办卫医发〔2015〕43号）执行，根据创面细菌培养及药敏结果及时调整用药。⑧物理治疗：可选用紫外线、频谱治疗仪、红外线等局部照射，治疗时间视患者病情而定。⑨支持及并发症治疗。

（8）住院期间检查项目。根据患者情况复查血常规、肝肾功能、电解质、C-反应蛋白、血糖等。

（9）出院标准。①皮疹痊愈，即无新发水疱、皮疹或创面已结痂。②没有需要住院处理的并发症。

（10）变异及原因分析。①神经痛剧烈、常规治疗无效者，需请神经内科或疼痛科会诊协助治疗。②继发严重感染者（如败血症、脓毒症休克、重症肺炎等）。③伴有其他基础疾病或并发症者，需进一步诊断及治疗或转至其他相应科室诊治，延长住院时间，增加住院费用。

3.治疗方法。

（1）系统药物治疗。

①抗病毒药物。在发病初期需早期、足量抗病毒药物治疗。抗病毒药物应在发疹后2天内即开始使用。目前批准使用的系统抗病毒药物包括阿昔洛韦，成人常用量0.8g/次，每天5次，共7～10天；或伐昔洛韦0.3g/次，每天2次，共10天；或泛昔洛韦0.25g/次，每天3次，共7天；或溴夫定125mg/次，每天1次，共7天。肾功能持续下降者，应立即停用阿昔洛韦，改用泛昔洛韦或其他抗病毒药物继续治疗，推荐使用溴夫定。对于可疑肾功能不全的患者初始给药前需检测血肌酐水平，而溴夫定则无需检测血肌酐水平。

②糖皮质激素疗法。对于年龄＞50岁、重度疼痛、出现大面积皮疹、累及头面部、耳部的特殊部位带状疱疹、疱疹性脑膜炎、内脏播散型带状疱疹，可使用糖皮质激素。带状疱疹急性发作早期，系统使用糖皮质激素可抑制炎症过程，缩短急性疼痛的持续时间及皮损愈合时间，但对已发生PHN无效，推荐剂量为泼尼松初始量30～40mg/d口服，逐渐减量，疗程1周左右。该疗法是否能预防PHN的发生尚存在争议。合并糖尿病、高血压、消化性溃疡、骨质疏松等的患者应谨慎使用，禁用于免疫抑制、有禁忌证的患者。可以联合使用复方甘草酸苷。

③镇痛治疗。对于轻、中度疼痛，可予非甾体抗炎药、对乙酰氨基酚及曲马多；对于中、重度疼痛，可予阿片类药物如吗啡、氨酚羟考酮，或治疗神经病理性疼痛的药物如钙离子通道调节剂加巴喷丁、普瑞巴林等，但需注意对中老年男性前列腺的影响。带状疱疹期间重度急性疼痛是发生PHN的危险因素，联合钙离子通道调节剂不仅能缓解疼痛，还能减少PHN的发生。

④特殊人群带状疱疹的治疗。婴儿期患水痘的儿童较易患带状疱疹，发病较成人轻，如无发生并发症的风险，不建议应用抗病毒药物；若存在复杂病情的风险，2岁以上儿童可选用阿昔洛韦，每次20mg/kg，每天4次，共5天。由于缺乏对怀孕期间使用抗病毒药物安全性系统评估的数据，妊娠期带状疱疹患者在无并发症风险的情况下，不建议使用抗病毒药物；在出现可能复杂病情风险的情况下，妊娠晚期患者建议使用阿昔洛韦，但孕妇用药仍需权衡利弊。哺乳期口服阿昔洛韦未见乳儿异常，但哺乳期妇女仍应慎用，若口服泛昔洛韦则需停止哺乳。老年人常易出现皮肤、内脏播散及合并症，应使用高效低毒的抗病毒药物进行早期、足量抗病毒积极治疗。排除糖皮质激素应用禁忌证也可使用糖皮质激素治疗。

（2）外用药治疗。以抗病毒、干燥、消炎、收敛为主。疱液未破溃时可外用阿昔洛韦乳膏、喷昔洛韦乳膏、重组人干扰素α-2b凝胶或炉甘石洗剂；疱疹破溃后可酌情用3%硼酸溶液、乳酸依沙吖啶溶液、1∶5000呋喃西林溶液湿敷，外用夫西地酸乳膏、2%莫匹罗星软膏、0.5%新霉素软膏。水痘性角膜炎可选用0.1%阿昔洛韦滴眼液滴眼，眼带状疱疹也可选用0.1%～0.5%阿昔洛韦滴眼液滴眼。

（3）物理治疗。采用紫外线、红外线、氦氖激光、频谱治疗仪等局部照射，可促进水疱吸收、结痂，减轻疼痛。

七、预防

告知患者尽早就医治疗，适当休息，清淡饮食，保证充足营养、睡眠，保持局部皮损的清洁及护理，避免继发细菌感染，坚持正确用药剂量、用药疗程。水痘、带状疱疹的水疱疱液、糜烂面内含有病毒，应避免接触未患过水痘的儿童及其他易感者。可通过 VZV 疫苗免疫接种预防感染水痘，有效率达到 80%，特别是高危人群接种可以有效降低水痘和带状疱疹的发生率。水痘、带状疱疹患者应采取接触隔离措施，水痘、免疫功能低下的播散型带状疱疹患者还应采取呼吸道隔离直至皮损全部结痂。

（肖敏　王利平）

第二节　单纯疱疹

单纯疱疹（herpes simplex）是人体感染单纯疱疹病毒（herpes simplex virus，HSV）后出现簇集性水疱的一种疾病。

一、病因与发病机制

HSV 分为Ⅰ型（HSV-1）和Ⅱ型（HSV-2）。HSV 可在感染者的疱液、口鼻和生殖器分泌物中找到。Ⅰ型初发感染通过接吻或其他密切接触传染，主要引起生殖器以外的皮肤黏膜感染；Ⅱ型初发感染通过密切性接触传播，引起生殖器部位感染。病毒侵入皮肤黏膜后先在局部增殖形成初发感染，随后沿神经末梢，移行到支配皮损区域的神经节内潜伏。如遇诱因，病毒被激活，沿神经轴索移行至神经末梢分布的上皮，则疱疹复发。

二、临床表现

原发感染潜伏期 2～12 天，平均 6 天，部分复发患者未出现过原发感染症状。因临床上对于首发症状常无法判断是原发感染还是复发感染，故一般分为初发型和复发型。生殖器疱疹属于性传播疾病，详见后文专述。

（一）初发型

初发型相对皮损范围广泛，自觉症状明显，病程稍长。

1.疱疹性龈口炎。较多见，绝大多数由 HSV-1 引起，好发于 1～5 岁儿童的口腔、牙龈、舌、硬腭、咽等部位。表现为群集性小水疱，易破溃形成表浅溃疡，部分开始即表现为红斑、浅溃疡。疼痛较明显，可伴随发热、咽痛及局部淋巴结肿痛。自然病程 1～2 周。

2.新生儿单纯疱疹。多由 HSV-2 所致，一般经产道感染，多在出生后 5～7 天发病，表现为皮肤（尤其头皮）、口腔黏膜、结膜出现水疱、糜烂，重者可出现发热、呼吸困难、黄疸、肝脾大、意识障碍等。分为皮肤—眼—口腔局限型、中枢神经系统型和播散型，后两型病情凶险，预后差。

3.疱疹性湿疹。又名卡波西（Kaposi）水痘样疹，见于特应性皮炎的婴幼儿。多数由 HSV-1 所致，为特应性皮炎的皮损处突然发生的簇集脐窝状水疱或脓疱。严重者可泛发全身，伴发热等全身症状。

4. 接种性疱疹。皮损为限于接触部位的群集性水疱。其中一种为手指位置较深的疼痛性水疱，称疱疹性瘭疽。

（二）复发型

部分患者原发感染消退后，可在同一部位（好发于口周、鼻周、外阴等皮肤黏膜交界部位，也可见于口腔黏膜等部位）反复发作。初始发作局部常有灼热感，后出现红斑、簇集状的小丘疹和水疱，部分融合，其后水疱破溃糜烂、结痂愈合，病程 1 ~ 2 周。

三、实验室检查

1. 疱液涂片检查。取新发水疱底部的水疱液涂片，用吉姆萨（Giemsa）染色法，一般可见许多棘刺松解、一个或数个核的气球样细胞，以及嗜伊红性核内包涵体。

2. 血清抗原、抗体测定。测定血清中 HSV 抗原或抗体的效价，其有各自的优点。为了提高对 HSV 的检出率，应根据患者临床症状选择检测抗原或者抗体，或同时检测抗原、抗体。建议对临床表现典型的患者，宜检测 HSV 抗原；无症状或临床表现不典型的可疑病例，应检测 HSV IgG/IgM 抗体，可有效提高诊断率。

3. PCR 检测。HSV 的 PCR 检测更适用于现症感染的检测，不适用于既往或复发的诊断，具有敏感性高、操作方便、污染性低等优点。

四、诊断与鉴别诊断

1. 诊断。根据好发于皮肤黏膜交界处的簇集性水疱、易复发等特点，结合实验室检查结果，可作出诊断。

2. 鉴别诊断。本病需与带状疱疹、脓疱疮、手足口病、口周皮炎、痤疮等鉴别。

五、病情评估

1. 诱因：发热、受凉、劳累、熬夜、情绪激动、消化不良、月经期、机械刺激等。

2. 特殊临床类型：单纯疱疹 1 年复发 6 次以上者为频繁复发型。对于分布广、感染重、频繁发作的患者，建议行人类免疫缺陷病毒抗体或肿瘤等相关筛查。

3. 全身健康状况检查：对患者进行全身体格检查和必要的实验室检查，了解患者是否合并其他疾病，以便及时治疗。

六、临床处理

1. 处理原则。治疗原则为缩短病程，防止继发感染和全身播散，减少复发和传播。

2. 治疗方法。

（1）系统药物治疗。①初发型：可选用伐昔洛韦 0.3g/ 次，每天 2 次；或泛昔洛韦 0.25g/ 次，每天 3 次；或阿昔洛韦 0.2g/ 次，每天 5 次，疗程 7 ~ 10 天。②复发型：采用间歇疗法，最佳治疗时间是发病 24 小时内。可选用伐昔洛韦 0.3g/ 次，每天 2 次；或泛昔洛韦 0.25g/ 次，每天 3 次；或阿昔洛韦 0.2g/ 次，每天 5 次，疗程一般为 5 天。③频繁复发型：为减少复发次数，采用持续抑制疗法，阿昔洛韦 0.4g/ 次，每天 2 次；或泛昔洛韦 0.25g/ 次，每天 2 次；或伐昔洛韦 0.5g/ 次，每天 1 次，一般需连续口服 6 ～ 12 个月。④原发感染症状重或皮损泛发者：静脉注射阿昔洛韦 5 ～ 10mg/（kg·d），分 3 次使用，每隔 8 小时滴注 1 次，疗程一般为 5 ～ 10 天。⑤阿昔洛韦耐药者：推荐膦甲酸钠 40mg/kg，每 8 小时或 12 小时 1 次，据肾功能调整剂量，连用 2 ～ 3 周或直至皮损消退。⑥新生儿单纯疱疹早期：应用较大剂量的阿昔洛韦，可以有效降低患儿的死亡率，改善预后。

（2）外用药物治疗。可选用阿昔洛韦软膏、1% 喷昔洛韦乳膏、重组人干扰素 α-2b 喷雾剂或凝胶、炉甘石洗剂；继发感染时，可用夫西地酸乳膏、莫匹罗星软膏等；对疱疹性龈口炎应保持口腔清洁，加用口腔含漱液治疗。

（肖敏　徐红）

第三节　麻疹

麻疹（measles、morbilli、rubeola）是由麻疹病毒引起的急性上呼吸道传染病，属于乙类传染病。主要临床表现为上呼吸道卡他症状（如发热、咳嗽、流涕、眼结膜炎）、口腔麻疹黏膜斑及皮肤斑丘疹。

一、病因与发病机制

病原体为麻疹病毒，属 RNA 病毒，病毒的抵抗力不强，对干燥、日光、高温及一般消毒剂均敏感。麻疹病毒易感细胞表面表达 CD46 和 CD150 受体，后者是淋巴细胞活化的信号分子。病毒主要经飞沫通过呼吸道及眼结膜而传染。

二、临床表现

潜伏期 6 ～ 21 天，平均 10 天。

1. 典型麻疹。患者病程一般为 10 ～ 14 天，可表现为呼吸道症状、脑炎和心肌炎。按临床表现可分为以下三期：

（1）前驱期。发疹前常有眼结膜充血、畏光、流泪、发热、咳嗽、流涕。婴幼儿可有腹泻、呕吐。发热 2 天或 3 天后，90% 以上患者口腔有直径 0.5 ～ 1.0mm 的中央灰白、周围红色的麻疹黏膜斑（Koplik 斑）。

（2）出疹期。典型皮疹为淡红色斑丘疹，压之褪色，大小不等。少数有出血性皮疹，伴有烦躁、嗜睡、抽搐，表浅淋巴结及肝、脾肿大，严重时可并发肺炎及心功能衰竭。

（3）恢复期。皮疹按出疹顺序依次消退，遗留色素沉着斑，脱屑，全身症状明显减轻。

2. 非典型麻疹。

（1）轻型麻疹。临床表现为低热，皮疹少，不典型或无口腔麻疹黏膜斑，呼吸道卡他症状轻。无并发症，病程 1 周。

（2）重型麻疹。多见于免疫力低、全身状况差、继发严重感染者，病死率高。①中毒性麻疹：全身感染中毒症状重，高热、气促、发绀、抽搐、昏迷，皮疹泛发。②休克性麻疹：有感染中毒症状，有循环衰竭或心功能衰竭。③出血性麻疹：皮疹为出血性，伴有内脏出血。④疱疹性麻疹：感染中毒症状重，出现疱疹，融合成大疱。

（3）异型麻疹。多为自限性、病情重，无传染性。表现为高热、肌痛或腹痛，无口腔麻疹黏膜斑，无上呼吸道卡他症状。皮疹为多形性，肝脾肿大、四肢水肿。麻疹血凝抑制抗体呈现高滴度可作出诊断。

三、并发症

1.喉炎。3岁以下小儿常见，细菌感染导致喉梗阻。表现为声音嘶哑、发绀、气紧、犬吠样咳嗽等，必要时做气管切开。

2.肺炎。为5岁以下患儿最常见的并发症，表现为发绀、咳嗽，肺部有啰音，肺CT可见大片或多段炎症。

3.心肌炎。表现为气促、发绀、心音低钝、心率快。心电图示T波和ST段改变。

4.脑炎。临床表现与其他病毒性脑炎类似。

5.亚急性硬化性全脑炎。这是一种远期并发症，智力、语言和视听障碍、癫痫发作，因强直性瘫痪而死亡。

四、实验室检查

1.血常规检查。白细胞总数减少，淋巴细胞比例增高。

2.血清学检查。IgM抗体、IgG抗体阳性，可以诊断麻疹。

3.病原学检查。

（1）病毒分离。鼻咽拭子分离麻疹病毒可作出诊断，但不作为常规检查。

（2）病毒抗原检测。麻疹病毒抗原阳性可作出诊断。

（3）核酸检测。用于诊断免疫力低下的麻疹患者。

五、诊断与鉴别诊断

1.诊断。根据临床表现诊断。非典型患者依据实验室检查诊断。

2.鉴别诊断。本病需与其他出疹性疾病，如风疹、幼儿急疹、猩红热、药物疹等鉴别。

六、临床处理

麻疹的治疗主要为对症治疗，注重护理，预防和治疗并发症。患者应呼吸道隔离，隔离至体温正常或至少出疹后5天。单纯麻疹无并发症的预后良好，重型麻疹病死率较高。

七、预防

预防麻疹的关键措施是接种麻疹疫苗。

1.管理传染源。早诊断、早报告、早隔离、早治疗，患者隔离至出疹后5～10天。

2. 切断传播途径，隔离治疗。

3. 保护易感人群。

（1）主动免疫。接种麻疹减毒活疫苗。

（2）被动免疫。5 天内接触患者的体弱人群注射人免疫球蛋白 3mL，可预防发病。

（陈勇）

第四节　风疹

风疹（rebella），又称德国麻疹（german measles），是由风疹病毒引起的急性呼吸道传染病。可表现为上呼吸道卡他症状、发热、红色斑丘疹和耳后、枕后淋巴结肿大。主要经飞沫传播，通过呼吸道传染，患者是唯一的传染源。

一、病因与发病机制

风疹病毒是 RNA 病毒，属于副黏病毒科。风疹病毒的抗原结构相当稳定，但在体外的生活力弱，对紫外线、乙醚、氯化铯、脱氧胆酸等均敏感，pH 值＜ 3.0 可将其灭活。该病毒不耐热。病毒进入人体后开始在上呼吸道及颈部淋巴结处生长繁殖，然后通过血液播散到身体其他部位。

二、临床表现

临床上可分为获得性风疹（又称后天获得性风疹）和先天性风疹综合征，前者最为常见。

（一）获得性风疹

潜伏期 14 ～ 21 天，平均 18 天，急性病程。

典型表现：儿童前驱症状轻微，成人可有发热（体温可达 39℃）、头痛、倦怠、咽痛等上呼吸道卡他症状，持续 1 ～ 2 天出现口腔黏膜疹，为散在软腭、腭垂等处的玫瑰色斑疹或出血点、淤点，针尖大或稍大。还可出现枕骨下、耳后淋巴结肿大，稍有压痛。皮疹一般为淡红色或粉红色充血性斑丘疹、斑疹，多于发热后 1 ～ 2 天出现，自头面部出疹，而后颈部，再由躯干波及四肢，于 1 天内布满全身，但手足心多无皮疹。在发疹前 5 ～ 7 天即可出现枕骨下及后颈部淋巴结肿大，以出疹时淋巴结肿大最为明显，稍有压痛，可持续 1 周以上。皮疹出现 1 ～ 2 天即开始消退，4 ～ 5 天退完，不留痕迹。

（二）先天性风疹综合征

母体在孕期前 3 个月感染风疹病毒可导致胎儿发生多系统的出生缺陷，感染发生越早，对胎儿损伤越严重。胎儿被感染后，重者可导致死胎、流产、早产；轻者可导致胎儿发育迟缓，甚至累及全身各系统，出现多种畸形。新生儿先天畸形多为先天性风疹所致。多数先天性患者于出生时即具有临床症状，也可于出生后数月至数年才出现症状和新的畸形，先天性白内障、耳聋和心脏病最为常见。

三、实验室检查

1. 血常规检查。在前驱期及出疹初期，白细胞总数降低，淋巴细胞和中性粒细胞计数均减少，约于出疹后第 5 天，淋巴细胞增多。

2. 血清抗体检测。用以检测风疹病毒特异性抗体 IgM 和 IgG，红细胞凝集抑制试验，双份血清抗体效价增高 4 倍以上为阳性，最适用，具有快速、简便、可靠的优点。此抗体在出疹时即出现，1～2 周迅速上升，4～12 个月后降至开始时的水平，并可维持终生。

四、诊断与鉴别诊断

根据接触史，全身症状轻微，有红色斑疹，耳后及枕后淋巴结肿大可作出诊断。本病需与以下疾病鉴别：

1. 麻疹。前驱期有卡他症状、Koplik 斑，皮疹从头面部开始，后蔓延到四肢、躯干。

2. 猩红热。病后 1 天发疹，为弥漫性细小密集的红斑，皮肤皱褶处可见深红色淤点状线条，面部弥漫性潮红。抗生素治疗有效。

五、临床处理

1. 隔离患者。因本病传染期短，故自皮疹出现后隔离 5 天即可。同时接种风疹疫苗是预防风疹最有效的方法，推荐对 1 岁至青春期少年儿童接种风疹疫苗预防。

2. 对症治疗。卧床休息，多饮水，吃易消化、营养丰富的食物。若皮疹瘙痒时可外用炉甘石洗剂止痒保护。

3. 孕妇保护。孕妇应避免接触风疹患者。育龄妇女、未患过风疹者都应接种风疹疫苗。孕妇一旦接触风疹患者可在 1 周内注射丙种球蛋白或胎盘球蛋白，必要时终止妊娠。

（韦无边）

第五节　幼儿急疹

幼儿急疹（exanthema subitum），又称婴儿玫瑰疹、Ⅵ 型疱疹病毒疹或第六病，由人类疱疹病毒（human herpes virus，HHV）6 型、7 型所致，是一种常见的幼儿急性发热发疹型疾病。其特点为在发热后 3～5 天体温突然下降，出现玫瑰红色的斑丘疹。

一、病因与发病机制

人类疱疹病毒 6 型（HHV-6）感染是主要病因。绝大多数幼儿急疹及发热性疾病由 HHV-6B 感染引起，极少由 HHV-6A 感染引起。在应用免疫抑制剂的患者中，两型感染均可见。其他少见的病因有人类疱疹病毒 7 型（HHV-7）、柯萨奇病毒 A 型和 B 型、埃可病毒、腺病毒和副流感病毒 1 型。感染者外周血的淋巴细胞中可分离出病毒。

二、临床表现

多见于 6 个月至 2 岁的婴幼儿。多于冬、春季发病，偶可有小的流行。典型表现有发热、皮疹。

1. 发热。潜伏期 7～14 天，多无前驱症状而突然发生高热，体温 39～40℃。患儿除有食欲减退外，一般精神状态无明显改变，少数可发生惊厥、嗜睡、恶心呕吐、咳嗽、耳痛、口周肿胀及颈部、枕部淋巴结肿大等。高热持续 3 ～ 5 天，体温在 24 小时内降至正常，在体温恢复的同时或稍后出现皮疹。

2. 皮疹。直径为 1 ～ 5mm 的淡红色斑丘疹，压之褪色，很少融合成片。皮疹通常先发生于面部、颈部及躯干，以后渐渐蔓延到四肢近端。持续 1 ～ 2 天后皮疹消退，疹退后不留任何痕迹。

三、实验室检查

1. 血常规检查。在发病的第 1 ～ 2 天，白细胞计数可增多，但发疹后则明显减少；而淋巴细胞计数相对增多，高达 90% 以上。

2. 病毒抗体测定。采用 ELISA 方法和间接免疫荧光方法测定 HHV-6、HHV-7 的 IgG、IgM 抗体，是目前较常用和简便的方法。IgM 抗体阳性，高滴度 IgG 以及恢复期 IgG 抗体 4 倍增高等均可说明 HHV-6、HHV-7 感染的存在。但由于疱疹病毒之间存在一定抗原交叉现象，其他疱疹病毒感染也可引起抗体增高，可用抗补体免疫荧光试验加以鉴别。

四、诊断与鉴别诊断

若 2 岁以内的患儿突然高热，体温恢复后出现皮疹，应考虑本病。需与以下疾病鉴别：

1. 风疹。前驱期发热很短，只有几个小时，体温随皮疹的出现而升高，所有年龄的儿童均可发病，传染性强，常发生在春季。

2. 麻疹。前驱期有卡他症状、Koplik 斑，皮疹从头面部开始，后蔓延到四肢、躯干。

3. 传染性红斑。仅有低热，红斑先发生在两侧面颊，水肿性，蝶形分布，边界清楚。1 ～ 2 天后在躯干、臀部及四肢出现边界清楚的对称性花边状斑丘疹。

五、临床处理

幼儿急疹具有自愈性，预后良好，治疗原则以对症处理为主。

1. 一般治疗。卧床休息，给予适量水分和营养丰富、易消化的食物。发热给予物理降温，高热时适当给予退热剂，防止惊厥发生；发生惊厥时，可予苯巴比妥等镇静剂；腹泻时，可予止泻及助消化药。

2. 局部治疗。可外用炉甘石洗剂、15% 氧化锌软膏等。

3. 系统治疗。对于免疫受损的婴幼儿及严重患者，可使用阿昔洛韦、更昔洛韦、西多福韦、膦甲酸钠等抗病毒治疗。

（韦无边）

第六节　传染性单核细胞增多症

传染性单核细胞增多症（infectious mononucleosis），又称腺热，主要是由 EB 病毒（Epstein-Barr virus，EBV）感染引起的急性自限性传染病。其特点为发热、咽痛、淋巴结肿大、脾大、淋巴细胞增多及出现非典型淋巴细胞，有异嗜性抗体。经口密切接触是其主要传播途径，如亲吻、共用餐具或咀嚼食物喂食婴儿；飞沫传播也有可能。多数预后良好，少数可出现噬血细胞综合征等严重并发症。

一、病因与发病机制

EB病毒感染所致。EB病毒形态与疱疹病毒相似，最初发现于伯基特（Burkitt）淋巴瘤细胞培养中，且只能在淋巴瘤细胞或末梢血液中的淋巴样细胞培养基中生长繁殖。病毒携带者和患者是主要传染源。

二、临床表现

好发于儿童及青壮年。起病缓慢，潜伏期不定，儿童较短，多为4～15天，青壮年通常为4～7周。

1. 大多数患者可出现不同程度的发热，体温一般波动于39℃左右，偶有40℃，常持续5～10天，重病患者亦可持续2周或更长，但全身中毒症状较轻。发病几天后多数患者可出现渗出性咽峡炎，为最常见的症状，其他特点为弥漫性膜性扁桃体炎，硬、软腭联合部可出现多数小出血点，此症状具有特征性，一般在发热后2～3天出现。偶尔在腭或扁桃体上出现假膜。

2. 淋巴结肿大是典型特征之一。早期即有淋巴结肿大，全身浅表淋巴结均可累及，颈部淋巴结（尤其左侧颈后组）肿大最常见，腋下、腹股沟部次之。肿大的淋巴结一般分散无粘连，无压痛，无化脓。若肠系膜淋巴结肿大可引起相应症状如腹痛等。多数患者淋巴结肿大可在热退后3周左右渐渐缩小至消失，但偶有持续数月，甚至数年。

3. 部分患者有中度脾大，出现脾区疼痛，肝脏亦常受累。其血清氨基转移酶增高，但临床上出现黄疸者少见，少数患者可发生肺炎及神经系统症状。

4. 约1/3患者在发病后4～6天出现皮疹，形态不一，常为眼睑水肿、斑疹或麻疹样发疹，躯干或上肢常见，偶见于面部及下肢。

三、实验室检查

1. 血常规检查。白细胞总数正常，亦可先正常或减少，1周后升高，异型淋巴细胞≥10%或总数≥$1.0×10^9$/L。

2. 血清EB病毒抗体测定。早期抗原IgG效价≥1：20，病毒衣壳抗原IgM阳性或效价≥1：10，病毒衣壳抗原IgG效价≥1：160，或病毒衣壳抗原IgG在恢复期比急性期升高4倍以上，EB核抗原在病程3～4周时阳性。

3. 肝脾B超检查。出现并发症时，可进行相应检查，如X线胸片、心电图检查等。

四、诊断与鉴别诊断

典型临床三联征为发热、咽峡炎和淋巴结肿大，可合并肝脾肿大，根据外周淋巴细胞及异型淋巴细胞增多等可作出诊断。本病需与以下疾病鉴别：

1. 川崎病。多见于5岁以下儿童，除发热外，常见眼球结膜充血、杨梅舌、口腔及咽部黏膜弥漫性潮红、多形性发疹、颈部急性非化脓性淋巴结肿大，肢端改变如手足硬肿、潮红、指（趾）尖脱屑等，多数患儿可出现心脏病症状。

2. 猩红热。病后 1 天发疹，为弥漫性细小密集的红斑，皮肤皱褶处可见深红色淤点状线条，面部弥漫性潮红。抗生素治疗有效。

五、临床处理

大多数传染性单核细胞增多症为自限性疾病，治疗以对症支持为主，暂缺乏特效治疗手段。本病预后大多良好，病程一般 2 ～ 4 周。

（一）一般治疗

急性期应卧床休息，加强护理，避免发生严重并发症。脾脏显著肿大时应避免剧烈运动，以防破裂。若出现继发细菌感染可使用抗生素。

（二）药物治疗

1. 对症支持治疗。高热患者可用退热剂。咽痛者给予生理盐水漱口或西瓜霜润喉片含服。对发热高、咽痛剧烈者，应注意咽部继发细菌感染，可做咽拭子培养并使用抗生素，但应注意避免使用氨苄西林等半合成青霉素，以免加重病情或使病情复杂化。并发心肌炎、严重肝炎、溶血性贫血或因血小板减少并有出血者可考虑使用糖皮质激素。

2. 抗病毒治疗。更昔洛韦、干扰素早期治疗可缓解症状及减少口咽部排毒量，但对 EB 病毒潜伏感染无效。也可应用阿昔洛韦或 EB 病毒特异性免疫球蛋白进行治疗。

（韦无边）

第七节　传染性软疣

传染性软疣（molluscum contagiosum）是由传染性软疣病毒（molluscum contagiosum virus，MCV）引起的一种病毒感染性皮肤病。特征性皮损为珍珠色或红色，有蜡样光泽的丘疹或结节，顶端凹陷，能挤出乳酪状软疣小体。

一、病因与发病机制

传染性软疣病毒属痘类病毒，目前发现 4 个亚型，以 MCV-1 感染最常见。儿童患者几乎均由 MCV-1 感染所致；对免疫功能低下者（如 HIV 感染者、白血病患者），皮损可泛发，约 60% 由 MCV-2 感染所致。传播方式主要是皮肤间密切接触，亦可通过性接触和浴缸、温泉池、游泳池等公共设施进行传播。皮肤局部使用类固醇皮质激素及免疫抑制剂是诱发因素之一。

二、临床表现

本病多累及儿童、性活跃人群和免疫功能低下者，潜伏期 2 ～ 3 周。

典型表现：皮损可见于任何部位，数目多少不等，儿童好发于躯干、四肢，成人如经性接触传播，可见于生殖器、肛周、臀部、下腹部、耻骨部及大腿内侧等。典型皮损为直径 3 ～ 5mm 的半球形丘疹，呈灰白色或珍珠色，有时可呈红色，表面有蜡样光泽，中央有脐凹，内含乳白色干酪样物质（软疣小体）。自觉微痒，一般经过 6 ～ 9 个月可自行消退。

三、实验室检查

1.电镜检查。传染性软疣病毒呈砖形，直径 230 ～ 300nm。

2.组织病理学检查。表皮明显增生，表皮突向下延长伸入真皮，被结缔组织分为多个梨状小叶状，小叶内角质形细胞含均质性圆形或椭圆形、屈光性强的病毒包涵体即软疣小体。

3.核酸杂交或 PCR 分子生物学检测。可检测传染性软疣病毒 DNA。

4.皮肤镜检查。软疣小体边缘有黄白色高亮无定形结构，周边血管可呈皇冠状。

四、诊断与鉴别诊断

1.诊断。根据典型临床表现即可确诊，必要时结合组织病理检查作出诊断。

2.鉴别诊断。儿童主要与毛发上皮瘤、幼年性黄色肉芽肿、斯皮茨（Spitz）痣等鉴别，成人较大的皮损有时需与尖锐湿疣、角化棘皮瘤、基底细胞癌及皮肤附属器肿瘤等鉴别。

五、临床处理

为防止病毒扩散，建议患者避免使用公共洗浴设施，避免到公共泳池游泳，避免参加接触性活动，避免共用毛巾，避免无保护性性行为，直至皮疹完全消退。避免搔抓，防止病毒自身接种。

本病可用局部刮除、人工挤压、冷冻、电灼、CO_2 激光等物理方法治疗。可在无菌条件下用齿镊或弯曲血管钳将软疣夹破，挤出其内容物，然后外用抗生素等以防细菌感染。外用药物如重组人干扰素 α-2b 乳膏或凝胶、0.1% 维 A 酸乳膏、斑蝥素（cantharidin）或 1% 西多福韦（cidofovir）软膏，具有无痛及无创伤特点，儿童及其家属容易接受，但起效较慢，复发率高，合并细菌感染时可先外用抗生素，感染控制后再行上述治疗。

（张敏　余良）

第八节　HPV 感染性疣

疣（verruca、wart）是皮肤黏膜感染人乳头状瘤病毒（human papilloma virus，HPV）引起的一种赘生物。HPV 感染皮肤黏膜后如果治疗不当、治疗不及时或未治疗的部分患者可进一步发展为恶性肿瘤，如皮肤癌、宫颈癌、舌癌等。

一、病因与发病机制

人乳头状瘤病毒属乳头瘤病毒科，呈球形，无包膜，直径 45 ～ 55nm，具有 72 个病毒壳微粒组成的对称性 20 面立体衣壳。基因组为双链环状 DNA，分为早期区、晚期区和非编码区，早期区编码的蛋白与病毒持续感染和致癌作用有关。HPV 有 100 余种，其中近 80 种与人类疾病相关。传染源为患者和健康病毒携带者，主要经直接或间接接触传播。HPV 通过皮肤黏膜破损处进入鳞状上皮细胞内，并复制、过度增殖，导致上皮细胞异常分化和增生，引起皮肤黏膜出现赘生物。

人群普遍易感，但婴幼儿、儿童少见，随着年龄的增长，其发病率逐渐上升，发病高峰期为

16～30岁，免疫功能低下或缺陷及皮肤黏膜有外伤者更加易感。人感染 HPV 后可表现临床型、亚临床型和潜伏感染，后者是本病复发的主要原因。

二、临床表现

潜伏期一般为 6 周～ 2 年。常见临床类型如下。

1. 寻常疣。俗称"刺瘊""瘊子"，多由 HPV-2 感染所致，好发于 5 ～ 20 岁。由于自身搔抓或摩擦接种传播的关系，寻常疣可以发生于身体的任何部位，但以手部为多，手外伤或水中浸泡是常见诱发因素。皮损初起为针尖大的丘疹，渐扩大到豌豆大或更大，呈灰褐色、棕色或皮色丘疹，疣体角化过度明显，表面呈颗粒状，粗糙，质地坚硬，也可呈乳头状瘤样增生。摩擦或撞击时疣体易出血，偶可继发细菌感染。初起多为单个，可长期不变，亦可逐渐增多至数个到数十个，有时损害可融合成片，少数可发生同形反应。发生在甲床者称甲下疣；发生在甲周者称甲周疣；疣体细长伴顶端角化者称丝状疣，好发于颈、额和眼睑；疣体表面呈簇集的参差不齐的突起者称指状疣，好发于头皮及趾间。寻常疣多可自然消退，5 年自然清除率可达 90%。罕有报道寻常疣发生恶变。

2. 跖疣。为发生于足底的寻常疣，多由 HPV-1 感染所致，好发于足部压力点，单发或多发，特别是跖骨的中部区域为多，有时可在胼胝的基底上发生，或二者并存。外伤、摩擦、足部多汗等均可促进其发生。皮损初起为细小发亮的丘疹，渐增大、增多，表面角化明显，粗糙，边界清楚，边缘绕以角质环，去除角质层后，其下方有疏松的角质软芯，可见密集针尖大小的小黑点，此乃延伸的真皮乳头的毛细血管破裂所致，仅微量血液外渗凝固而形成。有时在较大的跖疣的四周，有散在性细小的针头大的卫星疣。若含有多个角质软芯，称为镶嵌疣。患者自觉步行时有压痛，也可无任何症状。病程慢性，多在 1 ～ 2 年内能自行消退，一般儿童较成人易消退，多汗或跖骨异常者不易消退。

3. 扁平疣。又称青年扁平疣，好发于儿童和青少年，多由 HPV-3 感染所致。多骤然出现，为粟粒至黄豆大小的正常肤色或浅褐色、淡红色扁平隆起性丘疹，圆形或椭圆形，表面光滑，质硬，散在或群集分布，也可融合成片。搔抓后皮损可呈串珠状或线状排列，即自体接种反应或称 Koebner 现象。一般无自觉症状，偶有瘙痒。好发于颜面、手背及前臂等处。可伴发寻常疣，面部扁平疣偶可伴发喉部乳头状瘤。病程呈慢性，有时突然自行消退，在所有临床 HPV 感染中自行消退率最高，亦可持续多年不愈，少数患者可复发，愈后不留瘢痕。

4. 肛周生殖器疣。又称尖锐湿疣，详见第二十章第四节。

三、实验室检查

1. HPV-DNA 检测。HPV-DNA 检测可用于年龄 > 30 岁的女性宫颈癌筛查，不宜用于男性、年龄 < 20 岁女性或者作为性传播疾病筛查的常规检查。可检测病毒核酸和核衣壳蛋白，分别为第二代杂交捕获试验高危型 HPV 检测法、Cervista HPV16/18 检测法、第二代杂交捕获试验低危型 HPV 检测法以及 Cervista 高危型 HPV 检测法等检测方法。

2. 组织病理学检查。不同类型疣的组织病理表现均以具有颗粒层、棘层上部细胞空泡化和电镜下核内病毒颗粒为共同特征，但也有差异，可伴有角化过度、角化不全、棘层肥厚和乳头状瘤样增生等。

四、诊断与鉴别诊断

(一)诊断

根据病史及典型皮损特点容易作出诊断，必要时结合组织病理学检查，少数患者需检测组织中的HPV-DNA 方可确诊（见图 2-1-1）。

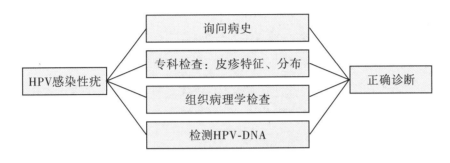

图 2-1-1　HPV 感染性疣诊疗流程

1. 皮肤镜。寻常疣表现为多数紧密排列的乳头状瘤样结构，乳头状瘤中心可见红色点状、发夹样血管，血管周围绕以白色晕，似蛙卵样，常有出血及毛细血管血栓；扁平疣多数可见淡褐色至褐黑色密集分布的微小环状结构，其环状中央多可见到单一存在的点状血管结构，呈红色至暗红色。

2. 组织病理。同上。

(二)鉴别诊断

1. 寻常疣需与疣状皮肤结核鉴别，但后者为形状不规则的浸润性疣状斑块，周围有红晕。

2. 跖疣需与鸡眼鉴别，鸡眼正面压痛明显，表面光滑，中央有黄色晕（见表 2-1-1）。

3. 扁平疣有时需与毛发上皮瘤、汗管瘤鉴别，后两者分别好发于鼻唇沟、眼睑附近，组织病理完全不同。

4. 扁平疣有时需与扁平苔藓鉴别，后者儿童少见，面部少见，好发于四肢屈侧，瘙痒明显，常有黏膜损害，皮损呈紫红色，有白色的威克姆（Wickham）纹。

5. 跖疣需与掌跖角化病鉴别，后者幼年发病，手掌、足跖均有损害，散在分布，以受压部位皮损多见，常有家族史。

表 2-1-1　跖疣与鸡眼、胼胝的鉴别诊断

鉴别项目	跖疣	鸡眼	胼胝
病因	HPV 感染	挤压	长期摩擦、压迫
好发部位	足跖	足跖、趾、足缘	足跖前部、足跟
皮损	圆形灰黄色角化斑块，中央凹陷，较软，表面粗糙无皮纹，外周角化环，易见出血点	圆锥形角质栓，外围透明黄色环	蜡黄色角质斑片，中央略增厚，皮纹清楚，边缘不清楚
数目	可较多	单发或几个	1～2 片
疼痛与压痛	挤捏时明显	压痛明显	无或轻微

五、临床处理

1. 系统治疗。目前尚未找到抗 HPV 治疗确切有效的药物。干扰素、白介素、聚肌胞、胸腺肽、胸腺五肽，对多发性或难治性疣可全身或局部注射治疗。口服维 A 酸对部分扁平疣患者有效。

2. 局部药物治疗。外涂重组人干扰素 α-2b 乳膏或凝胶、5- 氟尿嘧啶（5-Fu）、0.05% ～ 0.1% 维 A 酸软膏或阿达帕林霜、0.1% ～ 0.3% 维 A 酸乙醇溶液、0.7% 斑蝥素、3% 酞丁安乳膏、0.5% 鬼臼毒素软膏、5% 咪喹莫特乳膏，二甲基亚砜、博来霉素皮损内注射或西多福韦皮损内注射。

3. 光动力治疗。系统或局部使用光敏剂 5- 氨基乙酰丙酸或 5- 氨基酮戊酸（ALA），经一定波长光照射后引起局部增生细胞死亡或凋亡，可有效治疗尖锐湿疣、扁平疣、寻常疣、跖疣、疣状癌。

4. 物理治疗。CO_2 激光治疗、液氮冷冻疗法、电灼疗法、红外线凝固治疗适用于皮损数目少的寻常疣、跖疣或扁平疣。

5. 外科手术治疗。疣体巨大、有恶变倾向、疣状癌可予手术切除，但术后易复发。疣体皮下包埋术对部分寻常疣、尖锐湿疣等患者有效。

六、预防

多价 HPV 疫苗注射目前可有效预防宫颈癌及减少 HPV 感染机会。

（张敏　余良）

第九节　鲍恩样丘疹病

鲍恩样丘疹病（bowenoid papulosis）为发生在生殖器部位的色素性丘疹、斑块，常多发，极少数患者不经过治疗可自然消退，组织病理呈原位癌样改变。

一、病因与发病机制

本病与 HPV-16 感染密切相关，具体的发病机制尚不明确。HPV 病毒对正常细胞的影响及相应肿瘤蛋白的作用，以及机体免疫监视系统的异常都对鲍恩样丘疹病的发生起重要的作用。

二、临床表现

发病年龄为 1 ～ 64 岁，好发于 21 ～ 30 岁，男女不限。

典型表现：皮损多为单个或多个肤色、肉色、红褐色或黑色丘疹，大小不等，直径 2 ～ 10mm，圆形、椭圆形或不规则形，边界清楚，表面可光亮呈天鹅绒外观，或轻度角化呈疣状，皮损散在分布或群集排列成线状或环状，可融合成斑块。皮损好发于外生殖器、肛周及腹股沟皮肤黏膜，男性多好发于阴茎及龟头，女性多好发于大小阴唇及肛周。一般无自觉症状，部分患者有瘙痒或烧灼感，病程慢性，极少数患者有自然消退现象，但可复发，少数可转变为浸润癌（< 5%）。

三、实验室检查

组织病理学表现为表皮细胞结构混乱，很多成堆的异型鳞状上皮细胞核大、深染，同时有多核、异形核分裂象及角化不良的角质形成细胞。极少数患者同时或同一皮损中见有鲍恩样丘疹及尖锐湿疣两种病理改变共存的现象。

四、诊断与鉴别诊断

1. 诊断。根据临床表现和病理检查可作出诊断。

2. 鉴别诊断。本病主要与尖锐湿疣鉴别，有时还需与色素性基底细胞乳头状瘤、脂溢性角化病、扁平苔藓、银屑病、环状肉芽肿、痣细胞痣、鲍恩病、凯拉（Queyrat）增生性红斑等鉴别。

五、临床处理

传统治疗可采用 CO_2 激光、电灼、冷冻、腐蚀剂等去除。亦可手术切除，且以手术切除效果最好，但不宜大范围切除。Nd : YAG 激光治疗也有效，且不产生瘢痕。其他有效的办法有口服维 A 酸，外涂西多福韦、5% 咪喹莫特、5-Fu 霜，光动力治疗和疫苗治疗等。

（张敏　余良）

第十节　疣状表皮发育不良

疣状表皮发育不良（epidermodysplasia verruciformis）是一种较为罕见的、与遗传因素相关的病毒性皮肤病，以泛发于全身的扁平疣及寻常疣样皮损为主要特点，可发展成非黑色素瘤皮肤癌。

一、病因与发病机制

本病患者常有家族史，现普遍认为本病为 HPV 遗传易感性和 HPV 感染共同作用的结果，患者对 HPV 有选择性细胞免疫缺陷。目前已从本病各种皮损中分离出 20 多种 HPV，其中 HPV-5 和 HPV-8 存在于高达 90% 的疣状表皮发育不良相关皮肤癌中。发生癌变的病例中，损害多位于暴露部位，提示紫外线损伤与恶变可能存在一定的联系。

二、临床表现

本病可发生于各个年龄段，但常初发于幼年期，成年期发病者最常见于 HIV/AIDS 患者或器官移植受者。孤立皮损为对称分布、米粒至黄豆大小、圆形或多角形的扁平疣样丘疹，多为暗红、紫红或褐色，数目逐渐增多。皮损可泛发全身，但最常见于面颈、躯干及四肢，口唇、尿道口也可发生小的疣状损害。皮损常密集分布于面、颈、手背处，数量较多。在其他部位常稀疏散在分布，数量较少。因发生部位不同，皮损形态可有差异，位于面、颈、手背部的皮损形态与扁平疣相似，位于躯干及四肢处的皮损形态则较大而硬，与寻常疣相似。

根据皮损形态特点，本病可分为四型：

1. 扁平疣型。最常见，皮损数量多且分布广，颜色也较深。

2. 花斑癣型。较少见，皮损为色素减退或不同程度棕色色素沉着的、轻微角化的、扁平鳞屑性丘疹，皮损基本与皮面平齐，与花斑癣相似。

3. 肥厚斑块型。少见，皮损为较大的淡红色到紫色斑块，好发于四肢，与脂溢性角化相似。

4. 点状瘢痕型。极少见，皮损为轻度角化、轻度凹陷的点状瘢痕。

此外，本病常伴发掌跖角化、指甲改变、雀斑样痣及智力发育迟缓，有时自觉瘙痒，病程极缓慢，经年累月不退。少量病例可在妊娠后自行消退，30% ~ 70% 的病例可发展成鳞状细胞癌，但很少转移。

三、实验室检查

1. 皮肤镜检查。可见色素沉着或红斑背景上散布斑点状血管、少量线状不规则血管、白色鳞屑和色素稀薄的毳毛。

2. 反射式共聚焦显微镜检查。棘层细胞的大小和形状改变，可见不规则的蜂窝状结构，真皮乳头状血管扩张。

3. 组织病理学检查。各型疣状表皮发育不良的组织学变化相近。角化过度、角化不全、棘层肥厚伴异型小细胞和蓝染的病变细胞是疣状表皮发育不良病变的特征。棘层上部和颗粒层可见成群分布的空泡状病变细胞，呈不规则形，胞体大，胞浆淡蓝染，内含有大量嗜碱性角质透明蛋白颗粒，有的呈泡沫状，有些细胞呈"发育不良"外观，表现为核固缩，核变空。电子显微镜观察棘层甚至基底层均可发现病毒颗粒。HPV-3 所致的皮损组织学特点与扁平疣相似；HPV-5、HPV-8 所致的皮损组织学表现为表皮角化亢进。

四、诊断与鉴别诊断

根据全身有泛发性扁平疣样或寻常疣样损害的临床表现和病理检查可作出诊断。本病需与以下疾病鉴别：

1. 疣状肢端角化病。皮损在手背、足背、膝、肘等处，表现为扁平疣状丘疹，手掌弥漫性增厚，伴有小的角化，病理检查未见表皮上部细胞空泡。

2. 扁平苔藓。为紫红色多边形扁平丘疹，常伴有黏膜损害，自觉瘙痒，病理有特异性改变。

五、临床处理

患者需注意防晒，建议使用有效的防晒产品。

本病治疗效果常不满意。可外用 5- 氟尿嘧啶软膏、咪喹莫特乳膏、卡泊三醇软膏，也可予聚肌胞注射液肌内注射，每次 4mL，每周 2 次。阿维 A 酯也可用于本病的治疗，通常起始剂量为 1mg/（kg·d），且疗效与剂量呈相关性，停药后常复发。放射性治疗可导致皮损加重，增加癌变风险，禁用于本病。

本病需密切观察是否有癌变或癌前病变的发生，若发现可疑的恶变倾向，应予手术切除并行组织病理学进一步评估。

（肖文　陆梦婷）

第十一节 卡波西水痘样疹

卡波西水痘样疹（kaposi's varicelliform eruption）曾称疱疹性湿疹（eczema herpticum），临床表现为在原有皮疹基础上突然出现顶部有脐凹的水疱或脓疱。

一、病因与发病机制

本病为在原有皮肤病的基础上继发病毒感染。基础皮肤病大多是特应性皮炎，也可以是脂溢性皮炎、脓疱疮、疥疮等。感染病原体最常见的是单纯疱疹病毒，此外还有牛痘病毒、天花病毒及柯萨奇A16病毒等。病毒在局部播散引起皮肤损害，还可以从皮肤破损处进入体内，经血行播散全身，可引起广泛皮肤损害。

二、临床表现

任何年龄均可发病，多发生于3岁以内的儿童及20～30岁的青年。

1. 患者常有严重而广泛的基础皮肤病，在接触单纯疱疹或其他致病病毒约10天（一般在5～19天）后出现全身中毒症状，表现为高热、全身不适、嗜睡等，继而出现皮损，在原有皮肤病的基础上突然出现大量群集性丘疹或水疱，可迅速变成脓疱，也可发展为出血性皮损。皮损基底有明显红肿，部分水疱、脓疱顶部有脐窝状凹陷。2～3天后皮损互相融合，其附近仍有散在的单个典型皮疹。皮疹一般发生于面部、肩部或臀部等原有皮肤病处，也有少数发生在外观正常的皮肤上，甚至泛发全身。附近淋巴结常肿大疼痛。

2. 具有自限性，通常发病5～10天皮疹出全，8～14天机体产生足够的抗体后，皮疹逐渐干燥、结痂，全身症状也逐渐减轻而消失，愈后留有色素沉着及浅表性瘢痕。少数病例出现严重系统性感染，可危及生命。

3. 可能出现结膜炎、角膜炎、角膜溃疡、脑炎、中耳炎、肺炎、便血、排尿障碍、婴儿坏疽性皮炎等合并症。

4. 易反复发作，复发时病情一般较初发时轻，但也有少数患者复发时加重。

三、实验室检查

1. 血常规检查。白细胞总数减少，若继发细菌感染则白细胞总数略增多。

2. 组织病理学检查。表皮内或表皮下水疱或脓疱，可伴网状变性和气球状变性，可有多核上皮细胞，真皮层内见以中性粒细胞为主的大量炎细胞浸润，通常找不到包涵体。

四、诊断与鉴别诊断

1. 诊断。患者在接触单纯疱疹等病毒后，在原有皮肤病的基础上突然发生多发脐凹状水疱或脓疱，并伴有高热、不适等全身症状，不难作出诊断。

2. 鉴别诊断。本病需与原有炎症性皮肤病继发细菌感染鉴别。典型的脐凹状水疱，继而出现糜烂是本病的特点，单用抗生素治疗无效，患者常有低热、附近淋巴结肿大。后者表现为原有的基础皮肤病加重，出现脓疱，无典型脐凹状水疱，抗生素治疗有效。

五、临床处理

1. 加强宣传教育。特应性皮炎等炎症性皮肤病患者，应注意避免接触单纯疱疹患者。本病患者应隔离，避免传播。在对症治疗的基础上应予积极营养支持。

2. 系统治疗。可选用伐昔洛韦 0.3g，每天 2 次；或泛昔洛韦 0.25g，每天 3 次；或阿昔洛韦 0.2g，每天 5 次，疗程 7 ～ 10 天。合并细菌感染者予敏感抗生素治疗，也可用丙种球蛋白肌内注射，每天或隔天 1 次，每天 3 ～ 6mL。也有人认为美替沙腙对牛痘性湿疹有较好的疗效。在有效的抗病毒治疗的前提下，原发皮肤病治疗可按其治疗原则进行，糖皮质激素需皮损愈合方能使用。

3. 局部治疗。以消炎、收敛、抗菌、防止感染为原则，糜烂、渗出明显时可予 0.1% 依沙吖啶溶液湿敷，合并细菌感染时予外用抗生素治疗。

（肖文　陆梦婷）

第十二节　手足口病

手足口病（hand-foot-mouth disease，HFMD）是指以掌跖部位出现水疱及糜烂性口腔炎为特征的一种病毒性皮肤病。婴幼儿和儿童普遍易感，有传染性，患儿和无症状感染者为主要传染源。

一、病因与发病机制

最常见的手足口病为柯萨奇病毒 A 组 16 型（coxsackievirus A16，CV-A16）和肠道病毒 A 组 71 型（enterovirus A71，EV-A71）感染。此外，埃可病毒感染也可引发此病。重症及死亡病例多由 EV-A71 所致。病毒可通过密切接触传播、飞沫传播、消化道传播，其中密切接触传播是最重要的传播方式，可通过接触被病毒污染的手、毛巾、手绢、牙杯、玩具、食具、奶具以及床上用品、内衣等引起感染。

二、临床表现

多在夏秋季流行，好发于 5 岁以下儿童，成人亦可发病，潜伏期为 4 ～ 7 天。

患者常先有低热、头痛、咳嗽、流涕、食欲不振等全身症状，继而手、足、口、臀等部位出疹，典型皮疹表现为手、足部位米粒至绿豆大小的淡红色半球形或椭圆形丘疹、丘疱疹、水疱，疱壁薄，疱液清亮，一般无痒痛感；口腔黏膜、舌部小水疱，伴疼痛，易破溃形成溃疡，周围红晕。不典型皮疹通常较小，厚而硬，且数量少，有时可见淤点、淤斑，甚至出现大疱样改变，伴疼痛及瘙痒，不限于手、足、口部位。

三、实验室检查

常见外周血淋巴细胞、单核细胞增多。

四、诊断与鉴别诊断

1. 诊断。依据口腔、掌跖散在水疱等临床特点即可作出诊断，必要时可行相关病毒特异性核酸、IgM 抗体检测。

2. 鉴别诊断。本病需与其他出疹性疾病，如口蹄病、水痘、丘疹性荨麻疹、不典型麻疹、摩擦性苔藓样疹、幼儿急疹、风疹、带状疱疹以及川崎病等鉴别。可根据发病部位、皮损特点，结合病原学及血清学检查加以鉴别。

五、临床处理

对症治疗，外用阿昔洛韦乳膏、重组人干扰素 α-2b 乳膏或凝胶等，可系统应用抗病毒药物如利巴韦林等。

（肖文　高君）

第十三节　川崎病

川崎病（kawasaki disease，KD）又称急性发热性皮肤黏膜淋巴结综合征（acute febrile mucocutaneous lymph node syndrome），因由日本儿科医生川崎富作于 1967 年最先报道而命名，是一种好发于 5 岁以下儿童的急性发热性疾病，具有自限性。以发热、双侧非渗出性结膜炎、口唇及口腔黏膜充血、肢端改变、皮疹和颈部淋巴结病变为临床特征，15% ～ 25% 未经治疗的患儿可出现冠状动脉瘤或冠状动脉扩张，并可能引起缺血性心脏病或猝死。

一、病因与发病机制

病因不明，可能与病毒或细菌感染、免疫因素及环境污染等因素有关。

二、临床表现

（一）主要表现

1. 发热。持续 7 ～ 14 天或更长的高热，呈稽留热型或弛张热型，抗生素及退热剂治疗无效。

2. 皮肤表现。在病程第 3 ～ 5 天可出现猩红热样红斑、麻疹样、荨麻疹样或多形红斑样皮疹，少数患者可为全身泛发性无菌性脓疱疹。皮疹以发生于躯干部为主，也可发生于颜面、四肢及肛周，瘙痒不明显，持续 1 周左右消退，不遗留色素沉着。在开始发疹时，手足发红，可出现弥漫性非凹陷性水肿；在病程第 2 周，从指（趾）末端甲周处开始出现膜状脱屑，进而出现全身脱屑，病情严重者指（趾）甲亦可脱落。

3. 黏膜表现。起病 3 ～ 4 天可出现球结合膜处充血，无脓性分泌物，热退后消散。口腔黏膜弥漫性充血，舌乳头突起、充血，呈杨梅舌样改变，唇部充血、皲裂。

4. 颈部淋巴结肿大。病初出现，热退后消散，可为单侧或双侧，肿大的淋巴结质硬伴有触痛，但表面无红斑、化脓。

（二）心血管表现

心血管损伤特别是冠状动脉病变（coronary artery lesions，CAL）是本病重要的并发症，可出现心肌缺血、心肌梗死、冠状动脉瘤破裂致心源性休克甚至猝死。患儿于病程第 1 ~ 6 周可出现心包炎、心肌炎、心内膜炎，表现为心律不齐、杂音、心音遥远等，少数可出现心脏衰竭、心肌梗死的症状，发生冠状动脉瘤或狭窄者可无临床表现。CAL 多发生于病程第 2 ~ 4 周，但也可发生于疾病恢复期。3 岁以下的男孩和红细胞沉降率、血小板、C- 反应蛋白明显升高是 CAL 发生的高危因素。

（三）其他系统表现

1. 消化系统表现为腹泻、呕吐、腹痛、胆囊肿大、麻痹性肠梗阻、轻度黄疸。

2. 呼吸系统表现为咳嗽、流涕，间质性肺炎。

3. 神经系统表现为易激惹、惊厥、意识障碍，可出现无菌性脑膜炎，偶有面神经麻痹、四肢瘫痪。

4. 关节疼痛、肿胀。

三、实验室检查

外周血白细胞数量增多，以中性粒细胞为主，伴核左移。轻度贫血，血小板早期正常，第 2 ~ 3 周时明显升高。血沉增快，C- 反应蛋白升高，肌酶增高。

四、诊断与鉴别诊断

儿童出现较长时间的原因不明的发热（退热药常治疗反应差），并伴有皮疹时，应考虑本病。本病需与以下疾病鉴别：

1. 猩红热。病后 2 天发疹，为弥漫性细小密集的红斑，皮肤皱褶处皮疹更密集，可见深红色淤点状线条，四肢末端皮疹少见，抗生素治疗有效。

2. 中毒性休克综合征。发病年龄较大，多见于月经期青年妇女，有低血压（收缩压 ≤ 12kPa 或 90mmHg）。

3. 小儿结节性多动脉炎。临床上常有长期或间歇性发热，皮疹为红斑、荨麻疹或多形红斑表现，可有高血压、心包渗出、心脏扩大、充血性心力衰竭及肢端坏疽等。

五、临床处理

以对症治疗为主，可予阿司匹林 50 ~ 100mg/（kg·d）分 3 次口服，退热后减至 3 ~ 5mg/（kg·d），持续用药 6 ~ 8 周，直至无冠状动脉病变证据为止。还可予大剂量丙种球蛋白，按 0.4g/（kg·d）静脉滴注，单次用药 10 小时左右，输注后 48 小时仍持续发热可再次给药。类固醇皮质激素使用仅限于应用 2 次或更多丙种球蛋白后仍持续发热的患者。

（肖文　余兵）

第二章　细菌性皮肤病

细菌性皮肤病是指由细菌感染引起的或者与细菌感染密切相关的一组皮肤病。一般根据感染源分为球菌性皮肤病、杆菌性皮肤病两类。化脓性球菌感染引起的皮肤病又称为球菌性皮肤病或脓皮病。本章着重介绍脓疱疮、葡萄球菌性烫伤样皮肤综合征、毛囊炎（包括疖与疖病、痈）、丹毒、蜂窝织炎、化脓性汗腺炎、甲沟炎、须疮、下疳样脓皮病、猩红热等 10 种临床上比较常见的球菌性皮肤病。杆菌性皮肤病包括一组由麻风杆菌、结核杆菌、非结核分枝杆菌以及棒状杆菌等感染引起的皮肤病。本章仅介绍临床上比较常见的麻风、皮肤结核、非结核性分枝杆菌病、硬红斑、红癣、腋毛棒状杆菌病等 6 种疾病，其中颜面播散性粟粒型狼疮是皮肤结核中比较特殊的毁容性疾病，列为单独一节介绍。

（李永振）

第一节　脓疱疮

脓疱疮（impetigo），别名传染性脓疱疮、黄水疮，由金黄色葡萄球菌、链球菌等化脓性球菌感染引起，以发生水疱、脓疱，易破溃结脓痂为临床特征的急性感染性皮肤病。脓疱疮具有接触性传染和自体接种感染特点，容易在托儿所、幼儿园、中小学校流行。

一、病因与发病机制

多由金黄色葡萄球菌引起，少数为乙型溶血性链球菌感染引起，也有由黄色葡萄球菌、溶血性链球菌混合感染引起。常见诱因是机体抵抗力下降或皮肤屏障受损，皮肤轻微外伤后细菌侵入导致感染。金黄色葡萄球菌多为凝固酶阳性噬菌体 Ⅱ 型，其产生的表皮松解毒素引起表皮细胞松解，导致角层下大疱。

二、临床表现

常见于头面、四肢等暴露部位，少数患者见于鼻腔、唇、口腔及舌部黏膜部位。2 ～ 7 岁为好发年龄，主要与手及皮肤卫生有关。感染起病急，炎症比较明显。

1. 非大疱性脓疱疮（寻常型脓疱疮）。为常见类型，常由溶血性链球菌感染所致，初起的皮损为散在的小水疱，周围有红晕，病情发展迅速，1 ～ 2 天后形成脓疱，脓疱疱液由清澈变为混浊，脓液干燥后结为黄色脓痂。在痂皮周围可发生新的水疱或脓疱，构成环状脓疱疮；其他部位的皮肤接触带有细菌的疱液，可引发新的皮损，病情严重者、体质较差者可有全身中毒症状，伴局部淋巴结炎，严重者可引起毒血症、菌血症、败血症或血行播散性感染。部分链球菌感染患者可诱发肾炎或风湿热，需引起重视。

2. 大疱性脓疱疮。常由金黄色葡萄球菌感染所致，临床表现与寻常型脓疱疮类似，但容易形成大脓疱，疱壁薄而松弛，而且由于重力影响脓液沉积于脓疱的下半部，形成典型的半月状积脓现象，易破溃糜烂渗脓，结淡黄色痂。

3. 新生儿脓疱疮。发生于新生儿的广泛大疱性脓疱疮，病情严重者可继发败血症、肺炎、葡萄球菌性烫伤样皮肤综合征等而危及生命。

三、实验室检查

1. 常规检查。可见感染血象改变，白细胞总数和中性粒细胞比例增高，血沉增快，尿蛋白可出现轻度升高。

2. 细菌学检查。从局部未破溃的脓疱取脓液涂片革兰氏染色显示为阳性菌，细菌培养可进一步鉴定菌种及药敏试验。

3. 组织病理学检查。皮损见角层下脓疱，疱内见大量中性粒细胞、纤维蛋白和球菌，大疱底部有少数棘突松解细胞，真皮上部血管扩张、水肿及中性粒细胞和淋巴细胞浸润。

4. 血清学检查。主要用于排除并发肾小球肾炎，抗链球菌溶血素 O、血浆 C– 反应蛋白可升高，如脱氧核糖核酸酶抗体和透明质酸酶抗体检测阳性可早期预测继发肾小球肾炎。

四、诊断与鉴别诊断

根据发病年龄、季节和部位，结合典型的皮损改变可作出诊断。本病需与以下疾病鉴别：

1. 水痘。水痘发疹时有发热，皮疹在 1 ～ 2 天内散发全身，主要为绿豆至黄豆大小的水疱，周围有较大的红晕，口腔黏膜常受累，有不同程度瘙痒症状。

2. 丘疹性荨麻疹。为风团样丘疹上发生水疱，无黄色结痂，瘙痒明显。

3. 葡萄球菌性烫伤样皮肤综合征。起病急，感染性中毒症状较重，有严重的全身症状，皮损主要是中毒性大疱松解，尼科利斯基（棘细胞松解）征阳性，晚期可见四肢手套状或袜套状剥脱显著，容易与脓疱疮鉴别。

4. 遗传性大疱性表皮松解症。有家族史，手、足部等易受外伤和摩擦的部位为好发部位，疱液为澄清状。

五、临床处理

（一）处理原则

保持局部皮肤清洁卫生，根据致病菌药敏结果给予抗感染治疗。

（二）具体治疗方法

1. 一般治疗。经常性保持皮肤清洁，勤洗澡，尤其是注意手卫生。患者应适当隔离，学龄期儿童应居家治疗避免交叉传染。皮损处应做好清洁消毒，避免搔抓。患者接触过的衣服、毛巾、用具等消毒处理。

2. 治疗方法。

（1）全身治疗。及早选用对金黄色葡萄球菌和链球菌敏感的抗生素，有条件做药敏试验的应根据药敏结果选择敏感抗生素。可选半合成青霉素、头孢菌素等，也可用克拉霉素、阿奇霉素等。

（2）局部治疗。外用抗生素软膏如莫匹罗星软膏、夫西地酸乳膏以及臭氧油等，主要适用于未破溃的红斑、丘疹、小脓疱、结脓痂；对有脓液的较大脓疱，可用无菌针刺破排脓或用注射器抽吸脓液，但要注意防止脓液溢到正常皮肤，以免波及正常皮肤。有渗出、糜烂创面的，应选用臭氧水疗、抗菌中药洗剂泡浴或沐浴、0.1%乳酸依沙吖啶溶液湿敷。乳酸依沙吖啶溶液大面积湿敷应分次进行，防止依沙吖啶吸收中毒。

（3）支持疗法。注意加强营养，多进食富含维生素 A、维生素 C 以及维生素 B 的食物。对重症、体弱的患者必要时可输血浆，或者肌内注射免疫球蛋白。

（4）物理疗法。有渗出、糜烂创面的可以用红外线热疗，可促进创面干燥愈合。

（三）预防

因脓疱疮有一定传染性，患者与健康儿童要适当隔离，以免交叉传染。注意个人卫生，保持皮肤清洁。患者也应避免搔抓，以免通过手播散感染。在幼儿园和中小学校等人员密集的集体单位，患者接触过的衣服、毛巾及用具等应予消毒。

六、预后

本病预后多数良好，7～10 天可治愈。

（李海）

第二节　葡萄球菌性烫伤样皮肤综合征

葡萄球菌性烫伤样皮肤综合征（staphylococcal scalded skin syndrome，SSSS），又名金黄色葡萄球菌型中毒性表皮松解症，细菌性中毒性表皮坏死松解症，新生儿天疱疮、Ritter 氏病等，是一种发生在新生儿或儿童身上因感染引起的严重急性、泛发性、剥脱性脓疱病。

一、病因与发病机制

凝固酶阳性的噬菌体 Ⅱ 组 71 型金黄色葡萄球菌是本病主要致病菌。致病菌能产生破坏表皮细胞桥粒芯蛋白 1 的表皮松解毒素，导致表皮颗粒层出现裂隙，引发大片表皮剥脱。婴幼儿为高发人群，已证明表皮松解毒素的主要排泄途径是由肾脏排出。婴幼儿由于肾功能发育不全而导致排泄比较缓慢，造成毒素在血清中含量增高而诱发和加重病情。患有肾炎、尿毒症、身体衰弱及免疫功能缺陷或有严重的葡萄球菌败血症的人属高发人群。

二、临床表现

多见于婴幼儿，起病急，病情发展快。原发感染灶可以是上呼吸道感染或咽、鼻、耳等部位的化脓感染。任何部位均可发生，面部特别是口周或颈部常常是初发部位。初发部位局部皮肤潮红，迅速扩展，在 1～2 天内即可扩展至全身，形成大小不等的水疱，可互相融合成疱壁薄、松弛的大疱，触痛明显，尼科利斯基征阳性，严重者可产生泛发性表皮松解，极易剥脱，剥脱面似烫伤样。疱液多为浆液性，也有脓性。口周和眼睑受累可有渗出，表面结浅黄色痂皮，可伴有大片痂皮脱落。口周放射状皲裂具有特殊诊断意义。口腔、鼻腔黏膜、眼结膜均可受累，出现眼炎、鼻炎和角膜溃疡等，其他头部较少受累及。

多数患者有发热、嗜睡、厌食、呕吐、腹胀、腹泻等轻重不一的全身症状，少数患者则无。病情严重者或处理不及时可继发支气管肺炎、败血症、脓肿或坏疽等严重情况而致死。

三、实验室检查

1. 常规检查。主要为感染性血象改变，如白细胞总数及 C- 反应蛋白升高，皮损泛发或有全身症状者尤为明显。少数患者出现血沉增快，尿蛋白轻度升高。

2. 细菌学检查。取咽拭子、鼻咽拭子、眼分泌物及原发破溃皮损做细菌培养和药敏试验，可作分型和毒力鉴定，多数可见金黄色葡萄球菌生长。取疱液和痂皮培养多为阴性。

3. 组织病理学检查。表皮上部可见以嗜酸性细胞为主的坏死，表皮下部以嗜碱性细胞浸润为主，表皮颗粒层和棘层分离。真皮炎症轻仅有水肿和充血现象，血管周围有少许炎症细胞浸润。

4. 血液生化检查。部分患儿因呕吐、腹泻可有电解质紊乱，病情严重者可有肝肾功能异常。

5. 血培养。金黄色葡萄球菌多数为阴性，如为阳性则提示预后不良。

四、诊断与鉴别诊断

1. 诊断。根据临床特点及相关的实验室检查结果可作出诊断。

2. 鉴别诊断。本病需与新生儿脓疱病鉴别。两者致病菌相似，新生儿脓疱病常于出生半月内发病，临床上以脓疱为主，无表皮松解，尼科利斯基征阴性，不形成全身红皮症。

五、临床处理

（一）处理原则

保持局部皮肤清洁卫生和保护皮肤创面，尽可能采用暴露疗法，根据致病菌药敏结果尽早给予足量的抗感染治疗。有条件的应安排采取严格消毒隔离措施的病房。

（二）治疗方法

1. 全身治疗。早期应使用足量有效的抗生素，首选耐青霉素酶的新型青霉素或半合成的青霉素。青霉素过敏患者可选择克林霉素、红霉素、克拉霉素、阿奇霉素等。如出现炎症因子风暴相关症状，在早期可短期使用激素治疗［泼尼松剂量＜ 0.5mg/（kg·d）］，以减轻细菌的毒素作用。加强支持疗法，注意水和电解质平衡，保证尿量充足。

2. 局部治疗。用（1：8000）～（1：10000）高锰酸钾溶液或臭氧水溶液、抗菌消炎中药制剂水浴或者湿敷；无渗液者可用莫匹罗星软膏、0.5% ～ 1% 新霉素乳剂外涂，每天 2 ～ 3 次；皮疹恢复期时，若干燥脱屑，可外用保湿剂等。

3. 基础治疗。注意加强护理口、眼等皮肤黏膜部位，减少刺激。

（三）预防

1. 严格执行手卫生要求，患有化脓性皮肤病的人员不得接触新生儿以免造成感染。

2. 对新生儿及婴幼儿护理注意保护皮肤屏障功能，减少人为因素造成皮肤感染。

3. 护理新生儿及婴幼儿的用品及衣物注意清洗消毒。

六、预后

及时抗感染治疗后 7 ～ 10 天大部分患者可痊愈。全身中毒症状重、继发支气管肺炎、脓肿或坏疽等患者病情凶险，预后差。

（李海）

第三节 毛囊炎、疖与疖病、痈

毛囊炎（folliculitis）指发生于毛囊部的急性或慢性化脓性炎症。毛囊炎继续发展，出现明显毛囊周围炎症则称为疖。疖数目增多，反复发作经久不愈则称为疖病。疖继续发展，多个相邻毛囊感染及毛囊周围炎症相互融合而出现化脓性坏死，形成皮肤深层感染是痈。通常根据毛囊炎累及的程度不同，又可分为表浅型和深在型（深毛囊炎）。

一、病因与发病机制

病因相对复杂，凝固酶阳性的金黄色葡萄球菌是毛囊炎主要致病菌，表皮葡萄球菌、链球菌、假单胞菌、大肠杆菌等也是毛囊炎致病菌。诱发因素有高温、多汗、搔抓、皮肤擦伤、不良卫生习惯、糖尿病、器官移植、长期系统用糖皮质激素和免疫抑制剂、贫血、慢性肾炎、营养不良等。经常接触焦油类物质或长期应用焦油类制剂、外用类固醇皮质激素药膏也易患毛囊炎。皮脂溢出增多可诱发本病。

二、临床表现

1. 毛囊炎。好发部位为头面部、颈部、臀部及外阴等处。初发时见毛囊性炎症丘疹，数天后逐步发展为以毛孔为中央的脓疱，伴有红晕，脓疱干涸或破溃后变成黄色脓痂。毛囊炎一般孤立存在，相互不融合。如果反复分批出现且经久不愈则称为慢性毛囊炎。发生于头皮的毛囊炎引起毛囊破坏、组织坏死，愈后则会引起脱发和瘢痕，称为秃发性毛囊炎。发生于胡须部的毛囊炎又称为须疮。发生于颈项部的毛囊炎容易扩散至真皮组织，反复发作变为慢性毛囊炎，愈合后容易出现乳头状增生或形成瘢痕疙瘩性毛囊炎。发生在鼻翼周围危险三角区的毛囊炎，不当挤压后非常容易引起海绵状静脉窦炎，导致颅内感染。

2. 疖与疖病。好发部位为头面部、颈部和臀部。疖为毛囊炎发展而成，炎症明显的时候向基底、周围扩展，周围组织有红、肿、热、痛等急性炎症症状，形成明显的硬结，经过数天后硬结中央组织坏死，中央变软有波动感，最终在顶部波动明显的部位出现黄白色点状脓栓，破溃后排出脓栓和血性脓液而逐渐愈合。疖多为单发，数目较多且反复发作经久不愈又称为疖病。疖病多见于免疫力低下者，重者甚至引发脓毒血症或败血症，出现发热、淋巴结肿大等症状，危及生命。

3. 痈。好发部位为颈、背、臀和大腿等处，常常从疖发展而来。疖肿的炎症未能及时控制，炎症迅速向四周及皮肤深部组织蔓延，坏死化脓后形成多个带有脓性基底的深在性蜂窝状溃疡，可伴局部淋巴结肿大和全身中毒症状，甚至是败血症。

三、实验室检查

1. 血液检查。主要为感染性血象改变，如白细胞总数、中性粒细胞计数及 C- 反应蛋白升高。

2. 细菌学检查。脓液涂片革兰氏染色可见病原微生物，有条件的应将标本进行分离培养鉴定和药敏试验。对疑有败血症者应做血培养，其阳性率比直接涂片镜检高。

3. 组织病理学检查。表现为毛囊周围炎、化脓性炎症、毛囊周围脓肿，内含中性粒细胞、淋巴细胞浸润，晚期有浆细胞、异物巨细胞浸润，可见毛囊及皮脂腺破坏，晚期病变组织可见瘢痕组织增生。

四、诊断与鉴别诊断

根据临床表现及辅助检查结果可作出诊断。本病需与以下疾病鉴别：

1. 马拉色菌毛囊炎。炎症症状较金黄色葡萄球菌引起的毛囊炎轻，抗生素治疗无效，取材直接镜检可见糠秕马拉色菌。

2. 须癣。直接真菌镜检及培养阳性。

3. 蜂窝织炎。主要是局部软组织呈弥漫性红肿、浸润、边界不清。

4. 丹毒。多发生于颜面及小腿，病变局限性红、肿、热、痛，炎症波及范围较局限，无毛囊性炎症丘疹、丘脓疱疹、化脓性硬结等。

五、临床处理

（一）处理原则
保持局部皮肤清洁卫生，以局部抗感染治疗为主。

（二）治疗方法

1. 局部治疗。毛囊炎或早期疖肿以局部治疗为主，外涂 10% ～ 15% 鱼石脂软膏、2% 莫匹罗星软膏、夫西地酸乳膏等均有较好的疗效。局部炎症明显的可进行热敷以促进炎症吸收，脓肿形成后需及时切开排脓。

2. 系统治疗。局部治疗效果不佳可酌情选用对球菌敏感的抗生素进行系统治疗，如青霉素或头孢类抗生素等，必要时可根据细菌的药敏试验选择抗生素。对外耳道及危险三角区毛囊炎、疖肿切忌挤压排脓，必要时及早使用抗生素治疗。

3. 手术治疗。对已经化脓的疖肿、痈应及时切开排脓或引流。

4. 皮损内注射。已经形成增生性瘢痕的穿掘性毛囊周围炎、项部瘢痕疙瘩性毛囊炎可局部注射醋酸曲安奈德或倍他米松注射液。

5. 物理疗法。局部组织炎症明显可用热敷、超短波、红外线等物理治疗，有助于炎症吸收。对多发疖病，可用窄谱中波紫外线照射。

六、预后

一般预后良好，在人体自身抵抗力下降时可以迁延不愈或反复发作。

（李海）

第四节 丹毒

丹毒（erysipelas）是乙型溶血性链球菌感染引起皮肤、皮下组织内淋巴管及其周围组织的急性炎症，临床上以红斑、水肿和疼痛为特征。

一、病因与发病机制

乙型溶血性链球菌为主要致病菌，偶有 C 型链球菌感染所致。皮肤皲裂或轻微摩擦、搔抓及轻微外伤、足癣、小腿溃疡、接种、放射性损伤等皮肤或黏膜损伤为主要诱发因素。鼻炎、口腔黏膜及牙齿的感染病灶常常为原发感染灶，引起血源播散性感染，引发其他部位丹毒。潜伏于淋巴管内的细菌可在机体抵抗力降低时反复发作。

二、临床表现

丹毒好发部位有小腿、面部、头皮等，其他任何部位都可以发病。起病急，多为单侧性，初为边界清楚的水肿性红斑并进行性扩大，患处有明显的红、肿、热、痛等急性炎症症状，伴或不伴近卫淋巴结肿大。病情 4～5 天达到高峰。根据在水肿性红斑基础上是否发生水疱、大疱或脓疱，分别称为水疱型丹毒、大疱型丹毒和脓疱型丹毒。如炎症深达皮下组织并出现皮肤坏疽者，称为坏疽型丹毒，是最严重的丹毒类型，多见于新生儿、好发于脐部，可引起腹膜炎和败血症。如皮损一边消退，一边继续进展扩大，具有游走状的特点的称为游走型丹毒。如多次反复在固定部位发作者，称为复发型丹毒。

三、实验室检查

1. 常规检查。主要为感染性血象改变，如白细胞总数、中性粒细胞计数及 C- 反应蛋白升高。血沉加快，抗链球菌溶血素 O（ASO）可增高。尿常规检查偶有蛋白尿及管型尿。

2. 细菌学检查。血培养或取创面或破损处分泌物做细菌培养有助于诊断和治疗。

3. 组织病理学检查。真皮层高度水肿，有弥漫的炎性细胞浸润（以中性粒细胞为主），结缔组织肿胀，毛细血管及淋巴管明显扩张，中小动脉内皮细胞肿胀。真皮扩张的淋巴管中有中性粒细胞浸润，并可见链球菌。水疱型丹毒、大疱型丹毒和脓疱型丹毒可见表皮内水肿或大疱、脓疱。

4. 其他检查。下肢丹毒应做真菌镜检，判断是否合并足真菌感染。面部丹毒应行鼻旁窦 X 光检查，以排除鼻窦炎。

四、诊断与鉴别诊断

根据临床表现和实验室检查一般能确诊。本病需与以下疾病鉴别：

1. 接触性皮炎。发病部位有明确的刺激物及过敏性物质接触史，瘙痒症状明显，无感染性血象改变。

2. 蜂窝织炎。与重症丹毒临床表现相似，但蜂窝织炎是蜂窝组织弥漫性炎症，炎症波及的范围、深度远大于丹毒，组织红肿、疼痛、高热、寒战及全身不适的症状更为严重。

3.血管性水肿。属于非感染性血管炎引起的局部水肿，局部红、肿、热、痛的炎症症状并不明显。

4.癣菌疹。多见于小腿部的浅部真菌感染引发的皮肤对真菌抗原发生的过敏反应，属于非感染组织反应，积极治疗原发疾病后症状消失。

5.类丹毒。是感染来源于猪、牛、羊等家畜的类丹毒杆菌引起的急性皮肤炎症，炎症症状比丹毒轻，患者有接触家畜、鱼类或屠宰工作受伤史。病原学检查也能作鉴别。

五、临床处理

（一）处理原则

根据致病菌给予敏感抗生素治疗。

（二）治疗方法

1.预防。从避免诱发因素方面着手，积极处理皮肤或黏膜擦伤，积极治疗原发病灶感染。

2.抗细菌治疗。首选青霉素。轻者肌内注射青霉素每次80万单位，每天2次；症状严重者可每天静脉滴注青霉素480万～640万单位，疗程10～14天。青霉素过敏者选用大环内酯类或喹诺酮类抗生素。

3.抗真菌治疗。同时患有足癣或甲真菌病的患者，局部应外用抗真菌药物治疗，如肝功能正常，可考虑加用系统抗真菌药物治疗（特比萘芬、伊曲康唑或氟康唑）。

4.局部治疗。局部可用25%～50%硫酸镁溶液或0.1%依沙吖啶溶液湿敷，同时外用莫匹罗星软膏或环丙沙星软膏、20%鱼石脂软膏等。可以结合He-Ne光或者微波局部照射。

六、预后

预后良好，抗感染治疗疗程为2周，皮损消退、全身症状消失，无发热、无其他并发症可以判愈。

（李海）

第五节　蜂窝织炎

蜂窝织炎（cellulitis）是疏松结缔组织（又称蜂窝组织）的弥漫性化脓炎症，累及真皮深层和皮下组织，表现为红斑、肿胀、局部皮温升高和触痛。

一、病因与发病机制

最常见的病原菌为溶血性链球菌、金黄色葡萄球菌，其次是流感嗜血杆菌、厌氧菌或腐败性细菌。免疫力正常者大部分是病原菌由破坏的皮肤侵入引起原发性感染，也可由其他病灶直接扩散淋巴道、血行性所致的继发性感染；免疫力低下者血源性途径是常见病因。化学物质注入软组织可致急性蜂窝织炎。淋巴水肿、糖尿病及外周血管疾病是本病的危险因素。本病反复发作可能与淋巴管受损、静脉回流障碍相关。

二、临床表现

1.一般特征。可发生于任何年龄。外伤、足癣、拔牙、糖尿病、痛风、肝功能受损、免疫力低下等是本病高危因素。四肢、头颈、外阴及肛周是好发部位。

2.典型表现。皮损为边界不清的弥漫性水肿性浸润性红斑，局部皮温升高，有明显触痛。重者可有水疱、大疱、血疱、脓疱，可形成深部化脓和组织坏死，急性期可伴发热、寒战等全身不适。发生于指、趾称为化脓性指头炎，局部有明显压痛及搏跳痛。肛周蜂窝织炎表现为排便痛、出血，肛周红肿、压痛，多见于儿童。眶周蜂窝织炎是本病的一种严重类型，不及时治疗容易导致病原菌扩散至眼窝及中枢神经，导致眼球突出及眼肌麻痹等严重并发症。

3.本病治疗处理不及时，出现淋巴脓肿，细菌可通过淋巴系统进入血液引发播散性感染及败血症，造成死亡。淋巴管受损、静脉回流障碍是本病复发的其中原因。

三、实验室检查

1.常规检查。血常规主要表现为感染性血象，白细胞总数升高，中性粒细胞计数升高，可出现核左移和中毒颗粒。C-反应蛋白升高。血沉加快。

2.组织病理学检查。早期为真皮全层及皮下组织广泛急性化脓性炎症改变，以中性粒细胞、淋巴细胞浸润为主，可见真皮水肿导致的表皮下水疱、淋巴管及小血管扩张、血管栓塞。后期可见由成纤维细胞、组织细胞及巨细胞形成的肉芽肿。特殊染色可见到病原体。

四、诊断与鉴别诊断

1.诊断。根据典型临床表现、全身中毒症状及实验室检查结果可作出诊断。

2.鉴别诊断。本病需与丹毒、脂膜炎、深静脉血栓、淤积性皮炎、浅表血栓性静脉炎、脂膜性硬肿病等鉴别。

五、临床处理

（一）处理原则

以系统用药为主，辅以局部治疗。反复发作者应注意寻找并积极处理附近病灶。

（二）治疗方法

1.系统治疗。早期足量使用敏感的抗生素，宜选第二代或第三代头孢类抗生素，亦可选喹诺酮类或新一代大环内酯类抗生素，治疗后 36～48 小时症状无缓解，应根据病原体培养和药敏试验结果选用敏感抗生素。

2.局部治疗。抬高患肢，局部湿敷，外用抗生素软膏及红外线等物理疗法，局部脓肿形成者应行切开引流。

六、预后

本病早期及时治疗预后良好，如不能有效治疗，可导致筋膜炎、肌炎及败血症，甚至死亡。

（蒙安定）

第六节　化脓性汗腺炎

化脓性汗腺炎（hidradenitis suppurativa），又名逆向性痤疮，是发生于顶泌汗腺的慢性化脓性的炎症。

一、病因与发病机制

发病的危险因素包括遗传、肥胖、吸烟、细菌感染等。金黄色葡萄球菌为主要病原菌，其次为化脓性链球菌及其他革兰阴性菌。细菌侵入汗腺、毛囊及与之相通的导管，引发化脓感染。基本病理过程是末端毛囊过度角化最终闭塞破裂，各种炎性因子在继发慢性炎症的发生维持过程中发挥重要作用。病灶及周围皮肤中 Th17 细胞浸润，Treg/Th17 细胞失调，促炎因子 TNF-α、IL-17、IL-1β 等表达显著升高，与疾病严重程度呈正相关的趋势。本病与聚合性痤疮、头部脓肿性穿掘性毛囊周围炎合称为毛囊闭锁三联征，为常染色体显性遗传。目前发现 NCSTN、PSEN1、PSENEN 基因与本病有关。

二、临床表现

1. 本病多见于中青年，好发部位为腋窝、外生殖器及肛周等大汗腺密集分布的部位，病情迁延可表现为硬性结节、潜行性溃疡、交通性瘘管、继发性瘢痕等。

2. 腋窝汗腺炎。最为常见的一个类型，女性多于男性，多为单侧腋窝受累。初为局部小硬性结节，逐渐增大、增多，略痒。结节发展成熟后表面红肿、疼痛及触痛明显，无化脓现象，偶见顶端小脓疱。全身症状轻。经过数周或数月发展后结节深部化脓、破溃，形成窦道或瘘管及潜行性溃疡，覆盖腋窝大部分区域，并延伸到边缘，如不治疗，病情慢性迁延。

3. 外生殖器及肛周汗腺炎。常与腋窝汗腺炎并发，男性多于女性，此外常伴有聚合性痤疮。初为腹股沟、臀部、肛周、阴囊发生小硬性结节，容易破溃形成潜行性溃疡、肛瘘、尿道或膀胱瘘。女性乳晕可受累，在腋窝、肛门或生殖器等部位可见较多的黑头粉刺，具有特征性。外生殖器及肛周汗腺炎比腋窝汗腺炎病程更长，迁延不愈，有报道晚期可并发鳞状细胞癌、上皮样癌、间质性角膜炎。

三、实验室检查

1. 本病常伴贫血、低蛋白血症。

2. 病原学检查。发病部位检出金黄色葡萄球菌、链球菌、铜绿假单胞菌、大肠埃希菌、厌氧菌等有诊断意义。

3. 组织病理学检查。早期见毛囊角栓、毛囊破坏，顶泌汗腺及其周围与血管周围有大量炎症细胞浸润，革兰氏染色在腺体及真皮内有大量球菌。被破坏的腺体周围见异物巨细胞浸润，形成异物肉芽肿。在愈合区域见广泛纤维化。

四、诊断与鉴别诊断

1. 诊断。根据临床特点，不同阶段及部位的皮损不同，典型病例不难诊断。

2.鉴别诊断。本病需与腹股沟肉芽肿、性病淋巴肉芽肿、皮肤结核、放线菌病、乙状结肠息肉、克罗恩病等鉴别。

五、临床处理

（一）处理原则

保持局部皮肤清洁卫生，尽早给予抗感染治疗。

（二）治疗方法

1.一般治疗。消除诱发因素，保持局部皮肤清洁、干燥，避免摩擦、搔抓等。控制饮食，减轻体重。

2.系统治疗。大部分患者早期急性损害应用短疗程抗生素治疗有效，如四环素、米诺环素等。难治愈的患者可适当延长抗生素治疗疗程。有硬性结节、继发性瘢痕可用糖皮质激素皮损内注射。近年来，基于本病的免疫和炎症机制，可以应用 TNF-α 抑制剂、IL-12/23 抑制剂、IL-17 抑制剂等进行治疗，有可能会成为治疗中重度或顽固性化脓性汗腺炎的新选择。

3.局部治疗。清洗患处保持局部清洁。成熟的脓肿可切开引流。皮损广泛、病情顽固的病例可以选择手术切除并植皮，但皱褶部位如腹股沟及乳房下，不主张手术治疗。

六、预后

本病预后良好。

（蒙安定）

第七节　甲沟炎

甲沟炎（paronychia）是一种表现为急性或慢性甲周组织肿胀、溢脓及触痛的甲周围组织炎症。

一、病因与发病机制

金黄色葡萄球菌、化脓性链球菌、假单胞菌、变形杆菌、厌氧菌及白念珠菌为常见致病菌。外力影响、外伤、局部炎症导致甲板畸形等是导致甲沟、甲床及甲皱襞等甲周围组织感染最常见的原因。也有系统性免疫反应在甲床、甲周围组织引起炎症反应所致的非感染性甲周炎，如银屑病、糖尿病、肿瘤，以及使用单克隆抗体生物制剂引发等。

二、临床表现

1.急性甲沟炎。系甲周围组织出现急性化脓性感染，表现为明显疼痛、肿胀、溢脓，反复发作可引起嵌甲、甲增厚、甲面粗糙等。手指受累较脚趾更常见，母趾甲沟炎常与鞋挤压有关。

2.慢性甲沟炎。常由急性甲沟炎反复发作或局部浸泡、刺激物、过敏物质反复刺激或炎症反应引起，表现为近端甲皱襞的痛性或无痛性红斑、肿胀等，可见甲小皮缺失、甲板异常。多发生于长期水中作业者，如鱼贩、家庭妇女、餐饮行业者等，也见于周围循环障碍、糖尿病、银屑病、肠病性肢端皮炎等患者。单个或数个甲受累，特别是优势手的拇指、食指或中指。本病通常病程较长，与反复急性加重阶段相互叠加。对非感染性甲沟炎，应积极寻找基础疾病。慢性甲沟炎可影响甲板增长，甲基底部出现横嵴。

三、诊断

根据甲沟组织局部炎性反应以及相应的指（趾）甲破坏等临床表现可作出诊断，不易误诊。

四、临床处理

（一）处理原则

本病应注意寻找并积极处理诱因，症状较轻者以局部药物治疗为主，若形成脓肿或慢性迁延不愈，则需系统用药及手术治疗。

（二）治疗方法

1. 祛除诱发因素，尤其是避免外伤和潮湿。反复发作的患者，应避免穿高跟鞋。

2. 急性甲沟炎。早期尚无脓液形成时，局部使用 3% 碘酊消毒处理后外用抗生素药膏即可。经局部处理无效的，可使用广谱抗菌药物，若 48 小时症状未见改善，应采取外科手术治疗。合并真菌感染者，应积极治疗真菌感染。

3. 慢性甲沟炎。属感染引起的应根据病因给予抗菌治疗，疗程常需 3 个月以上。

4. 非感染性甲沟炎。以治疗原发病为主，原发病缓解后甲沟炎常常随着好转，可采取外用或系统应用糖皮质激素进行抗感染治疗，如外用中效或强效糖皮质激素类药膏。由生物制剂如西妥昔单抗引起的慢性甲沟炎可给予口服多西环素。

5. 外科治疗。形成局限性脓肿的急性甲沟炎应切开引流。有甲床下脓肿的应将甲板近端 1/3 掀起，并在近端甲皱襞下放置引流条引流分泌物。嵌甲引发的慢性甲沟炎只需将甲板拔除即可。

五、预后

本病早期及时治疗预后良好。

（蒙安定）

第八节　须疮

须疮（sycosis）是胡须部位的亚急性或慢性化脓性毛囊炎及毛囊周围炎，如毛囊破坏并形成瘢痕者称为狼疮样须疮（lupoid sycosis）。

一、病因与发病机制

金黄色葡萄球菌为主要病原菌，偶尔由其他细菌引起，且常与鼻腔内所分离出的菌型相同。常见的诱发因素为拔鼻毛不良习惯和使用被污染的剃刀刮脸剃须。多数患者有皮脂溢出。室内工作者较户外工作者更易患此病。疲劳及精神紧张可能会促使本病复发。

二、临床表现

1. 多发于 20～40 岁成年男性，好发于口唇周围。

2. 起初皮损为以毛发为中心的毛囊性丘疹或脓疱，周围有水肿性红斑，数个皮损可融合成斑块，可伴有瘙痒、烧灼或疼痛感。亚急性类型损害不规则分布在胡须区域或成群出现，反复发作，迁延数月或数年。慢性类型损害更容易聚合成斑块，表面伴结痂和鳞屑，病程迁延可达 20 年之久，毛发完好，无明显瘢痕。狼疮样须疮损害中央为一粉红色萎缩性瘢痕，周围绕以丘疹和脓疱组成的活动性边缘及肉芽肿样炎性改变，这种损害常从一侧耳前或颊部开始，可向任何方向延伸，头发可受累，如不及早处理可无限制发展。

三、实验室检查

1. 真菌镜检。真菌镜检为阴性。

2. 组织病理学检查。化脓性毛囊及毛囊周围炎，其周围为慢性肉芽肿改变，皮脂腺可见被破坏。狼疮样须疮中，皮脂腺和全部毛囊结构被破坏，并形成了瘢痕组织。

3. 致病菌检查。对迁延不愈或者有侵袭性改变的患者，应予致病菌检查，寻找病因，排除其他致病菌感染。可进行常规致病菌培养，或者取感染组织液做高通量宏基因组测序技术检测鉴定致病菌。

四、诊断与鉴别诊断

根据临床表现可作出诊断。本病需与以下疾病鉴别：

1. 脂溢性皮炎。主要表现为红斑及油腻性鳞屑，无毛囊性脓疱。除胡须部外，更易好发于头皮、眉部等处。

2. 须部假性毛囊炎。特点为胡须向内生长引起的胡须周围异物反应性炎症，无毛囊性脓疱。

3. 真菌性须癣。发生在颊部和胡须部位的皮肤真菌感染，真菌检查阳性。

五、临床处理

1. 处理原则。避免拔鼻毛的不良习惯，经常清洁、消毒剃须刀。以局部抗感染治疗为主。

2. 治疗方法。以外用抗生素药膏为主，如四环素软膏、红霉素软膏、夫西地酸软膏或莫匹罗星软膏等。对病变部位毛囊已经被破坏的胡须应予以拔除。经外用抗生素药膏治疗疗效不佳的，可改用口服抗生素并联合使用糖皮质激素药膏。

六、预后

本病预后良好。

（蒙安定）

第九节　下疳样脓皮病

下疳样脓皮病（chancriform pyoderma）是金黄色葡萄球菌等细菌感染后在生殖器及面部出现的类似梅毒性下疳的感染性皮肤病。

一、病因与发病机制

主要致病菌为凝固酶阳性的金黄色葡萄球菌，局部感染后患处炎症反应较强，组织浸润深，临床表现跟Ⅰ期梅毒的硬下疳非常相似，容易误诊。

二、临床表现

多见于成人，发病前甚少出现前驱症状，皮损好发于面部及外生殖器部位。面部常见单发损害，外生殖器则多见多发性皮损。以丘疹、脓疱为初发症状，渐扩大后破溃为类圆形的浅表溃疡，外观类似硬下疳，周边见暗红色浸润性堤状隆起，基底覆盖少量浆液性分泌物，可触及软骨样硬度的近卫淋巴结肿大，病程4～8周，愈后遗留浅表瘢痕。

三、实验室检查

1.病原学检查。溃疡分泌物涂片镜检可见革兰阳性球菌及少许脓细胞，细菌培养结果最常见为金黄色葡萄球菌，少见白色葡萄球菌或大肠埃希菌。

2.梅毒病原学检查。排除梅毒，组织液涂片查找梅毒螺旋体或梅毒血清学检查（≥2次）均呈阴性。

3.艾滋病抗体检查。艾滋病抗体检查为阴性。

4.组织病理学检查。表皮见炎症细胞浸润，临床上已经破溃的皮损则见表皮部分坏死及溃疡形成。真皮可见弥漫性炎症细胞浸润，以淋巴细胞、中性粒细胞及嗜酸性粒细胞为主。过碘酸希夫（PAS）染色未见真菌，抗酸染色未见抗酸杆菌。

四、诊断与鉴别诊断

根据皮损的临床特征和病原学检查结果，在排除梅毒性下疳的情况下可作出诊断。本病需与以下疾病鉴别：

1.梅毒性下疳。临床表现类似，具有梅毒流行病学史，梅毒病原学检查或血清学试验呈阳性结果。

2.软下疳。具有相应的性病流行病学史，主要发生于生殖器部位较深的多发性痛性溃疡，伴腹股沟淋巴结化脓性病变，梅毒病原体检查或血清学试验均为阴性，溃疡组织液涂片镜检及细菌培养均可找到杜克雷嗜血杆菌。

3.生殖器疱疹。临床表现为外生殖器或肛门周围的群簇或散在的小水疱，2～4天后破溃形成糜烂或溃疡，多为反复发作，病程有自限性特点，抗疱疹病毒治疗有效。

4.脓疱疮。具有相同的病原体，但糜烂溃疡表浅，表面结蜜黄色厚痂，常因搔抓将细菌接种到其他部位。

5. 原发性皮肤结核综合征。常伴有邻近淋巴结肿大或者存在其他结核病灶，创面组织液涂片镜检见到抗酸杆菌或结核杆菌培养呈阳性。

五、临床处理

（一）处理原则

在给予抗感染治疗的基础上，加强创面换药处理，促进组织增生。

（二）治疗方法

1. 局部治疗。外用抗生素药膏，可以选择利福平软膏、金霉素软膏、夫西地酸软膏或莫匹罗星软膏等。创面分泌物较多的可以用依沙吖啶溶液湿敷，创面辅以红光或氦氖激光照射等治疗。

2. 系统治疗。可使用对致病菌敏感的抗生素，注射苄星青霉素治疗有效；病原学检查呈阳性的患者根据药敏结果选择敏感抗生素。

六、预后

本病预后良好，但易复发。

（简华慧）

第十节　腋毛棒状杆菌病

腋毛棒状杆菌病（corynebacterisis axillaris），又称腋毛癣，是由纤细棒状杆菌引起的腋毛和阴毛浅表性细菌感染性的毛发疾病。

一、病因与发病机制

纤细棒状杆菌（corynebacterium tenuis）归属棒状杆菌属，革兰氏染色呈阳性，正常情况下可以在腋窝和阴部的毛干定植，生长于毛小皮细胞内和细胞间，致病情况下仅侵及毛皮质。

二、临床表现

好发于温热潮湿季节，多汗者易患。主要侵及腋毛，偶累及阴毛，典型皮损为包附在毛干上的黄黑色或红色结节颗粒或鞘状物，以黄色鞘状物较为常见。病变的毛干常常失去光泽变脆易折。患处皮肤外观正常，局部多汗潮湿或伴特殊气味。汗液可呈相应的黄色、黑色或红色。

三、实验室检查

1. 直接镜检。取病变毛发压碎，加 10% KOH 溶液置光镜下检查，可见菌鞘包绕毛干，高倍镜下可见纤细的杆菌包埋在黏性物质中，革兰氏染色呈阳性。电镜下可见细菌呈鞘状包被毛干，粘着紧密。

2. 伍德灯检查。伍德灯下呈亮蓝白色荧光。

四、诊断与鉴别诊断

1. 诊断。根据临床特点和实验室检查可作出诊断。

2. 鉴别诊断。本病需与阴虱病、皮肤毛孢子菌病、毛发管型、毛结节病等鉴别。

五、临床处理

1. 处理原则。注意保持局部皮肤清洁、透气和卫生。

2. 治疗方法。保持局部清洁、透气，剃除受累毛发，注意皮肤清洁卫生，使用硫磺皂沐浴可以控制和预防感染，多汗者可使用抑汗外用制剂（参考"多汗症"章节）。局部外用抗生素制剂有效。

六、预后

本病预后良好，剃除受累毛发可以很快痊愈，但易反复发作。

（简华慧）

第十一节　红癣

红癣（erythrasma）是微细棒状杆菌引起的皮肤局限性浅表感染性皮肤病，易发生于皮肤摩擦部位。

一、病因与发病机制

致病菌为微细棒状杆菌。微细棒状杆菌是正常寄生于人体皮肤表面嗜脂性的类白喉杆菌，革兰氏染色呈阳性，在温暖潮湿环境、皮肤损伤条件下较易侵入角质层，导致发病。

二、临床表现

多见于成年男性。典型皮损为边界清楚不规则的红斑，表面附着细薄鳞屑，好发于腹股沟、腋窝、臀沟、阴部、乳房下及第4、第5趾间等温暖潮湿部位，常单侧出现，皮损处毛发通常不受累及，腹股沟和肛门等摩擦部位可出现瘙痒及苔藓样变；糖尿病或某些消耗性疾病可泛发。

三、实验室检查

1. 直接镜检。刮取鳞屑加 10% KOH 溶液直接镜检，在油镜下或革兰氏染色下可见球菌样或短小棒状杆菌及菌丝。

2. 真菌培养。在含 20% 小牛血清和 2% 琼脂的组织培养基上培养 18 ～ 36 小时后菌落生长。

3. 伍德灯检查。皮损及培养菌落在伍德灯下呈珊瑚红色荧光。

四、诊断与鉴别诊断

1. 诊断。结合临床表现、皮屑镜下查到细菌及菌丝、伍德灯下呈珊瑚红色荧光等情况即可作出诊断。

2. 鉴别诊断。本病需与花斑癣、股癣、足癣、擦烂红斑、脂溢性皮炎、神经性皮炎等鉴别。

五、临床处理

（一）处理原则

轻症以抗感染治疗为主，重症才采用系统抗感染治疗。

（二）治疗方法

1. 局部治疗。局部外用抗真菌药膏，如克霉唑乳膏或咪康唑乳膏等，亦可外用夫西地酸软膏、10% 水杨酸软膏；临床治愈后可坚持用药 1 ～ 2 周。

2. 全身治疗。皮损面积较大的可以口服红霉素或四环素，每次 0.25g，每天 4 次，连续服用 2 周。

（三）预防

本病治愈后易复发，注意保持局部清洁干燥，治疗伴发疾病如股癣等；消毒衣物。

六、预后

本病预后良好。

（简华慧）

第十二节　猩红热

猩红热（scarlet fever）是化脓性链球菌（A 组 β 型溶血性链球菌）感染的急性呼吸道传染病，有明显的皮疹和中毒症状。属于我国法定传染病的乙类传染病，无有效疫苗预防。

一、病因与发病机制

致病菌为化脓性链球菌（A 组 β 型溶血性链球菌），患者及带菌者为传染源，主要通过飞沫传播，也可通过被污染的食品食具传染。A 组 β 型溶血性链球菌可以产生较强的化脓性外毒素和蛋白酶，感染后引起机体发生化脓性、中毒性病变和变态反应。化脓性链球菌侵入人体后首先引起咽峡炎和扁桃体炎，其产生的蛋白酶可以导致炎症扩散和组织坏死，外毒素可引起全身毒血症表现。

二、临床表现

10 岁以内儿童多见，冬春季为多发季节。感染后有 2 ～ 5 天潜伏期，临床发病过程分为前驱期、出疹期和恢复期三个阶段。

1. 前驱期。持续时间 1 ～ 2 天。在潜伏期过后先出现畏寒、高热、咽痛等急促的前驱症状，体温可达 39 ～ 40℃。儿童可首先出现谵妄和惊厥症状，接着出现头痛、咽痛、食欲减退、恶心呕吐等全身不适。咽部和扁桃体红肿，表面被覆较易擦去的灰白色伪膜，软腭黏膜出现米粒大小的红色斑疹或出血点（又叫黏膜内疹）。

2. 出疹期。持续时间 3 ～ 7 天。经过前驱期后，皮疹从耳后、颈底及上胸部开始蔓延至躯干、四肢，皮疹特点为在全身皮肤弥漫性充血性红斑的基础上出现针尖大小、密集均匀分布、手压后消退的点状充血性红疹。皮肤皱褶部位（肘窝、腋窝及腹股沟）可见密集呈线状排列淤点，又称巴氏（Pastia）

线，口鼻周围见特征性的环口苍白圈。病情严重者可见出血疹，颌下及颈部淋巴结可肿大，中毒症状重者会出现心内膜炎、心肌炎等并发症。发疹初期舌苔苍白而舌乳头红肿如"白色杨梅舌"外观，发疹晚期舌白苔脱落，露出光滑的肉红色舌面，红肿的舌乳头突出，舌外观如"红色杨梅舌"。48 小时内达到发疹高峰期，经过 2 ～ 4 天逐渐开始消退，体温逐渐下降，中毒症状消失，重症者发疹周期可持续 5 ～ 7 天，甚至更久。

3. 恢复期。持续时间 2 ～ 4 周。皮疹消退后 7 ～ 8 天内开始脱屑，脱屑顺序与出疹顺序相似。躯干部位以糠状脱皮为主，手掌足底皮厚处以大片膜状脱皮为主，甲端以皲裂样脱皮为主。脱皮后几乎不留色素沉着。要警惕免疫反应产生的抗原抗体复合物会引发急性肾小球肾炎、风湿热等并发症。

三、实验室检查

1. 血常规检查。呈急性感染性血象变化，白细胞总数及中性粒细胞计数增多，白细胞计数可高达 10×10^9/L ～ 20×10^9/L，中性粒细胞比例可在 0.8 以上，血沉增快。

2. 抗链球菌溶血素 O（ASO）增高。

3. 病原学检查。咽拭子及其他分泌物培养出 A 组 β 型溶血性链球菌。

四、诊断与鉴别诊断

1. 诊断。根据接触史、典型的临床发病过程、临床表现，结合周围血象的白细胞总数增多、咽拭子培养检出 A 组 β 型溶血性链球菌等情况可作出诊断。

2. 鉴别诊断。本病需与金黄色葡萄球菌引起的猩红热样皮疹、麻疹、药疹、风疹等鉴别。

五、临床处理

（一）处理原则
应采取消毒隔离措施，避免交叉传染，尽早给予抗感染治疗。

（二）治疗方法
1. 一般处理。由于患者具有传染性，应对患者实施消毒隔离措施，隔离期至咽拭子培养 3 次阴性、无并发症为止。治疗期间应卧床休息，加强口腔清洁护理。

2. 系统治疗。首选青霉素，剂量按 4 万～ 8 万 U/（kg·d）计算，分 2 次肌内注射，疗程至少 10 天。重症者也可静脉给药，并适当增加剂量，或选用双氯青霉素；如青霉素过敏可选用克林霉素、红霉素或四环素替代。

3. 对症治疗。高热可用退热剂或物理降温方法处理。出现中耳炎、鼻窦炎、肾炎、心肌炎等并发症时给予相应的积极治疗。

六、预后

本病预后良好，治疗后 24 ～ 48 小时症状缓解，病程 10 ～ 14 天。

（简华慧）

第十三节 麻风病

麻风病是人体感染麻风分枝杆菌（简称"麻风杆菌"）后主要侵犯人体皮肤、黏膜、淋巴结和周围神经的慢性传染性疾病。按照《中华人民共和国传染病防治法》规定麻风病属于丙类传染病。

一、病因与发病机制

麻风杆菌属革兰氏染色阳性菌，属抗酸杆菌，常见的形态为均匀直的杆状菌，经过治疗后可以变为断裂菌。断裂菌的形态呈多样性，可同时存在串珠状、颗粒状、哑铃状、鼓槌状等形态。麻风杆菌属典型胞内菌，当大量麻风杆菌存在于细胞内时，胞浆呈泡沫状，则称为麻风细胞。患者渗出物标本涂片中可见到麻风细胞，与结核分枝杆菌有重要鉴别诊断意义。虽然麻风杆菌在自然界客观存在，但是麻风患者是麻风杆菌的天然宿主。麻风杆菌主要通过破损的皮肤、黏膜进入人体或者排出体外，分布于皮肤、黏膜、周围神经以及单核吞噬细胞系统。因此，普遍认为麻风杆菌可以通过呼吸道飞沫和生活密切接触进行传播。

人体感染麻风杆菌后，一方面可以诱导机体免疫杀伤细胞趋集，发生细胞免疫反应杀死入侵菌。当细胞免疫反应过度，可引起迟发型超敏反应，造成麻风杆菌所在部位的组织炎症加重，皮损红肿扩大，或出现新皮疹，或出现严重的神经炎、神经脓疡。另一方面可以产生相当高水平的特异性IgG、IgM抗体，用于清除入侵感染。当体内麻风杆菌数量巨大，存在高抗原库的时候，就会出现超强的体液免疫反应，大量的免疫复合物沉积在血管、神经、黏膜、淋巴结、关节等组织，引发Ⅱ型麻风反应，继而出现疼痛性结节性红斑、多形红斑、坏死性红斑、神经炎、黏膜炎、淋巴结炎、睾丸炎、关节炎、虹膜睫状体炎等。

近年来，张福仁、张学军、刘建军等教授采用国际最新的全基因组关联分析方法，对11400名麻风病患者与健康对照者进行对比研究，发现6个麻风易感基因（RIPK2、TNFSF15、C13orf31、CCDC122、NOD2、LRRK2）和1个基因位点，证实有麻风遗传发病的可能。

二、临床表现

麻风病的临床表现与机体对麻风杆菌的免疫力密切相关，免疫力的强弱决定了麻风病的临床类型。

（一）麻风病的临床分类

麻风病临床分类仍普遍采用两种方法：一是Ridley和Jopling提出来的免疫光谱分类法（1962年），二是世界卫生组织（WHO）提出来的联合化疗分类法（1981年）。

1. 免疫光谱分类法，即五级分类法。主要依据免疫力的强弱、麻风杆菌数量多少进行分型。免疫力由强至弱的顺序为结核样型麻风（TT）、偏结核样型界线类麻风（BT）、中间界线类麻风（BB）、偏瘤型界线类麻风（BL）及瘤型麻风（LL）。仅有早期表现者称为未定类麻风（I）。各类型麻风病演变如图2-2-1所示。

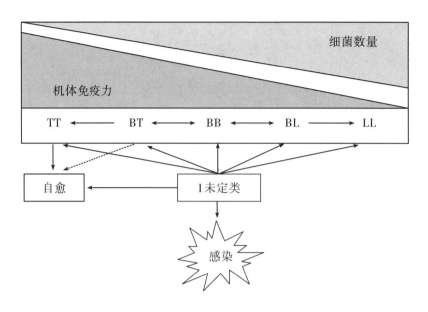

图 2-2-1 各类型麻风病演变示意图

2.联合化疗分类法（WHO-MDT 分类法）。按照皮肤麻风杆菌查菌结果分为少菌型麻风（paucibacillary leprosy，PB）和多菌型麻风（multibacillary leprosy，MB）两类（见表 2-2-1）。

表 2-2-1　WHO-MDT 分类法

特点	少菌型麻风（PB）	多菌型麻风（MB）
皮肤损害的数目	≤5 块	≥6 块
神经损伤的数目	≤1 条	≥2 条
皮肤查菌	所有部位均阴性	任何一个部位阳性
五级分类法	皮肤查菌阴性且皮损≤5 块和神经损伤≤1 条的 I、TT 与 BT 病例	LL、BL、BB 以及其他皮肤查菌阳性的病例，或皮肤查菌阴性但是皮损≥6 块或神经损伤≥2 条的 BT 病例

（1）少菌型麻风（PB）。包括五级分类法中皮肤查菌阴性且皮损≤5 块和神经损伤≤1 条的 I、TT 及 BT 病例。

（2）多菌型麻风（MB）。包括五级分类法中皮肤查菌阳性的 LL、BL、BB 和其他病例，或皮肤查菌阴性但是皮损≥6 块或神经损伤≥2 条的 BT 病例。此分类方法简便易行，基层医生对应相应的分型采用相应的联合化疗方案，并完成病例登记报告。在没有条件进行皮肤查菌的地区，暂可根据皮损或神经受累数目确定分型和治疗方案。当对患者分类有疑问时，可按 MB 方案治疗。

（二）各型麻风病临床特点

根据《麻风病诊断》（WS 291—2018），各型麻风病临床特点如表 2-2-2 所示。

表 2-2-2　各型麻风病的临床特征

临床特征		LL	BL	BB	BT	TT	I
皮肤损害	形态和种类	早期：皮损以浅色、浅黄色或淡红色色斑为主，边界模糊不清。中期：皮损以浸润性损害和弥漫性损害为主，可见少量结节。晚期：皮损以深在性、弥漫性浸润或暗红色结节为主，皮损遍布全身。面部结节或斑块可融合形成"狮面"，外观如皮革样。可有"狮面"、眉毛及睫毛脱落	斑疹、结节、弥漫浸润性损害和倒置碟状边缘的斑块，淡红色或棕褐色。少数皮损边缘或损害中央可见"空白区"或"打洞区"，晚期皮损融合成片，面部深在性浸润形似"狮面"，鼻中隔有溃疡可变鞍鼻，可侵犯内脏	斑疹、斑块、结节和浸润性损害，常见典型"免疫区"（外缘模糊，内缘清楚），黄红色、淡红色或棕褐色。可有特征性的倒碟状、靶状或卫星状损害	浅色斑、斑块或浸润性损害，有的皮损中央可见空白的"免疫区"，呈红褐色或橘黄色	浅色斑、红斑、丘疹或暗褐色斑块	浅色斑或淡红斑
	数目	大量，分布广泛，实际上没有正常皮区	许多，但可见正常皮区	中等，有正常皮区	单个或有很少卫星状损害	单个或数个	常常单个，很少多发
	分布	对称性	大致对称	明显不对称	不广泛，不对称	局限而不对称	不一定
	表面	光滑有光泽	光滑有光泽，毳毛轻度减少	轻度发亮多汁感，无鳞屑，毳毛中度减少	有点干燥，有鳞屑，毳毛明显减少	干燥，附有细小鳞屑，可有毳毛脱落	可能光滑
	边缘	模糊，渐渐地融入周围区	模糊，向外呈斜坡	模糊，向外呈斜坡	清楚	清楚，整个斑或其边缘高起或不高起	清楚或不清楚
神经损害	感觉障碍	早期病例无，晚期广泛	轻度减退	中度减退	明显丧失	明显丧失	轻度减退
	周围神经	早期无粗大，晚期受累广泛，质地软，导致广泛麻木	早期可粗大，质地软，多条神经受累，较对称	早期可粗大，质地较软，受累较广泛，欠对称	早期可粗大，质地较硬，受累不多，不对称	早期周围神经干及皮神经粗大，质地硬，可形成神经脓疡。少数可仅表现为纯神经炎而无皮肤损害	神经无粗大，损伤多、不明显
皮肤涂片查抗酸菌		阳性（4+～6+）	阳性（4+～5+）	阳性（2+～4+）	阴性或（1+～2+）	阴性	阴性或1+

续表

临床特征	LL	BL	BB	BT	TT	I
组织病理	表皮下可见"无浸润带"。真皮内形成弥漫的巨噬细胞肉芽肿，淋巴细胞很少。巨噬细胞呈空泡状（称泡沫细胞）。神经束膜可呈洋葱皮样改变，没有显著的浸润。AFB极多	表皮下可见"无浸润带"。真皮及皮下组织见巨噬细胞肉芽肿，间有大量淋巴细胞，有时巨噬细胞泡沫化。神经束膜常呈洋葱样改变，并有细胞浸润使束膜不易辨认。有较多AFB	表皮下可见"无浸润带"。真皮内有上皮样细胞肉芽肿，没有朗汉斯巨细胞，淋巴细胞少而散在。泡沫细胞少且不典型。可见到神经束膜层状变，并有上皮样细胞浸润。有中等量AFB	表皮下可见狭窄"无浸润带"，偶有表皮楔状浸润或侵蚀，范围不大。真皮内有上皮样细胞肉芽肿，外围有中度淋巴细胞，异物巨细胞多于朗汉斯巨细胞。神经中度肿胀，有肉芽肿病变。皮肤附件及神经中可见少量AFB	没有表皮下"无浸润带"。真皮内上皮样细胞肉芽肿外围密集淋巴细胞，或肉芽肿内见许多朗汉斯巨细胞，小神经被破坏难辨。真皮深层神经束肿胀。皮肤附件及神经中不见AFB	真皮浅、中层附件血管及神经周围和神经束膜内有淋巴细胞为主非特异性慢性炎症细胞浸润，可见皮神经小分支较粗大。少数病例在皮神经和立毛肌内可查到AFB
麻风菌素试验	阴性	阴性	阴性	可疑或弱阳性	强阳性	阴性或阳性
病程和预后	主要传染源，易发生Ⅱ型麻风反应，如不治疗，预后差。面瘫、手足运动障碍和畸形、鼻中隔缺损、鼻梁塌陷成鞍鼻、骨质疏松和足底溃疡等常见	不稳定，易发生Ⅰ型或Ⅱ型麻风反应。畸形出现迟且不对称	多不稳定，易发生Ⅰ型麻风反应	较不稳定，易发生Ⅰ型麻风反应。畸形出现早而重。	稳定，一般不发生麻风反应及型类演变。出现严重的肌肉萎缩、运动功能障碍甚至畸形	可自愈或发展成其他型类麻风

注：1. BT或Ⅰ中任何涂片查菌阳性病例，均应列入MB。
 2. LL皮疹另有一种特殊形态——组织样麻风瘤（histoid leprosy）：可发生在砜类药治疗后病情恶化或复发的病例，也可见于未经治疗的BL及LL。部分病例可能与砜类药物耐药有关。
 3. 抗酸杆菌（acid-fast bacilli，AFB）。

（三）麻风反应

　　麻风反应是麻风病在发病过程中或者治疗、康复过程中，机体免疫系统对麻风杆菌抗原产生的异常免疫反应所致的一系列反应的统称。主要表现有突然发生症状活跃或加剧，即原有皮损增多或神经炎加重，出现新发皮损和神经损害，伴有畏寒、发热、乏力、全身不适、食欲减退等症状。麻风反应可以发生在发病、治疗、治愈各个阶段，如不及时予以正确处理，非常容易导致神经不可逆的免疫损伤而导致畸残发生，甚至加重病情。麻风反应是麻风并发症，并非麻风原发症状。根据发生机理、症状，麻风反应分为Ⅰ型、Ⅱ型和混合型。

1. Ⅰ型麻风反应。Ⅰ型麻风反应是麻风杆菌抗原引发的迟发型（Ⅳ型）超敏反应，主要发生于免疫状态不稳定的界线类（BT、BB、BL）麻风患者。主要表现为部分或全部皮损红肿、疼痛、高出皮面，局部发热，严重的病例局部可发生坏死或溃疡，多无全身症状或仅有轻微的全身症状。常伴有神经炎，表现为神经干粗大加重，有疼痛或触痛。可随细胞免疫反应增强或减弱而出现升级反应（也叫逆向反应，向 TT 型转变）或降级反应（向 LL 型转变）。升级反应多发生在首次治疗 6 个月前后（也有在治疗结束后 3～5 年甚至更长时间发生），常伴发严重的神经炎，导致一条或多条神经发生急性肿胀，伴有明显的神经疼痛和触痛，也可能出现神经脓疡，出现严重的不可逆损伤，引起永久性畸残，如爪形手、垂足、垂腕和面瘫，也有出现运动神经功能障碍，出现吞咽困难、失声、进食咳嗽、自鼻孔反流，甚至窒息危险。降级反应多见于未治疗的患者，甚至是麻风病首发症状。Ⅰ型麻风反应通常是逐渐发生的，其过程可延续数周。

2. Ⅱ型麻风反应。Ⅱ型麻风反应又称为麻风结节性红斑（erythema nodosum leprosum，ENL），主要见于 LL 或 BL 患者。在麻风杆菌抗原刺激下，机体产生相当高水平的特异性 IgG、IgM 抗体，用于清除入侵感染。当体内麻风杆菌数量巨大，存在高抗原库的时候，就会出现超强的体液免疫反应，大量的抗原抗体免疫复合物沉积在血管、神经、黏膜、淋巴结、关节等组织，引发免疫损伤。细菌密度指数越高，说明麻风杆菌抗原库就越庞大，发生Ⅱ型麻风反应的概率就越大，麻风反应的症状越严重，持续时间越长。主要表现为在麻风弥漫性浸润性基础上或"正常"皮肤上成批出现结节性红斑、多形红斑或坏死性红斑，可有虹膜睫状体炎，神经炎的症状较轻或无神经炎发生。严重者皮损可破溃，伴发热、头痛、乏力等症状及急性虹膜睫状体炎、急性淋巴结炎、急性睾丸炎、关节炎和肌炎等。病程 1～2 周，新旧皮损此起彼伏，多数患者可在数月、数年内反复发作。

3. 混合型麻风反应。临床上同时具有Ⅰ型麻风反应和Ⅱ型麻风反应的特点，免疫学上细胞免疫和体液免疫反应同时存在，多见于 BB、BL 患者。如果 ENL 患者伴有剧烈神经痛、神经粗大症状，或者同时皮损出现红肿疼痛的症状，或者 BL 或 BB 患者的麻风反应经中等剂量反应停和小剂量皮质类固醇治疗后效果差，均应考虑是否属于混合型麻风反应。

三、临床检查

（一）病史询问

1. 记录患者基本信息：姓名、年龄、地址、职业、工作单位及出生地点。

2. 家庭成员的患病情况，家族中是否有麻风病史。

3. 是否到过麻风病流行区，有无麻风病接触史。

4. 疾病的发生发展过程。重点回顾初发症状、发生时间，患病部位有无瘙痒、蚁走感、针刺感、烧灼感及疼痛感，是否有皮损闭汗，是否有眼、手、足感觉减退或丧失，是否有手足无力、瘫痪等运动障碍。相关症状的持续时间及演变情况。

5. 求医、治疗情况。

（二）皮肤损害的检查

需在明亮的自然光线和适宜的温度条件下进行，确保患者能充分暴露全身皮肤。检查前应先向受检者讲清检查方法和要求，让其充分配合。重点检查患者皮肤、黏膜和周围神经情况。检查过程应尽可能包括隐蔽部位，避免遗漏。周围神经检查应作双侧对比，检查神经的粗细、形态、质地、均匀度、触痛及放射痛等，注意有无神经瘤、神经脓肿或纤维化。按照《麻风病诊断》（WS 291—2018）的要求，检查的方法及内容如下。

1. 皮肤损害种类和形态。如斑疹、丘疹、斑块、结节和浸润等，有无"免疫区"或卫星状损害。

2. 边缘。清楚与否，有无浸润、高起。如呈环状，要分别叙述内缘、外缘是否清楚。尤其要注意大片地图状、中央为接近正常皮色免疫区皮损的边缘所在。

3. 数目及大小。皮损少者可直接计数，多者可写多数或难以计数。大小可用实物形容（如粟粒、黄豆或银圆大小），也可以"cm"为单位测其纵径、横径。

4. 颜色与光泽。如浅色、淡红色、棕褐色或玫瑰色等；皮损有无浸润、发亮、萎缩或无光泽。

5. 皮疹表面。高起、扁平或凹陷，干燥或多汁感，光滑或粗糙，有无鳞屑、毳毛脱落和"免疫区"。

6. 分布。簇集与否，局限或广泛，对称或不对称。

7. 硬度及活动度。坚硬或柔软，活动或不活动。

8. 浅感觉、查菌及病理变化。皮肤损害有无浅感觉障碍、查菌阳性或阴性、有无麻风病特异性病理变化。

（三）神经损害的检查

1. 神经形态检查。

（1）眶上神经。出眶上切迹与眉弓垂直上行于额部。检查时使用两手按住受检者颞部，两拇指在眉上缘自内向外触摸，检查其有无神经粗大及硬度异常。

（2）耳大神经。从胸锁乳突肌的后缘中 1/3 穿出，经皮下斜向内上方和该肌交叉至耳后。检查时嘱受检者头稍后仰并转向对侧即可触摸，检查其有无神经粗大及硬度异常。

（3）尺神经。行经肱骨内踝上方、肘管近端和腕横韧带尺侧的腕管近端。检查时将受检者肘关节微屈、外展，检查者一手托稳受检者前臂，一手自尺神经沟向上触摸；或左手抓住受检者的手，在腕横韧带尺侧的腕管近端触摸，检查其有无神经粗大及硬度异常。

（4）正中神经。检查时触摸受检者腕管中部屈腕肌与掌长肌肌腱之间，注意其有无压痛和观察该部有无肿胀。

（5）桡神经。检查时触摸受检者上臂外侧中部肱骨桡神经沟间的桡神经及桡骨小头处的桡浅神经，检查其有无神经粗大及硬度异常。

（6）腓总神经。经腘窝外侧股二头肌内缘、腓骨小头后上方。检查时嘱受检者膝关节微屈，自腘窝外侧触摸，检查其有无神经粗大及硬度异常。

（7）胫神经。检查受检者经内踝后下方的跗管上端（内踝与足跟上 1/3 处），观察其有无神经粗大及硬度异常。

（8）皮神经。检查受检者皮损及麻木区内或其附近的皮神经，观察其有无神经粗大及硬度异常。

2. 周围神经功能检查。

（1）感觉功能检查。

①皮肤痛觉、触觉及温度觉等感觉检查准备工作。感觉检查特异性高而敏感性低，常常有主观成

分，需取得受检者合作才能反映客观结果。检查前，耐心、细致地向受检者说明检查目的、方法和要求。先在正常的皮肤上测试，使患者领会检查的方法，然后嘱其在闭目或以物遮盖双眼的情况下，指出被测部位的感觉如何。检测皮损应与相对应的正常皮肤作对比，同时观察受检者的表情和反应，判断检查结果的可信度。当受检者思想不集中或检查结果不确定时，应该重新测试。应当注意，不是所有的麻风病损害都有感觉障碍，特别是早期 LL 患者的躯干红斑与面部弥漫性浸润，浅感觉障碍不明显。

②痛觉。取两根大头针或缝针，分别以尖端或钝头，交替刺激受检者正常皮肤及相应皮损部位，让其回答是"尖的"还是"钝的"，或"痛"还是"不痛"。痛觉正常者可明确回答，并观察其表情及有无避开刺激的动作；痛觉减退者则对"尖"与"钝"分辨不清或反应缓慢；痛觉丧失者分不清尖、钝，或有无痛感，仅感觉有物触及。

③触觉。以棉签末端的棉絮或柔软的羽毛，轻轻触试受检者正常皮肤及相应皮损部位，嘱其在感到有物触及时，指出每次触及的部位或顺序，回答触及的次数。触觉正常者指点触试部位或报数无误，减退者大多指点、报数不准或反应缓慢，丧失者不能指点或报数。手足保护性感觉应该用圆珠笔尖检查。

④温度觉（冷热觉）。用两支试管，一支置于冷水（10℃左右）中，一支置于热水（50℃左右）中，用两支试管下端交替测试受检者正常皮肤及相应皮损部位，了解受检者冷热觉的敏感性。冷热觉减退者大多回答不正确或迟缓，丧失者分不清冷、热试管。

（2）运动功能检查。对比检查、记录受检者受累神经所支配肌肉的肌力，测定各神经支配肌肉的抗阻力情况，有无瘫痪或萎缩。

①面。通过蹙额、皱眉、闭眼、吹口哨及露齿等动作，观察受检者有无面神经功能障碍。令受检者闭眼，观察其上下眼睑能否闭合，有无睑外翻；如不能闭合，应测量睑裂的距离（mm）并记录。

②手。测定受检者上肢神经（尺神经、正中神经及桡神经）有无功能障碍，观察其手指外展、内收，拇指掌侧外展、对掌，握拳，腕背屈等动作的情况和力量。

③足。观察受检者足的背屈、内翻、外翻，以及屈趾、伸趾的情况及力量，检查其下肢神经（腓总神经及胫后神经）有无功能障碍。

（3）自主神经功能检查。检查组胺试验、出汗试验等。

（4）残疾程度判断。如出现残疾，应采用 WHO 的 0～2 级残疾分级法记录，如表 2-2-3 所示。

表 2-2-3　麻风病残疾分级法（WHO，1997）

级别	手、足	眼
0	无感觉障碍，未见畸形和（或）损伤	无麻风所致的眼病（a），无视力及角膜感觉障碍
1	有感觉障碍，但未见畸形和（或）损伤（b）	有角膜感觉障碍，但未导致严重视力障碍（视力 6/60 或更好些，6m 处可看清指数）
2	有可见畸形和（或）损伤（c）	视力严重受损（视力低于 6/60，6m 处看不清指数）或眼睑闭合不全，或虹膜睫状体炎，或角膜混浊

注：1. 各手、足及眼应分别检查、分级并记录。

2. 为安全原因，不推荐在现场条件下测试角膜的感觉敏感性，观察患者有无自发性眨眼即可。

3. 患者若有非麻风所致的残疾，应予注明。

4. 任一部位的最高等级的麻风残疾，即为该患者残疾总的分级。a. 麻风所致的眼病，包括角膜感觉障碍、眼睑闭合不全及虹膜睫状体炎。b. 损伤包括肌肉无力。c. 损伤包括溃疡、短缩、结构破坏、关节挛缩、强直及手或足的部分或完全缺失。

（四）眼病的检查

各型麻风病患者往往伴有原发性或继发性眼病，应重视对眼的检查。主要应注意眉毛、睫毛是否脱落；有无倒睫、眨眼及闭眼异常。角膜感觉是否正常，眼睛是否有疼痛、畏光或异物感。检查角膜有无白斑、溃疡或混浊，巩膜有无睫状充血。有无麻风瘤，虹膜纹理是否清楚，瞳孔是否规则，对光反应是否灵敏，眼压是否增高等。

（五）其他检查

特别是多菌型患者（MB）中晚期病例，应进行耳、鼻、咽、喉、淋巴结及内脏检查。

四、实验室检查

诊断麻风病必须进行麻风杆菌检查和组织病理学检查。有条件的医院可以开展抗麻风杆菌抗体检测（酶联免疫吸附试验）及分子生物学检查。对已经确诊的患者，应进行氨苯砜超敏基因检测。

（一）细菌学检查

刮取皮下组织液涂片作抗酸染色查菌。皮肤查菌部位为 6 处，其中眶上、耳垂、下颌为必检部位，另选活动性皮损部位 3 处。活动性皮损定义：环状损害在其边缘取材，斑块与结节在皮损中央取材，浸润性皮损在浸润明显处取材，有新、老皮损时选择在新损害上取材；如仅有一块皮损者，取其边缘及对侧各 1 处；如无明显皮损者，则在其膝关节上方、腕背或中指近侧指关节背面的皮肤取材。取材部位应相对固定，复查通常不得随意变更已定的部位，以便比较治疗前后的细菌指数变化。取材过程中应避免受血液污染，否则影响涂片质量。

镜检结果按以下细菌密度计数：

阴性（−）：在 100 个视野中未查到抗酸杆菌；

（1+）：在 100 个视野中有 1 ～ 10 个菌；

（2+）：每 10 个视野中有 1 ～ 10 个菌；

（3+）：平均每个视野中有 1 ～ 10 个菌；

（4+）：平均每个视野中有 10 ～ 100 个菌；

（5+）：平均每个视野中有 100 ～ 1000 个菌；

（6+）：每个视野中超过 1000 个菌或大量菌团。

细菌密度指数（BI）计算方法：$BI = a \div b$

a ＝各个部位（涂膜）细菌密度"+"数之和；

b ＝查菌部分（涂膜）数。

（二）组织病理学检查

组织病理学检查是麻风特异性诊断方法之一。不同临床类型的麻风在组织病理表现上有明显差异。组织病理学检查中发现以下线索应考虑属于麻风：

1. 表皮基底膜见不同程度的破坏，表皮可见白细胞侵入，真皮层内可见上皮样细胞肉芽肿样改变，其中见朗汉斯巨细胞，上皮样细胞肉芽肿的外围见密集淋巴细胞浸润，神经末梢结构破坏甚至难以辨认，用 S-100 蛋白免疫组化染色容易识别被破坏的神经末梢；毛囊、汗腺等附属器周围见炎症细胞浸润，上皮样细胞肉芽肿内查找抗酸杆菌常常为阴性。

2.表皮萎缩，表皮下可见狭窄的"无浸润带"，真皮层内可见上皮样细胞肉芽肿样改变，但是肉芽肿周围仅有较少的淋巴细胞分散分布，朗汉斯巨细胞少或无，肉芽肿内的神经末梢已经被破坏，抗酸染色查菌阳性，细菌密度仅为（1+ ～ 3+）。

3.表皮萎缩，表皮下可见清晰明显的"无浸润带"，真皮层内见组织细胞和泡沫细胞组成的肉芽肿，淋巴细胞少或无。神经末梢内可见炎症细胞浸润，神经束膜呈洋葱样改变。抗酸染色可见肉芽肿内的泡沫细胞内含有较多抗酸杆菌，可以聚集成堆；神经末梢内也能找到抗酸杆菌，细菌密度在4+或以上。

4.对皮肤查菌阴性的少菌型麻风，可以通过S-100蛋白免疫组化，显示真皮肉芽肿内残余或严重破坏的神经组织，可以鉴别非典型麻风组织病理改变。

（三）麻风杆菌实时荧光定量 PCR 检测

该检测利用 RT-PCR 技术，在新鲜皮肤组织标本中检测麻风杆菌 RLEP DNA、Ag85B 和 SodA 等特异性基因，特异性和敏感性分别达到 100% 和 91.7%。该技术可应用于麻风病的早期诊断与鉴别诊断，特别是少菌型麻风、单纯麻风神经炎的诊断。

（四）氨苯砜超敏基因检测

该检测主要用于识别确诊病例是否对氨苯砜产生超敏反应。目前主要通过荧光 PCR 方法检测人 HLA-B*1301 基因，阳性表明对氨苯砜过敏，治疗方案中应选择不含氨苯砜的替代疗法。

五、其他检查

（一）麻风菌素试验

皮内注射麻风菌素，分别观察早期反应和晚期反应。

1.早期反应。注射后 48 小时根据注射处的浸润性红斑直径大小判断结果，直径 ≥ 20mm 为强阳性（+++），直径 15 ～ 20mm 为中等阳性（++），直径 10 ～ 15mm 为弱阳性（+），直径 5 ～ 10mm 为可疑（±），直径 ≤ 5mm 或无反应为阴性（−）。

2.晚期反应。注射 21 天，根据注射处的皮肤反应判断结果。注射处发生红色浸润性结节并有破溃为强阳性（+++），结节浸润直径 ≥ 5mm 为中等阳性（++），结节浸润直径 3 ～ 5mm 为弱阳性（+），轻度结节浸润或直径 ≤ 3mm 为可疑（±），局部无反应为阴性（−）。

（二）组胺试验

组胺试验是测定末梢神经功能的一项检查。正常皮肤皮内注射 1/1000 磷酸组胺 0.1mL 后，先后出现三种现象，称之为三联反应。

1.立即红斑。注射组胺后 10 ～ 20 秒出现直径 < 10mm 的第一个红斑。

2.继发红斑。在第一个红斑的基础上经过 10 ～ 20 秒后出现直径 30 ～ 40mm 的红斑。

3.风团。在上述基础上出现风团样损害。

麻风病患者交感神经受累，皮损处反应不完整，缺乏第二联反应。

（三）出汗试验

测试末梢交感神经功能有三种方法。

1.毛果芸香碱法。皮下注射 1/100 毛果芸香碱或者 1% 乙酰胆碱 0.1 ～ 0.2mL。

2. 加温法。采用剧烈运动或日光浴观察皮肤发汗情况。

3. 阿司匹林法。通过口服阿司匹林 0.6 ～ 0.9g 和饮热开水一杯诱发患者发汗。

三种方法出汗机制不一致，但可以判断麻风病患者神经末梢功能是否受累。

（四）立毛肌试验

在皮损和正常皮肤的皮内注射 1/10 万苦味酸烟碱，分别观察是否有"鸡皮"现象，以此判断神经末梢是否受累。

六、诊断与鉴别诊断

根据患者流行病学史、临床表现，结合实验室检查（皮肤涂片查菌和组织活检）结果进行综合分析后可作出诊断。

（一）新发病例诊断

1. 疑似病例。具有麻风皮损特征之一或周围神经损害体征之一。

2. 临床诊断病例。同时具有麻风皮损特征之一和周围神经损害体征之一。

3. 确诊病例。符合疑似病例或临床诊断病例的诊断标准，同时实验室检查有皮肤查菌阳性或者特异性组织病理学表现。

麻风病新发病例诊断流程如图 2-2-2 所示。

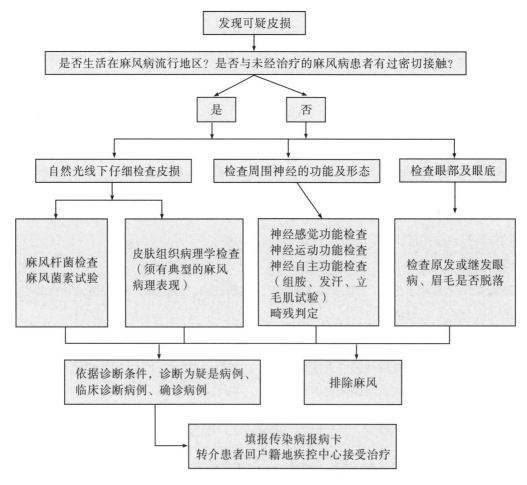

图 2-2-2　麻风病新发病例诊断流程图

（二）复发病例诊断

符合以下两种情况之一，且同时有复发实验室证据之一的可以判断为复发：一种情况是完成规定疗程的抗麻风病治疗（联合化疗），在达到临床治愈后（临床非活动）重新出现临床、细菌或组织病理学上疾病再活动的证据者。另一种情况是在已消退皮疹部位或其他部位出现新的麻风病活动性皮损，如斑疹、丘疹、斑块、结节及弥漫性浸润等。部分患者发生新的周围神经干粗大，或新的眼、手、足或面部畸残，但需要排除是否属于麻风反应引起的皮损触痛和水肿等症状。

复发实验室证据如下。

1. 皮肤涂片查菌结果由阴性转为阳性（符合以下之一者）：

①皮肤查菌出现任一部位细菌密度 ≥ 2+；

②皮肤任一部位或多部位涂片查菌结果呈阳性，且见有完整染色菌。

2. 复发皮损的组织病理学检查（发现以下之一者）：

①有活动性麻风病特异性病理改变，且无明显组织水肿情况；

②无明显组织水肿，出现任一部位皮肤查菌 ≥ 2+；

③病理查菌结果呈阳性，同时有完整染色菌。

3. 小鼠足垫接种证实有活菌者。

（三）鉴别诊断

本病临床上需与以下疾病鉴别：

1. 皮肤病。

（1）瘤型麻风。应与脂溢性皮炎、接触性皮炎、结节性红斑、神经纤维瘤病、组织细胞瘤（皮肤纤维瘤）、结节性黄色瘤、硬红斑、结节性非化脓性脂膜炎、硬皮病、黑热病后皮肤利什曼病、斑秃、鱼鳞病、酒渣鼻、皮肌炎、结节病等鉴别。这些疾病的皮疹都有红斑结节的形态，甚至会有弥漫性轻度水肿性淡红斑、毛发脱落等，与瘤型麻风的皮疹类似。但瘤型麻风的皮疹浸润性更加明显，皮肤细菌学检查 AFB 常常呈阳性，组织病理学检查可见典型的麻风组织学改变，大多数同时具有周围神经感觉功能、神经运动功能障碍，容易进行鉴别。

（2）结核样型麻风。应与寻常性狼疮、银屑病、体癣、玫瑰糠疹、环状肉芽肿、环状红斑、持久性隆起性红斑、多形性红斑、固定性药疹、黑热病后皮肤利什曼病浅色斑型和远心性红斑等鉴别。这些疾病的皮疹都有不规则的红斑、斑块，表面有干燥、脱屑的特点，部分皮疹的中央可有类似麻风的"免疫区"特征，皮疹多发或有如卫星状皮疹的特点，容易与麻风相混淆。结核样型麻风的皮疹出现干燥、泌汗减少甚至闭汗的情况更加明显，皮肤组织病理可见典型的改变，周围神经可见明显的神经粗大现象，甚至有明显的畸残，容易进行鉴别。

（3）未定类麻风。皮疹以淡白斑或淡红斑为主，有时难以与单纯糠疹、花斑癣、继发性色素减退斑、贫血痣（胎记）、无色素痣、老年性白斑和黑热病后皮肤利什曼病浅色斑型等皮肤病进行鉴别。对麻风病患者家属或者密切接触者应提高警惕，仔细进行体格检查，及早进行组织病理学检查和皮肤细菌学检查，有助于早期发现麻风，必要时可以反复做这些实验室检查。

（4）界线类麻风。皮疹是多形态、多发的，应注意与红斑狼疮、蕈样肉芽肿（浸润期）、二期梅毒疹和黑热病后皮肤利什曼病等鉴别。界线类麻风和二期梅毒的皮疹都是多样化的，是临床上误诊率最高的疾病。通过仔细询问患者病史和体格检查，特别是麻风和性病的流行病学史，结合实验室检查，可以加以鉴别。

（5）皮肤结核病、非结核分枝杆菌病等抗酸杆菌疾病。皮肤结核病、非结核分枝杆菌病不会引起周围神经损伤，两者显微镜下抗酸杆菌的形态有一定的差别。在组织病理学上麻风有表皮下无浸润带，以上皮样肉芽肿为主，可见泡沫细胞，皮肤的神经、血管、附属器均会有炎症侵犯，无干酪样坏死；皮肤结核病、非结核分枝杆菌病组织学上则以结核样肉芽肿改变为主，常常见干酪样坏死。

2. 神经疾病。出现局限性皮肤神经炎（如股外侧皮神经炎）、腓总神经麻痹、肢端动脉痉挛症、血栓闭塞性脉管炎、其他原因引起的多发性神经炎、外伤性周围神经损伤、进行性增殖性间质性神经炎、遗传性周围性感觉神经根病、多种神经受压征（如肘管综合征、腕管综合征、跗管综合征等）、脊髓空洞症、脊柱裂、脊髓灰质炎、进行性脊髓性肌萎缩、贝尔麻痹（病毒性面神经炎）、原发性周围神经淀粉样变等症状，应与麻风作鉴别。麻风周围神经损伤出现的单纯神经炎和神经功能障碍，无系统性神经疾病。麻风单纯神经炎可以是麻风最早出现的症状，常常对称性发生，有明显的神经触痛，可以伴发低热症状，对麻风病患者家属或者密切接触者，提高警惕性即可。晚期麻风病出现的周围神经损伤所致的神经功能障碍，常常伴随麻风皮损发生、发展的过程。皮肤细菌学检查、皮肤组织学和神经组织的病理学检查，有利于对麻风进行鉴别。

七、临床处理

（一）治疗原则

1. 药品剂量、疗程必须规范。连续服药时间不符合疗程要求的，必须重新计算疗程的起止时间。

2. 服药前、治疗中、疗程结束后均应检查血常规、G6PD 测定、氨苯砜超敏基因、肝肾功能。

3. 疗程结束后每年至少做 1 次临床及细菌学检查，连续随访 5 年。

（二）治疗方法

1. 麻风联合化疗（multidrug therapy，MDT）。我国采用 WHO 推荐的联合化疗方案（1987 年修订）。有关 MDT 治疗的药物使用见表 2-2-4、表 2-2-5。

表 2-2-4　MDT 成人型剂量

	少菌型麻风	多菌型麻风
皮肤查菌	阴性	阳性
治疗方案	1. 每月 1 次：利福平 600mg+ 氨苯砜 100mg，1 次顿服（监服）。 2. 第 2 天起：氨苯砜 100mg，每天 1 次，连续 27 天（自服）	1. 每月 1 次：利福平 600mg+ 氨苯砜 100mg+ 氯法齐明 300mg，1 次顿服（监服）。 2. 第 2 天起：氯法齐明 50mg+ 氨苯砜 100mg，每天 1 次，连续 27 天（自服）
疗程	标准疗程 6 个月，每月连续服药时间不少于 20 天。6 个月的疗程可以在 9 个月内完成，连续中断治疗 3 个月以上的，必须重复 6 个月的疗程	标准疗程 12 个月，每月连续服药时间不少于 20 天。每年至少服药 8 个月，中断服药的间隔不能超过 4 个月。12 个月的疗程，可以在 18 个月内完成。连续中断服药超过 4 个月的，重新计算疗程

表 2-2-5 各年龄组 MDT 药物剂量调整

药物名称	用法	<5岁	5～9岁	10～14岁	≥15岁
利福平	每月1次（监服）	150mg	300mg	450mg	600mg
氯法齐明	每月1次（监服）	50mg	100mg	200mg	300mg
氯法齐明	每天1次（自服）	50mg（隔天）	50mg	50mg	50mg
氨苯砜	每天1次（自服）	25mg（隔天）	25mg	50mg	100mg

2. 替代疗法。针对氨苯砜有超敏反应的患者，需要采用无氨苯砜的联合化疗方案。替代药物有氧氟沙星、克拉霉素、米诺环素、莫西沙星等。利福喷丁对麻风杆菌的杀菌活性和安全性明显优于利福平，可以用于替代利福平。对肝功能异常的患者，也需要寻找利福平的替代方案。有关替代疗法的药物使用见表 2-2-6。

表 2-2-6 MDT 替代疗法

MDT 治疗方案药物	替代方案	备注
利福平 600mg/（次·m）	利福喷丁 600mg/（次·m）	
氨苯砜 100mg/d	氧氟沙星 400mg/d	
多菌型（MB）麻风治疗方案	从氧氟沙星 400mg/d、米诺环素 100mg/d、克拉霉素 500mg/d 中选择两种药物与氯法齐明 50mg/d 联合治疗 6 个月后，继续使用氯法齐明 50mg/d 治疗至 18 个月	肝功能异常的情况下
	从莫西沙星 400mg/d、米诺环素 100mg/d、克拉霉素 100mg/d 中选择两种药物与氯法齐明 50mg/d 联合治疗 6 个月后，继续使用莫西沙星 400mg+ 米诺环素 200mg+ 克拉霉素 100mg 每月 1 次，治疗至 18 个月	
多菌型（MB）麻风治疗方案	利福喷丁 600mg/（次·m）+ 莫西沙星 400mg/d+ 米诺环素 100mg/d 治疗至 18 个月	肝功能正常、不能接受氯法齐明引起的色素沉着的替代方案
少菌型（PB）麻风治疗方案	从氧氟沙星 400mg/d、米诺环素 100mg/d、克拉霉素 500mg/d 中选择两种药物与氯法齐明 50mg/d 联合治疗 6 个月	肝功能异常的情况下
	从莫西沙星 400mg/d、米诺环素 100mg/d、克拉霉素 100mg/d 中选择两种药物与氯法齐明 50mg/d 联合治疗 6 个月	
	利福喷丁 600mg/（次·m）+ 莫西沙星 400mg/d+ 米诺环素 100mg/d 治疗至 6 个月	肝功能正常、不能接受氯法齐明引起的色素沉着的替代方案

3. WHO 麻风治疗修正方案（WHO，2018）。有些基层医院缺乏查菌技术和组织病理学检查措施，而且基于循证医学研究，发现针对少菌型麻风氨苯砜、利福平和氯法齐明的 3 药方案疗效优于利福平和氨苯砜的 2 药方案。因此，在 2018 年 WHO 的指南中提出了新的 MDT 标准方案：针对 MB 麻风和 PB 麻风，使用相同的氨苯砜、利福平和氯法齐明的 3 药方案进行治疗，疗程分别为 MB 麻风治疗 12 个月和 PB 麻风治疗 6 个月。新方案的优点是：减少将 MB 麻风误分类为 PB 麻风的影响，降低复发率；在缺乏查菌技术的情况下，更具有优势；同时也简化了基层医生对麻风病患者的管理要求。对于耐利

福平的麻风，WHO 指南建议每天至少使用两种二线药物（克拉霉素、米诺环素或氟喹诺酮）加氯法齐明治疗 6 个月，然后再使用氯法齐明加其中一种药物治疗至 18 个月。当同时存在氧氟沙星耐药性时，不应将氟喹诺酮作为二线治疗药物。在这种情况下，选择的方案应包括 6 个月的克拉霉素、米诺环素和氯法齐明，之后再加上克拉霉素或米诺环素以及氯法齐明治疗至 18 个月。

4.麻风药物预防。WHO 推荐在排除麻风病和结核病后，在没有其他禁忌证的情况下，使用单剂量利福平（SDR）治疗方案作为成人和儿童（2 岁及以上）接触麻风病患者的预防性治疗。循证医学证实，使用 SDR 治疗 2 年和 5 ～ 6 年后，患麻风风险可分别降低 57% 和 30%，同时具有很高的成本效益，每增加一个预防麻风病病例的成本效益比为 158 美元。药物预防计划能成功执行的先决条件是确保计划能够充分识别和管理麻风病病例的接触者。由于麻风病被高度污名化，因此对患者家庭以外的接触者实施 SDR 时必须谨慎。实施预防服药计划时必须尊重服药者身份是否披露或是否披露诊断结果的意愿，当服药者未授权披露时，应慎重进行识别或筛选接触者。在高流行率的区域中以全覆盖预防治疗（即不确定接触者的所有社区成员的治疗）方式实施 SDR，可以有效减少与麻风诊断结果披露相关的潜在危害。

5.麻风耐药处理。对怀疑有耐药、治疗失败的病例，应进行小鼠足垫接种证实是否有活菌。选择麻风病患者的活动性皮损，用外科手术或钻孔方法切取活体组织，或者用切刮查菌方法刮取皮肤组织液（可稍带组织碎片），按无菌操作将组织碎块或组织液立即置入含 1 ～ 2mL 保存液的灭菌小瓶中，制备成接种菌悬液。反复将菌悬液低速离心（1000 ～ 1500r/min）5 ～ 10 分钟后吸取上清液制作成每 0.03mL 内含有 $5.0×10^3$ ～ $1.0×10^4$ 条接种菌悬液。选择 CFW、CBA、BALB/C、DBA 系小鼠以及国内昆明种小鼠作为接种对象，从足垫根部刺入皮下接种菌悬液。接种后饲养 4 ～ 8 个月（平均 6 个月）后处死小鼠，检查小鼠足垫麻风菌繁殖情况。通过这样的感染鼠模型，可以进行药敏试验、耐药菌株分离以及麻风持久菌研究。

6.麻风反应的处理。

（1）避免麻风反应的诱因，如过度疲劳、妊娠、分娩、手术、并发感染、酗酒、精神创伤、接种疫苗等，应尽量避免并做好相应的处理。

（2）及时发现急性神经炎并积极处理，以防止肢体畸残及失明的发生。

（3）及时治疗麻风反应的同时应继续或加用抗麻风治疗。

（4）出现喉头黏膜水肿、呼吸困难和食道上段麻痹症状应及时请专业医师进行处理或立即转至综合性医院及时治疗。

（5）首选用糖皮质激素治疗，如泼尼松 30 ～ 60mg/d 分次口服，控制症状，患者病情稳定后逐渐减量；其次选用沙利度胺，剂量为 300 ～ 400mg/d，分 3 ～ 4 次口服，经过 1 ～ 3 天治疗后即可控制症状，患者病情稳定后可逐渐减至维持量 25 ～ 50mg/d。

7.麻风病其他损害的处理。如眼及周围神经损害、畸残康复需请专业医生会诊处理或转至综合性医院处理。

八、病情评估及临床判愈

麻风的联合化疗疗效显著，经过规则、足量的治疗后均可以治愈。早期麻风治愈后几乎没有并发症和后遗症发生。晚期麻风由于已经出现了不可逆的周围神经损伤、毛囊破坏、骨质吸收、肌肉营养障碍等，即使已经治愈了麻风杆菌感染，但仍不可避免出现骨质吸收、面瘫、垂腕、垂足、猿手、爪形指、鼻梁塌陷、眉毛脱落等畸残，甚至继发溃疡、骨髓炎、截肢、毁容、失明等。

《麻风病诊断》（WS 291—2018）规定的临床治愈（临床非活动）标准如下。

1. MB 方案者（多为初诊皮肤查菌阳性者，少数为多皮损或多神经损害的皮肤查菌阴性者）。完成联合化疗疗程，当患者活动性症状（活动性皮损或周围神经疼痛及压痛等）消失，无麻风反应或神经炎，皮肤查菌阴转或初诊皮肤查菌阴性现仍为阴性（每 3 个月查菌 1 次，且连续 2 次为阴性）时，可以临床判愈。

2. PB 方案者（为初诊皮肤查菌阴性者）。完成联合化疗疗程，当患者活动性症状（活动性皮损或周围神经疼痛及压痛等）消失，无麻风反应和神经炎，皮肤查菌仍为阴性（每 3 个月查菌 1 次，且连续 2 次为阴性）时，可以临床判愈。

九、麻风畸残预防与康复

麻风畸残主要是麻风造成周围神经发生不可逆的损伤继发神经感觉功能障碍、神经运动功能障碍和神经自主功能障碍，出现皮肤麻木、闭汗、干燥、皲裂，继而出现肌肉瘫痪、骨质吸收、面瘫、垂腕、垂足、猿手、爪形指、鼻梁塌陷、眉毛脱落等畸残，如果继发感染，非常容易出现溃疡、骨髓炎、截肢、毁容、失明等情况。预防麻风畸残，最根本的措施是早发现、早诊断、早治疗，及早处理出现的神经炎。治疗措施应包括健康教育和自我护理干预措施，矫正不良的生活方式，防止已有畸残的恶化，利用外科技术矫正畸残、恢复功能和外观，最终达到提高患者生活质量、重返社会的目标。

判断筛查畸残，常用的工具是"麻风病人畸残记录表"。

（李永振　张建玲）

第十四节　皮肤结核

皮肤结核（cutaneous tuberculosis）是皮肤感染结核杆菌或者体内结核病灶经血液、淋巴液途径播散感染或直接传播至皮肤引发的慢性皮肤损害。病程可迁延数年或数十年不愈，临床常见的类型有寻常狼疮、瘰疬性皮肤结核、疣状皮肤结核、丘疹坏死性结核疹等四种，其中以寻常狼疮和瘰疬性皮肤结核最常见。

一、病因与发病机制

结核杆菌是皮肤结核的唯一病因，属抗酸杆菌。结核杆菌分为人型、牛型、鼠型、马型等类型，引起人体发病的主要为人型、牛型。结核杆菌感染途径有内源性和外源性两种方式。外源性感染主要是外界结核杆菌经皮肤创伤直接侵入人体皮肤而发病。内源性感染是体内结核病灶（如肺结核、淋巴结核、肠结核）经血液、淋巴液或直接自我传播到皮肤上继发皮肤结核感染，是皮肤结核的主要感染途径（约占 1/3）。

二、临床表现

不同类型、不同发病阶段的皮肤结核临床表现有较大的差异，但仍有一些共性的症状和体征，尤其是组织病理上具有相同的特点。目前普遍依据皮肤结核发病特点、感染途径、临床表现等因素进行临床分型，可分为以下七种类型。

1. 原发性皮肤结核。原发性皮肤结核又称原发性皮肤结核综合征、皮肤结核初疮、结核性下疳等，好发于颜面、四肢及黏膜，具有典型的皮肤结核感染多联征（见图 2-2-3）。

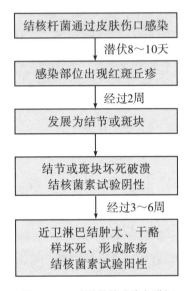

图 2-2-3 皮肤结核感染多联征

2. 寻常狼疮。寻常狼疮是最常见的皮肤结核类型，占皮肤结核患者的 50% 以上。50% 的患者发生在面部，四肢、臀部、颈部等部位次之。普遍认为发生在已经感染过结核杆菌且已经对结核菌素纯蛋白衍化物产生高度敏感的人群，在皮肤组织中引起较强的组织反应。典型的皮肤损害为粟粒至豌豆大小的红褐色至棕褐色狼疮结节，表面皮肤薄，质地柔软易破，外观呈半透明状。狼疮结节可以单个孤立存在，也可以多个相互融合。用玻片压诊狼疮结节可见苹果酱样颜色。在疾病的发生发展过程中，结节可以破溃、融合、愈合、再破溃，最终表现为边缘不规则、潜行性、肉芽增生、边结疤愈合边向外扩展、迁延不愈等特征，愈合的瘢痕常常具有挛缩畸形，甚至出现毁容的情况。黏膜损害发生在鼻黏膜及口唇部较为常见，主要表现为稍隆起的肉芽状斑片，不同程度肿胀，可有溃疡、糜烂结痂，但甚少出现局部骨组织破坏吸收。

3. 瘰疬性皮肤结核。瘰疬性皮肤结核患者占皮肤结核患者的 10% ～ 15%，常见由淋巴结核波及皮肤而发病，好发于颈部、上胸部、腋下、腹股沟等部位。初起为黄豆至白果大小正常肤色的皮下结节，单个或数个同时出现，质地偏硬无压痛。经历数月后，结节数量逐渐增多，部分结节中央可以出现干酪样坏死，中心出现软化、破溃、瘘管、愈合、瘢痕，反复迁延不愈，最后形成条索状瘢痕、瘢痕挛缩，凹凸不平，少部分严重者会形成瘰疬性树胶肿。

4. 疣状皮肤结核。疣状皮肤结核患者占皮肤结核患者的 4% ～ 5%，好发于四肢、手足、臀部等部位。对结核菌素纯蛋白衍化物产生高度敏感的人群再次通过皮肤外伤伤口感染结核杆菌更容易发展为局限性疣状皮肤结核。接触皮肤结核患者传染物的医务人员、接触有结核病的动物的屠夫和兽医、穿开裆裤的儿童等均是易感对象。初发皮疹为黄豆大小、质硬的紫色丘疹，玻片压诊未见苹果酱色改变，单个或数个同时出现。随着病情发展，丘疹逐渐增大变成质硬的斑块，中央角层增厚呈疣状增生，由于内部可以出现干酪样坏死，因此挤压时常常可以有脓液从斑块裂缝中渗出，迁延不愈，可形成光滑柔软的瘢痕，近卫淋巴结一般不大。皮损周围有结痂形成鳞屑覆盖，可见向外扩展成环状或弧形、边界清楚的新皮损。由于病情迁延不愈，故形成由中央网状瘢痕、边缘疣状改变和四周暗红色晕构成的"三廓征"。

5. 溃疡性皮肤结核。溃疡性皮肤结核又称口腔结核性溃疡，较少见。由活动性内脏结核（如肺结核、肠结核）在机体抵抗力低下时通过自然腔道蔓延至皮肤黏膜（如口腔、肛门、外生殖器周围）引起发病。初始为针头大小黄色或淡红色的结节，逐渐增大、破溃，形成边缘呈潜行性的浅表溃疡，大小不规则（直径＜ 2cm），基底部不平滑，可见肉芽组织和黄色小点，溃疡组织涂片容易找到结核杆菌。

6. 全身性粟型性皮肤结核。全身性粟型性皮肤结核属于严重的结核感染，是机体在免疫力极其低的情况下，由肺结核、淋巴结核或结核性脑膜炎等内在的结核病引发的血行播散性感染而致的皮肤损害。临床表现为全身性泛发性针头至米粒大小的淡红色至暗红色斑丘疹、丘疹、紫癜、水疱或脓疱，部分可以发展成狼疮结节或坏死破溃形成不规则溃疡，躯干、臀、股和生殖器等部位相对集中。可伴有不同程度的全身结核中毒症状，如发热、乏力、倦怠、关节痛、消瘦等，同时有内脏结核的表现。

7. 丘疹坏死性结核疹。丘疹坏死性结核疹又称丘疹坏死性皮肤结核，多发生在机体对结核杆菌抵抗力较强的青壮年，结核菌素试验常为强阳性。普遍认为是结核菌毒素引发的皮肤血管炎，因此在皮肤损害中找不到结核杆菌，结核病发病期或结核病治愈后期均可发病。皮疹特点为四肢伸侧（尤其是肘和膝关节附近）散在分布或群集的坚实结节，直径 0.5 ～ 8.0mm，部分皮疹见因中心坏死而出现中央凹陷性的小溃疡，结痂愈合后遗留萎缩性瘢痕。结核疹有分批出现、迁延发作等特点。

三、实验室检查

1. 组织病理学检查。以结核性肉芽肿为典型特征，即真皮内见以上皮样组织细胞浸润为主、伴数量不等的多核巨细胞及淋巴细胞浸润的结核结节，结节中央见不同程度的干酪样坏死，抗酸染色可见结核杆菌。

2. 结核菌素试验（结核菌素纯蛋白衍化物试验，PPD）。判断机体对结核菌素纯蛋白衍化物的迟发型免疫反应，结果分为阴性（局部无红晕硬肿）、可疑阳性（ ±，红晕或硬肿直径＜ 0.5cm）、弱阳性（+，红晕或硬肿直径 0.5 ～ 0.9cm）、阳性（++，红晕或硬肿直径 1.0 ～ 1.9cm）、强阳性（+++，红晕或硬肿直径≥ 2.0cm）、超强阳性（++++，除红晕或硬肿，还有水疱或坏死）6 个等级。非结核分枝杆菌与结核杆菌有交叉反应，结果需结合临床。

3. 抗酸染色涂片镜检。以皮肤组织液或分泌物直接涂片或组织切片进行抗酸染色（或荧光染色）发现结核杆菌。

4. 结核杆菌快速培养鉴定。从感染组织中分离致病菌并鉴定是诊断皮肤结核的金标准。采用液基培养法在 1 ～ 2 周即可培养分离出结核杆菌。通过 PCT 技术及基因芯片进行宏基因测序、质谱分析，可快速、准确、有效地鉴定结核杆菌菌种。

5. 结核感染 T 细胞斑点试验（T-SPOT.TB），又称结核感染干扰素释放试验（interferon gamma release assays，IGRAs）。检测末梢静脉血中结核杆菌的效应 T 淋巴细胞。斑点试验的特异性和敏感性均优于 PPD 试验。

6. 结核杆菌核酸检测。利用核酸检测技术（基因 Abd 技术）可以在 2 小时内诊断结核病，同时快速获得异烟肼的耐药情况，从而快速筛查耐药结核。和传统的罗氏液体培养基相比，其培养诊断时间从 2 ～ 3 个月缩短到 6 ～ 8 小时。

7. X 线检查。发现肺部或其他部位活动性或陈旧性结核病灶。

四、诊断与鉴别诊断

（一）诊断

根据结核病史或流行病学史、临床表现，结合实验室检查及辅助检查结果综合分析后可作出诊断。

1. 流行病学史。有结核病流行病学史或者已经被确诊有肺结核、淋巴结结核、肠结核等皮肤以外的结核病。

2. 临床表现。具有典型的皮肤临床表现，症状体征符合皮肤结核病。

3. 皮肤外结核的证据。

4. 实验室检查。抗酸染色涂片镜检阳性，结核杆菌快速培养阳性，结核感染 T 细胞斑点试验阳性，结核杆菌核酸检测阳性。

5. 辅助检查。结核菌素试验阳性（"+"以上），胸部 X 线检查发现皮肤外结核证据。

6. 组织病理学检查。有结核性肉芽肿特征，抗酸染色涂片镜检（+）。

其中，实验室检查和组织病理学检查是皮肤结核病确诊的重要依据。对诊断依据不充分，试验性治疗可以作为某些皮肤结核病的补充依据。

（二）鉴别诊断

皮肤结核病皮损表现复杂多形，与多种皮肤病相似，需注意其好发部位、皮损分泌物镜检、细菌培养及组织病理学特征，按分型鉴别（见表2-2-7）。

表2-2-7 皮肤结核病鉴别诊断表

皮肤结核病类型	需鉴别的皮肤科疾病
寻常狼疮	胶样粟丘疹、结节病、玫瑰痤疮、盘状红斑狼疮、三期梅毒、麻风、深部真菌病等
疣状皮肤结核	芽生菌病、Majocchi 肉芽肿、着色芽生菌病、疣状表皮痣、肥厚性扁平苔藓、寻常疣等
瘰疬性皮肤结核	非结核分枝杆菌病、孢子丝菌病、放线菌病、球孢子菌病、性病性淋巴肉芽肿等
丘疹坏死性结核疹	急性苔藓痘疮样糠疹、二期梅毒、Churg-Strauss 肉芽肿、淋巴瘤样丘疹病、坏死性血管炎、穿通性环状肉芽肿等

五、临床处理

（一）治疗原则

皮肤结核治疗方法与全身结核相同，必须早期、足量、规范、联合使用 3 ～ 4 种抗结核药物，切忌不规则用药会造成结核杆菌耐药而使治疗失败。

（二）治疗方法

1. 全身抗结核治疗。

一线抗结核药物：利福平、异烟肼、吡嗪酰胺、乙胺丁醇、利福喷丁、利福布汀。

二线抗结核药物：环丝氨酸、乙硫异烟胺、丙硫异烟胺、氨苯硫脲、对氨基苯甲酸、卷曲霉素、紫霉素、链霉素、丁胺卡那霉素（阿米卡星）、卡那霉素、左氧氟沙星、加替沙星、莫西沙星。

治疗皮肤结核成人标准疗程为 6 个月。前 2 个月为四联方案，口服利福平 10mg/（kg·d）、异烟肼 5mg/（kg·d）、吡嗪酰胺 35mg/（kg·d）和乙胺丁醇 15mg/（kg·d）；后 4 个月为持续治疗阶段，采用二联方案：口服利福平和异烟肼。利福喷丁、利福布汀可以替代利福平。HIV 感染的患者持续治疗时间至少 7 个月。

2. 局部治疗。局部可使用 5% 异烟肼软膏、利福平软膏、15% ～ 20% 对氨基水杨酸软膏等外敷或封包，或皮损内注射抗结核药物。有继发感染者外用莫匹罗星软膏或环丙沙星软膏。

3. 手术疗法。寻常狼疮或疣状皮肤结核早期、较小的皮损可选择手术切除后再外用 5% 异烟肼软膏。外科治疗对瘰疬性皮肤结核也有效果，寻常狼疮治愈后遗留的瘢痕可行整形手术治疗。

六、预后

本病预后良好，判愈标准如下。

1. 治愈。症状体征消失，皮损全部消退。

2. 好转。症状体征改善，皮损溃疡愈合。

3. 未愈。症状体征未改善，皮损无变化。

（张建玲）

第十五节　硬红斑

硬红斑又称硬结性皮肤结核或 Bazin 病，与结核菌感染有关，是以疼痛性结节和斑块为表现的皮肤病。好发于青年及中年女性，患病部位以小腿屈侧居多，常并发身体其他部位结核。

一、病因与发病机制

病因不明，与肺结核、淋巴结核或其他脏器结核有关。由结核杆菌血源播散性感染到达皮肤后引发局部血管过敏反应，逐渐演变为迟发型超敏反应，造成局部皮下动静脉血管炎，甚至引起脂肪坏死。组织病理学上有结核样浸润，甚至见干酪样坏死。

二、临床表现

多发生于 16 ～ 25 岁青年女性的小腿屈侧，常并发身体其他部位结核。寒冷季节是其诱发因素。

（一）典型症状

初起为对称发生于小腿下部屈侧如豌豆大小、质地偏硬、正常肤色的皮下结节，数目不多。数周后逐渐增大变为有明显浸润的硬斑块，局部皮肤呈暗红色，边界不清，触摸有局部酸痛、烧灼感和轻度压痛。结节及斑块可以在数周或数月内自行消退，仅遗留红褐色的色素沉着。也可以相互融合形成更大的斑块，甚至出现坏死、破溃，如脉管炎症状。溃疡愈后遗留萎缩性瘢痕及色素沉着。患者无明显全身症状，病程缓慢，春秋及寒冷季节易复发。

（二）按皮损形态分型

1. Bazin 硬红斑。是硬红斑的主要表现类型，有硬红斑的典型症状，多见于站立工作的青年女性。

2. Whitfield 硬红斑。多发生于中年妇女下肢屈侧的疼痛性暗红色结节和斑块。组织病理学上见结节性血管炎的改变，可引起脂肪坏死，结节不破溃。呈慢性病程，抗结核治疗无效，卧床休息、抬高下肢促进血液循环后病情好转，与下肢静脉血液循环淤滞有关。

三、实验室检查

1. 结核杆菌病原学检查。寻找结核杆菌感染的证据。

2. 组织病理学检查。表皮萎缩，真皮深层及皮下组织有明显的血管炎病理改变，血管周围可见结核性肉芽肿，肉芽肿内可出现干酪样坏死，抗酸染色未发现结核杆菌。

3. 结核菌素试验。非结核分枝杆菌与结核杆菌有交叉反应，结果需结合临床。

4. 结核感染 T 细胞斑点试验。对于 HIV 感染和免疫抑制剂治疗人群意义更大。

四、诊断与鉴别诊断

（一）诊断

根据结核病史、典型症状、细菌学检查、组织病理学检查和一些辅助手段可作出诊断。

1. 发生于双下肢或其他部位的深在暗红结节或浸润性硬斑块。

2. 有结核病史或与结核病患者接触史或为 HIV 感染者。

3. 细菌学检查如抗酸染色查菌、细菌培养等有阳性结果，或分子生物学检查阳性。

4. 组织病理学检查可见典型血管炎病理改变，并可见结核结节。

5. 皮肤结核菌素试验阳性，或结核感染 T 细胞斑点试验阳性。

（二）鉴别诊断

本病需与结节性红斑、变应性血管炎、麻风、皮肤非结核分枝杆菌病、皮肤真菌感染、结节病、皮肤克罗恩病、蕈样肉芽肿、结节性多动脉炎、小腿红绀病、三期梅毒树胶肿、其他炎性脂膜炎等鉴别，可根据细菌学检查及组织病理学检查结果作出鉴别诊断。

五、临床处理

（一）处理原则

积极治疗原发结核感染。

（二）治疗方法

1. 寻找和治疗体内其他部位结核病灶。

2. 在确认有结核病灶或不排除有结核感染的情况下，可考虑使用联合抗结核治疗方案，疗程不少于 1 年，对部分患者有良好疗效。

3. 无禁忌证者口服泼尼松 0.5mg/（kg·d），连续治疗 4 周症状缓解后可以考虑减量，每 2 周减量 5mg。

4. 外用药治疗。外用糖皮质类固醇激素乳膏联合夫西地酸乳膏治疗也可减轻症状，但停药后部分患者易复发。

六、预后

本病预后较好。

（张建玲）

第十六节　非结核分枝杆菌病

非结核分枝杆菌病是指除麻风杆菌、结核杆菌以外的分枝杆菌所致的皮肤病（由杆菌所致的性传播疾病除外）。

一、病因与发病机制

非结核分枝杆菌（nontuberculous mycobacteria，NTM）是本病的病因。非结核分枝杆菌属分枝杆菌属，又称非典型分枝杆菌，与结核杆菌生物学特性有明显不同，并不能归属于腐物寄生型分枝杆菌，故普遍称之为非结核分枝杆菌更确切。非结核分枝杆菌在自然界中广泛存在，在正常人口腔、痰液及土壤、下水道中可以分离出来。非结核分枝杆菌主要特征有：25℃条件下可生长；耐热触酶试验阳性；对人和豚鼠的致病性低，即使可使人致病，但难以追踪人群间的传播关系；变应原性和抗原性与结核杆菌不同，但有交叉反应；对处理痰标本的化学品具有较强敏感性（比结核杆菌更加敏感），且难以培养成功。

普遍认为非结核分枝杆菌是机会致病菌，仅在机体免疫力低下或免疫缺陷的情况下致病，如长期使用免疫抑制剂的系统性自身免疫性疾病患者、艾滋病病毒感染者、肿瘤患者等。目前已知非结核分枝杆菌几乎是通过外源感染致病，主要通过外伤伤口进入体内，初始引起局部皮肤感染，通过淋巴系统引起淋巴结、肺、骨髓、骨关节、肾脏等系统播散性感染。感染后皮肤组织主要出现感染性肉芽肿性结节，甚至是坏死性改变。临床上主要表现为肉芽肿性结节、坏死性溃疡等症状。

近年来，随着整形美容领域开展侵入性操作的增多，已经有报道美容手术治疗后并发非结核分枝杆菌感染的病例报告，应对侵入性操作引起的医源性感染提高警惕。

二、临床表现

非结核分枝杆菌感染后潜伏期较长，呈慢性发病过程，几乎没有系统性症状，临床表现以肉芽肿性结节、坏死性溃疡等症状为主，但依不同种群的非结核分枝杆菌感染，临床表现有差异，具有多样性。

要注意询问患者是否存在机体免疫力低下或免疫缺陷等病史，如长期使用免疫抑制剂的系统性自身免疫性疾病患者、艾滋病患者、肿瘤患者等。

好发部位多为容易受外伤的部位，如手、足、肘、膝、踝、手指、小腿等处。常常有外伤史，或者反复从事固定类型工作，有皮肤直接与环境污水密切接触的经历。此外，需要反复询问患者感染部位是否有整形美容手术或者其他侵入性操作治疗史，警惕医源性感染发生。

1. 海鱼分枝杆菌肉芽肿。海鱼分枝杆菌肉芽肿又称游泳池肉芽肿，是最常见的非结核分枝杆菌感染。常发生于经常接触环境污水的人群，如水族馆工作人员（包括鱼缸养鱼爱好者）、养鱼工人以及环卫工人等，常伴有手足外伤史。有 2～6 周的潜伏期，皮疹分布多为四肢单侧的红色至红紫色的丘疹、结节，局部呈扁平轻度隆起或表现为不凸起皮面的皮下小硬结，有感染性特征如红、肿、热、痛或叩痛。多数不形成或仅形成浅表的溃疡，易结痂，部分皮疹可以出现脓疱、溃疡或疣状增生外观。皮损可以出现多发（多部位感染），有时在主病灶周围出现几个卫星灶，也可向近端发展，类似淋巴管型孢子丝菌病样损害，但不侵犯近卫淋巴结。多无自觉症状，一般不出现系统症状。皮损可以在几个月或 2～3 年内自然痊愈，或反复发作，或迁延数年至十几年不等。

2. 溃疡分枝杆菌病。由溃疡分枝杆菌感染后引起的皮肤坏疽性溃疡，是继结核分枝杆菌病和麻风杆菌病之后，第三种最常见的分枝杆菌性疾病，近年来有发病率上升的趋势。已证实接触水生生物是人感染溃疡分枝杆菌的主要原因。好发人群为妇女和儿童，在非洲、拉丁美洲、东南亚和西太平洋地区等超过 27 个国家有发病报道。好发部位为小腿或前臂，初发为坚实无痛性结节，逐渐增大，数月后病灶中心部出现浅层表皮迅速坏死、溶解，形成无痛性溃疡破溃。溃疡分枝杆菌产生的曲霉内酯（细菌内酯的聚酮类化合物）能避免吞噬和诱导感染的免疫细胞破坏，组织学上表现为皮下组织出现坏死，呈布鲁里（Buruli）溃疡。临床表现为无痛性不规则形表浅溃疡，边缘呈穿凿性，一般不累及脂膜下，单发为主，经过 6～9 个月后可自行愈合（也有持续达数年者），愈后往往有瘢痕挛缩，严重者造成畸形。

3. 快速生长分枝杆菌病。由龟分枝杆菌、偶发分枝杆菌和脓肿分枝杆菌感染所致，皮肤感染也可以由身体其他部位的感染播散所致。国内已有 100 多例因皮肤注射、针灸、外科手术、外伤等治疗后暴发龟分枝杆菌脓肿亚种感染的案例报道，另有隆乳术和冠状动脉搭桥术可引起偶发分枝杆菌感染的案例报道，应引起高度警惕。该病早期临床表现为丘疹、结节、脓肿或坏死，晚期可破溃形成溃疡或瘘管继而出现局限性和多发性脓肿。

4. 鸟 - 胞内分枝杆菌病。多为环境中的鸟分枝杆菌与细胞内分枝杆菌复合体感染引起，常见于艾滋病和使用免疫抑制剂患者中的机会性感染。一般可引起肺部感染、儿童淋巴结炎、腹膜炎、播散性感染等。皮疹分布具有播散性感染特点，类似瘤型麻风病皮损。皮疹特征为多发性溃疡和结节，也有表现为脂膜炎。常伴随系统性感染症状，如体重减轻、乏力、发热、淋巴结肿大、腹泻等。

5. 嗜血分枝杆菌病。由嗜血分枝杆菌感染引起，常见于艾滋病和长期使用免疫抑制剂的患者。好发部位为四肢，初发损害为无痛性丘疹、结节、囊肿，伴周围红晕，逐渐形成脓肿、溃疡、窦道，伴有不同程度疼痛。部分患者表现为对称性类似淋巴管型孢子丝菌病样分布的皮损，严重者可并发受累皮肤附近的脓毒性关节炎和骨髓炎。

6. 瘰疬分枝杆菌病。由瘰疬分枝杆菌感染引起，是儿童颈部淋巴结炎常见原因之一。偶尔可引起肺部感染，艾滋病和长期使用免疫抑制剂的患者可呈播散性感染，子宫内膜、唾液腺感染的案例也有报道。潜伏期为 2 周左右，皮损表现多样性，一般为单发结节，也可呈疣状外观、破溃或淋巴管型孢子丝菌病样改变，深部结节可发展成瘘管。

三、实验室检查

（一）组织病理学检查

多为感染性肉芽肿性炎症，表现为肉芽肿伴非特异性炎症及纤维组织增生，但特异性不强。其特点如下。

1. 形态不规则、边界不清的结节状或相互吻合的真皮及皮下组织上皮样细胞肉芽肿，其间有少量散在的多核巨细胞浸润，周围纤维组织增生较明显。

2. 肉芽肿内可见填充粉染较致密、坏死样物的腔隙样裂隙，裂隙内见漂浮散在的变性坏死细胞。

3. 腔隙边缘出现较多泡沫样组织细胞，但无栅栏状结构排列的梭形细胞。

4. 肉芽肿周边见淋巴细胞和浆细胞为主的炎症，有少量中性粒细胞和嗜酸性粒细胞浸润。

5. 真皮可见出血、含铁血黄素沉着和纤维组织增生等继发性改变。

6. 抗酸染色检查可见比结核杆菌稍粗大、直径 $8 \sim 13\mu m$、略呈杆状弯曲、有横纹或分枝的抗酸杆菌。

（二）抗酸染色涂片镜检

皮肤组织液或分泌物抗酸染色涂片用 Ziehl-Neelsen 抗酸染色法可发现非结核分枝杆菌。荧光染色技术可以提高检出率，但大部分非结核分枝杆菌皮肤感染的组织中菌量较少，镜检阳性率较低。

（三）组织分离培养

从感染组织中分离、培养、鉴定是诊断非结核分枝杆菌感染的金标准。常规采用液基培养法，在 $1 \sim 2$ 周即可培养分离出非结核分枝杆菌。

（四）其他

通过 RT-PCR、PCR-RFLP、PCR-ELISA、基因芯片等技术进行宏基因测序、质谱分析可快速、准确、有效地鉴定非结核分枝杆菌菌种。

（五）结核菌素试验

非结核分枝杆菌与结核杆菌有交叉反应，感染可以出现（± ～ ++）的弱阳性反应。

四、诊断与鉴别诊断

（一）诊断

根据病史、临床表现，结合实验室检查结果进行综合分析可作出诊断（见图 2-2-4）。

1. 病史中存在机体免疫力低下、长期使用免疫抑制剂或免疫缺陷的情况，或者有皮肤直接与环境污水密切接触的经历，或者有外伤史，或者感染部位有皮肤注射、针灸、外科手术或其他侵入性操作治疗史。

2. 临床症状符合非结核分枝杆菌感染的特点，感染部位的炎症程度比细菌性化脓感染轻很多。

3. 组织病理学检查：病变组织中可见肉芽肿伴非特异性炎症及纤维组织增生。无上皮样细胞结节和干酪样坏死等典型的皮肤结核组织学改变，抗酸染色多为阴性。

4. 分泌物抗酸染色涂片镜检阳性。

5.皮肤组织液或分泌物中分离培养出非结核分枝杆菌。

符合以上 1 ～ 4 点或 1 ～ 5 点皆可作出诊断。

(二) 鉴别诊断

本病需与以下疾病鉴别：

1.结节病。其结节较狼疮结节坚实，一般不破溃，有浸润感，结核菌素试验阴性。

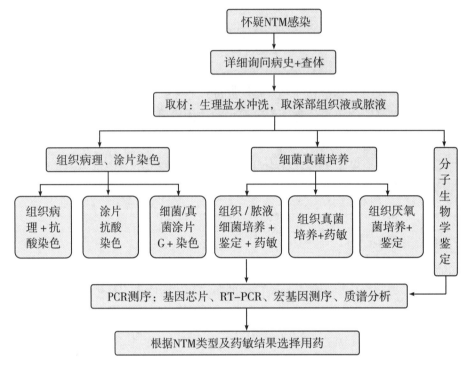

图 2-2-4 皮肤非结核分枝杆菌感染诊断流程

2.着色真菌病。损害的外观有差异，炎症明显，多为疣状增生性斑块，真菌或组织病理学检查均可找到真菌。

3.放线菌病。皮损为一大片质地硬的浸润性斑块，破溃后排出带有硫磺色颗粒的脓液，真菌培养阳性。组织病理主要表现为非特异性细胞浸润，可找到菌丝。

4.孢子丝菌病。皮肤损害沿淋巴管呈串珠状排列，淋巴结不大，皮损取材可培养出孢子丝菌。组织病理的典型改变为特殊的三层结构：中央是中性粒细胞浸润形成的化脓层，其外为由上皮样细胞及多核巨细胞组成的结节层，外层为淋巴细胞和浆细胞浸润。

5.化脓性细菌感染。起病急，病情进展快，有显著的红、肿、热、痛，血常规检查见白细胞总数明显增多。

6.瘰疬性皮肤结核。有皮肤外结核的病史，组织病理学检查见上皮样细胞结节和干酪样坏死等典型的皮肤结核组织学改变，结核菌素试验强阳性，皮肤组织液或分泌物涂片抗酸染色检查可见抗酸杆菌。

五、临床处理

（一）处理原则

1. 确诊后应尽早给予治疗。

2. 抗结核治疗的原则为早期、联用、适量、规则、全程。

3. 应针对不同的致病菌选用敏感的多种药物联合治疗，组织分离培养病原体阳性时，应通过药敏试验筛选敏感药物。治疗方案中需包含 3～4 种药联合治疗，疗程上要求在培养阴转后至少再持续治疗 3 个月，总疗程可长达 12～24 个月。

（二）不同类型非结核分枝杆菌感染治疗药物选择

不同类型非结核分枝杆菌感染治疗药物选择见表 2-2-8。

表 2-2-8　不同类型非结核分枝杆菌感染治疗药物选择

感染菌类型	治疗方案	其他方法
海鱼分枝杆菌	1. 利福平或利福布汀＋乙胺丁醇＋克拉霉素 2. 替代药物：米诺环素、复方新诺明、多西环素、左氧氟沙星	外科清创术
溃疡分枝杆菌	克拉霉素＋利福平治疗 8 周后改为利福平＋阿米卡星或乙胺丁醇＋复方新诺明继续治疗 4～6 周	外科切除、热疗
偶然分枝杆菌	选择体外药敏结果敏感的 2 种药物：阿米卡星、多西环素、环丙沙星、头孢西丁钠、克拉霉素、米诺环素，疗程至少 4 个月	外科清创术
龟分枝杆菌	妥布霉素＋克拉霉素＋氟喹诺酮类，疗程至少 4 个月（连续 4～9 个月）	外科清创术
脓肿分枝杆菌	克拉霉素（或阿奇霉素）＋阿米卡星＋头孢西丁钠（或亚胺培南），疗程最短 4 个月	外科清创术
鸟－胞内分枝杆菌	首选克拉霉素（或阿奇霉素），可用利福平、乙胺丁醇、利福喷丁和氯苯酚嗪替代，治疗时间为 3 个月，最长 18～24 个月	严重进展的加用阿米卡星（或链霉素）
堪萨斯分枝杆菌	1. 利福喷丁＋异烟肼＋乙胺丁醇 2. 从克拉霉素（或阿奇霉素）、莫西沙星、乙胺丁醇、复方新诺明或链霉素等选 3～4 种药	对皮损广泛者，加用阿米卡星持续用药 15～18 个月；对艾滋病患者，应积极进行抗病毒治疗，提高 CD4+T 淋巴细胞水平
瘰疬分枝杆菌	从利福平、异烟肼、乙胺丁醇、克拉霉素、环丙沙星等中选 2～3 种药物	外科切除
嗜血分枝杆菌	从利福平或利福喷丁、克拉霉素、阿米卡星及环丙沙星等中选 2～3 种药物	外科切除
斯塞格分枝杆菌	根据药敏结果从乙胺丁醇、异烟肼、利福平和链霉素等中选择 3 种药物	
戈登分枝杆菌	从克拉霉素、阿奇霉素、左氧氟沙星和乙胺丁醇等中选择 2～3 种药物	

成人药物常规用法用量如下。

1. 克拉霉素 500～1000mg/d，分 2 次口服。

2. 阿奇霉素 250～300mg/d，分 2 次口服。

3. 利福平 450～600mg/d、利福布汀 300mg/d，分 2 次口服。

4. 利福喷丁 600mg，每周 1 次。

5. 乙胺丁醇 15mg/（kg·d），分 2～3 次口服。

6. 异烟肼 5mg/（kg·d），最高 0.3g，顿服。

7. 阿米卡星 400mg/d，分 2 次肌内注射。

8. 妥布霉素 4.5mg/（kg·d），分 2 次肌内注射。

9. 链霉素 750mg/d 肌内注射，每天 1 次。

10. 头孢西丁钠 1000mg，每天 3 次肌内注射。

11. 左氧氟沙星 600mg/d、左氧氟沙星 400mg/d、环丙沙星 500mg/d，分 2 次口服。

12. 加替沙星 400mg/d、莫西沙星 400mg/d，分 2 次口服。

13. 米诺环素 100mg，每天 2 次。

14. 多西环素 100mg，每天 2 次。

六、预后

本病预后较好。

（李永振）

第十七节　颜面粟粒型狼疮

颜面粟粒型狼疮（lupus miliaris faciei），又称颜面播散性粟粒型皮肤结核病、颜面播散性粟粒型狼疮、粟粒狼疮样结核症、毛囊性粟粒型狼疮等，是结核杆菌感染后引发的皮肤免疫反应异常所致的主要在颜面部发病的皮肤病，具有散在分布、圆形丘疹、不易破溃、愈后留有萎缩性瘢痕的特征。

一、病因与发病机制

病因尚未明确，认为与结核感染有关，是结核杆菌感染后引发的皮肤免疫反应。在抗结核治疗无效或未治疗情况下皮疹可自行消退。组织病理学检查可见结核样改变，但并未找到结核杆菌，结核菌素试验却是阴性或弱阳性。过去根据组织病理的特点认为是皮肤结核血行性播散感染的表现，是皮肤结核的一种变型或结核疹。

二、临床表现

好发部位为颜面部，尤其是眼睑、面颊、鼻翼两侧等处，颈、肩、四肢等部位亦可以发病。皮疹特点是对称分布的芝麻至绿豆粒大小的半球形或扁平形结节，略高于皮肤表面，结节质地柔软，颜色为淡红色或暗红色。用玻片压诊检查可见玻片下呈果酱色。结节大多数孤立存在，也有集簇发生，多是分批出现，陈旧性结节与新鲜结节同时存在。部分结节可以出现中央坏死破溃。病程有慢性、自限性特点，经过迁延数月或数年后逐渐消退。愈后往往留有色素性萎缩性瘢痕，无其他皮肤结核的症状及体征。

三、实验室检查

1.结核菌素试验。为非特异性试验，主要反映机体对结核菌感染后的反应，阳性结果不代表体内有结核杆菌感染的证据。

2.结核感染 T 细胞斑点试验。可以出现阳性结果。

3.组织病理学检查。HE 染色所见为真皮中下层常见结核性浸润，有明显的干酪样坏死，浸润内的血管可有血栓形成或栓塞现象。抗酸染色找不到抗酸杆菌。

四、诊断与鉴别诊断

依据临床特点和实验室检查结果可作出诊断。本病需与以下疾病鉴别：

1.寻常痤疮。皮疹多形态，有毛囊性丘疹、结节、囊肿，其中可见粉刺样损害，容易与本病鉴别。痤疮组织病理学无结核性浸润特征。

2.皮脂腺腺瘤。多见于面部和头皮，为一个直径 1～3mm、黄色至橙色或肉色的丘疹、结节，偶有数个。组织病理为边界不清、不规则生长的细胞团块，呈实性或腺性，可与表皮相连，无包膜，类似基底细胞癌，但其细胞的一部分明显向皮脂腺分化，大部分为未分化细胞，与本病有明显区别。

3.酒渣鼻。在早期出现鼻尖及颊部潮红、充血、毛细血管扩张等，晚期可以出现鼻翼周围结节样损害。仔细询问患者病史，结合临床发病过程，可以与本病鉴别。

五、临床处理

（一）处理原则

本病抗结核治疗无效，免疫抑制剂治疗有效。首选糖皮质激素制剂，也可以选择羟基氯喹、氨苯砜、异维 A 酸治疗。本病不治疗也有自愈的可能性。

（二）治疗方法

1.泼尼松 15～20mg/d，分 1～2 次口服，症状控制后 2 周可停药。

2.硫酸羟基氯喹 100～200mg/d，症状控制后 2 周即可停药。

3.氨苯砜 100mg/d，症状控制后 2 周即可停药。

4.异维 A 酸副作用较大，一般建议起始剂量为 0.5mg/（kg·d），分 2 次与食物同时服用。经过 4 周左右疗效不理想可增加剂量，最大剂量为 1mg/（kg·d）。症状控制 2 周后即可停药。如果治疗时间较长，治疗 2～4 周后可根据临床效果及不良反应酌情调整剂量。

六、预后

本病有自限性的特点，预后较好。

（李永振）

第三章　真菌性皮肤病

真菌（fungi），来源于拉丁文 sfungi，意为蘑菇。真菌是自然界中广泛存在的最小的一类真核生物，结构上存在完整的细胞核和细胞器，同时还具有不同于细菌的坚硬的细胞壁；主要成分为几丁质和葡聚糖；因不含叶绿素而有别于植物；不能自己合成营养物质，必须通过寄生和腐生方式从所生存的环境中吸取营养；以有性或无性方式繁殖，产生孢子。根据菌落形态，真菌分为酵母型菌落、类酵母型菌落、丝状型（霉样）菌落以及双相真菌。双相真菌在室温培养时呈丝状型菌落，在 37℃环境下或进入人体内则转为酵母型或类酵母型菌落，因此双相真菌是致病真菌。目前，已命名的真菌至少有 10 万种，每年发现新种 1000～1500 种。在已命名的真菌中，报道与疾病相关的不足 500 种。但是近年来，既往认为"不致病"的真菌菌种不断从临床患者身上分离出来，或发现新的致病菌种。因此，国际上医学真菌学家已逐渐形成共识，即"没有不致病的真菌"。

各种真菌感染的发生率逐年上升的原因，与广谱抗生素、免疫抑制剂、激素等的广泛应用，干细胞及实体器官移植的开展，HIV/AIDS 感染的严峻形势，以及导管、机械通气等有创性操作的实施相关，真菌感染性疾病已经成为一类十分高发的疾病。根据侵犯人体的部位，真菌病可分为浅部真菌病和深部真菌病。浅部真菌病主要感染表皮的角质层、甲板和毛发，可分为皮肤癣菌病和浅表真菌病（花斑糠疹等）；深部真菌病包括皮下组织真菌病和侵袭性真菌病，是指真菌引起的皮下组织和系统性感染，如孢子丝菌、冠状耳霉感染引起的皮下真菌病，曲霉、毛霉感染引起的系统播散性感染。侵袭性真菌病非常严重，但是极易被临床忽视，被称为"临终感染"的疾病，是所有疾病后期威胁生命的重要因素。根据全球真菌感染行动基金会（Gaffi）统计，全球每年侵袭性念珠菌病 75 万例，死亡 35 万例；每年隐球菌感染新发病例 27.8 万例，60% 的患者 3 个月内死亡；全球肺曲霉病患病人数 300 万人，死亡率超过 50%。此外，近年来新发真菌病不断涌现，但临床表现缺乏特异性，常导致漏诊和误诊，延误治疗故死亡率高。广西地处亚热带，气候温暖潮湿，真菌感染性疾病十分复杂且极具地域特色，如马尔尼菲篮状菌导致的播散性感染是广西高发的地方性真菌病，不及时治疗死亡率达 85%，是导致广西艾滋病患者死亡最常见的因素之一。此外，暗色真菌病、虫霉病等致死、致畸、致癌性新发真菌病不断被报道，严重威胁着广西各族人民的生命健康。临床上，无论是浅部真菌病还是深部真菌病，都可能累及皮肤及黏膜，常成为引起临床医师注意的第一个体征，对真菌病的诊断有很强的提示作用。常见的真菌病皮损包括皮肤及黏膜溃疡、结节、斑块、丘疹、脓疱等。对这些皮损进行组织真菌检查、病理检查以及皮肤镜检查，有助于真菌病的早期诊断和治疗。本章节介绍真菌性疾病，尤其是真菌性皮肤病的临床诊断及治疗。

（曹存巍）

第一节　皮肤癣菌病

皮肤癣菌病是由皮肤癣菌感染毛发和皮肤所致的疾病。目前发现的皮肤癣菌约 45 种，对人类有致病性的有 20 多种。根据菌落特点及大分生孢子的形态可分为小孢子菌属（*Microsporm*）、毛癣菌属（*Trichophyton*）、表皮癣菌属（*Epidermophyton*）。根据自然栖息地和侵犯的宿主可分为亲土性（geophilic）、亲动物性（zoophilic）和亲人性（arthropophilic）三类。我国最新的足癣流行病学调查，发现引起足癣的皮肤癣菌最常见的是红色毛癣菌，其次为趾间毛癣菌和絮状毛癣菌。头癣的致病菌主要为亲动物性的犬小孢子菌、紫色毛癣菌、须癣毛癣菌等。

一、头癣

头癣是由皮肤癣菌感染头皮及毛发所致的疾病。临床上，头癣分为白癣、黑癣、黄癣及脓癣。

（一）流行病学

白癣是最常见的类型，主要感染儿童，多见于学龄前儿童，致病菌主要为犬小孢子菌和铁锈色小孢子菌。黑癣可见于儿童和成人，常见致病菌为紫色毛癣菌和断发毛癣菌。黄癣多见于新疆、内蒙古等地区，致病菌为许兰毛癣菌。亲动物性和亲土性皮肤癣菌引起的头癣炎症反应较重，常继发细菌感染而致脓癣，多由白癣或黑点癣继发感染发展而来。常见的皮肤癣菌均可为致病菌。

（二）病因与发病机制

头癣以小孢子菌属和毛癣菌属感染为主。

（三）临床表现

1. 白癣（tinea alba）。

头部皮疹为圆形或椭圆形的灰白色斑片，部分有细小鳞屑，偶见卫星病灶。头发一般在 2～4mm 处折断，缠绕着白色菌鞘。皮疹一般半年后稳定，处于相对静止状态，至青春期趋向自愈。一般不留瘢痕和秃发。如继发细菌感染可转变成脓癣，多由接触患癣病的犬、猫、兔等动物引起。

2. 黑癣（black-dot ringworm）。

皮损面积较白癣小但数目较多，常无炎症反应。近头皮处病发即折断，毛囊口断发呈黑色小点状。无自觉症状或轻微瘙痒。愈后可留有瘢痕，导致局灶性秃发。

3. 黄癣（tinea favus）。

好发于儿童，成人和青少年少见。毛囊口开始出现脓疱或水疱，逐渐发展成碟样硫磺色结痂。结痂紧黏在毛囊口周围，中间有毛发贯穿。痂皮去掉后可见红色稍凹陷糜烂面，可闻及鼠尿样臭味。病发干枯无光泽，参差不齐，偶有轻度痒感。发病时间长可导致毛囊及头皮萎缩，造成大片瘢痕及永久性秃发。

4. 脓癣（kerion celsii）。

典型临床症状为一个至数个圆形浸润性或隆起性暗红色肿块，表面出现群集毛囊性小脓疱，挤压可见少量脓液流出。患处毛发松动易拔出，疼痛和压痛程度不一，附近淋巴结常肿大。疾病愈合可出现瘢痕，甚至永久性秃发。由于临床表现不典型，容易被误诊。

（四）实验室检查

1. 真菌镜检。

直接涂片在荧光显微镜下观察，孢子或菌丝呈蓝色或绿色荧光，白癣表现为发外镶嵌性小孢子，发根及头皮鳞屑内可找到菌丝；黑癣为发内有链状大孢子，头皮鳞屑可发现菌丝；黄癣为发内有菌丝、关节孢子，痂内可见鹿角样菌丝及大小不等的孢子；脓癣为发内或发外有孢子及菌丝。

2. 真菌培养和鉴定。

根据培养的菌落形态和显微镜下结构鉴定菌种。形态难以鉴定的菌株可以采用 DNA 测序法或基质辅助激光解析电离飞行时间质谱法鉴定。

3. 伍德灯检查。

滤过紫外灯下发现黄癣病发呈暗绿色荧光，白癣病发呈亮绿色荧光，黑癣病发无荧光。滤过紫外线灯可进行辅助诊断及观察疗效。

4. 皮肤镜检查。

皮肤镜下白癣呈摩斯电码样断发或发外菌套；黑癣表现为头皮黑点或螺旋形发，呈逗号样或问号样。

（五）诊断与鉴别诊断

1. 诊断。

根据典型临床表现、真菌镜检阳性和（或）真菌培养分离到皮肤癣菌、皮肤镜结合滤过紫外线灯检查可作出诊断。

2. 鉴别诊断。

本病需与红斑狼疮、银屑病、斑秃、拔毛癣、毛发扁平苔藓、头皮脂溢性皮炎、梅毒性脱发等鉴别。病原学检查有助于鉴别诊断。

（六）临床处理

头癣治疗的目的为清除真菌、治愈患者、减少瘢痕、阻断传播。治疗方法以系统用药为主，外用药物为辅，同时消毒污染物和污染环境，避免再次感染及传播。

1. 系统治疗。

灰黄霉素、特比萘芬、伊曲康唑和氟康唑，均可口服治疗头癣，后 3 种药物安全性高，不良反应较少。对于低龄儿童应严格按照药品说明书用药，且需告知监护人。

灰黄霉素：按照 15 ~ 25mg/（kg·d）用药，分 2 次口服，疗程 6 ~ 8 周。用药期间要注意头痛、消化道症状、光敏感、中性粒细胞减少等不良反应，治疗前及治疗 2 周后需检查血常规和肝功能。

特比萘芬：2 岁以上儿童，体重＜ 20kg，服药 62.5mg/d；体重 20 ~ 40kg，服药 125mg/d；体重＞ 40kg，服药 250mg/d，疗程 4 ~ 8 周。

伊曲康唑：儿童剂量 3 ~ 5mg/（kg·d），成人剂量 100 ~ 200mg/d，疗程 4 ~ 8 周。餐后用全脂牛奶或可乐送服疗效更佳。

氟康唑：儿童剂量 3 ~ 6mg/（kg·d），成人剂量 100 ~ 200mg/d，疗程 4 ~ 8 周。总体儿童耐受性好，不良反应发生率低。

2. 局部治疗。

单独外用抗真菌药治疗头癣疗效不佳，作为辅助治疗可以降低带菌率及减少传染性。使用抗真菌洗剂或香波洗头，每天 1 次，每次持续 5～10 分钟，使用 2 周或至疗程结束。最常用的外用药物为咪唑类和丙烯胺类。咪唑类包括舍他康唑、克霉唑、联苯苄唑、酮康唑、咪康唑、益康唑、卢立康唑等。丙烯胺类包括特比萘芬、萘替芬以及布替萘芬。其他还有如阿莫罗芬、利拉萘酯、环吡酮胺等。

3. 脓癣治疗。

脓癣临床症状较重，需选用较高剂量的系统抗真菌药物，并延长疗程。短期小剂量糖皮质激素可缓解临床症状。合并细菌感染时，应联合敏感抗生素抗感染。脓癣切忌切开引流。

"服、擦、剃、洗、消"五字方针对防止头癣传播仍有重要意义。

（七）疗效判定标准

患者治愈后每 2 周复诊 1 次，根据临床表现，结合真菌镜检和（或）真菌培养结果综合判断指导后续治疗。真菌学检查转阴性后停止口服抗真菌药物，定期复查，连续 2～3 次真菌学检查阴性后方可认为治愈。

（八）健康教育

1. 家庭及密切接触者处理。

亲动物性真菌感染时需对感染动物以及其他密切接触者进行检查治疗，以防继续传播。亲人性真菌感染时，家庭内部共同生活成员或密切接触者都可能被感染，需要同时进行真菌检查并治疗。

2. 污染物处理。

建议用含氯消毒剂消毒家庭内部共用可能被皮肤癣菌污染的梳子、理发用具，患者接触过的枕巾、被褥、帽子、地毯等物品。

二、体股癣

体癣（tinea corporis）是指除头皮、毛发、手掌、足跖、甲板以外其他部位的皮肤癣菌感染疾病。股癣（tinea cruris）是特指发生于腹股沟、会阴部和肛门周围的体癣。

（一）流行病学

体股癣高发于温暖、潮湿的地区。在我国，本病南方多于北方，男性多于女性，青年多于儿童及老人；从职业角度看，股癣多见于司机。易感因素有糖尿病、肥胖、多汗等。另外，体股癣往往由手足癣、甲真菌病等传染而来。

（二）病因与发病机制

体股癣主要由红色毛癣菌、须癣毛癣菌和絮状表皮癣菌等感染所致，其中红色毛癣菌最常见。犬小孢子菌、石膏样小孢子菌、断发毛癣菌、紫色毛癣菌、疣状毛癣菌等亦可为致病菌。

（三）临床表现

1. 体癣。

开始表现为丘疹、水疱或丘疱疹，然后逐渐外扩形成环形、多环形红斑伴脱屑，边缘微隆起，中央退行，边界清楚，瘙痒程度不一。

2. 股癣。

常双侧发生，亦可单侧，皮损类似体癣，自觉瘙痒。如患者使用糖皮质激素或不规范治疗，可致皮损表现不典型，称难辨认癣。

（四）实验室检查

1. 真菌镜检。

采取直接涂片方法检查。

2. 真菌培养和鉴定。

根据培养的菌落形态和显微镜下的结构鉴定菌种。

（五）诊断与鉴别诊断

1. 诊断。

根据典型临床症状，结合真菌实验室结果可作出诊断。

2. 鉴别诊断。

本病需与皮炎湿疹类及红斑鳞屑类皮肤病，如慢性湿疹、神经性皮炎、玫瑰糠疹、单纯糠疹、银屑病等鉴别。

（六）临床处理

体股癣的治疗以外用药物为主，对于外用药物疗效不佳者可系统使用抗真菌药物。

1. 局部治疗。

局部治疗是首选治疗方案，主要使用咪唑类和丙烯胺类外用药物。见头癣外用药物使用方法。

2. 系统治疗。

口服特比萘芬和伊曲康唑。特比萘芬成人剂量为 250mg/d，疗程 1～2 周。伊曲康唑成人剂量为 100mg/d，疗程 2 周。儿童参照说明书酌减。

（七）疗效判定标准

临床症状消退，真菌镜检和培养结果均为阴性，即为痊愈。

三、手足癣

手癣（tinea manus）和足癣（tinea pedis）是指皮肤癣菌感染手掌、足跖及指（趾）间、手、足背、腕、踝部的疾病。

（一）流行病学

足癣是最常见的浅部真菌病，湿热地区和高温季节等环境因素是其高发的诱因。"两足一手"型手足癣具有一定的家族易感性。共用鞋袜，在公共浴室、健身房、游泳池等公共设施上赤足行走，容易被接触感染。手足多汗者患病率较高。

（二）病因与发病机制

手足癣最常见致病菌为红色毛癣菌和须癣毛癣菌，犬小孢子菌、石膏样小孢子菌、紫色毛癣菌、疣状毛癣菌、断发毛癣菌等亦可致病。

（三）临床表现

临床上，手癣和足癣可分为水疱型、间擦糜烂型、鳞屑角化型等类型。不同阶段几种类型可同时存在。

1. 水疱型。

以小水疱为原发损害，疱壁厚，疱液澄清，常成群或散在分布，水疱干涸后出现脱屑。常伴有瘙痒。

2. 间擦糜烂型。

最常见于第 4～5 指和第 3～4 指（趾）间，好发于手足多汗、经常浸水或长期穿胶鞋的人群，多发于夏季。指（趾）间常见糜烂、浸渍发白，除去浸渍发白的上皮可见其下红色糜烂面。患者瘙痒感明显。继发细菌感染时常发生丹毒或蜂窝织炎等疾病。

3. 鳞屑角化型。

掌跖部位呈弥漫性皮肤粗糙、增厚、脱屑、干燥。一般无自觉症状，每到冬季易发生皲裂、出血伴疼痛。

手癣和足癣临床表现基本类似，损害初起时常有散在小水疱发生，后期常以脱屑为主，病久者呈角化增厚。损害多限于一侧，常始于掌心、第 2 指、第 3 指、第 4 指掌处。自觉症状多不明显。

（四）实验室检查

同"体股癣"的实验室检查。

（五）诊断与鉴别诊断

1. 诊断。

根据典型临床症状，结合真菌实验室检查可作出诊断。

2. 鉴别诊断。

手足癣容易与念珠菌或非皮肤癣菌的霉菌感染相混淆，仅凭真菌镜检难以区分，必须通过培养才能鉴定致病真菌。此外，还需与侵犯相同部位的皮炎、湿疹、汗疱疹、剥脱性角质松懈症和掌跖脓疱病等鉴别。

（六）临床处理

手足癣的治疗目的为清除病原菌，快速缓解症状，清除皮损，防止复发。外用药、口服药或二者联合均可治疗手足癣。在选择治疗方案时应充分考虑手足癣的严重程度、合并的其他疾病和患者的依从性。

1. 局部治疗。

根据皮损类型选择不同的剂型（见"头癣"外用药物使用方法）。水疱型应选择溶液剂；间擦糜烂型先用粉剂，再用霜剂；鳞屑角化型选择霜剂、软膏剂。单纯外用药的优势费用较低、副作用少、起效较快，但也有不少缺点，如疗程较长、患者依从性差、复发率较高等，适用于初发、病灶局限等的足癣患者。

2. 系统治疗。

系统抗真菌药最常用的有伊曲康唑和特比萘芬。伊曲康唑的用法为每天 100mg，连续 14 天，或每次 100～200mg，每天 2 次，连用 7 天；角化型手足癣每次 200mg，每天 2 次，连用 7 天效果最佳。特比萘芬的用法为每天 250mg，连续 7～14 天。

3. 联合治疗。

外用和系统药物的联合，既保证疗效又可缩短疗程，还可提高患者依从性。

4. 预防措施。

穿宽松、透气性的鞋，并保持鞋袜清洁干燥，使用短波紫外线等器械清除鞋子中细菌和致病真菌，减少复发；避免手足长期浸泡在液体中；不共用日常生活物品，如指甲刀、鞋子、袜子等。

（七）疗效判定标准

临床症状完全消退，真菌镜检和培养结果均为阴性，可视为痊愈。

四、甲真菌病

甲真菌病（onychomycosis）是指皮肤癣菌、酵母菌和非皮肤癣菌性霉菌侵犯指（趾）甲板和（或）甲床所致的疾病。其中，由皮肤癣菌引起的甲真菌病称为甲癣。

（一）流行病学

甲真菌病的发病率为 2% ～ 18%，全球各地的发病率有较大差别，我国南北差异较大。甲真菌病的发病趾甲多于指甲。易感因素主要为罹患糖尿病、HIV 感染、接受系统性糖皮质激素和免疫抑制剂治疗，亦可见于甲外伤、罹患足癣、穿不透气的鞋等。

（二）病因与发病机制

甲真菌病主要由皮肤癣菌、酵母菌和其他霉菌感染所致。其中，最常见病原菌为皮肤癣菌，在热带地区指甲感染念珠菌的机会较大。我国甲真菌病的病原菌以红色毛癣菌等皮肤癣菌为主，并且随着地理位置向南移，尽管皮肤癣菌仍为甲真菌病的主要致病菌，但其所占比例有所下降，而酵母菌的比例则有所上升，这可能与温暖潮湿的气候有关。

（三）临床表现

临床上，甲真菌病甲表现为增厚、分离、浑浊、萎缩、毁损及甲沟炎等。根据临床表现不同分为以下六种类型。

1. 浅表白斑型甲真菌病（superficial white onychomycosis，SWO）。

真菌侵入甲板表浅层，甲板出现边缘清楚的白色不透明斑或横沟，松脆易碎，逐步扩大或融合，日久可变成黄白色。

2. 远端侧位甲下型甲真菌病（distal and lateral subungual onychomycosis，DLSO）。

此类型最常见。病甲出现甲下角质增生，甲板游离缘上抬，甲板和甲床分离。真菌最终侵入甲板，导致甲板变污浊，色泽和硬度发生变化，脆性增加，极易破损或呈虫蛀状。

3. 近端甲下型甲真菌病（proximal subungual onychomycosis，PSO）。

真菌侵入近端甲小皮角质层，病甲出现白斑，从甲半月部开始，逐渐外移及扩大。

4. 甲板内型甲真菌病（endonyx onychomycosis，EO）。

此类型临床少见。局限损害甲板，不侵犯甲下，甲板呈白色或灰白色，无明显增厚或萎缩，无明显炎症。

5. 全甲毁损型甲真菌病（total dystrophic onychomycosis，TDO）。

损害累及全甲，可表现为全甲板受到侵蚀、破坏、脱落，甲床异常增厚。

6.念珠菌性甲床炎和甲沟炎。

近端和侧位甲皱襞的慢性炎症，可发生甲沟炎、甲分离、甲增厚。甲皱襞的炎症呈轻度暗红色慢性肿胀，一般无化脓。

混合型甲真菌病指同一病甲发生不同类型的损害。继发性甲真菌病指在非真菌性甲疾病的基础上继发真菌感染，多发生于银屑病和外伤性甲疾病。

（四）实验室检查

甲真菌病的实验室检查主要依赖真菌镜检、真菌培养、组织病理学检查及分子生物学检测。理想取材部位为甲病变区与正常区交界处靠近甲床端，采集的样本量尽可能多，以提高真菌镜检和真菌培养的阳性率。

1.真菌镜检。

采取直接涂片方法检查。

2.真菌培养和鉴定。

根据培养的菌落形态和其在显微镜下的结构鉴定菌种。

3.组织病理学检查。

甲真菌病由于受到标本采集、检验技术及培养条件等多种因素的影响，真菌检出阳性率不高。甲组织病理学检查可以弥补这些不足，在病甲组织标本中发现真菌菌丝或孢子时，诊断可以确立。

（五）诊断与鉴别诊断

1.诊断。

根据临床表现、真菌镜检阳性或组织病理学检查发现病甲内有真菌菌丝或孢子可作出诊断。

2.鉴别诊断。

银屑病和扁平苔藓引起的甲改变容易与甲真菌病混淆。银屑病病甲可发现呈不规则点状凹陷（顶针状改变）、甲剥离伴棕红斑样边界。扁平苔藓甲可发现特征性的甲纵向碎裂、残缺、萎缩及翼状胬肉样改变。甲真菌病还需与甲分离、白甲等鉴别。

（六）临床处理

1.局部药物治疗。

局部药物治疗甲真菌病的指征包括：远端受损甲板＜50%，无甲母质受累，受累指（趾）甲数目＜4个，口服药物治疗受限的患者。

主要外用药物为5%阿莫罗芬搽剂和8%环吡酮甲涂剂。对于甲母质受累的甲真菌病患者则可以与口服抗真菌药物联合治疗，以提高治愈率，减少口服药量，降低药物不良反应发生率。

推荐用法：5%阿莫罗芬搽剂，每周2次外用，连续48周。8%环吡酮甲涂剂，第一个月隔天1次外用；第二个月每周2次外用；第三个月每周1次外用直到治疗结束，维持6个月以上。发生的不良反应为涂药甲时邻近皮肤易受刺激。

2.系统药物治疗。

系统药物治疗主要包括特比萘芬、伊曲康唑和氟康唑。

（1）特比萘芬：连续口服治疗甲真菌病；成人剂量为250mg/d；指甲真菌病疗程为6～9周，趾甲真菌病疗程为12～16周。

（2）伊曲康唑：常用间歇冲击疗法治疗甲真菌病；成人剂量为200mg，每天2次，餐后即服或餐时服用，服用1周后停药3周为1个疗程，指甲2～3个疗程，趾甲3～4个疗程。

（3）氟康唑：甲真菌病的临床和真菌学治愈率均明显低于伊曲康唑或特比萘芬，一般不推荐用于甲真菌病的一线治疗。

3. 非药物治疗。

（1）拔甲或病甲清除术。有些甲真菌病，例如远端甲板受累、黄斑条纹甲、嵌甲和甲板厚度＞2mm时，清除病甲是必要的，仅限于不伴手足癣的单个甲真菌病的治疗。清除病甲可用20%～40%尿素或20%尿素加10%水杨酸软膏封包，待甲板软化后再予拔除。伴有嵌甲时，应将嵌甲部分甲板纵向去除，解除甲板对甲沟的挤压。

（2）激光治疗。激光具有高靶向性、高能量的特点，对病甲中病原菌具有抑制作用，对正常组织的损伤较少，可作为非药物性治疗的一个选择。

（3）其他非药物治疗。光动力治疗、离子导入亦可用来治疗甲真菌病。

（七）疗效判定标准

临床上把临床和真菌学治愈，作为治疗成功的终点。根据无临床征象或甲培养和（或）镜检阴性，但存在以下一项或多项轻微临床表现者可判断为甲真菌病治愈，即轻微甲下角化过度和（或）甲床增厚尚未全部消除。

五、癣菌疹

癣菌疹（dermatophytid）是指感染灶以外突然出现的皮炎样损害。病情转归与原发皮肤癣菌感染呈正相关。

（一）流行病学

不详。有报道称4%～5%的皮肤癣菌病患者会发生癣菌疹。

（二）病因与发病机制

皮肤癣菌感染引起足癣、头癣后，皮肤癣菌或其代谢产物作为抗原进入血循环，到达皮肤，发生速发型或迟发型过敏反应，皮疹中无真菌。癣菌疹的发生与原发癣病的炎症程度有密切关系，癣病愈活跃，炎症愈重，癣菌疹愈易发生。

（三）临床表现

临床上基本可分为以下三种类型。

1. 急性播散性癣菌疹。

主要发生在躯干，表现为毛囊性、苔藓样或鳞屑性损害。原发损害部位可出现小水疱。头癣患者可发生麻疹样或猩红热样损害，可伴发热、厌食、全身淋巴结肿大、脾大及白细胞增多等。

2. 癣菌疹。

足部真菌感染时，在手掌及指侧有水疱性损害，剧烈瘙痒，继发性细菌感染有压痛，局部无真菌。

3. 其他表现的疹样癣菌疹。

如结节性红斑、远心性环状红斑、游走性栓塞性脉管炎、丹毒样及荨麻疹样癣菌疹等，非水疱性，不只局限于手掌及指侧。

（四）实验室检查

无特异方法。原发皮损真菌镜检阳性，但癣菌疹中无真菌。癣菌素皮肤实验或有帮助。

（五）诊断与鉴别诊断

1. 诊断。

根据临床表现，结合原发真菌感染部位发现病原性真菌可作出诊断。

2. 鉴别诊断。

本病需与汗疱疹、结节性红斑、远心性环状红斑、脉管炎、丹毒、荨麻疹等鉴别。

（六）临床处理

1. 治疗原发病。

积极治疗原发病灶，在癣菌疹反应比较剧烈时先用较温和的治疗方法。

2. 全身治疗。

系统应用抗组胺药物，全身反应较明显时可口服糖皮质激素。

3. 局部治疗。

局部可适当外用炉甘石洗剂、呋喃西林溶液等湿敷及外涂止痒药物。

（谢治　韦冠京）

第二节　皮肤马拉色菌病

马拉色菌（malassezia）是一类嗜脂性酵母菌，是健康皮肤的一种共生菌。其大多菌体含脂酶，可将脂质分解为脂肪酸，故在皮脂腺丰富的部位更易被分离。在某些促发因素下，马拉色菌可引起机会性感染，如花斑糠疹、马拉色菌毛囊炎甚至系统感染。随着研究不断进展，脂溢性皮炎、特应性皮炎等疾病的皮损中往往发现马拉色菌有过度繁殖的现象，可能在致病过程中起着重要作用。通过形态学、生化学和分子生物学等鉴定方法马拉色菌可分为 13 个亚种，绝大多数必须在含油培养基中才能生长。

一、花斑糠疹

花斑糠疹（pityriasis versicolor）俗称汗斑、花斑癣，是由马拉色菌感染皮肤角质层引起的慢性表浅真菌病。

（一）病因与发病机制

马拉色菌有嗜脂性，皮损好发于皮脂溢出部。在促发因素下，马拉色菌由酵母相转化为菌丝相而致病，产生大量的二羟酸，对黑色素细胞产生抑制和细胞毒作用，从而使皮损呈色素减退。本病在遗传与环境因素共同作用下致病。

（二）临床表现

本病大多无症状，好发于夏季、高温潮湿环境。青壮年易发，男性多于女性，婴幼儿及老年人亦可发病。好发于胸背部，此外颈部、上肢近端、额部也可受累，婴幼儿往往好发于额部及面部。起初皮损为点滴状斑疹，后逐渐扩大至绿豆至黄豆大小圆形或类圆形斑，邻近部位可融合成片，表面覆有薄薄的糠状鳞屑。皮损颜色大多呈淡白色，亦有红色、灰色、黄棕色、灰黑色等，不同颜色的皮损可同时存在，呈花斑状，故名花斑癣。

（三）诊断与鉴别诊断

1. 诊断。

根据典型的临床表现、真菌镜检见大量厚壁孢子和（或）弯曲或弧形短菌丝、真菌培养分离到马拉色菌、伍德灯下皮损呈淡黄色或淡褐色荧光可作出诊断。必要时行病理检查，可在角质层中发现大量的孢子和菌丝。

2. 鉴别诊断。

本病需与白癜风、玫瑰糠疹、体癣等鉴别。

（四）临床处理

1. 局部治疗。

皮损面积较小者，首选外用抗真菌药治疗，咪唑类、三唑类及丙烯胺类等外用制剂均有效，根据不同皮损选择不同制剂，如萘替芬酮康唑乳膏、盐酸萘替芬乳膏、盐酸特比萘芬喷雾剂等；皮损面积较大者优先使用洗剂，如2%酮康唑香波、二硫化硒洗剂等。

2. 系统治疗。

对皮损面积大、病情严重或单纯外用治疗效果欠佳者可选择系统治疗，最常用的口服药是三唑类（伊曲康唑、氟康唑）抗真菌药。口服伊曲康唑200mg/d，连续使用7天；口服氟康唑每周顿服1次，每次300～400mg，疗程1～3周，或50mg/d，疗程2～4周。亦可联合外用抗真菌药治疗。本病易复发，对于顽固复发者，可口服伊曲康唑200mg或氟康唑150mg，每月1次，控制病情。丙烯胺类不能经汗腺排出，口服该类药物对花斑糠疹无效，但局部外用有效。

二、马拉色菌毛囊炎

马拉色菌毛囊炎（malassezia folliculitis）是由马拉色菌在毛囊内过度繁殖引起的毛囊以及周围组织炎症的病变。

（一）病因与发病机制

在某些促发因素影响下，马拉色菌在毛囊内过度繁殖，通过分解甘油三酯产生游离脂肪酸，刺激毛囊内产生细胞碎片，共同导致毛囊口堵塞，毛囊内扩张、破裂，内容物释放进入组织，产生炎症。

（二）临床表现

男性多于女性，青壮年更易发病。好发于胸背部、肩颈部，少数见于上肢、面部、小腿等处。常伴有轻度瘙痒，运动或天热出汗后瘙痒明显。皮损呈半球形圆顶状毛囊性丘疹，表面光泽，直径2～4mm，孤立不融合，散在或弥漫性分布，多呈对称性，严重时部分丘疹顶端可有小脓疱。常合并痤疮、细菌性毛囊炎、花斑糠疹等。

（三）诊断与鉴别诊断

1. 诊断。

根据典型临床表现、真菌镜检阳性（取皮损内容物，阳性率较高）、真菌培养分离到马拉色菌可作出诊断。有必要可行皮肤病理学检查，如PAS染色，见毛囊扩大，其中有大量的类圆形落芽生孢子聚集分布。

2. 鉴别诊断。

本病需与细菌性毛囊炎、痤疮、皮脂腺囊肿、嗜酸性脓疱性毛囊炎等鉴别。

（四）临床处理

祛除诱因，避免长时间处在闷热、潮湿的环境。

1. 局部治疗。

（1）外用抗真菌药，可选用咪唑类、三唑类及丙烯胺类等制剂，以及其他类型抗真菌制剂，如吡硫翁锌气雾剂等。外用药需作用到毛囊才有良好效果，因此优先选择渗透性较强的外用抗真菌药。

（2）维A酸外用制剂，如维A酸乳膏、阿达帕林凝胶等，维A酸可以减少皮脂分泌、溶解毛囊角栓，并具有抗炎作用。

2. 系统药物治疗。

（1）对皮损泛发者可选择系统抗真菌药治疗。口服伊曲康唑200mg/d，疗程4～6周，或400mg/d，每月服1周，冲击治疗2个月；口服氟康唑50mg，每天1次，饭后服，连服7～14天，或每周口服1～2次，每次150mg，共4次。亦可联合外用抗真菌药治疗。

（2）单纯抗真菌药治疗效果不佳或复发明显者，可口服小剂量维A酸类药物，如异维A酸、维胺酯。该类药物同时具有抑制皮脂分泌和抗炎作用。

（李鑫垒）

第三节　皮肤黏膜念珠菌病

皮肤黏膜念珠菌病（candidiasis）是由念珠菌属的某些种群引起的条件致病菌感染，导致皮肤、黏膜炎症或肉芽肿病变。

一、病因与发病机制

常见致病菌有白念珠菌、光滑念珠菌、近平滑念珠菌、热带念珠菌、克柔念珠菌等。念珠菌除存在于自然界，还定植于正常人的口腔、阴道、胃肠道及皮肤上，为机会致病菌，多是在免疫力低下时发病。

二、临床表现

念珠菌为机会致病菌，好发于免疫力低下的患者，如患有糖尿病、恶性肿瘤、结核等疾病，感染HIV，或使用糖皮质激素、抗生素、免疫抑制剂、生物制剂等，以及进行放化疗、介入治疗、手术操作、器官移植等的患者。

（一）黏膜念珠菌病

1. 鹅口疮（mycotic stomatitis）。好发部位为舌、齿龈、颊黏膜、软腭、咽等。常见临床表现为灰白色假膜附着在口腔黏膜上；边界清楚，周围可见红晕；刮除白膜，可见鲜红色糜烂面或轻度渗血。严重情况下可发生溃疡甚至坏死。患者常有食欲不佳，伴有疼痛及吞咽困难等症状。

因为新生儿口腔的pH值较低，故易导致感染，多发生在出生后1周的新生儿。严重者的白膜可长满舌面，引起肿胀，影响吞咽及呼吸，甚至可侵犯气管、食管。其母常有念珠菌性阴道炎。

2. 黑毛舌（black hairy tongue）。本身并非由白念珠菌所致，是丝状乳头延长、角化增生的结果。但是白念珠菌可在此环境中生长茂盛。舌面上沿中央线可见黑褐色厚苔，表面干燥，似绒毛状。患者常有长期使用抗生素史或慢性舌炎，又称"抗生素舌"。舌面可分离出念珠菌。

3. 外阴阴道念珠菌病（vulvovaginal candidiasis）。糖尿病、使用抗生素、妊娠及穿紧身裤者好发，一般月经前症状加重。阴道分泌物增多、浓稠，黄色或乳酪样，亦可有白色豆腐渣样物，黏膜可见灰白色伪膜。轻症以红斑为表现，严重时脓疱、糜烂、溃疡等，同时多引起外阴、会阴、肛周炎症。如侵犯至周围皮肤黏膜，常伴有严重瘙痒，搔抓可湿疹样变。妇科检查、性生活及大小便等可加重瘙痒、疼痛感，或睡觉时、热水浴后加剧。

4. 念珠菌性龟头炎（candida balanitis）。好发于冠状沟及龟头，为轻度红斑，表面干燥光滑，或有浅红色糜烂及脓疱，严重者可见似鹅口疮样白斑，甚者累及包皮、阴茎、阴囊、腹股沟及全部会阴部。累及皮肤时表现为鳞屑性红斑、丘疹伴瘙痒。可出现尿频、尿痛等。

（二）皮肤念珠菌病

1. 念珠菌性间擦疹（candida intertrigo）。多见于潮湿、皱褶部位，也常发于第3、第4指间。主要表现为潮红、浸渍、糜烂，皮损边界清楚，边缘可见领口状鳞屑，外周常伴有散在红色丘疹、丘疱疹、脓疱等，或表现为干燥脱屑性红斑、轻度苔藓化、皲裂等。自觉疼痛或微痒。

2. 念珠菌性尿布皮炎（diaper candidiasis）。好发于婴儿。先以肛周红斑开始，随着尿液及粪便刺激逐渐加重，波及整个尿布区，臀沟及股沟等褶缝深处亦发红。形似间擦疹，红斑上覆少许鳞屑，大片红斑的边缘可见较多"卫星状"丘疹、斑丘疹，偶有水疱及小脓疱。自觉疼痛或灼热感。

3. 念珠菌性甲沟炎和甲真菌病。甲沟炎无化脓，常表现为甲沟红、少许渗液，可伴甲小皮消失，严重者致甲床炎伴疼痒。甲真菌病表现同本章第一节。

4. 扁平苔藓样皮肤念珠菌病。好发于会阴及颈、肩、背等部位，典型皮损为淡红色或褐红色的圆形扁平小丘疹，孤立，表面光滑，或有一圈鳞屑，偶有丘疱疹及小脓疱，无自觉症状或有微痒。多见于婴儿、儿童。

5. 念珠菌性须部毛囊炎。形似细菌性毛囊炎，粟粒大小毛囊性丘疹、丘疱疹或脓疱，皮损中央往往有一根胡须或毛干穿出，但难以拔除。皮损进展，则形成小结节及硬肿块，伴有触痛。

6. 婴儿泛发性皮肤念珠菌病。多发于低出生体重、早产及营养不良的婴儿。此外，护理不当也是重要诱因，如出生或出生后12小时内发病的患儿常考虑宫内或分娩时产道感染。皮损为边界清楚的大片红斑，不规则，很快红斑上继发水疱、大疱、薄壁脓疱，逐渐扩张连成片，上覆领圈样鳞屑，迅速蔓延，可广泛分布于全身。疱壁破裂伴发糜烂面，后干燥、脱屑而痊愈。常伴有黏膜念珠菌病如鹅口疮、口角糜烂、肛周念珠菌。如患儿有腹泻和绿色粪便，常有消化道念珠菌病的可能。部分可发展为念珠菌败血症或其他系统性感染，少数进展为脑膜炎或骨髓炎，危及生命。

7. 慢性皮肤黏膜念珠菌病（chronic mucocutaneous candidiasis，CMC）。较少见，多在婴儿期起病，常与基因缺陷如STAT1功能获得性突变相关，常染色体显性遗传。病程呈慢性复发性，好发部位为头面部、四肢远端，偶发躯干。皮疹由红斑、丘疹、鳞屑逐渐演变为肉芽肿性斑块、疣状增生结节，上覆蛎壳样痂皮，难以刮除，外围有炎性浸润的暗红斑，手足掌侧角质增厚，可伴脱发。常伴口腔、口角、甲沟等部位感染。重者可累及消化系统，如有严重并发症可引起死亡。当继发于原发性免疫缺损时，预后通常较差。

8.念珠菌性肉芽肿（candida granuloma）。少见。好发于口腔黏膜、面、头皮、指甲、甲沟等部位。皮疹为炎症性丘疹、水疱、脓疱、脓肿、结节和斑块，部分溃破形成溃疡，上覆厚的黄褐色痂屑，少数似皮角样增生，去除角质后基底为肉芽组织。病程 10 ～ 30 年，顽固难治。

三、实验室检查

1.直接镜检。念珠菌较特征的表现为镜下可见菌丝、假菌丝和圆形或卵圆形芽孢，如大量假菌丝存在则说明处于致病状态，有诊断价值。真菌荧光染色可提高检测阳性率，但光滑念珠菌不形成真菌丝和假菌丝，故镜检阴性不能完全排除感染。

2.真菌培养和鉴定。无菌标本培养阳性可作为诊断金标准。如痰、尿或粪便呈阳性不能确诊，可使用念珠菌显色琼脂行菌种鉴定，也可行 ITS 区 DNA 检测发现少见菌及新菌种。质谱法准确性高，但普通真菌实验室难以做到。

3.组织病理学检查。皮肤浅表性病变原发损害可如脓疱疮或角层下脓疱病，有时为海绵样变，其角质层内常存在少量念珠菌菌丝及卵圆形的孢子，常处于出芽期。念珠菌性肉芽肿呈明显乳头状瘤样增生及角化过渡，其真皮内见有致密的淋巴样细胞、中性粒细胞、浆细胞及多核巨细胞浸润，可深入真皮直至皮下组织。在坏死的皮损区浸润的细胞周围可见念珠菌孢子及菌丝，内脏损害区也可广泛布满由孢子及菌丝组成的缠结块状物，而炎症却极轻微。

四、诊断与鉴别诊断

1.诊断。根据典型临床表现可作出诊断。

2.鉴别诊断。本病需与白斑病、三期梅毒、扁平苔藓、滴虫性或老年性阴道炎、龟头接触性皮炎、慢性龟头包皮炎等鉴别。

五、临床处理

首先应尽量祛除诱因，积极治疗引起免疫低下的潜在疾病，如为 AIDS 患者尽早进行抗 HIV 治疗，同时进行抗念珠菌治疗，最好按药敏结果选择用药。

1.口咽部念珠菌病。轻者 0.2% 氯己定溶液、1% ～ 4% 碳酸氢钠溶液、制霉菌素混悬液（10 万 U/mL）含漱，每次 4 ～ 6mL，每天 4 次，疗程 7 ～ 14 天。中重度患者口服氟康唑 200 ～ 400mg/d，疗程 14 ～ 28 天。无效患者予伊曲康唑口服液 200mg/d 或泊沙康唑口服液（初始 3 天每天 2 次，每次 400mg，而后 400mg/d，治疗不超过 4 周）；也可予伏立康唑 200mg/ 次，每天 2 次；或棘球白素或两性霉素 B 静脉滴注。

2.外阴阴道念珠菌病。局部用药如克霉唑阴道片、咪康唑软膏或制霉菌素泡腾片，或可予氟康唑 150mg 单剂量口服。严重急性患者，给予氟康唑每 3 天 150mg，2 ～ 3 剂即可。若为外阴阴道光滑念珠菌病，唑类药物效果不佳时，给予阴道局部硼酸栓剂每天 600mg，疗程 14 天。或制霉菌素栓每天 10 万单位局部给药，疗程 14 天。复发性外阴阴道念珠菌病，局部或口服氟康唑初始治疗 10 ～ 14 天，然后每周 150mg 治疗 6 个月；或口服伊曲康唑胶囊 200mg，每天 2 次，3 天后改为每天 100 ～ 200mg 治疗 6 个月。

3. 皮肤念珠菌病。局部外用抗真菌药物，每天 1～2 次，连续 1～2 周。对于严重慢性皮肤黏膜念珠菌病及播散性念珠菌病皮肤累及患者尚需口服或静脉应用抗真菌药物，其中氟康唑和伊曲康唑最为常用。根据基本类型选择适宜的疗程和疗法，有些慢性感染需要持续数月到数年（具体可参考 2020 年《中国成人念珠菌病诊断与治疗专家共识》）。

（汤露露）

第四节　孢子丝菌病

孢子丝菌病（sporotrichosis）主要致病菌为孢子丝菌复合体（*Sporothrix schenckii complex*），常侵犯皮肤、皮下组织、黏膜和局部淋巴系统，如播散全身则可发生多系统性损害。在临床上可发生丘疹、脓疱、结节、斑块、溃疡、肉芽肿、结痂等改变，面部、四肢等暴露部位多见。

一、流行病学

热带、温带和亚热带地区多见。孢子丝菌是自然界中土壤、木材及植物的腐生菌。皮肤外伤感染孢子丝菌污染的物质是主要传播途径，农民、工人、园丁、矿工等为易感人群。本病可为散发，也可小范围流行。我国以东北地区报告病例数最多。孢子丝菌病为人畜共患疾病，近年来动物源性感染病例增多。

二、病因与发病机制

孢子丝菌为双相真菌，室温培养为菌丝相菌落，体内和 37℃培养箱培养为酵母相菌落。基于基因型分类，孢子丝菌为一种复合体，包括申克孢子丝菌、球形孢子丝菌（*Sporothrix globosa*）、巴西孢子丝菌（*Sporothrix brasiliensis*）、墨西哥孢子丝菌（*Sporothrix mexicana*）和卢艾里孢子丝菌（*Sporothrix luriei*）等。不同的孢子丝菌菌种间在地理分布、临床表现、致病能力、对抗真菌药物的敏感性等方面存在差异。目前研究表明，我国人类孢子丝菌病病原菌主要是球形孢子丝菌。

三、临床表现

本病主要侵犯皮肤，多见于皮肤暴露部位，很少累及内脏，分为皮肤型和皮肤外型。皮肤型包括固定型、淋巴管型和皮肤播散型。皮肤外型指病原菌经血行播散侵犯体内各系统，或是经呼吸道感染。

（一）皮肤型孢子丝菌病

1. 固定型。潜伏期一般为 1～4 周，部分患者更长。面、颈、四肢、手背等暴露部位常见，多有外伤史。在外伤部位首先出现红色或暗红色炎性丘疹、结节，逐渐增大，可发生溃疡、脓肿及结痂。还可发现鳞屑性斑片、疣状斑块、痤疮样、肉芽肿及囊肿等改变。此型多见于儿童，一般无自觉症状。

2. 淋巴管型。好发于单侧的手、前臂、面部、小腿等暴露部位，常有外伤史。发生初疮后皮疹不断扩大、加重，然后沿淋巴管向心性发展，逐渐出现增大、增多炎性结节，呈串珠状排列。

3. 皮肤播散型。罕见，多见于淋巴管型，自身接种或血行播散而发生皮肤散在性多发损害。主要以炎性结节、斑块、囊肿、脓肿、溃疡等皮疹为主，可伴有发热、疲乏等症状。多发生于免疫力低下或免疫缺陷的患者。如能及时诊治，预后尚好；如延误诊断，预后不良。

（二）皮肤外型孢子丝菌病

主要经血行播散引起，好发人群与皮肤播散型相同。此型罕见。可分为骨/关节孢子丝菌病、气管/肺孢子丝菌病、眼孢子丝菌病以及孢子丝菌脑膜炎等。

四、实验室检查

临床标本直接镜检常由于菌数少而阳性率低。可应用 PCR、巢式 PCR、肽指纹图谱分析等分子生物学诊断技术进行鉴定。

1. 真菌镜检。按照概述中的方法进行检查。

2. 真菌培养和鉴定。孢子丝菌为温度双相真菌，观察菌落生长及显微镜下结构，符合孢子丝菌特点即可确诊。真菌培养是诊断孢子丝菌病的金标准。

3. 组织病理学检查。孢子丝菌病组织病理特征为典型的"三区病变"，中央为"化脓区"，主要由中性粒细胞及少量嗜酸性粒细胞构成；其外为"结核样区"，由组织细胞、上皮样细胞及少量的多核巨细胞构成；最外层为"梅毒样区"，由淋巴细胞及浆细胞构成。皮损内可见 PAS 染色阳性的圆形或卵圆形孢子，有时可见星状体。免疫组化诊断：间接免疫荧光法、直接免疫荧光法、ELISA 等方法检测孢子丝菌，具有高特异性及高敏感性。

4. 精制孢子丝菌素皮肤试验。该皮内试验诊断的阳性率为 100%，但在我国尚未广泛推广应用。

五、诊断与鉴别诊断

1. 诊断。根据实验室检查结果，结合患者病史、流行区域、典型临床表现、组织病理学检查特征可作出诊断。

2. 鉴别诊断。本病需与皮肤结核、皮肤非结核分枝杆菌感染、脓皮病、皮肤利什曼病、着色芽生菌病、暗色丝孢霉病、皮肤癣菌性肉芽肿、皮炎芽生菌病、副球孢子丝菌病、足菌肿、诺卡菌病、鳞状细胞癌、基底细胞癌、淋巴瘤、上皮样肉瘤、结节病等鉴别。

六、临床处理

1. 伊曲康唑。是治疗皮肤型孢子丝菌病的首选药物，成人剂量为 200mg/d，用药持续至临床症状消失后的 2～4 周，儿童剂量为 6～10mg/（kg·d），应定期监测肝功能。

2. 特比萘芬。只对皮肤型孢子丝菌病有效，500mg/d，分 2 次口服，伊曲康唑和碘化钾不能耐受时可选择使用。我国推荐成人剂量为 250～500mg/d；2 岁以上儿童可酌情使用，剂量为 5.0～6.5mg/（kg·d），疗程 3～6 个月或更长。

3. 碘化钾。既往为治疗本病的首选药物，常口服 10% 碘化钾溶液 10mL，每天 3 次，疗程 3～6 个月。主要有恶心、皮疹以及甲状腺肿大等不良反应。

4. 两性霉素 B。主要用于播散型或系统型孢子丝菌病。两性霉素 B 脂质体，推荐剂量为 3～5mg/（kg·d），治疗总量应达 1～2g/d，疗程 4～6 周。治疗有效后，以伊曲康唑 400mg/d 维持治疗，疗程最少 12 个月。注意药物不良反应。

5. 氟康唑。只应用于对其他药物无法耐受者，推荐剂量为 400 ～ 800mg/d。

6. 其他。包括新型抗真菌药物、手术疗法、物理疗法（如温热、冷冻）、光动力疗法等。

7. 联合治疗。包括药物联合治疗、药物与非药物联合治疗。

七、预防

在疾病高发地区进行宣传普及疾病的相关知识。高危人群应当注意防护。患病的动物应及时予以治疗、隔离等处理。真菌实验室应当遵照制度严格管理。患者应适当隔离，足剂量、足疗程治疗后，应烧毁或灭菌换下的敷料。

（谢治 韦冠京）

第五节 着色芽生菌病

着色芽生菌病（chromoblastomycosis）是一种慢性、局限性、肉芽肿性皮肤及皮下组织感染性疾病，致病菌以一组暗色真菌为主。本病的特征是在组织内形成暗色、厚壁、球形、分隔的硬壳小体。

一、流行病学

着色芽生菌病最常见于热带和亚热带地区，主要见于美洲中南部，亚洲、南非和澳大利亚也有散在报道。流行病学发现病原菌的分布存在地区性差异：裴氏着色霉是高雨量热带地区的主要病原菌，占全球相关感染的 70% ～ 90%，主要在亚马孙河流域和拉丁美洲的温带地区；卡氏支孢霉主要见于澳大利亚、马达加斯加岛南部、南非和古巴等干燥及沙漠地区。我国北方以卡氏支孢霉最为多见，南方尤其是两广及福建一带以裴氏着色霉多见。

二、病因与发病机制

着色芽生菌病的病原菌主要包括卡氏枝孢霉（*Cladosporium carrionii*）、紧密着色真菌（*Fonsecaea compacta*）、裴氏着色真菌（*F.pedrosioi*）、疣状瓶霉（*Phialophorae berrucosa*）和嗜脂色霉（*Rhinocladiella cerophilum*）等 5 种暗色孢科真菌。此外，近年来在广东、广西新发现主要由 *Fonsecaea monophora* 导致的着色芽生菌病。本病常通过外伤接种感染，主要见于农民、劳工和赤足劳动者，男性多见，可发生于任何年龄段，但年幼者相对少见。好发部位为四肢，特别是小腿和足部，外生殖器和鼻部偶有报道。

三、临床表现

皮损最常见于小腿、足部和前臂等暴露部位，其他如手、面、胸部等部位亦可单侧发生。潜伏期为 2 个月左右，部分可长达 1 年。皮疹开始为粉红色小丘疹，逐渐发展为结节、斑块，高出皮肤之上，慢慢发展为疣状或乳头状瘤样，常发生溃疡并结褐色的痂，痂下可溢出少量脓液。痂皮表面常有黑点，称通过表皮排除现象（transepithelial elimination），即真皮中被破坏的结缔组织、异物和病原菌移向表皮并通过表皮最后被排除，达到自愈的目的。黑色的病原菌被排除到表皮形成黑点，故在此处查菌容易阳性。皮损边缘清楚，周围皮肤呈暗红色或紫色浸润。旧的损害可自愈，留下萎缩性或肥厚性瘢痕。损害可沿淋巴管扩散，在四周形成新的结节，有时候呈带状分布，如孢子丝菌病样，亦可经自我接种或损害直接蔓延而扩大。长期增殖性病变有可能癌变。患者自觉症状轻微，除非有继发细菌感染，否则全身情况一般很好。

四、实验室检查

1. 真菌镜检及培养。取患者脓液或皮损组织刮取物，直接镜检可见棕色圆形分隔的厚壁孢子，称为硬壳小体，对临床具有诊断意义。若需鉴定菌种，可作真菌培养，根据菌落形态、镜下特征，配合温度实验、生化实验及扫描电镜等方法鉴定。

2. 组织病理学检查。本病的组织病理变化为慢性化脓肉芽肿性炎症和假上皮瘤样增生，在脓肿及多核巨细胞中可见不同形态的棕黄色圆形厚壁孢子，称硬壳小体。

五、诊断与鉴别诊断

1. 诊断。根据病史、临床表现、皮损直接镜检或病理切片发现硬壳小体及培养有暗色孢科真菌生长可作出诊断。

2. 鉴别诊断。本病需与疣状皮肤结核、梅毒、原发性皮肤芽生菌病、原发性皮肤球孢子菌病、孢子丝菌病、鳞状细胞癌等鉴别，主要根据真菌学检查和组织病理学检查作出鉴别诊断。

六、临床处理

宜早期发现、早期治疗。早期可将皮肤损害彻底切除。

1. 口服伊曲康唑 200 ～ 600mg/d，疗程 12 ～ 36 个月。

2. 两性霉素 B 0.5 ～ 1.0mg/（kg·d），与 5- 氟尿嘧啶 100 ～ 200mg/（kg·d）联合应用，4 次分服，疗程至少 1 个月。

3. 可配合服用碘化钾、维生素 D_2 等。

4. 局部温热疗法或局部注射两性霉素 B。

5. 若损害面积广泛，可考虑病变区切除并植皮，应同时使用抗真菌药防止真菌扩散。

（谢治　韦冠京）

第六节　马尔尼菲篮状菌病

马尔尼菲篮状菌病由马尔尼菲篮状菌（*Talaromyces marneffei*）引起，原名马尔尼菲青霉（*Penicillium marneffei*），是一种机会致病的温度依赖性双相真菌，在南亚和东南亚热带国家有区域性流行，可引起播散性真菌病。广西是马尔尼菲篮状菌病的流行区，故临床医生应对其提高警惕。

一、流行病学

1. 流行地区和传播特点。马尔尼菲篮状菌病的流行地区包括中国南方的广西、广东、云南、香港和台湾等地，东盟国家越南、泰国、柬埔寨、老挝等，以及印度北部。其他如澳大利亚、欧美国家、日本等非流行地区也曾报道与旅行有关的马尔尼菲篮状菌病。随着流动人口数量逐年增加，本病已超越了原来的流行区，在中国其他省市也相继有报道。

研究发现，除感染人外，野生竹鼠是马尔尼菲篮状菌的自然动物宿主。然而，在竹鼠的人工养殖场中并没有发现该菌，也没有证据表明动物对人存在直接传播。推测人和竹鼠共同暴露于一个尚未阐明的环境感染源中，竹鼠起到扩散病原菌的作用。

2. 易感人群。在马尔尼菲篮状菌病流行区，AIDS 患者是最主要的易感人群。然而，近年来在非 HIV 感染者中，马尔尼菲篮状菌感染的发病率呈上升趋势。其中，抗干扰素 - γ（interferon- γ，IFN- γ）自身抗体导致的获得性成人免疫缺陷综合征与成年人非 HIV 马尔尼菲篮状菌感染高度相关。此外，马尔尼菲篮状菌病亦见于系统性红斑狼疮等结缔组织病、恶性肿瘤、器官移植使用免疫抑制剂等患者及其他继发性免疫受损患者。

据统计，非 HIV 患者中的儿童患者占比为 6.0% ～ 7.5%。儿童感染马尔尼菲篮状菌通常与各种形式的免疫相关基础疾病和原发性免疫缺陷（primary immunodeficiencies，PIDs）相关，其潜在机制为 IFN- γ 和 IL-17 相关的通路受损，导致免疫反应功能缺陷。

二、病因与发病机制

1956 年，Capponi 等首次从越南南部一只中华竹鼠肿大的肝脏分离出该菌。1959 年，Segretain 正式描述了其真菌学特点，并将其命名为马尔尼菲青霉菌，以纪念当时的印度支那巴斯德研究所所长 Hubert Marneffe。2011 年，基于现代分子分型方法，将其从青霉属划归篮状菌属，故现在称之为马尔尼菲篮状菌，它是目前篮状菌属已知的 200 多种菌种中唯一的温度依赖性双相真菌。

三、临床表现

马尔尼菲篮状菌病的严重程度与患者免疫机能的状态和诊断的时机有关。潜伏期长短不一，急性发病的潜伏期为 1 ～ 3 周，亦可在潜伏感染后数年才致病。临床上可分为局灶性感染和系统播散性感染。

（一）局灶性感染

早期马尔尼菲篮状菌感染可能只累及单一器官，局部原发病灶与真菌入侵门户有关，如角膜或肺，不累及全身。症状和体征无明显特异性。

（二）系统播散性感染

系统性感染通常与 HIV/AIDS 患者或免疫受损的 HIV 阴性患者有关，可从两个及以上非连续的组织和器官、血液或骨髓中分离出该菌。无明显特异性症状和体征。

1. 全身症状。发热、咳嗽、体重减轻、疲劳、腹胀、腹泻、肝脾肿大和淋巴结肿大等，常被误诊为结核病等疾病，鉴别诊断十分困难。

2. 皮损。65% ～ 85% 的马尔尼菲篮状菌感染者会出现皮损，因此皮损常成为引起注意的第一个体征，对本病的诊断有很强的提示作用。特征性皮损为中心坏死的软疣样丘疹，坏死处凹陷呈脐窝状，好发于面部、躯干上部等。此外，还可出现丘疹、脓疱、结节、皮下脓肿、囊肿或溃疡。这些皮疹是马尔尼菲篮状菌血源播散至皮肤所致，这些皮损易培养出马尔尼菲篮状菌。此外，马尔尼菲篮状菌病还会出现反应性皮疹，如 Sweet 综合征、红斑性结节、表皮脓疱病以及脓疱性银屑病样皮疹，反应性皮损真菌培养阴性，通常见于抗 IFN-γ 自身抗体阳性的获得性成人免疫缺陷综合征的患者。

3. 呼吸系统。国内外报道的病例中，多有肺部病变。症状包括咳嗽、咳痰、气紧、胸痛、咯血；体征有听诊呼吸音减弱，可闻及湿啰音、胸膜摩擦音等。

4. 其他系统。骨关节病变，常见于非 HIV 感染者。X 线检查病灶多位于脊柱、肋骨、四肢等部位，呈虫蚀样溶骨性损害，有骨膜反应，也可出现骨质增生、骨髓炎病变等改变。血液系统受累常出现不同程度贫血、白细胞数增高、中性粒细胞核左移、血沉加快等异常。消化系统受累常出现肝脾肿大、腹痛、腹泻、稀便或脓血便等。

四、实验室检查

1. 直接镜检。脓液、支气管肺泡灌洗液（BALF）、骨髓涂片，淋巴结抽吸物或皮肤印片直接镜检有助于快速初步诊断。在重度菌血症患者的外周血涂片上可见到该菌体，即典型圆形或卵形有明显横隔的细胞，常在巨噬细胞内。吉姆萨染色、瑞氏染色、甲胺银染色、PAS 染色以及荧光增白剂均可用于染色直接涂片镜检。

2. 真菌培养和鉴定。从组织或体液中分离培养出马尔尼菲篮状菌即可确诊。鉴别马尔尼菲篮状菌的依据主要是温度依赖的双相转化表现：在 25℃的沙氏培养基上长出黄绿色、灰绿色绒毛状菌落，并产生酒红色可溶性色素；镜下见无色透明分隔菌丝和典型帚状枝。在 37℃的脑心浸膏培养基上长出酵母样菌落，有脑回样皱褶，淡灰褐色或奶酪色，湿润；镜下可见圆形、椭圆形酵母细胞，裂殖。

3. 组织病理学检查。马尔尼菲篮状菌感染的组织病理表现包括肉芽肿、化脓反应和非反应性坏死。可见马尔尼菲篮状菌为分布在巨噬细胞和组织细胞内外的酵母样细胞，直径 2～6μm，呈椭圆形、圆形或腊肠状，有典型的横隔。酵母样细胞的横隔是组织病理切片及骨髓涂片中区分马尔尼菲篮状菌与组织胞浆菌的主要特征。病理染色方法以六胺银或 PAS 染色为佳。

4. 免疫学检查。包括以马尔尼菲篮状菌甘露糖蛋白成分 Mp1p 开发的特异性抗体或抗原检测试剂。此外，曲霉半乳甘露聚糖抗原（GM 实验）和真菌 β-D- 葡聚糖抗原检测试验（G 试验），可以作为筛查工具辅助诊断马尔尼菲篮状菌感染。

5. 基质辅助激光解吸 / 电离 - 飞行时间（MALDI-TOF）法。可用于马尔尼菲篮状菌的鉴定。此外，基于宏基因组学的二代测序（mNGS）对于疑难的播散性马尔尼菲篮状菌感染具有一定的诊断价值。

6. 皮肤镜检查。偏光皮肤镜检查可观察到马尔尼菲篮状菌病患者有四种类型的皮肤病变：软疣样皮疹、毛囊炎或痤疮样皮疹、黄瘤样皮疹和溃疡。此外，病灶内或周围埋有不同的血管是另一特征，几乎每个病灶都有不规则的点状、丛状、瘤状或发夹状血管出现。皮肤镜检查有助于马尔尼菲篮状菌皮肤感染的早期诊断，并将其与皮肤组织胞浆菌病、利什曼病等具有类似外观的疾病相区别。

五、诊断与鉴别诊断

（一）诊断

对于具有以下高危因素的患者应警惕马尔尼菲篮状菌病：

1.全身症状有发热、体重减轻、疲劳、肝脾肿大、淋巴结肿大、呼吸异常且对抗生素治疗无反应者。

2. CD4 计数＜100 个细胞 /μL 的晚期 HIV 患者；或有原发性免疫缺陷的情况，如抗 IFN-γ 自身抗体相关的成人免疫缺陷综合征、CYBB 或 CD40L 突变、STAT1/STAT3 通路功能获得突变的儿童患者；或有除 HIV 以外的继发性免疫缺陷病，如需要糖皮质激素和（或）其他免疫抑制剂治疗的自身免疫性疾病、实体或血液系统恶性肿瘤、实体器官或造血干细胞移植、采用新型靶向治疗（如针对 CD20 的单克隆抗体和激酶抑制剂）的疾病。

3. 流行地区居民，或有流行地区旅行史者。对临床疑似患者可取临床标本直接镜检、真菌培养和组织病理学检查发现马尔尼菲篮状菌即可确诊。免疫学检查、NGS 和 PCR 等分子生物学方法有协助诊断价值。

（二）鉴别诊断

本病需与结核、非结核分枝杆菌感染、组织胞浆菌病等感染性疾病，以及淋巴瘤等肿瘤性疾病鉴别。

六、临床处理

两性霉素 B 脱氧胆酸盐制剂（D-AmB）是重症马尔尼菲篮状菌感染的一线初治抗真菌药。国际指南对合并马尔尼菲篮状菌病的 HIV 感染者推荐的治疗方案是：诱导期口服 D-AmB，0.6～1.0mg/（kg·d），持续 2 周；维持期口服伊曲康唑 400mg/d，持续 10 天；最后口服伊曲康唑 200mg/d，作为二级预防措施，至少持续 6 个月，直到 CD4 计数＞100 个细胞 /μL。两性霉素 B 脂质体（L-AmB），3～5mg/（kg·d），比 D-AmB 有效且患者耐受性更好。伏立康唑是治疗播散性马尔尼菲篮状菌病的有效选择，对 HIV 感染者的治疗方案为口服 6mg/kg，每天 2 次，持续 1 天；之后改为 4mg/kg，每天 2 次，持续 10～14 天；口服伏立康唑 200mg，每天 2 次，持续 12 周。

特殊人群：HIV 阴性的马尔尼菲篮状菌感染的儿童。HIV 阴性的马尔尼菲篮状菌病儿童患者的临床治疗经验有限。有研究显示：给予伏立康唑 7mg/kg，每天 2 次，至少持续 12 天；随后口服至少 13 周，70%～80% 的儿童在初次和长期随访评估中对治疗有完全反应。治疗期间和治疗后均未见不良事件。D-AmB 1mg/（kg·d）已用于治疗儿童马尔尼菲篮状菌感染，但肾毒性显著。

目前，对于非 HIV 感染者，马尔尼菲篮状菌病相关的治疗持续时间和预防措施尚无标准建议。据文献报道，与 HIV 感染者相比，非 HIV 感染者的治疗时间显著延长，部分病例可能需要终身治疗。

（曹存巍）

第七节　隐球菌病

隐球菌病（cryptococcosis）主要是由新生隐球菌及格特隐球菌引起的侵袭性感染性疾病。易感人群为免疫功能低下的患者，常见的感染部位有中枢神经系统和肺部，也可见于皮肤、骨骼，严重者导致全身播散性感染。

一、流行病学

新生隐球菌（*Cryptococcus neoformans*）广泛分布于世界各地，主要感染免疫缺陷人群，如 HIV 感染者或长期服用免疫抑制剂者。新生隐球菌可分为新生隐球菌格鲁比变种（*Cryptococcus neoformans var. grubii*）和新生隐球菌新生变种（*Cryptococcus neoformans var. neoformans*），其中我国的隐球菌优势群是新生隐球菌格鲁比变种。格特隐球菌（*Cryptococcus gatti*）所致感染较少见，主要分布于热带和亚热带地区。近年来，一项研究发现广西地区隐球菌病约有 10% 为格特隐球菌感染引起。由于格特隐球菌能够逃避或抑制宿主的保护性免疫反应，主要感染免疫正常人群。因此，隐球菌病在任何年龄均可发病，但以 30 ～ 60 岁最为常见，男性多于女性。欧美、南非等国家的隐球菌主要感染免疫功能低下的患者，而我国隐球菌感染者通常未见明显免疫受损。

二、病因与发病机制

隐球菌种类繁多，常见引起人类感染的隐球菌为新生隐球菌和格特隐球菌，带菌的鸽粪和土壤（尤其是种植桉树或针叶类树木区域的土壤）是主要传染源。人体主要通过吸入空气中隐球菌孢子或空气中干燥酵母而发生感染，极少部分也可经由皮肤或消化道感染。隐球菌的毒力因子主要包括荚膜、黑色素、脲酶、磷脂酶、降解酶等，其中最主要的毒力因子是荚膜（capsule）。

三、临床表现

1. 中枢神经系统。隐球菌最常侵犯的部位是中枢神经系统，占隐球菌病的 70% ～ 80%，该菌好犯（易侵犯）中枢神经系统的原因尚不清楚。临床上可分为脑膜脑炎型、脑膜炎型及肉芽肿型三型。其中隐球菌性脑膜炎是临床上最常见的类型，渐进性头痛为大多数病例的突出表现，一般为胀痛伴头顶部压迫感，开始为间歇性发作，后转为持续性伴阵发性加剧，多数伴有发热、恶心、呕吐症状，部分患者还可出现行为改变、精神错乱、嗜睡、定向力障碍等神经精神症状。脑实质受累可出现感觉障碍、运动障碍、痴呆和癫痫发作等症状。查体可发现脑膜刺激征、锥体束征、视神经乳头水肿等体征。

2. 肺部。肺部是隐球菌的主要入侵门户，其严重程度取决于患者的免疫状态，轻者可无明显临床症状和体征，重者可发生急性呼吸窘迫综合征。临床表现缺乏特异性，咳嗽、咳痰、咯血、胸闷及发热等为最常见的临床症状。体征视病情严重程度表现轻重不一，常见有听诊呼吸音减弱，偶可闻及肺部湿啰音、胸膜摩擦音，胸部叩诊呈浊音。大多数患肺隐球菌病的 AIDS 患者（大多数合并 AIDS 的肺隐球菌患者）会发展成播散性感染，60% ～ 70% 同时侵犯中枢神经系统。胸部 CT 及 X 线检查表现多样，最常见为单发或多发结节块状影、片状浸润影、弥漫混合病变。

3. 皮肤黏膜。皮肤隐球菌病占隐球菌感染的 10% ～ 15%，可分为原发型感染和继发型感染两种类型。大多数为继发型皮肤隐球菌病，其主要由中枢神经系统隐球菌病、肺隐球菌病或其他病灶经血行播散而来，该类患者病情较重。原发型皮肤隐球菌病较少见，多由外伤引起，其感染病灶可独立存在，也可以播散到其他部位，一般预后较好。皮肤隐球菌感染的皮损种类繁多，其中传染性软疣样带有脐凹的损害最常见，其他还可表现为丘疹、痤疮样脓疱、结节、溃疡、坏死甚至蜂窝组织炎等。

4. 其他表现。临床上还可见到骨、关节、眼、心脏、肝脏部位隐球菌病、隐球菌性败血症及其他部位的感染。

四、实验室检查

1. 真菌镜检和培养。取脑脊液、痰、尿液、血、肺泡灌洗液、水疱液等标本行墨汁染色涂片，镜下见到透亮的厚壁荚膜酵母细胞具有诊断意义，但应注意鉴别脓细胞及白细胞的假荚膜。墨汁染色涂片阳性率不高，故阴性不能排除感染。隐球菌培养阳性是诊断隐球菌病的金标准。将无菌组织标本接种在沙氏培养基（不含放线菌酮），分别置于25℃及37℃培养箱中培养，一般2～4天即有菌落生长，初为乳白色酵母样，之后为浅橘黄色，质地呈黏液状。少部分只能在25℃生长，在37℃不生长，但并不代表其不具有侵袭力。

2. 组织病理学检查。脑、肺、皮肤、骨髓等组织的病理学检查发现隐球菌可确诊。隐球菌呈圆形或椭圆形，直径2～20μm，在HE染色的组织病理片上，隐球菌荚膜不着色，故孢壁外常有3～5μm的空隙，菌体隐约可见呈淡粉色，但轮廓欠清晰，难以鉴别。PAS染色可使菌体、荚膜均呈红色。黏蛋白卡红染色可将荚膜染成鲜红色，从而清晰显示荚膜成分。目前认为六胺银染色下的隐球菌显示最为清晰，其菌体呈棕褐色，背景呈淡绿色。

3. 免疫学检查。检测体液如脑脊液、血清、尿液中隐球菌荚膜抗原的含量，常见的方法有乳胶凝集试验、酶联免疫分析法及侧流免疫层析法。隐球菌荚膜抗原检测具有较好的敏感性及特异性，且方便、快速，有助于临床上早期、快速诊断隐球菌病，最常采用侧流层析法进行检测。抗原阳性提示隐球菌感染，滴度的高低与疾病严重程度呈正相关。但由于隐球菌菌体死亡后仍持续释放荚膜多糖抗原，而机体清除抗原速度较慢，因此隐球菌荚膜抗原转阴不能判断隐球菌病治愈，即不能通过隐球菌荚膜抗原转阴作为判断隐球菌病治愈的标准。

4. 脑脊液常规及生化检查。典型的隐球菌性脑膜炎患者脑脊液（CSF）检查有"三高一低"的特点，"三高"为脑脊液压力升高、有核细胞数升高、蛋白升高，"一低"为葡萄糖降低。但隐球菌感染的脑脊液的特点极易与结核性脑膜炎、病毒性脑膜炎混淆，确诊需脑脊液涂片或培养发现隐球菌。

5. 分子检测。包括基因测序、基于PCR技术的多种方法。这些方法具有高灵敏性和高特异性，但不是临床上隐球菌病的常规诊断方法，而在菌种鉴定、分型、分子流行病学方面应用广泛。

五、诊断与鉴别诊断

1. 诊断。根据临床症状、体征，结合各种标本直接镜检、真菌培养或组织病理学检查发现隐球菌可作出诊断。若能早期及时诊断及治疗，可以显著改善患者预后、避免或减少后遗症的发生。早期诊断主要依靠临床医生高度警惕，怀疑本病时应及时完善隐球菌荚膜多糖抗原检测、真菌培养等相关检查以便进一步明确。

2. 鉴别诊断。中枢神经系统隐球菌病需与病毒性脑膜炎、结核性脑膜炎、颅内肿瘤等鉴别。肺隐球菌病需与肺癌、肺结核、肺脓肿及肺部其他真菌感染等影像学相似的疾病鉴别。皮肤隐球菌病需与传染性软疣、孢子丝菌病等鉴别。骨隐球菌病需与骨肿瘤、骨结核鉴别。隐球菌败血症需与其他真菌感染、细菌感染引起的败血症鉴别。

此外，凡是危重患者，如患实体或血液系统恶性肿瘤、AIDS以及使用化放疗或长期使用广谱抗生素、糖皮质激素者，在病程中突然出现头痛、恶心、呕吐、发热，应高度怀疑有中枢神经系统隐球菌感染。关键在临床表现结合真菌学检查以确诊。

六、临床处理

2010 年，美国感染病学会（Infectious Diseases Society of America，IDSA）指南指出隐球菌病治疗成败取决于患者的免疫状态、感染部位、抗真菌药物的毒性和患者的基础疾病。

（一）一般治疗
加强营养、提升免疫力等对症支持治疗，积极治疗导致免疫功能低下的基础疾病或潜在性疾病。

（二）抗真菌治疗
常用于抗隐球菌治疗的药物有两性霉素 B（或两性霉素 B 脂质体）、氟康唑、氟胞嘧啶、伊曲康唑等。综合已颁布的国外指南及国内专家共识，抗真菌治疗药物的具体用法及用量根据患者的免疫状态、感染部位及病情严重程度而定。

1. 中枢神经系统隐球菌感染。可采用诱导期、巩固期和维持期 3 个时期的分段治疗。根据不同的免疫状态选择不同治疗方案，具体可参考《隐球菌感染诊治专家共识》和《隐球菌性脑膜炎诊治专家共识》。

2. 肺部隐球菌感染。如果合并中枢神经系统感染，应联合抗真菌治疗方案和隐球菌性脑膜炎治疗方案。若排除感染隐球菌性脑膜炎，则根据是否感染 HIV 来选择治疗方案，具体可参考《隐球菌感染诊治专家共识》。

3. 皮肤隐球菌感染。继发性皮肤隐球菌感染需按照隐球菌性脑膜炎抗真菌方案治疗。原发性皮肤隐球菌感染推荐使用氟康唑 200 ～ 400mg/d，治疗 1 ～ 3 个月。局限性皮肤隐球菌病必要时可手术切除后酌情使用抗真菌药。对于 HIV 感染或病情严重者亦可选用两性霉素 B 治疗。

（李秀楹）

第八节　曲霉病

曲霉病（aspergillosis）是曲霉属中多种致病曲霉所引起的一种感染或非感染性疾病。皮肤烧伤后可引起皮肤感染。此外，曲霉毒素还可引起急性中毒和致癌。

一、流行病学

曲霉是临床常见的病原真菌，曲霉感染可发生在任何年龄、性别和种族，尤以免疫功能低下的人群多见。

二、病因与发病机制

曲霉属包括 132 个种和 18 个变种，绝大部分为非致病菌。曲霉生态适应性强、分布广、食性宽，是地球上分布最广泛的真菌之一，可产生大量孢子，腐生于植物、土壤等处。许多曲霉可导致植物致病，或者使鸟类、昆虫及家畜感染。对人类而言，曲霉是机会性致病菌。烟曲霉（*Aspergillus fumigatus*）是最常见的病原菌，90% 以上的侵袭性曲霉病由烟曲霉引起。其次为黄曲霉（*A. flavus*）、黑曲霉（*A. niger*）等。免疫功能低下的人群，如 AIDS、肺结核、糖尿病、实体或血液系统恶性肿瘤患者，长期使用免疫抑制剂、糖皮质激素和广谱抗生素者，吸入曲霉的孢子，或者皮肤黏膜破损处、外耳道、眼、鼻部被曲霉孢子侵入而引起感染或过敏反应，严重者可导致败血症。

三、临床表现

1. 皮肤曲霉病。临床较少见，分为原发性感染和继发性感染。原发性感染由曲霉在破损的皮肤上直接种植引起，通常发生于外伤、烧伤或手术创面，以及静脉穿刺部位。临床表现为皮肤坏死性溃疡、结节、皮下脓肿等。约 5% 的侵袭性曲霉病可血行播散至皮肤，初为丘疹、脓疱，后形成溃疡，中央坏死，表面结黑痂。

2. 肺曲霉病。呼吸系统曲霉病可分为变应性支气管肺曲霉病、肺曲霉球病及侵袭性肺曲霉病。

3. 其他曲霉病。包括曲霉性鼻 – 鼻窦炎、脑曲霉病及播散性曲霉病等。

四、实验室检查

1. 直接镜检。可取痰、支气管肺泡灌洗液（BALF）、耵聍、皮损破溃分泌物、脓液、活检组织印片等标本，以 10% KOH 溶液、荧光检测试剂染色直接涂片镜检，处理后可看到透明分支和 45° 分枝的菌丝。取自空气流通、供氧充足的脓腔或空洞病灶的标本有时可见典型的曲霉分生孢子头。

2. 真菌培养。标本直接镜检，在 25℃ 沙氏培养基上菌落生长速度快，表面呈绒毛状，呈灰绿色、黄绿色、黑色、棕色等。镜下可见分生孢子头和足细胞等曲霉特征性结构。

3. 组织病理学检查。曲霉病的组织病理反应一般为化脓性或混合性坏死性。由于血管栓塞和曲霉毒素的作用，坏死常很严重。曲霉在人体组织中为菌丝形态，HE 染色病理片可见菌丝，双分枝呈 45°，菌丝常指向一个方向或自中心放射，具特征性，PAS 染色更易看到。

4. 免疫学检测。

（1）特异性抗原检测。以曲霉细胞壁半乳甘露聚糖（galactomannan）作为特异性抗原开发的诊断试剂盒（Platelia Aspergillus galactomannan assay），简称 GM 试验，主要应用于侵袭性曲霉病的早期诊断，具有较好的敏感性和特异性。但该抗原与马尔尼菲篮状菌细胞壁成分存在交叉反应。

（2）特异性抗体检测。检测循环抗体的产生，但侵袭性曲霉病的阳性率较低。

5. MALDI-TOF 质谱分析。MALDI-TOF 是一种快速、可靠的曲霉菌菌种鉴定方法。

五、诊断与鉴别诊断

1. 诊断。根据临床表现、实验室检查，结合原有的基础疾病进行综合判断。从临床无菌标本中镜检、培养出曲霉，以及在病理组织中发现曲霉菌丝具有诊断意义。

2. 鉴别诊断。本病临床上需与细菌感染、其他真菌感染以及肿瘤等鉴别。

六、临床处理

曲霉病治疗涉及系统治疗，具体可参考已出版的曲霉病的诊断和管理指南（如 IDSA 发布的 2016

版曲霉病的诊断和管理临床实践指南)。

(曹存巍)

第九节 毛霉病

毛霉病又称藻菌病（phycomycosis）、接合菌病（zygomycosis），是由毛霉目（Mucorales）真菌引起的，可累及鼻、脑、肺、胃肠道、皮肤及其他组织和器官，甚至可血行播散至全身的真菌病，多数呈急剧发展，少数为慢性感染。

一、病因与发病机制

病原菌为毛霉目真菌，属于接合菌纲，为机会致病菌。最常引起人类感染的为少根根霉（*R. arrhizus*）。其中，毛霉属（*Mucot*）、根霉属（*Rhizopus*）、犁头霉属（*Absidia*）、根毛霉属（*Rhizomucor*）、被孢霉属（*Mortierella*）、共头霉属（*Syncephalastrum*）、小克银汉霉（*Cunninghamella*）和瓶霉属（*Saksenaea*）中的一些种能引起人或动物的感染。

本病在世界各地均有分布，为条件致病性感染。感染机制可能为外伤性植入或吸入。该类真菌产生的各种酶，例如弹性蛋白酶、胶原酶、脂肪酶和酯酶等，可能参与了发病机制。主要见于亚洲各国（尤其是印度）和非洲国家，我国及欧美国家少见。常见的危险因素包括：免疫抑制，如中性粒细胞缺乏、器官移植、HIV 感染，使用免疫抑制剂、细胞毒性药物、糖皮质激素等；代谢问题，如糖尿病酮症酸中毒、未控制的糖尿病、去铁胺治疗、慢性代谢性酸中毒等；皮肤软组织破损，如烧伤、外伤接种、手术伤口等；其他如静脉吸毒、早产儿、营养不良等。

二、临床表现

1. 鼻脑型毛霉病。为最常见类型之一，常见于糖尿病酸中毒患者。病原菌通过鼻、鼻窦和眼眶引起脑和脑膜血管栓塞，组织坏死；面部皮肤可肿胀，鼻分泌物黏稠，黑色带血，全身情况差，病情一般进展快，预后不良。

2. 皮肤型毛霉病。可分为原发性感染和继发性感染两种，是所有毛霉病中最轻的一型，死亡率低，预后较好。原发性皮肤和皮下组织感染一般发生在外伤部位，如胰岛素注射部位、导管处、伤口表面、器官移植、烧伤等，其损害形态各样，包括丘疹、斑块、脓疱、溃疡、深部脓肿和溃烂坏死等。继发性感染常来自肺或其他部位毛霉病播散，皮损开始为痛性结节，随后在苍白的边缘外再围以很窄的红色的环，逐渐扩大，直径可达数厘米，中央可出现溃疡、结黑色焦痂和坏死，可形成瘢痕。

3. 肺型毛霉病。其主要表现为进行性非特征性支气管炎和肺炎。

4. 其他毛霉病。包括消化道毛霉病及播散型毛霉病，累及消化道或播散全身。

三、实验室检查

1. 直接镜检。取痰、脓液、鼻分泌物、活组织等标本加 10% KOH 溶液直接镜检，镜下特征表现宽大菌丝，几乎不分隔。

2.真菌培养。将标本接种于 Sabouraud 琼脂上室温培养，多呈长毛样。特征性结构为孢子囊和孢子囊孢子。

3.组织病理学检查。一般在组织中引起化脓性炎症反应伴脓肿形成和化脓性坏死。坏死组织中有宽的菌丝，外围有狭窄的多形核巨细胞带。感染严重的组织内可见大片坏死和多形核白细胞广泛浸润。慢性感染较少见，表现为单纯肉芽肿反应或化脓性与肉芽肿性混合炎症反应。感染组织中可见血管壁坏死和真菌性栓塞，并引起组织梗死或血液及淋巴管扩散，常累及大血管。缺血性坏死区炎症较轻，组织中菌丝宽，直径为 $3 \sim 25\,\mu m$，平均为 $12\,\mu m$，长达 $200\,\mu m$，多呈中空；不分枝或不规则分枝，分枝呈直角；壁薄，仅偶有分隔；菌丝两侧不呈平行状，有时扭曲、折叠，形态奇特，偶有局限性的泡状膨大。某些接触空气的部位如鼻窦中偶可见孢子囊、孢囊梗。以 HE 染色最好，不需其他特殊染色。

四、诊断与鉴别诊断

1.诊断。皮肤毛霉病根据组织病理学检查、真菌培养结果阳性可作出诊断，真菌培养能确定菌种。因毛霉是在自然界中广泛存在的气生菌，所以从非无菌部位标本如痰、鼻分泌物中分离出的真菌并不一定有临床意义，应结合临床直接检查、组织病理学检查等慎重考虑。

2.鉴别诊断。本病无特异性表现，需与其他感染性肉芽肿、非感染性肉芽肿、皮肤肿瘤及多种疾病鉴别，主要依靠真菌培养和组织病理学检查作出鉴别诊断。

五、临床处理

皮肤毛霉病推荐治疗方案为外科清创术及一线抗真菌药物两性霉素 B 及其脂质体［AmB 脂质体：2019 欧洲毛霉病临床诊疗指南推荐的剂量是 $5 \sim 10mg/$（$kg \cdot d$），若出现肾功能异常，可酌情减小剂量，但依然建议最低的临界值控制在 5mg/（$kg \cdot d$）。补救治疗建议泊沙康唑（2019 年欧洲毛霉病临床诊疗指南推荐的剂量是 200mg，每天 4 次口服）］，同时积极治疗基础疾病，纠正免疫缺陷状态。

（周燕华）

第十节　虫霉病

虫霉病（entomophthoromycosis）是一种由虫霉目真菌引起的局限于皮下或鼻黏膜组织的慢性炎症性或肉芽肿性真菌病，包括蛙粪霉病（basidiobolomycosis）和耳曲霉病（conidiobolomycosis）。前者是由固孢蛙粪霉（*Basidiobolus ranarum*）感染引起的慢性无痛性皮下肿块；后者为耳霉（*Conidiobolus coronatus*）感染所致，表现为鼻面部肉芽肿性感染。虫霉病主要见于热带地区，如非洲、美洲中南部和东南亚地区，受感染者通常免疫功能正常。中国很少报道，2018 年广西在《新英格兰医学杂志》报道 1 例冠状耳霉致虫霉病。

一、流行病学

第一例具有完整记录的虫霉病病例来自一名开曼群岛的患者。根据全球各国和地区报告病例的原始情况，皮下虫霉病大多发生在热带以及亚热带气候的国家中，包括但不限于加勒比海群岛、印度次大陆、非洲、南美洲及泰国（清迈府地区）、墨西哥、美国南部。固孢蛙粪霉和耳霉是土壤、腐烂植物以及两栖动物和爬行动物体内的腐生菌。

二、病因与发病机制

虫霉病由固孢蛙粪霉或耳霉接触感染引起。该类真菌存在于土壤、腐败植物及两栖动物和爬行动物的肠道内，昆虫也可成为带菌者。本病好发于接触此种真菌且免疫功能正常的农民，尤其是男性农民，或具有农业背景的人员。也有艾滋病和肾移植患者罹患本病的报告。

三、临床表现

蛙粪霉病好发于四肢近端和臀部，原发损害为皮下结节，逐渐增多、扩大、融合，形成斑块，边缘清楚，中央隆起，呈半球形，斑块一般不红、不破，无水肿、无波动、无压痛，但如口服糖皮质激素，斑块可化脓、破溃、流脓，此时真菌检查阳性率高。病程往往长达数月或数年，患者通常无自觉症状。皮肤外表现有邻近淋巴结肿大、回盲部慢性炎症（如腹痛、腹泻、低热等）、肾盂积水、肌肉和骨感染，极少出现鼻面部及躯干感染。

耳霉病的潜伏期未知。临床主要表现为鼻部肿物，感染灶起初表现为鼻腔结节，生长缓慢。患者首先出现鼻塞，鼻部溢液亦多见，然后出现弥漫性红斑浸润，鼻部皮肤增厚。感染部位包括脸颊、前额和嘴唇，可导致面部严重毁容，尤其是长期感染的患者脸部类似河马。尽管鼻窦炎常见，但病变部位很少溃烂。淋巴管扩散未见报道。患者无发热，无明显全身症状。

四、实验室检查

1.直接镜检。加 10% KOH 溶液对组织碎片和分泌物标本进行直接检查，可见宽大菌丝（直径 $4 \sim 10\,\mu m$），无规则且无间隔。

2.真菌培养。采用沙氏培养基，不加放线菌酮或氯霉素，于 $30 \sim 37\,℃$ 培养箱中进行培养。蛙粪霉菌落中等速度生长，质地蜡样有皱褶，表面颜色淡黄色到灰黄色，背面呈苍白色。耳霉菌落生长迅速，质地蜡样至粉状，表面颜色由白色变成米黄色、棕色，菌落背部呈苍白色。镜检有宽粗的菌丝，蛙粪霉菌有带龟嘴状的结合孢子，耳霉菌有弹射孢子发生。

3.组织病理学检查。蛙粪霉菌和耳霉菌的组织病理学特点相似。早期皮损可见大量嗜酸性粒细胞浸润，可见单根、短粗、薄壁菌丝，菌丝外围环绕 $3 \sim 5\,\mu m$ 嗜伊红样物质（Splendore-Hoeppli 现象），这是本病的特征性组织病理学特点，即嗜酸性晕轮包裹的菌丝表现出抗原 – 抗体反应。

4.分子检测。可通过分子生物学技术使用内部转录间隔区和核糖体 RNA 的 D1/D2 区的直接 DNA 测序进行分子鉴定。

五、诊断与鉴别诊断

1.诊断。根据皮损特征和发病部位，结合患者的性别、年龄及职业，应考虑本病。组织病理学检查、真菌培养结果阳性可确诊。但真菌培养阳性率低，通常 85% 的组织培养为阴性，这就需要对临床疑似病例在不同部位反复取材并进行上述检查以获取病原学依据。

2.鉴别诊断。本病需与结节病、鼻孢子虫病，以及良性和恶性鼻腔肿瘤如鼻息肉、淋巴瘤、硬结肿瘤和肉瘤，还有鼻脑霉病等深部真菌病鉴别。

六、临床处理

如果治疗及时且用药合理，则预后良好，死亡率约为2%。

10%碘化钾溶液是首选治疗药物，可从5mL/次，每天3次，逐渐加量至20mL/次，每天3次；酮康唑（400mg/d）、伊曲康唑（300mg/d）或氟康唑（300mg/d）持续治疗6个月，复方新诺明治疗也有效；少数文献报道用两性霉素B进行治疗。少数患者需要进行鼻窦外科清创手术，预后良好，但免疫功能低下的患者易传播感染和复发。

（曹存巍）

第十一节　放线菌病和诺卡菌病

放线菌病（actinomycosis）是由厌氧致病性放线菌引起的慢性、进行性、化脓性或肉芽肿性损害。诺卡菌病（nocardiosis）是由诺卡菌所致的一种急性或慢性化脓性或肉芽肿性改变。病原菌多因外伤侵入皮肤或经呼吸道吸入感染。

一、病因与发病机制

放线菌和诺卡菌并不是真菌，而是属于放线菌科不同属的细菌，因其所致的病酷似真菌感染，所以传统上将其列入真菌病中描述。放线菌有需氧性和厌氧性两大类。需氧性放线菌主要为诺卡菌，以星形诺卡菌（*Nocardiaasteroides*）最多见。厌氧性放线菌中最常见的是人型，即以色列放线菌（*Actinomyces israelii*），亦有其他类型，但不常见。尚无证据表明放线菌在人与人之间及人与动物之间直接传染。

放线菌广泛存在于各种生态环境中，也在正常人体内寄生，主要存在于口腔、胃肠道、女性生殖道、牙垢、扁桃体隐窝及龋齿、牙周脓肿等病灶处，一般不引起发病。当机体抵抗力下降或合并细菌感染时，局部缺氧环境有利于放线菌大量生长繁殖，导致其致病性增强，引起放线菌病。可发生于任何部位，但最常侵犯颌颈部、胸部、腹部，亦可引起脑部感染或单独侵犯皮肤、皮下组织。

诺卡菌在组织内和体外培养的形态均表现为很长的菌丝，其生长需要氧气，常可自土壤中分离出来。诺卡菌不是人体正常菌群，所以诺卡菌病属于外源性感染，经皮肤或呼吸道感染后直接向周围组织蔓延。

二、临床表现

（一）放线菌病

1.颌面部放线菌病。最常见，好发于面颈交界部、下颌角及颜面。患者多有近期口腔炎症或拔牙史。开始为局部肿胀或硬结，损害逐渐增大形成木板样硬度，与皮肤粘连，表面暗红，进而硬块软化，形成脓肿和开口于皮肤表面的瘘管，排出浆液性有臭味脓液或血性胶样液体，其中可见直径 1 ～ 2mm、坚硬、分叶状的硫磺色颗粒。脓肿周围可形成肉芽肿，陈旧损害可结疤，并继续形成新的脓肿、破溃及窦道，累及较大面积并继发其他细菌感染。患者全身情况一般良好，如无严重继发感染，多无疼痛。

2. 原发性皮肤放线菌感染。多因皮肤外伤或原有皮肤炎症病灶，病菌进入而引起。开始为局限性皮下结节，后与皮肤粘连、软化破溃，形成瘘管，从瘘管流出的脓液中可见硫磺色颗粒。损害缓慢向周围和深部组织扩展，形成肉芽肿、结节和多个瘘管，老的损害纤维化、形成瘢痕，呈硬板状。除继发细菌感染，一般无全身症状。

（二）诺卡菌病

1. 原发性皮肤感染。较少见，患者多有外伤史和接触土壤史。损害可类似于蜂窝织炎、脓疱疮和脓皮病，并可沿淋巴管分布发疹。一般健康人可自愈，少数患者可发生多发性皮下脓肿，并可引起血行播散。少数原发皮肤感染可进一步发展至皮下组织，引起足菌肿。

2. 诺卡菌足菌肿。表现为无明显自觉症状的慢性局限性皮肤肿胀，累及皮下组织、筋膜、骨骼，有窦道形成，窦道脓液中常见白色或黄色颗粒，可造成组织破坏、畸形。可发生于身体任何部位，但以暴露和易受外伤的手、足部多见。损害主要自局部向周围缓慢扩展，少数可经血行扩散引起内脏感染。多见于农村耕种方式落后、感染机会较多的人群。

三、实验室检查

1. 直接镜检。放线菌病可从瘘管引流液或刮取的坏死组织中查找到 0.3 ～ 3.0mm 质硬的黄白色颗粒。颗粒用 10% KOH 溶液或生理盐水制片，低倍镜下呈圆形或弯盘形周边放射状排列透明的棒状体。革兰氏染色油镜下可见革兰阳性纤细缠绕的菌丝体和圆形、杆状菌体，抗酸染色阴性。诺卡菌在自然界广泛存在，单分离出本菌并不能完全证明有临床意义，要注意排除实验室污染或呼吸道的寄生。与放线菌病的区别是其引起的内脏损害很少生成硫磺色颗粒。

2. 组织病理学检查。放线菌病组织病理学特征是广泛炎性浸润、炎性坏死及脓肿、炎性肉芽组织增生，紫红色云雾状放线菌菌落团，革兰氏染色有放线菌。对于诺卡菌，HE 染色不易着色，革兰氏染色可见纤细分支的丝状和连杆样菌体。改良的抗酸染色虽可使菌着色，但应与结核分枝杆菌区别。乌洛托品银染色阳性，PAS 染色则不着色。

四、诊断与鉴别诊断

1. 放线菌病。临床上表现为颈面部硬性肿块不能确定为肿瘤者，持续肺部慢性感染或肺脓疡、胸腔积液疗效不佳者，腹部硬性包块或术后切口形成瘘管者，均应考虑本病。应仔细反复地从引流物中查找硫磺色颗粒，并通过组织病理确诊。本病需与结核病、诺卡菌病、深部真菌病、细菌性或阿米巴肝脓疡、恶性肿瘤、阑尾炎、细菌性骨髓炎等鉴别。

2. 诺卡菌病。当有肺、脑或其他内脏及皮肤炎症性损害而原因不明时，应考虑本病，确诊主要靠实验室检查找到病原体。本病需与皮肤结核、孢子丝菌病、放线菌足菌肿等鉴别。诺卡菌足菌肿应注意与着色芽生菌病、暗色丝孢霉病、皮肤结核以及其他疾病鉴别。

五、临床处理

（一）放线菌病

强调早期治疗、合理用药、疗程足。

1. 药物治疗。首选青霉素。200万～2400万 U/d 静脉滴注，连用 2～6 周或更长，后改为青霉素或阿莫西林口服半年至 1 年，近年主张个性化治疗。磺胺类可加强青霉素疗效，常用复方新诺明口服 1～2g/d。青霉素过敏者可选用红霉素、四环素、利福平、克林霉素或头孢类抗生素，但剂量宜大，疗程稍长。

2. 手术切除。病灶局限者可手术切除，尽量清除病灶并配合药物治疗，不能切除者应切开引流，使其充分透气，改变厌氧环境，不利放线菌生长。

3. 其他。对颈面部潜在的病灶，药物治疗的同时可配合 X 线局部照射，亦可充分开放伤口，用过氧化氢溶液冲洗，以 2% 普鲁卡因溶液稀释青霉素在病灶周围浸润及瘘道内灌注。

（二）诺卡菌病

早期合理治疗可避免播散的发生。首选磺胺类药物，磺胺达嗪对本病有特效，但每天剂量需 6～10g，并需应用 3～6 个月，亦可选择磺胺嘧啶钠 4～6g/d、复方新诺明 2g/d，首剂加倍。用药应持续到皮损消退，常需数月至半年以上。对磺胺药过敏者可改用四环素、红霉素、米诺环素、多西环素（强力霉素）、阿米卡星、亚胺培南（西司他丁）。通常诺卡菌对氨苄西林、头孢噻肟、妥布霉素耐药。

免疫力低下者应配合支持疗法和免疫增强药，有脓肿形成者应及时切开引流或局部清创处理。

（韦立莉）

第四章　寄生虫和昆虫性皮肤病

寄生虫和昆虫性皮肤病会危害人类的健康，甚至影响社会经济的发展，已成为一个全世界严重的公共卫生问题。广西此类疾病时有发生，特别是山地和海边，值得重视。

寄生虫和昆虫与人类的关系：一是致病性原虫和蠕虫寄生在人体内，少数在皮肤上或皮内；二是寄生虫和昆虫可寄生于其他哺乳动物或鸟类，与人类成交替宿主；三是有些吸食动物体血的虫类可侵袭人类；四是有的虫类和人类并无直接的生物学关系，但它们体表的刺胞具有强烈的毒性作用，接触会对人体产生刺激或致敏作用。

寄生虫和昆虫致病机理有机械性损伤如刺、咬、裂伤，毒液直接接触引起，虫体直接侵入人体形成寄生或临时寄生，刺吸血液会引起媒介作用传播多种疾病。

较多皮肤损害具有相当特征性，可为早期诊断、治疗提供重要的依据和线索。因此，应加强对寄生虫和昆虫性皮肤病的认知、治疗和防护，服务好广西社会经济发展。

（严煜林）

第一节　疥疮

疥疮俗称"癞渣"，是由疥螨在人体皮肤表皮层内引起的接触性传染性皮肤病。疥螨是一种永久性寄生螨，可寄生在人和哺乳动物的皮肤内。分为两大类：一类寄生在人体的称人型疥螨；另一类寄生在牛、马、猪、羊、狗、骆驼、家禽等动物身上的称动物疥螨。两类也可相互侵犯，但病情较轻，生存时间短。

一、病因与发病机制

疥疮由人型疥螨通过直接接触（包括性接触）而传染，如同床、握手等。疥螨还可在衣服、被褥、枕巾、毛巾等物品上生存。疥螨离开人体后仍可存活 2～3 天，因此也可通过患者使用过的物品间接接触传染。在家庭或集体单位中易相互传染，多人同患。

疥螨的生活过程分卵、幼虫（前幼虫、幼虫）、若虫、成虫四期。卵呈球形，3～5 天孵化为幼虫，再经 3～4 天变为若虫，最后经两次蜕皮变为成虫。成虫后寄生在人体表皮角质层内，会在皮下开凿一条与体表平行迂曲的隧道。雄性成虫和雌性二期若虫（青春期雌虫）常于夜间在皮肤表面交配，雄虫交配后不久即死去，雌性二期若虫交配后 20～30 分钟发掘隧道钻入宿主皮内激发剧烈夜间瘙痒，并在隧道中蜕皮成为雌性成虫，寿命 5～6 周。

免疫荧光研究提示患者有皮肤血管炎样改变，可出现 IgM 和补体 C3 结合物，说明疥疮发病参与体液免疫反应。组织病理学则提示疥疮皮损由细胞免疫反应引发，其周围的浸润细胞为淋巴细胞，主要是 T 淋巴细胞。

二、临床表现

1. 发病季节。多发于冬季。

2. 好发部位。手指缝及其两侧、腕屈面、肘窝、腋窝、脐周、腰围、下腹部、生殖器、腹股沟及股上部内侧等皮肤薄嫩部位，以手指缝处最为常见，也可累及其他部位，但成人头面部、足跖常少累及，而婴儿足跖及足趾缝、头面部均可累及。

3. 皮损特征。初为针头大小的丘疱疹和疱疹，疏散分布，色微红，疱疹发亮，内含浆液，无红晕。有时见疥螨在表皮内穿凿的数毫米长的线状隧道，疥螨藏在隧道的盲端，这是疥螨的特有症状。搔抓后继发抓痕、血痂、点状色素沉着、湿疹样变和脓疱。在婴儿或儿童中偶可发生以大疱为主的皮损，称为大疱性疥疮；儿童或成年男性在阴囊、阴茎等处可出现淡色或红褐色，绿豆至黄豆大半球形炎性硬结节，称为疥疮结节或结节性疥疮。

4. 症状。奇痒，以夜间为剧，可能由于疥螨昼伏夜出，雌虫在皮内掘隧道时刺激皮肤神经末梢而引起。

5. 病程。慢性，持续数周至数月。如治疗不彻底，可于翌年冬季复发。

6. 特殊类型。特殊类型的疥疮称为"挪威疥"，是一种严重的疥疮，多发生于身体虚弱或免疫功能低下的患者，多为营养不良、智力不全、个人卫生很差者，或患有肺结核、结缔组织病等患者。特点是皮肤干燥、结痂、感染化脓严重，指（趾）端有大量银屑病样鳞屑，指间肿胀，指甲增厚弯曲变形，手掌角化过度，毛发干枯脱落，头皮和面部有较厚的鳞屑和化脓结痂，局部淋巴结肿大，有特殊的异味，患处常可查到较多的疥螨。

三、实验室检查

1. 采用针挑法或矿物油刮检法，用显微镜检查疥螨、卵或碎块。

2. 组织病理学检查。表皮呈急性湿疹性组织反应型，表现为不规则的棘细胞层肥厚，有较多的海绵状水肿及炎细胞外渗，可形成表皮内水疱。隧道多在角层内，并可位于棘层，有时可见虫卵或虫体。表皮周围多为显著的血管周围炎细胞浸润。

四、诊断与鉴别诊断

1. 诊断。根据有传染病接触史和好发部位，尤以指间有丘疹、丘疱疹和隧道，夜间剧痒，家中或集体单位常有同样的患者，一般不难作出诊断。

2. 鉴别诊断。本病需与寻常痒疹、皮肤瘙痒症、丘疹性麻疹、虱病、湿疹等鉴别。

五、临床处理

（一）治疗原则

杀虫、止痒、治疗并发症，争取早发现、早诊断、早治疗。家中或集体单位的患者要同时治疗。

1. 常用的药物及使用方法。10% ~ 15% 硫磺软膏，儿童浓度减半，使用方法：成人颈部以下，儿童包括头面部，涂抹均匀，每天早晚各 1 次，连用 3 天；搽药期间不洗澡、不换衣服，第 3 天提前高温处理次日需更换的衣物和床上用品，第 4 天沐浴、更衣，并将近几周内接触污染的衣服、被褥煮沸消毒，不能水煮的如棉被等，可以烘烤、电熨斗或电吹风高热处理；如未完全控制新发皮疹，1 周后重复以上流程 1 次；治疗后观察 2 周，如无新皮疹出现，即为痊愈。成人可用 1% γ–666 乳剂或软膏，使用方法：单次用药（常用剂量为 30g），外搽颈部以下全身皮肤，保留药物 24 小时后洗澡，清洁消毒方法同硫磺软膏方法，孕妇、哺乳期妇女禁止使用。瘙痒严重者或有湿疹者给予抗组胺药，继发感染者要加用抗生素。对于免疫功能缺陷人群反复发作者，尤其是发生挪威疥疮者，可口服伊维菌素。

2. 疥疮结节的治疗。成人可以口服沙利度胺（按说明避孕），可以皮损内注射长效糖皮质激素，曲安奈德新霉素贴膏局部外贴。

（二）预防

注意个人卫生，勤洗澡、勤换衣、勤晒被褥，不与患者同居、握手，衣服不能和患者的衣服放在一起，发现身边有疥疮患者要及时治疗，换下的衣服要煮沸灭虫，不能煮烫的用塑料包扎 1 周，待疥螨饿死后清洗。

（廖烈兰）

第二节　隐翅虫皮炎

隐翅虫皮炎是由皮肤接触隐翅虫毒液后引起的急性接触性皮肤炎症反应。

一、病因与发病机制

隐翅虫是一种黑色蚁形小飞虫，虫体为 0.6～0.8cm，头黑色、胸橘黄色，前腹部为黑色鞘翅所覆盖，有足 3 对，尾刺 2 个，全身被盖短毛。该虫白天栖居在潮湿的草地、稻田、菜园等阴暗处，昼伏夜出，有趋光性，多在夜间有灯光尤其是有日光灯的地方成群飞行。每年 4—9 月繁殖较快，7—8 月是隐翅虫皮炎发病的高峰期。

该虫虫体各段均含有毒素，为一种强酸性的毒汁，pH 值 1～2，该虫落在皮肤上叮咬或爬行受拍打、挤压时可释放毒液，并沿搔抓或挤压方向分布，引起急性接触性皮炎。

二、临床表现

1. 好发部位。皮疹常发生于面颈、胸、背、上肢、下肢等露出部位，男女老幼均可受侵。

2. 症状。瘙痒、灼痛，严重者可出现发热、头痛、头晕、恶心、淋巴结肿大等全身症状，若继发感染则使病情加重

3. 皮损特征。接触部位出现点状、线状、条索状或带状水肿性红斑，周围可见群集或散在丘疹，约 12 小时后出现透明的薄壁水疱、小脓疱，部分脓疱可融合成片，常因搔抓引起鲜红色糜烂面，少数严重者可发生灰黑色坏死。若侵犯眼睑时，可致眼睑红肿，结膜充血。

4. 病程。1～2 周。

三、诊断与鉴别诊断

1. 诊断。在夏秋季节于身体的露出部位，晨起后突然出现的条索状、点状或斑片状、水肿性红斑、丘疹、水疱或脓疱，有瘙痒和灼痛感，应考虑本病。

2. 鉴别诊断。本病需与湿疹、接触性皮炎、脓疱疮、虫咬皮炎等鉴别。

四、临床处理

1. 治疗。局部尽早用肥皂水清洗，红斑、丘疹损害涂季德胜蛇药片或炉甘石洗剂或糖皮质激素霜剂，若红肿明显或有糜烂面，可用 5% 碳酸氢钠溶液或 1∶5000 高锰酸钾溶液进行冷湿敷；若有脓疱或发生继发感染，应进行抗感染治疗。可口服抗组胺药止痒，病情较重时短期口服类固醇皮质激素，减轻炎症反应、缩短愈合时间，使用剂量依病情而定。

2. 预防。搞好环境卫生，清除住宅周围的杂草、垃圾，消灭隐翅虫的滋生地。安装纱门、纱窗或挂蚊帐防止毒虫侵入。睡眠时要熄灭室内灯光。如发现皮肤上落有虫体不要用手直接捏取或拍击，应将虫体拨落在地后用脚踩死。

（廖烈兰）

第三节　毛虫皮炎

毛虫皮炎（caterpillar dermatitis）是指毛虫的毒毛或毒刺刺伤皮肤后，其上毒液引起的瘙痒性、炎症性皮肤病。常见致病毛虫有刺毛虫、松毛虫，它们分别寄生在果树、草地和松树、桑树等，其引起的皮肤病分别称为刺毛虫皮炎、松毛虫皮炎。

一、刺毛虫皮炎

本病由刺毛虫的毒刺刺伤皮肤后碱性毒液释放所引起，多于 6—9 月刺毛虫活动期发生。

（一）病因与发病机制

刺毛虫常生活在树林、田野、草地，长约 5cm，呈黑褐色，全身长满针状、有微细导管的细毛，内含碱性液体。当毒毛刺入人体皮肤后，毒液注入皮内引起皮炎，亦可因接触毒液污染的衣物而引起。

（二）临床表现

1. 好发部位。

面、手、颈、前臂等露出部位。

2. 症状。

被刺局部很快出现刺痒、灼痛，不久即出现外痒内痛的特征性症状。多数患者全身症状轻微，但严重者也可致死。

3. 皮损特征。

刺伤约 30 分钟，首先在刺伤部位的中心出现米粒大丘疹或水疱，周围有水肿、浸润、潮红呈风团样红斑，6～7 小时后水肿性红斑消退留下中央的丘疹，但丘疹又可转变为风团样损害，如此反复发作。若多处皮肤刺伤或毒毛散布在衣服内，可形成弥漫性泛发性的风团样红斑；如累及眼部可引起急性结膜炎、角膜炎；如发生在唇部可引起口唇高度肿胀。

4. 病程。

一般 1 ～ 2 周能完全恢复。

（三）诊断与鉴别诊断

1. 诊断。

在发病前有在树阴下纳凉或接触树上的刺毛虫及虫茧的病史，刺伤后皮肤发痒，不久即感外痒内痛。在皮疹中央用皮肤镜检查常可发现刺毛，可作出诊断。

2. 鉴别诊断。

本病需与松毛虫皮炎鉴别。

（四）临床处理

1. 治疗。

反复用胶布粘贴患处拔除毒毛。局部涂清凉止痒剂或糖皮质激素外用制剂。瘙痒明显，加服抗组胺药治疗。如急性结膜炎、角膜炎、口唇高度肿胀者，必要时短期口服小剂量泼尼松治疗。

2. 预防。

在刺毛虫盛发季节可用 5% ～ 10% 滴滴涕乳剂或用 1% 敌百虫水溶液喷洒树干树叶，以杀死幼虫。摘除有卵块的树叶烧死虫卵，夜间用诱光灯捕杀虫蛾。加强个人防护，不要在有刺毛虫的树阴下纳凉，儿童不要在树下嬉戏，亦不要在树下晒衣服、被褥、尿布等，不要用手直接摘有刺毛虫的树枝、树叶。

二、松毛虫皮炎

本病是接触松毛虫的毒毛后所引起的急性皮炎，常伴有骨关节损害。

（一）病因与发病机制

松毛虫属鳞翅目叶蛾科，其幼虫及其蜕皮、茧上均有大量毒毛，毒毛含有蚁醛类和类组胺等物质的毒素，刺进皮肤后释放毒素引发急性皮炎，经皮吸收引起中毒，毒素与骨组织有亲和力，影响蛋白多糖和胶原等有机质的合成，使骨盐溶解，故主要累及骨、关节。亦可通过接触被毒毛污染的杂草、肥料或水源而致病。根据国内调查资料，死虫毒毛的毒性比活虫更强。

（二）临床表现

1. 好发部位。人体皮肤露出部位。

2. 症状。接触松毛虫后局部疼痛、刺痒，部分患者可伴有低热、乏力、头痛、精神不佳、食欲不振、全身不适等中毒症状。

3. 皮损特征。接触松毛虫毒毛后数分钟至 48 小时，接触处出现丘疹、风团，数小时至数天内演变成结节样红斑、水疱、皮下结节或皮下血肿，少数出现全身风团。

4. 病程。一般 3 ～ 7 天可消退。

5. 松毛虫关节炎。皮炎发生后 1 ～ 2 周会出现手、足小关节肿痛、压痛、功能障碍，也可累及肘、膝、踝等关节及软骨，多为单个关节发病。多于 1 ～ 2 周逐渐消退。少数反复发作可造成骨、关节畸形，甚至丧失劳动力。X 线检查表现为骨质有局限性疏松甚至骨质破坏。

（三）诊断与鉴别诊断

1. 诊断。

接触松毛虫后出现上述皮炎、关节炎等典型症状，用皮肤镜在皮肤刺入处观察到毒毛可作出诊断。

2. 鉴别诊断。

本病需与类风湿关节炎、化脓性关节炎、骨关节结核等鉴别。

（四）临床处理

1. 治疗。

反复用胶布粘贴患处拔除毒毛。局部外用清凉止痒剂或激素外用制剂。服抗组胺药止痒。对关节炎急性期可口服糖皮质激素及非激素类抗炎药。

2. 预防。

及时喷洒药物杀灭松毛虫，灭虫后将虫体及茧壳集中焚烧或深埋，以免毒毛污染水源。对松毛虫盛发期的松林应实行封山管理。个人应做好防护，如接触到松毛虫或毒毛污染物应立即用肥皂水或碱水清洗接触部位。

（廖烈兰）

第四节　蜂蜇伤

蜂属于昆虫纲膜翅目。蜂的类型很多，蜂尾均有刺器和毒腺。黄蜂常巢穴栖居于山林树丛中、山洞里或家庭居室窗外房檐下，喜群居。如受刺激或骚扰，黄蜂蜂拥而上蜇伤人，蜂刺常常折断留在皮肤内。

一、病因与发病机制

蜂种类的不同，毒液的成分也不同。蜜蜂的毒液中含组胺；黄蜂的毒液中除含有组胺外，还含 5–羟色胺、胆碱酯酶、缓激肽、透明质酸酶等。蜂蜇人时毒刺刺入皮肤，随即将毒汁注入皮肤内，释放出的毒汁可引起严重的全身变态反应。

二、临床表现

1. 好发部位。人体皮肤露出部位。

2. 症状。有刺痒和刺痛感，偶有剧痛；严重者可出现程度不等的全身中毒症状，如畏寒、发热、头晕、头痛、恶心、呕吐、心悸、烦躁，甚至出现抽搐、昏迷或休克，个别可死亡。

3. 皮损特征。被蜇伤处出现淤点或有小水疱，周围红肿，呈风团样改变，严重时可产生大面积水肿，全身泛发大小不等风团。

三、诊断与鉴别诊断

1. 诊断。根据有蜂蜇史，局部疼痛与明显的肿胀症状可作出诊断。

2. 鉴别诊断。本病需与其他虫咬性皮炎鉴别。

四、临床处理

（一）治疗

1. 拔除蜂刺。

2. 对症处理。区分蜜蜂还是黄蜂蜇伤。蜜蜂蜇伤局部可用肥皂清洗，可涂 3% ～ 10% 氨水或 5% ～ 10% 碳酸氢钠溶液；黄蜂蜇伤用酸性液体如食醋湿敷，疼痛剧烈时可于患处皮下注射 1% ～ 2% 普鲁卡因 2 ～ 4mL，也可用南通蛇药（季德胜蛇药），将药片用温水或黄酒融化后涂于伤口周围。

3. 口服抗组胺药或止痛药。

4. 有休克等严重全身反应者要立即抢救，用 0.1% 肾上腺素 0.3 ～ 0.5mL 皮下注射，静脉滴注地塞米松或甲泼尼龙，对其他中毒反应者给予对症处理。

（二）预防

要加强个人防护，养蜂人在取蜜时或去野外林区工作时要穿长袖、戴面罩及手套、披肩。蜂在飞行时不要追捕，以免激怒其而被蜇，教育儿童不要戏弄蜂巢，在活动区域发现蜂巢要请专业人员摘除。

（廖烈兰）

第五节　蜈蚣咬伤

蜈蚣咬伤（centipede bite）是由蜈蚣的一对毒颚刺入皮肤分泌毒液引起的皮肤炎症或全身中毒症状。蜈蚣性凶猛，善攻击，藏伏于温暖潮湿的地面，捕捉食物或自卫时，常用锋利的毒颚刺入人体，分泌毒液。越南的少棘巨蜈蚣是最具攻击性的大型蜈蚣之一，其所引起的咬伤反应及全身中毒症状严重，且发病急骤、病情变化快，严重者可致死亡。广西与越南接壤，气候温暖潮湿，人类四季均有被蜈蚣咬伤甚至被少棘巨蜈蚣咬伤的可能。

一、病因与发病机制

蜈蚣两前足各有一对毒颚，含有类似蜂毒的有毒成分，蜈蚣咬伤人时毒腺分泌大量毒液，通过毒颚的腺口注入人体，其毒液可引起皮肤及脏器功能损伤。损害机制有：诱导细胞凋亡；引起 I 型速发变态反应；降低动脉血压；可致中枢神经系统突触内兴奋传导障碍；抑制心肌线粒体 Na^+/K-ATP 酶活性，损害心肌；直接损伤肾小管上皮细胞，导致急性肾损伤；造成血管内溶血；横纹肌溶解；等等。

二、临床表现

1. 好发部位。人体皮肤露出部位。

2. 局部皮肤损害。由于蜈蚣种类不同，其所含毒液性质和毒液量也不同，因此咬伤皮肤后引起的临床症状轻重也不同，可导致不同程度的皮肤损害。

（1）小中型蜈蚣咬伤后患部常发生两个淤点或圆形隆起，继之周围出现水肿性红斑，伴有即时的、严重程度不等的刺痒、灼热、疼痛，持续时间从 30 分钟到 3 天不等。

（2）大型蜈蚣咬伤后患部灼热肿胀、剧痛难忍，还可能大量出血。重者咬伤处出现大面积紫癜、蜂窝组织炎或皮肤坏死，有明显淋巴管和淋巴结炎。

（3）皮肤损害一般7～20天好转、消退。部分患者未经有效治疗或被大型蜈蚣咬伤者，伤后1个月仍有局部肿胀、疼痛、瘙痒。

3. 全身过敏反应。部分患者有类似蜂毒过敏反应，出现全身风团、呼吸困难、哮喘、喉水肿甚至过敏性休克，可导致死亡。

4. 中毒及脏器功能损伤。若被大型蜈蚣咬伤，由于注入人体内的毒液较多，吸收后除出现全身过敏反应，还可能出现发热、恶心、呕吐、心悸、抽搐等中毒症状，重者可同时或序贯发生多系统功能损害，引起横纹肌溶解、DIC、急性中毒性肝炎、急性肾功能衰竭及多器官功能障碍综合征（MODS）等多脏器功能损伤。

三、实验室检查

1. 常规检查。可有白细胞计数升高，嗜酸性粒细胞、C反应蛋白和红细胞沉降率可能增高，活化部分凝血活酶时间及血浆凝血酶原时间延长，急性肾功能衰竭时尿常规出现红细胞、白细胞、管型及蛋白尿。

2. 血生化检查。多系统受累时可出现血钠、钙离子降低，血钾升高，血清转氨酶、肌酐、血乳酸脱氢酶、肌酸磷酸激酶均明显升高。

3. 血气分析。呼吸系统受累时血pH值、血氧饱和度下降，动脉血氧分压降低，二氧化碳分压升高。

4. 心电图检查。部分循环系统受累患者出现ST段改变、T波改变、窦性心动过速、房室传导阻滞等表现。

四、诊断与鉴别诊断

1. 诊断。根据蜈蚣咬伤史，结合典型的咬伤局部皮肤表现或伴有全身中毒症状及脏器功能损伤，应考虑本病。

2. 鉴别诊断。本病需与其他毒虫如毒蜘蛛、毒蝎蜇伤，毒蛇咬伤及蜂窝织炎等鉴别。

五、病情评估

迅速客观地评估患者受创情况，密切观察患者神志，观察皮肤黏膜有无皮疹及局部伤口状况。病情的轻重应综合考虑以下因素：蜈蚣的大小与毒液注入量、局部症状与全身中毒症状表现、过敏反应的表现、年龄与体质强弱等。

1. 病情严重程度分级评估。轻型：患者仅有局部皮肤损害，可出现刺痒、灼热感；中型：除局部皮肤损害，虽伴有全身反应，但不具备重型病例的症状特征；重型：除皮肤损害，出现过敏性休克或神经、呼吸、循环、消化、泌尿系统等任一功能损害。

2. 中毒及脏器功能损伤评估。评估患者的生命体征，尤其是气道、呼吸、循环及意识状况，及早识别过敏性休克，评估有无脏器受累表现。

3. 少数病例病情发展迅速，可突然出现过敏性休克，严重者发生猝死，故需早期识别重型患者。

临床凡具有以下情况之一者，必须入院密切观察：一是易发生过敏反应；二是被大型蜈蚣咬伤、皮肤反应程度较重；三是腋温≥38℃；四是呼吸系统症状，如胸闷、气短、呼吸困难，血氧饱和度≤0.95；五是心律失常或血压下降；六是烦躁、意识模糊；七是恶心、呕吐。

六、临床处理

（一）处理原则

迅速评估病情，及时处理伤口、清除毒素，同时进行有效的对症处理，根据病情严重程度予以有序救治。

（二）治疗方法

1.局部治疗。

（1）发现咬伤后立即用清水或肥皂水彻底清洗创面，再以 5%～10% 碳酸氢钠溶液清洗伤口，以中和酸性毒素，并在伤口上方 3～5cm 处缚扎止血带，每 15 分钟放松 1 次，或放置冰袋使血管收缩，减少毒素的吸收及扩散。然后用拔罐或用吸奶器尽量将毒液吸出，指（趾）部受伤者则用手由伤口四周向伤口中心挤压，把血液和毒液挤出。

（2）伤口充分清洗后，选择季德胜蛇药片、南通蛇药片、六神丸等其中一种药物，用生理盐水研调成糊状外敷，可止痛及减轻中毒症状，但伤口不宜用湿敷的方法，否则易出现水疱、糜烂或组织坏死。

（3）红肿显著、疼痛剧烈难忍者，使用 2% 利多卡因注射液 100mg 加入地塞米松注射液 5mg 在伤口周围进行环形局部封闭，给予止痛并防止毒液进一步扩散。

（4）伤口出血时使用加压敷料止血；局部紫癜外用多磺酸粘多糖乳膏；合并感染时外用多粘菌素新霉素软膏或 2% 莫匹罗星软膏等抗生素制剂；皮肤坏死则及时清创，若需做外科切除，应推迟到坏死区边界完全清楚后再进行。

2.系统治疗。

（1）止痛。疼痛明显口服止痛剂，疼痛剧烈难忍者肌内注射盐酸曲马多 50～100mg 或盐酸哌替啶 100mg，严重肌痉挛者可给予地西泮 10mg 缓慢静脉注射。禁用盐酸氯丙嗪及苯巴比妥类药物，以免造成中枢抑制。

（2）口服季德胜蛇药片，首次服用 20 片，然后每隔 6 小时再服用 10 片，儿童用量在此基础上减半。

（3）轻中型病例口服抗组胺药物及缓慢推注葡萄糖酸钙注射液 10～20mL。

（4）早期无需使用经验性抗生素，有确切继发感染征象者才考虑使用抗生素。有研究认为，动物咬伤 24 小时内多为败血性巴斯德菌感染，应选用环丙沙星及复方磺胺甲噁唑，超过 24 小时使用第三代头孢菌素加甲硝唑抗感染治疗。同时需取创面分泌物涂片、细菌培养及药敏试验，根据检测结果调整抗感染治疗方案。

（5）节肢动物咬伤为破伤风易感伤口，伤口深度≥1cm 且有污染时，给予注射破伤风抗毒素。

（6）重型病例治疗。

①早期应用糖皮质激素。可预防和治疗全身炎症反应综合征，还可抑制横纹肌溶解及抑制溶血反

应。重型病例推荐参考剂量：地塞米松 10～20mg，或甲泼尼龙 40～100mg，每天分 1～2 次静脉滴注。

②过敏性休克处理。蜈蚣咬伤后导致过敏性休克的治疗必须当机立断，立即皮下或肌内注射 1∶1000 肾上腺素 0.3～0.5mL 或每次 0.02～0.03mL/kg。若休克持续不见好转，可选用药效较持久、不良反应较小的抗休克药物，如去甲肾上腺素剂量 0.1～2.0μg/（kg·min）等血管活性药物。

③液体复苏治疗。及时的液体复苏治疗有助于防治蜈蚣毒素所致横纹肌溶解及溶血导致的急性肾损害，也有助于促进毒素排出。

④维护重要脏器功能。严密监测重要脏器功能，如出现脏器功能受损表现，给予相应对症支持治疗。由于肾脏是蜈蚣毒素损伤的重要靶器官，应注意严密监测肾脏功能及每小时尿量情况。治疗过程中注意选用肾毒性小的药物。

⑤出现循环、呼吸衰竭征兆转 ICU 治疗。

（三）预防

1. 在野外郊游或露营时选择相对安全的环境，避免到植被茂密、阴凉的山洞。野外活动时，要穿长衣裤、长袜、高帮鞋，防止被咬伤。

2. 室内保持通风干燥，花圃规划布置远离门窗，对于厨房、墙角、假山等潮湿的地方，可撒些生石灰，阻止蜈蚣爬行。

3. 避免饲养大型蜈蚣等攻击性强的节肢宠物。

（郑小帆）

第六节　螨皮炎

螨皮炎（acarodermatitis）泛指螨类叮咬或由于接触其分泌物所引起的皮炎。常见致病的有蒲螨、粉螨、恙螨、革螨、蠕形螨等，根据不同螨种类引起的损害分别称蒲螨皮炎、粉螨皮炎、恙螨皮炎、革螨皮炎及蠕形螨病。

一、蒲螨 / 粉螨皮炎

蒲螨 / 粉螨皮炎（pyemotes dermatitis/acaro dermatitis），又称谷痒症（grain itch），多见于夏秋温暖潮湿季节。多发生于接触各种农作物或其制品者，食品及中草药加工、皮革加工工人，图书管理员等，常卧凉席、草垫的人群也易发病。

（一）病因与发病机制

蒲螨、粉螨不吸食血液，常在夜晚以口器叮咬人的皮肤，或由于人接触螨或食用被螨污染的食物而致病。

发病机制分为两个过程：①人接触螨或被螨叮咬后机械性破坏皮肤，导致局部皮肤急性炎症反应；②螨及其排泄物、分泌物、蜕下的皮壳等代谢物或蛋白类毒素刺激机体，释放介质发生变态反应导致的免疫病理过程。

（二）临床表现

1. 好发部位。

多见于四肢，也常见于胸部、背部和臀部。

2. 皮疹表现。

叮咬部位出现水肿性红斑、风团、丘疹或紫红色斑丘疹，中央可见叮咬淤点或水疱。部分表现为丘疹性荨麻疹，直径 0.2 ～ 0.8cm，有时周围可见小的苍白圈，成批出现，皮疹散发不融合，数天后消退遗留色素沉着斑。若继发感染时可引起颈、腋下局部淋巴结肿大，皮疹演变为脓疱，病程迁延数天不愈。

3. 症状。

局部瘙痒，数分钟后伴持续性剧痒，夜间尤甚；严重者出现畏寒、发热、头痛、恶心、呕吐、关节痛等全身症状。

4. 病程。

2 ～ 4 周。

5. 其他表现。

个别患者可出现变应性哮喘、变应性鼻炎或变应性结膜炎。某些生存力强的粉螨随食物被吞入体内而在肠腔内生存或侵入肠黏膜，导致肠螨症（intestinal acariasis），出现腹痛、腹泻、黏液稀便等消化道症状。大量粉螨悬浮于空气中，被吸入呼吸道后可引起肺螨症（pulmonary acariasis），出现哮喘、咳嗽、胸痛等呼吸道疾病症状。粉螨亦可通过接触受螨污染的物品（内衣、内裤等）而逆行感染泌尿系统，出现尿频、尿急、尿痛等尿路刺激症状。

（三）实验室检查

1. 常规检查。

嗜酸性粒细胞计数可能增多，如有感染，外周血白细胞计数及中性粒细胞计数可升高；尿螨病感染者，尿常规出现红细胞、白细胞及蛋白。

2. 免疫学检查。

诱发变应性疾病时，大部分患者总免疫球蛋白 IgG、IgA、IgE 有明显增高；ABC-ELISA、SPA-ELISA 间接荧光抗体试验检测螨性抗体多呈阳性。

3. 皮肤镜检查。

观察到放大的蒲螨、粉螨，通过虫体身形、口器、胸骨、腹板的形状及螯肢可以鉴别螨种。

4. 病原体检查。

尿螨病、肠螨症、肺螨症感染者分别可从尿液、大便及痰涂片中检出幼螨、成螨。

（四）诊断与鉴别诊断

1. 诊断。根据有接触被病原体污染的物品史、发病部位、皮疹表现及症状可作出诊断。

2. 鉴别诊断。本病需与丘疹性荨麻疹、跳蚤叮咬、蚊虫叮咬、臭虫叮咬、疥疮、水痘等鉴别。

（五）病情评估

1. 评估瘙痒程度、持续时间、皮疹数目、发生次数、全身症状等主要指标，如皮疹数目少，皮肤损害轻，无全身症状或变应性症状较轻，辅助检查无异常者，可在门诊对症治疗。

2.如皮疹数目多，皮肤损害重，合并继发感染，伴全身症状明显，辅助检查有异常者，可入院治疗。

3.对出现变应性哮喘、变应性鼻炎、变应性结膜炎或其他系统症状的患者，需观察出现的相应症状及病情变化，评估其风险性，建议转至相应科室就诊。

（六）临床处理

1.处理原则。

患者需脱离现场，及时洗澡，更换衣物，避免搔抓，治疗以安抚止痒、对症处理为原则。

2.治疗方法。

（1）患处外用起效迅速的糖皮质激素制剂，也可选择炉甘石洗剂、复方樟脑乳膏等止痒制剂。如有脓疱，可外用夫西地酸乳膏、2%莫匹罗星软膏等抗生素制剂；如有水疱，无菌抽疱后外用止痒制剂；如渗出明显，予3%硼酸溶液或醋酸铝溶液湿敷。

（2）如皮疹广泛、全身症状明显或伴有变应性疾病者，给予抗组胺药物及视病情严重程度系统使用糖皮质激素治疗。

（3）对反复出现粉螨导致的变应性疾病且难以避免变应原的患者，除对症处理，可采取舌下含服、鼻滴、透皮、皮下注射等给药途径进行脱敏治疗。

（4）肺螨症治疗。甲硝唑400mg/次，3次/d，饭后服，7天为1个疗程，共3个疗程，每个疗程间隔7天。

（5）肠螨症治疗。伊维菌素100mg/（kg·d），顿服，7天为1个疗程，共3个疗程，每个疗程间隔7天。

（6）尿螨症治疗。使用伊维菌素、甲硝唑治疗，剂量、用法、疗程同上。

3.预防。

（1）经常进行室内除尘，搞好环境卫生，保持工作场所干燥；加强个人防护，工作后及时洗澡更衣，做到勤洗澡，勤晒被褥、物品，勤换衣服。

（2）注意食品卫生，不食生冷的食品，避免粉螨污染熟食和糕点等。将粮食置日光下暴晒，是最简便易行的灭螨方法。

（3）皮肤外用防止侵袭及杀螨的药物，如10%硫磺软膏、氧化锌硫软膏、苯甲酸苄酯乳膏等。

二、恙螨皮炎

恙螨皮炎（trombidiosis）是由恙螨叮咬所致的皮炎。恙螨栖居于隐蔽、潮湿、多草、多鼠的场所，也可见于农作物区、菜园、瓦砾堆和鼠类经常出没的墙角洞穴等处。

（一）病因与发病机制

恙螨寄生于人和啮齿类动物身上，以吸血为生，叮咬后对人体可产生直接或间接危害。直接危害：恙螨的唾液可以溶解皮肤的上皮细胞及组织，导致局部皮肤组织凝固坏死，直接引起恙螨皮炎。间接危害：若被寄生在啮齿类动物体内所携带有立克次体的恙螨幼虫叮咬后，会引起恙虫病。此外，还可以传播流行性出血热、Q热、鼠型斑疹热、弓形虫病等疾病。

（二）临床表现

1. 好发部位。多见于耳廓、腋窝、腹股沟、生殖器、会阴部及肛门等隐蔽、潮湿部位。

2. 皮疹表现。皮疹为暗红色充血性斑丘疹或斑点疹，直径 0.2 ～ 0.5cm，散在性分布，压之褪色，部分出现大片水肿性红斑，有丘疹、风团、水疱，甚至大疱，水疱易破溃，露出鲜红的糜烂面，有渗出，常继发感染，可出现淋巴管炎，并有邻近淋巴结肿大。严重时全身有泛发的红斑及风团，伴全身不适。叮咬后不同阶段的感受因人而异，男童生殖器被叮咬后，容易出现阴茎肿胀，排尿困难，被称为阴茎综合征。

3. 症状。瘙痒、灼热。

（三）实验室检查

1. 常规检查。

外周血表现为白细胞减少或正常，恙虫病感染可找到吞噬恙虫病立克次体的单核细胞，半数患者的尿中有蛋白，偶见红细胞、白细胞及管型。

2. 生化检查。

多无异常，恙虫病患者可出现 C- 反应蛋白升高，谷丙转氨酶、心肌酶轻中度异常，白蛋白、球蛋白、总胆红素和碱性磷酸酶多数在正常范围内。

3. 皮肤镜检查。

在皮肤上找到恙螨，观察到放大的恙螨幼虫。

4. 血清学检查。

约 50% 的恙虫病患者血清变形杆菌 OXK 凝集反应 1：160 以上；间接免疫荧光法（IFA）、补体结合试验（CF）、酶联免疫吸附试验（ELISA）、蛋白免疫印迹试验（Western Immunoblotting）多为阳性。

5. 分子生物学检查。

巢式聚合酶链反应（nested polymerase clain reaction，NPCR）特异性和敏感性均较高，取恙螨叮咬处或焦痂处的组织做 NPCR 检查，可能会获得阳性的结果，对诊断恙虫病有一定帮助。

6. 组织病理学检查。

真皮浅层、深层血管周围及胶原纤维间有淋巴细胞、组织细胞，并有数量不等的嗜酸性粒细胞浸润；有限局性表皮棘细胞水肿及真皮乳头水肿，可出现表皮内水疱或表皮下水疱。

（四）诊断与鉴别诊断

1. 诊断。

根据好发的隐蔽、潮湿部位及皮疹表现，找到虫体可确诊。皮肤叮咬部位的溃疡和焦痂是恙虫病的重要临床特征，对恙虫病早期诊断有一定意义。

2. 鉴别诊断。

本病需与丘疹性荨麻疹、虫咬皮炎、虱叮咬、跳蚤叮咬、臭虫叮咬、疥疮、斑疹伤寒、钩端螺旋体病、疟疾、流感等鉴别。

（五）病情评估

1. 评估发病部位、皮疹出现时间、皮疹形态特征、受累面积、伴随症状及全身反应等主要指标，同时尽快尽早判断有无恙虫病感染。

2. 对疑有恙虫病的病例，应进行血常规、尿常规、肝肾功能、心肌标志物、血清变形杆菌 OXK 凝集反应、NPCR、间接免疫荧光法、酶联免疫吸附试验等相关检查进一步确诊；对可能有脏器损害者，应行胸部影像学、彩色多普勒超声、心电图、颅脑 CT 或磁共振等检查以评估各脏器功能；对低氧表现者，行血气分析。

3. 恙虫病并发症中以肝损伤最为常见，其次是肺损伤，严重感染可同时导致多器官损害，故需重点评估重要脏器功能状态、病情危重程度及发现威胁患者生命的各种危险因素。

（六）临床处理

1. 处理原则。

治疗以抗敏止痒、预防继发感染、防治恙虫病为原则。

2. 治疗方法。

（1）局部治疗。

①局部反应急骤、水肿严重患者，应用喷雾治疗仪予以局部冷喷，或在患处放置冰块或冷敷。

②患处外用止痒制剂，如 1% 薄荷霜、2% 酚炉甘石洗剂、复方樟脑乳膏等，也可外用糖皮质激素制剂。

③如有脓疱，可外用抗生素制剂；如有水疱，无菌抽疱后外用止痒制剂；糜烂面继发化脓渗出明显时，予 1∶5000 高锰酸钾溶液或 0.1% 依沙吖啶溶液湿敷。

④焦痂处理。保持焦痂与溃疡部位的清洁，勿强行撕脱痂皮，溃疡面涂抹碘伏以防继发感染。

（2）系统治疗。

①应用抗组胺药物抗敏止痒，个别发病急促、皮疹广泛、水肿明显、瘙痒剧烈者，可同时应用糖皮质激素。

②若继发感染，出现淋巴管炎，伴明显压痛，并有邻近淋巴结肿大者，则应给予抗感染治疗。

3. 预防。

（1）搞好环境卫生，堵塞鼠洞，采用各种灭鼠措施。

（2）做好个人防护，避免在潮湿、老鼠常出没的草地上坐卧休息、玩耍；野外工作或进入疫区时应穿长袖、长裤、长袜、高帮鞋，并扎紧袖口、裤脚；归来后应立即洗澡更衣并进行消毒。

（3）在恙螨滋生或有鼠洞的地方，喷洒敌敌畏、溴氰菊酯等杀虫剂。

（4）在露出部位的皮肤处涂擦避虫药如酞酸甲酯（邻苯二甲酸）、硫化钾溶液、碘酊、防蚊油、5% 硫磺霜等，可起到预防恙螨叮咬的作用。

三、革螨皮炎

革螨皮炎（gamasid dermatitis）是由寄生在鸟和啮齿类动物的螨叮咬后引起的皮炎。常见的致病螨有禽螨和鼠螨两种。禽螨寄生在鸡、鸽身上，喜夜晚侵袭饲养者宿主的血液为营养；鼠螨以吸血为食，以家鼠作为宿主。

（一）病因与发病机制

革螨寄生在宿主的体表。革螨的活动受光线、湿度等多种因素的影响，夜晚活跃，仅在吸血时才叮咬宿主，可以附着于人体以吮吸血液。本病多见饲养家禽工人，而玩赏金丝雀等笼中小鸟的人常抚弄羽毛，手及臂部等处也容易被革螨叮咬而发病。人被革螨叮咬后可导致皮肤损害，螨的代谢物释放抗原刺激机体亦可产生局部皮肤的炎症反应。

（二）临床表现

1. 好发部位。多见于腋窝、腰部、腹部、四肢、踝部等处。

2. 皮疹表现。叮咬后局部皮肤出现弥漫分布的水肿性红斑、丘疹或水疱及风团样损害，多呈圆形或椭圆形，直径 3～6mm，中心有针头大的咬痕，遗留色素沉着斑。被鼠螨叮咬后通常为独立的红色丘疹、风团及水疱，中心的叮咬处常有针头大小的淤点，成群或排列成线状，剧烈搔抓后出现抓痕、血痂、湿疹样变或继发性感染。

3. 症状。奇痒难忍，夜间尤甚。

4. 病程。一般 3～5 天消退。

5. 其他表现。可通过鼠螨传播鼠型斑疹伤寒、森林脑炎、流行性出血热、立克次体痘及兔热病等疾病。

（三）实验室检查

1. 常规检查。

常规检查多无异常。

2. 皮肤镜检查。

可观察到放大的革螨，通过虫体身形、口器、背板、胸骨、腹板的形状以及刺毛、肛门鉴别螨种。

（四）诊断与鉴别诊断

1. 诊断。根据有接触家禽和啮齿类动物史、皮疹表现及症状可作出诊断。

2. 鉴别诊断。本病需与丘疹性荨麻疹，蚊虫、虱、跳蚤、臭虫叮咬皮炎，疥疮等鉴别。

（五）病情评估

观察皮肤受累面积、皮疹数目及瘙痒程度，重点评估有无继发感染，尤其是感染的程度，及时选择有效的治疗措施，注意治疗与预防相结合。

（六）临床处理

1. 处理原则。

治疗以抗敏止痒、局部处理为原则。

2. 治疗方法。

患处外用糖皮质激素类制剂及止痒药，如含有苯酚及薄荷脑的洗剂、溶液、酊剂或霜剂可使痒觉暂时减轻；内服抗组胺药有止痒的作用（治疗详见恙螨皮炎）。

3. 预防。

（1）做好环境卫生，清除杂草，保持禽舍的清洁。

（2）消灭革螨的滋生场所，使用药物杀灭革螨。常用有机磷如敌敌畏熏蒸灭螨，也可喷洒乐果马拉硫磷、敌百虫等消灭革螨。但要注意防止家禽中毒。

（3）注意个人防护，在裸露部位涂擦驱螨剂如邻苯二甲酸二甲酯，防止革螨侵袭。

四、蠕形螨病

蠕形螨病（demodicidosis），又称毛囊虫病，是由蠕形螨寄生在人体的毛囊或皮脂腺内引起的慢性炎症。寄生在人体的蠕形螨有毛囊蠕形螨、皮脂蠕形螨两种，分别寄生在毛囊及皮脂腺，可同时存在。在一定条件下引起与毛囊或皮脂功能障碍有关的疾病，不同程度地影响了人们的面部美容和身心健康。

（一）病因与发病机制

人体对蠕形螨具有高感染性、低致病性和条件致病性等特点。当机体某些条件改变，如高糖、高脂饮食，局部皮脂分泌过多、皮肤免疫状态异常等因素造成毛囊内生物学环境病态变化时，有利于蠕形螨大量繁殖而致病。人体的皮肤屏障功能破坏也是蠕形螨大量繁殖的始动因素。虫体的过多繁殖会导致皮肤屏障功能损害、肉芽肿样反应和血管舒缩功能紊乱，神经血管出现高反应性。

（二）临床表现

1. 好发部位。

多见于面部、头皮、胸背，也可见于眼睑缘、外耳道。

2. 皮疹表现。

症状体征具有多样性，感染类型轻重不一，可致患处多种形式皮疹，临床根据皮疹形态将其分为以下七种类型：

（1）痤疮型。表现为额面部，甚至胸背部黑头粉刺、白头粉刺、红斑、丘疹、脓疱、结节及囊肿或瘢痕损害。

（2）酒渣鼻型。皮肤早期在鼻翼、鼻尖部有红斑或丘疹，渐演变成持久性红斑，炎症反应严重时导致明显充血。晚期纤维组织增生，出现肥大性酒渣鼻。

（3）脓疱或粟粒脓疱型。面部散在或群集粟粒大或黄豆大脓疱，同时伴有红肿、脱屑。

（4）脂溢性皮炎型。皮肤异常油腻，眉间、两颊、下颌部有红斑、丘疹及油腻性鳞屑。

（5）口周皮炎型。主要表现为口周红斑、丘疹、脓疱及脱屑。

（6）花斑癣或糠疹型。圆形或不规则形粉红色或淡褐色斑疹，表面附细小糠状鳞屑，边界欠清。

（7）色素沉着型。多为早期红斑消退后形成，表现为散在棕黑色和灰色色素沉着，表面光滑无鳞屑。

3. 症状。

临床可无自觉症状，严重时出现瘙痒、干燥、烧灼感。

4. 其他表现。

蠕形螨还会侵入眼睑缘及外耳道，引起相关疾病。

（1）螨性睑缘炎。

感染者早期出现睑缘红斑、充血、有烧灼感，严重感染时，睑缘出现脓性分泌物及溃烂现象，后期形成瘢痕导致眼睑外翻闭合不拢。

（2）螨性外耳道瘙痒症。

感染者出现以外耳道奇痒、充血、脱屑为特点的外耳道瘙痒症状，继发细菌感染时导致化脓性中耳炎或鼓膜穿孔。

（三）实验室检查

1. 病原体检查。

病原体检查应选取面颊、鼻翼和下颌三个部位，或选取病变部位的分泌物，刮取面积为 $1cm^2$，在光学显微镜下观察蠕形螨定植数量情况，找到蠕形螨即视为蠕形螨阳性。螨虫定植数量取以上三个部位的平均值。

（1）透明胶纸法。受检者睡前洗脸后，将透明胶带纸贴于面颊、鼻翼和下颌部位，第2天晨起胶带纸取下粘于载玻片上镜检，这是最常用的检测方法。

（2）直接刮拭法。从受检者检测部位直接刮取皮脂于载玻片上，加1滴5% KOH 溶液或液体石蜡，加盖玻片，镜检。

（3）螨性睑缘炎的检查。常将拔下的患者的睫毛（带有毛囊）置于玻片上镜检，也可用生理盐水冲眼结合膜腔，寻找浮游的螨虫。螨性外耳道炎检查多取外耳道耵聍镜检。

2. 共聚焦激光显微镜检查（confocal laser scanning microscopy，CLSM）。

对检测部位同时进行多点扫描检测，并每个点扫描 4mm×4mm Block，可同时观察到多个毛囊的受累情况，准确记录蠕形螨的计数，在 CLSM 中蠕形螨表现为毛囊漏斗部环状结构。

3. 组织病理学检查。

表皮角化过度，毛囊口扩张，部分毛囊纵横切面内含有虫体或虫体碎片，毛囊周围的组织内可见以淋巴细胞为主的大量炎性细胞浸润。真皮浅层毛细管轻度增生伴有炎性细胞浸润。

（四）诊断与鉴别诊断

1. 诊断。

根据部位及皮疹表现可作出诊断，如检出蠕形螨有助于诊断。

2. 鉴别诊断。

本病需与寻常痤疮、玫瑰痤疮、脂溢性皮炎、炎症后色素沉着斑、花斑癣、单纯糠疹、颜面性粟粒型狼疮、酒渣鼻样结核疹、口周皮炎等鉴别。

（五）病情评估

蠕形螨病及其严重程度由感染蠕形螨的数量、寄生时间和宿主抵抗力等共同决定。蠕形螨感染情况根据皮损区毛囊中蠕形螨数量判断严重程度：单个毛囊中蠕形螨＜5个，为1级（轻度）；5个≤单个毛囊中蠕形螨＜10个，为2级（中度）；单个毛囊中蠕形螨≥10个，为3级（重度）。各期感染病例均以轻度感染最多见，中度感染次之，重度感染少见，随着感染时间延长，感染程度逐年加重。如未进行早期诊治，易使病性向慢性化、重症方向发展，使皮损加重。

（六）临床处理

1. 处理原则。

治疗以防止交叉感染、驱螨抗炎、修复皮肤屏障功能为原则。

2. 治疗方法。

（1）局部治疗。

①10%硫磺制剂、2%～10%甲硝唑霜、伊维菌素乳膏及20%苯甲酸苄制剂均可治疗蠕形螨，每天2次。

②2.5%～5%过氧苯甲酰制剂，使用中可能会出现刺激反应，建议从低浓度开始及小范围试用。

③二硫化硒洗剂或2%酮康唑洗剂。先用清水浸湿患处，再取药液适量外涂，待停留3～5分钟后再用清水冲洗，第1周2次，以后每周1～2次。

有继发感染者可使用夫西地酸乳膏、壬二酸乳膏、2%莫匹罗星软膏等抗生素制剂。

（2）系统治疗。

①甲硝唑 0.4g/ 次，每天 3 次；或奥硝唑 0.5g，每天 2 次，间隔 15 天可再用第 2 疗程，白细胞减少者禁用。

②氯喹 0.25g/ 次，每天 2 次，1 周后减量为 0.125g/ 次。

③继发感染者首选米诺环素，50mg/ 次，每天 2 次，连用 15 天。

（3）其他治疗。

①高压注射治疗。气压喷液仪深部清洁面部，注入甲硝唑注射液或奥硝唑氯化钠注射液，隔天 1 次，连续 7 ～ 14 次。

②多种近红外波长激光如 1320nm 激光、1450nm 激光和 1550nm 激光有助于抑制皮脂腺分泌及起抗炎作用。

③出现皮肤屏障受损时，可配合使用舒敏保湿类护肤品，有效缓解面部瘙痒、干燥、烧灼感。

（4）眼睑缘、外耳道感染治疗。

①蠕性睑缘炎的治疗。热毛巾热敷数分钟后（注意避免烫伤），予睑缘清洁液清洁睑缘，清洁手法应该垂直睑缘和平行睑缘交替进行，热敷和睑缘清洁每天≥ 1 次，然后外用 2% 甲硝唑滴眼液，每天 2 次，连续 30 天；如有感染，进行抗感染治疗，或到专科就诊。

②蠕性外耳道瘙痒症的治疗。外用 10% 硫磺制剂、4% 硼酸酒精、百特药液，同时选择系统治疗；如有感染，进行抗感染治疗，或到专科就诊。

3. 预防。

（1）早期发现、正确诊断和治疗蠕形螨感染者，以防炎症进一步扩散。

（2）少食高糖、高脂等食物，限制饮酒。

（3）做好个人清洁卫生，避免面部长期外用糖皮质激素和不当化妆品；养成良好的卫生习惯，家庭中的脸盆、毛巾等专人专用，常烫煮，减少传播机会。

（4）严格消毒美容按摩等公共场所的用具，防止交叉感染。

（郑小帆）

第七节　虱病

虱病（pediculosis）是虱叮咬皮肤所引起的皮肤病。虱种类很多，如人虱、鼠虱、牛虱、狗虱、猫虱等。人虱由于寄生部位的不同及形态、习性的差异，可分为头虱、体虱（又称衣虱）、阴虱等三种，分别寄生在人的头部、内衣、阴毛上。虱叮咬皮肤不仅引起皮肤损害，而且为斑疹伤寒、回归热、战壕热等传染病的媒介。

一、病因与发病机制

虱的口器为咀嚼性口器，刺入皮肤吸血时，同时将含有毒性分泌物的唾液注入人体血液，其唾液内含有抗凝素和溶血素的物质，可诱发皮肤发生皮疹及瘙痒。本病主要由于直接接触而被感染，但也可通过间接接触而传染。阴虱则主要由性接触传播，一次性接触后感染阴虱的机会为95%。

二、临床表现

虱叮咬后一般均有不同程度的瘙痒和皮疹。临床根据虱的感染部位不同分为以下四种：

1.头虱病。好发于卫生条件较差的儿童或妇女，也可群体流行发病。头虱见于头皮的任何部位，但最常见是枕部及耳后发际处，局部皮肤可出现红斑、丘疹、出血及血痂，瘙痒明显，常因剧烈搔抓继发感染，表现为脓疱疮、疖病和颈淋巴结肿大，无明显症状的颈淋巴结病是虱病的特征。严重时，头屑、血痂、脓液、尘埃和头发粘连缠绞，称为纠发病，有腥臭味。

2.体虱病。栖居于内衣的皱褶及衣缝内，以喙器刺入吸血，叮咬后引起剧痒易误认为皮肤瘙痒症，在肩胛、腰部及臀部等处常可发现发痒的红斑、风团或丘疹，中央有淤点，因搔抓可引起线状抓痕或血痂，继发感染时出现脓疱疮或疖病。日久皮肤可发生苔藓样变及遗留色素沉着斑。

3.阴虱病。最常见于青年人、夫妻或性生活活跃人群。主要寄生于较疏而粗的体毛上，以阴毛和肛周毛上最为多见，偶见于腋毛、眉毛或睫毛。在外阴部的阴毛根部，会看到灰白色阴虱及铁锈色沙粒样阴虱卵附着在阴毛上。临床主要表现为外阴瘙痒，有时累及肛门周围、腹股沟及下腹部，局部皮肤因搔抓而引起外阴部皮肤破损，产生抓痕、血痂，日久出现湿疹化和继发细菌感染而形成脓疱、脓痂或炎症性丘疹，某些患者可出现腹股沟淋巴结肿大。阴虱所致的特征性损害为青斑，豆粒大或指甲样大，压之不褪色，常见于股内侧及腹部，灭虱后青斑可继续存在数月。

4.睫虱病。睫毛的感染几乎全部发生于儿童。临床表现为双眼睑瘙痒，眼睑皮肤粗糙有痂皮，多有似蚊虫叮咬状的小红点，睑缘红肿，常附血痂，睑睫毛根部可见细小、点片状灰白色皮屑样物附着，其内包裹有点状活动物，不易剥去，严重时伴脓液渗出，可发现虫卵及虫体。

三、实验室检查

1.皮肤镜检查。头发、阴毛的发根见多个紧密附着的虫体，毛干可见大量虫卵、空卵及虫尸，虫卵为卵圆形褐色结构，呈铁锈色长圆形小粒，空卵呈半透明结构；头皮及阴阜皮肤可见虱刺吸引起的红斑及搔抓形成的抓痕、血痂。

2.光学显微镜检查。除了上述皮肤镜的检查结果，还可进一步观察到成虫前足细长，末端有锯齿状边缘，后足粗壮有钩；虫卵呈铁锈色或淡红色的长圆形小粒，头端粗大，尾端细小。

3.伍德灯检查。未孵化的虱卵发白色荧光，空虱卵发灰色荧光。

四、诊断与鉴别诊断

1.诊断。

根据寄生部位、瘙痒等主要症状，还有虱刺吸引起的红斑、风团、丘疹及搔抓形成的抓痕、血痂等表现，一旦发现虱卵或成虫即可确诊。临床上对于寄生部位不典型，或因抓痒合并感染而形成脓疱或湿疹样外观的疾病，可利用皮肤镜做快速筛查，推测感染来源，有助于虱的鉴别及诊疗。

2.鉴别诊断。

本病需与湿疹、皮肤瘙痒症、疥疮、毛囊炎、痒疹、腋毛菌病、毛结节菌病等鉴别。

五、临床处理

（一）治疗

1. 头虱病治疗。

（1）男性最好剃头，如附着于头发的虱卵很难摘除，可用食醋或 10% 醋酸涂擦有虱卵的头发，然后用细齿梳子梳除，将用过的梳子、帽子及枕套等同时进行消毒。

（2）50% 百部酊或 5% 苯甲酸苄酯乳膏搽遍头皮及头发，每天 2 次，第 3 天用大量热水、肥皂洗头。

（3）0.5% 伊维菌素洗剂用于干的头发及头皮，10 分钟后洗净。

（4）继发感染时进行抗感染治疗。

2. 体虱病治疗。

（1）每天更换衣服及洗澡，有体虱及虱卵的内衣要用沸水煮或熨斗烫。

（2）10% 硫磺软膏（儿童选择 5% 硫磺软膏），或 10% 克罗米通霜外擦，每天早晚各 1 次，3 天为 1 个疗程。当外用治疗无效时，单次口服伊维菌素 $250\mu g/(kg \cdot d)$，平均体型的成人可给予 12mg，2 周后症状无改善者按同样剂量再服药 1 次。血脑屏障受损的患者禁用；年龄小于 5 岁的儿童、老年人、孕妇、哺乳期妇女不宜使用。

清除体虱后，如还有明显的瘙痒，可口服抗组胺药物，外用清凉止痒剂或糖皮质激素制剂缓解症状，有感染时外用抗生素制剂。

3. 阴虱病治疗。

（1）剃除阴毛，外涂 50% 百部酊或 10% 硫磺软膏；内衣裤严格煮洗或熨烫，其他衣物及床上用品应注意沸水消毒。

（2）美国疾病控制与预防中心性传播疾病治疗指南推荐两种治疗阴虱的一线方案：① 1% 扑灭司林乳液型洗剂涂抹于受累区域，保留 10 分钟后洗净；②拟除虫菊酯联合胡椒丁醚涂抹于受累区域，10 分钟后洗净。

（3）凡士林外用可阻塞虱的呼吸道和消化道致虱死亡，适用于孕妇或局部皮肤有破损或炎症者。方法：取凡士林厚涂患处，每天 2 次，连用 7 天。

（4）瘙痒明显或湿疹化时给予抗组胺药物，继发感染给予抗感染治疗。

4. 睫虱病治疗。

（1）剪除睫毛或用镊子小心剔除虫卵或虫体，用 0.02% 聚维酮碘（碘伏）擦拭上下睑缘，生理盐水冲洗结膜囊后，涂抹少量红霉素眼膏。

（2）可选择凡士林外用，晚上用棉签在睫毛处涂抹凡士林，并在早上清洗干净。需重复治疗几次，上药时应仔细，避免刺激到眼睛。

（二）预防

1. 注意个人卫生，勤更衣、勤洗澡、勤洗发、勤换洗被褥等，以防虱感染。

2. 如家庭内有其他人患虱应同时灭虱。

3. 预防阴虱，主要进行性健康教育及性伴侣同治。

（郑小帆）

第八节　蚤病

蚤病（pulicosis）是由蚤叮咬皮肤所引起的皮肤病。常寄生于人和宠物。可传播鼠疫、野兔热、猪丹毒、斑疹伤寒。广西地区多见。

一、病因与发病机制

蚤成虫的唾液含有变态反应相关蛋白，叮咬后可引起人体局部或全身的变态反应。

二、临床表现

1.好发部位。多在小腿周围及踝关节，这个区域是蚤容易从地板跳到的高度。

2.皮疹表现。典型的皮疹表现为叮咬的中心处出现一针头大小的叮咬痕迹，数小时后可以消退，也可发生红斑、丘疹，局部皮肤红肿。对蚤敏感者被叮咬后常先出现出血性紫红色淤点，周围绕以水肿性红斑，继而呈黄豆大小风团样突起，伴有丘疹或水疱，严重时出现血疱。一只蚤可连续叮咬多处，皮疹损害往往三五成群或呈线状排列。搔抓后常有许多抓痕、血痂，或伴有继发感染。儿童因皮肤稚嫩，抵抗力较弱，被叮咬后损害明显，皮损广泛，常呈丘疹性荨麻疹样表现，影响睡眠，导致精神不安，易继发感染。

3.症状。剧痒，一般很少出现全身症状。儿童伴有不同程度的瘙痒、刺痛、灼热。

4.病程。一般 1～2 周，如不治疗可反复发作。

三、实验室检查

皮肤镜检查可见虫咬口或周围点状出血。

四、诊断与鉴别诊断

1.诊断。有接触或饲养宠物史，好发部位及有散在分布的出血性紫红色淤点，周围绕以水肿性红斑或风团、水疱，伴瘙痒，应考虑有蚤叮咬，若能捕捉到蚤可作出诊断。

2.鉴别诊断。本病需与丘疹性荨麻疹、虱病、疥疮、螨皮炎、蠓叮咬、臭虫叮咬、裂头蚴病等鉴别。

五、临床处理

（一）处理原则

加强个人防护，治疗以抗敏止痒、对症处理、防治并发症为原则。

（二）治疗方法

1.症状轻微者局部外用 1% 薄荷炉甘石洗剂、复方樟脑软膏、除湿止痒软膏等清凉止痒制剂或糖皮质激素制剂，若有水疱，无菌抽疱后外用止痒制剂，待水疱表皮干燥变色紧贴皮肤、局部无红肿渗出基本愈合后即可停止用药。

2.皮损广泛、症状较重者除外用治疗，可内服抗组胺药物。

3.继发感染予抗感染治疗。

（三）预防

1.保持室内透光、清洁，做到勤洗衣、勤晒衣被。

2.彻底消灭老鼠，不要和猫、犬同室居住。

3.凡饲养狗、猫者，予石灰撒于藏有蚤的墙角、地板处，或喷洒 2% 杀螟蛾粉、倍硫磷粉、5% 马拉硫磷。亦可采用诱蚤法灭蚤，即取一浅碟，内盛浓肥皂水，在水上点一细灯，夜间置于地上，蚤受灯火引诱，跳入碟中而亡，每月进行 1 次。

4.睡前在身上涂 20% 樟脑油或 10% 樟脑软膏，可起到驱蚤的作用。

（郑小帆）

第九节　皮肤猪囊虫病

皮肤猪囊虫病（cysticercosis cutis），又称猪囊尾蚴病，是由猪肉绦虫的幼虫（猪囊尾蚴）侵入人体皮下组织所引起的皮肤病变。

一、病因与发病机制

人是猪肉绦虫的唯一终宿主，成虫寄生于人体消化道内，其末端节片内含虫卵，随宿主粪便排出体外后被天然中间宿主猪吞食，并在消化液的作用下破除胎膜钻入猪肠壁，随血液循环至猪身体各部肌肉组织，约经 10 周发育为囊尾蚴。当人吃生的或未煮熟的含有囊尾蚴寄生的猪肉即可被感染上肠绦虫病，当猪囊尾蚴寄生于人体皮下或肌肉中，人就患皮肤猪囊虫病，故患者为本病的传染源。

二、临床表现

1.好发人群。多见于青壮年，男性较多。

2.好发部位。多见于躯干、四肢，少数发生于颈部、乳房及阴部。

3.皮疹特点。散在、孤立的圆形或椭圆形黄豆至核桃大的无痛性皮下结节，表面光滑，质地坚硬（软骨样）而有弹性，有一定的移动性（与皮肤不粘连），皮肤表面色泽正常，数目不等。皮疹常成批出现，并随年龄增长数目增多，体积增大。

4.症状。无自觉症状，常偶然被发现。

5.病程。慢性，多年不变；多数患者预后良好。

三、实验室检查

1.大便检查。有时可查到虫卵或绦虫节片。

2.彩色超声检查。皮下脂肪层和（或）肌层内囊性无回声包块（呈"类孕囊"样表现），形态尚规则，包膜欠光整，囊内无回声，大部分内可见圆形或长椭圆形中等偏强回声结节（虫体）附着于一侧壁；囊内中等偏强回声结节内均无血流信号，周围组织内可见少许点状或条状血流信号。

3.组织病理学检查。皮下组织内有纤维组织所包裹的囊肿，囊肿内可见猪囊虫的有钩头节。通常在切片上能看见虫体的部分结构，偶可见到头节，已死亡的幼虫往往发生钙化。组织病理学检查是本病确诊的依据。

四、诊断与鉴别诊断

1.诊断。根据发病前有进食未经煮熟的并被虫卵污染的蔬菜或有猪囊虫寄生的猪肉史、临床表现及相关实验室检查结果可作出诊断。

2.鉴别诊断。本病需与脂肪瘤、神经纤维瘤病、皮脂腺囊肿等鉴别。

五、临床处理

（一）治疗

如皮损数目不多又无压迫等明显症状，因虫体常可自然钙化而死亡，对人体无明显伤害，可不必治疗。如需要治疗，可采用以下方法：

1.手术切除。皮损数目不多或出现压迫症状者。

2.药物治疗。对皮损数目多或寄生在重要器官出现较明显临床症状者。常用药物是吡喹酮和阿苯达唑。

（二）预防

1.在流行地区应进行早期普查普治，以消灭传染源和预防猪囊虫病发生。

2.加强卫生宣传、食品卫生管理和粪便管理，注意手卫生（饭前便后要洗手）。

3.改进猪的饲养方法，加强肉类加工厂和市场猪肉的卫生检查，发现有囊虫感染的猪肉应严禁出售。

（刘京平）

第十节　匐行疹

匐行疹（creeping eruption）是由某些线虫、吸虫或绦虫的幼虫在皮内移行所致的曲折线形损害疾病。本病以热带、亚热带地区多见，广西地区多见。

一、病因与发病机制

匐行疹主要由巴西钩虫和犬钩虫的幼虫引起，也可由线虫等其他寄生虫的幼虫引起。当人体接触含有这些幼虫的猫、狗或其粪便排泄物所污染的泥土，或食用未经煮熟的含有这些幼虫的肉食时，即可被感染。由于人不是这些幼虫的适宜宿主，不能在人体内发育成熟，但它们可在人体内长期寄生，可移行于人体组织（主要寄生于表皮下或皮下组织）而引起病变。

二、临床表现

1.好发季节。夏季。

2.好发人群。多见于儿童。

3. 好发部位。多见于足部、手部、小腿下段、面部。

4. 皮损特点。先在侵入部位出现红斑、丘疹和水疱，后出现一条或多条直线或曲折线的表皮内隧道，每天向前伸延数毫米到数厘米，皮疹表面呈淡红色，宽 2 ～ 3mm，略高出皮面，幼虫停止移行时可在局部形成硬结。因搔抓继发感染而出现条状的浅表溃疡或湿疹样损害。

5. 症状。奇痒、压痛。

6. 其他表现。约 1/3 患者可合并肺嗜酸性粒细胞浸润症，为肺部暂时性、游走性浸润。

三、实验室检查

1. 合并肺嗜酸性粒细胞浸润症患者，血中嗜酸性粒细胞可达 51%，痰中可高达 90%。

2. 组织病理学检查。在表皮的颗粒层或棘层常见幼虫栖居，并可见隧道，其周围有慢性炎细胞及嗜酸性粒细胞浸润。

四、诊断与鉴别诊断

1. 诊断。根据患者匍行性皮疹的典型临床表现可考虑本病，在皮损中挑出虫体或活检病理发现虫体即可确诊。

2. 鉴别诊断。本病需与疥疮、蝇蛆病、东方颚口线虫病、裂头蚴病、丝虫病、血吸虫皮炎、钩蚴皮炎等鉴别。

五、临床处理

（一）治疗

治疗的有效标准是症状减轻和线状皮损停止延伸。

1. 皮疹表面用透热疗法、液氮冷冻或用 CO_2 激光等将幼虫杀死。

2. 皮疹面积不大时，可手术切除。

3. 内服药物。伊维菌素、阿苯达唑、甲苯达唑等。

4. 外用药物。局部可外用 10% 噻苯达唑混悬液。

（二）预防

加强卫生宣传教育，注意手卫生（饭前便后要洗手，儿童不要吸吮手指）。避免接触被猫、狗排泄物污染的泥土，勿食未煮熟的食物。

（刘京平）

第十一节　尾蚴皮炎

尾蚴皮炎（cercaria dermatitis），又称血吸虫皮炎、稻田皮炎，是指人体或动物血吸虫尾蚴侵袭人体时在局部皮肤所引起的一种以瘙痒性丘疹为特征的急性皮肤炎症反应。在广西，尾蚴皮炎曾流行于上林、横州、天等、田阳、都安、宁明、龙州等县市，其病原体为包氏毛毕血吸虫尾蚴。

一、病因与发病机制

禽类或畜类血吸虫尾蚴侵入人体皮肤引起尾蚴皮炎。尾蚴皮炎是一种变态反应性炎症，变应原为尾蚴的分泌物和死后的裂解物。与人体感染关系最密切的动物宿主是牛和家鸭。感染了血吸虫的牛和鸭等动物将含有虫卵的粪便排入水田，虫卵孵化为毛蚴后进入螺体内，在螺体内经过母胞蚴、子胞蚴发育为尾蚴进入水中，尾蚴在水中游动，如遇到人，则侵入皮肤引起皮炎。

二、临床表现

1. 好发人群。本病在潮湿土壤感染的机会最多，多见于农民。

2. 好发部位。以四肢，尤其小腿和前臂常见。

3. 皮损特点。散在或密集成片、绿豆大小的水肿性红色丘疹或丘疱疹，周围绕以红晕，其顶端可见虫咬痕迹或淤点。严重者可出现水疱、风团，抓破后发生糜烂渗液。

4. 症状。瘙痒。

5. 病程。1～2个月。

三、实验室检查

组织病理学检查显示急性炎症反应，早期真皮水肿伴淋巴细胞及中性粒细胞浸润，后期有嗜酸性粒细胞浸润。

四、诊断与鉴别诊断

1. 诊断。根据疫水接触史、发病季节及临床特点，且以下肢为主可作出诊断。

2. 鉴别诊断。本病需与虫咬皮炎鉴别。

五、临床处理

（一）治疗

以消炎、止痒、防止继发感染为原则。

1. 内服抗组胺药物止痒。

2. 外用1%薄荷、酚炉甘石洗剂或5%樟脑酒精或克罗米通软膏。

3. 有继发感染时行抗感染治疗。

4. 晚期形成肉芽肿者可采用电灼、激光或手术切除。

（二）预防

加强粪便管理，消灭钉螺、椎实螺和尾蚴，防止牛、鸭进入水田，不用未处理过的牛粪和鸭粪直接做肥料，并加强个人防护。

（刘京平）

第十二节 刺胞皮炎

刺胞皮炎（nematocyst dermatitis）是指某些刺胞动物将刺胞刺入皮肤并将毒液注入人体而引起的皮炎。在我国海域有 30 多种刺胞动物能引起刺胞皮炎。

一、病因与发病机制

刺胞是一种囊状的细胞器，其内的主要毒性成分是类蛋白、肽类、5- 羟色胺、组胺以及致痛剂等。当刺胞动物遇到侵袭或刺激时，刺胞发射刺丝，牢固地附着在皮肤上，并穿透皮肤，将毒液注入人体而引起刺胞皮炎。

二、临床表现

1. 好发季节。7 ～ 8 月是高发季节。

2. 好发人群。渔民、海产品养殖工人、潜水者和游泳者。

3. 好发部位。渔民和养殖工人以指间、手背多见，游泳者主要发生于下肢、躯干，潜水者以裸露的手腕和面颈部多见，在海边蹚水者以下肢多见。

 4. 皮损特点及症状。刺胞皮炎常见的有以下四种：

（1）水母皮炎。临床上最大的特点是因水母触手很长，接触部位的皮疹呈鞭痕状排列，局部即感到刺痒、疼痛、麻痛或烧灼感，出现红斑、丘疹、荨麻疹样皮疹、出血性损害（重者可出现）以及水疱或大疱。如全身被蜇面积较大，可出现倦怠、肌肉痛、神志不安、呼吸困难、胸闷、口渴以及出冷汗等症状；对毒素敏感患者，被刺后约 2 小时即可出现口吐白色或粉红色泡沫，并发肺水肿、呼吸困难和血压降低等情况而危及生命。

（2）水螅皮炎。人被蜇后局部刺痛，数分钟内出现红斑或小风团，约 30 分钟内皮疹消退，不久又在原皮疹处出现较大的丘疹，这是刺胞皮炎典型的"复燃"现象。多数患者皮疹变成丘疹、丘疱疹、水疱或大疱，1 ～ 2 周内脱屑而愈，色素沉着或形成色素减退斑，一般不留瘢痕。

（3）海葵皮炎。人被蜇后局部出现红斑、丘疹、水疱等，有的可出现疼痛性荨麻疹样损害，皮损往往呈长条形或网状。

（4）珊瑚皮炎。轻者仅有瘙痒性红斑，重者可在刺伤部位出现红肿，很快出现丘疹、水疱、淤斑，亦可出现疼痛性荨麻疹样损害；少数可形成溃疡、瘢痕。

三、实验室检查

组织病理学检查。皮肤组织病理一般表现为急性、亚急性非特异性炎症改变，但有的病例可在表皮内发现有刺胞的结构，具有诊断价值。

四、诊断

根据患者有下海与刺胞动物的接触史，结合其皮疹特点可作出诊断。如有接触海水后突然发生不明原因的皮肤刺痛和瘙痒，并出现呈条状或片状分布的水肿性红斑、丘疹或风团、水疱等皮疹，可考虑本病。

五、临床处理

（一）治疗

1. 一般处理。被刺胞动物蜇伤后要尽快去除粘在皮肤上的触手，以防止未放射的刺胞进一步释放毒液而加重病情。在现场可用毛巾、衣服、泥沙擦去黏附在皮肤上的触手或毒液，并可用海水冲洗。

2. 外用药。明矾水、1% 氨水或 10% 碳酸氢钠溶液冷敷皮疹，后外用炉甘石洗剂以及糖皮质激素外用药等消炎止痒。

3. 药物。10% 葡萄糖酸钙静脉注射。对皮损面积大或全身反应严重者，要及时使用抗组胺药物和糖皮质激素，同时给予适当输液以加速毒素的排泄，并对症处理。有明显疼痛者可用盐酸依米替丁或利多卡因局部封闭，或用 1% 盐酸依米丁 3mL 皮下注射于皮疹的近心端。

（二）预防

对下海者要进行有关刺胞皮炎预防宣传教育，加强个人防护，并备有一定的急救设施。

（刘京平）

第五章　衣原体、立克次体和螺旋体感染性疾病

衣原体（chlamydia）是一类严格在真核细胞内寄生，有独特发育周期，能通过细菌滤器的原核细胞型微生物。衣原体广泛寄生于人类、哺乳动物及禽类。引起人类疾病的主要有沙眼衣原体、肺炎衣原体和由动物传播的鹦鹉热衣原体。衣原体感染所致的泌尿生殖道感染已成为最常见的性传播性疾病。

立克次体（rickettsia）是严格在细胞内寄生的原核细胞型微生物。由于酶系不完整需在活细胞内寄生。其生物学性状与细菌类似：具有细胞壁，以二分裂方式繁殖，有 RNA 和 DNA 两种核酸，对多种抗生素敏感。以节肢动物为其传播媒介和储存宿主，多数引起自然疫源性疾病。是引起斑疹伤寒、恙虫病、Q 热的病原体。

螺旋体（spirochetes）是一类细长、柔软、螺旋状，运动活泼的原核细胞型微生物。在生物学上的位置介于细菌与原虫之间。有细胞壁，原始核质，二分裂法繁殖，对抗生素敏感。以轴丝（内鞭毛）作为运动器官。致病性螺旋体有三个属。其中，疏螺旋体属（Borrelia）：3～10 个稀疏而不规则的螺旋，如回归热螺旋体、伯氏疏螺旋体、奋森螺旋体；密螺旋体属（Treponema）：8～14 个细密而规则的螺旋，如梅毒螺旋体、雅司螺旋体、品他螺旋体；钩端螺旋体属（Leptospira）：螺旋更加细密而规则，一端或两端弯曲成钩状，如钩端螺旋体。

本章主要介绍因衣原体、立克次体和螺旋体感染所引起的一组疾病，如莱姆病、反应性关节炎、猫抓病和恙虫病等。

第一节　莱姆病

莱姆病（lyme disease）是一种以硬蜱为主要传播媒介的由疏螺旋体引起的自然疫源性疾病。本病多发生于温暖季节并与某些特定的蜱的种类、数量及宿主动物相关。本病临床表现为皮疹和（或）多系统、多器官损害，病程的不同阶段会出现不同系统或器官受累及功能障碍。

一、病因与发病机制

本病的病原体是伯氏疏螺旋体，可分为 13 个基因种或基因组，其中我国以伽氏疏螺旋体及阿弗西亚疏螺旋体为主。传播媒介为蜱。鼠类是本病的主要保存宿主和主要传染源。

发病机制涉及多种。首先蜱叮咬时，伯氏疏螺旋体随唾液进入宿主。经 3～32 天病原体在皮肤中由原发性浸润灶向外周迁移，并在淋巴组织中播散，或经血液蔓延到各器官或各部位皮肤。当病原体游走至皮肤表面时则引发慢性游走性红斑，同时导致螺旋体血症，引起全身中毒症状。此外，病原体黏附在细胞外基质、内皮细胞和神经末梢上，诱导产生交叉反应，并能活化特异性 T 淋巴细胞和 B 淋巴细胞致大血管闭塞引起脑炎、脑膜炎和心脏受损。另外，HLA-2、DR3 及 DR4 均与本病发生有关。

故免疫遗传因素可能参与本病形成。

二、临床表现

临床表现复杂多样，一般将本病分为三期，但并不是所有患者均有三期表现。各期症状多单发，也可相继或同时出现，或仅有神经、心脏或关节受损症状，而无皮肤表现。

（一）第一期（局限感染期）

典型表现为慢性迁移性红斑（erythema chronicum migrans，ECM）。

ECM 一般出现在感染后 1 ～ 2 周，但也有发生于蜱叮咬后 3 天甚至 1 个月。ECM 损害初期表现为红色炎症性斑疹或丘疹，离心性扩展，直径可达 5 ～ 50cm，中央消退而呈环状，或靶样损害。起于蜱叮咬处，成人多见躯干或四肢近端（股、腹股沟、臀、腋），儿童多见于头、颈部，部分患者有轻度瘙痒感或烧灼感。ECM 未经治疗可在 6 周左右消退。皮损初发时可伴有乏力、发热、伴或不伴寒战、头痛、肌痛、关节痛，较少见的有咽炎、恶心、呕吐。这些症状数天内消退，但可复发。

（二）第二期（播散感染期）

典型表现为神经系统和心血管系统损害。

1. 神经系统症状。以脑炎、脑膜炎、局部脑神经炎、神经根炎最常见。表现有头痛、呕吐、眼球痛、颈强直及浆液性脑膜炎等。部分患者可出现明显的脑炎症状，表现为兴奋性升高、睡眠障碍、谵妄等，脑电图常显示尖波；也可发生面神经损害，表现为面肌不完全麻痹，病损部位麻木或刺痛，但无明显的感觉障碍。此外，还可使动眼神经、视神经、听神经及周围神经受到损害。

2. 循环系统症状。发生在病后 5 周或更晚。大部分患者出现心血管系统症状，主要表现为心音低钝、心动过速和房室传导阻滞，严重者可发生完全性房室传导阻滞。通常持续数天至 6 周症状缓解、消失，但可反复发作。

3. 皮损表现。ECM 可持续呈斑块或结节状，可发展为皮肤淋巴细胞瘤（lymphocytoma cutis，LCC），亦称皮肤良性淋巴组织增生。表现为软的无痛红色或紫色结节，大小 1 ～ 5cm。成人常见于乳头、乳晕及乳房附近，儿童多见于耳垂及阴囊。

（三）第三期（持续感染期）

典型表现为神经莱姆病、关节损害、慢性萎缩性肢端皮炎。

1. 神经莱姆病。表现为脑膜炎、脑炎和颅神经损害，出现脑膜刺激征症状，嗜睡、昏迷、面瘫、三叉神经痛、眩晕等。少数患者可发生多发性神经根炎、脊髓炎，导致下肢瘫痪、肌肉萎缩、感觉异常等症状。眼部损害出现结膜炎和虹膜睫状体炎。

2. 关节损害。一般在感染后数月至 2 年，约 60% 未经治疗的患者出现关节损害，通常累及膝、踝和肘关节，以关节和肌肉僵硬、疼痛为常见症状。多数患者表现为反复发作的对称性多关节炎，在每次发作时可伴随体温升高和中毒症状等。

3. 皮损表现。为慢性萎缩性肢端皮炎（acrodermatitis chronic atrophicans，ACA）。ACA 发生在蜱叮咬后几个月或数年。初起在肢体远端伸侧发生炎症性广泛水肿、边界不清的蓝红色斑块，向附近扩展融合。如不治疗则进展至萎缩，皮肤色素增加、皱缩、无毛、透明状。在大关节附近可见蓝红色或黄色纤维性结节，还有表现为硬皮病样斑块。

三、实验室检查

（一）血象检查

白细胞总数大多正常，偶有白细胞升高伴核左移，血沉加快；肾功能通常正常，少数伴有心肌或肝脏受累者可同时有氨基转移酶升高。

（二）病原学检查

1. 组织学染色。取病损皮肤、滑膜、淋巴结及脑脊液等标本，用暗视野显微镜或银染色法检查伯氏疏螺旋体，该法可快速作出病原学诊断，但检出率低。

2. PCR 检测。用此法检测血液及其他标本中的伯氏疏螺旋体 DNA，敏感且特异，皮肤和尿标本的检出率高于脑脊液。

（三）血清学检查

1. 血清或脑脊液中的特异性抗体：采用免疫荧光和 ELISA 法检测血清或脑脊液中的 IgM、IgG 特异性抗体。

2. 免疫印迹法检测血清或脑脊液中的特异性抗体：敏感度与特异性最高，适用于 ELISA 法筛查结果可疑者。

四、组织病理

慢性迁移性红斑组织见表皮轻度角化过度，呈网篮状增厚。局灶性棘层水肿，真皮血管或神经周围淋巴细胞、浆细胞和组织细胞浸润。LCC 的病理组织显示整个真皮致密的成熟多克隆淋巴细胞浸润。ACA 组织病理显示硬皮病样，不一致的单核细胞浸润，可扩展至皮下脂肪，真皮胶原束肿胀、黏蛋白沉着。

五、诊断与鉴别诊断

1. 诊断。根据有无接触史或疫区暴露史、临床表现、血清学和（或）脑脊液实验室检测结果可作出诊断。

2. 鉴别诊断。本病需与鼠咬热、恙虫病、风湿病、离心性环状红斑、匐行性回状红斑、多形红斑、二期梅毒疹、病毒性脑炎、脑膜炎、神经炎等鉴别。

六、临床处理

（一）治疗

1. 病原治疗。早期及时给予口服抗生素治疗。

①早期局限性病变第一线治疗口服多西环素每次 100mg，每 12 小时 1 次，疗程 2～3 周。8 岁以下儿童及孕妇禁用。8 岁以下儿童用阿莫西林（羟氨苄青霉素）每天 50mg/kg，成人每次口服 500mg，每天 3 次作为替代疗法，疗程同上。②对青霉素过敏或不能应用四环素类的患者，成人可口服头孢呋辛每次 500mg，每天 2 次；或红霉素 250mg，每天 4 次，疗程同上。早期播散性患者通常需 1 个月。③慢性及 ACA 患者使用头孢曲松钠 2g 静脉注射，每天 1 次；或头孢噻肟 2g 静脉注射，8 小时 1 次，

疗程 2～4 周。其中，以头孢曲松的治疗效果最好，因其半衰期长，且能通过血脑屏障。关节炎症状可给予对症处理。

治疗初 24 小时内可发生吉赫氏反应，不适、出汗、寒战，可自行消退。有些患者治疗后仍感有疼痛、无力、认知改变等，可持续 1 年或以上，此称莱姆病后综合征。

2. 对症治疗。患者应卧床休息。有发热、皮损部位疼痛者，可用解热镇痛剂。高热及全身症状重者，可系统使用糖皮质激素，但对有关节损伤者，应避免关节腔内注射。患者伴有心肌炎，出现完全性房室传导阻滞时，可暂时应用起搏器至症状及心律改善。

（二）预后

本病早发现、早治疗，预后一般良好。能在播散感染期进行治疗，绝大多数能在 1 年或 1 年半内痊愈。若在晚期或持续感染期进行治疗，大多数也能缓解，但偶有关节炎复发，也可能出现莱姆病后综合征。对有中枢神经系统严重损害者，少数可能留有后遗症或残疾。

（三）预防

普及防病知识，特别是当媒介活动旺季（4—5 月和 8—9 月），进入疫区或接触自然疫源时，应加强个人防蜱类叮咬措施并加用杀蜱剂，消除带病的可疑动物，尽量避免与其接触。动物和人感染了伯氏疏螺旋体后会产生特异性保护抗体。

（唐秀生）

第二节　反应性关节炎

反应性关节炎（reactive arthritis，ReA）是某些泌尿生殖道或胃肠道感染 1～4 周后发生的一种炎症性综合征。表现为经典的三联征，即滑膜炎、尿道炎、结膜炎。许多患者伴有皮肤黏膜症状。本病与强直性脊柱炎、银屑病关节炎及肠道病性关节炎同属脊柱关节病的一组疾病。在既往参考书病名为"莱特尔综合征"（reiter's syndrome），医学界于 2003 年以"反应性关节炎"替代"莱特尔综合征"，更能反映疾病本质及临床表现的多样性。

一、病因与发病机制

反应性关节炎在感染后 1～3 周发生，微生物抗原与宿主免疫之间发生的机制尚不完全清楚。已知引起的相关微生物有肠道菌属如耶尔森氏菌属、沙门菌属、志贺菌属，泌尿生殖道菌如沙眼衣原体、解脲支原体、发酵支原体、生殖支原体，等等。

本病发病机制目前仍不清楚，一般认为与免疫异常、遗传因素有关。60%～80% 的患者与 HLA–B27 阳性相关，某些微生物的肽抗原仅能与 HLA–B27 结合，刺激 CD8+T 淋巴细胞而引发反应性关节炎。另外，有报道称与关节液中 IL–10、IL–12 细胞因子以及 HLA–B51 相关。

二、临床表现

男性青年多见，偶见于儿童。发病呈急性或亚急性，主要临床表现为尿道炎、结膜炎和关节炎等三联征，也可有皮肤黏膜病变，四者可同时存在，也可先后发生。

1. 泌尿系统症状。以尿道炎为主，80%以上患者有尿道炎的表现，且为首发症状。急性表现为尿痛、尿道稀薄混浊分泌物。亚急性症状较轻，晨起尿道封口，尿道分泌物清亮且有黏性。男性患者并发膀胱炎、前列腺炎、精囊炎及附睾丸炎。女性患者可表现为阴道炎、宫颈炎、子宫内膜炎、输卵管炎和输卵管堵塞。

2. 关节病变。主要表现为急性关节炎，多数患者为多关节滑膜炎，持续几个月消退，但倾向复发。多发生于膝、踝、趾间等下肢负重关节，较少见于上肢的肩、肘、腕关节。受累关节肿胀明显，周围皮肤及软组织红肿发热，活动时剧烈疼痛，常致患者被迫卧床休息。有时伴有骶髂关节炎、强直性脊柱炎，急性发作时腰痛常见，骶髂关节有压痛。膝关节受累可发生滑膜断裂，但不化脓，抽取关节液呈黄色，关节液培养无细菌生长。慢性期类风湿性关节炎表现，关节炎持久者可导致关节畸形和软组织萎缩性改变。

3. 眼部病变。约50%病例有结膜炎，多在尿道炎后10天发生，通常发生于双眼。眼睑水肿，结膜充血水肿，有黏液性分泌物，睑结膜紫癜和呈绒毛样改变为其特征性表现。一般症状持续数周自行消退，少数以结膜炎为先导出现前色素层炎、虹膜炎或虹膜睫状体炎，反复发作可导致失明。

4. 皮肤损害。约50%病例有皮肤损害，多见于淋病性尿道炎后的 ReA 病例，皮损出现于尿道炎后数周，多从足趾发病，为暗红色斑，继之形成水疱、脓疱。斑块脱屑结痂，形成不规则蛎壳状样损害即脓溢性皮肤角化病。严重病例皮损可扩展到头皮、躯干和四肢，典型皮损为红色斑丘疹，上覆灰褐色蛎壳状鳞屑，类似蛎壳状银屑病。甲皱襞处可发生无痛性红肿，甲下脓疱，脓疱逐渐扩大，后吸收，可反复发作。与此同时，甲逐渐增厚、凹凸不平、失去正常光泽，也可发生甲溶解、破坏和脱落。

5. 口腔和生殖器损害。口腔损害常发生于腭、颊、齿龈和舌，表现为红色小丘疹，继之形成水疱、糜烂，自觉症状不明显，舌部损害为圆形或卵圆形红色糜烂，边界清楚，或呈地图舌外观。部分病例可累及腹股沟、外阴及生殖器部位，表现为红色丘疹或斑片，周围有脓疱。男性患者包皮、冠状沟和龟头受累时，表现为表浅圆形红色糜烂或褐色斑片，皮损边缘稍高起，相邻损害融合成多环状，称为环状龟头炎。女性患者也有类似的外阴炎损害。

6. 肌腱骨止点炎症。即韧带及肌腱附着骨部的炎症，是本病最常见的症状。40%的患者可发生足跟疼痛，为 Achilles 肌腱炎症所引起。

7. 其他系统表现。本病可伴有轻重不等的全身症状。急性期常有不同程度的发热、乏力、头痛、体重下降等。病程中可出现许多并发症，如心肌炎、心包炎、胸膜炎、心脏传导阻滞、主动脉瓣关闭不全、尿道狭窄、视神经炎、间质性角膜炎、青光眼、神经痛性肌萎缩、血栓静脉炎等。

本病预后大多良好，少数患者死于严重并发症。

三、实验室检查

无特异性改变。可有中性粒细胞增多，中度贫血，血沉增快。偶尔可有类风湿因子、抗核抗体、冷球蛋白、C- 反应蛋白和循环免疫复合物检查阳性。HLA–B27 阳性对本病具有诊断价值。

四、组织病理

早期脓疱性损害类似脓疱性银屑病，表皮角化过度并角化不全，表皮突延长，表皮内白细胞浸润，形成海绵状脓疱，真皮内有大量白细胞浸润。陈旧性皮损则海绵状脓疱消失，伴表皮角化过度，个别部位角化不全。

五、诊断与鉴别诊断

1. 诊断。典型表现为非特异性尿道炎、结膜炎、关节炎和皮肤黏膜病变。以上症状中具有其中三个，能排除其他病因即可确诊。非典型病例需经一段时期随访才能确诊。

2. 鉴别诊断。本病需与白塞病鉴别。白塞病口腔病变为阿弗他口腔溃疡和口腔黏膜炎，眼部病变为虹膜睫状体炎，生殖器病变为硬而疼痛的溃疡、无尿道炎，皮肤病变为毛囊炎和结节性红斑、针刺同形反应阳性。有关节炎表现时需与各种关节性疾病如类风湿关节炎、银屑病性关节炎、急性风湿热、血清病的关节症、强直性脊柱炎、痛风、系统性红斑狼疮等鉴别。皮肤黏膜损害需与慢性皮肤黏膜念珠菌病鉴别，后者真菌学检查可见芽生孢子和假菌丝。

六、临床处理

1. 尿道炎可口服四环素或红霉素，每次 0.5g，每天 4 次，疗程 1 ~ 2 周；或米诺环素 0.1g，每天 1 次；或多西环素 0.1g，每天 2 次，疗程 1 ~ 2 周。儿童可选用阿奇霉素。有淋病奈瑟菌感染者，可用头孢曲松 0.25g 单次肌内注射。

2. 急性虹膜炎或虹膜睫状体炎，应给予糖皮质激素治疗。外用阿托品滴眼液散瞳和 0.1% 地塞米松滴眼液或醋酸可的松滴眼液可缓解症状。

3. 皮肤损害可外用曲安奈德尿素霜或曲安奈德益康唑霜。根据皮损特点可选择以下系统用药：皮损广泛者可给予甲氨蝶呤（MTX）15 ~ 25mg 静脉滴注，每周 1 次，同时亦可改善关节炎症状；皮肤黏膜损害明显者可选用阿维 A 治疗，每天 10 ~ 20mg 口服；皮损黏膜脓溢性角化者可给予氨苯砜口服，每次 25mg，每天 3 次，或每次 50mg，每天 2 次。

4. 关节炎应注意休息，冷敷可缓解关节肿痛，轻者给予吲哚美辛或保泰松口服，效果不明显可加用柳氮磺吡啶，重者可静脉滴注甲氨蝶呤；如多关节受累严重伴全身症状时，可口服泼尼松 10 ~ 25mg/d，用药剂量取决于关节炎的严重程度，随症状好转而递减药物剂量。单个关节症状严重者，可选用肿瘤坏死因子 – α（TNF–α）抑制剂和糖皮质激素关节腔内注射。物理治疗对恢复关节功能、减轻症状、防止肌肉萎缩有帮助。

5. 对 ReA 合并 HIV 感染者，应避免用甲氨蝶呤、硫唑嘌呤和糖皮质激素等免疫抑制剂，可试用阿维 A 治疗。国外也有用阿维 A 加 PUVA 治疗有效的报道。

另有报道，对阿维 A 和糖皮质激素疗效不佳的严重型复发性 ReA 患者，用环孢素 A 5mg/（kg·d）治疗可获得良好的疗效。近年有报道，采用生物制剂 TNF–α 抑制剂治疗 ReA，这为难治性的 ReA 的治疗提供了更多选择。雷公藤多苷或雷公藤片 20mg，每天 3 次，有抗炎和免疫抑制剂的作用，可以试用于 ReA。

（唐秀生）

第三节　猫抓病

猫抓病（cat scratch disease）是一种急性传染病，主要由人被猫抓或咬引起。临床主要特征为局部皮肤感染和引流区淋巴结肿大，大部分患者可在 2 ～ 3 个月内自愈，此病属于良性及自限性疾病。

一、病原学

猫抓病首次报道是在 1889 年。1913 年，Verhoeff 发现一种丝样微生物在猫抓病患者的结膜切片中，当时被认为是立克次体。直到 1983 年 Wear 等人在本病患者的病变淋巴结或结膜组织中分离出病原体，才取名为"罗卡利马体"（*Rochalimaea*），最后重新命名为"巴尔通体"，猫是储存宿主。

二、流行病学

1. 传染源。主要是带有病原体的猫（一般在 1 岁以下的猫）。

2. 传播途径。一般人在被猫抓咬伤或密切接触后感染。

3. 易感人群。多数是养宠物的青少年和儿童。

三、临床表现

1. 有猫、狗抓伤史。

2. 典型原发损伤为一红斑性、直径为 2 ～ 6mm 的痂性丘疹（少数脓性），约 2 周内抓伤侧局部可产生淋巴结病（一般有上滑车淋巴结、腋窝淋巴结、下颌下淋巴结、颈或腹股沟淋巴结）。开始局部淋巴结柔软而结实，逐渐有波动感，并流出液体以致形成瘘管。患者可同时出现发热、头痛、乏力、厌食等症状及淋巴结病。

3. 眼部病变。

（1）Leber 视神经视网膜炎。视神经视网膜炎是猫抓病最常见及典型的眼部表现，一般在全身感染症状后 1 ～ 2 周出现，表现为眼底视盘和视盘周围水肿，同时在黄斑部见水肿以及星芒状渗出物。

（2）Parinaud 眼腺综合征。主要表现为三联征：低热、一侧耳前或颌下淋巴结肿大、同侧滤泡性结膜炎。主要有结膜充血、红肿及分泌物症状。

（3）葡萄膜炎。主要表现有眼底周边部的视网膜血管渗出延至睫状体扁平部，玻璃体内有细胞出现，但黄斑部和视盘无异常。

（4）网膜病变。视网膜血管炎性病变为主要表现，有眼底的单灶、多灶性网膜炎症。

4. 其他症状。有神经症状、眼腺综合征。少见症状有红斑性结节、血小板减少性紫癜和骨髓溶解损伤。

三、实验室检查

1. 红细胞值降低。外周血光镜镜检：急性菌血症期见巴尔通体。淋巴结穿刺或活检：特征性病变是微脓肿性肉芽肿形成。细菌培养：血液、淋巴结或其他组织培养出巴尔通体。病变淋巴结组织化学染色：用 W-S 银浸渗染色，其淋巴窦内和微脓肿周围巨噬细胞质内吞噬细菌，呈黑色颗粒状；病变淋巴结组织切片经 HE 染色后镜检，切片可见呈分散、短链或簇状分布的革兰阴性小杆菌。

2. 猫抓病菌全抗原皮内试验。连续 2 次（间隔 1 周）出现迟发型过敏反应。

四、诊断与鉴别诊断

1. 诊断。根据猫抓外伤史、临床表现、猫抓病菌全抗原皮内试验可作出诊断。

2. 鉴别诊断。本病需与组织细胞坏死性淋巴结炎、结核性淋巴结炎、性病性肉芽肿、结节病、惠普尔病鉴别。

五、临床处理

（一）处理原则

依据病情的严重程度制定合理的治疗方案。治疗首选抗菌药物有庆大霉素、阿米卡星或妥布霉素等，静脉或肌内注射，5～7 天为 1 个疗程。

（二）治疗方法

1. 一般处理。发热者应注意卧床休息，同时注意补充营养和水分。有急性脑病症状者按神经科有关常规处理。

2. 抗菌治疗。可用庆大霉素、阿米卡星或妥布霉素等药物，肌内或静脉注射 5～7 天。

3. 局部伤口。用过氧化氢消毒处理。

4. 按一般内科疾病常规护理，无须隔离。有高热或淋巴结肿痛较重患者应注意卧床休息，尽量减少活动，注意补充营养，多饮水，流食或半流食。抓伤局部注意保持清洁干燥。

六、预后

本病是良性自限性疾病，2～3 个月自行缓解，绝大部分患者预后良好，个例有免疫功能障碍者有死亡报告（例如艾滋病）。

七、预防

1. 注意宠物卫生。不要过分亲密接触宠物，特别是动物发情期，与流浪猫狗注意保持距离。

2. 避免被动物抓咬伤。如果被抓咬伤后，局部用碘酒或酒精涂抹，及时注射狂犬疫苗。

3. 教育孩子不要逗玩猫、狗等宠物。

4. 有幼儿的家庭不要养宠物，避免染病。

（蒋建荣）

第四节 恙虫病

恙虫病（tsutsugamushi disease），又名丛林斑疹伤寒（scrub typhus），是一种急性自然疫源性传染病，病原体是恙虫病立克次体。

一、流行病学

本病流行于热带、亚热带，在我国常见于台湾及东南沿海各省。主要发生于夏、秋两季。鼠类为最重要的宿主，次之为食虫目动物如臭鼩鼱、四川短尾鼩，此外其他动物如野兔、家兔、家禽及某些鸟类也能感染。

传播媒介为恙螨。传播途径为由恙螨幼虫叮咬传播，但人与人相互间不传染。恙虫病东方体对于人类普遍易感，感染后可获得较稳固的免疫力。易感人群为农民、野外作业者。

二、临床表现

本病潜伏期 4 ～ 21 天（一般 10 ～ 14 天），起病急，伴高热及全身症状。有以下典型表现：

1. 高热。发热多呈弛张热或稽留热，体温可达 38.5 ～ 41.0℃。

2. 焦痂。在恙螨叮咬处出现粉红色小丘疹，发展成小水疱，破裂后中心坏死变成焦痂。

3. 皮疹。发病 5 ～ 6 天出疹，多见于面、胸、背、腹部，四肢较少。先躯干散在性出现，后蔓延至四肢，轻症患者可无皮疹，多为充血性斑疹或斑丘疹。

4. 淋巴结肿大。局部或全身淋巴结肿大。

5. 并发症。有支气管肺炎（可导致呼吸衰竭）、脑炎或脑膜炎、中耳炎、腮腺炎、血栓性静脉炎、肝肾功能损害、心肌炎、心功能不全、DIC、感染性休克等，孕妇可发生流产。

死亡病例多发生于病程的第 2 ～ 3 周。

三、实验室检查

1. 血清学检查。

（1）外裴氏试验。单份血清变形杆菌 OXK 效价≥ 1∶160 有诊断意义。

（2）免疫荧光检测。单份血清 IgM 抗体滴度≥ 1∶32、IgG 抗体滴度≥ 1∶64 有诊断意义。

2. 核酸检测。PCR 检测恙虫病东方体特异基因片段。

3. 病原分离。采用小白鼠腹腔或鸡胚卵黄囊接种，培养分离病原体。

4. 病原体鉴定。感染细胞涂片吉姆萨染色检查，培养物进行 PCR 鉴定。

四、诊断与鉴别诊断

（一）诊断

1. 疑似病例。有流行病学史，有发热、淋巴结肿大或皮疹，同时排除其他病；或无流行病学史，但有发热、淋巴结肿大、皮疹等临床症状。

2. 临床诊断病例。疑似病例 + 焦痂；疑似病例 + 流行病学史、发热、焦痂。

3. 实验室诊断病例。疑似病例 + IFA/PCR/ 病原（实验室检测）或临床诊断病例 + 外裴氏反应 / IFA/PCR/ 病原（实验室检测）。

（二）鉴别诊断

本病需与斑疹伤寒、流行性出血热、登革热、疟疾、伤寒、钩端螺旋体病、传染性单核细胞增多症、皮肤炭疽、粟粒型肺结核、败血症鉴别。

五、临床处理

（一）处理原则

本病为专性细胞内寄生，应选用脂溶性抗生素。

（二）治疗方法

1.强力霉素（多西环素类）是目前首选的药物且副作用较小。成人剂量为 100mg，每 12 小时口服 1 次，退热后 100mg/d 顿服；8 岁以上小儿剂量为 2.2mg/（kg·d），每 12 小时 1 次，退热后减半。

2.氯霉素有特效，成人剂量为 2g/d，分 4 次口服，退热后 0.5g/d，分 2 次口服。重者可静脉给药。但该药应用时间不宜过长，定期复查血象以免发生骨髓抑制等副作用，以免发生再障。

3.罗红霉素给药，成人每次 150mg，每天 2 次，退热后 150mg 顿服；儿童 2.5～5.0mg/kg，每天 2 次，退热后减半。

4.阿奇霉素给药，成人每次 500mg 顿服，退热后 250mg 顿服；儿童 10mg/kg 顿服，退热后减半。根据患者情况选用上述四类药物，疗程 7～10 天。

（三）注意事项

1.患者应卧床休息，加强营养，进流食或半流食，注意补充水分，保持水电解质平衡、酸碱平衡和能量平衡，加强护理和观察，尽早发现并发症。

2.高热患者给予物理降温、解热镇痛药。密切观察病情，出现相关并发症时加强对症、支持处理。病情危重者进行重症监护治疗。慎用激素，但中毒症状明显的患者，在使用有效抗生素的情况下，可适量使用激素。

3.合并多器官功能衰竭的重症患者治疗。除病因、支持治疗外，还需加强肝脏功能支持治疗和血液净化治疗。

六、报告

发现恙虫病疑似、临床诊断或确诊病例时，可参照乙（丙）类传染病 24 小时内网络直报，疾病类别选择"其他传染病"中的"恙虫病"。疑似病例应及时进行订正。

七、预防和控制

提高诊断水平，规范遵守治疗原则，及时开展流行病学调查和疫情处置，做好动物宿主和恙螨媒介的控制，做好个人防护，做好公众健康教育。

（蒋建荣）

第六章 物理性皮肤病

物理性皮肤病是由物理因素如光线、温度、压力、摩擦等引起的皮肤疾病。

第一节 日晒伤

日晒伤（sunburn），也称晒斑、日光性皮炎、日光红斑、日光水肿，是强烈日光照射后，在暴晒部位的皮肤发生红斑、水肿甚至水疱的急性光毒性反应。

一、病因与发病机制

发生在正常皮肤过度日光照射后，主要致病光谱为UVB。紫外线辐射可诱发一系列损伤反应，真皮内多种细胞释放前列腺素、组胺、5-羟色胺、激肽等炎症介质，导致真皮内血管扩张、渗透性增加，促进黑素合成。

二、临床表现

1.春夏季多发，皮肤类型为Ⅰ～Ⅲ型人群好发。通常日晒后30分钟至10多个小时发病。

2.紫外线暴露部位出现红斑、水肿，严重时可出现水疱、大疱、破裂、糜烂，与周围皮肤边界清楚，自觉灼痛。愈后有脱屑并遗留色素沉着或者色素脱失。

3.重症者伴有全身症状，如头痛、发热、恶心、呕吐、休克等。

三、实验室检查

组织病理学检查。表皮海绵形成，特征性改变是"日晒伤细胞"，即凋亡的角质形成细胞伴有浓缩核染色质和嗜酸性细胞质。真皮乳头层和血管周围间隙水肿，炎性细胞浸润。

四、诊断与鉴别诊断

1.诊断。根据有日光暴晒史，暴露区域皮肤出现边界清楚的红斑、水肿、水疱等，愈后有色素沉着，伴有灼痛、全身不适症状，可作出诊断。

2.鉴别诊断。本病需与多形性日光疹、烟酸缺乏症等鉴别。

五、临床处理

1.处理原则。局部外用药物治疗为主，以消炎止痛、安抚、收敛为原则，可选用炉甘石洗剂、3%硼酸溶液湿敷、冰敷，或外涂糖皮质激素乳膏。严重者系统用药：抗组胺药物、小剂量泼尼松片、非甾体类药物（如阿司匹林）等。

2.预防。避免暴晒，注意外出防护，如打伞、戴帽、穿长袖长裤等；暴露部位皮肤外用遮光剂；积极参加室外运动，提高皮肤对光线的耐受能力。

（杨凤元）

第二节　多形性日光疹

多形性日光疹（polymorphous sun light eruption）是一种特发性日光诱导、以多形性皮损为特征、反复间歇性发作的迟发性超敏反应。

一、病因与发病机制

本病病因与发病机制尚不完全清楚，目前认为与日晒关系密切，UVA、UVB、可见光均可致病，推测为光暴露部位皮肤发生迟发型超敏反应。还与遗传、内分泌因素、代谢改变、微量元素、氧化损伤、免疫学变化、生活方式等有关。

二、临床表现

1.青春期后发病，女性多发，好发于每年春季或夏初，潜伏期2小时至5天。

2.光暴露部位均可发病，好发于面颈部、上胸部、前臂伸侧等。

3.特征性表现是皮损相邻部位同样暴露的皮肤区域完全正常而不受累，故多呈小片状而不融合。

4.皮损呈多形性，常见为丘疹、丘疱疹、水疱、红斑、结节、斑块等。同一患者常以某一形态皮损为主。临床表现主要分为五型：①丘疱疹型，又称湿疹型。皮疹以簇集性丘疱疹、水疱为主，伴糜烂、渗出、结痂、苔藓样变。②丘疹型。③痒疹型，以丘疹、结节为主。④红斑水肿型，为边界清楚的水肿性红斑，浸润不明显。⑤混合型，有两种或两种以上类型的皮疹。丘疹型和丘疱疹型最常见。

5.伴明显瘙痒。愈后无瘢痕、无色素改变，少有全身症状。

三、实验室检查

1.组织病理学检查。表皮水肿，局灶性海绵形成伴局灶性淋巴细胞移入表皮，真皮浅层血管和附属器周围淋巴组织细胞浸润，偶有嗜酸性粒细胞、中性粒细胞浸润。严重者可见局灶性界面改变及轻度基底细胞液化变性。皮损区直接免疫荧光检测为阴性。

2.光生物学试验。紫外线红斑反应试验、UVA或UVB进行光激发试验，用于辅助诊断。光斑贴试验通常呈阴性。

四、诊断与鉴别诊断

1.诊断。与日光、季节关系明显，多见于春季或夏初，光暴露区域皮肤多形性皮损，同一患者常以某一形态皮损为主。特征性表现是皮损相邻部位同样暴露的皮肤区域完全正常，呈小片状而不融合。光生物学辅助检查异常。

2. 鉴别诊断。本病需与其他光敏性疾病如光线性痒疹、慢性光化性皮炎、红斑狼疮、皮肌炎、红细胞生成性原卟啉病，以及非光敏性疾病如结节性痒疹、慢性湿疹等鉴别。

五、临床处理

（一）处理原则

1. 局部外用药物治疗。以外用糖皮质激素制剂为主，可使用钙调磷酸酶抑制剂乳膏。

2. 系统药物治疗。口服抗组胺药、抗疟药（如羟氯喹）、沙利度胺，严重者口服糖皮质激素或环孢素。

（二）预防

发病季节前，适当增加日晒或者预防性光疗。外出注意防护，戴宽檐帽、穿长袖长裤等；暴露部位皮肤外用广谱遮光剂。

（杨凤元）

第三节　光变态反应接触性皮炎

光变态反应接触性皮炎（photosensitive contact dermatitis）是一种淋巴细胞介导的迟发性超敏反应。皮肤接触光敏物质后，由日光照射引起湿疹样皮肤损害。

一、病因与发病机制

接触光变应原及 UVB 是主要发病因素。

二、临床表现

1. 皮损好发于面、颈部、手背等光暴露部位，非光暴露部位亦可发病。

2. 表现为延迟性湿疹样皮疹，在红斑基础上出现密集性丘疹、丘疱疹、水疱、渗出，伴瘙痒。愈后无明显色素沉着。

3. 长期接触光敏物质导致持续发病，即使停止接触光敏物质后，皮损仍迁延，甚至加重，称为"持续光敏反应者"。

三、实验室检查

1. 组织病理学检查。表皮海绵水肿，真皮血管周围密集淋巴组织细胞浸润。

2. 光斑贴试验呈阳性。

四、诊断与鉴别诊断

1. 诊断。根据光感物质接触史、光照史、临床表现，结合光斑贴试验可作出诊断。

2. 鉴别诊断。本病需与湿疹、多形性日光疹、光毒性接触性皮炎等鉴别。

五、临床处理

1. 处理原则。局部用药治疗按湿疹处理原则。系统用药有抗组胺药，严重者口服泼尼松片或注射免疫抑制剂等。

2. 预防。尽可能明确及避免接触可疑光致敏物、避免日晒。

（杨凤元）

第四节　慢性光化性皮炎

慢性光化性皮炎（chronic actinic dermatitis）是一种少见的、持续性于曝光和非曝光部位出现的慢性光过敏性皮肤病。是一组病谱性疾病，包括光敏性湿疹、光敏性皮炎（PD）、持久性光反应和光线性类网织细胞增生症（AR）。是同一疾病的不同临床表现或病程中的不同阶段。

一、病因与发病机制

光敏物质是主要发病因素，包括外源性光敏物质、代谢障碍内生性光敏物质。可能是对一种光线诱发的皮肤迟发型超敏反应。

二、临床表现

1. 好发于 50 岁以上男性。

2. 皮损初发于光暴露部位，非光暴露部位亦可发病。

3. 面部、颈部、上胸、前臂、手背部等皮肤湿疹样皮损、苔藓样变、浸润性丘疹、斑块，严重者可出现红皮病，伴剧烈瘙痒。

4. 病程慢性，反复发作。

三、实验室检查

组织病理学检查。早期非特异性皮炎改变，表皮角化不全、棘层肥厚、海绵形成，真皮血管周围淋巴组织细胞浸润。晚期呈皮肤 T 细胞淋巴瘤样改变。

四、诊断与鉴别诊断

1. 诊断。根据临床表现，结合光激发试验、斑贴和光斑贴试验、皮肤组织病理学检查可作出诊断。

2. 鉴别诊断。本病需与湿疹、接触性皮炎、多形性日光疹、皮肤 T 细胞淋巴瘤等鉴别。

五、临床处理

（一）处理原则

1. 局部用药：外用糖皮质激素制剂、他克莫司乳膏。

2. 系统用药：烟酰胺、B 族维生素、抗组胺药、羟氯喹、沙利度胺、泼尼松片；免疫抑制剂：硫唑嘌呤、环孢素等。

（二）预防

尽可能明确及避免可能接触的致敏原、避免服用光敏性食物和药物。严格避免日晒，减少户外活动，外出防护如打伞、戴帽、穿长袖长裤等；外用广谱遮光剂。

（杨凤元）

第五节　光毒性接触性皮炎

光毒性接触性皮炎（phototoxic contact dermatitis）是一种光毒性皮肤炎症性反应，主要由于皮肤接触光敏物质并暴露在日光下引起。

一、病因与发病机制

常见的有香料皮炎及光毒性焦油皮炎。其本质为光毒性反应，在接触光毒性致敏物并经日晒后，任何个体均有可能发病。

1. 香料皮炎。含 4, 5, 8- 三甲补骨脂内酯、8- 甲氧补骨脂素、5- 甲氧补骨脂素等香料的各种清洁剂、润滑油、香水、化妆品、剃须液、肥皂外用接触皮肤并经日晒后即可发病。

2. 光毒性焦油皮炎。焦油及其衍生物（多环烃类）是其常见致敏原。

二、临床表现

最常见的临床表现为晒斑反应加剧，即接触部位皮肤在日晒后 2 ～ 6 小时内出现边界清楚的肿胀灼痛感、红斑，严重者伴水疱，在 2 ～ 4 天内可进一步加剧，之后开始消退。即使日晒后无明显红斑，以后也会有明显的色素沉着。

1. 香料皮炎。使用含 4, 5, 8- 三甲补骨脂内酯、5- 甲氧补骨脂素及 8- 甲氧补骨脂素等香料的各种化妆品、香水、润滑油，皮肤局部光照后可出现形状独特的线条状或网状红斑，严重可伴水疱，消退后遗留色素沉着。光照剂量低时可仅出现色素沉着。与焦油皮炎相比，香料皮炎发生较迟，症状好转较快，往往在日晒后 1 ～ 2 天才发病，愈后色素沉着较为明显。

2. 光毒性焦油皮炎。焦油皮炎多为职业性，以焦炉和沥青工人等最为常见，直接接触或间接接触气溶胶均可致病。常表现为皮肤日光暴露部位发生棕黑色或棕褐色色素沉着。一般在日晒后 15 分钟内出现刺痛和灼热感，严重者可发生红斑、水疱甚至大疱，高剂量光照下可出现肿胀和风团，可累及眼部而发生眼结膜炎。

三、实验室检查

光斑贴试验和普通斑贴试验一样，也会出现假阳性和假阴性。光斑贴试验结果的判读方法见表 2-6-1。

表 2-6-1　光斑贴试验结果判读

诊断	非照射部位	照射部位
正常	−	−
光接触性过敏	−	+
接触过敏	+	+
接触过敏和光接触过敏	+	++

四、组织病理

表皮棘细胞内及棘细胞间水肿，海绵形成，角质形成细胞可出现坏死，严重者可见基底细胞液化变性和表皮下大疱形成，真皮可有轻度水肿，真皮乳头血管扩张，血管周围散在单一核细胞浸润。

五、诊断与鉴别诊断

1. 诊断。根据具备光敏物接触史，同时有光暴露史、有典型临床表现，结合光斑贴试验阳性可作出诊断。

2. 鉴别诊断。本病需与光变应性接触性皮炎鉴别。光毒性接触性皮炎以红斑、肿胀、水疱为主，而光变应性接触性皮炎以湿疹化表现为主。病理表现大致相仿，角质形成细胞坏死的表现以光毒性接触性皮炎的更为严重。

六、临床处理

（一）一般疗法

1. 首先应追查病因，清除刺激因子并告知患者避免今后再接触，同时避免日晒。

2. 避免搔抓、摩擦、热水或肥皂水洗涤及其他附加刺激。摒除辛辣刺激食品，清理胃肠，保持大便通畅，避免精神过度紧张。

（二）外用药治疗

1. 皮疹有糜烂渗液者，可选用 3% 硼酸溶液、1% 硫酸镁溶液、0.1% 明矾溶液、醋酸铝溶液冷湿敷，合并感染者可用（1 : 10000）～（1 : 5000）高锰酸钾冷湿敷。

2. 皮疹无糜烂渗液者，可用上述方法治疗，或外擦炉甘石洗剂。

3. 皮疹呈慢性湿疹样皮炎者，可用肾上腺皮质激素类软膏，如醋酸氢化可的松软膏、醋酸氟氢可的松软膏、醋酸地塞米松软膏、去炎松软膏、氟轻松软膏等。

4. 潮红、丘疹为主者，可用三黄洗剂、炉甘石洗剂，外擦或（和）青黛散冷开水调敷，每天 4 ～ 5次。肿胀糜烂渗液较多者，可用蒲公英 60g，桑叶、生甘草各 15g，水煎待冷后湿敷，并可用 10% 黄柏溶液、生理盐水、3% 硼酸水湿敷。糜烂结痂者，可用青黛膏或清凉膏外擦，每天 3 ～ 4 次。瘙痒者可用粟树叶洗剂、黑子脱敏洗剂。

（三）系统治疗

1. 抗组胺药。可选用苯海拉明 25 ～ 50mg、氯苯那敏 4 ～ 8mg，每天 3 ～ 4 次口服。或息斯敏 10mg，每天 1 次口服，可并用维生素 C 100 ～ 200mg，每天 3 ～ 4 次口服。

2. 钙剂。可口服钙片，肌内注射维丁胶性钙，静脉注射 10% 葡萄糖酸钙。

3. 肾上腺皮质激素。皮损广泛而严重时，可配合使用泼尼松 10 ～ 20mg，每天 3 ～ 4 次口服。或地塞米松 10 ～ 20mg，加入 5% 葡萄糖液 500mL 中，静脉滴注，每天 1 次。

4. 利尿剂。对伴发全身皮疹、水肿严重者，可配合服用氢氯噻嗪 25mg，每天 2 ～ 3 次，连服 2 ～ 3 天，有利于消肿。

5. 口服羟氯喹、B 族维生素、烟酸等。

七、预防

避免接触各种可能的光敏物，尽可能避免进一步日晒及各种光暴露，包括日光灯光线和透过玻璃进入室内的光线。

（陈富祺）

第六节　光化性肉芽肿

光化性肉芽肿，又名环状弹性纤维溶解性肉芽肿，是一种由于经常遭受日光暴晒所引起的慢性肉芽肿。在热带或亚热带地区易见，男性和女性发病率相当。

一、病因与发病机制

发病机制尚未完全清楚，但与日光暴晒有关，可能是因为皮肤暴露部位弹性纤维长期受日光照射后发生变性，作为自身抗原而引发自身免疫反应导致。

二、临床表现

好发于上肢、颈、胸、额、后背等暴露部位。经常在室外作业者易发或症状增剧。多无自觉症状，偶有轻痒。皮损初发单个或群集的小丘疹或结节，淡红色、暗红色或正常皮色，逐渐扩大增多，形成斑块，中央凹陷呈环状或不规则形，边缘光滑，具珍珠样色泽，呈堤状隆起，质较韧，略具浸润，表面无鳞屑，环中皮肤外观正常或灰白色，可有轻度萎缩。各环可相互融合，但无溃疡。慢性病程，数月至数年，可自然缓解。

三、实验室检查

无特殊。

四、组织病理

以弹性纤维溶解性肉芽肿为特征，即在病变浸润区内的弹性纤维消失，并被巨噬细胞吞噬。初起皮疹表皮正常，陈旧皮疹表皮萎缩。环状皮疹的周围皮肤真皮内有大量弹性纤维变性、变粗、卷曲，HE 染色呈蓝色（正常的弹性蛋白和胶原纤维染色呈红色）。环状皮疹隆起部位有异物巨细胞吞噬变性的弹性纤维现象。在大的异物巨细胞间，有较小的巨细胞、组织细胞、浆细胞和淋巴细胞。皮疹中部有少数孤立的变性弹性纤维。皮肤附属器和皮下组织均无明显改变。

五、诊断与鉴别诊断

根据好发于上肢、额、颈、胸或后背等日光暴露部位上特征性的中央凹陷呈环状或不规则形，边缘呈堤状隆起皮疹，同时有长期日晒史，以及结合组织病理学检查可作出诊断。本病需与以下疾病鉴别：

1. 类脂质渐进性坏死。皮疹与日晒无关，好发小腿伸侧，为黄红色不规则浸润斑块，表面有毛细血管扩张，皮损色较深；组织病理上有巨细胞，但巨细胞内无变性的弹性纤维颗粒。

2. 环状肉芽肿。临床表现相似，但组织病理变化不同。环状肉芽肿真皮中部有胶原变性，罕有巨细胞。而光化性肉芽肿通常环的中央区域完全缺失弹性纤维，多核巨细胞数量较多，没有黏蛋白沉积。

六、临床处理

口服羟氯喹、B族维生素、烟酸等，外用糖皮质激素类制剂。

七、预防

避免长时间日光暴晒或应用遮光剂。

（陈富祺）

第七节　夏季皮炎

夏季皮炎是一种由于夏季炎热而引起的季节性炎症性皮肤病。

一、病因与发病机制

与高温密切相关，尤其是持续高湿、高温环境下更易发病。

二、临床表现

1. 成年人多见，好发于躯干、四肢，常对称发病，尤以小腿伸侧为甚。
2. 好发于6—8月，与气候明显相关，天气转凉后可自行减轻或消退。
3. 皮损特点表现为大片鲜红色斑，在红斑基础上有密集针头至粟粒大小的丘疹、丘疱疹。伴有剧痒，搔抓后可出现抓痕、血痂，久之皮肤粗糙增厚、色素沉着。

三、组织病理

表皮肥厚，真皮浅层毛细血管轻度增生扩张，血管周围炎症细胞浸润，以淋巴细胞为主。

四、诊断与鉴别诊断

根据明显的季节性发病，皮疹为大片红斑基础上的丘疹、丘疱疹，有剧痒，湿度大、气温高且持续时间长则病情加重，天气转凉后可自然减轻或消退等特点可作出诊断。本病需与以下疾病鉴别：

1.瘙痒症。无原发性皮损，仅有苔藓样变或抓痕。

2.痱子。常见于儿童，好发于头面、皱褶部位和躯干，自觉症状较轻，皮损为密集针头大小丘疹或丘疱疹。

五、临床处理

以局部治疗为主，外用止痒、清凉类药物，可外用1%薄荷酒精、糖皮质激素外用制剂、1%薄荷炉甘石洗剂。瘙痒显著者可口服抗组胺药。

六、预防

注意工作生活环境通风和散热，着装应宽大透气，保持皮肤干燥、清洁。

（陈富祺）

第八节　种痘样水疱病

种痘样水疱病是一种少见的慢性光敏性皮肤病。90%初发于儿童，以男孩多见，常表现为暴露部位日晒后出现水疱、红斑，继而糜烂、结痂，愈后留有点状凹陷性瘢痕，约2/3患者在青春期后可逐渐缓解或痊愈。经典种痘样水疱病、重症种痘样水疱病、种痘样水疱病样淋巴瘤共同构成种痘样水疱病样淋巴组织增殖性疾病的谱系。

一、病因与发病机制

病因未明，可能与先天性机体代谢异常、对日光敏感性增高有关，致病光谱UVA或UVA、UVB共同作用。发现在某些家族中有类似患者存在，似与遗传有关，但遗传方式不确切。目前认为人类疱疹病毒（EBV）有可能介导了种痘样水疱病的发病，是一种EBV慢性感染诱发的淋巴组织增殖性疾病，并影响皮损的轻重程度。

二、临床表现

1.好发于春夏季，冬季减轻或完全消退。常在青春期后逐渐痊愈，不再复发。

2.本病有明确日晒史，初发于儿童，男孩多见，一般2～3岁开始发病，极少在青年期发病，到青春期逐渐减轻。

3.皮损初起于日光直射部位，表现为皮肤潮红、肿胀，有红斑、丘疹、黄豆至小指甲大小坚实的结节，很快发展成水疱，伴有脐窝，周围红晕，3～4天干燥、结痂，严重者可结黑痂、坏死，愈后留色素沉着及点状凹陷性瘢痕，可累及口唇出现糜烂。有时出现角膜浑浊而影响视力、结膜充血。亦可有脱发、指甲畸形，严重者可致器官残毁。

4.皮疹好发于光暴露部位，尤其是手背、面颊、耳廓、鼻梁、下唇、额头等部位。日晒后在暴露部位出现灼热感或灼痛，偶伴瘙痒，全身症状不明显。皮疹对称分布，常成批出现，间歇发作。

5. 重型种痘样水疱病。表现为大片溃疡，反复发作后导致耳廓部分缺损、鼻梁塌陷、软骨部分破坏吸收，下唇瘢痕挛缩、门齿外露，手指关节强直或者屈曲、错位，指骨部分吸收破坏。

6. 种痘样水疱病样淋巴瘤。四肢、颜面部等曝光部位水痘样疱疹或红色斑丘疹，部分有溃疡，可自行消退，遗留瘢痕，但反复发作，后逐渐增多，蔓延至大腿、上肢、躯干部等非曝光部位。

三、实验室检查

光敏感试验对 UVA 反应异常。种痘样水疱病样淋巴瘤与慢性 EBV 感染高度相关，EBER（+）是诊断 EBV 在组织中感染的金标准。

四、组织病理

可见表皮内水肿，表皮细胞网状变性或坏死，可见单房性或多房性水疱，疱液内含嗜中性粒细胞、淋巴细胞及纤维蛋白，基底细胞液化变性，真皮浅层、中层血管周围有以淋巴细胞为主的炎症细胞浸润，但无血管炎改变。

种痘样水疱病样淋巴瘤皮损可深及皮下脂肪组织；病变皮肤表皮过度角化，可见坏死、海绵状水肿、浅表溃疡、表皮下水疱形成等，疱液以淋巴细胞浸润为主；真皮、皮下血管、皮肤附属器（如小汗腺）周围及脂肪间隙可见不等量的淋巴样细胞浸润，具有淋巴瘤演变倾向的淋巴样细胞异型性改变明显且组织中可见大量坏死及渗出。免疫组化显示浸润细胞以 T 淋巴细胞（CD3、CD45RO、CD4/CD8）表型为主，亦可以 NK 细胞（CD56）表型为主；多表达细胞毒性 T 淋巴细胞蛋白；Ki-67 增殖指数波动于 3%～80%，EBER（+）。

五、诊断与鉴别诊断

（一）诊断

1. 发病有明显季节性，好发于春夏季，冬季减轻或完全消退。

2. 有日晒史，自幼发病，多发于 2～3 岁男孩，青春期后逐渐缓解。

3. 皮损主要分布于曝光部位。皮肤上出现红斑、水疱、糜烂、结痂，部分水疱中央有脐凹状，周围伴红晕，愈合后遗留点状凹陷性瘢痕。

4. 光敏感试验对 UVA 反应异常，光斑贴试验阴性。

（二）鉴别诊断

本病需与以下疾病鉴别：

1. 多形性日光疹。发病年龄较晚，好发于青年女性，皮疹为多形性，表现为丘疹、红斑、结节、水疱、脱屑、苔藓样变、糜烂等。

2. 红细胞生成性原卟啉病。皮损相似，但临床症状较重，伴有淤斑、血疱、肿胀等。病程长者可有口周放射状萎缩纹、面部多毛，卟啉测定阳性有诊断意义。

六、临床处理

口服 β－胡萝卜素可减轻皮疹。轻者可口服烟酰胺、维生素 B_6 有一定疗效。病情稍重者可口服泼尼松、羟氯喹、氯喹、沙利度胺。严重者可联合应用沙利度胺和泼尼松，或沙利度胺和羟氯喹。同时，应加强对症处理，预防继发感染，减少瘢痕形成。

种痘样水疱病样淋巴瘤尚无确切的治疗方案，一线治疗以保守治疗为主，如免疫调节（使用糖皮质激素、沙利度胺、羟氯喹、环孢素 A）、抗病毒（使用阿昔洛韦、干扰素）等。

七、预防

避免日晒，口服鱼肝油或外用 UVA 遮光剂也有一定作用，能增强患者对紫外线的抵抗能力。

（陈富祺）

第九节　光线性弹力纤维病

光线性弹力纤维病（actinic elastosis），又称日光性弹性组织变性综合征、日光性弹纤维综合征，是长期暴晒引起真皮上部弹性组织及胶原的退行性病变。主要有项部菱形皮肤、柠檬色皮肤、手足胶原斑、耳部弹性纤维性结节、播散性弹性纤维瘤、结节性类弹性纤维病等六种皮肤改变现象。

一、病因与发病机制

多见于老年人及承受长期暴晒的户外工作者（如农民、水手等）。肤色较浅的人相对来说容易发生本病且症状相对较重。有研究认为 290nm 以上的紫外线容易诱发、加重本病。此外，有研究认为红外线长期照射也有可能引发本病。研究发现，光损伤发生后，如能及早采取避光等相关处理措施，皮肤损伤可修复。也有研究表明，日光导致的皮肤损害跟累积照射剂量相关。

此外，当迟发性皮肤卟啉病暴晒后发生严重的光敏感时，有可能出现光线性弹性纤维病。

二、临床表现

日光暴露部位出现以下表现：病变呈黄色的皮肤增厚，可伴有色素沉着与色素减退斑，皮肤出现较多皱褶且没有弹性。

除以上常见表现外，还存在以下一些特殊皮肤表现：

1.项部菱形皮肤，又称"水手颈"或"农民颈"。多发生于颈项部位，此外，一些曝光部位（如面部、颈侧、前胸、上肢伸侧及手足背部等）均可发生。多由长期日晒所致，一般自觉症状不明显。皮肤损害多表现为：颈项部位皮肤干燥、粗糙，皮纹明显形成菱形或三角形；皮肤虽然明显增厚，但是触摸感觉仍较柔软；有黄褐色或红褐色的色素沉着。

2.柠檬色皮肤。是长期日晒后最常见的皮肤改变，曝光部位的皮肤表现为黄色皮革样改变，可见皮肤增厚且伴有较多明显的皱褶。

3.手足胶原斑。临床少见，病因尚不明确，可能与遗传有关，也称为肢端角化性类弹性纤维病或肢端角化弹性组织变性。

手足胶原斑可分为两个类型。一是（家族型）手足胶原斑，发病于幼年或青年期，是常染色体显性遗传疾病，研究表明其与 2 号染色体相关；二是（成人型）手足胶原斑，临床上最常见，多在成人期发病，可能与长期日晒或创伤相关。

手足胶原斑的皮疹特点：一是较小的圆形且半透明的角化性丘疹，触之较硬，边缘清楚，颜色可为正常的肤色、黄色、肉色或淡褐色，表现为角化性、增厚性的斑块，或呈疣状，一般无明显自觉症状，病程呈慢性，可持续发病数年。二是多在20岁左右发病，发病部位多见于手及足部掌跖和手、足部背侧皮肤交界处，在大拇指尖、食指间的连线上，出现散在的、不规则的线形排列的皮损；部分皮损也可以发生在手足指（趾）关节背侧和甲床；部分患者皮损可偶尔发生在小腿胫前部位。

鉴别诊断：临床上需与肢端疣状角化症、胶样粟丘疹、寻常疣、扁平疣、黄瘤、弹性纤维假黄瘤等疾病鉴别。提示：本病的诊断必须出现特征性的弹性纤维改变，即使其皮疹极相似，但也不能诊断为本病。

4.耳部弹性纤维性结节。多见于有长期日晒史的老年人。常见部位为耳廓的前脚部位，皮损表现为密集的白色或淡红色的半透明颗粒或结节状皮肤改变，部分结节可达4～6mm。部分皮疹可呈橘皮样改变，临床无明显自觉症状。

5.播散性弹性纤维瘤。好发于面颈部，对称分布，皮肤呈黄色增厚的斑块。部分患者鼻背部可形成单一的黄色斑块。

鉴别诊断：本病需与弹性纤维性假黄瘤鉴别。鉴别要点：本病多见于户外工作者的曝光部位，与日光照射密切有关，无心血管和眼底改变。

6.结节性类弹性纤维病，又称日光性粉刺、法韦尔－拉库科特综合征。表现为真皮退行性改变，临床上多见于50岁以上男性，与户外长期日晒相关。可同时伴有其他退行性病变，如项部菱形皮肤、老年性角化病、老年疣等。发病部位主要为面颈部曝光部位，躯干和四肢也可累及。皮损呈黄色，触摸可感觉弹性降低且皮肤有较多的皱褶，出现橘皮样外观改变。同时可出现散在或集簇的、呈蓝黑色的黑头粉刺。

三、组织病理

1.项部菱形皮肤主要表现：表皮萎缩，基底色素颗粒明显增多；真皮内胶原纤维增生，呈嗜碱性变；汗腺、毛囊及皮脂腺均见萎缩。

2.手足胶原斑主要表现：真皮下部可见弹性纤维明显减少，出现典型的弹性纤维碎断现象。

3.耳部弹性纤维性结节主要表现：角化过度，基底黑素颗粒增多，胶原纤维排列紊乱，常被增粗的弹性纤维代替。特殊染色提示黏多糖含量增加。

4.结节性类弹性纤维病主要表现：表皮萎缩，胶原纤维呈碱性变。皮脂腺及毛囊轻度萎缩。血管周围有不同程度的炎症细胞浸润。弹性纤维在染色后可见真皮弹性纤维数量增加，且伴有肿胀、弯曲和颗粒状变性等改变。

四、临床处理

最重要的是避免日光照射。为防止本病的发生，可采取局部涂遮光剂或戴帽子、穿长袖长裤等方法，经过正确处理，皮损可恢复。治疗局部可应用异维A酸类，其疗效明显。

本病治疗应以对症治疗为主。针对难以消退的角化性皮肤改变或皮肤癌变，可用冷冻或手术切除。

如皮损严重且广泛，可采取皮肤磨削术或超脉冲激光来改善。

（赵文青）

第十节　胶样粟丘疹

胶样粟丘疹又称胶样假性粟丘疹、皮肤胶样变性，皮疹表现为曝光部位皮肤出现淡黄色的透明的丘疹或斑块，针挑后可挤出有黏性的胶状物。

一、病因与发病机制

病因尚不明确，因多发生于曝光部位，认为可能与日晒有关。有研究认为，本病是弹性纤维通过光化性变性引起。临床上儿童型胶样粟丘疹患者多有家族史，说明其可能是常染色体显性遗传疾病。成人型多见于户外工作者或长期接触石油的工人，且伴有长期日晒相关。此外，有研究发现，部分患者长期接触苯、氢醌等化学物质也可引发本病。

二、临床表现

1. 儿童型胶样粟丘疹。罕见，青春期前发病，皮损对称分布在面部曝光部位，表现为弥漫性浸润，其周围可见较多淡黄色透明的、大小不一的、不规则的、扁平或隆起的质硬丘疹，一般无明显自觉症状。本病到成年期可自行消退。

2. 成人型胶样粟丘疹。常见于 30 ～ 60 岁肤色较浅的中年人，男性多于女性，皮疹多发于曝光部位，慢性病程，可有少许瘙痒症状。皮损处除了少许较大的透明丘疹，周围可见正常皮色或淡黄色、橘黄色的斑块或结节。而在透明丘疹的顶部，可见有小窝状改变或附着有小的痂皮，在斑块上可能发现有毛细血管扩张。

3. 色素性胶样粟丘疹。多表现为色素增加（灰色至亮黑色）的斑片，部分皮损处可有萎缩。

4. 结节样胶样变性。常见于成人，多见于面颈部或头皮出现淡黄色或柠檬色的单个或多个结节，或形成斑块。部分患者皮疹仅发生于躯干部位。

三、组织病理

儿童型胶样粟丘疹的胶状物发生于表皮，而其他三型均发生于真皮的弹性纤维。①儿童型胶样粟丘疹的皮肤组织病理：表皮角化过度，表皮中有胶状体，真皮浅层可见均质性、嗜酸性块状胶状物，周围有成纤维细胞、肥大细胞、黑素细胞浸润。②成人型胶样粟丘疹的皮肤组织病理：表皮变薄，真皮浅层有嗜酸性、无定形块状物质沉积，其间有裂隙，含有正常胶原的边界带将其与表皮分离。③结节性胶样变性的皮肤组织病理：表皮变薄，真皮内有大块粉红色均质性物质，其间有裂隙，可见散在成纤维细胞核，伴毛细血管扩张。

四、诊断与鉴别诊断

（一）诊断

根据皮肤曝光部位出现黄色透明的丘疹、结节或斑块，可挤出胶状物质，一般无明显自觉症状，必要时通过结合组织病理可作出诊断。

（二）鉴别诊断

本病需与以下疾病鉴别：

1. 汗管瘤。好发于青年女性的前额、眼周等处，为散在或成群分布的、正常肤色的、约针头到粟粒大小的丘疹或结节。

2. 粟丘疹。皮损呈白色，用针挑破后能挤出珍珠样的小颗粒。皮肤组织病理显示为真皮上层的表皮囊肿。

3. 毛发上皮瘤。皮损分布于面中部，表现为针头至黄豆大小的淡黄色（淡红色或黄红色）的圆形坚实的丘疹。本病可有遗传。

4. 扁平苔藓。红色或紫红色的扁平丘疹，多发于前臂屈侧，伴剧痒。皮肤组织病理显示基底细胞液化变性，表皮与真皮间细胞呈带状浸润。

5. 皮脂腺增生。面部散在黄色的圆形丘疹，中央有脐窝，常常伴皮脂溢出。

五、临床处理

（一）处理原则

避免皮肤长期日晒，避免长期接触石油或脱色剂等物质，同时在外出时采取相应的防护措施。

（二）治疗方法

1. 服用小剂量羟氯喹。

2. 补充维生素 C。

3. 部分皮损可行电灼、冷冻或手术切除治疗。必要时也可采用化学剥脱术或长脉冲 Er：YAG 激光等治疗手段。

（赵文青）

第十一节　痱子

痱子是由于气温高、湿度大，且伴有汗液排泄不畅时发生的密集小水疱及丘疹，是一种常见的表浅性炎症性皮肤病。

一、病因与发病机制

多发生于闷热情况下，由于气温高、湿度大，汗多难以蒸发，汗液可浸渍到表皮角质层，堵塞汗腺导管口，出现汗液潴留，压力升高使导管破裂，向外溢出的汗液渗入周围组织，导致其在汗孔处出现丘疹、丘疱疹及小水疱等皮疹。也有研究认为，痱子的发生与出汗过多可能并不一定有明显相关性，可能跟皮肤表面大量繁殖的表皮葡萄球菌有关联，该菌可产生胞外多糖，导致痱子的形成。

二、临床表现

1. 白痱又称晶形粟粒疹，多见于大量出汗的高热患者，或长期卧床、衰弱的患者。该类型疾病具有自限性，发病过程无明显自觉症状。导管破裂，汗液溢出部位发生于角质层内或角质层下，皮疹表现为颈部或（及）躯干密集分布的、细小的、浅表性的小水疱，疱壁薄，用棉签轻擦易破，疱液清亮，水疱周围无红晕，待水疱干涸后可留有细小的鳞屑。

2. 红痱又称红色粟粒疹，多见于夏季或急性发病患者。导管破裂，汗液溢出部位发生在表皮稍深处，表现为成批出现的、针头大小的密集丘疹或丘疱疹，皮疹周围有轻度红晕，消退后留有轻度脱屑。病程中可有轻度烧灼感、刺感和瘙痒症状。

3. 脓痱又称脓疱性粟粒疹，常见于皱襞部位和小儿头部。临床上可见丘疹顶端有针头大小的浅表性小脓疱。

4. 深痱又称深部粟粒疹，常见于反复发生的、严重的红痱患者，自觉症状一般不明显。皮疹好发于躯干，四肢亦可累及，面部及掌跖部位不受累。在皮疹泛发的时候，除面部、腋窝和手足等部位可见出汗增多，其他部位的汗腺基本丧失功能，全身皮肤出汗明显减少或无汗，导致热衰竭，出现疲劳、食欲缺乏、昏昏欲睡、头痛、眩晕等全身症状。

深痱其导管破裂，汗液溢出的部位在真皮上层，特别是表皮及真皮分界处。表现为淡白色坚实的丘疹和水疱，分布较密集。在出汗后水疱明显增大，不出汗则不明显，水疱被刺破后有透明的浆液流出。

三、组织病理

1. 白痱。水疱位于角质层下。
2. 红痱。汗管在表皮内出现阻塞，破裂在棘层。
3. 深痱。汗管在真皮上部出现阻塞。

四、诊断与鉴别诊断

1. 诊断。根据发病在炎热情况下，皮疹多好发于皱褶部位，出现密集分布的丘疹或非炎症性水疱，且明显在出汗后增多，一般自觉症状不明显，当天气转凉后迅速好转可作出诊断。

2. 鉴别诊断。本病需与夏季皮炎鉴别。夏季皮炎有明显季节性，皮疹表现为大片红斑基础上的丘疹、丘疱疹，自觉剧痒。

五、临床处理

（一）处理原则

1. 加强室内通风或开空调，以减少出汗和利于汗液蒸发。
2. 穿宽松衣服以使汗液易于蒸发，潮湿的衣服要及时更换并进行清洁。
3. 避免或减少搔抓刺激损伤，以防出现继发感染。
4. 保持皮肤清洁及干燥，可使用温和、能维持微生态平衡的中药洗涤产品，注意避免用肥皂和热水烫洗皮肤。

（二）治疗方法

1. 一般以局部治疗为主，局部可外用痱子粉或痱子水。

2. 可用 1% 薄荷酊或 1% 薄荷炉甘石洗剂外涂。

3. 当继发感染时，可给予外用百多邦软膏或夫西地酸软膏。

（赵文青）

第十二节 间擦疹

间擦疹又称擦烂红斑、褶烂，是指皮肤的皱褶部位因潮湿、温暖、摩擦等因素作用引起的急性浅表性皮肤炎症。

一、病因与发病机制

多数是由于局部皮肤在温暖、潮湿及汗液浸渍等因素刺激下，加上皮肤皱褶部位之间的相互摩擦所导致。

二、临床表现

多见于潮湿和炎热的季节。好发于皮肤皱褶部位（如乳房下、腋下、腹股沟、肛门等），刚开始表现为局部皮肤出现边界清楚的肿胀性红斑，其范围大小和皱褶摩擦部位相当，之后加重可发生局部糜烂、渗出，如病情较重可形成浅溃疡。如合并有继发感染，则可出现淋巴结炎等并发症。临床上常见于体型肥胖的成人的乳房下、腋窝、指（趾）间、腹股沟、肛周及臀间沟皱褶部位，以及身体肥胖的婴儿的颈部及其耳后皮肤皱褶部位。一般症状多表现为瘙痒、烧灼感甚至疼痛。

三、诊断与鉴别诊断

根据在皮肤皱褶部位出现片状范围与皱褶摩擦部位相当的红斑，可伴有糜烂、渗出甚至浅溃疡，可作出诊断。本病需与以下疾病鉴别：

1. 念珠菌性皮炎。皮疹除出现在皱褶部位，其周围的皮肤常出现散在的、圆形的、扁平顶的红色丘疹，丘疹表面可见环状鳞屑，在刮取鳞屑后进行镜检可发现孢子或菌丝。

2. 湿疹。呈对称分布，皮损表现为红斑、丘疹、水疱等多形性改变，可有明显渗出，边界不清，容易反复发作或复发，瘙痒较剧烈。

3. 股癣。可见外阴或臀部周围出现环状、边缘隆起的红斑、丘疹、水疱，其上鳞屑边界清楚，通过刮取鳞屑进行真菌镜检呈阳性。

4. 反向型银屑病。属于一种特殊部位的寻常性银屑病，主要发生于腋窝、乳房下、腹股沟、臀间沟、阴股部（外阴和两大腿内侧）、肘窝、脐窝、腘窝等皮肤皱褶部位（寻常性银屑病的皮损一般好发于四肢的伸侧，如肘关节和膝关节的伸侧与躯干的背侧）。

四、临床处理

（一）处理原则

避免用肥皂及热水进行烫洗刺激，同时要保持局部皮肤清洁、干燥，特别是在出汗多时尽量擦干净，必要时可在清洁后用粉剂外扑。

（二）治疗方法

1. 在早期红斑阶段时，可外用爽身粉、扑粉等以保持局部干燥。

2. 在出现糜烂、渗液时，需用 3% 硼酸溶液湿敷，待干燥后改用霜剂。如糜烂、渗出较轻时可用锌氧油外涂。

3. 若发生真菌或细菌感染，应选用合适的外用抗生素或抗真菌药。

（赵文青）

第十三节　放射性皮炎

放射性皮炎是各种电磁辐射（如各种射线等）引起的皮肤、黏膜及其附件的炎症性损害。临床上可分为急性放射性皮炎、慢性放射性皮炎、放射记忆性皮炎以及放射性损伤导致的并发症等。

一、急性放射性皮炎

人体皮肤在经过一次或短时间内经过多次、大量的放射治疗或其他电离辐射后出现的局部皮肤反应，是通过放射线照射后引起的急性皮肤、黏膜的炎症性损伤。常见于恶性肿瘤的放射治疗以及发生意外放射事故。

（一）病因与发病机制

患者在短时间内经受到一次或多次的大剂量放射而引起的局部皮肤急性反应。但有少部分敏感患者在受到小剂量放射治疗后也可发生放射性皮炎。其发病机制是机体遭受到过量放射线照射后，细胞核内的 DNA 吸收到辐射的能量，影响了 DNA 的合成和分化过程而表现出来的皮肤损害。

（二）临床表现

由于给予的射线剂量不同，且不同的患者表现的耐受性不同，因此发病的潜伏期长短不一，大多为 1～3 周。同时根据反应的程度将其分成 3 度。

1. Ⅰ度。

仅出现红斑，刚开始颜色鲜红，之后逐渐变为暗红色，同时可表现为轻度水肿性红斑，可出现灼热、瘙痒症状。经过 3～6 周皮疹逐渐消退，之后出现皮肤脱屑、色素沉着。如发生在毛发处，则可出现脱发现象，脱落的毛发部分能再生，但也可能不可再生。

2. Ⅱ度。

皮损表现为水肿性红斑，表面发亮，其上可有水疱形成，水疱易破溃形成糜烂面，可伴灼热感或疼痛。一般 1～3 个月皮损可痊愈，但可出现毛细血管扩张、皮肤萎缩以及色素沉着或色素减退症状。此外，如发生在毛发处，可导致永久性脱发。

3. Ⅲ度。

损伤累及真皮的深部，甚至皮下组织。表现为在水肿性红斑的基础上，受损的组织迅速坏死，形成糜烂甚至坏死性溃疡，导致深浅不一的皮肤溃疡，溃疡底部见黄白色坏死组织，损伤严重者可穿通皮肤、肌肉，甚至骨组织，同时伴有剧痛。Ⅲ度放射性皮炎治疗较顽固，较难愈合，即使通过治疗愈合后也将形成萎缩性的瘢痕，同时会伴有毛细血管扩张、色素沉着或色素脱失等症状。此外，该型还可出现头晕、精神差、呕吐、食欲不振、腹痛腹泻以及白细胞减少等全身症状。

（三）组织病理

棘细胞水肿、空泡变性，基层细胞液化变性；真皮上部水肿，毛细血管扩张，噬色素细胞中黑素增加。

（四）临床处理

Ⅰ度放射性皮炎临床上可外用炉甘石洗剂外涂，或外用激素药膏；有糜烂、渗出时可用溶液冷湿敷，病情较严重时可口服泼尼松及抗组胺药物等。

Ⅱ度及Ⅲ度放射性皮炎可根据具体情况，在糜烂、渗出时应用溶液冷湿敷，或可以用无刺激性的软膏来减轻疼痛等不适症状，同时病情较重的可口服或静脉用激素等药物。

进行放射治疗应注意以下原则：

1. 要严格掌握放射治疗的适应证以及剂量，避免照射剂量过大。

2. 要在放疗后注意观察皮肤改变，如发现急性反应应及时处理，并定期随访观察。

3. 应注意小剂量、多次放疗，以使细胞在治疗的间歇期得以恢复，减少局部损伤。

二、慢性放射性皮炎

慢性放射性皮炎是在应用放射线照射治疗后引起的慢性皮肤损伤。

（一）病因与发病机制

由于经过长期、多次小剂量放射线照射治疗后剂量蓄积引起，或是放射治疗急性反应的后遗症转变而来。在经过多次反复小剂量的射线照射，剂量累积达到一定程度后，可导致细胞增殖甚至死亡，能影响细胞染色体的有丝分裂发生基因突变。

（二）临床表现

本病的潜伏期可达数月甚至数十年之久。慢性放射性皮炎临床表现有特征性，在刚开始的时候，表现为皮肤表面干燥、变薄，皮肤平滑有闪光，照射部位皮肤表面无毛发，之后可出现毛细血管扩张，以及不同程度的色素沉着斑点（雀斑样）及色素减退斑点。该情况是皮肤萎缩的表现，临床称之为放射性皮肤异色症或放射性萎缩。发展到最后，可逐渐出现皮肤粗糙、皲裂等表现。同时皮下组织出现纤维化，可见皮肤表层紧贴于深层组织，其损伤后的修复能力明显减弱，一些轻微的损伤也可以导致皮肤溃疡。严重者甚至可出现放射性角化病或恶性肿瘤。放射性皮炎导致的肿瘤，临床上最常见的是基底细胞癌，其次依次为鳞状细胞癌、肉瘤、骨肉瘤、鲍恩病、恶性黑色素瘤、恶性纤维组织细胞瘤等。患者接触照射时间越长，其发生恶性肿瘤的概率越高。

（三）组织病理

角化过度，颗粒层及棘层肥厚，或表皮萎缩，基底细胞核固缩，伴有黑素沉着，真皮胶原纤维均质化。真皮下方血管壁纤维性增厚，伴不同程度血管阻塞。毛囊、汗腺导管及汗腺、皮脂腺不同程度破坏。

（四）临床处理

1. 治疗。

慢性放射性皮炎，如表现为干燥性萎缩性皮炎的，应选用油性乳剂外涂（如 20% 鱼肝油软膏等）；如发现有角化性改变，可选用冷冻治疗，或者外用 10% 5-FU 霜。角化性皮损经过早期治疗可有效预防肿瘤的发生。当本病继发慢性溃疡，则可采用半导体红光治疗以及氦－氖激光进行治疗。对慢性溃疡难以愈合的（3 个月以上），应该通过手术切除并缝合以促进创口愈合，同时做组织病理活检明确有无灶性肿瘤存在，如果病理提示有癌变，则考虑扩大手术切除治疗。临床上要注意放射导致的鳞状细胞癌容易发生转移，所以要定期检查局部淋巴结并进行长期随访。

2. 预防。

放射操作人员应加强培训，注意加强防护措施并遵守操作规范，同时需要定期体检，如发现有病变倾向，应及时休息，情况较重者需考虑调岗。如果暴露部位出现新生物，应密切随访，防止出现癌变。

三、放射记忆性皮炎

放射记忆性皮炎是指既往经过局部放射治疗后的患者，在使用了一些系统性药物后发生的急性炎症反应。引起该反应的药物多数为抗癌药物，依次为多西紫杉醇、阿霉素、吉西他滨、紫杉醇、甲氨蝶呤、他莫昔芬等。此外，其他的某些抗生素或者抗结核药也有可能引起。

（一）病因与发病机制

发病机制尚不明确。研究显示，主要为以下因素：一是应用细胞毒性药物引起的细胞记忆反应；二是放射治疗导致受伤害的细胞不能耐受细胞毒性药物；三是放射治疗后发生的血管反应。

（二）临床表现

皮损多表现为水肿性红斑、丘疹甚至水疱，自觉瘙痒。该记忆反应多数是放化疗间隔时间较短（一般少于 2 个月），由于应用抗癌药诱发引起，其发生的时间从数天到十余年不等。

（三）临床处理

一些较轻的皮损可自行消退，也可通过局部外用糖皮质激素治疗。

（赵文青）

第十四节　冻疮

冻疮（perniosis）是一种多发生于末梢部位的由寒冷引起的皮肤炎症性、局限性红斑皮肤病。在气温 10℃以下的湿冷环境中更易发生，气温转暖后自愈。

一、病因与发病机制

局部皮肤受到冷热交替刺激或寒冷影响，小动脉血管收缩强烈，引起皮肤细胞内外微环境改变，代谢失常，血管麻痹性扩张，血浆渗出，形成水肿及组织坏死。此外，局部血循环障碍、营养不良、慢性感染或消耗性疾病、自主神经功能紊乱、手足多汗等亦可诱发或加重冻疮。

二、临床表现

1. 好发于儿童、老人和妇女，肢端及暴露部位多见，如手指、手背、足趾、足背、足跟、面颊、耳廓、鼻尖等部位。

2. 皮损多为对称的局限性约指盖或蚕豆大小、隆起的暗紫红色水肿性斑块或硬结，边缘鲜红色，边界不清，压之褪色，去压后恢复较慢，触之肤温低，伴痒感，受热后痒感加剧。皮损肿胀明显者，表面可出现水疱，疱液多为淡黄色，疱破后糜烂或溃疡者自觉疼痛。愈后可见色素沉着或萎缩性瘢痕。

3. 病程。冬季发生，气温转暖自愈，但来年冬季易复发。

三、组织病理

表皮、真皮乳头水肿明显，表皮内可见坏死的角质形成细胞和角化不良细胞，真皮血管收缩，周围有单一核细胞浸润，另有特殊的脉管壁呈蓬松状水肿等改变。

四、诊断与鉴别诊断

1. 诊断。根据好发人群、发病部位及季节、皮损特点可作出诊断。

2. 鉴别诊断。本病需与寒冷性多形红斑、系统性红斑狼疮（冻疮样红斑狼疮）、冷球蛋白血症鉴别（见表2-6-2）。

表2-6-2　冻疮与其他病程鉴别诊断

病种	寒冷性多形红斑	系统性红斑狼疮（冻疮样红斑狼疮）	冷球蛋白血症
相似点	均发生于冬春寒冷季节及末梢循环不良如手足部位，气温升高后可自行缓解	皮损多发生于面部、手足指（趾），且为暗红色、紫色斑块，愈后为轻度萎缩性瘢痕	常在寒冷季节发病，伴发冻疮样皮损
不同点	皮损为多形红斑样，皮损为红色，中央暗红紫色，彩虹样外观，皮损数目较多，损害一般于2～3周后自然消退，反复发作。少数患者冷球蛋白试验、冷凝集试验阳性，IgG等免疫球蛋白增高，甲皱微循环检查示血管内血流缓慢、形态异常、动静脉增粗等	本病为系统性疾病，可累及心、肺、肾、脑等器官，ENA抗体谱出现阳性反应，抗双链DNA阳性，ANA阳性或强阳性等	本病口腔黏膜、关节、肾脏、肝脾、淋巴结、神经系统可受累，ANA阳性，多数冷球蛋白试验异常等

五、临床处理

（一）局部治疗

无破溃者可外用多磺酸粘多糖乳膏、维生素E软膏、正骨水、云香精等。有破溃者可外用臭氧油、5%硼酸软膏、10%鱼石脂软膏或1%红霉素软膏。

（二）全身治疗

1. 血管扩张剂。以解除血管痉挛促进末梢循环，如硝苯吡啶片 10 ～ 20mg，每天 3 次口服；烟酰胺 50 ～ 100mg，每天 3 次口服；芦丁片 40mg，每天 3 次口服。

2. 维生素。如维生素 E 200mg，每天 3 次口服；维生素 C 200mg，每天 3 次口服；己酮可可碱 100mg，每天 2 ～ 3 次口服。

六、预防

增强体质，鞋袜不宜过紧。冬季要注意全身及局部的保暖、干燥，易受冷部位擦油脂类润肤剂，以保护皮肤。受冻后不宜立即用热水浸泡或取火烘烤。积极治疗慢性消耗性疾病，如贫血、营养不良等，入冬前曾反复发作的患部可行紫外线照射，每个疗程 7 ～ 10 天。

（冼小琳）

第十五节　火激红斑

火激红斑（erythema abigne），小称热激红斑，是由于局部皮肤反复暴露于不足以引起烧伤的高温刺激而引起的局部持久性毛细血管扩张性网状红斑和色素沉着。本病与我国医学文献中记载的"火癍疮"相类似。

一、病因与发病机制

本病由局部皮肤长期受温热作用（但未发生烫伤）而引起，可能与弹性纤维形成致密的粘连、增多、增粗相关。见于长期用红外线照射的局部、局部热敷，或常烤火取暖，或常进行高温作业的人员。曾有报道急性胰腺炎患者背部出现火激红斑，认为该特征有利于及早发现胰腺疾病。

二、临床表现

皮损好发于下躯干及下肢，开始表现为一过性网状红斑，久之呈边界不清的淡红色、暗红色或紫红色斑，最后可变成黑褐色斑，可伴毛细血管扩张和网状色素沉着。这些变化常在同一病损处同时存在。少数患者可出现角化过度、表皮轻度萎缩、水疱等。病因祛除后，皮损可缓慢消退。一般而言，早期病变是可逆的，而局部皮肤受热刺激时间较长，皮疹可变明显和持久。极少数患者可出现上皮不典型增生，发生鳞状细胞癌罕见。一般不留瘢痕。

三、组织病理

早期表皮及真皮黑素增加，生发层萎缩，乳头层毛细血管周围细胞浸润。晚期角质层增厚，棘层细胞空泡变性，真皮弹性纤维增加、增粗，有时可见含铁血黄素。

四、诊断与鉴别诊断

根据有热源接触史、好发部位、皮损特点可作出诊断。本病需与以下疾病鉴别：

1.网状青斑。有网状红斑、毛细血管扩张，但无色素的变化。

2.血管萎缩性皮肤异色症。临床表现为皮肤进行性萎缩、色素沉着或减退、毛细血管扩张的网状损害。

3.进行性色素性紫癜性皮病。皮损更表浅，表现为针尖大小辣椒粉样紫癜组成环状损害。

五、临床处理

局部外用温和润肤剂或积雪苷霜，色素沉着者可外用 5% 氢醌霜、0.1% 维 A 酸霜或软膏，角化性损害外用氟尿嘧啶软膏或行手术切除。

六、预防

祛除病因，避免长时间接触热源。

（冼小琳）

第十六节　摩擦性苔藓样疹

摩擦性苔藓样疹（frictional lichnoid eruptions），又名肘膝复发性夏季糠疹（recurrent summertime pityxiasis of the elbows and knees）、儿童丘疹性皮炎（juvenile paulax dermatitis）、沙土皮炎。

一、病因与发病机制

病因尚不明确，一般认为是皮肤对刺激物非特异性反应，可能与某些物品接触摩擦有关，如玩泥沙、污水或受地毯摩擦而发病，还有学者认为是由病毒感染、机械性刺激、日晒而引起。

二、临床表现

多见于 2～12 岁儿童，男孩多于女孩，夏季及初秋季多发。皮损常对称分布，多局限于手背、前臂伸侧，有时可见于指节、肘、膝等易受刺激摩擦的暴露部位，可逐渐扩展至前臂、肘膝、躯干、大腿等部位。皮损形态单一，为粟粒大小的扁平或半球形丘疹，数目较多，常呈片状分布，但不融合，可覆有微细糠秕样鳞屑，呈轻度苔藓样变，一般为正常皮色，较重者可呈淡红色，全病程中皮损均保持干燥，无水疱、糜烂及渗出。可无自觉症状，偶有轻度瘙痒。本病具有自限性、复发性。

三、组织病理

表皮过度角化，棘层肥厚，真皮层轻度炎症化。为非特异性炎症反应。

四、诊断与鉴别诊断

根据发病年龄、发病季节、发病部位及皮疹形态单一，为多数散在性小丘疹，或呈苔藓样改变，对称分布，自觉症状不明显，可作出诊断。本病需与以下疾病鉴别：

1. 接触性皮炎。发病与年龄、性别、季节无关；有刺激性物质接触史；接触部位皮肤出现水肿红斑，甚至出现水疱，有明显自觉症状。

2. 虫咬皮炎。有昆虫叮咬或外出游玩史；皮疹红肿、瘙痒更明显，可在中心找到小出血点，为虫刺的螯口。

3. 儿童丘疹性肢端皮炎（Giomotti-Crosti 综合征）。皮疹泛发，为绿豆大小、暗红色、扁平的丘疹，开始发生于下肢，渐扩展至股、臀及上肢伸侧，最后可出现于面部；颈部淋巴结肿大。为乙肝病毒感染所致，可伴有急性无黄疸性肝炎，血中 HBsAg 阳性。

五、临床处理

本病具有自限性，一般仅需对症处理，可外用炉甘石洗剂、糖皮质激类药膏和口服抗组胺药。

六、预防

避免接触外界不良刺激，平时注意养成儿童良好习惯，游玩时注意监护。

（冼小琳）

第十七节 鸡眼与胼胝

鸡眼（clavus）与胼胝（callus、callosity）又称老茧，是皮肤长期受摩擦和压迫引起的角质增生性皮肤病。

一、病因与发病机制

与长期压迫和摩擦有关。

二、临床表现

1. 鸡眼。

本病好发于成人，易累及突出的受力部位。皮损为针头至蚕豆大小的淡黄色、黄褐色类圆形角质栓，表面光滑，平于皮面，或稍隆起，边界清楚，若削去表面的角质则可见到中心有一倒置的圆锥状角质致密物向下嵌入真皮，周围包绕灰白色薄膜。因角栓的尖端直接压迫刺激真皮乳头的神经末梢，受到外力压迫时可感到剧痛。因汗液浸渍趾间损害变软，呈灰白色，又称软鸡眼。而发生于趾背、小趾外缘的损害表面角化明显，质硬称之为硬鸡眼。在有骨刺的部位常出现顽固性鸡眼。

2. 胼胝。

皮损为黄色、黄白色、褐黄色扁平或稍隆起的角质增生性斑块，中间厚，边缘薄，边界不清，质稍硬，皮纹完整，局部汗液分泌减少、感觉迟钝。多见于手足，常对称发生，一般无自觉症状，有的可有压痛，与某些职业有关。

三、组织病理

1. 鸡眼。

以中心部分最为明显的角质层增厚，呈 V 形凹状，真皮乳头扁平，可见透明的胶原纤维、少量细胞浸润。

2. 胼胝。

颗粒层变厚，角化过度，真皮呈轻度炎症反应，真皮乳头扁平。

四、诊断与鉴别诊断

1. 诊断。根据疾病好发部位、皮损特点可作出诊断。

2. 鉴别诊断。鸡眼、胼胝需与跖疣鉴别（见表 2-6-3）。

表 2-6-3　鸡眼、胼胝与跖疣鉴别诊断

鉴别依据	鸡眼	胼胝	跖疣
病因	长期摩擦、压迫	长期摩擦、压迫	HPV 病毒感染
好发部位	足跖、趾、足缘	足底前端、足跟	足跖
皮损特点	扁平或稍隆起类圆形角质栓，表面光滑，边界清，周围包绕灰白色薄膜	黄色角化性斑块，中央较边缘薄，皮纹清楚，边界不清	中央略凹陷的灰黄色角化斑块的赘生物，表面粗糙，无皮纹，刮除赘生物后见出血点
数目	单发或数个	1 片至数片	数目较多
疼痛与压痛	压痛	无或轻微	挤捏痛

五、临床处理

1. 鸡眼。局部治疗用腐蚀性或剥脱性药物外敷，使皮损软化脱落。宜用热水将患处浸泡变软后，削去中心角栓表层，将药块敷在中心角栓处，数天换 1 次，每次换药前去除已软化的角质，直到尖端挖出。药物治疗可选 40% 水杨酸软膏、40% 氢氧化钾糊、10% 硝酸银等，还可以用 2% 苯酚液、无水乙醇、3% 医用碘酊局部注射治疗。物理治疗方法可选用液氮冷冻、CO_2 激光、微波治疗等。

2. 胼胝。一般不需治疗，减少压迫、摩擦及足畸形等因素，可逐渐缓解。若皮损引起不适感，可先用热水浸泡软后用刀削，或外用水杨酸软膏、维 A 酸软膏。物理疗法可选用液氮冷冻、CO_2 激光治疗。

六、预防

穿合脚柔软的鞋，避免长时间受压、摩擦。

（冼小琳）

第十八节 压疮

压疮（pressure sores），又称压力性损伤，指身体长期受压部位的局限性损伤，可表现为水疱、溃疡、坏疽等，通常发生在骨隆突处或与医疗器械、其他设备有关的损伤。

一、病因与发病机制

局部组织长期受压使血液循环受阻，引起皮肤及皮下组织缺血缺氧，从而引起组织损伤和坏死。若继续受压会导致全层皮肤坏死缺损。产生的溃疡易导致细菌感染。由于溃疡基部及边缘的毛细血管和静脉淤血，加之逐渐形成大量肉芽组织，使溃疡或坏疽区在皮下迅速穿凿扩大，而发生水疱、溃疡或坏疽。

二、临床表现

压疮好发于无肌肉覆盖或肌肉较少又受压的骨骼突起处，如坐骨结节、骶尾骨、股骨粗隆、足外踝及足跟等部位。压疮可分为4期和无法分期压力性损伤、深部组织压力性损伤、医疗器材相关压力性损伤等几种情况。

1. 1期压力性损伤。皮肤完整，局部红斑，可伴水肿、麻木或触痛，经处理后可好转。若皮肤颜色变紫色或褐色，可能意味着深部组织损伤。

2. 2期压力性损伤。部分皮层缺损并有真皮层暴露，伤口呈现粉红色或红色，组织湿润，可以是充满浆液而完整或破掉的水泡。2期压力性损伤不会看到皮下脂肪（脂肪）和深部组织，也不会有肉芽组织、腐肉及焦痂。骨盆周围的皮肤损伤常原因于不良的微气候和剪力；而发生于足跟部位的损伤则是因为受到剪力所致。2期压力性损伤不应该被用来描述与潮湿相关的皮肤损伤，包括失禁性皮肤炎，医疗粘胶相关性皮肤损伤如皮肤撕裂伤，或外伤性伤口（如烧伤、擦伤）。

3. 3期压力性损伤。全层皮层缺损。此级病灶因已呈现全层皮层受损状态，在伤口中可见皮下脂肪（脂肪）和肉芽组织，且常会呈现卷状边（卷状的伤口边缘）。也许会出现腐肉和（或）焦痂。组织损伤的深度也会因解剖位置不同而有所不同，脂肪组织较厚的区域会发展出较深的伤口。也许会伴随潜行腔洞和隧道伤口。不会暴露筋膜、肌肉、肌腱、韧带、软骨和骨头。如果腐肉或焦痂覆盖在组织缺损的范围，则属于无法分级的压力性损伤。

4. 4期压力性损伤。全皮层及组织缺损全皮层及组损伤系指伤口处裸露或直接可触及其筋膜、肌肉、肌腱、韧带、软骨或骨头，伤口可见到腐肉和（或）焦痂。经常发生卷状边、潜行腔洞和隧道伤口的情形。深度随解剖位置而变化。如果腐肉或焦痂覆盖在组织缺损的范围，则属于无法分期之压力性损伤。

5. 无法分期压力性损伤。全皮层及组织缺损被覆盖因腐肉或焦痂覆盖导致伤口无法确认分级。如果清除腐肉或焦痂则会显现为3期或4期压力性损伤。

6. 深部组织压力性损伤。皮肤持续性呈现无法反白的深红色、褐色或紫色的颜色病灶，可能皮肤完整或不完整，局部存在有持续性无法反白的深红色、褐色或紫色的皮肤变色或是表皮分离，显示出暗黑色的伤口疮或充血的水疱。在皮肤颜色出现变化前，病灶区域通常会先出现有疼痛及温度的变化。

肤色较深者，可能会有不同颜色的呈现。系源自骨头与肌肉接触面之间有密集或持续性的压力或剪力所致。如果能看见坏死的皮下、肉芽、筋膜、肌肉等组织，就称为全皮层压力性损伤（无法分级的，3期或4期）。

7. 医疗器材相关压力性损伤。用于诊断或治疗的医疗器材所产生的压力性损伤。这种损伤范围和形状多与医疗器材所施压的范围或形状相像。黏膜层的压力性损伤因受组织的解剖学限制，目前无法被分级。

三、诊断与鉴别诊断

根据病史、发病部位及临床表现可作出诊断。本病需与以下疾病鉴别：

1. 癌性溃疡。通常情况下，原发性或者转移性皮肤恶性肿瘤会导致患者出现癌性溃疡，溃疡长期不愈合，而且生长速度很快，这时候要与褥疮进行仔细地甄别才行。

2. 神经性溃疡。如果是由于神经病变导致患者出现神经性溃疡，溃疡一般是较深的，无疼痛感，而且皮肤温度正常。

3. 静脉性溃疡。静脉瓣膜功能不全会导致患者出现的静脉性溃疡，患者可以感觉到不同程度的疼痛，抬高患肢之后，患者的疼痛感会得到缓解。

4. 动脉性溃疡。下肢动脉硬化闭塞会导致患者出现动脉性溃疡，病变处体温降低，颜色苍白，溃疡处有剧烈疼痛，以夜间疼痛为主。

5. 失禁性皮炎。大小便失禁致使会阴部的皮肤长期受到潮湿因素的影响而产生的水疱或皮肤破损的炎症。

四、临床处理

1. 1 期压疮的处理。多是可逆性改变，一般处理如下：一是经常变换患者体位或局部悬空；二是受压部位放置气圈或棉垫等；三是保持局部皮肤清洁干燥；四是经常按摩，使用多磺酸粘多糖软膏等皮肤保护剂。

2. 2 期压疮的处理。按 1 期压疮的处理外，保持清洁；局部出现水疱者，无菌抽出疱液后每天涂臭氧油；局部皮肤已破溃者，每天换药后涂或敷臭氧油。

3. 3 期压疮的处理。面积变广，甚难治疗，局部治疗除继续采用 2 期压疮处理措施外，还可每天换药 1 次，合并感染时按药敏使用抗生素。

4. 4 期压疮的处理。以控制渗出及控制感染为原则，可选择含银离子的产品，如油纱银、泡沫银等，同时根据药敏选择抗生素治疗。

5. 物理治疗。如氦氖激光疗法、红外线、紫外线及高压氧等，可配合药物做辅助治疗。

五、预防

压疮是长期卧床患者的一个严重并发症，护理得当可以避免。对长期卧床、体质衰弱、昏迷的患者，要重视基础护理，仔细观察，尽早发现症状，及时处理；可使用充气或水浴床垫等避免受压，定时翻身、变换体位；保持受压部位皮肤清洁干燥；促进局部的血液循环，经常按摩受压部位。

（冼小琳）

第七章　变态反应性皮肤病

变态反应性皮肤病是皮肤病中发病机制不清、临床表现多样的多发病和常见病。

具有一定的遗传因素，在外界环境、精神因素等相互影响下，发生的抗原、抗体结合后并发的一系列免疫反应。外来抗原作用于机体后可致使机体的免疫反应发生改变。当机体再次接触到相同抗原时，发生的变态反应表现与首次不同，出现的免疫反应或对机体有利，或对机体组织有损伤。根据免疫反应发生的机制不同，可分为以下四型变态反应：

Ⅰ型变态反应，又称速发型变态反应。机体初次接触抗原后引起 IgE 抗体产生。IgE 与组织中的肥大细胞或血液中嗜碱性粒细胞表面的高亲和力 IgE Fc 受体相结合，当机体再次接触相同抗原时，则抗原与肥大细胞或嗜碱性粒细胞表面的 IgE 结合，引起肥大细胞等脱颗粒，释放介质，如组胺、白三烯、嗜酸性粒细胞趋化因子等。这些介质作用于靶细胞，发生毛细血管扩张、血管通透性增加、平滑肌收缩等病理变化。此型变态反应的代表性疾病如荨麻疹、血管性水肿、药疹等。

Ⅱ型变态反应，又称细胞毒性反应或细胞溶解性反应。参与的抗体主要为 IgG 和 IgM，补体常参与反应。吸附于细胞膜上的抗原性药物或微生物，或细胞膜本身的抗原性成分，与抗体作用后结合或不结合补体，使细胞膜溶解或被 NK 细胞杀伤、吞噬，引起病变。如药物变态反应中，粒细胞减少、血小板减少、自身敏感性湿疹等发病机制可能与此有关。

Ⅲ型变态反应，抗体及补体均参与这型反应。当抗原与抗体结合形成中等分子的可溶性免疫复合物时，抗原抗体复合物沉积于毛细血管基底膜或肾小球基底膜处，再激活补体，活化补体及细胞成分，在沉积部位发生以中性粒细胞浸润为主的伴有出血、水肿及组织坏死的炎症变化和损伤。代表性疾病包括药物引起的血清病、某些荨麻疹、血管炎以及 SLE 的肾小球肾炎等。

Ⅳ型变态反应，又称迟发性变态反应，是由 T 淋巴细胞介导的免疫损伤，与血清抗体无关。当抗原或半抗原进入机体后，刺激 T 淋巴细胞分化、增殖形成特异性的致敏淋巴细胞。当相同抗原再次进入机体时，发生致敏淋巴细胞活化，释放多种淋巴因子，活化巨噬细胞，释放溶酶体酶导致组织损伤。代表性疾病包括接触性皮炎、湿疹、结核菌素型皮肤反应等。

变态反应性皮肤病中大部分疾病的发病机制基本涉及以上四型变态反应。部分疾病可能涉及两种及两种以上的变态反应。然而，2 型炎症反应涉及 Th2 细胞活化所产生的相关细胞因子，如 IL-4、IL-13 等，在特应性皮炎的发病机制中起到非常重要的作用。

（谢治）

第一节　湿疹、手部湿疹、汗疱疹

一、湿疹

湿疹（eczema）是常见的慢性复发性炎症性皮肤病，致病原因复杂多样，既有内在因素又有外在诱因，以红斑、丘疹、水疱、糜烂、渗出、结痂、脱屑、肥厚等多形性皮损为主要临床表现，自觉瘙痒，病情往往反复发作。最新国内外诊疗指南认为，湿疹是对以上表现的一种症状性描述，并非一种独立疾病，临床医生对出现以上表现的患者应进一步排查，作出准确的疾病诊断，如是否为特应性皮炎等。

（一）病因与发病机制

湿疹的病因和发病机理均未明确。一般认为，在患者的内在因素、外界诱发因素和社会心理因素等多种因素综合作用下，通过免疫性机制（如变态反应）和非免疫性机制（如皮肤刺激）引起发病。内因主要包括免疫功能异常、系统性疾病、皮肤屏障功能障碍等，与过敏性家族史等遗传因素也有一定相关性。饮食和环境的理化因素等外因，以及精神紧张、焦虑、失眠、疲劳、情绪变化等社会心理因素也可诱发或加重湿疹。多数观点认为，湿疹的免疫性机制为Ⅳ型变态反应，可能与变应原的性质、免疫反应的特点，以及通过 IgE 介导的迟发相反应有相关性。

（二）临床表现

1.临床特点。

（1）多形性皮损。

可出现红斑、丘疹、小水疱等原发性损害，亚急性期、慢性期发生相应的继发性损害。可发生于身体的任何部位，一般对称分布，各期皮损表现往往同时存在或互相转换。

（2）反复发作。病情容易反复，迁延难愈，病程不定。

（3）自觉瘙痒。瘙痒为突出症状，往往有剧痒。

2.临床分期。

主要分为急性湿疹、亚急性湿疹和慢性湿疹。

（1）急性湿疹。

初起皮损为红斑基础上密集的针尖至粟粒大小的丘疹、丘疱疹和小水疱，常有不同程度的瘙痒，搔抓后出现糜烂、渗出、结痂，合并感染时有脓疱，或合并毛囊炎、疖、局部淋巴结炎等。皮损边界不清，多表现为病变中心较重而外围轻。可发生于体表任何部位，常见于头面、耳后、四肢远端、手、足露出部、阴囊、女性阴部、肛门等处，多对称分布。

（2）亚急性湿疹。

多由急性期皮损炎症缓解后演变而来，或急性湿疹炎症减退病情迁延所致，表现为炎症减轻，渗液减少，以出现少量鳞屑和结痂为标志，可有少量丘疹、丘疱疹或小水疱，以及轻度糜烂、浸润，一般仍有剧烈瘙痒。

（3）慢性湿疹。

可有明显瘙痒，多呈阵发性。部分患者初起即为慢性皮损，多数由急性或亚急性皮损反复发作迁延不愈演变而来，表现为患处皮肤增厚、浸润、结痂、脱屑，甚至苔藓化，呈暗红色或棕红色，色素沉着或色素脱失。发生在手足及关节等处时，常因皮肤失去正常弹性而产生皲裂。病程不定，多经久不愈，某些诱因可使其病情反复，出现急性或亚急性发作。

3.临床分类。

尚无统一的临床分类。为了便于临床诊断及处理，现参照《中国临床皮肤病学（第2版）》将湿疹分为局限性与泛发性两大类。局限性湿疹指仅发生在特定部位的湿疹，如手部湿疹、女性阴部湿疹、阴囊湿疹、耳部湿疹、乳房湿疹、肛周湿疹、小腿湿疹、感染性湿疹等。泛发性湿疹则指皮损较多，泛发或散发于全身多个部位的湿疹，如钱币性湿疹、自身敏感性湿疹、乏脂性湿疹等。

（三）实验室检查

用于筛查可能的病因和进行鉴别诊断，主要有血常规、血清嗜酸性阳离子蛋白测定、血清 IgE 定量检测、血清免疫球蛋白检查、血清变应原检查、斑贴试验，必要时还可进行真菌检查、疥虫检查、细菌培养、组织病理学检查等。

（四）组织病理

急性期以表皮细胞间和细胞内水肿、水疱形成为主，严重时形成海绵水肿。亚急性期海绵水肿及水疱的形成减轻，表现棘层肥厚，角质层角化不全和角化过度。慢性期棘层肥厚显著，真皮浅层毛细血管扩张且数目增多，以淋巴细胞为主的轻度炎症浸润。

（五）诊断与鉴别诊断

1.诊断。

根据多形性皮疹、对称分布、自觉瘙痒、反复发作等临床特点可作出诊断，必要时结合实验室检查或组织病理学检查。在临床实践中，有必要根据湿疹的临床特点进行细分诊断，如特殊类型的乏脂性湿疹、自身敏感性皮炎、钱币状湿疹等。非特异者可根据临床部位进行诊断，如手湿疹、小腿湿疹、肛周湿疹、乳房湿疹、阴囊湿疹、耳湿疹、眼睑湿疹等。

2.鉴别诊断。

本病需与以下疾病鉴别：

（1）具有特异性病因或临床表现的皮炎，如特应性皮炎、接触性皮炎、脂溢性皮炎、淤积性皮炎、慢性单纯性苔藓等。

（2）临床表现类似湿疹的疾病，如浅部真菌病、疥疮、多形性日光疹、嗜酸性粒细胞增多综合征、培拉格病和皮肤淋巴瘤等。

（3）具有湿疹样皮损的大疱性类天疱疮，以及先天性疾病，如 Wiskott-Aldrich 综合征、选择性 IgA 缺乏症、高 IgE 综合征等。

（六）病情评估

国内外对湿疹类皮肤病治疗前后对比的临床病情评估尚无公认的统一评分方法。国内多采用改进后的湿疹面积及严重度指数（eczema area and severity index，EASI），增加了"渗出/结痂"的临床评分，对除了特应性皮炎外的其他湿疹类皮肤病进行评分（具体评分方法参阅参考文献）。

（七）临床处理

1. 处理原则。

控制症状、减少复发、提高患者生活质量是湿疹处理的主要目的。诊疗过程中应以对症为主，整体考虑，兼顾疗效与安全。

2. 治疗方案与药物选择。

（1）基础治疗。

通过建立友好的医患关系和有效沟通，对湿疹患者进行健康科普教育，为患者寻找、避忌可能的变应原、刺激原和诱发因素，指导患者用药和保护皮肤屏障功能，合理运用润肤保湿剂、清洁剂，是有效治疗的基础和重要手段。

（2）局部治疗。

局部治疗是湿疹的主要治疗手段，应根据外用药使用原则按皮损分期选择合适的药物剂型，根据疾病性质选择主药。①急性期：无水疱、糜烂、渗出的，可使用炉甘石洗剂、糖皮质激素乳膏或凝胶，有大量渗出时应使用 3% 硼酸溶液、0.1% 盐酸小檗碱溶液、0.1% 依沙吖啶溶液等进行冷湿敷。②亚急性期：无糜烂渗液时可以使用炉甘石洗剂、糖皮质激素乳膏，有少量糜烂、渗出时可用氧化锌油剂、氧化锌糊剂、糖皮质激素乳膏。③慢性期：可外用糖皮质激素软膏、硬膏、乳剂或酊剂等，也可选择封包方式用药，或合用 20% ～ 40% 尿素软膏、5% ～ 10% 水杨酸软膏等保湿剂及角质松解剂。

外用糖皮质激素制剂是控制湿疹炎症反应的主要药物。使用外用激素制剂时，按照外用皮质激素指南／共识的要求，应综合考虑皮损性质、使用部位、患者年龄等因素，选择合适强度的糖皮质激素。轻度湿疹建议选弱效糖皮质激素如氢化可的松、地塞米松乳膏；重度肥厚性皮损建议选择强效糖皮质激素如哈西奈德、卤米松乳膏；中度湿疹建议选择中效激素如曲安奈德、糠酸莫米松等。儿童患者、面部及皮肤皱褶部位皮损一般弱效或中效糖皮质激素即有效。强效糖皮质激素连续应用一般不超过 2 周，以减少急性耐受及不良反应。钙调神经磷酸酶抑制剂如他克莫司软膏、吡美莫司乳膏对湿疹有治疗作用，且无糖皮质激素的副作用，尤其适合头面部及间擦部位湿疹的治疗。细菌定植和感染，如常见的金黄色葡萄球菌等，往往可诱发或加重湿疹，因此清洁及抗菌药物也是外用治疗的重要方法。也可选用莫匹罗星、夫西地酸乳膏等抗生素，或激素和抗菌药物的复方制剂。

（3）系统治疗。

抗组胺药是常用的抗过敏止痒药物，可根据患者情况选择，主张优先使用枸地氯雷他定、地氯雷他定、氯雷他定、左西替利嗪、西替利嗪、卢帕他定、依匹斯丁、依巴斯汀等第二代抗组胺药。维生素 C、葡萄糖酸钙等抗过敏辅助治疗有一定抗过敏作用，可以用于急性发作或瘙痒明显者。糖皮质激素的系统应用，多认为不能常规使用，一般用于病因明确且短期内可祛除病因的接触性皮炎、药物性皮炎或自身敏感性皮炎等，或为了迅速控制严重水肿、泛发性皮疹、红皮病等较为严重的病情，使用时应遵循慎重选择、短期应用的原则，以免发生激素依赖、病情反复及不良反应。免疫抑制剂的使用应当更加慎重，必须严格掌握适应证，仅限于其他疗法无效、有糖皮质激素应用禁忌证的重症患者，或短期系统应用糖皮质激素病情得到明显缓解后，需减用或停用糖皮质激素时使用。对于伴有广泛感染者，建议根据药敏系统应用抗菌药物 7 ～ 10 天。

（4）物理治疗。

紫外线疗法对慢性顽固性湿疹具有较好疗效，主要应用包括 UVA（340～400nm）照射、UVA/UVB 照射及窄谱 UVB（310～315nm）照射。慢性局限性顽固性肥厚性湿疹在常规治疗无效时，可考虑浅层 X 线放射或核素敷贴疗法等治疗，也可使用液氮冷冻等治疗。

（5）中医中药治疗。

中药可以内治也可以外治，应根据病情辨证施治。中药提取物如复方甘草酸苷、雷公藤多苷等对某些患者有效。广西壮药中药精油系列洗液外洗有较好的清洁、抗炎、止痒等辅助治疗和维护皮肤微生态平衡、保护皮肤屏障等作用，可根据病情选择使用。

3. 监测和随访。

本病易复发，建议患者定期复诊以加强监测。急性湿疹患者最好在治疗后 1 周、亚急性患者在治疗后 1～2 周、慢性患者在治疗后 2～4 周复诊。

二、手部湿疹

手部湿疹（hand eczema）归类于局限性湿疹，是指局限在手及手腕部，多呈亚急性或慢性湿疹表现的特殊类型湿疹。

（一）病因与发病机制

手部湿疹通常由内外多种因素共同引起，一般认为，外因是导致手部湿疹发病的主要诱因，而特应性体质、精神状态、激素水平及微量元素变化等内因主要影响疾病进程及预后。常见的外源性致病因素主要有蛋白质、重金属等接触性过敏物质，酸碱、化学制品等接触刺激物，日化用品、有机溶剂等低刺激性物质，长期湿水、手汗等不良刺激，擦伤、搔抓等机械刺激。

（二）临床表现

1. 疾病类型。

国外的手部湿疹指南主要根据病史、皮损形态以及病因等进行分类（见表 2-7-1）。按病因可分为过敏性接触性皮炎、刺激性接触性皮炎、特应性手部湿疹三大类。按形态学分类，主要有以干燥、皲裂、蜕皮为主要表现的角化型和以经常复发的水疱性湿疹为主要表现的水疱型两类。在上述分类的基础上，丹麦指南还提出了指头炎、指尖湿疹以及钱币状湿疹 3 种形态学分类，同时指出约 20% 的病例不存在接触性过敏、刺激性暴露史或 AD 病史，属病因未定型手部湿疹。国内尚无统一标准，多根据临床特征对一些特殊类型进行命名，如发生在指尖部的称为指尖湿疹（fingertip eczema）；发生于掌中部及指掌侧，皮损干燥、角质增生、皲裂的，称为慢性复发性水疱（chronic relapsing vesicular）或角质增生性手部湿疹（hyperkeratotic hand eczema）；发生于邻近两指至掌部远端掌指关节皮肤，皮损形态如围裙状的，称为围裙样湿疹（apron eczema）；因手部经常接触动物肉及内脏引起的手部湿疹，称为屠宰场湿疹，或屠夫皮炎（slaughterhouse eczema）、脂肪湿疹（fat eczema）。

2. 主要表现。

手部湿疹常见于指背及指端掌面，可蔓延至手背和手腕部，表现为边界不清或呈小片状皮损，慢性时有浸润肥厚，因手指活动而出现皲裂。甲周皮肤肿胀，指甲可变厚不规则。部分手部湿疹局限于手掌，边界模糊，表面粗糙，有小疱疹、丘疱疹、肥厚浸润，冬季常发生皲裂。

表 2-7-1 手部湿疹国外指南分型

指南	加拿大皮肤科协会 （2010年）	丹麦接触性皮炎工作组 （2010年）	欧洲接触性皮炎学会 （2010年）
病因分类	刺激性手湿疹	过敏性接触性手湿疹	过敏性接触性皮炎
	过敏性手湿疹	刺激性接触性手湿疹	刺激性接触性皮炎
	过敏性接触性手湿疹	蛋白接触性手湿疹	接触性荨麻疹 / 蛋白接触性皮炎
	蛋白接触性手湿疹	特应性手湿疹	特应性手湿疹
	特应性手湿疹	病因未定型特应性手湿疹	
形态分类	水疱型手湿疹	复发性水疱型手湿疹	汗疱疹
	角化 - 皲裂型手湿疹	慢性皲裂型手湿疹	角化型手湿疹
		手掌角化型手湿疹	
		指头炎	
		指间湿疹	
		钱币状湿疹	

（三）实验室检查

可根据临床特征选择斑贴试验、点刺试验、IgE 测定、微生物检查、组织病理学检查等，一般用于筛查可能的病因及进行鉴别诊断。

（四）诊断与鉴别诊断

1. 诊断。

根据病史、皮损形态、病程可作出诊断，必要时结合实验室检查或组织病理学检查。

2. 鉴别诊断。

本病需与银屑病、手癣等鉴别。银屑病皮损常呈边界清楚的红色浸润性斑块，上覆银白色鳞屑，可伴关节及指甲损害，病理活检可确诊。手癣常单侧起病逐渐累及双手，可通过真菌镜检或培养确诊。加拿大的手部湿疹指南还提出，需与多形红斑、扁平苔藓、掌跖角化病、手部单纯疱疹等鉴别。

（五）病情评估

国内尚无针对手部湿疹的评分系统，国外常用的有皮肤病生活质量指数（dermatology life quality index，DLQI）评分和手部湿疹严重指数（the hand eczema severity index，HECSI）评分。DLQI 评分能较为直接地反映疾病对患者生活造成的影响，但结果受患者主观感受影响较大；HECSI 评价标准更加客观，但对评分者（接诊医生）的专业素养要求较高。

（六）临床处理

1. 处理原则。

手部湿疹的治疗需个体化，应综合考虑病因、病程、严重程度等多方面因素制定方案。

2. 治疗方案与药物选择。

手部湿疹通常由多种内外因素共同引起，且两手经常接触外界物质，故手部湿疹无论其病因如何，常受继发因素影响而使病情变化，一般比较顽固难治。急性期应及时积极治疗，以免转为慢性。药物选择一般以局部外用药为主，辅以光疗等物理治疗，长期使用润肤保湿剂。可参照湿疹进行治疗，常规治疗疗效欠佳时，可考虑系统使用糖皮质激素、维 A 酸类药物、环孢素、免疫抑制剂等，具体用药可参阅湿疹。

3. 监测和随访。

参照湿疹。

三、汗疱疹

汗疱疹（pompholyx），又称出汗不良性湿疹（dyshidrotic eczema），系手掌、足跖部的慢性复发性水疱性皮肤病。

（一）病因与发病机制

病因及发病机制不明，多认为是一种基于内源性因素的皮肤湿疹样反应。相关研究发现，遗传、真菌感染、接触性刺激、过敏素质、日光照射、多汗症、精神紧张等多种因素与汗疱疹的发病和病情发展密切相关。

（二）临床表现

汗疱疹多发生在春末夏初，夏天加剧，冬季自愈。初始损害为位于表皮深处的针头至粟米大小水疱，疱液清澈，可略高出皮面，周围无炎症反应，不自行破裂，干涸后形成脱屑或表皮剥脱。水疱可分散或成群发生，常对称分布于手掌、手指侧面及指端。有程度不同的瘙痒、烧灼感或疼痛。一般每年定期反复发作。

（三）实验室检查

可采集皮损进行真菌培养和镜检，有研究表明红色毛癣菌可能是主要的致病菌。斑贴试验通常不能帮助诊断，但对镍、铬等金属和香料等接触性刺激物的病因查找有帮助，部分患者避免接触这些变应原，可减少汗疱疹的发生。

（四）诊断与鉴别诊断

1. 诊断。

根据发病部位、皮损形态、季节性发作等可作出诊断。

2. 鉴别诊断。

本病需与水疱型手足癣、汗疱型癣菌疹、剥脱性角质松解症、掌跖脓疱病等鉴别。水疱型手足癣常为单侧性，先有足癣再有手癣，可侵犯指甲、手背皮肤，皮损边缘常呈环状损害，真菌检查阳性。汗疱型癣菌疹疱壁薄，水疱浅在，全身检查常有活动的皮肤癣菌病灶，病灶治愈后癣菌疹即自愈，癣菌素试验阳性。剥脱性角质松解症无明显水疱，主要表现为表皮剥脱。掌跖脓疱病常发生在掌跖中央和手掌大小鱼际，特征是指趾蹼及指趾甲不受累。

（五）病情评估

国外有部分研究者采用汗疱疹受累面积和严重度指数（dyshidrotic eczema area and severity index，DASI）对汗疱疹进行评分。DASI 评分方法与 EASI 类似。

（六）临床处理

1. 治疗原则。

祛除病因，对症治疗。

2. 治疗方案与药物选择。

（1）局部治疗。以水疱性损害为主的可用 0.1% 氯己定溶液，或用 1/8000 呋喃西林溶液冷湿敷。脱屑为主时可用糖皮质激素软膏制剂，但长期使用可引起皮肤萎缩、毛细血管扩张等不良反应。与糖皮质激素相比，他克莫司、吡美莫司等钙调神经磷酸酶抑制剂治愈后的复发率较低，无长期外用糖皮质激素的副作用。局部反复脱屑干裂疼痛的可外用 2%～5% 水杨酸软膏、10% 尿素脂、10% 硼酸软膏等。伴有多汗症状者可局部皮内注射肉毒杆菌毒素 A（BTXA）。病情严重的患者经常规治疗无效时，可考虑小剂量外线束超高压放射治疗。口服或局部应用 8-MOP 进行光化学疗法（PUVA）有一定疗效，对顽固性掌跖皮损效果较好，但副作用较多。

（2）系统治疗。口服皮糖皮质激素可以迅速控制水疱，一般剂量为泼尼松 30mg/d，连服 5～7 天。免疫抑制剂一般不主张使用，有国外的研究者对常规疗法无效的患者采用低剂量甲氨蝶呤或硫唑嘌呤，有一定疗效。伴有情绪紧张的患者，可酌情口服镇静剂。

3. 监测和随访。

参照湿疹。

（钟永军）

第二节 特应性皮炎、婴儿湿疹

一、特应性皮炎

特应性皮炎（atopic dermatitis，AD）是一种具有"特应性"特征的，以剧烈瘙痒和特定湿疹样损害为临床表现的慢性复发性炎症性皮肤病。"特应性"（atopy）为 Coca 及 Cooke 于 1925 年提出，其含义是指：①有容易罹患哮喘、过敏性鼻炎、湿疹的家族性倾向；②对异种蛋白过敏；③血清中 IgE 高；④血液嗜酸性粒细胞增多。

AD 多在婴儿期发病。在发达国家，儿童患病率为 10%～20%。2013 年 12 月至 2014 年 5 月，中华医学会皮肤性病学分会儿童皮肤病学组开展中国首个 AD 现场流行病学调查，结果表明，中国 12 个城市 1～7 岁儿童患病率为 12.94%，患病率随着年龄增长逐步下降，从 1～2 岁年龄段的 19.94% 逐步降至 6～7 岁年龄段的 10.39%。

（一）病因与发病机制

病因与发病机制尚未完全明确。研究显示，遗传和环境等因素与 AD 的发病关系密切，是遗传易感性个体在环境因素作用下免疫调节失常所致。家族遗传易感性、食物或环境过敏原、抗人蛋白特异性自身抗原、继发感染和皮肤屏障功能损害，是特应性皮炎的五大主要发病原因。此外，环境变化、生活方式改变、过度清洁皮肤，以及精神紧张、焦虑、抑郁等心理因素也在 AD 的发病中发挥一定作用。目前证实，在 AD 发病机制中存在免疫异常，Th2 型炎症是基本特征，由 Th2 细胞、嗜碱性粒细胞和 2 型固有淋巴样细胞等产生的 IL-4、IL-13 是介导发病的重要细胞因子。近年来，发现 AD 皮损和外观正常皮肤常伴有以金黄色葡萄球菌定植增加和菌群多样性下降为主要表现的皮肤菌群紊乱，并导致代谢等功能异常。皮肤微生态失衡可加重皮肤屏障破坏并激活皮肤免疫系统，导致 AD 发病风险提高，进一步加重皮肤炎症的发展。

（二）临床表现

AD 的临床表现具有多样性，皮肤干燥、湿疹样损害、剧烈瘙痒和慢性复发性是最基本的特征。多数始于婴幼儿期发病，1 岁前发病者约占总人数的 50%。也可以在儿童期和成人期发病，或从婴幼儿期迁延而来。2022 版《中国 AD 指南》在临床表现方面，根据国内外研究进展增加了新的内容，按不同年龄段的表现分为婴儿期（出生至 2 岁）、儿童期（2 ～ 12 岁）、青年与成人期（12 ～ 60 岁）、老年期（＞ 60 岁）4 个阶段。

1. 婴儿期：出生至 2 岁。一般在出生后第 2 个月或第 3 个月开始发生，此时较难确诊，通常诊断为婴儿湿疹。主要表现为双侧面颊部、额部和头皮炎症性皮疹，可干燥或渗出，即渗出型及干燥型。（详见本节"婴儿湿疹"）。

2. 儿童期：2 ～ 12 岁。大部分从婴儿期演变而来，或儿童期开始发病，约 80% 患者的发病年龄在 5 岁之前。根据主要皮损表现可分为湿疹型和痒疹型。湿疹型发疹部位多在肘窝、腘窝和小腿伸侧，主要表现为亚急性湿疹样皮疹，慢性迁延者多有明显的苔藓样改变。痒疹型表现为全身泛发性瘙痒性丘疹，多分布在四肢两侧及背部。

3. 青年与成人期：12 ～ 60 岁。皮损表现与儿童期相类似，病情迁延较久者多以慢性肥厚性损害为主。

4. 老年期：＞ 60 岁。一个近几年来逐渐得到重视的特殊类型，2% ～ 3% 的老年人患病，男性＞女性，皮疹常泛发于躯干、四肢两侧。发病模式有三种：老年首次发病；有儿童 AD 史，直至老年期病情复发；青少年期和（或）成人期首发 AD，病程迁延反复发作直至老年。

5. AD 的其他特征性表现和并发症。毛周角化症、Dennie-Morgan 眶下褶痕、颈前皱褶、眶周黑晕、白内障、圆锥形角膜、特应性角结膜炎、鼻周和眶周苍白征、白色划痕征等特征性表现常见于 AD 患者，有助于 AD 的诊断。由于 AD 患者机体免疫异常，容易合并细菌、真菌、病毒等感染，合并单纯疱疹感染者称为疱疹性湿疹。有研究发现，AD 常发生在先天性性联无丙球蛋白血症、Wiskott-Aldrich 综合征、选择性 IgA 缺乏症、苯丙酮尿症、高 IgE 综合征、Hurler 综合征及组氨酸缺乏症等遗传性疾病及先天性代谢性疾病中，但是否与 AD 有关，尚有争论。

（三）实验室检查

血常规检查通常显示外周血嗜酸性粒细胞升高，占 AD 患者的 40% ～ 60%，其升高水平与疾病的活动度呈正相关。血清总 IgE、嗜酸性粒细胞阳离子蛋白、血清变应原特异性 IgE 抗体检测及斑贴试验等有助于"特应性"的确定和查找可疑病因。可采集皮损标本进行一般细菌培养和真菌直接镜检，了解金黄色葡萄球菌、马拉色菌等微生物定植情况，必要时可进行 NGS 检测其皮肤微生态是否紊乱。

（四）组织病理

组织病理学检查与皮炎湿疹表现基本一致，并无特异性。

（五）诊断与鉴别诊断

一般采用英国特应性皮炎协作组 1994 年发布的 Williams 诊断标准作出诊断（见表 2-7-2）。《中国阿尔茨海默病痴呆诊疗指南（2020 年版）》在诊断方面强调了国内学者提出的适合中国患者的诊断标准。据国家皮肤与免疫疾病临床医学研究中心大数据显示，中国最常使用的是"张氏标准"，儿童可使用"姚氏标准"。

表2-7-2 Williams 诊断标准

必要条件	皮肤瘙痒
次要条件	①2岁前发病（4岁以下儿童不适用）； ②屈侧皮炎湿疹史，包括肘窝、腘窝、踝前、颈部（10岁以下儿童包括颊部皮疹）； ③全身皮肤干燥史； ④哮喘或过敏性鼻炎史（或4岁以下儿童的一级亲属中有特应性疾病史）； ⑤有屈侧湿疹皮炎改变（或4岁以下儿童面颊部/前额和远端肢体皮炎）
确定诊断	必要条件+3条或3条以上次要条件。排除湿疹、脂溢性皮炎、疥疮、变应性接触性皮炎、鱼鳞病、银屑病、淋巴瘤、免疫缺陷等

张氏标准：①病程超过6个月的对称性湿疹；②特应性个人史和（或）家族史（包括湿疹、过敏性鼻炎、哮喘、过敏性结膜炎等）；③血清总 IgE 升高和（或）外周血嗜酸性粒细胞升高和（或）过敏原特异性 IgE 阳性（过敏原特异性 IgE 检测2级或2级以上阳性）。符合第1条，另外加第2条或第3条中的任意1条即可作出诊断。此标准在诊断青少年和成人 AD 方面敏感性高于 Hanifin-Rajka 标准和 Williams 标准，推荐用于青少年或成人 AD 的诊断。

姚氏标准：①瘙痒；②典型的形态和部位（屈侧皮炎）或不典型的形态和部位同时伴发干皮症；③慢性或慢性复发性病程。同时具备以上3条即可作出诊断。典型的形态和部位（屈侧皮炎）包括儿童面部和肢端受累。非典型的形态和部位包括：①典型的湿疹样皮疹，发生在非屈侧部位（头皮皮炎、眼睑湿疹、乳头湿疹、外阴湿疹、钱币状湿疹、指尖湿疹、非特异性手部或足部皮炎/特应性冬季足、甲或甲周湿疹和身体其他部位的湿疹样皮疹）；②非典型湿疹样皮疹，单纯糠疹、唇炎、耳下和耳后或鼻下裂隙、痒疹、汗疱疹、丘疹性苔藓样变异。该标准的敏感性亦高于 Hanifin-Rajka 标准和 Williams 标准，推荐用于儿童 AD 的诊断。

根据具有特应性的湿疹样皮炎等特征，诊断并不困难。但对于未达到确诊条件的部分患者，不要轻易排除 AD 的诊断，应详细问诊和检查，必要时进行长期随访。AD 的鉴别诊断主要包括脂溢性皮炎、非特应性湿疹、单纯糠疹、鱼鳞病、疥疮、副银屑病、嗜酸性粒细胞增多性皮炎、皮肤 T 细胞淋巴瘤、Netherton 综合征、高 IgE 综合征、Wiskott-Aldrich 综合征、特应性皮炎样移植物抗宿主病等。湿疹的皮肤损害与 AD 并无很大区别，但前者无一定发病部位，家族中常无"特应性"病史。

（六）病情评估

AD 严重度的评价方法较多，推荐使用特应性皮炎积分指数评分（scoring atopic dermatitis index, SCORAD），该标准将病情分为轻度（0～24分）、中度（25～50分）、重度（>50分）。临床上也可采用简单易行的指标进行判断，如轻度为皮疹面积小于5%；中度为皮损面积5%～10%或皮疹反复发作；重度为皮损超过10%体表面积或皮炎呈持续性，瘙痒剧烈影响睡眠。疾病严重度评估可作为制定治疗方案的依据。

（七）临床处理

1.治疗原则。

AD 是慢性迁延，容易复发，需要长期治疗的疾病，治疗上应以缓解症状、消除诱因、减少复发为原则，从而改善患者的生活质量。所有的 AD 患者推荐按阶梯治疗方案进行规范化诊疗，按照疾病严重程度选择相应的治疗方案，如轻度患者以外用药（TCS/TCI）治疗为主，必要时口服抗组胺药治疗合并过敏症（荨麻疹、过敏性鼻炎）或止痒，推荐使用第二代非镇静抗组胺药治疗；中度者在外用药基础上可联合光疗（NB-UVB 或 UVA1），急性期控制后改 TCS/TCI 主动维持治疗；重度患者可以住院，系统使用免疫抑制剂如环孢素、甲氨蝶呤、吗替麦考酚酯等，有条件可选择生物制剂如度普利尤，必要时短期用糖皮质激素（控制急性严重顽固性皮损），可联合 UVA1 或 NBUVB 治疗。

2. 治疗方案与药物选择。

（1）基础治疗。包括健康教育，如何使用保湿润肤剂、诊疗过程中查找病因（如记生活日记），生活中如何尽量避免或减少诱发因素的接触机会（非特异因素、过敏原回避等），避免感冒、空气过度干燥等引发 AD 复发或加重的各种刺激因素。

患者的衣、食、住、行、洗、娱等各方面都对治疗效果及控制状况有着重要影响，《中国特应性皮炎诊疗指南（2020 版）》强调了患者教育和基础治疗的重要性。多数研究提示洗浴时低水温、短时间、少频率会获益更多。2020 版指南建议洗浴温度为 32 ～ 37℃，洗浴时间为 5 ～ 10 分钟。在皮损有感染倾向时，可在盆浴时加入次氯酸钠（0.005% 漂白粉浴）以抑制细菌活性，有助于缓解病情。长期使用能改善或维持皮肤微生态平衡的中药、植物温和洗剂清洁，可能效果更佳。2020 版指南指出，外用保湿润肤剂是 AD 的基础治疗，足量使用保湿剂可以阻止水分丢失、修复受损的皮肤屏障、减少外源性诱因的刺激，能减少疾病发作的次数，降低疾病的严重程度，建议儿童每周用量至少 100g，成人每周用量至少 250g。应在沐浴结束擦干皮肤后立即外用保湿润肤剂。AD 患儿食物过敏发生率较相应健康人群明显增高，在尽可能明确食物和发疹间存因果关系后避免可疑食物，对患儿 AD 的控制有重要作用，但过度控制饮食可导致营养不良，影响患儿健康，故应避免盲目禁食。

（2）局部治疗。

①外用糖皮质激素（TCS）是 AD 的一线疗法。外用激素降阶梯疗法：初治时应选用强度足够的制剂（强效或超强效），肥厚性皮损可用封包疗法，儿童患者及面部、颈部及皱褶部位推荐使用中弱效激素，以快速有效地控制炎症，减轻症状。炎症控制后减少使用次数和用量，逐渐过渡到中弱效激素或钙调神经磷酸酶抑制剂（TCI），中重度或易复发的患者皮损控制后推荐主动维持治疗，即在原有皮损区每周 2 次外用 TCS 或 TCI 或磷酸二酯酶Ⅳ（PDE-4）抑制剂。

②TCI 有较强的抗炎作用，多用于面部、颈部和皱褶部位。可与激素联合应用或序贯使用，或用于维持治疗。TCI 主要有吡美莫司乳膏和他克莫司软膏，前者多用于轻中度 AD，后者用于中重度 AD。推荐用于主动维持治疗。

③外用抗微生物制剂。皮损泛发尤其有渗出者，系统或外用抗微生物制剂可减轻微生物定植和继发感染，有利于病情控制。一般使用 1 ～ 2 周，避免长期使用。

④其他外用药。根据皮损情况选用氧化锌油（糊）剂、多塞平乳膏等，急性期有渗出的可使用 0.9% 氯化钠溶液、1% ～ 3% 硼酸溶液等进行冷湿敷。PDE-4 抑制剂克立硼罗软膏已通过国谈被批准用于 2 岁及以上轻中度 AD 的治疗，可较长期使用。

（3）系统治疗。

①抗过敏药物。作为 AD 瘙痒的辅助治疗，主张优先使用枸地氯雷他定、地氯雷他定、氯雷他定、

左西替利嗪、西替利嗪、卢帕他定、依匹斯汀、依巴斯汀等第二代抗组胺药。

②系统抗感染药物。具有明确感染指征者，可短期系统抗感染治疗，尽可能寻找病原学依据并依据药敏选择抗菌药物。

③糖皮质激素。原则上不建议使用，但病情严重且其他药物难以控制的可短期、小剂量应用。病情好转后应及时减量，减量过程切勿过快，过快减量易致病情反跳。

④免疫抑制剂。病情严重且常规疗法不易控制病情的可考虑使用免疫抑制剂，应用时必须注意适应证和禁忌证，密切监测不良反应。环孢素起效较快但停药后病情易反复。起始剂量 2.5 ～ 3.5mg/（kg·d），分 2 次口服，一般不超过 5mg/（kg·d），病情控制后渐减少至最小量维持。用药期间应监测血压和肾功能，有条件的应监测血药浓度。用药期间建议不同时进行光疗。甲氨蝶呤为常用免疫抑制剂，方法为每周 10 ～ 15mg，可顿服，也可分 2 ～ 3 次（间隔 12 小时）服用，用药期间严密监测血象，若出现贫血和白细胞减少情况，应立即停药。还可以选用吗替麦考酚酯。

⑤其他。复方甘草酸苷、钙剂和益生菌可作为辅助治疗。

⑥生物制剂。度普利尤是目前 FDA 唯一批准的用于 6 岁以上儿童 AD 治疗的生物制剂。2020 版指南还推荐了必要时可选用 JAK1 抑制剂。

⑦紫外线疗法。AD 的二线治疗。窄谱中波紫外线（NB-UVB）和 UVA1 安全有效，也可用传统的光化学疗法（PUVA），但要注意副作用。光疗后应注意使用润肤剂。NB-UVB 不推荐用于急性发作期治疗，而 UVA1 可用于急性期控制症状。12 岁以下儿童应避免使用全身紫外线疗法。对于日光暴露加重症状的 AD 患者不建议紫外线治疗，紫外线治疗不宜联合外用 TCI。

（4）变应原特异性免疫治疗（allergen-specific immunotherapy，ASIT）。对于合适的高致敏状态的 AD 患者有一定疗效，目前最为有效的是尘螨变应原的免疫治疗。对于合并过敏性鼻和结膜炎、轻度过敏性支气管哮喘的 AD 患儿可考虑 ASIT 治疗。

（5）中医中药治疗。应根据临床症状和体征，进行辨证施治，同时应注意药物的不良反应。广西壮药中药精油系列洗液外洗有较好的清洁、抗炎、止痒等辅助治疗和维护皮肤微生态平衡、保护皮肤屏障作用，可根据病情选择使用。

3. 监测和随访。

参考湿疹的定期监测和随访。

二、婴儿湿疹

婴儿湿疹（infantile eczema），即婴儿期特应性皮炎，系指出生至 2 岁年龄段的 AD。据中华医学会皮肤性病学分会儿童皮肤病学组的国内部分城市调查显示，1 ～ 7 岁儿童 AD 的患病率为 12.94%，其中小于 2 岁的占 19.94%，6 ～ 7 岁年龄段降至 10.39%。与儿童期、成人期相比，婴儿期 AD 无论在皮损分布、皮损类型、用药选择、护理与预防等方面均有明显不同。

（一）病因与发病机制

参阅特应性皮炎。

（二）临床表现

多于 2 ～ 3 月龄发病，部分出生时即可发生。皮损表现为急性或亚急性湿疹，发病部位主要在两侧面颊、额部和头皮，严重可发展至躯干、四肢，常有阵发剧烈瘙痒，引起婴儿哭闹和睡眠不安。根据皮损形态，分为渗出型和干燥型。

1. 渗出型。

多见于肥胖有渗出性体质的婴儿，并常伴有腹泻、营养不良等。初发皮损多为双侧面颊部边界不清红斑，在红斑基础上出现密集针尖大小丘疹、丘疱疹、水疱，出现渗出、黄痂，搔抓摩擦后表皮剥脱，显露潮湿渗液的鲜红糜烂面。重者可累及整个面部及头皮。继发感染者可见脓疱，局部淋巴结肿大，甚至发热等全身症状。少数患儿由于处理不当可扩展至全身，甚至演变为红皮病。部分患儿皮损主要发生在头皮、耳后等皮脂溢出区，可见较厚黄痂，故此类患者又称脂溢型。

2. 干燥型。

常见于瘦弱的婴儿，为淡红色或暗红色斑片基础上密集小丘疹，皮肤干燥，无明显渗出，表面附有灰白色糠状鳞屑。常累及面部、躯干和四肢。慢性迁延者可见不同程度浸润肥厚、皲裂、抓痕、血痂。

（三）实验室检查

常用项目主要有嗜酸性粒细胞计数、总 IgE、变应原特异性 IgE、皮肤点刺试验、特应性斑贴试验、免疫状态指标（T 淋巴细胞亚群、免疫球蛋白）等。有研究显示，血清中 Th2 细胞趋化因子即胸腺活化调节趋化因子水平能反映 AD 短期内的状况，是评价 AD 严重程度非常有效和敏感的辅助指标。

食物过敏是婴儿湿疹的主要发病因素，但临床中关于食物的变应原特异性 IgE 检测存在不规范及过度诊断的问题，而由此导致的不必要饮食避忌，对儿童健康成长具有潜在影响。为规范儿童 AD 相关食物过敏的诊断和管理，中国医师协会皮肤科医师分会儿童皮肤病专业委员会、中华医学会皮肤性病学分会儿童学组、中华医学会儿科学分会皮肤性病学组共同组织制定了《儿童特应性皮炎相关食物过敏诊断与管理专家共识》，规范 AD 食物过敏诊断流程，如图 2-7-1 所示。

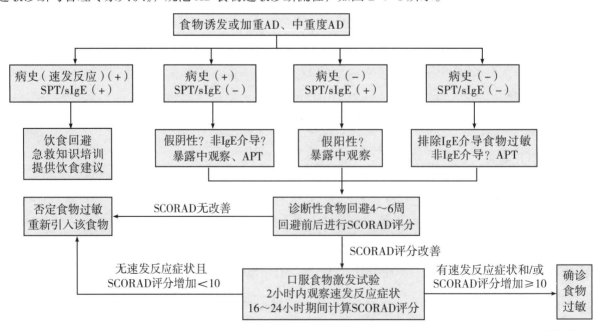

（SPT：皮肤点刺试验；sIgE：特应性免疫球蛋白E；APT：评分斑贴试验；SCORAD：特应性皮炎疾病严重度评分）

图 2-7-1 特应性皮炎（AD）食物过敏诊断流程

（四）诊断与鉴别诊断

1. 诊断。

根据发病年龄、个人或家族"特应性"病史，发生在面颊部及额部的急性或亚急性湿疹样皮损等特点，按照姚氏标准，一般可作出诊断。

2. 鉴别诊断。

本病早期皮损特征不明显，诊断比较困难，需与婴儿脂溢性皮炎、非特应性湿疹等鉴别。如果出现红皮病样改变，还需与代谢性、免疫缺陷性疾病及肿瘤等鉴别。

（五）病情评估

可采用 SCORAD 评分，也可使用湿疹面积及严重度指数评分法、研究者整体评分、瘙痒程度视觉模拟尺评分、皮炎生活质量指数问卷（儿童皮肤病生活质量指数、皮肤病生活质量指数）等。

（六）临床处理

1. 处理原则。

婴儿湿疹是 AD 的婴儿期表现，临床处理详阅本节 AD。但由于婴儿皮肤的组织结构和生理功能的特殊性，其皮疹分布和皮损类型与儿童期、成人期相比也有所不同，治疗方案须进行个体化设计，避免过度治疗和滥用饮食避忌，以免对患儿生长发育造成不良影响。

2. 监测和随访。

在婴儿湿疹的随访诊疗过程中，建议根据中国医师协会皮肤科医师分会儿童皮肤病专业委员会、中华医学会皮肤性病学分会儿童学组、中华医学会儿科学分会皮肤性病学组共同组织制定的《儿童特应性皮炎相关食物过敏诊断与管理专家共识》对患儿家长进行指导。

（1）饮食管理。

①基础健康管理。与所有慢性病患儿一样，营养缺乏和生长发育迟缓在伴有食物过敏的婴儿湿疹患儿较健康儿童更为常见。因此，对其进行生长发育监测至关重要，包括身高、体重、头围、睡眠质量、心理问题（如注意力缺陷多动障碍）等，应定期进行评估。

②皮肤屏障功能管理。皮肤屏障功能障碍在婴儿湿疹患儿食物过敏发病中起重要作用，规范、正确地使用保湿润肤剂，可以有效改善皮肤屏障，降低外源性抗原（包括食物过敏原）经皮致敏的可能性。

③婴儿湿疹患儿 IgE 介导的食物过敏饮食管理。如果有典型速发过敏症状发作史，同时有相应的实验室证据支持，应高度怀疑 IgE 介导的食物过敏。应严格避免接触可疑食物，并需要定期随访以评估其过敏症状是否持续。

④婴儿湿疹患儿非 IgE 介导的食物过敏饮食管理。对婴儿湿疹患儿非 IgE 介导的食物过敏尚无特异性诊断检查，致敏食物的确定可根据食物日记、诊断性饮食回避结果。一旦明确食物过敏原与婴儿湿疹的关系，回避致敏食物同时兼顾营养需求则成为管理的重心。在未明确致敏食物前切不可盲目避食，以免患儿营养不良。当明确致敏食物后，应在完全回避致敏原的同时，寻找营养充足、安全可靠的替代品以满足患儿的生长发育需求。

⑤婴儿湿疹患儿牛奶蛋白过敏饮食管理。牛奶蛋白过敏的婴儿湿疹患儿除回避牛奶蛋白之外，还需要采用特殊氨基酸配方粉（AAF）或深度水解蛋白配方粉（eHF）替代。纯母乳喂养儿和混合喂养儿

的母亲应回避牛奶蛋白和奶制品。如母亲在回避牛奶蛋白和奶制品后，患儿经过规范抗感染治疗仍无效，可直接采用 AAF 喂养。建议每 6 个月重新评估患儿是否耐受牛奶蛋白（见图 2-7-2）。

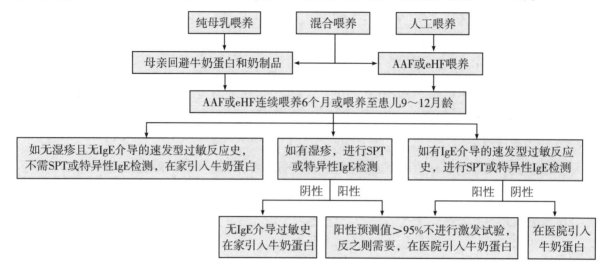

图 2-7-2 牛奶蛋白过敏的婴儿湿疹患儿饮食管理方案

⑥辅食添加。有研究显示推迟辅食添加对预防食物过敏无效，而且缺乏有效证据证明 6 个月后推迟引入辅食可减少婴儿食物过敏风险。常规辅食（如大米、蔬菜、水果、家禽肉类），无论母乳喂养还是人工喂养，均可与健康儿童一样在 4 ～ 6 月龄添加，以每 3 ～ 5 天不超过一种新食物的速度引入。酸性水果如浆果类、番茄、柑橘类和蔬菜与皮肤接触后可引起局部的口周反应，通常不会导致全身症状，因此不建议延迟摄入这类食物。最后再引入容易过敏的食物如牛奶、鸡蛋、大豆、小麦、花生、坚果、鱼、贝类等，建议先少量添加，如无明显的反应，可以逐渐增加摄入量，以每 5 ～ 7 天的速度引入一种新的食物。对重度婴儿湿疹且在接受治疗后控制不佳的患儿，或者有可靠的食物速发反应史的患儿，建议引入替代辅食。

⑦饮食监督。饮食限制的婴儿湿疹患儿及其母亲均需要接受营养评估，患儿还需接受定期生长监测，无监督的饮食回避会导致营养不良、生长迟缓、维生素缺乏甚至蛋白质营养不良症。

⑧饮食随访。大多数对鸡蛋、牛奶、大豆和小麦发生 IgE 介导的速发型过敏反应的婴儿湿疹患儿，随年龄增长会逐渐耐受这些食物，少数可持续到成年。花生、坚果和鱼过敏倾向于持续到成年。非IgE 介导的食物过敏总体上预后更好，通常在 5 岁时达到耐受。建议每隔 6 ～ 12 个月对牛奶和鸡蛋过敏的婴儿湿疹患儿进行复查，花生或坚果过敏者应每两年复查 1 次。

（2）健康教育。参照特应性皮炎。

（钟永军）

第三节　淤积性皮炎

淤积性皮炎（stasis dermatitis）多见于中老年人，系发生于下肢静脉曲张者小腿胫前的下 1/3 处及两踝附近的湿疹样皮炎改变，可累及足背及跖骨内缘，病情顽固，故又称静脉曲张性湿疹（varicose eczema）。

一、病因与发病机制

淤积性皮炎是静脉功能不全的皮肤标志，通常可见静脉曲张，少数静脉曲张不明显的也可发生本病。静脉曲张者由于其静脉功能不全，静脉高压，静脉血淤积，血氧含量降低，营养供给减少，发生静脉微血管炎症、内皮细胞损伤，毛细血管渗透性增加而形成局部水肿。同时，淋巴回流障碍、代谢障碍、神经调节功能障碍、炎症因子聚集，局部瘙痒不适，在搔抓、烫洗、外伤、感染、过敏、刺激等不良因素作用下诱发湿疹样改变。

二、临床表现

淤积性皮炎好发于小腿下 1/3 处，尤其是内踝上方，部分患者累及足背及跖骨内缘。发病可急可慢。急性者可突发下肢红肿，出现急性湿疹样损害，多伴发热，多见于深静脉血栓性静脉炎患者。非深静脉血栓性静脉炎引起者多起病隐匿，早期仅表现腿部瘙痒，逐渐出现点状红斑和淡黄色、浅棕色色素沉着，局部轻度水肿，可发生湿疹样改变，皮疹可潮湿或干燥，伴有鳞屑或苔藓化，出现紫癜和持久性的黑色素、含铁血黄素形成的色素沉着。因处置不当或继发感染加剧病情，严重时可诱发自体敏感性皮炎，可继发硬化性脂膜炎改变和小腿静脉性溃疡。

三、实验室检查

一般无需检查。血常规检查有助于鉴别蜂窝织炎或严重皮肤感染及静脉血栓引起者。静脉超声可以发现静脉功能不全及静脉血栓。怀疑外用药接触性皮炎时可以做斑贴试验加以鉴别。

四、诊断与鉴别诊断

1. 诊断。

根据下肢静脉曲张、皮损表现为以紫癜和色素沉着为主的湿疹样损害，多发生于小腿的下 1/3 处，一般可作出诊断。

2. 鉴别诊断。

本病需与湿疹、乏脂性皮炎、色素性紫癜性皮炎、蜂窝织炎、胫前黏液水肿、接触性皮炎、类脂质渐进性坏死等鉴别。静脉曲张不明显的小腿溃疡应与创伤、感染、虫咬、血管炎、动脉炎、糖尿病、皮肤溃疡等其他原因引起的小腿溃疡鉴别。

五、临床处理

（一）治疗原则

控制湿疹样病变，减轻瘙痒症状，治疗静脉曲张，改善静脉循环。

（二）治疗方案与药物选择

1. 湿疹样损害的治疗。

同湿疹，局部主要使用润肤保湿剂和糖皮质激素治疗。由于治疗时间长，应警惕继发外用治疗药物过敏。

2. 静脉高压的处理。

抬高患肢，使用弹力绷带，减少久站等，必要时可以施行手术治疗。患者在卧床或睡眠时应垫高双足，坐位时也应将足部垫高，使其高于膝部。弹力绷带应从足趾部打起一直打到膝部。

3. 溃疡的治疗。

应用臭氧水、生理盐水或雷佛奴尔溶液，勿使用双氧水、碘伏、乙醇等消毒剂进行清创。清创后用含凡士林的绷带或人重组表皮生长因子凝胶包扎以保护创面。一般每周换药 1～2 次。久不愈合的溃疡可以试行手术植皮。但如不能祛除静脉高压因素，植皮的远期效果不佳。

（三）监测和随访

淤积性皮炎可以发生难以愈合的皮肤溃疡，应保持腿部清洁，减少搔抓，避免外伤、感染，防止溃疡发生。在随访中积极治疗静脉曲张，巩固疗效，预防复发。

（钟永军）

第四节　癣菌疹

癣菌疹（dermatophytid），又称"id"疹（id eruption），是对真菌抗原的一种广泛或局限性皮肤发疹反应。

一、病因与发病机制

本病是皮肤对原有真菌感染的病灶释放出的真菌成分抗原而导致的身体广泛或局部的一种超敏反应。表现为水疱、苔藓样、鳞屑性的丘疹或者脓疱，病情与原发病灶的严重程度成正比，个体变态反应性的强弱与致病菌种的种类有关，常由亲动物性皮肤癣菌感染引起，而亲人皮肤癣菌较少引起。皮损与原发病灶的严重程度平行，随着原发病灶的吸收好转而好转。

二、临床表现

患者常有头癣、足癣、手癣等原发性急性炎症活动性病灶，如原发病灶出现水疱、糜烂、渗出等，可继发细菌感染，瘙痒明显。突然在病灶外的皮肤上出现局限性或广泛性的皮损。临床上可分为三型。

1. 急性播散性癣菌疹。

表现为毛囊性苔藓样或者是鳞屑性的损害，好发在躯干，皮疹表现为苔藓样的丘疹，可形成类圆形的鳞屑性斑。部分头癣患者可以出现麻疹样或猩红热样皮疹，但罕见。并可伴有全身症状。

2. 汗疱疹样型。

手掌及指侧出现水疱，剧痒，甚至有触痛，可见继发性细菌感染，主要见于足部真菌感染患者。

3. 红斑及丹毒样型。

可表现为结节性红斑、离心性环状红斑、荨麻疹样癣菌疹及丹毒样，表现出相应形态改变的皮损。

三、组织病理

表皮海绵水肿性水疱形成，真皮浅层血管周围淋巴细胞、嗜酸性粒细胞浸润。

四、诊断与鉴别诊断

1. 诊断。癣菌疹在原发病灶部位真菌检查阳性。癣菌疹部位真菌检查阴性。皮肤癣菌素试验缺乏特异性。

2. 鉴别诊断。本病需与汗疱疹、脉管炎、结节性红斑、离心性环状红斑、荨麻疹、丹毒等鉴别。

五、临床治疗

（一）治疗原则

1. 积极治疗原发病灶真菌感染。口服或外用抗真菌治疗。

2. 控制原发病灶及抗过敏反应后，皮疹很快消退。癣菌疹皮损的治疗同一般湿疹。

（二）局部治疗

1. 原发灶治疗。根据外用药使用原则，以收敛、消炎、抗真菌治疗为主。

2. 继发疹治疗。以安抚、止痒、抗过敏为主。癣菌疹皮损可根据病变性质选择相应外用药物。

（三）全身治疗

1. 抗过敏治疗。口服抗组胺药物或短期小剂量口服糖皮质激素。

2. 抗菌治疗。选择敏感抗生素；对原发真菌病灶可短期口服抗真菌药物治疗。

（苏家光）

第五节　传染性湿疹样皮炎

传染性湿疹样皮炎（infectious eczematoid dermatitis），又称微生物湿疹（microbial eczema）、感染性湿疹（infectious eczema），是由原发病灶中的微生物及其代谢产物吸收作为抗原导致的局限性皮肤超敏反应。

一、病因与发病机制

微生物引起湿疹的机制有刺激、中毒和超敏反应等。感染部位的自身接种、浸渍和封闭等物理因素使病程加快。细菌导致皮肤急性湿疹、皮炎改变，使感染部位周围皮肤出现湿疹样改变。

二、临床表现

1. 原发病灶。发病前在皮损附近有化脓感染性病灶，脓性分泌物刺激周边皮肤引起急性湿疹皮炎样改变。

2. 化脓性病灶周围皮肤出现多发丘疹、丘疱疹、水疱、脓疱，可有大量的渗出及结痂并伴剧烈瘙痒。如过度搔抓皮疹可以使皮损向外蔓延，波及身体其他部位。

3. 严重患者可出现全身症状及自体接种。

三、实验室检查

1.外周血白细胞增多，中性粒细胞百分比增高，红细胞沉降率（血沉）增快；细菌培养证实有细菌存在。

2.组织病理学检查。棘层增厚，真皮乳头有轻重不等的炎细胞浸润。

四、诊断与鉴别诊断

（一）诊断

1.发病前有中耳炎、褥疮、溃疡、瘘管等慢性细菌性感染病灶，其分泌物刺激而发病。

2.皮损沿病灶向四周扩散，多形性皮疹，皮疹不对称，边界不规则，伴渗液、化脓，局部淋巴结肿大。

3.自觉瘙痒，严重患者可有全身症状。

4.原发病灶控制后极易治愈。

（二）鉴别诊断

本病需与接触性皮炎、脂溢性皮炎、自体敏感性皮炎、脓疱疮鉴别。

五、临床处理

（一）治疗原则

积极治疗原发化脓病灶，局部治疗根据外用药使用原则。系统抗过敏、抗感染治疗。

（二）局部治疗

局部治疗。糜烂渗液时，行微生物学培养，采用杀菌性强、刺激性小的溶液湿敷，如高锰酸钾溶液、0.1%利凡诺溶液湿敷；无渗液时原发病灶局部外用敏感抗生素药物。病灶远端皮炎湿疹部位可以外用糖皮质激素类制剂。

（三）全身治疗

1.根据分泌物药敏试验结果，使用抗生素治疗原发感染性病灶。

2.使用一种或联合抗组胺药物。

3.严重患者，使用足量有效抗生素。同时可短期少量口服糖皮质激素。成人泼尼松 30 ～ 40mg/d，分次使用，以期达到快速控病情的目的。糖皮质激素不能单独使用，以免加重感染。

（苏家光）

第六节 接触性皮炎

接触性皮炎（contact dermatitis）是皮肤或黏膜单次或数次接触外源性物质后，在接触部位或接触部位以外发生的炎症性反应。根据接触性皮炎的发生原因，可分为原发性刺激和变态反应两种。

一、病因与发病机制

（一）病因

1. 原发刺激性接触性皮炎（irritant contact dermatitis，ICD）。

强刺激性的接触物通过非免疫性机制导致的皮肤炎症反应，任何人接触这类物质都会发生。原发性刺激又可分为两种：一种是如强酸或强碱等刺激性强烈的物质，接触后在短时间内发病；另一种是如弱酸或弱碱性有机物质慢性刺激后发病。

2. 变态反应性接触性皮炎（allergic contact dermatitis，ACD）。

少数敏感个体再次接触无刺激变应原后，经过 1 ~ 2 天在接触部位或附近发生湿疹皮炎样改变。

动物的体毛、毒素等，植物的根、茎、叶、花、果实，化工制品及原料中的某些物质，因为浓度高低的不同可以引起原发刺激性接触性皮炎或变态反应性接触皮炎。化工制品及原料主要有以下四类：一是化学物，如镍盐、铬盐、汞剂；二是化妆品，如染色剂、防腐剂、抗氧化剂、香精等；三是化工原料，如甲醛、橡胶、塑料等；四是清洁剂，如香皂、洗衣液等；五是光敏剂，如焦油类等。

有些物质接触后需经日光照射而致敏，在光感性皮肤病中论述。

（二）发病机制

1. 原发刺激性接触性皮炎的刺激物对皮肤有较强的刺激性，与个体因素和环境因素有关。刺激物破坏皮肤屏障，致表皮屏障功能损伤，损伤的表皮使外界有害物质易于进入体内，导致细胞因子的释放。强酸、强碱可以引起化学烧伤，而弱酸、弱碱反复接触引起累积性刺激性接触性皮炎，如反复应用碱性肥皂或有机溶媒可使皮肤脱脂，弱酸性物质可与皮肤内水结合而引起脱水。一旦表皮角质层屏障被破坏，一些在正常情况下无害的物质可使刺激性接触性皮炎持续存在。

2. 变态反应性接触性皮炎多数变应原为容易穿透角质层的小分子物质，无刺激性，抗原性较弱，需反复接触才能致敏，少数抗原性较强者（如野葛仅需二次接触就能致敏）。变应性接触性皮炎由迟发型超敏反应（Ⅳ型变态反应）所致，可分为致敏期和激发期。抗原与 T 淋巴细胞之间的相互作用由表皮内朗格汉斯细胞介导，后者在皮肤内含量丰富，而黏膜内较少。

（1）致敏期（sensitization phase）。表皮内朗格汉斯细胞摄取、加工穿过角质层的抗原并表达于细胞表面，通过抗原提呈给 T 淋巴细胞，然后发生克隆增殖，T 淋巴细胞进入血流到达表皮。

（2）激发期（elicitation phase）。致敏的个体再次接触相同的变应原后，携带抗原的朗格汉斯细胞就可与表皮内或局部淋巴结内的抗原特异性 T 淋巴细胞发生相互作用，导致 T 淋巴细胞活化、增殖、释放炎症介质。变应性接触性皮炎在变应原再次接触后 1 ~ 2 天发生，持续 3 ~ 4 周。

由于免疫系统不能识别一些化学结构相似的变应原，故致敏的个体在首次接触化学结构相似的新变应原时也可发生变应性接触性皮炎，称为交叉过敏（cross sensitization），如对外用制剂中秘鲁香脂过敏者在接触安息香酊后出现过敏反应。

此外，皮肤接触致敏者可在摄入、吸入、注射或经表皮透入变应原后诱发系统性接触性皮炎，如野葛过敏者在进食生腰果后发生弥漫性过敏反应，其原因是腰果油与野葛的油树脂化学结构相似。

二、临床表现

（一）原发刺激性接触性皮炎

急性期可表现为水疱、红斑、渗出。亚急性、慢性可表现红斑，丘疹、苔藓样变。根据接触刺激物的接触时间长短和性质，临床上可分为急性刺激性接触性皮炎、亚急性刺激性接触性皮炎和慢性累积性刺激性皮炎。

1. 急性刺激性接触性皮炎（acute ICD）。

接触强刺激物很短时间引起的急性皮炎，化学烧伤的特征是边界清楚的红斑、水疱和大疱，可发展为糜烂及溃疡，皮肤在摩擦时脱落，遗留浆液渗出，有光泽的创面。皮损愈合后可能形成瘢痕和致残。弱效或中效刺激物引起的刺激性接触性皮炎可能仅发生于封闭的接触部位（如橡胶手套或帽圈下方）或皮肤的敏感和（或）间擦部位（如眼睑、生殖器）；擦伤可促进刺激物进入皮肤和增强刺激物的效力，而摩擦、低湿或高温可增强刺激性。皮损分批出现，表现为弥漫性干燥性红斑、脱屑，去除刺激物后皮炎很快痊愈。

2. 亚急性刺激性接触性皮炎（subacute ICD）。

在反复接触刺激物数天至数月后可发生亚急性刺激性接触性皮炎，其临床表现与ACD相似，有时二者很难区别。在斑贴试验中反复应用弱效刺激物可产生这种刺激反应，此种接触伴有皮肤脂质丧失，从而导致皮肤干燥。

3. 慢性累积性刺激性皮炎（chronic cumulative ICD）。

临床常见，为长期反复接触弱刺激物质（如洗涤剂、香皂）而形成的皮炎。常累及手和上肢，患者主诉受累部位瘙痒、触痛和皲裂，在接触刺激物或洗手时出现疼痛。接触部位皮肤，特别是最敏感的皮肤区（如手背比手掌敏感），可出现明显的脱屑性红斑，边界不清，有时伴发小水疱。甲生长可受累，导致甲嵴而非甲凹陷点。

化妆品累积性ICD在女性中常见，特别常发生在面部。初始自觉痒、痛，皮肤干燥，后发生红斑、角化、鳞屑、苔藓样变、皲裂。可在接触后几天、几月甚至几年后发生。

（二）变态反应性接触性皮炎

因为接触物的浓度、性质、接触方式及个体反应不同，皮疹范围、形态及严重程度也不相同。

轻症时局限性，水肿性红斑，表面可有小的多发丘疹，重症患者可出现明显的水肿性红斑，表面可以有丘疹、水疱甚至大疱，大疱破裂时可以继发糜烂、渗出和结痂。

当在组织疏松的部位，如口唇、阴囊、包皮、眼睑等部位发生皮损的时候，组织明显肿胀，边界不清，表面光滑发亮，皮纹消失。

皮疹的部位、范围与接触物的大小形态和接触部位一致，边界清楚。但如致敏接触物为粉尘气体等，则皮疹弥漫分布在暴露部位，边界不清。

有时由于过度搔抓，将接触物带至身体其他部位，远隔部位可出现类似的皮疹，机体在高敏状态时可以使皮损泛发全身。

自觉瘙痒和胀痛感或烧灼感，少数严重病例可有全身症状。

本病有自限性。祛除病因后，经过抗过敏治疗，1～2周可以好转痊愈，但再次接触相同或相似过敏原可再次发生。反复接触或者治疗不恰当，可以变为亚急性或慢性接触性皮炎。

三、组织病理

1. 急性期。表皮海绵水肿形成，可以形成表皮内水疱，真皮浅层血管周围淋巴细胞浸润，也可见少量中性粒细胞和嗜酸性粒细胞。

2. 亚急性期。角化不全，表皮可以出现轻度的增生肥厚。

3. 慢性期。表皮明显增生肥厚，银屑病样改变。

四、诊断与鉴别诊断

（一）诊断

1. 明确的接触史。

2. 皮疹的形态范围大小与接触物一致。

3. 皮损表现单一，急性期皮损为丘疹、红斑、水疱，慢性期为苔藓样变、脱屑、苔藓样变、皲裂。

4. 去除致敏接触物并治疗后皮疹可消退，再次接触皮疹可再发。

5. 斑贴试验阳性。

（二）鉴别诊断

本病需与神经性皮炎、湿疹、特应性皮炎鉴别。

五、临床处理

（一）治疗原则

1. 仔细询问病史，寻找可疑的接触性过敏原，避免再接触。

2. 采用清水冲洗或溶液冷湿敷方法清除残留致敏物质，并避免进一步接触外来刺激性及过敏物质，同时避免搔抓、热水烫洗等。

3. 治疗以清洁、抗炎、止痒和预防继发感染为主。

（二）外用药物治疗

1. 常用外用药物有糖皮质激素、氧化锌制剂和湿敷用溶液。应根据皮损分期选择合适的外用药物及剂型。

2. 外用钙调磷酸酶抑制剂。

（三）系统治疗

1. 抗组胺类药。

2. 糖皮质激素。皮损严重、泛发者，可短期少量服用糖皮质激素。

3. 雷公藤多甙。

4. 抗生素。如出现继发感染者，应使用有效抗生素。

（四）物理治疗

对顽固的慢性接触性皮炎患者，紫外线光疗有一定效果。

（苏家光）

第七节　荨麻疹

荨麻疹（urticaria）是皮肤、黏膜小血管扩张及渗透性增加而出现的一种局限性水肿反应。典型临床特征为风团伴瘙痒，可伴血管性水肿。

一、病因与发病机制

（一）病因

病因复杂，可分为外源性及内源性。多数患者难以明确病因，尤其是慢性荨麻疹。

外源性病因常为暂时性，包括进食动物蛋白、植物性食物、酒、饮料等，某些食品添加剂及腐败食品；药物、各类医用人体植入物；呼吸道吸入物；皮肤接触物如昆虫叮咬、某些动植物、唾液或精液等；运动、物理因素如摩擦、冷热、压力、日光等。

内源性病因多持续性，见于多种感染因素，包括细菌、真菌、寄生虫等，急性感染引起的荨麻疹儿童多见于成人；精神及内分泌改变，如抑郁、劳累、月经、妊娠等；自身免疫性疾病；系统性疾病，如恶性肿瘤、甲状腺疾病、内分泌疾病、免疫及凝血功能异常等。

（二）发病机制

肥大细胞活化及脱颗粒后，释放组胺、产生多种细胞因子和趋化因子、合成白三烯和前列腺素，引起血管扩张及血管通透性增加、导致真皮水肿是荨麻疹发病的中心环节，并影响着其发生、发展、治疗反应及预后。荨麻疹发病机制复杂，肥大细胞是关键的效应细胞，但活化过程中可不伴组胺释放，是抗组胺药物无效的基础。少数荨麻疹发病机制不明，可能不依赖肥大细胞的活化。凝血功能异常及维生素 D_3 缺乏也可能导致发病。

诱导肥大细胞活化的机制可分为免疫性和非免疫性。免疫性机制介导的荨麻疹有四型：IgE 介导、IgG 介导、免疫复合物介导及 T 淋巴细胞介导荨麻疹。非免疫性机制由组胺释放剂（如多种药物）、食物蛋白、物理因素等导致肥大细胞活化，不是变态反应。

二、临床表现

典型皮损为风团和（或）血管性水肿，常伴明显瘙痒。起病常突然，患者自觉皮肤瘙痒，随即瘙痒部位出现红色风团，因真皮乳头水肿皮肤表面呈橘皮样外观，少数患者可仅表现为水肿性红斑。风团的形态和大小不一，风团常泛发亦可局限，可蔓延、融合成片，部分患者合并血管性水肿。风团发作时间不定，此起彼伏，数分钟至数小时后逐渐变平、消失，一般不超过 24 小时，消退后不留痕迹。瘙痒明显，极少不痒。部分患者出现系统受累，有恶心、腹痛、腹泻等消化道症状，还可有咽喉梗阻感、胸闷、呼吸短促及其他全身症状。风团泛发、抗组胺药物控制不佳且伴发热、C 反应蛋白、白细胞增高时应考虑感染诱发。以病程 6 周为边界将荨麻疹分为急性荨麻疹和慢性荨麻疹；按发病模式、临床表现不同可将荨麻疹分类，各类荨麻疹的临床特点存在差异（见表 2-7-3）。

表2-7-3 荨麻疹的分类及定义

类型		定义
自发性	急性自发性荨麻疹	自发性风团和（或）血管性水肿发作≤6周
	慢性自发性荨麻疹	自发性风团和（或）血管性水肿反复发作＞6周，每周至少发作两次
诱导性	物理性 人工荨麻疹（皮肤划痕症）	机械性切力后1～5分钟内局部形成条索状风团
	冷接触性荨麻疹	遇冷（包括风、液体、空气等），在接触部位形成风团
	热接触性荨麻疹	皮肤局部受热后形成风团
	延迟压力性荨麻疹	垂直受压后0.5～24小时局部见红斑样深在性水肿，持续数天
	日光性荨麻疹	暴露于紫外线或可见光后发生风团
	振动性血管性水肿	皮肤被振动刺激后数分钟后出现局部红斑和水肿
	胆碱能性荨麻疹	皮肤受产热刺激如运动、摄入辛辣食物或情绪激动时发生直径2～3mm的风团，周边有红晕
	非物理性 水源性荨麻疹	接触水后发生风团
	接触性荨麻疹	皮肤接触一定物质后发生瘙痒、红斑或风团

可依据荨麻疹的两个核心症状即风团和瘙痒来评估病情的严重程度和对治疗的反应性（见表2-7-4），每天评分记风团与瘙痒总分，范围0～6分，一周最高评分42分，周评分小于7分提示病情控制，大于28分则病情严重。

表2-7-4 荨麻疹病情活动评分

分值	风团	瘙痒
0	无	无
1	轻（＜20风团/24小时）	轻（有但不令人困扰）
2	中（20～50风团/24小时）	中（困扰，但不影响日常活动或睡眠）
3	重（大于50风团/24小时或融合成大面积风团）	重（剧烈、困扰、影响日常工作或睡眠）

三、组织病理

真皮网状层水肿，毛细血管及小血管扩张充血，淋巴管扩张，浅层血管周围稀疏炎细胞浸润，胶原束间隙增宽。

四、诊断与鉴别诊断

（一）诊断

根据反复发生的风团24小时内消退，不留痕迹，可作出诊断，但确定病因较为困难，应详尽询问病史及体格检查。

1. 病史及体检。

详尽采集病史及皮肤科专科检查，包括病程、诱发及缓解因素、发病的频率及规律、风团大小、形态、数目、持续时间、是否合并血管性水肿、瘙痒程度、消退后是否遗留色素沉着、是否伴系统症状；药物、食物过敏史、既往抗组胺药物治疗反应、既往病史、月经生育史、个人史及精神心理状况、生活工作环境变化等，以综合评估。

2. 实验室检查。

通常不需做过多检查。急性发作考虑感染因素引起者可查血常规、C 反应蛋白。慢性患者如病程长、病情重、对抗组胺药物反应差，可考虑行相关检查，如血常规、尿常规、大便找虫卵、阴道涂片找滴虫或霉菌、幽门螺杆菌感染检测及齿、鼻窦、胸、胃肠道、泌尿生殖道的影像学检查以排除感染因素；血沉、抗核抗体与血清补体、D- 二聚体、自体血清皮肤试验、甲状腺抗体测定等排除免疫性疾病；斑贴试验可有助于评估对环境因素中的化学物质是否敏感；必要时可行过敏原检测，对疑为 IgE 介导的变态反应可提供一定参考价值。诱导性荨麻疹按诱因不同，行相关辅助检查诊断。

3. 分类诊断。

结合病史及体格检查，将荨麻疹分为自发性和诱导性。自发性荨麻疹根据病程是否大于 6 周，分为急性和慢性荨麻疹。慢性荨麻疹根据发病是否与物理因素有关，分为物理性和非物理性荨麻疹，见表 3-7-3。同一患者可同时存在两种或两种以上类型荨麻疹，如慢性自发性荨麻疹常合并人工性荨麻疹。

（二）鉴别诊断

本病需与荨麻疹性血管炎、荨麻疹型药疹、丘疹性荨麻疹、肥大细胞增生症、遗传性血管性水肿、Sweet 综合征及结缔组织疾病的荨麻疹样皮损等鉴别，可结合其他临床症状、组织病理学检查和实验室检查作出鉴别诊断。

五、临床处理

（一）处理原则

治疗原则是祛除病因，减少诱发因素，控制症状。

（二）治疗方法

1. 患者教育。

应告知患者，本病大部分病因不明，病程迁延，但本病有自限性，绝大多数呈良性经过，治疗的目的是控制症状，提高患者生活质量。

2. 病因治疗。

消除诱因或可疑病因。一是详尽询问病史及体格检查，是发现可能病因或诱因的最主要方法。二是诱导性荨麻疹应避免诱发或刺激因素。三是怀疑与药物相关时，应停用并避免使用与其化学结构相似药物。四是疑与幽门螺杆菌感染等相关时，部分患者抗感染治疗后可受益。五是考虑食物过敏相关者，鼓励记录饮食日记并规避可疑致敏食物。六是自体血清皮肤试验阳性或证实存在针对 IgE 自身抗体或 FcεRIa 链的患者，常规治疗无效且病情严重时可考虑加用自体血清注射治疗、免疫抑制剂或血浆置换。

3. 控制症状。

药物选择应安全、有效并规则使用，旨在完全控制症状。推荐根据患者病情和对治疗的反应制定及调整治疗方案。

（1）急性荨麻疹的治疗。一是明确及祛除病因，对于感染诱发者予有效抗感染治疗，过敏原诱发者应祛除及规避致敏原。二是抗组胺药。首选第二代抗组胺药（H_1 受体拮抗剂），常用的包括枸地氯雷他定、氯雷他定、地氯雷他定、卢帕他定、西替利嗪、左西替利嗪、依匹斯汀、依巴斯汀、咪唑斯汀等，其中卢帕他定还可以抑制免疫或非免疫刺激诱导的肥大细胞增生和细胞因子的释放，尤其是抑制肥大细胞和单核细胞中肿瘤坏死因子 TNF-α 的释放。三是糖皮质激素。在祛除病因以及抗组胺药物治疗后不能有效控制症状的重症患者，或伴呼吸道梗阻的荨麻疹患者，可选择泼尼松 30 ～ 40mg/d 口服或相当剂量的糖皮质激素静脉或肌肉注射（儿童按体重酌情减量），疗程 3 ～ 5 天，症状缓解后停用。四是肾上腺素。对伴有休克症状或血管性水肿的严重患者，可给予 1 ∶ 1000 肾上腺素注射液 0.2 ～ 0.4mL 肌内或皮下注射。

（2）慢性荨麻疹的治疗。慢性荨麻疹治疗流程如图 2-7-3 所示。

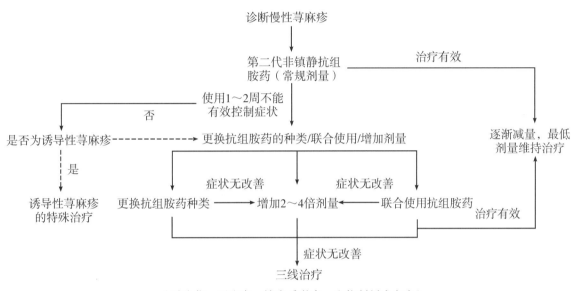

图 2-7-3　慢性荨麻疹治疗流程

①一线治疗。首选第二代抗组胺药，治疗起效后逐渐减量，以控制风团发作的最小剂量维持治疗。慢性荨麻疹治疗疗程 ≥ 1 个月，视病情可至 3 ～ 6 个月或更长时间。

②二线治疗。常规剂量第二代抗组胺药物用药 1 ～ 2 周后风团瘙痒控制不佳时，可更换种类或将原抗组胺药物剂量增加 2 ～ 4 倍（需取得患者知情同意），亦可联合其他抗组胺药物。联合用药选择：2 ～ 3 种等二代抗组胺药联合应用；联用第一代抗组胺药；联用肥大细胞膜稳定剂如酮替芬；联用白三烯受体拮抗剂如孟鲁司特钠。

③三线治疗。自身免疫性荨麻疹者，上述治疗无效者，可考虑选择环孢素等免疫抑制剂。生物制剂如奥马珠单抗对难治性及多种诱导性荨麻疹有效。

④诱导性荨麻疹的治疗。首选第二代抗组胺药，对抗组胺药反应不佳者，可加大剂量或联合应用其他药物，如酮替芬、赛庚啶、多塞平、羟氯喹等，或酌情选择奥马珠单抗。

（3）儿童、妊娠和哺乳期等特殊人群的治疗。无中枢抑制作用及抗胆碱作用的第二代抗组胺药物是治疗儿童及老年人荨麻疹的一线选择。妊娠期尽量避免使用抗组胺药，尤其在孕早期，在权衡利弊情况下可选择氯雷他定、西替利嗪，奥马珠单抗的临床试验证实其在孕期的安全性，可在常规治疗无效时考虑使用。哺乳期也首选无镇静作用的第二代抗组胺药。合并肝肾功能损害的荨麻疹患者，应根据肝肾功能受损的严重程度，并充分阅读药物说明书后选择抗组胺药物的种类和剂量。

（4）中医中药及外用药物治疗。中医疗法有一定疗效，但需辨证施治。外用药物以安抚止痒为主，如炉甘石洗剂、苯海拉明霜等。

（曾华）

第八节　血管性水肿

血管性水肿（angioedema），又名血管神经性水肿，是由食物、药物、吸入物和物理因素等引起，发生于皮下疏松组织或黏膜的暂时性、局限性水肿。分为获得性血管性水肿和遗传性血管性水肿，后者罕见，两者发病机制完全不同。

一、获得性血管性水肿

（一）病因与发病机制

病因同荨麻疹。由于各种原因致组胺等炎症介质释放，真皮和皮下组织血管暂时性扩张和通透性增加，血管渗出液进入皮下疏松组织中形成。

（二）临床表现

皮损为急性发作的局部组织肿胀，多见于皮下组织疏松处，如眼周、口唇、外生殖器及头皮、耳廓，口腔黏膜、舌、喉亦可受累，亦可见于肢端。皮损处皮肤潮红肿胀，为非凹陷性水肿，边界不清，患者自觉皮肤紧绷或有麻木、胀痛感，瘙痒不明显。持续 1～3 天后消退，不遗留痕迹。常伴随荨麻疹或单发，可在同一部位反复发作。引起喉头水肿时，可出现喉部不适、胸闷、呼吸困难，甚至窒息死亡；可有腹痛、腹泻等消化道症状。一般无全身症状。

（三）诊断与鉴别诊断

1.诊断。

根据典型临床表现可作出诊断。

2.鉴别诊断。

本病需与接触性皮炎、昆虫叮咬、丹毒、面部淋巴瘤等鉴别。

（四）临床处理

获得性血管性水肿治疗与荨麻疹大致相同，抗组胺药物常有效。伴有喉头水肿症状时，应立即给予肾上腺素，同时静脉使用糖皮质激素或氨茶碱并吸氧等，若上述处理后有窒息危险时，应做气管切开术。

二、遗传性血管性水肿

遗传性血管性水肿（hereditary angioedema，HAE），又称 C1 酯酶抑制剂（C1INH）缺乏症，其特点为反复发作的皮肤软组织肿胀，可累及黏膜、真皮和皮下组织，为常染色体显性遗传病。

（一）病因与发病机制

遗传性血管性水肿是由于血液和组织中 C1 酯酶抑制物（C1INH）水平的减低或无活性，导致 C1 异常活化并分解出激肽或缓激肽，使血管通透性升高，引起组织水肿。

轻微外伤如碰撞、挤压或骑马、抬重物等可诱发本病，部分患者发病与感染、月经、情绪、天气变化有关系，部分患者无明显诱因。

（二）临床表现

本病可发生在任何年龄，儿童期或少年期发病多见，可终生反复发作，中年后严重程度及频率可减轻。临床表现为突然发作的局部组织非凹陷性水肿，少数为红斑，一般无瘙痒，也不伴荨麻疹，水肿可持续 2～3 天，消退后不留痕迹，常累及面部、四肢、手足、生殖器等皮下组织；胃肠道受累可有腹痛、腹胀、恶心、呕吐等症状，腹部 B 超可见腹腔积液及肠壁水肿。发生咽喉水肿时可窒息死亡。

本病可分为 3 型。Ⅰ型最常见，为 C1INH 合成障碍所致。Ⅱ型患者血液中 C1INH 水平正常或增高，C1INH 存在功能缺陷。Ⅲ型可能是 X 连锁显性遗传病，仅发生于女性，与 C1INH 的缺陷无关。

（三）诊断与鉴别诊断

1. 诊断。

根据典型临床表现结合家族史，发病期间血清中 C2 和 C4 水平显著降低、C1INH 水平降低或功能缺陷，有助于作出诊断。

2. 鉴别诊断。

单个损害需与虫咬症鉴别，有时还需与面肿型皮肤恶性网状细胞增生症、上腔静脉梗阻综合征等鉴别。

（四）临床处理

本病对抗组胺药和肾上腺皮质激素治疗无效，尚无满意疗法。目前主要从以下三方面治疗。

1. 急性发作期。

密切观察气道梗阻及全身情况，积极应用抗纤溶药物如 6- 氨基己酸、氨甲环酸，雄性激素类药物如达那唑、司坦唑醇等治疗。若病情恶化，首选血浆 C1INH 浓缩剂，没有时可使用新鲜冰冻血浆，但其安全性及必要性尚有争议；有窒息发生时及时开放气道，必要时气管插管并切开；急性腹痛时予对症支持治疗。

2. 短期预防治疗。

主要用于外科手术尤其是头颈部、口腔手术患者。在操作时可输注 C1INH 浓缩剂或术前使用大剂量雄性激素。

3. 长期预防治疗。

对频繁发作且症状严重的患者进行长期预防治疗，常用药物有雄性激素类药物、抗纤溶药物。

（曾华）

第九节 激素依赖性皮炎

激素依赖性皮炎（topical corticosteroid dependent dermatitis），即糖皮质激素依赖性皮炎。本病为长期外用含糖皮质激素的药物或制剂后原发皮肤损害消失，但停用后原有皮肤病再发甚至加重，需反复使用糖皮质激素控制并逐渐加重的一种皮炎。

一、病因与发病机制

病因与糖皮质激素外用制剂使用不合理、适应证选择、用药部位不当、用药时间过长、使用违法添加含糖皮质激素化妆品等相关。其发病机制是长期反复外用糖皮质激素制剂，角质形成细胞的增殖与分化受抑制，表皮细胞层数减少及功能异常，脂质合成减少，表皮渗透屏障破坏，经皮水分流失增多，诱发了一连串的炎症反应。其中角质形成细胞产生各种细胞因子，如 TNF-α、IL-1α、IL-β、GM-CSF 等，进一步诱发真皮炎症反应。由于表皮屏障功能的破坏，对外界物理及化学因子如冷热、日光、清洁剂等刺激的敏感性增加及继发微生物感染、神经内分泌紊乱，进一步激发皮炎的发生。

二、临床表现

患者有长期外用糖皮质激素史，好发于面颈部、外阴、皮肤皱褶处；用药部位皮肤出现潮红斑伴毛细血管扩张、皮肤变薄、表面光滑；可出现痤疮样损害如粉刺、丘疱疹、脓疱等；局部皮肤色素沉着；皮肤干燥、脱屑、粗糙甚至萎缩；毳毛增粗变长。患者常自觉刺痛、灼热或瘙痒、紧绷感。出现上述症状后，如又反复外用糖皮质激素制剂可进入恶性循环，症状加剧，但停用激素并经过适当的治疗后可达到显著缓解或痊愈。

发生本病的患者部分为单纯性激素依赖性皮炎，见于因局部单纯皮肤瘙痒、黄褐斑、面部毛细血管扩张或作为化妆品等长期外用糖皮质激素者；但也有些患者为原发性皮肤病，如特应性皮炎、银屑病等，长期外用糖皮质激素制剂治疗后突然停药，皮疹复发及加重的"反跳现象"与糖皮质激素依赖性皮炎同时发生。

三、诊断与鉴别诊断

（一）诊断

1. 明确的反复糖皮质激素外用史＞1 个月。

2. 原发皮肤病痊愈后再次出现鲜红斑，皮肤变薄，皮纹变平及消失、表面光滑，毛细血管扩张，对外来理化因素刺激敏感。

3. 自觉灼热、刺痛、紧绷感，瘙痒轻。

4. 好发于面部、阴囊、皱褶部位等皮肤薄嫩处。

（二）鉴别诊断

本病需与原发疾病治疗停药后再发与恶化、糖皮质激素过敏反应、寻常痤疮、玫瑰痤疮、脂溢性皮炎、面部难辨认癣及颜面播散性粟粒型狼疮等鉴别。

四、临床处理

（一）一般治疗

1. 健康教育。对患者进行心理辅导，帮助去除应用糖皮质激素的心理依赖，并配合治疗。

2. 日常护理。外用保湿剂缓解皮肤干燥，恢复皮肤屏障功能，降低皮肤敏感性，同时尽可能避免对皮肤的理化刺激。急性期可行冷湿敷，保持环境温度、湿度适宜。

3. 饮食。低糖、低脂饮食，避免辛辣、刺激食物。

（二）药物治疗

1. 外用药物。大多数学者主张停用一切含糖皮质激素的外用制剂。一是糖皮质激素替代治疗。钙调磷酸酶抑制剂如他克莫司软膏抗炎、止痒效果与激素相似而无激素副作用，亦可选用吡美莫司乳膏。二是痤疮样皮炎者的治疗。可加夫西地酸、甲硝唑凝胶、过氧化苯甲酰等。

2. 系统治疗。一是非镇静的第二代抗组胺药物；二是抗感染治疗，如羟氯喹、复方甘草酸苷等；三是其他治疗。伴痤疮样皮疹可加服米诺环素、四环素、异维 A 酸、替硝唑等。

3. 物理治疗。

（1）急性期。冷喷、冷湿敷治疗。

（2）LED 光源如黄光、红光照射；病情控制后可选择强脉冲光治疗。

（3）毳毛增生者，可在皮肤屏障功能恢复后行激光脱毛治疗。

（曾华）

第十节　口周皮炎

口周皮炎（perioral dermatitis）是发生在口周皮肤的炎症性皮肤病，发生在眼眶周围的又称眶周皮炎。

一、病因与发病机制

病因与发病机制尚不明确。外用糖皮质激素、化妆品、含氟牙膏或蠕形螨等均可诱发本病。

二、临床表现

好发于 23～35 岁女性，皮损为上唇、颊、鼻唇沟、鼻等部位分散的 1～2mm 的丘疹、丘疱疹、脓丘疱疹，基底红或融合成片，有轻度鳞屑，常对称，在皮损与唇红缘之间围绕约 5mm 宽的苍白圈。常周期性发作，伴有轻度到中度瘙痒和烧灼感。

三、组织病理

可见真皮乳头水肿，血管扩张，炎细胞浸润，少数患者可见白细胞碎裂性血管炎。

四、诊断与鉴别诊断

1.诊断。根据位于口周的丘疹或脓丘疱疹、伴潮红脱屑临床特征可作出诊断。

2.鉴别诊断。本病需与玫瑰痤疮、接触性皮炎、痤疮、脂溢性皮炎等鉴别。

五、临床处理

常用四环素类药物。多西环素100mg/d或米诺环素100mg/d，儿童及孕妇可选择红霉素，可外用氢化可松乳膏；如伴发蠕形螨，可外用过氧化苯甲酰洗剂、甲硝唑霜等。

（谢治）

第十一节 自身敏感性皮炎

自身敏感性皮炎（autosensitization dermatitis）是由患者对自身内部或皮肤组织所产生的某些物质发生过敏而引起的，也可以发生于感染或外用药物刺激引起的变态反应。

一、病因与发病机制

本病多由于过度搔抓或外用药物的刺激或并发感染导致原发湿疹病灶恶化，皮损红肿糜烂，渗出明显增加，组织分解物、细菌产物等特殊的自身抗原被机体再吸收后而发生的变态反应。

二、临床表现

本病发病前皮肤先有慢性湿疹局限性损害，如钱币状湿疹、小腿慢性湿疹。在某种刺激因素或继发细菌感染作用下，使原发病灶恶化。身体其他部位突然泛发或对称分布的急性湿疹样损害，损害多为丘疹、丘疱疹、水疱、糜烂、渗出等，呈群集性，可互相融合，偶有浅表淋巴结肿大及全身症状，自觉瘙痒剧烈。原发病灶好转，全身皮疹也自然减轻或消退；原发病灶加重，全身皮疹亦随之加重。

三、诊断与鉴别诊断

1.诊断。根据发病过程为身体局部原有湿疹病灶感染或病情加重，红肿、渗出，随即全身泛发急性湿疹样皮损，自觉剧烈瘙痒，可作出诊断。

2.鉴别诊断。本病需与传染性湿疹样皮炎鉴别。后者发病前先有慢性细菌感染灶，病灶产生的分泌物刺激周围皮肤，而使病灶周围皮肤发红，并出现丘疹、水疱、脓疱。

四、临床处理

治疗原则包括：一是积极治疗原发病灶，外用生理盐水或3%硼酸溶液湿敷；二是避免搔抓及外用刺激性强的药物；三是感染时，应控制感染，可应用抗生素；四是症状明显者需内服抗组胺药，症状严重者可考虑酌情使用短疗程糖皮质激素。

（谢治）

第十二节　丘疹性荨麻疹

丘疹性荨麻疹（papular urticaria）是一种以鲜红色风团样丘疹为特征的皮肤病，常与节肢动物叮咬有关。

一、流行病学

本病常见，多罹患儿童，常年均可发病，春夏秋季节多发。居住郊区或郊游易发。

二、病因与发病机制

本病多认为与昆虫叮咬有关，可能是对昆虫叮咬产生的毒素过敏所致，除速发型变态反应外，局部常可见 Clq、C3 和 IgM 沉积，提示存在Ⅳ型变态反应。

三、临床表现

自觉症状为瘙痒。皮疹多见于躯干、四肢两侧，表现为孤立、散在分布的坚硬纺锤形风团样丘疹，中央常有小水疱，严重者可出现半球形的紧张性大水疱。一般无全身症状，继发感染时可有淋巴结肿大或发热。

四、诊断与鉴别诊断

1. 诊断。根据孤立、散在不对称分布的风团样丘疹，顶端有小疱的皮疹特点可作出诊断。
2. 鉴别诊断。本病需与水痘、荨麻疹、大疱病鉴别。

五、临床处理

（一）处理原则

1. 注意消毒环境及个人卫生，注意灭杀臭虫、蚤、蚊、螨及其他昆虫。
2. 可口服抗组胺药，外用炉甘石洗剂，病情严重可选用糖皮质激素药膏。继发感染时应行抗感染治疗。皮疹出现大疱者可抽吸疱液治疗。

（二）预防

注意环境内定期杀虫，注意预防蚊虫叮咬。

（谢治）

第八章　神经功能障碍性、瘙痒性皮肤病

与神经精神系统有关的皮肤病种类很多，其分类至今尚未统一。临床上最为重要的神经功能障碍性皮肤病是具有或伴发神经病表现的原发性皮肤病和神经生理途径所介导的皮肤病症状。因患者首先就诊于皮肤科，故医生必须熟悉这些原发性皮肤病的临床表现及其潜在的神经精神性并发症。

随着社会的发展及医学科学的进步，一些与心理社会因素明显相关的精神皮肤病的发病率也在逐年上升，因而进一步探索和研究此类疾病的病因、发病机制及治疗手段非常有必要。

（陆富永）

第一节　瘙痒症

瘙痒症（pruritus）是一种仅有皮肤瘙痒而无明显原发性损害的皮肤病。根据皮肤瘙痒的范围及部位，一般将其分为全身性和局限性两种类型。

一、病因与发病机制

瘙痒的发生机制仍不是十分清楚。瘙痒的启动依赖于皮肤中的细胞与神经纤维相互作用，这一过程有众多的细胞、介质及受体参与。慢性瘙痒的形成与神经通路敏化、调节功能失调及可塑性改变等有关。外周敏化表现为对瘙痒阈值降低和对各种刺激反应增强。神经生长因子（NGF）可促进末梢神经生长和数量增加，上调神经肽如 P 物质等表达，进入脊髓背角神经节可上调瞬时受体电位香草素受体 1（TRPV1）和瞬时受体阳离子通道 A1（TRPA1）通道表达，是发生周围敏化的重要基础。中枢敏化表现为痒觉过敏和痒觉异常，这种情况类似于疼痛的中枢敏化，具体机制还不清楚。中枢有很多调节瘙痒的系统，如存在于脊髓背角突触后细胞膜上的两种受体阿片 μ 受体和阿片 K 受体，前者被激活后促进瘙痒形成，而后者被激活后则抑制瘙痒，两者相互作用共同调节瘙痒的发生。各种外界因素对神经元基因及结构产生影响，由此导致神经可塑性改变促进瘙痒的形成。

瘙痒症的发病原因比较复杂，包括内因或外因两方面。

（一）内因

1.老年性皮肤功能减退：老年性皮肤瘙痒的主要原因是皮肤老化，各种腺体功能减退，角质层水合能力下降，导致皮肤干燥。

2.肝脏疾病：主要为各种肝胆疾病导致胆汁淤积，阻塞性黄疸引起的皮肤瘙痒，与皮肤中所含的胆盐浓度相关。

3.肾脏疾病：慢性肾衰竭患者常伴有不同程度的全身瘙痒。

4.内分泌和代谢性疾病：甲状腺功能异常、糖尿病、更年期女性雌激素变化均可引起不同程度及

范围的瘙痒。

5. 血液病：红细胞生成性疾病、真性红细胞增多、血液系统肿瘤如淋巴瘤和白血病等可引起全身性瘙痒。

6. 神经精神性疾病：脊髓结核患者偶有节段性瘙痒，多发性硬化症和脑动脉硬化也会偶发瘙痒。

7. 各种肿瘤：内脏恶性肿瘤可引起不同程度的瘙痒。

8. 其他：如药物、食物、妊娠、慢性局部病灶和酗酒等。

（二）外因

与环境因素和生活习惯有关，如季节、气温和湿度的变化，工作场所改变，碱性清洁剂、毛衣或化纤织物的刺激等。某些局限性瘙痒可能与特定因素有关，如女阴瘙痒可能与真菌、滴虫感染、阴虱、白带异常、糖尿病及避孕药物等有关，阴囊瘙痒与出汗增多、精神紧张及衣物刺激等相关。肛门瘙痒常常与痔疮、肛裂、蛲虫、前列腺炎及粪便刺激等因素有关。

二、临床表现

1. 全身性瘙痒症。全身性瘙痒常为阵发性，最初局限于身体某一处，继而扩展至全身，发作时除患部瘙痒外、无原发性皮肤损害。饮酒、情绪变化、被褥温暖及搔抓摩擦，甚至某些心理暗示，都可能成为瘙痒发作或加重的诱因；严重者常因瘙痒难忍而搔抓，出现抓痕、血痂、色素沉着，甚至出现苔藓样变、湿疹样变、脓皮病以及淋巴管炎等继发性皮损。老年人因腺体功能减退、皮肤萎缩、干燥，导致皮肤屏障功能降低而发生全身广泛瘙痒，称为老年瘙痒症；与季节关系明显者则称季节性瘙痒症，如发生于秋末及冬季气温急剧下降导致的瘙痒，称为冬季瘙痒症，而因为夏季温热而引起的瘙痒称为夏季瘙痒症。

2. 局限性瘙痒症。好发于身体某些部位，如外阴、肛门、小腿、外耳道等处，亦可多处同时发生瘙痒。

（1）阴囊瘙痒症：一般局限于阴囊，严重时亦可累及会阴、包皮等邻近皮肤。由于反复搔抓，可出现继发性损害，如皮肤水肿糜烂、浸液、结痂，病程较长者常有肥厚浸润、皲裂和苔藓样变等。

（2）女阴瘙痒症：多见于停经以后，常发生于大阴唇，亦可累及小阴唇、阴蒂周围和阴阜，瘙痒以夜间明显，因过度搔抓，局部皮肤常有肥厚浸润或苔藓样变。

（3）肛门瘙痒症：瘙痒常为阵发性，一般限于肛门及其周围的皮肤、严重时亦可累及会阴、女阴或阴囊。常因搔抓致使肛周皮肤肥厚，辐射状皲裂、浸渍和苔藓样变等继发性损害。

（4）其他：如头部瘙痒症、腿部瘙痒症及掌跖瘙痒症临床上也比较常见。

三、诊断与鉴别诊断

1. 诊断。根据初发仅有瘙痒而无原发性皮肤损害可作出诊断。为了寻找致病因素，常需做全面的体格检查和实验室检查。

2. 鉴别诊断。由于大部分全身性瘙痒患者可出现疲劳或消瘦等表现，需排除恶性肿瘤，故应常规进行综合的内科检查。需做划痕实验排除人工性荨麻疹。排除原发性皮肤病和系统性疾病引起的瘙痒症患者，可考虑其病因为精神因素。如有继发损害需与虱病、疥疮、湿疹、慢性单纯性苔藓等鉴别，只需详细询问病史，一般易于鉴别。

四、临床处理

积极寻找病因，予以治疗，是根治瘙痒症的关键。单独或联合应用全身治疗，避免局部刺激，镇静止痒和润泽皮肤是基本治疗原则。

（一）局部治疗

1. 低 pH 值的清洁剂和润滑剂。用于治疗皮肤表面 pH 值较高的疾病，如干燥症、特应性皮炎、尿毒症。此类酸性物质能有效地降低皮肤表面的 pH 值，从而减少皮肤刺激，最终减轻瘙痒。

2. 冷却剂和局部麻醉药。包括薄荷脑、樟脑、石炭酸、恩纳（利多卡因和丙胺卡因的混合物，EMLA）等，这些物质通过刺激神经末梢传递冷感掩盖痒觉，或对皮肤表面产生麻醉作用而减轻痒感。

3. 外用抗组胺剂和外用糖皮质激素。5% 多塞平软膏可以封闭 H1 受体而止痒，糖皮质激素可以有效地减轻由炎症介质介导的皮肤病，要注意的是激素长期使用可能导致局部皮肤萎缩和干燥，甚至出现系统性不良反应。

4. 钙调神经磷酸酶抑制剂。常用药物有他克莫司和吡美莫司，对移植物抗宿主病、酒渣鼻、结节性痒疹、硬化性萎缩苔藓、阴囊湿疹、单纯痒疹引起的瘙痒效果较佳。不良反应主要是用药部位有烧灼感。

5. 0.025% 辣椒素霜。对长期血透患者的瘙痒症有较好的疗效，无明显副作用。

（二）系统治疗

1. 抗组胺药物、钙剂、硫代硫酸钠及镇静催眠等药物可根据病情选择使用。

2. 静脉封闭，可用盐酸普鲁卡因和维生素 C，加入生理盐水或葡萄糖注射液中静滴，适用于全身性瘙痒症。

3. 性激素。适用于老年性瘙痒症，男性用丙酸睾酮 25mg，肌内注射，每周 2 次；或服甲基睾酮 5mg，每天 2 次。女性可服己烯雌酚 0.5mg，每天 2 次；或用孕酮 10mg，肌内注射，每天 1 次。

4. 沙利度胺。可用于治疗老年瘙痒症及光化性痒疹、结节性痒疹、湿疹、慢性单纯性苔藓和银屑病等炎症性皮肤病引起的瘙痒，但应注意其本身的末梢神经副作用。

5. 阿片受体拮抗剂。纳洛酮对胆汁性瘙痒、尿毒症性瘙痒及因血液透析导致的全身性瘙痒均有良好的疗效。

6. 5- 羟色胺受体拮抗剂。昂丹司琼为高选择性的 5- 羟色胺受体拮抗剂，对淤胆性瘙痒、慢性肾衰竭和鞘内应用吗啡后引起的瘙痒有较好的疗效，剂量 8mg，口服，每天 2 次；或取 4 ～ 8mg 加生理盐水静脉注射，可迅速缓解瘙痒症状。

7. 加巴喷丁。适用于尿毒症患者的皮肤瘙痒，每次 100 ～ 300mg，于透析后服用。

（三）物理治疗

光疗（UVA、UVB 和 PUVA）对炎症性皮肤病及尿毒症、原发性胆汁淤积和真性红细胞增多症等系统疾病引起的瘙痒有效。

（陆富永）

第二节 慢性单纯性苔藓

慢性单纯性苔藓（lichen simplex chronicus），又名神经性皮炎（neurodermatitis），是一种慢性炎症性皮肤病，临床上以阵发性剧痒和皮肤苔藓样变为主要特征。

一、病因与发病机制

病因尚不清楚，一般认为与神经系统功能障碍、大脑皮质兴奋和抑制平衡失调有关。主要诱因包括神经精神因素（急躁、焦虑、紧张、疲劳、失眠等），饮食（饮酒、辛辣或鱼鲜食品），胃肠道功能障碍，内分泌失调（如更年期），局部刺激（感染性病灶、毛织品、硬质衣领或化学物质等）等。而搔抓、摩擦容易造成"瘙痒—搔抓—瘙痒"的恶性循环，最终导致苔藓样变的发生。

二、临床表现

临床上可分为局限性及播散性。

1.局限性。多见于青年或中年，常发生于眼睑、颈侧、项部、背部、肘关节、腰骶部、股内侧、会阴及阴囊等部位。初发患处仅有瘙痒，反复搔抓和摩擦局部皮肤后，出现皮肤纹理增强，皮纹加深，皮嵴隆起的典型苔藓样改变，皮损边界清楚，呈淡红、黄褐或正常皮色，有时伴有色素沉着和黏附性鳞屑，周边可有少量孤立散在的扁平或多角形丘疹。

2.播散性。称为泛发性慢性单纯性苔藓，皮疹除发生在单纯性苔藓的好发部位外，可广泛分布于全身各处，眼睑、头皮、躯干及四肢的部分或大部分皮肤，一般以成年人及老年人好发。瘙痒激烈，迁延难愈，易复发，常因搔抓导致皮肤屏障功能受损而出现毛囊炎及淋巴结炎等继发症状。

三、组织病理

表皮角化过度，皮嵴延长，棘层肥厚，可有海绵形成。真皮成纤维细胞增多，有纤维化表现，可见毛细血管增生，管壁增厚，血管周围有淋巴细胞浸润。

四、诊断与鉴别诊断

根据典型的皮肤苔藓样变、剧痒及好发部位等临床特点可作出诊断。诊断时需与以下疾病鉴别：

1.慢性湿疹。有急性发病史，急性期渗出倾向，慢性期苔藓样变较轻，发病部位不固定。

2.瘙痒症。以皮肤瘙痒为主，无原发损害，常见抓痕，病程较长时可出现苔藓样变。

3.原发性皮肤淀粉样变。常见于小腿伸侧或肩胛部，皮疹为密集分布排列整齐的半球状丘疹，如高粱至绿豆大小。组织病理有嗜伊红蛋白物质，结晶紫染色阳性，刚果红染色呈绿色。

4.特应性皮炎。需与泛发性慢性单纯性苔藓鉴别，特应性皮炎为遗传过敏性疾病，常有家族过敏史（如哮喘、过敏性鼻炎和荨麻疹），婴幼儿时期湿疹史，血清 IgE 及血中嗜酸性粒细胞增高。

5.扁平苔藓。特征性皮损为紫红色多角形扁平丘疹，可见 Wickham 纹。组织病理有一定特异性。

五、临床处理

止痒是治疗的根本目的，心理干预、避免搔抓等不良因素的刺激，打破"瘙痒—搔抓—瘙痒"恶性循环是治疗的基础。临床上可根据皮损的范围和病情的严重程度选择相应治疗方案。

（一）局部治疗

1. 糖皮质激素类外用药、他克莫司软膏或吡美莫司软膏等，联合使用可减少激素的用量，降低激素的副作用。对肥厚皮损加用封包治疗，可提高效果。要注意上述药物的不良反应。

2. 焦油类制剂。包括 10% 黑豆馏油软膏，5% ～ 10% 糠馏油或煤焦油软膏、松馏油软膏等，因该类药物气味较大，难以清洗而限制了使用的依从性。

3. 局部封闭。包括苯海拉明局部封闭和皮质类固醇局部封闭。常用药物有苯海拉明注射液、2.5% 醋酸泼尼松龙混凝液、曲安奈德注射液和复方倍他米松注射液，可根据皮损大小选择剂量，加入适量的 1% 利多卡因注射液，局部皮损内或皮下注射。建议每次用量一般不超过泼尼松龙 25mg 或曲安奈德 2mL。还可通过局部导入设备导入皮损内。要注意避免激素的不良反应，常见的局部反应是皮肤萎缩和色素减退。

（二）全身治疗

1. 抗组胺药或钙剂。具有止痒作用。

2. 抗抑郁药物。适用于有神经衰弱症状及瘙痒剧烈者，如多塞平。

3. 静脉封闭。适用于泛发性皮疹且瘙痒剧烈的患者，成人按普鲁卡因 4 ～ 6mg/（kg·d），用生理盐水或 5% 葡萄糖液配成 0.1% 浓度，加维生素 C 1 ～ 3g，缓慢静脉滴注，每天 1 次，10 天为 1 个疗程。

4. 雷公藤总苷片。皮损泛发者可选用。

（三）物理治疗

1. 浅层 X 线、紫外线、氦氖激光照射，放射性同位素 ^{32} 磷和 ^{90} 锶敷贴，磁疗、蜡疗、液氮冷冻或矿泉治疗等，均能取得较好的治疗效果。

2. 光化学疗法（PUVA）。系统性 PUVA 适用于泛发性慢性单纯性苔藓，照射前 2 小时口服 8–MOP 0.6mg/kg，以 1/2 个最小光毒量开始，以后酌情增加，一般每 2 次增加原剂量的 1/2，隔天照射 1 次，10 ～ 15 次为 1 个疗程。对局限性慢性单纯性苔藓，可采用局部 PUVA 治疗，照射前 30 分钟皮损区涂布 0.1% ～ 0.3% 8–MOP 酊剂，从 1 ～ 2 个红斑量开始，每 2 次增加原剂量的 1/3，每天或隔天照射 1 次，10 ～ 15 次为 1 个疗程。近年来应用窄谱中波紫外线（N–UVB）照射，取得满意疗效。

（陆富永）

第三节　结节性痒疹

结节性痒疹是一种以坚实的半球形结节性皮损、剧烈瘙痒为主要表现，皮损分布于四肢的慢性皮肤病。

一、病因与发病机制

病因尚未明确。多认为与超敏反应有关，也与神经精神因素、遗传性过敏体质（可为特应性皮炎的表现形式）、虫类叮咬、新陈代谢异常、胃肠道功能紊乱、内分泌障碍等相关。

二、临床表现

好发于成年女性，自觉阵发性剧烈瘙痒。原发皮损初起为水肿性红色坚实丘疹，后逐渐变为红褐色或黑褐色的半球形结节，黄豆到蚕豆大小，顶端角化明显，表面粗糙，触之有坚实感，常孤立而散在分布，数量为数个或多至数十个以上。结节好发于四肢，多见于小腿伸侧。由于患者的剧烈搔抓，可见有糜烂、渗血、结痂等继发性皮损，结节周围可见有色素沉着或色素减退、皮肤苔藓样变等。慢性经过，可长期不愈。

三、组织病理

组织病理提示表皮角化过度，棘层肥厚，表皮突不规则地向真皮增生，形成假性上皮瘤样或乳头瘤样增生，真皮内非特异性炎症浸润，偶见海绵形成和小水疱，表皮和真皮间有粗大的结缔组织形成的硬化现象，结节的边缘或中央可见明显的神经组织增生。

四、诊断与鉴别诊断

根据皮肤坚实的半球形结节性损害，好发于四肢两侧，伴有剧烈瘙痒等特点，结合组织病理提示，可作出诊断。本病需与以下疾病鉴别：

1. 寻常疣。皮损表面角质增生，色灰白或污黄，数目较少，大多无自觉症状，好发于儿童及青少年。

2. 原发性皮肤淀粉样变。好发于小腿、上臂及背部肩胛区，皮损呈褐色扁平小丘疹，此外，刚果红局部皮内试验或组织病理有助于确诊。

此外，还需与丘疹性荨麻疹、结节性类天疱疮、多发性角化棘皮瘤、颗粒细胞瘤、疥疮结节等鉴别。

五、临床处理

祛除各种可能的致病因素（如虫咬、局部刺激、相关疾病等），嘱患者避免搔抓、烫洗等刺激皮肤。

1. 外用药物治疗。局部皮损可短期外用各种剂型的糖皮质激素和角质剥脱剂，糖皮质激素药膏封包治疗可增强疗效。

2. 系统药物治疗。根据瘙痒的严重程度，可口服抗组胺药或普鲁卡因静脉封闭治疗。有神经精神因素的患者，可在精神心理科医师的协助下，应用镇静催眠类药物。沙利度胺、环孢素、硫唑嘌呤治疗结节性痒疹均有较好疗效。沙利度胺有致畸副作用，育龄妇女禁用，初始剂量 100mg/d，后可逐渐减量至 25mg/ 次，每天 2 次。环孢素用量为 3.0 ～ 4.5mg/（kg·d）。广泛的结节性皮损和瘙痒难以忍受者可短期系统使用小剂量糖皮质激素（口服泼尼松 30 ～ 40mg/d）。皮损增生明显、质硬者可口服维 A 酸类药，如维胺酯 25mg，每天 3 次；或异维 A 酸 10mg，每天 1 ～ 2 次。结节性皮损可用糖皮质激素皮损内注射。

3. 物理治疗。液氮冷冻，激光治疗，放射性同位素 ^{32} 磷和 ^{90} 锶敷贴或浅 X 线放射治疗，均有一定疗效。UVB 和 PUVA 疗法对顽固性皮损均有效。

（刘懿）

第四节　妊娠性瘙痒症

妊娠性瘙痒症又称妊娠期肝内胆汁淤积（intrahepatic cholestasis of pregnancy，ICP）、妊娠期复发性胆汁淤积、良性复发性胆汁淤积，是一种孕妇在妊娠期内出现的无原发性皮疹的泛发性瘙痒，出现无明确原因的胆汁淤积，可伴有或不伴有黄疸，瘙痒和胆汁淤积可随着分娩自行缓解。

一、病因与发病机制

病因可有多种因素，尚无法用单一生化异常来解释妊娠胆汁淤积，发病机制的研究热点是基因突变，可能与 ABCB4 基因、ABCB11 基因有关。易感个体可在性激素的诱导下发病，其病理机制为肝脏胆酸排泄紊乱引起肝内胆汁淤积。在妊娠末期，机械、激素等因素可能共同导致胆汁淤积。

二、临床表现

患者多在妊娠末期发病，以泛发剧烈的皮肤瘙痒为首发症状，瘙痒可为持续性或间断性，全身性或局限性，可出现表皮剥脱等继发性皮损。患者可有疲劳感、食欲缺乏、恶心、呕吐及腹泻，但无厌油症状。部分患者可出现轻度黄疸，常伴有尿色加深及高胆红素血症。体检时肝区一般无压痛、叩击痛，肝脏大小也在正常范围内，无急性肝病的证据。分娩后数天，瘙痒与黄疸迅速消退，部分患者再次妊娠或口服避孕药可复发。

妊娠性瘙痒症对胎儿影响较大，发生胎儿宫内窘迫、早产或死胎的危险性相对较高。孕妇健康不受影响，但严重病例可引起维生素 K 缺乏，较易发生产后出血。

三、实验室检查

对病因不明的泛发性瘙痒，结合病史及体征，有针对性地进行实验室检查是必要的。

ICP 最特异性的生化指标是血清胆汁酸水平异常升高，可达正常水平的 10 ～ 100 倍，此指标的测定可作为 ICP 早期诊断。20% ～ 60% 的患者血清氨基转移酶有轻至中度升高，有黄疸的患者，血清总胆红素、直接胆红素水平轻至中度升高，尿胆红素阳性。其他碱性磷酸酶可升高，肝脏超声检查通常正常。

四、诊断与鉴别诊断

(一)诊断

根据临床症状、实验室检查可作出诊断。

1. 妊娠期间出现其他原因无法解释的皮肤瘙痒。

2. 空腹血总胆汁酸 ≥ 10μmol/L。

3. 胆汁酸水平正常，但有其他原因无法解释的肝功能异常，主要是血清谷丙转氨酶（ALT）和门冬氨酸转氨酶（AST）轻、中度升高，可伴有谷氨酰转肽酶（GGT）和胆红素水平升高，也可诊断为ICP。

4. 肝炎血清学指标阴性。

5. 皮肤瘙痒和肝功能异常在产后数周内恢复正常。

严格来讲，孕期诊断的ICP是疑诊，需在产后进行"修复诊断"。皮肤瘙痒一般在分娩后24～48小时消退，肝功能在产后4～6周恢复正常，满足以上两点才能最终确诊。若肝功能异常在产后6周仍持续存在，则需要排除潜在的肝脏疾病。

(二)鉴别诊断

ICP的诊断为排他性诊断，需要排除一切可能导致妊娠期皮肤瘙痒和肝功能受损的原因。需将ICP患者因瘙痒抓挠皮肤出现的抓痕与湿疹、痒疹、瘙痒性毛囊炎等鉴别。筛查引起肝功能异常的原因，并且排除药物性肝损害、子痫前期（HELLP综合征）和妊娠期急性脂肪肝等在妊娠期可引起肝功能异常的疾病。

五、临床处理

一旦确诊，应及时做好病情告知，及时给予药物治疗。

1. 内用药治疗。

（1）熊去氧胆酸：常作为治疗的首选药物，15mg/（kg·d）可减轻皮肤瘙痒，减轻肝内胆汁淤积，改善肝功能，降低胎儿发生不良事件的风险。FDA对本药的妊娠安全性分级为B级，但欧洲一些国家因担心此药在妊娠晚期的药物毒性作用而禁止使用。

（2）考来烯胺：维持量为2～24g/d（无水考来烯胺），用于止痒为16g/d（无水考来烯胺），分3次于饭前服用，可缓解部分患者的瘙痒症状，FDA对本药的妊娠安全性分级为B级。但是不能改善实验室检查结果和胎儿结局。不良反应多见，如便秘、口腔异味及脂肪泻。由于ICP本身可引起脂肪吸收障碍，用此药后更进一步减少对脂溶性维生素，尤其是维生素K的吸收，会使凝血功能障碍更为严重，引起产后出血增多，严重者甚至引起新生儿出血和新生儿颅内出血。因而使用此药应定期补充维生素K，并定期监测凝血功能。

（3）抗组胺药：氯苯那敏（FDA对本药的妊娠安全性分级为B级）、苯海拉明（FDA对本药的妊娠安全性分级为B级），可缓解瘙痒症状。

（4）维生素K：分娩前给予维生素K治疗可降低产后出血的风险。

（5）中药治疗：主要用一些消炎利胆、清热利湿之类的方剂。如茵栀黄、茵陈冲剂等对缓解 ICP 的临床症状、改善 ICP 的生化指标均有一定的作用。

2. 外用药治疗。外用润肤剂、止痒剂可缓解瘙痒症状。

3. 物理治疗。UVB 或 UVA 光疗部分有效。

（刘懿）

第五节　寄生虫妄想症

寄生虫妄想症是一种患者自觉皮肤有蚁爬感、虫咬感，坚信自身皮肤确实受到某种寄生虫感染，检查却无被感染依据的精神心理疾病。与疾病恐怖症同属于思维障碍性疾患。

一、病因与发病机制

寄生虫妄想症是一种患者过分担心自己健康的慢性精神病性障碍，患者常有妄想倾向，有一定程度的精神心理障碍。易感素质、社会心理因素、各种器质性病因均可诱发此病，包括违法服用可卡因等中枢兴奋药物、糖尿病、痴呆症、脑血管性疾病、多发性硬化、神经梅毒等。患者人格特征多为敏感、多疑、固执、精神紧张。

二、临床表现

寄生虫妄想症可于任何年龄段发病，患者自觉皮肤瘙痒、烧灼、虫爬、虫咬等，常首发于身体暴露部位，后发展到躯干、四肢，部位不固定。患者坚信自己的皮肤上有某种寄生虫感染，即使是皮肤上的碎屑，也认为是寄生虫，因此常用物理、化学、机械、道具等器械的方法损伤皮肤，以祛除寄生虫，从而造成糜烂、抓痕、结痂等继发性皮损，一般无原发性皮损。患者到医院要求检查，当医务人员否认其有皮肤寄生虫病存在时，患者难以相信，顽固地坚持自己的错误理念，某些患者会维持妄想数年之久。

三、实验室检查

根据上述临床症状，取皮损处皮屑或毛发做显微镜镜检，镜下未见疥螨、虱、蚤类等寄生虫体，对患者所提供的标本要做认真细致的检查，排除真菌、寄生虫感染及器质性疾病。实验室筛查实验用于排除系统性疾病，包括全血细胞计数、尿液分析、肝功能、甲状腺功能、铁、血清维生素 B、叶酸与电解质水平测定。

四、诊断与鉴别诊断

1. 诊断。患者错误地坚信自己的皮肤被某种寄生虫感染，标本检查却无被感染依据，可作出诊断。

2. 鉴别诊断。需与真性寄生虫感染鉴别。肝硬化可表现为有触物疼痛，有时被误认为是寄生虫侵入。一旦排除了器质性病因，应评估患者妄想的原因。

五、临床处理

治疗的关键是要耐心听取患者的叙述，对患者进行细致的心理疏导，暗示、诱导患者解除寄生虫妄想，与患者建立良好的医患关系。可取得患者家属的协助，引导患者认识到本病的本质不是躯体疾病而是心理障碍，需进行心理疏导和治疗。

皮肤表现的治疗原则，以改善皮肤的状况和控制症状为主。局部皮损可对症治疗，包括水疗、润肤剂、清创和外用抗生素类药膏等。也可通过药物的暗示性治疗，同时避免大多数精神类药物可能造成的不良反应或依赖性。若效果不佳，可在心理科医师的协助下给予镇静、安慰药物治疗。匹莫齐特治疗本病有效，开始剂量为每天 4 ～ 8mg，分 3 次口服，必要时每天增加至 12 ～ 20mg，分 3 次口服。匹莫齐特在高剂量治疗时，应予以监测心功能等。非典型抗精神病药物奥氮平、利培酮、喹硫平等也可用于治疗此病。如因其他疾病引起的症状性寄生虫妄想症者，则应治疗原发病，消除妄想。

（刘懿）

第六节 人工性皮炎

人工性皮炎（factitial dermatitis），又称人为性皮炎（dermatitis artefacta），是指患者有意制造的自伤性皮肤损害。

一、病因与发病机制

人工性皮炎的患者一般具有癔病性格，皮肤自伤行为往往是患者吸引旁人关注的手段，或者为了逃避个人的责任义务。儿童时期的伤害包括缺少家庭关爱、被虐待、酗酒、滥用药物甚至毒品，都可能与人工性皮炎的发生有关。可继发寄生虫妄想症等慢性精神障碍性疾病。

二、临床表现

人工性皮炎少见，发病率为 0.05% ～ 0.40%，女性患者较多。可见于任何年龄，但以青少年和中青年最为常见。

人工性皮炎的皮损大多分布于手容易触及的部位，但很少见于右手、右腕和右臂，除非患者是左利手者。患者以指甲或刀、剪、钉等利器机械性损伤皮肤或外用、注射化学刺激物、腐蚀剂造成皮肤损害。因此，人工性皮炎的皮损形状常是稀奇古怪的，皮损的排列方式也常是其他疾病所没有的。可出现红斑、水疱、大疱、紫癜、表皮剥蚀、坏死和溃疡等各种损害，也可出现刺伤、割伤或烟头灼伤所形成的创面。如因液体化学品灼伤，则可见到化学液体在皮肤上流滴时造成的点滴状或线状的损害。手、面、颈胸等处易受累，皮损间歇单个或者成对成群出现。患者常常隐瞒其损伤皮肤的行为。

有时本病仅表现为持久不愈的手术创口，是患者有意将创口扩开所致。还有报道称患者用绳索或衣物勒紧手臂或腿部导致人工淋巴水肿，后者可被误诊为是静脉炎后综合征、神经损伤和其他慢性淋巴水肿。

有的患者用针头和注射器将空气注入皮肤组织中，造成复发性移行性皮下气肿，表现为皮肤捻发音，累及面部、颈部、胸部或四肢。若出现环状袋囊且双侧受累，而检查未见病变向邻近部位扩散的证据，提示此为人工行为所致。

三、组织病理

由于造成皮损的方式不同，人工性皮炎的组织病理学改变有很大的差别，常见为急性或者慢性非特异性炎症。

四、诊断与鉴别诊断

因患者常隐瞒其自伤皮肤的行为，很难得到明确的病史而难以作出诊断。突然发生的奇特的皮肤损害，不能用意外伤害或其他原因解释，再加上患者有癔病性格或行为的，可作出初步诊断。如患者家人朋友能发现患者的自伤皮肤行为，对诊断有重要意义。本病需与以下疾病鉴别：

1. 精神性疾病。如单一症状的疑病性精神病、诈病等。单一症状的疑病性精神病的特征是反复围绕某一特殊疾病进行疑病性思考，诈病患者造成的皮损是有意识、有目的的。

2. 器质性疾病。根据所表现的皮肤体征作出鉴别诊断，如烟头烫伤的水疱与皮肤疱病鉴别，人工性皮下气肿与气性坏疽鉴别，人工性淋巴水肿与各种淋巴水肿鉴别。

3. 神经官能性表皮剥蚀。患者在身体没有任何病变的情况下，由于某种自我想象的皮肤异常，无意识地强迫性地反复抠挖、搔抓或摩擦皮肤形成皮损，患者承认其自我损伤皮肤的行为。

五、临床处理

首先，治疗皮肤损害，先予对症处理，以纱布绷带等敷料包扎皮损，以保护损害处免受再次伤害，局部皮炎则按皮炎湿疹原则治疗。其次，要建立一个友好的医患关系，避免指责、讥讽导致患者失访甚至自残自杀。通常最好不向患者透露对其病因的怀疑，确定诊断时也不让患者知晓，但应向患者家属充分解释病情，让其带患者到精神病专科就诊，以进行精神分析和心理治疗。

如果患者出现了某种精神病症状或体征，可使用抗抑郁药、抗焦虑药。研究表明匹莫齐特对部分患者有效。选择性 5- 羟色胺再吸收抑制剂（SSRIs）抗抑郁药如氟西汀、舍曲林也被报道有一定疗效。但由于抗抑郁药的不良反应，使用前必须咨询精神科医生。

（杨玲）

第七节　拔毛癖

拔毛癖（trichotillomania）最早由法国医生 Hallopeau 于 1889 年报道，指患者反复牵拉、扭转和摩擦自己的毛发导致脱发的精神心理疾病。

一、病因与发病机制

拔毛癖的确切病因未明，但可以肯定的是其发病与心境、情感、环境、神经生物学、精神病理学等都有较大的关系，可因学习困难、同胞争端、乔迁、住院、与亲人分离、父母子女关系紧张等造成。

还有研究者认为学龄前儿童的拔毛癖只是一种习惯性动作，与咬甲癣和吮指行为相似。

二、临床表现

我国拔毛癖的发病率不详，国外研究表明如用严格的 DSM-Ⅳ（第四版精神卫生疾病诊断和统计手册）标准来定义"拔毛者"，普通人群的发病率约为 0.6%，青少年的发病率为 1.0% ～ 3.5%，儿童发病率较高，是成人的 7 ～ 8 倍。本病在儿童中无明显性别差异，在成人中女性居多。

本病发生过程多隐匿，患者用手或镊子等将自己的毛发拔除。最常受累的是头发，也可累及眉毛、睫毛、胡须、胸毛、腋毛或阴毛。患者的拔毛部位常较固定，形成边缘不太整齐，形状类似几何图形、线状或者奇特形状，毛发长度不等的脱发斑，还可出现表皮剥脱、出血点甚至继发感染出现脓肿。脱发斑中可遗留残存的毛发，拉发试验为阴性。脱发斑可为一处或多处。在病程长的严重病例，头发退化成毳毛，受累区域的头皮变得很光滑，类似瘢痕性脱发。

部分患者在拔毛前有精神紧张，拔毛后自觉轻松满足，年龄较大的患者常否认拔毛行为。部分患者可伴有头皮瘙痒不适感。

拔毛癖常合并咬甲癣，尤其常见于儿童患者。强迫症、抑郁症和社交焦虑症也是拔毛癖患者常见的合并症。

食毛癖是拔毛癖罕见的合并症，患者吞食自己拔下的毛发，导致胃肠毛石，临床上出现呕吐、腹痛、消瘦等，严重者会导致肠梗阻，危及生命。

三、实验室检查

1. 皮肤镜表现。典型皮肤镜表现为黑点征、断发等，拔发常导致头皮损伤，镜下可见出血点、血痂等，继发感染则可见脓疱。还可见断发残端分裂和卷曲、长短不一的发干等。其他皮肤镜征象还包括黄点征、短毳毛增加，但无感叹号发。

2. 组织病理学检查。最具特征性的表现之一是近毛囊开口处的管腔内存在色素性毛发管型。变形的毛干和空毛囊也较常见。还可见退行期毛囊增多，达全部毛囊的 20% ～ 30%。毛囊周围炎症轻微，或见少量淋巴细胞、浆细胞和嗜中性粒细胞的浸润。在早期皮损可见毛囊周围血管微出血，毛周纤维化是一种晚期改变。如果毛囊损坏，通常在该处仍见到垂直的纤维束。另外，尚可见毛软化现象。

四、诊断与鉴别诊断

（一）诊断

1. 辅助诊断方法。

（1）用手掌轻按患者脱发部位的毛发，可感知毛干的粗糙断离端，但拉发试验为阴性。

（2）由于容易拔除的休止期毛发已被患者拔出，拔发试验可发现患者脱发区头皮拔出的毛发几乎全部为生长期，这与正常时休止期毛根占 15% 不同。

（3）剃发试验，即在头皮上选择 2cm×2cm 面积剃发，此区域患者不能拔头发，1 周后观察该区域头皮，若毛发生长正常可确诊。

（4）用放大镜观察脱发斑可发现带有锥形末端的新生短发、断裂的短发、毳毛或中间型毛发、黑头粉刺样黑点、空的毛囊口。

2. 诊断要点。

详细询问患者病史特别是精神疾病史，认真、全面的体格检查，有助于诊断拔毛癖。结合上述辅助诊断方法、皮肤镜和头皮组织病理多可明确诊断。对于儿童患者，家长可发现孩子有拔发行为或发现桌旁地上有较多毛发，常较成人患者容易诊断。

（二）鉴别诊断

拔毛癖需与斑秃鉴别。拔毛癖的临床表现和皮肤镜表现类似斑秃，容易误诊，首先要与之鉴别。鉴别要点：一是拔毛癖完全性脱发斑的形状怪异，多位于头顶，而斑秃脱发斑多为圆形或卵圆形，部位也较随意；二是拔毛癖不完全性脱发斑内头发长短不一，手掌轻按可感知粗糙断离端，拉发试验为阴性；三是家人发现拔毛癖患者有拔发行为；四是拔毛癖患者皮肤镜下可见断发残端有分裂和卷曲，可有出血点、血痂，但无斑秃的毛干粗细不一和感叹号发；五是病理改变有毛囊管型、外伤性毛囊、毛囊周围血管微出血，但炎症轻微。

拔毛癖还需与头癣、雄激素性脱发、牵拉性脱发等脱发疾病，以及由梅毒、营养缺乏和系统性疾病如红斑狼疮、淋巴瘤等引起的脱发疾病鉴别。相应的病史、临床表现和实验室检查可协助作出诊断，必要时进行活检，对诊断有帮助。

五、临床处理

向患者和家长告知病情，取得家长及患者的配合，寻找患者的主要精神压力并为其提供释放压力的途径，做好心理辅导，告知患者毛发对身心健康的重要性及停止触摸头发、拔发的好处；辅以抗组胺药、米诺地尔、叶酸、葡萄糖酸锌等止痒、生发药物。轻症患者，尤其是学龄前儿童患者通过上述处置常能取得较满意疗效，对于难治顽固病例则应及时转诊到精神科或联合精神科医生一起诊治。

研究表明三环类抗抑郁药如氯丙咪嗪有较好疗效，选择性 5- 羟色胺再摄取抑制剂（SSRIs）如安非他酮、奥氮平、阿立哌唑等，疗效与三环类抗抑郁药相当，且不影响胆碱能和组胺受体，副作用更少见，被认为是拔毛癖的潜在治疗药物，但使用前应咨询精神科医师。

年龄较小者（小于 5 岁）病程多数较短，预后较好。大龄儿童或至青春期发病患者病情一般较重，成年患者多有心理创伤，预后相对较差。

（杨玲）

第八节　咬甲癖

咬甲癖（onychophagia）是指长期用牙齿啃咬自己指甲的不良习惯性行为。

一、病因与发病机制

精神紧张、家庭不和、模仿家庭成员动作及转移拇指吸吮习惯是咬甲癖发生原因之一。父母患咬甲癖的儿童相对父母没患咬甲癖的儿童来说，其咬甲癖患病率更高，提示咬甲癖的发生也可能与遗传相关。

二、临床表现

咬甲癖常好发于儿童或青少年，并可能在成年后持续。

咬甲癖可累及甲板和近端甲皱襞，由于指甲的游离端被咬的机会较多，咬甲癖临床常表现为甲板缩短，甲的游离缘常显锯齿状。有时整个指甲被啃咬，甲表面常无光泽，有横沟或嵴，可有甲下出血；甲外伤还常导致甲母质损害继发甲板异常，如匙形甲、甲软化、甲萎缩变小或甲脱落；由于甲皱襞损伤进而继发感染，患者可能会发生急性甲沟炎，并发展为慢性甲沟炎，严重时甚至会形成瘢痕。骨髓炎和骨内表皮样囊肿则是罕见并发症。

咬甲时产生的反作用力会传导到牙根部，从而导致牙根吸收、牙槽损坏、咬合不正、颞下颌关节紊乱和牙龈损伤。咬甲癖的患儿，由大肠杆菌引起的龋齿发生率显著升高。

三、诊断与鉴别诊断

1. 诊断。患者一般不会否认啃咬指甲的行为，儿童则被家人看到经常啃咬指甲，通过询问病史，再结合指甲的损害特征可作出诊断。

2. 鉴别诊断。咬甲癖需与甲真菌病鉴别，后者表现为甲变色、无光泽、增厚、破损，真菌镜检和培养阳性。还需与扁平苔藓、银屑病、甲营养不良、连续性肢端性皮炎、手部湿疹、手足口病等引起的甲损害鉴别。

四、临床处理

首先改善患者紧张的心理因素，积极寻找引起患者紧张焦虑或者抑郁的不安因素，并加以消除。同时进行健康教育，纠正不良习惯，在此过程中要注意保护患者的自尊心，治疗全程应获得家长的配合。严重的病例应推荐转诊精神科或心理门诊，进行认知行为矫正和心理疏导。

对近端指甲甲襞进行包扎或绑上胶带，防止手指创伤。暗示疗法是可行的，在咬指甲行为出现时拉套在手腕上的橡皮圈弹疼皮肤，提醒患者改正这一不良习惯。如患者为儿童，还可用黄连等涂在指甲和甲周皮肤，使其因畏苦而停止啃咬指甲。

有研究表明，氯丙嗪（chlorpromazine）对咬甲癖的治疗有效。

一般停止咬甲数月后指甲会恢复正常，相关并发症也会逐渐改善、消退。对于严重的并发症如骨髓炎、牙根吸收、牙槽损坏等及时转诊外科、口腔科处理。

（杨玲）

第九节 舌舔皮炎

舌舔皮炎（dick dermatitis）是指反复舔吮口唇，致使唇部潮红、肿胀、肥厚，甚至有糜烂、渗液、脱屑、色素沉着等一系列表现的皮肤病。

一、病因与发病机制

反复舌舔或抿唇导致唾液浸渍、刺激引起口唇周围皮肤发生炎症反应形成皮损。

二、临床表现

多发生于儿童，表现为舌尖舔及范围内边界清楚的唇部潮红、肿胀、肥厚，甚至有糜烂、渗液、脱屑、色素沉着等表现。

三、诊断与鉴别诊断

详细询问病史，了解患者的饮食习惯及学习、生活环境，有助于作出诊断。血清或头发内锌、铜等微量元素的检测有时可明确病因。本病需与以下疾病鉴别：

1. 口周皮炎。多因长期使用含类固醇激素外用药及氟牙膏引起，好发于中青年女性，常见好发部位主要是口周、颏部及鼻侧，上下唇多不累及，皮损多为丘疹、丘疱疹、脓疱、红斑、鳞屑等，时常伴有瘙痒和灼热感，受冷热刺激后皮疹可加重。

2. 着色性口周红斑。常见于油脂分泌旺盛的中年女性，表现为口周红斑和弥漫性褐色或褐红色的色素沉着，皮损常以口周明显，也可累及颏部及鼻唇沟。

四、临床处理

1. 心理疗法。不要责怪患者，应以心理疗法为主，说服教育，鼓励参加集体活动以转移注意力。
2. 适当应用镇静药。
3. 如缺乏相应的微量元素而导致发病的患者，经补充微量元素治疗后，病情常可治愈。

（方远芳）

第十节　皮肤垢着病

皮肤垢着病（cutaneous dirt-adherent disease）表现为皮肤局限性、持续性污垢性物质附着，病因不明。

一、病因与发病机制

其发病可能与精神因素、外伤、长期未擦洗、内分泌功能失调、糠秕孢子菌感染有关。

二、临床表现

多见于女性。皮损开始常表现为多发性黑褐色小丘疹样结痂，逐渐增多、扩大，表面堆积成边界清楚的油性鳞屑样褐色痂，不易剥离，好发于面颊部、额部、乳头、乳晕及其周围，皮损通常仅限于某一部位，可为双侧性或单侧性分布，多无明显不适，可有轻度瘙痒。

三、组织病理

表皮角化过度，形成厚痂，真皮浅层小血管扩张增生，少量淋巴细胞浸润。

四、诊断与鉴别诊断

（一）诊断

1.反复发作的污垢样黏着的油性鳞屑样结痂。

2.好发于面部。

3.组织病理学检查。

（二）鉴别诊断

面部皮损需排除特应性皮炎、红斑性天疱疮等，皮损发生于乳晕周围时需与乳头乳晕角化过度病鉴别。乳头乳晕角化过度可分为三种类型：

1.由于表皮痣向乳晕、乳头部位的延伸所致，男女均可患病，通常为单侧发生。

2.伴有鱼鳞病，可为双侧对称发生，男女均可患病。

3.痣样型，约80%为女性，双侧乳晕、乳头对称性皮肤色素加深呈暗褐色，乳晕范围扩大，局部浸润，表皮肥厚，粗糙呈疣状突起的暗褐色斑块。

五、临床处理

伴精神因素者可进行心理治疗，调整其心理和精神状态。

外擦20%紫草油、0.1%依沙吖啶溶液泡洗、汽油或酒精棉球擦洗、负离子喷雾等方法可软化和脱落痂皮，痂逐渐脱落后恢复正常。口服阿维A胶囊治疗对部分患者有效。

（方远芳）

第十一节　皮痛症

皮痛症（dermatalgia），又称皮肤神经痛（neuralgia cutis），临床表现为皮肤无明显损害，但皮肤有疼痛感。

一、病因与发病机制

病因尚不确切。多为中年女性好发，男性也有发病。在癔症及神经症患者中多见。在神经梅毒、糖尿病、顿挫型带状疱疹等中枢神经或周围神经系统受损疾病也有发生。某些患者也可因病毒感染，如流感时，也可出现头皮等区域疼痛。皮痛与感觉过敏有区别，但两者往往是混合并存。

二、临床表现

皮痛区域常局限于身体某一部位，常见于头皮、掌跖、腕部及背部等。可呈点状或线带状分布，面积大小不等，疼痛程度可由轻微不适至剧烈疼痛。疼痛多为阵发性，疼痛性质可为烧灼感、触电感、冰冻感、撞击感、刺痛、跳痛、割裂痛、摩擦痛等，也可为皮肤突然像一股热气或冷水袭击皮肤的感觉，疼痛区域皮肤均无皮损。

三、诊断与鉴别诊断

（一）诊断

1.疼痛程度各异，从轻微不适至剧烈疼痛。

2.疼痛性质各有不同，有烧灼感、触电感、冰冻感、撞击痛、刺痛、跳病、割裂痛、摩擦痛等。

3.疼痛部位通常局限于头皮、掌跖、腕部及背部等处。

（二）鉴别诊断

灼痛是由于周围神经部分损伤后引起。疼痛常限于受损神经支配区域，四肢常见，尤以上肢多见，远端更为明显。通常神经损伤 1 ～ 2 周后，当有轻微的情绪激动或外界不良刺激时可诱发或加重症状，出现痛觉过敏、烧灼痛，常伴有血管舒缩功能变化，局部营养障碍。

四、临床处理

寻找病因予以治疗，如驱梅、降糖等治疗。针对多数无确切病因患者，应予以心理辅导，必要时应用镇静安定药、非麻醉类止痛药或弱麻醉止痛药，可以减轻症状的药物如阿司匹林、罗通定、维生素 B_1、维生素 B_{12} 等。氦氖激光、红外线、按摩、针灸、冰袋或热水袋敷于疼痛区域或用热水烫洗，可缓解疼痛。暗示疗法也有一定疗效，也可应用静脉封闭疗法。

（梁远飞）

第十二节　性病恐惧症

性病恐惧症（venereophobia）是一种自身强迫性神经症，以对一种或多种性病怀有强烈的恐惧为特点，可分为无病自恐和病后恐惧两类。无病自恐，是指患者并无性病，因有过不洁性交史或接触过性病患者使用过的物品后，发生了尿道不适或者在性交过程中有异常的感觉，便怀疑患性病。病后恐惧，是指患了性病后的焦虑、恐惧的心态。

一、病因与发病机制

病因尚不清楚。有些患者因受不当卫生宣传教育等诱发，部分患者在神经异常基础上，或因精神创伤而发病。

二、临床表现

1.恐惧焦虑，精神压抑。可有头晕、心悸、出冷汗、失眠等症状。

2.有愧疚心理，坚持认为自己患有性病，担心传染家人。

3.性格偏执。反复要求检查、治疗。

4.疑心重重。生殖器部位皮肤病、泌尿生殖系统疾病等均认为是性病表现，长期反复治疗，滥用抗生素药物。

三、实验室检查

病原学检查：淋球菌培养、衣原体检测、梅毒血清学试验、艾滋病抗体检测等均阴性。

四、诊断与鉴别诊断

尚无统一诊断标准，主要根据详细询问病史及临床表现，并排除所恐惧的性病而作出诊断。

根据所恐惧的性病不同，需与淋病、梅毒、生殖道衣原体感染、生殖器疱疹、尖锐湿疣、艾滋病等性病鉴别，以排除所恐惧的性病。

五、病情评估

1.引起性功能障碍。性病恐惧症患者不仅会出现一系列精神异常，多数还会伴有轻重不一的性功能障碍。因性功能是生殖器官在内分泌、神经、血管等协同调节作用下复杂的生理反应过程，需要在健全的精神状态下才能协调进行。

2.出现神经官能症状。有过不洁性接触史或被误诊为性病的患者，对于生殖器部位的一些疾病都认为是性病，出现抑郁、焦虑、恐惧、头晕、失眠、排尿不畅、尿痛、性快感下降等一系列神经症的症状。

3.影响日常生活及工作。

六、临床处理

1.以心理疏导为主，对患者讲解有关性病的知识，消除顾虑。配合不同的心理支持、心理行为治疗等。

2.适当应用抗焦虑药物（如安定）及抗抑郁药物（如小剂量氯丙咪嗪等）治疗。

（梁远飞）

第九章　红斑鳞屑性皮肤病

红斑鳞屑性皮肤病是一组病因不明，以红斑丘疹鳞屑为主要临床表现的皮肤病。主要包括玫瑰糠疹、银屑病、副银屑病、多形红斑、急性痘疮样苔藓样糠疹、慢性苔藓样糠疹、扁平苔藓、鳞状毛囊角化病、硬化萎缩性苔藓、线状苔藓等。它属于一大类疾病，临床都表现为红斑、斑丘疹、斑块以及皮肤表面有银白色的鳞屑附着。

病因不十分清楚，一般认为与遗传、免疫异常及病毒感染等有一定关系，是多因性疾病。

治疗一般以对症治疗和控制病情发展为主。治疗方案和药物剂量应注意个体化的原则，并注意观察药物的不良反应。

（李建民　杨猛）

第一节　玫瑰糠疹

玫瑰糠疹（pityriasis rosea）是一种红斑丘疹鳞屑性急性炎症性皮肤病，具有特征性临床表现，皮损主要特点为糠秕状鳞屑的玫瑰色斑疹、丘疹。

一、病因与发病机制

病因未明确，一般认为是病毒（人疱疹病毒 6 型、人疱疹病毒 7 型、EB 病毒等）感染所致。近年来的研究表明，细胞免疫应答参与了玫瑰糠疹的发病过程，当外界病原体感染人体后，经皮肤的朗格汉斯细胞等抗原提呈细胞识别、处理，促使免疫细胞增殖，增强效应 T 淋巴细胞、巨噬细胞作用，大量分泌肿瘤坏死因子、白细胞介素等炎性细胞因子，导致机体发生炎症反应，从而诱发玫瑰糠疹。

二、临床表现

玫瑰糠疹多见于青少年、青年群体，有季节性变化，春秋季多发。初起为单个淡红色的丘疹或斑点，随后逐渐扩大至 2～5cm 的椭圆形或类圆形斑片，其长轴与皮纹或皮肤张力线方向平行，边缘稍隆起，边界清楚，可呈锯齿状，中间退行，表面覆以细小糠秕状鳞屑，此为母斑或先驱斑。50%～90% 的病例可见到母斑，也可有两个或多个母斑。母斑常见于躯干或四肢，1～2 周后在躯干、颈部或四肢近端相继出现泛发的散在的红色斑疹、丘疹，形同母斑，但较母斑小，称为子斑或继发斑。面部、四肢远端及手足部发疹者较少。常伴有不同程度的瘙痒。本病多有自限性，3～8 周皮疹可自行消退，部分可持续半年及半年以上，可遗留暂时性色素沉着斑或色素减退斑。大多数患者一次发病后多不再复发，极少数患者可反复发作、病程迁延。

三、诊断与鉴别诊断

1. 诊断。根据典型临床表现可作出诊断。

2. 鉴别诊断。需与二期梅毒、体癣、银屑病等鉴别。

四、临床处理

本病有自限性，治疗目的是为了缓解瘙痒，缩短病程。瘙痒明显者可予口服抗组胺药，局部可外用糖皮质激素或炉甘石洗剂，可配合润肤处理；皮疹泛发者可口服复方甘草酸苷。一般不需系统使用糖皮质激素治疗，对于严重病例可短期使用。联合窄谱中波紫外线（NB-UVB）治疗效果较好，每周2～3次，持续2～3周。

（杨猛　蒙世豪）

第二节　银屑病

银屑病（psoriasis），俗称"牛皮癣"，是一种慢性炎症性皮肤病，典型皮损为鳞屑性丘疹、斑块，其发病率高，病程长，易于复发，目前尚无治愈方法。银屑病可合并内脏、关节损害等其他系统损害，且常伴有冠心病、高血压、糖尿病、高血脂、肥胖等代谢性和心血管疾病，给患者身心健康带来巨大的影响。

银屑病可发病于任何年龄段，无性别差异，具有遗传易感性，多数患者的病情在冬季复发或加重，夏季缓解。

一、病因与发病机制

银屑病的病因与发病机制尚未明确，目前认为是由遗传背景与环境因素相互作用导致机体免疫失调引起。银屑病具有遗传易感性，特别是在 HLA-C*06 风险等位基因存在的情况下，以及环境触发因素如链球菌感染、外伤、压力、吸烟、肥胖、饮酒和精神紧张等作用下更易感。银屑病还与许多并存疾病相关，如心血管疾病、代谢性及免疫性疾病等。大量研究表明 IL-17、IL-23 是银屑病发病的关键驱动因素。免疫相关细胞释放的促炎细胞因子增多以及天然免疫系统和获得性免疫系统的慢性激活是导致多种组织和器官长期损害的机制。

二、临床表现

根据不同皮损特点，银屑病可分为寻常性、脓疱性、关节病性、红皮病性四种临床类型，其中寻常性可转化为其他类型。

1. 寻常性银屑病（psoriasis vulgaris），为临床最常见类型，占90%以上，大多数为急性发病。分为点滴状银屑病和斑块状银屑病。

（1）典型皮损特点。点滴状银屑病表现为向心性分布的红色丘疹、斑丘疹，覆少量鳞屑，可能是银屑病急性起病或斑块状银屑病急性加重的表现。斑块状银屑病常由红色丘疹、斑丘疹慢慢扩大或融合为红色斑块，边界清楚，周围可有红晕，其形态多种多样（如点滴状、斑块状、钱币状、地图状、环状、带状等），表面覆着厚层易于刮除的银白色鳞屑。若轻刮最上层鳞屑，可见鳞屑呈层状脱落，与蜡滴相似，即为蜡滴现象；刮去表面覆盖的鳞屑，可见一层半透明薄膜，称为薄膜现象；若继续刮除表面的薄膜，可见散在的出血点，此特点被称为点状出血现象。蜡滴现象、薄膜现象和点状出血现象是寻常性银屑病的临床皮损特征，在本病的诊断中具有重要价值。患者多伴有不同程度的瘙痒。

（2）皮损好发部位。可累及全身任何部位，但以头皮、四肢两侧和躯干最为常见。因皮损所在部位不同，其临床表现也各有特点。头皮皮损的鳞屑常较厚，毛发因此紧缩成团形成束状（束状发），但毛发正常。龟头、口腔等黏膜受累亦不少见，表现为龟头可见光滑干燥性红斑，刮之可出现鳞屑；口腔皮损以颊黏膜为多见，为乳白色、灰白色丘疹或肥厚斑片。约50%患者出现指（趾）甲损害，常表现为甲板"顶针状"凹陷，甲板不平，无光泽，有时甲板可出现纵嵴、横沟、混浊、肥厚。少数患者皮损可累及腋窝、乳房下褶、腹股沟、外阴、臀及其他皱褶部位，称反向性银屑病。有些患者常因潮湿多汗及摩擦导致皮损鳞屑减少，可表现为糜烂、渗出，呈湿疹样变化。

（3）病情发展分期。病程一般可分为进行期、静止期及退行期。

①进行期：原来旧皮损无消退或扩大，且新发皮损不断增多，鳞屑增厚，皮损炎症浸润较明显。在此时期，若正常皮肤出现摩擦、外伤、手术、注射或针刺等损伤时，在受损部位常可出现银屑病皮损，该现象称同形反应或 Koebner 现象。

②静止期：旧皮损不见消退，基本无新发皮损，皮损炎症浸润较轻，病情处于稳定状态。

③退行期：皮损面积不断缩小，厚度变平，鳞屑减少，炎症逐渐减轻，数目减少，最后原皮损可遗留暂时性的色素沉着斑或色素减退斑。皮损消退一般先从躯干、上肢开始，下肢、头部的皮损往往顽固，常迟迟未见消退。甲病变往往较难消退。

2.脓疱性银屑病。该类型临床上较少见，可分为泛发性、局限性。

（1）泛发性脓疱性银屑病（generalized pustular psoriasis，GPP）。大多急性起病，表现为在寻常性银屑病的基本损害或无皮损的正常皮肤上迅速出现浅在性无菌性脓疱，针尖至粟粒大小，表面附着不典型的银屑病鳞屑，密集广泛分布，在数小时后脓疱可迅速增多并融合形成大片脓糊，皮损可迅速发展至全身，常伴有寒战、高热、肌痛、关节痛、肿胀等全身症状。全身各处均可累及，但以四肢屈侧和皱襞部位多见。皮损一般于1～2周后可自行消退，脓疱干涸、结痂，但多数患者出现复发，呈周期性发作，部分患者可演变为红皮病。患者可出现肝、肾功能损害，甚至可因继发重症感染、电解质紊乱或器官功能衰竭而死亡。

（2）局限性脓疱性银屑病。局限于掌跖，伴有或不伴有寻常性银屑病的典型表现。常见以下两种类型：一是掌跖脓疱病。皮损仅累及手足部位，以掌跖部位最常见，亦可蔓延至指（趾）背侧，常呈对称分布。皮损以无菌性脓疱为主，呈针尖至粟粒大小，疱壁厚，不易破裂，1～2周后可干涸结痂，脱痂后形成小片鳞屑，随后鳞屑下又可出现成群的新脓疱，可伴有瘙痒、疼痛。指（趾）甲亦常受累，可出现指（趾）甲变形、浑浊、肥厚，严重者可有甲下积脓、甲剥离。二是连续性肢端皮炎。临床较少见，患者自觉局部有疼痛、灼热感，常无全身症状。皮疹好发于指（趾）部，常初发于手指、足趾末端指节伸侧，在红斑基础上出现群集粟粒大小脓疱，脓疱干涸后脱屑、结痂，痂皮脱落后露出潮红糜烂面或光泽性红斑。不久原处再发新脓疱，此起彼伏，病程迁延，病变也逐渐向近端发展，累及整个手、足及各个指（趾）甲，一般不超越腕、踝关节，但也可播散全身。随着病程进展，引起皮肤及皮下组织萎缩会导致病变指（趾）挛缩屈曲畸形，活动受限，严重者出现骨质吸收、指（趾）变细、末端指（趾）节缺失。甲病变常见，表现为甲板无光泽，出现纵沟、横沟、甲沟、甲床红肿，反复出现小脓疱，严重者甲板脱落。可伴有地图舌等黏膜损害。

3. 关节病性银屑病（psoriasis arthropathica），又称银屑病性关节炎（psoriatic arthritis，PsA）。多达30% 的银屑病患者可发展为 PsA。PsA 常表现为周围性关节炎，以及脊柱炎、滑膜炎及周围软组织炎、附着点炎、指（趾）炎、新骨形成和骨溶解病变等中轴型脊柱关节病的表现。所有关节均可受累，受累关节表现为肿痛、晨僵、活动受限，关节症状与皮损的出现非平行关系。病程迁延，易复发，最终可致畸形。根据累及的关节分为对称性多关节型、非对称性少关节型或单关节型、远端指间关节型、脊柱关节病型、残毁型等五种类型。除关节外，甲病变常见。PsA 血清学有 TNF-α、CPP、ESR 升高等改变，RF 阴性等非特异性改变，疾病早期可有影像学改变。高频超声、磁共振检查有助于早期诊断，高频超声对早期关节滑囊炎、附着点炎的诊断价值较高。X 线可表现为关节间隙变窄、关节侵蚀、软骨消失、骨溶解等，但出现明显影像学改变较晚。出现上述关节症状和血清 RF 阴性，且皮肤出现银屑病皮损为 PsA 的主要诊断依据。

4. 红皮病性银屑病（psoriasis erythrodermic），又称银屑病性剥脱性皮炎。该类型多见于成人，极少累及儿童，常因急性进行期某些因素刺激或治疗不当等引起，少数可由寻常性银屑病自行演变而来。初始表现为在原有皮损部位出现皮肤潮红，并快速弥漫至全身，皮肤可变成红色或暗红色，表面附有大量糠状鳞屑，其间常可见小片正常皮岛。皮损累及手足部位时，常表现为大片状的角质剥脱。全身多处浅表淋巴结可肿大，常伴有畏寒、发热等全身不适症状，出现白细胞值升高、低蛋白血症等。

5. 银屑病性共病。目前认为银屑病是一种系统性炎症性疾病，可以合并一些自身免疫性疾病、肝肾疾病、心血管疾病（高血压病、动脉粥样硬化、冠心病、心肌梗死）、内分泌疾病（肥胖、糖尿病、高脂血症、代谢综合征）、神经精神系统障碍（抑郁等），部分皮肤肿瘤（如鳞状细胞癌）发生风险增加等。

三、实验室检查

1. 皮肤镜检查。典型表现为在亮红色背景下可见点状血管、球状血管、发夹样血管和环状血管，血管分布一致，亦可见白色鳞屑和点状出血；其中出现环状血管或发夹样血管对银屑病诊断的特异性很高。甲改变在皮肤镜下征象特点为甲分裂处可见红斑样边界，甲床可见扩张迂曲的毛细血管等。

2. 组织病理学检查。银屑病的组织病理特征取决于其病程发展的病变特点。寻常性银屑病表现为角化过度伴角化不全，颗粒层减少或消失，棘层增厚，表皮突规则向下延伸，真皮乳头上方棘层变薄，毛细血管扩张、延伸并迂曲，周围可见淋巴细胞、中性粒细胞等浸润。角化不全的角质层中可有多形核细胞的聚积，即 Munro 微脓肿。脓疱性银屑病在棘层上部可出现海绵状脓疱（Kogoj 微脓肿），疱内主要为中性粒细胞，真皮层炎症浸润较重，主要为淋巴细胞和组织细胞。Munro 微脓肿和 Kogoj 微脓肿是活动期皮损具有诊断意义的特征。

四、诊断与鉴别诊断

1. 诊断。尚无定义或普遍接受的诊断标准，基于临床特征，根据临床表现、皮损特点及好发部位、发病与季节的关系可作出诊断并进行分型。皮肤镜、皮肤 B 超、共聚焦显微镜等影像学检查具有辅助诊断价值，组织病理学特征对银屑病确诊具有重要的诊断价值。

2. 鉴别诊断。需与脂溢性皮炎、玫瑰糠疹、毛发红糠疹、扁平苔藓、副银屑病、慢性湿疹、汗疱性湿疹、头癣、甲癣、类风湿关节炎、剥脱性皮炎、急性泛发性发疹性脓疱病、二期梅毒疹等鉴别。

五、病情评估

在制定合理的治疗方案前，需评估患者的病情严重程度，包括受累部位、范围、皮损严重程度及对生活质量的影响等各方面。

1. 体表面积（BSA）。衡量皮损面积在体表面积所占百分比的指标。以患者五指并拢时的一个手掌面积占体表面积为 1%，即占 BSA 的 1%。

2. 医生整体评估（PGA）。通过银屑病浸润、肥厚、红斑和鳞屑指标进行评估疾病的严重程度，在临床试验中使用的量表各有不同。

3. 银屑病皮损面积和严重程度（PASI）。将人体分为头部、躯干、上肢、下肢四部分，然后对红斑、浸润、脱屑的程度和面积进行加权评分，PASI 积分范围为 0 ～ 72 分，常在临床试验中用于检验药物的临床疗效。

4. 皮肤病生活质量指数（DLQI）。使用自填式问卷来评估疾病对患者生活质量的影响程度，得分范围为 0 ～ 30 分。

5. 全身健康状况。包括全身体格检查和实验室检查，了解合并的疾病和危险因素。

《中国银屑病诊疗指南（2018 版）》对银屑病严重程度的分类如下：轻度为 BSA ＜ 3%，或 PASI ＜ 3，或 DLQI ＜ 6，疾病对患者生活质量无影响，基本无需治疗。中度为 BSA 3% ～ ＜ 10%，或 PASI 3 ～ ＜ 10，或 DLQI 6 ～ ＜ 10，疾病影响患者的生活，患者期望通过治疗改善生活质量。重度为 BSA ≥ 10%，或 PASI ≥ 10，或 DLQI ≥ 10，疾病极大地影响患者生活质量，患者宁愿接受会影响身体健康的不良反应也要缓解或治疗疾病。对累及特殊部位如面部、手足、指（趾）甲、生殖器，以及关节病变者，即使 PASI 评分较低，但对患者生活、心理影响大，也归入重度范围。

六、临床处理

银屑病病因未明，发病机制复杂，尚无治愈的疗法，只能达到近期疗效，不能防止复发，因此治疗的目的是控制及稳定病情，减缓病情进程，减轻临床症状和体征，尽量避免诱发或加重因素，尽量减少治疗所导致的近期和远期副作用，控制相关共病，提高生活质量。治疗原则包括：规范，用皮肤科学界公认的药物和方法，而非道听途说的"偏方"；安全，所有的治疗方法均应建立在以患者安全的基础之上，避免因急功近利造成严重不良反应而损害患者；个体化，应依据患者病情、既往治疗及反应、当前个体素质、经济状况等个体因素，制定合理适用、效益最大化的治疗方案。可采用的治疗方案包括序贯疗法、联合疗法、交替疗法。不同类型、不同部位银屑病的诊疗路径参见诊疗指南。总之，轻度患者基本无需治疗或以外用药局部治疗为主，中重度患者可使用系统药物治疗，对传统系统药物治疗效果欠佳的患者可适当选择靶向生物制剂治疗。

1. 外用药局部治疗。外用药物局部治疗是绝大多数的银屑病患者的首选治疗方法，单独使用主要适用于轻度局限性银屑病。中重度银屑病在外用药局部治疗基础上给予物理治疗和系统药物治疗。使用外用药时，需要注意按年龄、部位、皮疹类型、严重程度及分期进行选择。如进展期宜选择刺激性小的制剂，避免激惹导致疾病进展；静止期可选择作用较强的制剂。必要时使用复方制剂或联合、交替、序贯用药。

常用的外用药物有保湿润肤剂、糖皮质激素、维生素 D_3 衍生物、外用复方制剂、维 A 酸类、钙调磷酸酶抑制剂、焦油制剂、角质促进剂、角质松解剂、抗人 IL-8 单克隆抗体乳膏、本维莫德乳膏等。

保湿润肤剂是外用药局部治疗的基础用药，可加强对皮肤屏障的保护。糖皮质激素疗效明显，但长期使用容易产生局部不良反应，尤其是大面积使用强效或超强效激素药膏时，且若突然停药可能使病情加重或诱发脓疱型、红皮病型银屑病。阴囊、面部、腋窝等部位的皮损及儿童患者应选用中低效不含氟的糖皮质激素。维生素 D_3 衍生物的作用持续时间相比糖皮质激素更长，与糖皮质激素联合、交替使用，可增加疗效，减少不良反应。钙调磷酸酶抑制剂可用于治疗面部和反向银屑病。本维莫德乳膏是我国自主研发的原创性新药，属非激素小分子化合物，2019 年正式批准用于治疗银屑病，临床研究表现其疗效明显、耐受性良好、不良反应小。

当单一药物局部治疗疗效不佳时，可采用局部联合用药。将不同作用机制的药物联合或者交替使用，不仅可获得协同疗效，还能降低副作用。常用联合治疗方案主要为糖皮质激素与其他药物联合，如维生素 D_3 衍生物、钙调磷酸酶抑制剂、维 A 酸类及水杨酸等，也可采用复方制剂如卡泊三醇倍他米松软膏、他扎罗丁倍他米松乳膏等。

2. 系统药物治疗。口服药物系统治疗适用于中重度寻常性银屑病、红皮病性银屑病、关节病性银屑病、泛发性脓疱性银屑病以及严重影响功能的手掌、足跖部位银屑病，面部、甲银屑病可按重度银屑病进行管理和治疗。常用药物有甲氨蝶呤、维 A 酸类、环孢素、吗替麦考酚酯等，广泛适用于各种类型银屑病。寻常性银屑病一般不主张系统使用糖皮质激素，因其可能发展演变为红皮病型或泛发性脓疱性银屑病，系统使用糖皮质激素主要适用于难以控制的红皮病型银屑病、其他药物无效或禁忌的泛发性脓疱性银屑病以及严重损害关节的急性多发性关节病性银屑病。硫唑嘌呤、来氟米特适用于治疗关节病性银屑病。对于儿童银屑病、急性点滴状银屑病，早期使用抗生素治疗具有一定的疗效；感染明显或泛发性脓疱性银屑病患者也应使用抗生素类药物。系统药物治疗应注意药物的禁忌证及不良反应，尤其是联合系统治疗时，应避免药物毒副作用的叠加，用药期间定期检测，出现不良反应应及时处理。

3. 生物制剂治疗。近几年来，生物制剂在银屑病的治疗中扮演着越来越重要的角色，在治疗重症、难治性及特殊类型银屑病方面发挥着积极而有效的作用。目前我国批准上市并已经在临床上用于银屑病治疗的生物制剂主要有肿瘤坏死因子 α（TNF-α）抑制剂（如依那西普、英夫利西单抗、阿达木单抗）、白细胞介素 12/23（IL-12/23）抑制剂（如乌司奴单抗）、白介素 23 抑制剂（如古塞奇尤单抗）、白细胞介素 17A 抑制剂（如司库奇尤单抗、依奇珠单抗）。需要注意的是，在应用生物制剂治疗前，临床医师应结合患者的经济状况，权衡治疗的利弊，充分与患者进行沟通并取得其知情同意。具体参见《中国银屑病生物制剂治疗指南（2021 版）》。

4. 物理治疗。主要包括窄谱中波紫外线（NB-UVB）、长波紫外线（UVA）联合补骨脂素（PUVA）、308nm 准分子激光，NB-UVB 是寻常性银屑病的一线治疗方法，临床应用最为广泛，疗效优于宽谱中波紫外线（BB-UVB），与 PUVA 的早期阶段相同，缓解期不如 PUVA，但安全性优于 PUVA。若 NB-UVB 单一治疗而疗效欠佳，可联合局部外用或系统服用药物来增强疗效，缩短疗程，减少 NB-UVB 照射的累积量。

同时，推荐温泉浴、日光浴、海水浴和沙浴等洗浴疗法。

5. 中医中药治疗。可口服复方甘草酸苷片、复方青黛丸、消银颗粒、雷公藤多苷，以及火罐、针刺、穴位埋线、火针等中医非药物疗法。

6. 心理治疗。大多数银屑病患者的生活质量会受到一定程度的影响，心理因素在银屑病的诱发、发展及治疗过程中起着重要作用，与普通人群相比，银屑病患者更容易抑郁（高达 20%），并表现出自杀念头，甚至延伸到自杀行为。因此心理治疗是银屑病治疗中不可或缺的一部分。我们应从不同患者的性格特点出发，进行针对性的银屑病患教课堂，向全社会进行银屑病医学知识科普、宣传教育，引导患者正确认识银屑病，并在日常生活中正确预防银屑病的发生、发展及复发。

7. 皮肤护理。建议使用既有保湿、又有清洁作用的皮肤清洁剂，推荐沐浴，每天 1 次，每次 15 分钟左右，水温 35 ～ 37℃。干燥、鳞屑多可予淀粉浴，渗脓多且腥臭味较浓者可进行臭氧浴。

研究表明，银屑病皮损表面金黄色葡萄球菌、链球菌的检出频率显著高于对照组，丙酸杆菌的检出频率显著低于正常皮肤，马拉色菌被认为与头皮和面部寻常性银屑病的发病有关，白念珠菌在反向银屑病的皮损表面被频繁检出。尤其是金黄色葡萄球菌和化脓性链球菌在寻常性银屑病的诱导及发展中发挥作用，而溶血性链球菌的抗原也参与屑病发病过程。已证实皮肤微生态组成改变时，皮肤中肽聚糖、抗菌肽表达量异常，参与调控银屑病的发生发展。因此，银屑病患者可采用具有抑菌消炎、具有维护皮肤微生态平衡的中药洗剂。

沐浴擦干后应立即涂抹足够量的保湿润肤剂，这是治疗护理中十分重要的一环。

（李建民　杨猛）

第三节　副银屑病

副银屑病（parapsoriasis），又称类银屑病，是一组在临床上表现为红斑、丘疹、浸润的慢性鳞屑性皮肤病。可分为四种类型，各个类型均有不同的皮损表现及形态学表现。

一、病因与发病机制

病因尚不明确，认为可能与细菌、病毒、药物等引起的机体免疫反应及超敏反应有关。

二、临床表现

根据副银屑病的临床表现，可分为点滴型副银屑病、痘疮样型副银屑病、苔藓样型副银屑病、斑块型副银屑病。

1. 点滴型副银屑病（parapsoriasis guttata）。好发人群为儿童及青年。典型表现为皮损初起为鲜红色针头至黄豆大小的浸润性丘疹或斑丘疹，其表面覆盖细小薄鳞屑，刮去鳞屑后表面无出血点。皮损常分布于躯干、四肢等部位的屈侧，少见于头面部、掌跖部及黏膜等处。部分皮损经数周至数月后，遗留暂时性色素减褪斑，可同时见新旧皮损。病程较缓慢，通常约半年可愈合，亦有经数年不愈者，一般身体健康状况不受影响。

2. 痘疮样型副银屑病（parapsoriasis varioliformis）。好发人群为青少年。典型表现为发病急，多发于四肢、躯干及臀部屈侧，较少累及头部、面部、掌跖及黏膜。皮损为淡红色或棕红色针头至黄豆大小的圆形丘疹、斑丘疹或脓疱，有时可泛发于全身各处，部分可出现较深的水痘样水疱，病情重的疱内可有坏死、出血、结痂，以至于形成深部组织坏死性溃疡。皮损消退后遗留轻度色素沉着或色素减褪瘢痕，亦可遗留萎缩性瘢痕。皮疹4周左右逐渐消退，但新疹可不断出现，故病程为数月至数年不等，偶可伴有咽痛、发热、乏力、关节痛及淋巴结肿大等不适症状。

3. 苔藓样型副银屑病（lichenoides parapsoriasis）。好发人群为此型的少见。典型表现在临床上十分少见。好发于两侧颈部、躯干、四肢及乳房等部位，罕见于颜面、掌跖及黏膜处。部分发生于手足者表现为胼胝样。皮损表现为斑疹或类似扁平苔藓的粟粒至米粒大小的扁平小丘疹，色呈红色至棕红色，其表面覆有较薄的细小白色鳞屑，聚合形成网状斑片，随后皮损萎缩，出现色素沉着、皮肤萎缩等皮肤异色病表现。病程进展极为缓慢，可常年保持皮疹原状。如突然出现剧烈瘙痒不适，预示着可能向蕈样肉芽肿发展。

4. 斑块型副银屑病（small plaque parapsoriasis）。好发人群为此型的少见。典型表现为皮损好发于躯干及四肢，沿皮肤张力线呈对称性分布。小斑块皮损为粉红色至淡黄色、圆形或长条形散在斑片或薄斑块，大斑块皮损呈浅红或暗紫红色，数目、大小不定，有轻度浸润，表面覆少许鳞屑，部分有皮肤异色症的表现，可发展为蕈样肉芽肿。

三、组织病理

点滴型副银屑病可有局灶性角化不全，基底细胞液化变性，真皮浅层界面淋巴细胞及组织细胞浸润。痘疮样型副银屑病表现为表皮角化不全，表皮内见散在坏死角质形成细胞，真皮内淋巴细胞呈楔形浸润。苔藓样型副银屑病表现为类似扁平苔藓，均有角化过度、棘层及颗粒层肥厚、真皮上部淋巴细胞呈带状浸润等表现，但苔藓样型副银屑病伴有角化不全。斑块型副银屑病显示为真皮乳头层血管周围淋巴细胞浸润，以CD4+T淋巴细胞为主，分布稀疏，棘层轻度肥厚。

四、诊断与鉴别诊断

（一）诊断

主要根据典型临床表现进行分型，组织病理学表现有重要价值。

（二）鉴别诊断

1. 点滴型副银屑病需与以下疾病鉴别：

（1）点滴状银屑病：皮损表面为云母状厚鳞屑，刮除鳞屑后出现点状出血，起病急，常伴有咽峡炎或扁桃体炎。

（2）玫瑰糠疹：皮损长轴与皮纹方向一致，好发于躯干及四肢近心端，伴有不同程度瘙痒，病程较短，不易复发。

2.痘疮样型副银屑病需与以下疾病鉴别：

（1）水痘：为病毒感染引起，主要根据水痘发病年龄、典型临床表现鉴别。

（2）淋巴瘤样丘疹病：根据组织病理中见异形细胞可作出诊断。

3.苔藓样型副银屑病需与以下疾病鉴别：

（1）扁平苔藓：皮损为紫红色的多角形扁平状丘疹，鳞屑较少且难以祛除，有 Wickham 纹，伴有明显瘙痒，有特异组织病理改变。

（2）蕈样肉芽肿浸润期：早期难鉴别，但蕈样肉芽肿常表现为较大的斑块，浸润明显，常伴剧烈瘙痒，偶可伴有乏力及内脏损害。组织病理见蕈样肉芽肿细胞。

4.斑块型副银屑病需与以下疾病鉴别：

（1）脂溢性皮炎：好发于皮脂较多的区域，如头面部、胸部及背部，表面有小片糠状鳞屑，浸润程度轻、预后好。

（2）蕈样肉芽肿浸润期：主要通过组织病理学改变鉴别。

五、临床处理

（一）内用药

1.西药治疗。

（1）糖皮质激素。对于较重的痘疮样型副银屑病及超急性坏死溃疡性苔藓样糠疹可用，使用后短时间内迅速控制病情。

（2）免疫抑制剂。免疫抑制剂如甲氨蝶呤、环孢素等，适用于病情较重者，用药时间依病情而定，也可全身系统使用糖皮质激素联合环孢素或免疫球蛋白（IG）治疗。

（3）选择用药。①抗组胺类药物：用于瘙痒较重的病例。②抗生素：出血、坏死严重者或继发感染者可用，根据培养结果及药敏结果选用抗生素，用药时间依据病情而定。③针对糖皮质激素的辅助用药：如护胃、补充电解质等，根据辅助检查结果及患者病情状况选用。④可选用维生素 D_2、维生素 E、维生素 B 或维生素 C，异维 A 酸或维胺酯类药物等。

2.中药治疗。以辨血燥、辨血热、辨血淤、辨风热为主，用丹参、生石膏等清内外之热。有报道表明服用雷公藤片可取得较满意效果。

3.生物制剂。用于常规治疗无效的副银屑病。

（二）外用药

1.药物。根据皮损情况选用保湿润肤剂、焦油、钙调磷酸酯酶抑制剂、糖皮质激素制剂或维 A 酸软膏等，有皮肤感染者可用抗生素类软膏。氮芥适用于有浸润性斑块的副银屑病。

2.物理治疗。UVB、PUVA 或窄谱 UVB 治疗有效，日晒亦有效。慢性苔藓样糠疹泡硫磺浴有一定成效。

（李建民　杨猛）

第四节　扁平苔藓

扁平苔藓（lichen planus，LP）是一种慢性炎症性疾病，发生于皮肤、黏膜、毛囊及指（趾）甲。病变多为瘙痒性多角形扁平丘疹，皮疹紫红色。老人和儿童较少患此病。发病与季节和环境等因素有关。

一、病因与发病机制

病因与发病机制尚不明确，通常与自身免疫、感染因素、精神神经因素、遗传学因素、药物因素、慢性病变、新陈代谢和内分泌等有关。

二、临床表现

扁平苔藓按症状的不同，可分为多种类型或亚型，既有其共同特色，也有其自身的特点。

皮损主要分布在手腕和前臂的屈曲、侧背、颈部和骶尾部、外生殖器。扁平苔藓的特征是紫红色多边形扁平丘疹，表面有蜡样光泽和白色网状条纹（Wickham纹），皮损开始呈粉红色，针头大小，然后逐渐扩大至绿豆大小或更大。皮损逐渐变为紫红色或紫蓝色，也可为深红色或红棕色。抓伤或外伤部位可发生同形反应。同一患者的皮损往往大小相同，但有时会同时出现不同大小的皮损。自觉症状通常表现为瘙痒。扁平苔藓可以发生于任何部位的皮肤黏膜，四肢的曲侧多于伸展侧，四肢多于躯干。一般极少累及指（趾）甲。皮肤损害常伴有口腔损害，表现为颊黏膜上的白色网状条纹，还可能出现糜烂、溃疡、大疱。

三、组织病理

组织病理学特点为表皮角化过度，颗粒层局灶性楔形增厚，棘层不规则肥大，锯齿状表皮突及基底细胞液化变性。真皮上部可见以淋巴细胞为主的炎症细胞呈带状浸润，这是诊断扁平苔藓的重要线索。黑素及嗜黑素细胞分布于真皮浅层。表皮内及真皮浅层散在胶样小体，有角质形成细胞坏死形成胶样小体，又称透明蛋白小体或嗜酸性小体。

有些类型的扁平苔藓，除上述病理改变外，也有其自身的特点。扁平苔藓的诊断要点为真皮浅以层淋巴细胞为主呈带状浸润。

皮肤CT：皮肤CT镜像提示基底细胞液化变性，如颗粒层增厚，真表皮交界处色素环消失，噬黑素颗粒沉积等。

皮肤镜检测：进展期可见白色网状条纹，点状或放射状排列的线状血管；消退期血管结构减少、消退，遗留蓝灰色点，伴有或不伴有白色网状条纹。

四、诊断与鉴别诊断

1.诊断。典型扁平苔藓的皮损有特征性，伴有瘙痒，结合组织病理学检查可作出诊断。

2.鉴别诊断。本病需与慢性皮肤红斑狼疮、扁平苔藓样皮炎、扁平苔藓样角化病、玫瑰糠疹、点滴状银屑病、急性苔藓样糠疹等鉴别。怀疑其他疾病的应进行皮肤活检后作出诊断。

五、临床处理

寻找及治疗慢性病灶，避免搔抓及热水烫洗，避免使用可能诱发本病的药物。首先应详细询问病史，系统查体，完善各项实验室检查，尽可能寻找病因或诱发因素，如感染（细菌、病毒）、药物、恶性肿瘤等。

1. 外用药物。

（1）糖皮质激素。宜选用中强效糖皮质激素软膏，如糠酸莫米松乳膏、丙酸氯倍他索或卤米松外涂，每天 1～2 次或使用保鲜膜封包。较肥厚皮损可行皮损内局封至皮损消退，曲安奈德或得宝松与利多卡因按 1∶1 混合，点状注射。

（2）钙调磷酸酶抑制剂。0.1% 他克莫司软膏可联合糖皮质激素制剂应用，序贯治疗或作为替代治疗药物。儿童局限性皮损可使用 0.03% 他克莫司软膏。

（3）维 A 酸制剂。阿维 A 软膏、异维 A 酸霜、他扎罗汀或阿达帕林凝胶外擦，每晚 1 次。与糖皮质激素联合应用效果好。

2. 内服药物。严重者可酌情选用以下药物。

（1）抗组胺药：可选择第二代抗组胺药物以减轻或控制瘙痒。

（2）阿维 A：阿维 A 每天 20～30mg，服用 2～3 个月。定期检测患者肝功能及血脂。

（3）糖皮质激素：严重病例及口腔黏膜或指（趾）甲损害严重者可予口服泼尼松。

（4）其他：免疫抑制剂。口腔黏膜损害者应保持口腔内清洁，应用环孢素 A 口腔漱口剂或 0.1% 他克莫司软膏。

3. 物理治疗。冷冻治疗口腔扁平苔藓；离子激光器照射、CO_2 激光、YAG 激光等激光治疗；窄谱紫外线、光化学疗法（PUVA）等。

（杨猛　黄榆秀）

第五节　线状苔藓

线状苔藓（lichen striatus）为一种以线状排列的苔藓样小丘疹为特征的皮肤病。

一、病因与发病机制

尚不清楚。有人认为与脊髓神经的功能障碍有关，或与患处的末梢神经受刺激有关，如对外来的刺激反应性增强引起；外伤受压可能为诱因；在兄弟姐妹中常有同时发生，且多见于春夏季，提示与病感染相关。

线状苔藓皮损处外移到表皮中的炎细胞是 CD8+T 淋巴细胞和朗格汉斯细胞，提示线状苔藓发病与细胞介导的免疫反应有关。

二、临床表现

主要发生在儿童，女略多于男。皮损常沿四肢或躯干发展，少数患者发生在面部，多为单侧性。发病初期皮损为针头大小或粟粒大小的苔藓样丘疹，呈多角形或圆形，顶部扁平，红色或灰白色，有光泽，有少许白色鳞屑，丘疹迅速增多呈连续或断续的线状排列，宽 0.2 ～ 3.0cm 不等。疾病发疹迅速，多数在几天或几周内可达到最高峰，少数患者伴甲损伤，表现为甲板条纹、纵嵴、开裂及甲营养不良等。损害通常表现为单侧性发疹，双侧偶尔发现。本病一般没有自觉症状，偶有瘙痒。病程不定，持续时间 4 周至 4 年不等，通常在 1 年内消失。愈后皮肤可恢复至正常或留有暂时色素沉着或减褪斑，个别患者可复发。

三、组织病理

真皮浅层血管周围有致密的淋巴细胞和组织细胞浸润，偶见浆细胞，表面细胞内和组织间水肿，伴有不同程度的角化不全，通常无棘层肥厚，陈旧性损害较易发现苔藓样改变；有些患者可见到角化不良细胞，类似毛囊角化病的圆体细胞，但体积较小。

四、诊断与鉴别诊断

根据皮损特点、突然出现线状皮疹及组织病理改变可作出诊断。本病需与以下疾病鉴别：

1. 线状扁平苔藓：皮损为多角形紫红色扁平丘疹，有白色网状条纹，病理变化有特征性。

2. 带状银屑病：基本皮损为附有银白色云母状鳞屑的红色斑丘疹及 Auspitz 征阳性，组织病理有特征性。

3. 慢性单纯性苔藓：有典型皮肤苔藓样变，瘙痒剧烈，持续时间较长。

4. 单侧性疣状痣：多在出生时已经存在，有角质性疣状突起，无自愈倾向；组织病理倾向于银屑病样型，而线状苔藓倾向于苔藓样型变化。

五、临床处理

因疾病具有可自愈性，如患者无自觉症状，可不治疗。局部外用糖皮质激素软膏或紫外线照射对瘙痒或皮损消退有一定的疗效。甲损害可用糖皮质激素霜剂封包治疗有效；口服维生素 B_2 也有一定效果。

（潘延斌　唐平）

第六节　毛发红糠疹

毛发红糠疹（pityriasis rubra pilaris），又称毛发糠疹（pityriasis pilaris），是一种慢性、鳞屑性、角化性、炎症性皮肤病，以黄红色鳞屑性斑片和毛囊角化性丘疹为特征。

一、病因与发病机制

病因尚不明确。毛发红糠疹有遗传性和获得性两种类型，遗传性常在儿童期发病，为常染色体显性遗传；获得性可在任何年龄发病，常出现于成人时期。有人认为甲状腺功能低下或肾上腺－脑垂体系功能发生障碍影响维生素 A 代谢，从而促发毛发红糠疹。此外，毛发红糠疹可在特异性自身免疫性疾病、恶性肿瘤及 HIV 感染等的患者中发生，故毛发红糠疹的发生可能存在免疫机制。其他如内分泌功能异常、神经功能失调、肝功能障碍、手术、感染及各种化学物质刺激也可能为毛发红糠疹的诱因。

二、临床表现

好发于两肘及双膝伸侧、髋部和坐骨结节处，也可播散全身。初起时，头皮上常先有灰白色糠秕样鳞屑，面部潮红，有干性细薄糠秕状鳞屑，类似干性脂溢性皮炎。之后开始出现特征性毛囊性丘疹，丘疹为粟粒大小，呈棕红色或正常肤色，顶端有一个尖锐角质小栓，中间常贯穿一根萎缩的毳毛或头发，往往折断成很小的黑点。这种特征性丘疹好发于四肢两侧、躯干、颈旁和臀部，特别在手指的第一和第二指节的背面最为清楚，具有诊断意义。丘疹逐渐增多并融合成片，呈鸡皮样外观，触摸时有刺手感觉，也可相互融合成黄红色或淡红色斑块，表面覆盖糠秕状鳞屑，类似银屑病或扁平苔藓，但其边缘仍可见孤立的毛囊角化性丘疹。大部分患者有掌跖角化过度，表现为鳞屑性红斑、干裂、角质增厚、色发黄。指（趾）甲呈暗灰色、粗糙、增厚、脆裂及形成纵嵴。病情严重时皮损泛发全身，可发展成脱屑性红皮病，此时大部分皮肤呈暗红色或橘黄色，伴糠秕样脱屑，其中有岛屿状正常皮肤，而典型的毛囊角化性丘疹则不明显。本病自觉症状有程度不等的瘙痒、干燥及灼热感，发展至红皮病时可出现全身症状，如畏寒、发热、全身倦怠等。病程各异，儿童患者起病慢，但病情顽固，可终身不愈，而成人患者多急性发病，进展快，易发展成红皮病，但多数患者最后可痊愈。

三、组织病理

毛发红糠疹的组织病理学变化因病程阶段和部位的不同而不同。表皮弥漫性角化过度和毛囊口角化过度，间有点状角化不全，有时在角质层水平方向及垂直方向都可见交替存在的角化过度和角化不全，颗粒层增厚，棘层肥厚，基底细胞液化变性；真皮上部毛细血管扩张，血管周围轻度非特异性慢性炎症细胞浸润。有报道有些患者可见局灶性棘层松解性角化不良。

四、诊断与鉴别诊断

根据特征性棕红色毛囊角化性丘疹、黄红色鳞屑性斑块、头皮脂溢性皮炎样表现和掌跖角化过度等特点，可作出诊断。本病需与以下疾病鉴别：

1. 银屑病：呈银白色鳞屑，剥去鳞屑后有薄膜现象及点状出血；有特征性的组织病理表现。

2. 扁平苔藓：皮损为多角形或多边形紫红色或暗红色扁平丘疹，表面可见白点或白色纹；组织病理学表现有特征性。

3. 脂溢性皮炎：早期不易与毛发红糠疹区别，但后期毛发红糠疹可出现毛囊角化性丘疹、掌跖角化。

五、临床处理

尚无特效疗法，除一般对症处理外，可酌情选用以下方法。

1. 内用药物疗法。维生素 A 成人 15 万～30 万 U/d，分 3 次口服，连续 2 个月无效则停用；如有效可继续服用 4～6 个月；儿童 10 万 U/d 也有效；长期服用注意不良反应。维生素 E 1400mg/d，分 2～3 次口服；异维 A 酸 0.5～2.0mg/（kg·d）或阿维 A 酯 0.5～1.0mg/（kg·d），阿维 A 酯治疗较异维 A 酸治疗临床表现消退稍快，儿童使用维 A 酸类药物，尤其是长期使用，要充分平衡获益与风险，特别是对儿童骨骼生长的影响。糖皮质激素主要用于继发红皮病者，也可与维 A 酸合用，要密切注意其不良反应。免疫抑制药常用于病情较重（特别是继发红皮病者）或其他治疗无效时，常用药物为甲氨蝶呤，常用方案：①第 1 天 5mg，第 2 天 2.5mg，如此交替用药数月；②分次口服，2.5～5.0mg 间隔 12h/ 次，每周 3 次；③每周 1 次 7.5～25.0mg 口服或每周 7.5～50.0mg 肌内注射。硫唑嘌呤 100～200mg/d 对少数患者有效，要密切注意药物的不良反应。

2. 局部药物疗法。常用润滑剂、2%～5% 水杨酸软膏、10% 尿素软膏、20% 鱼肝油软膏、0.025%～0.1% 维 A 酸软膏及卡泊三醇乳膏，此外糖皮质激素软膏或霜剂外用也有一定疗效。

3. 其他疗法。物理疗法如糠浴、淀粉浴或矿泉浴等都可应用。光化学疗法（PUVA）仅对少数患者有效。中医治疗以祛风利湿、活血通络、养血润肤为主。

（潘延斌 唐平）

第七节 单纯糠疹

单纯糠疹（pityriasis simplex），又名白色糠疹，俗称"桃花癣"，是一个或数个圆形或椭圆形钱币状大小的斑片，颜色较周围正常皮肤浅，呈苍白色，表面干燥，附有少量细碎灰白色鳞屑。

一、病因与发病机制

病因尚不明确，主流观点多倾向于单纯糠疹属于非特异性皮炎，以下因素均和单纯糠疹相关：受凉、日光照射、接触肥皂、缺乏维生素、肠道寄生虫感染、皮肤干燥等，以及患处过度清洗也可能是诱发因素。

二、临床表现

儿童和青少年的面部常见，青壮年也可发病，无性别差异。单纯糠疹多发于春季，夏初和冬季也可发作。皮损类型为色素减退性斑片，呈圆形或椭圆形，斑片大小不一，边界稍清楚，有少许细小鳞屑，有时融合成不规则形，基底炎症轻微。损害可自愈，遗留轻度色素减退，病程数月至 1 年，鳞屑消退后，白斑尚持续年余。单纯糠疹预后良好，皮损可自愈。

三、组织病理

无诊断价值，表现为棘层肥厚，轻度棘层水肿，中度角化过度，斑片状角化不全，黑色素减少。

四、诊断与鉴别诊断

根据好发于儿童和青少年，春季发病及皮损特点，可作出诊断。本病需与以下疾病鉴别：

1. 白癜风：好发于头发、脸部、躯干和四肢等部位，皮损呈大小不一、单个或多发的不规则纯白色斑块，白色斑块可慢慢扩大，数目增多。边界清楚，白斑内毛发也呈白色，表面光滑，无鳞屑或结痂，感觉和分泌功能都均正常。对日光照射比较敏感，稍晒即发红。

2. 花斑癣：真菌直接镜检呈阳性，皮损类似，好发于躯干部位。

五、临床处理

单纯糠疹可自愈，治疗目的为缩短病程，避免患处使用碱性肥皂等过度清洗，外用润肤霜。可不予治疗或仅对症治疗。糖皮质激素霜慎用。

六、预防

保持面部清洁，切勿用碱性过强的肥皂洗脸；适当使用护肤霜以防皮肤干燥；避免过度日光照射，外出时采取必要防晒措施，如遮阳伞和防晒霜；注意加强营养，适当补充维生素。

（潘延斌　唐平）

第八节　红皮病

红皮病（erythroderma），又名剥脱性皮炎（exfoliative dermatitis），是一种严重的炎症性皮肤病，表现为炎症性红斑，红斑面积损伤皮肤体表面积 90% 以上，伴随皮肤潮红、肿胀、脱屑、发热等全身症状，病因复杂，是由多种因素综合作用引起的一种综合征。可发生在任何年龄，一般多在 40 岁以后，男性多于女性，无种族差异。

一、病因与发病机制

红皮病病因复杂，常继发于银屑病、湿疹、大疱性皮肤病、接触性皮炎、泛发性扁平苔藓、毛发红糠疹、肿瘤等慢性疾病，以上慢性疾病后续处理不当或治疗不及时可演变成红皮病。药物也可引起红皮病，如解热镇痛类、中枢镇静类、水杨酸类药物、磺胺药、抗疟药、氯霉素和重金属等引起的药疹也可表现为红皮病。8% ～ 20% 患者继发于单核 - 吞噬细胞系统的恶性肿瘤，如蕈样肉芽肿、白血病、霍奇金病等，肿瘤可先发于皮肤病，亦可同时或其后发生。少数病因不明者称特发性红皮病。

二、临床表现

红皮病皮肤皮损以全身皮肤弥漫性潮红、浸润、肿胀、脱屑为特征，发病数周后可有毛发脱落，指（趾）甲混浊、增厚、凹陷、纵嵴症状等。相当一部分患者可伴有肝脾大，大部分患者伴有不同程度的淋巴结肿大；皮肤血管通透性改变和屏障作用丧失可出现水、电解质紊乱，严重可出现血流动力学改变并影响心血管系统；重症患者小肠绒毛萎缩影响食物吸收，加上肠内菌群失调可诱发脂肪痢；因皮肤广泛性病变和炎症反应基础代谢增高，蛋白质代谢紊乱导致低蛋白血症；皮肤调节体温功能也受到影响可出现低体温状态，引起寒战、发热与低体温交替出现。

根据其发病情况、程度、预后，临床上可分为急性期红皮病和慢性期红皮病。急性期皮肤潮红、肿胀、渗出，尤其腋窝、肘部、会阴等皱褶部位渗液更明显，鳞屑呈片状结痂。急性期黏膜常充血、肿胀、糜烂、溃疡，口腔黏膜最为常见。慢性期皮肤浸润增厚，鳞屑反复剥脱，鳞屑干燥呈细小糠状、片状、小叶状，手足掌面呈手套、袜子状脱落。多数病例有淋巴结肿大，以腋窝淋巴结、腹股沟淋巴结、颈部淋巴结最为常见。也可引起血尿、蛋白尿等，发生急性肾衰竭。总之，红皮病的变化，不仅发生在皮肤，严重可累及全身多个系统，损伤内脏，影响代谢，造成机体严重损伤。因此红皮病是全身性严重疾病。

三、组织病理

非特异性改变。表皮角化不全，颗粒层消失，棘层肥厚，细胞内和细胞间水肿，海绵形成，有时见表皮内微脓疡；真皮中上部水肿，血管扩张充血，血管周围有炎性细胞浸润，主要为淋巴细胞、组织细胞和嗜酸性粒细胞。红皮病在组织病理学上呈现非特异性改变，但有时候可出现某些原发疾病的特点，可发现原发疾病的线索，如银屑病引起的红皮病，真皮乳头水肿呈杵状，表皮内有嗜中性粒细胞微脓肿。落叶性天疱疮引起的红皮病，在表皮棘细胞层上部可发现棘刺松解现象，直接免疫荧光试验出现 IgG 细胞间网状沉积。这些病理改变，对红皮病的诊断有重要价值。

四、诊断

根据特征性的皮损可作出诊断。主要在于寻找病因，通过询问病史和反复仔细检查，对原因不明者要进行长期随访。

五、临床处理

1. 一般治疗。病因明确者要治疗原发疾病；药物过敏者要停用一切可疑药物，积极进行抗过敏治疗。同时加强支持疗法，如及时补充液体、蛋白质等营养成分，并给予多种维生素，维持水和电解质平衡；加强皮肤护理，床单、衣物用具及时消毒，避免出现感染等并发症。

2. 对症治疗。外用药以止痒、消炎、安抚为原则。避免应用刺激性药物，可用植物油、氧化锌油剂、糖皮质激素软膏及抗生素软膏等，还可进行药浴（如矿泉浴、淀粉浴）。

3. 全身治疗。糖皮质激素可口服［泼尼松 0.5 ～ 1.0mg/（kg·d），分 3 次口服］、静脉滴注（地塞米松 10mg/d）或冲击疗法（甲泼尼龙 1g/d 静脉注射）；免疫抑制药（如甲氨蝶呤、环孢素、阿达木单抗、英夫利西单抗）主要用于糖皮质激素治疗效果不显著或由银屑病等演变而来的红皮病。

4. 并发症治疗。继发感染是常见并发症，要仔细观察病情变化，发现感染迹象，及时进行相关检测，寻找感染源，积极控制感染。出现多个内脏受损，及时请专科会诊协助诊疗。

（潘延斌　唐平）

第九节　多形红斑

多形红斑（erythema multiforme），又称渗出性多形红斑，是一种以靶形或虹膜状红斑为典型皮疹的急性炎症性皮肤病。皮损多形常伴有黏膜损害，容易复发，重症型有严重黏膜、内脏损害。

一、病因与发病机制

病因不明，多形红斑目前被认为是抗原－抗体变态反应，病因复杂，临床上将病因不明的称为特发性多形红斑，病因明确的称症状性多形红斑。常见病因有：①感染，以单纯疱疹病毒、EB病毒及支原体为常见，细菌（溶血性链球菌、葡萄球菌属、沙门菌属、变形杆菌属、结核分枝杆菌等）、真菌（组织胞浆菌等）和原虫（疟原虫、阴道毛滴虫等）也可引起多形红斑；②药物，如疫苗、血清等；③其他因素如某些自身免疫疾病、内脏恶性肿瘤、日光照射、妊娠、月经等。轻症多与HLA-DQw密切相关，而重症则与药物代谢异常有关。

二、临床表现

本病春季好发，儿童和女性多见，女性多于男性，以中青年发病率最高。病程自限性，但常复发。前驱症状有头痛、发热、四肢倦怠、食欲缺乏、关节和肌肉酸痛、扁桃体发炎及呼吸道感染等症状。皮疹多形，有红斑、丘疹、风团、水疱、大疱和紫癜等。根据皮损形态不同及症状轻重程度，多形红斑可分为三种类型。

1.红斑－丘疹型。最常见，约占病例的80%，病情较轻，全身症状不重。好发于四肢远端及黏膜，口腔、眼等处黏膜较少受累。皮疹以红斑、丘疹为主，其特征性皮损为虹膜状或靶形圆形或椭圆形水肿性红斑，有时可互相融合；自觉微痒全身症状不重。2～4周后皮损逐渐消退，遗有色素沉着。本型容易复发。

2.水疱－大疱型。常由红斑－丘疹型发展而来，介于轻症和重症之间，常伴全身症状。以集簇或散在型水疱、大疱或血疱为主要皮损；常有黏膜损害，累及口、眼、鼻、外阴黏膜出现糜烂。渗出较为严重，皮损常发展为浆液性水疱、大疱或血疱，周围有暗红色晕。

3.重症型（Stevens-Johnson综合征）。发病前有前驱症状，本型发病急骤，全身症状重，突然发生高热、头痛，并出现水肿性红斑水疱、大疱、血疱和淤斑等皮损，广泛分布；黏膜损害广泛而严重，还可累及呼吸道黏膜出现大片糜烂或坏死，消化道出血；可伴有多系统损伤，也可继发感染引起败血症。若不及时抢救，短期可进入衰竭状态，死亡率5%～15%。

多形红斑除了以上临床型，还有以下特殊类型：一是持久性多形红斑，指红斑一种保持初发状态，发展缓慢，长久不变，病程长，常规治疗效果差。二是复发性多形红斑，皮疹反复发作，可持续多年，多数与单纯疱疹病毒感染有关。三是慢性口腔多形红斑，多形红斑局限于口腔及黏膜，常反复发作，常表现为不同程度红斑、糜烂和深在性出血性大疱。

三、实验室检查

重症病例白细胞计数增多，血沉增快，转氨酶轻度升高，电解质紊乱，肝肾功能异常。感染时糜烂面分泌物培养及血培养呈阳性。

四、组织病理

因临床类型不同而有所差异。基本病变为表皮角质形成细胞坏死，基底细胞液化变性，表皮下水疱形成；真皮上部血管扩张，红细胞外渗，水肿，血管周围淋巴细胞及少数嗜酸性粒细胞浸润。免疫荧光检测无特异。分真皮型、表皮型和混合型。①真皮型：真皮乳头显著水肿，可形成表皮下水疱，真皮上部血管扩张，内皮细胞肿胀，血管周围有淋巴细胞、组织细胞浸润，可见少量嗜酸性粒细胞和嗜中性粒细胞。②表皮型：表皮内个别角质形成细胞坏死，呈深红色，核固缩或消失，基底层液化变性，真表皮分离，可形成表皮下水疱。③混合型：多数病例为真表皮型混合存在，真表皮连接处有淋巴细胞浸润和基底细胞液化变性，形成界面皮炎，严重时形成表皮下水疱，表皮水肿，有海绵形成，有时见表皮内小水疱和细胞外移，有少数角质形成细胞坏死。真皮上部水肿，有红细胞外溢但无嗜中性粒细胞等血管炎改变。

五、诊断与鉴别诊断

根据典型临床表现，特别是虹膜状或靶形红斑可作出诊断。本病需与以下疾病鉴别：

1. 冻疮：多见于冬季，好发于四肢末端及耳廓、面颊，无虹膜样改变，痒感明显，遇热尤甚。

2. 玫瑰糠疹：长轴与皮纹一致的较多椭圆形红斑，好发于躯干部四肢近端，一般无黏膜损害。

3. 体癣：皮损呈环形，边缘部有丘疹、小水疱和鳞屑；真菌检查呈阳性。

4. 大疱性类天疱疮：呈张力性表皮下大疱，好发于老年人，黏膜较少累及；病理显示表皮下水疱，直接免疫荧光示基底膜带（BMZ）中 IgG 和 C3 呈线形沉积。

5. 疱疹样皮炎：水疱一般排列呈环状，剧痒，经过慢性，几乎没有黏膜损害；组织病理改变主要为表皮下水疱，疱内含有较多嗜酸性粒细胞，早期真皮乳头内有中性粒细胞性脓疡。

6. 二期梅毒疹：皮损为圆形或椭圆形，铜红色，孤立散在；梅毒血清学反应呈阳性。

7. 中毒性表皮坏死松解症：表现为表皮大片剥脱、萎缩、坏死，呈棕红色烫伤样外观，尼科利斯基征阳性，表皮剥脱后形成大片鲜红色糜烂面，有严重的内脏损害。有人认为中毒性表皮坏死松解症为多形红斑重症型中另一类型。

六、临床处理

应积极寻找病因，如果怀疑药物引起者应停用可疑药物。轻症患者多在数周内可自行痊愈，仅需对症处理；重症患者往往可危及生命，需积极治疗。

1. 外用药物治疗。原则为消炎、收敛、止痒及预防感染。无糜烂处可外用炉甘石洗剂或糖皮质激素霜，有渗出糜烂时可用3%硼酸溶液或生理盐水湿敷，局部破溃者可外用夫西地酸乳膏、莫匹罗星软膏等防止感染；加强口腔、眼部护理，防止眼睑粘连和失明。

2. 系统药物治疗。轻症患者口服抗组胺药。重症患者应尽早给予足量糖皮质激素，如泼尼松口服，或等效剂量的氢化可的松、地塞米松或甲泼尼龙静脉注射，病情控制后逐渐减量；同时给予支持疗法，维持水、电解质平衡，保证热量、蛋白质和维生素的需要；若明确合并感染如 HSV 感染，及时给予抗病毒治疗。经常复发的 HSV 相关性多形红斑患者，需至少给予 6 个月的抗病毒治疗。

（潘延斌　唐平）

第十节　离心性环状红斑

离心性环状红斑（erythema annulare centrifugum）为反复发作的慢性红斑性皮肤病。

一、病因与发病机制

病因不清，可能与感染、体内某些潜在性疾病、昆虫叮咬、细菌感染或某些药物（如抗疟药或青霉素）相关，极少数患者与内脏肿瘤有关。

二、临床表现

可发生于任何年龄，但以青壮年多见。好发于 3～10 月，夏季多见。好发于躯干、臀部和四肢。皮损开始为淡红色的扁平丘疹，然后离心性向外扩大，中央皮损消退，边缘稍隆起，形成环状或半环状，触摸似橡皮样硬度，一般没有痂或小水疱，但非典型患者可伴有毛细血管扩张、紫癜、鳞屑、小水疱等；可形成多环互相重叠呈地图状，环的直径可扩大至 6～8cm。无自觉症状或轻微瘙痒，部分患者可伴有关节痛、咽喉疼痛等。实验室检查可能有白细胞计数、抗"O"抗体、血沉等改变。可呈反复周期性发作，但最终自动缓慢消退，严重患者可维持几个月至几年。

三、组织病理

表皮轻度或中度海绵形成、病灶区角化不全；真皮中下部血管周围有边界清楚呈袖套状分布的炎症细胞浸润，主要为淋巴细胞，少数为单核细胞和嗜酸性粒细胞。

四、诊断与鉴别诊断

根据典型临床表现可作出诊断。本病需与以下疾病鉴别：

1. 环状肉芽肿：皮损为光滑、硬质、正常肤色、有淡红色或紫色的小丘疹，周围排列紧密形成环状或弓形，中心消退，常为单发；有典型组织病理学表现。

2. 体癣：红斑边缘部有丘疹、小水疱和脱屑，痒剧；真菌检查呈阳性。

3. 亚急性皮肤红斑狼疮：皮损为红色水肿性斑，逐渐向外扩大，呈环形或弧形，边缘隆起，内侧缘有细小鳞屑，可合并有关节痛、发热、光敏感、脱发和毛细血管扩张等；存在多种免疫学异常；皮肤组织病理有特征性表现。

五、临床处理

主要为祛除病因和对症治疗。但多数病因不明，目前主要为症状治疗，可服用维生素 C、抗组胺药物、糖皮质激素；局部可用炉甘石洗剂等安抚止痒药；可酌情进行紫外线局部照射。

（潘延斌　唐平）

第十一节　匐行性回状红斑

匐行性回状红斑为一种少见红斑症，1953 年甘默尔首先报道，又称甘默尔病（Gammel's disease）。红斑排列成水纹状、同心圆状、图案状不断外扩，形态特殊，波及躯干和四肢。好发于 40 岁后，男性多见。多数患者可合并有内脏恶性肿瘤，为一种副肿瘤性皮肤病。

一、病因与发病机制

病因不明，可能为内脏肿瘤的皮肤表现，是对并发肿瘤抗原的一种免疫反应。患者常合并内脏肿瘤，如乳腺癌、咽喉癌、卵巢癌等。其理论依据包括：①可形成与内源性皮肤抗原发生交叉反应的肿瘤抗原；②肿瘤产物提高皮肤对自身免疫反应的易感性；③肿瘤抗原与抗体形成免疫复合物后沉积于皮肤组织，引起皮肤损害。

二、临床表现

初起为小丘疹，离心性扩大成环状，环中央不断发生新皮疹形成向外扩展的同心环。多数同心环相互连接构成脑回状、水纹状、图案状等各种奇异形态。进展期，环状红斑发展较快，每天扩展超过 1cm，环边缘略隆起呈鲜红色或紫红色，内缘常附有鳞屑，环消退后留色素沉着。皮疹多好发于躯干、四肢，伴有不同程度瘙痒及内脏肿瘤。约 20% 的患者无恶性肿瘤，但合并其他疾病，包括红斑狼疮、CREST 综合征、肺结核、药疹、乳腺增生、银屑病、鱼鳞病、毛发红糠疹和掌跖角化症等。少数病例无任何并发症。匐行性回状红斑预后取决于合并肿瘤状态，多数病例恶性肿瘤去除后皮肤症状很快好转或消失。

三、组织病理

表现无特异改变。表皮灶性角化不全、细胞内水肿和轻度的海绵形成，真皮内血管周围有淋巴细胞袖套样浸润。直接免疫荧光显示基底膜带有补体 C3、C4 和 IgG 沉着。免疫电子显微镜检查免疫沉积物位于致密板下方。

四、临床处理

主要治疗并发的各种恶性肿瘤和其他疾病。其次对症治疗，可口服抗组胺药缓解红斑和瘙痒。

（刘慧）

第十二节　慢性迁移性红斑

慢性迁移性红斑（erythema chronicum migrans，ECM），又称游走性红斑（erythema migrans），是一种慢性单纯性红斑，为 Lyme 病的皮肤表现之一。Lyme 病为虫媒传播疾病，病原体为伯氏疏螺旋体（Borrelia burgdorferi），蜱为其传播媒介，由蜱叮咬传播于人，人是终宿主。

一、病因与发病机制

病因为伯氏疏螺旋体感染，其寄生于硬蜱或鹿的壁虱并进行传播，蜱为传播媒介。部分病例发病前有昆虫叮咬史。好发于春夏季节（85%）。螺旋体进入皮肤后，最初无任何临床症状，之后螺旋体在局部繁殖、扩散，产生炎症和免疫反应，皮肤开始出现迁移性红斑。

二、临床表现

ECM 可发生于蜱叮咬后 3 天，或出现在螺旋体感染后 7 ～ 14 天，也可延迟至一个月。皮疹初起在叮咬局部或邻近部位出现单发直径数毫米的圆形或椭圆形小红斑，亦可为风团或出血性皮损，缓慢离心扩大，经数周至数月后，红斑直径可达 50cm，皮损中央消退呈环状或呈靶样损害。正常肤色或淡紫色，环边缘较宽，稍隆起皮面，无鳞屑水疱。成人好发于躯干或四肢近端（股、腹股沟、臀、腋），儿童多见于头、颈部。偶有轻度瘙痒或烧灼感，皮损初发时可伴发热、乏力、头痛、肌痛、关节痛。病程持续数月至 1 年余。

三、组织病理

表皮变化不显著或表皮轻度角化过度，呈网篮状增厚，有轻度海绵形成。真皮乳头至真皮深部血管扩张，在血管和皮肤附属器周围有淋巴细胞、浆细胞、组织细胞浸润和成纤维细胞增生。

四、诊断与鉴别诊断

根据蜱叮咬部位发生红斑，数周后可缓慢离心扩大至直径达 50cm 以上的宽边圆环，皮损内可查到螺旋体，可作出诊断。本病需与以下疾病鉴别：

1. 风湿性环状红斑：红斑变化快，游走不定，数小时或 2 ～ 3 天内消失，反复发作，有风湿热等其他临床症状。

2. 离心性环状红斑：皮疹多发，进展较快，常合并其他皮肤病等。

3. 接触性皮炎：红斑发生于与致敏物接触部位，发展快，自觉灼热、瘙痒明显，停止接触后，症状很快缓解，过敏原斑贴试验呈阳性。

五、临床处理

四环素、青霉素等抗生素治疗有效。口服多西环素 100mg，每 12 小时 1 次，连用 14 ～ 21 天。注意 8 岁以下儿童及孕妇禁用。替代疗法，低于 8 岁儿童用阿莫西林（羟氨苄青霉素）每天 50mg/kg，成人口服 500mg，每天 3 次，疗程同上。对青霉素过敏或不能应用四环素类药物的患者，成人可口服头孢呋辛 500mg，每天 2 次，或红霉素 250mg，每天 4 次，疗程同上。早期播散性患者疗程通常需 1 个月。

（刘慧）

第十三节 新生儿毒性红斑

新生儿毒性红斑为新生儿一过性的良性、自限性、红斑性皮肤病，是新生儿常见疾病，占成熟分娩婴儿的 50%。皮疹表现有红斑、丘疹、脓疱，无自觉症状，短期内自行消失，预后良好。我国以男性多见，无种族差异。

一、病因与发病机制

病因不明，因在皮损内及外周血中嗜酸性粒细胞增多，因此很多学者提出以下理论：①变态反应，母体对牛奶或药物等抗原性物质的敏感性所致的变态反应，经胎盘或阴道分泌物转移给胎儿；②对寄生于毛囊内微生物的一种先天性免疫反应；③因母体淋巴细胞转移给胎儿，引起一种轻型急性自限性移植物抗宿主反应；④新生儿皮肤内基质黏度增加，外伤后引起嗜酸性粒细胞炎症反应；⑤肠道吸收物质的毒性作用；⑥病毒感染。

二、临床表现

皮疹多见于胸、背、臀部，少见于手、足。出生后数天内（多为 2～3 天，最长 2 周）发疹，有红斑、丘疹、风团和脓疱等四种形态。红斑为粟粒大小至雀卵大小的鲜红色椭圆形斑片，边界不清，呈散在分布，有时相互融合，数目可多至数百个，偶见麻疹样皮疹。丘疹多分布于红斑上。风团多见于红斑上，也可单独发生。脓疱较红斑、丘疹少见，粟粒大小，位于红斑中央，与毛囊一致或在毛囊周围，内容物为嗜酸性粒细胞，因此属于无菌性脓疱。患儿可有眼睑水肿，但一般情况良好。皮疹多于 1～3 天自行消退，最长不超过 10 天。

三、组织病理

红斑处可见真皮浅层轻度水肿，血管周围轻度炎症细胞浸润，主要为嗜酸性粒细胞、淋巴细胞，少数中性粒细胞。丘疹处真皮水肿显著，浸润细胞以嗜酸性粒细胞为主。表皮内棘层增厚，可见细胞外溢。脓疱位于表皮内或角质层下，疱内以嗜酸性粒细胞为主，有少量中性粒细胞。毛囊和汗腺周围可见明显的炎症反应。

四、诊断与鉴别诊断

患儿出生后 2～3 天发疹，皮疹为红斑、丘疹和无菌性脓疱，无全身症状，皮疹内和外周血中嗜酸性粒细胞增多，皮疹消退快，可作出诊断。本病需与以下疾病鉴别：

1.痱：为密集成片的红色小丘疹或晶形小丘疹，患儿有处于闷热环境，受热、出汗等情况，血中嗜酸性粒细胞不增多。

2. 新生儿脓疱病：以脓疱为主，疱液细菌培养呈阳性，可伴全身症状，抗生素治疗有效。

五、临床处理

本病为自限性，多能自行消退，无系统症状，一般不需治疗。

（刘慧）

第十四节　连圈状秕糠疹

连圈状秕糠疹（pityriasis circinata）是一种罕见的轻度角化性皮肤病，最早于 1906 年由日本学者远山报道此病，也叫远山病（toyama）。

一、病因与发病机制

病因尚不清楚。有人认为可能是真菌或分枝杆菌感染所致，但未被证实。因部分病例合并有肺结核、心脏病、肝硬化及肿瘤等慢性消耗性疾病，故认为本病的发生与营养障碍有关。部分家族性发病的病例可能与遗传因素相关，被视为鱼鳞病的一种亚型。有的患者是在经期、妊娠期发病或症状加重，分娩后症状减轻，故认为其病因与内分泌异常有关。

二、临床表现

皮损多见于腰部及腹部，其次为胸、背、上臂、臀部及腿部，而四肢远端、头面及颈部少见。对称分布，无自觉症状或轻度瘙痒。冬重夏轻。多见于 20 ～ 45 岁女性。

皮损为淡褐色或污褐色圆形或卵圆形斑片，大小不一，直径一般 2 ～ 5cm，大者可达 20cm。可融合成多圆形或花瓣状边界清楚的斑片。边缘平齐或略高出皮面，表面粗糙、干燥或有细小皱纹。部分皮疹可略有萎缩，上覆不易剥离、菲薄的糠秕状或鱼鳞状鳞屑，类似轻度蛇皮状鱼鳞病。皮疹数目不定，单个至数十个不等。

本病为慢性病程，数年或数十年后常自然消退或终生不愈，亦有治愈后再发者。

三、组织病理

表皮轻度角化过度，无角化不全，颗粒层减少或消失，棘层变薄，基底细胞的色素可增多。在色素失禁的区域可见表皮萎缩。真皮正常或血管周围有轻度淋巴细胞和组织细胞浸润。偶可见毛囊角栓。真菌染色为阴性。

四、诊断与鉴别诊断

根据圆形边缘分明的褐色斑片，覆着糠秕状或鱼鳞状鳞屑，无炎症表现等可作出诊断。本病需与以下疾病鉴别：

1. 鱼鳞病：常幼年起病，皮损分布对称，以四肢两侧明显。

2.花斑癣：皮损为不规则斑疹，主要分布于胸、背、上腹、上臂及腿部等，覆有菲薄鳞屑，真菌检查呈阳性。

3.固定性药疹：有用药史，皮疹初起时为紫红色水肿性斑，中央常起水疱，后逐渐形成圆形黑褐色斑片，经久不退。

五、临床处理

口服维生素 A 或阿维 A 对本病有一定疗效，也可外用 0.1% 维 A 酸软膏、20% 尿素霜、糖皮质激素类药膏、5% 水杨酸软膏、25% 鱼肝油软膏。紫外线照射可能有效。部分皮损可自愈。但需注意排查和治疗某些潜在疾病，如营养不良、感染或恶性肿瘤。

（刘慧）

第十五节　硬化萎缩性苔藓

硬化萎缩性苔藓（lichen sclerosus et atrophicus），又称白色苔藓、白点病、硬斑病性扁平苔藓，是一种病因未明的慢性炎症性皮肤黏膜疾病，皮损特征为边界清楚的瓷白色硬化性丘疹和斑块，晚期可形成白色萎缩斑。皮损可单独或同时发生于外生殖器和生殖器以外的皮肤。

一、病因与发病机制

病因尚不明确，可能与以下因素有关。

1.感染因素。可能与伯氏疏螺旋体感染，HPV 尤其是 HPV16 型感染，以及抗酸杆菌感染有关。

2.自身免疫因素。可合并自身免疫性疾病（如 SLE、白癜风、斑秃、糖尿病、甲状腺疾病和恶性贫血等）。本病可能与淋巴细胞介导的细胞免疫应答及体液免疫反应有关。

3.内分泌因素。雄激素代谢或其受体异常可能是致病因素之一，但用激素替代治疗的效果有限。

4.遗传因素。可见于家族性发病，以母女多见，但未见父子同患病。

5.代谢障碍。胶原合成异常、氧化应激可能与本病的发生有关。

6.其他。本病可继发于多种物理及病理性刺激或外伤因素。

二、临床表现

本病可发生于男女任何年龄，以女性多见。皮损最常发于外阴部、肛门等生殖器部位；其次可见于躯干上部、颈项、臀部、大腿两侧、脐周、手腕屈侧、胫前和眼周等。罕见于掌趾部、头皮和面部。偶有广泛性发疹者。原发性损害为瓷白色或象牙白色群集性的丘疹和斑块，表面有均匀分布的小黑头粉刺样毛囊角质栓，周围绕以紫红色晕。皮损初为边界清楚、粟粒大小或更大的扁平丘疹，呈多角形、圆形或不规则形，有光泽，紧密排列而不融合，部分皮损触之较硬，中央稍凹陷。后期丘疹可扩大融合成边界清楚的白色硬化性斑块，表面呈羊皮纸样萎缩，毛囊口和汗孔扩张时可见小角质栓。部分白斑中央可见张力性水疱、大疱、血疱。晚期皮损表面呈光滑略微凹陷的色素减退皱缩斑，角质栓消失。部分皮损可自行消失不留痕迹。大疱性皮损消退后可形成较多粟丘疹。少数患者可见毛细血管扩张、淤斑、皲裂、糜烂、溃疡及肥厚性增生。本病通常无症状或可有轻度瘙痒。此外，尚可见瘢痕性秃发、复视、同形反应（Koebner现象），偶与局限性硬皮病并发。

女阴硬化萎缩性苔藓常见于45～60岁，好发于大小阴唇、阴蒂和会阴部，可延伸至腹股沟及股内侧，通常不累及阴道、宫颈和生殖器黏膜。皮损表现为边界清楚的瓷白色丘疹和斑块，常伴有淤斑区，毛囊口明显，表面角化过度，见毛细血管扩张，周围有淡红色光亮质硬的水肿区。会阴部及肛周皮损为象牙色萎缩性的丘疹及斑块，有浸渍、擦烂、皲裂。部分患者白色萎缩斑可构成特殊的"8"字形、锁孔状形或哑铃形外观，皮肤可完全萎缩，阴道口变窄。常因疼痛引发排尿困难，尿道和阴道漏液。

男性硬化性萎缩性苔藓又称闭塞性干燥性龟头炎，常见于15～50岁，包茎或龟头炎而未进行包皮环切术者或在包皮环切术后。主要发生于包皮内侧、龟头、尿道口和冠状沟，偶可累及阴茎、阴囊和生殖器以外皮肤。严重者包皮末端常形成弹性差的环状硬化带，包皮口绷紧缩小，包皮可纵形皲裂或粘连，影响伸缩功能，导致获得性包茎、慢性复发性包皮龟头炎及阴茎勃起疼痛。累及包皮系带时出现硬化萎缩、脆性增加、易出血、糜烂或溃疡。累及尿道口周围产生瘢痕，导致尿道口狭窄，引起排尿困难、尿流不畅、性交困难和灼痛。

本病还可累及黏膜，形成呈网状外观的白色斑块或表浅性溃疡。生殖器肛门皮损可并发恶性肿瘤，如鳞状细胞癌、疣状癌、基底细胞癌和恶性黑色素瘤。

三、组织病理

早期病理变化为界面性皮炎。角化过度伴毛囊角栓，棘层萎缩，基底细胞水肿、液化变性，表皮突通常完全消失。真皮浅层胶原纤维水肿、均质化，弹性纤维稀少，毛细血管和淋巴管扩张。真皮中部慢性炎症细胞浸润，呈带状浸润，以淋巴细胞为主，少许组织细胞，在水肿严重的区域可形成表皮下水疱。

四、诊断与鉴别诊断

1. 诊断。根据典型皮损为瓷白色丘疹、斑块及萎缩性斑片、黑头粉刺样角栓和中央轻度凹陷的特点，结合好发部位及病理变化等特点，可作出诊断。

2. 鉴别诊断。本病需与萎缩性扁平苔藓、硬斑病、斑状萎缩、白癜风等鉴别。若本病发生于外生殖器肛门部位时，需与Bowen病、乳房外Paget病、外阴黏膜白斑病、浆细胞性龟头炎、瘢痕性类天疱疮及慢性单纯性苔藓等鉴别。

五、临床处理

部分儿童和年轻女性病例可以自然消退。治疗原则为对症处理，缓解症状（尤其是皮损的瘙痒和不适），减少局部刺激，预防感染及局部皮肤发生解剖学改变及恶变。

1. 系统药物治疗选用维A酸类药。阿维A酯0.6～1.0mg/（kg·d），分3次，疗程3个月；阿维A20～30mg/d，服16周；维胺酯25mg，3次/d，或用异维A酸10mg，2次/d，均服1个月，视病情调整药量和方案，一般疗程为3个月。司坦唑醇2mg，3次/d，共3个月，可用于治疗闭塞性干燥性龟头炎。对氨基苯甲酸钾 4～24g/d，分次口服，连服 6～8 个月。雷公藤多苷对大疱和血疱减退有效。还可用维生素 E、维生素 A、维生素 C、维生素 K 及氯喹、己烯雌酚、柳氮磺吡啶等治疗。可酌情口服润肠剂通便，并用阿米替林止痛。

2. 外用药物治疗。

（1）糖皮质激素制剂。是治疗本病的首选药物，一线治疗药物方案包括 0.05% 丙酸氯倍他索或 0.1% 糠酸莫米松外涂或封包，皮损改善后可逐渐减量，或改用低效糖皮质激素。初始时每天 1 次，4 周后改为隔天 1 次，再用 4 周后减为每周 2 次，夜间用药。也可用糖皮质激素皮损内注射疗法，每 1～2 周 1 次，4～6 次为 1 个疗程。

（2）免疫抑制剂。可外用钙调磷酸酶抑制剂，如 1% 匹美克莫司（pimecrolimus）霜或 0.1% 他克莫司软膏，1～2 次/d，2～3 个月后可使症状和体征缓解或消失，不引起皮肤萎缩。

（3）性激素制剂。其疗效不如糖皮质激素。2% 丙酸睾酮软膏，2 次/d，6 个月症状缓解后逐渐减量。儿童慎用，对育龄妇女疗效差，过度应用可致阴蒂肥大、性欲增加及男性化。孕酮软膏对女阴瘙痒疗效好。己烯雌酚软膏可止痒。

（4）其他。维生素 A 软膏、焦油制剂及维 A 酸软膏等（肛门生殖器部的药物浓度宜低，以免刺激反应）有一定疗效。

3. 物理治疗。液氮冷冻治疗能迅速缓解瘙痒等症状。光动力疗法对女阴皮损有一定疗效。低剂量 UVA 光疗可治疗生殖器外硬化萎缩性苔藓，每周 4 次，剂量为每次 20J/cm^2，连续 10 周。PUVA 治疗可能有效。

4. 手术治疗。用于其他疗法难以改善的病例。如男性包茎可做包皮环切术。尿道狭窄可做尿道扩张术或尿道重建术。阴道口狭窄可做会阴部再造术。反复发作的阴唇阴蒂粘连可做会阴松解术，阴蒂粘连性囊肿可做粘连囊肿切开术。成人女性外阴皮损恶变及有炎症性后遗症可考虑手术。

（刘慧）

第十六节　光泽苔藓

光泽苔藓（lichen nitidus）是一种原因不明的以具有特殊光泽的微小丘疹为特征的少见的慢性炎症性皮肤病。多见于儿童和青少年。

一、病因与发病机制

病因尚不清楚，可能是扁平苔藓的一个亚型，或者是一种由过敏原引发细胞介导的免疫反应。可能与结核有关，但在皮损内未找到结核分枝杆菌，抗结核治疗无效。部分学者认为本病可能为反应性网状组织细胞增生症的表现之一。

二、临床表现

略多见于幼年及青年男性。好发于阴茎、龟头、下腹部、大腿内侧、胸部、肩胛部、前臂、踝腕关节、足和手部，阴囊及阴唇也可发疹，也可播散全身。皮损多为大小均匀一致的针头至粟米大小的圆形或多角形、半球状顶部扁平的发亮丘疹，呈正常肤色、淡白色、银白色、粉红色或淡黄色，坚实有光泽，孤立散在不融合，覆有少量细小的白色鳞屑。有时可见微小丘疹同形反应而呈线状排列，即Koebner现象。少数病例的丘疹中央可见点状、脐状凹陷，个别病例口腔颊黏膜和硬腭可见灰白色扁平小丘疹。累及掌跖时可见多发细小的角化过度性丘疹，融合成弥漫性角化过度性斑块，粗糙增厚及皲裂。甲常受累，表现为点状凹凸不平，断裂、纵嵴和纵纹增多等。

光性光泽苔藓是一种变异型，损害局限于手背、臂桡侧和颈项部等暴露部位。常好发于夏季，可能与夏季光化性苔藓样疹是同一种疾病，或与光线性扁平苔藓有一定程度重叠。

其他类型的还包括少见的角皮病型、出血型、紫癜型、水疱型及小棘状毛囊性型、穿通型光泽苔藓等。

光泽苔藓一般无自觉症状，偶有瘙痒。病程慢性，皮损可在数周内自行消退，也可持续数年自然消失，但可再复发。愈后不留色素异常或瘢痕。

三、组织病理

每个丘疹损害处可见真皮乳头变宽、真皮乳头部呈局限性球状致密浸润，浸润细胞主要是淋巴细胞及组织细胞，有时可见上皮样细胞、成纤维细胞，偶见多核巨细胞，呈肉芽肿性改变或结核样结构，但未见干酪样坏死。浸润灶两侧表皮突延伸并内弯，环抱浸润细胞而呈抱球状，浸润灶毛细血管扩张，上方表皮萎缩，角化不全，基底细胞液化变性，表皮下或有空隙。在紫癜型损害中，除红细胞外渗，还可见血管增多、血管壁增厚及玻璃样变。

四、诊断与鉴别诊断

1. 诊断。根据皮损特点、好发部位以及组织病理表现可作出诊断。

2. 鉴别诊断。光泽苔藓需与扁平苔藓、瘰疬性苔藓、阴茎珍珠样丘疹、毛发苔藓、扁平疣、小棘苔藓、苔藓样淀粉样变性等鉴别。

五、临床处理

光泽苔藓病程有自限性，若无自觉症状，常不需治疗。若病程持久，瘙痒严重，局部可使用强效或超强效的含氟糖皮质激素制剂。泛发且严重的病例可同时口服抗组胺药和维A酸类药物。PUVA、UVA、UVB光疗有效。

（刘慧）

第十章 大疱性皮肤病及无菌性脓疱病

大疱性皮肤病是一组以水疱、大疱为基本损害的发生在皮肤黏膜的疾病，分为自身免疫性大疱性皮肤病、遗传性大疱性皮肤病及其他类型大疱性皮肤病。

自身免疫性大疱性皮肤病是由于机体产生自身抗体，同自身抗原结合，引起炎性反应，破坏细胞间连接和黏附作用，引起液体积聚于表皮内，导致水疱、大疱形成。此类疾病常见的有天疱疮、大疱性类天疱疮、妊娠疱疹、疱疹样皮炎、线状 IgA 大疱性皮病、获得性大疱性表皮松解症等。

遗传性大疱性皮肤病是由于机体产生基因突变或染色体改变，或为染色体遗传疾病，导致与细胞连接和黏附相关的物质发生合成障碍或结构缺陷，最终导致功能障碍，从而产生大疱、水疱，包括大疱性表皮松解症和家族性良性慢性天疱疮等。

其他类型大疱性皮肤病可以由于药物、物理损伤、过敏反应、感染、营养物质缺乏等直接损伤或间接导致细胞连接和黏附相关物质发生合成障碍或结构缺陷，产生水疱、大疱，此类较常见的是大疱性表皮松解型药疹、急性接触性皮炎、多形红斑等。由此可见，大疱性皮肤病是一组很复杂的疾病，需要仔细甄别，大疱性皮肤病诊断路径如下（见图 2-10-1）：

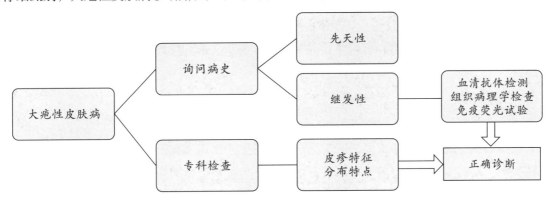

图 2-10-1　大疱性皮肤病诊断路径

（林有坤）

第一节　天疱疮

天疱疮（pemphigus）是一组累及皮肤和黏膜，以松弛易破的水疱、大疱为主要特征的自身免疫性大疱性皮肤病。由于角质形成细胞间黏附结构破坏，组织病理学上主要表现为棘层松解所致的表皮内水疱。

一、病因与发病机制

病因未明，可能与环境、感染等有关，部分特殊类型天疱疮的病因可能与药物或肿瘤有关。目前认为天疱疮是一种自身免疫反应引起的疾病，致病性抗体主要是抗桥粒糖蛋白成分的 IgG，少数为 IgA。

二、临床表现

1. 寻常型天疱疮。最常见而又最严重的类型，约占所有天疱疮的 70%。

（1）好发人群：多发于中年群体，很少累及儿童。

（2）典型表现：皮损为外观正常的皮肤或者红斑基础上发生水疱或者大疱，疱液清亮，疱壁较薄，尼科利斯基征阳性，易破溃形成糜烂面。好发于口腔、胸、背、头颈部，鼻、眼结膜、生殖器、肛门、尿道等部位，皮肤、黏膜均可受累，60% 患者初发症状为口腔黏膜水疱和糜烂，4～6 个月后才出现皮肤损坏。

2. 增殖型天疱疮。寻常型的良性型。

（1）好发人群：临床少见，发病年龄多偏小。

（2）典型表现：轻型原发损害为小脓疱，水疱不明显，疱破后在糜烂面上形成增殖性损害，临床表现类似于增殖型皮炎，病情轻，经过缓慢，预后好。重型原发损害如同寻常型天疱疮，初起为松弛性水疱，水疱破后有较多浆液性脓性分泌物，之后糜烂面逐渐增生，形成乳头瘤样斑块，皱褶部位的损害尤为明显，且易继发细菌感染，有臭味；黏膜损害多见，可发生在皮损之前或之后，常在口腔、鼻腔、外阴、肛门等处发生水疱，易破溃形成溃疡。好发于头面、鼻唇沟、乳房下、脐窝、腋下、腹股沟等部位。

3. 落叶型天疱疮。

（1）好发人群：多累及中老年群体。

（2）典型表现：皮损好发于头面、躯干，水疱常发生于红斑基础上，疱壁更薄，尼科利斯基征阳性，极易破裂，渗出少，在糜烂面上可形成黄褐色油腻性疏松的鳞屑和落叶状薄痂，痂下湿润，有腥臭味。非典型的皮损则水疱不明显，表现为局部皮肤肿胀、充血，表皮浅层剥离，有少量渗出糜烂，形成叶片状屑痂，类似剥脱性皮炎皮损；初发于头面、躯干，逐渐发展，遍及全身，黏膜受累少见，即使黏膜受累亦不严重。

4. 红斑型天疱疮。亦称 Sener-usher 综合征、脂溢性天疱疮，是落叶型的良性型。典型表现为早期皮损类似于红斑狼疮的蝶形红斑，之后出现散在、大小不等的浅表性水疱，尼科利斯基征阳性，极易破裂，在糜烂面上常结成黄痂或脂状鳞屑，类似脂溢性皮炎。日晒后可加重，除轻微瘙痒外，一般无全身症状。病程长，水疱此起彼伏，有时可发展成落叶型天疱疮。好发于头面、胸背上部，下肢和黏膜很少累及。

5. 疱疹样天疱疮。

（1）好发人群：多见于中老年群体，青年群体亦有发病，女性较多。

（2）典型表现：早期皮损为单发或多发环形或多环形红斑，表面有针头至绿豆大小水疱，或呈丘疱疹，偶可出现大疱，疱壁紧张，尼科利斯基征阴性；自觉皮损部位瘙痒或剧痒，病程缓慢，反复发作。发病以躯干为主，逐渐发展至臀部、四肢甚至全身，口腔黏膜很少受累。

6. IgA 型天疱疮。一种新型自身免疫性表皮内水疱性疾病，分为两个特殊亚型即角层下脓疱性皮肤病型（SPD 型）和表皮内中性粒细胞性 IgA 皮肤病型（IEN 型），分别又称 IgA 落叶性天疱疮和 IgA 寻常性天疱疮。

（1）好发人群：常见于中老年群体，女性发病率偏高。

（2）典型表现：红斑或正常皮肤上出现松弛性脓疱或水疱，脓疱多倾向于融合成圆形或环形、中央有结痂和鳞屑、边缘有少数水疱，伴明显瘙痒，尼科利斯基征一般为阴性，有时可为阳性；疱液培养无细菌生长；瘙痒明显，一般无全身症状，也可有轻到中度发热，临床呈良性经过，病程缓慢。好发于腋下和腹股沟等皮肤皱褶部位，躯干、四肢近端和下腹部也常常受累（SPD 型多见于腋下和腹股沟；IEN 型好发于下腹部，躯干和四肢也可广泛分布），掌、跖较少，黏膜极少受累。

7. 副肿瘤性天疱疮（paraneoplastic pemphigus，PNP）。多为来源于淋巴系统的肿瘤，Castleman 病是我国 PNP 患者最常见的伴发肿瘤，其他为乳腺癌、肺癌、宫颈癌等，病情较重，对糖皮质激素反应性较差。

（1）好发人群：可发生于任何年龄。

（2）典型表现：最常见的症状为口腔及唇部黏膜糜烂、溃疡、出血。国外文献报道，90% 的患者有口腔糜烂，45% 的患者首诊仅表现为口腔糜烂，同时可累及支气管、食管和外阴等黏膜；另一突出表现为疼痛性、糜烂性眼结膜炎，躯干及四肢皮疹呈多形性，常见有红斑、水疱、糜烂、结痂、丘疹鳞屑性损害、多形红斑样损害及掌跖部位的扁平苔藓样皮肤损害，疼痛显著。

8. 药物诱导性天疱疮。多在用药数月后发生，易由 D- 青霉胺、卡托普利、吡罗昔康和利福平等含有巯基团的药物诱发。多数患者病情较轻，停药后 15% ～ 52.6% 的患者可自行缓解。

三、实验室检查

1. 大部分患者有轻度贫血，且贫血与病情严重程度成正比。白细胞总数及中性粒细胞常中度增加，并多与继发感染有关。半数患者可有嗜酸性粒细胞升高，血沉加快，血清总蛋白、白蛋白偏低，免疫球蛋白高低不一。

2. 细胞学检查。用玻片在疱底或糜烂面上轻压印片，或用钝刀轻刮糜烂面后涂片找棘层松解细胞（天疱疮细胞）。

3. 组织病理学检查。基本组织病理变化是棘层松解、表皮内裂隙和水疱，疱腔内有棘层松解细胞。各型天疱疮棘层松解的部位不同。

4. 直接免疫荧光检查。几乎所有患者在角质形成细胞间有 IgG、C3 呈网格状沉积。IgA 型天疱疮角质形成细胞间沉积的是 IgA。

5. 间接免疫荧光检查。80% ～ 90% 的天疱疮患者血清中可存在抗天疱疮抗体，但免疫荧光检查特异性和敏感性不高，其抗体滴度不能很好地反映病情严重程度。

6. 电镜观察。早期改变是表皮细胞间基质或糖被膜局部或全部溶解，细胞间隙增宽，后张力丝从桥粒附着板处脱落，桥粒消失。免疫电镜发现 IgG 紧贴在角质形成细胞表面，与桥粒无明显关系。

7. 酶联免疫吸附试验。对特异性抗体的检测比免疫荧光检查有更好的特异性和敏感性。对特异性抗 Dsg1 和抗 Dsg3 抗体的检测能够帮助鉴别诊断寻常型天疱疮和落叶型天疱疮。在病情活动期，90% 以上患者血清中有高滴度抗表皮细胞间物质的循环抗体，抗体滴度与病情的严重程度基本平行。临床症状改善后抗体滴度可下降或转阴。病变复发前 2 ～ 4 周天疱疮抗体滴度可先升高。

四、诊断与鉴别诊断

1. 诊断。根据各型天疱疮临床表现、皮损组织病理、直接免疫荧光和（或）特异性抗 Dsg1 与抗 Dsg3 抗体的检测，可作出诊断。

2. 鉴别诊断。需与大疱性类天疱疮、疱疹样皮炎、线状 IgA 大疱性皮病、获得性大疱性表皮松解症、大疱性多形红斑、家族性良性慢性天疱疮等鉴别。口腔损害需与阿弗他口腔炎和扁平苔藓鉴别。IgA 型天疱疮需与脓疱性银屑病、急性泛发性发疹性脓疱病等鉴别。

五、病情评估

1. 皮损严重程度。有多重评估体系，以天疱疮疾病面积指数评分（pemphigus disease area index，PDAI）应用最广，是国际上公认的天疱疮病情评估方法，其主要包括皮肤、头皮和黏膜三个方面的评估。

2. 疾病的活动程度。寻常型天疱疮活动度评分（pemphigus vulgaris activity score，PVAS）。

3. 对同一患者，血清中 Dsg 抗体水平可部分反映病情严重程度，可作为评价病情的标准之一，但不用于治疗后不同患者病情严重程度的比较。

4. 全身健康状况。包括全身体格检查和实验室检查，了解合并的疾病和危险因素。

六、临床处理

1. 处理原则。根据病情的严重程度确定合适的治疗方案。系统应用激素是天疱疮的一线治疗方案，中重度患者应在早期激素治疗的同时联合应用免疫抑制剂。根据 2016 年中国医师协会皮肤科医师分会自身免疫疾病亚专业委员会制定的《寻常型天疱疮诊断和治疗的专家建议》，轻度患者（PDAI 0 ～ 8 分）初始剂量用泼尼松 0.5mg/（kg·d）；中度患者（PDAI 9 ～ 24 分）初始剂量为 1.0mg/（kg·d），如果 2 周内没有控制病情，剂量加至 1.5mg/（kg·d）；重度患者（PDAI ≥ 25 分）初始剂量为 1.5mg/（kg·d），不再增加剂量，并同时应用免疫抑制剂。常规治疗无效的顽固性疾病或出现激素或免疫抑制剂禁忌证的患者可使用静脉注射免疫球蛋白、血浆置换或使用甲泼尼龙冲击等其他疗法。

2. 具体治疗方法。具体治疗方法见《寻常型天疱疮诊断和治疗的专家建议（2016 版）》，包括营养支持治疗、积极防治各种感染。口腔黏膜损害可外涂他克莫司软膏或碘甘油。红斑损害可外用糖皮质激素霜，系统用药有雷公藤总苷、氨苯砜、沙利度胺、烟酰胺、四环素、左旋咪唑、苯丁酸氮芥等，以及系统性使用糖皮质激素、免疫抑制剂、静脉注射大剂量丙种球蛋白、单克隆抗体疗法，特殊疗法有血浆置换术、免疫吸附疗法、造血干细胞移植，体外光化学疗法等物理疗法。免疫抑制剂包括硫唑嘌呤、环磷酰胺、甲氨蝶呤、环孢素、麦考酚酸酯（骁悉）。重症病例宜先用糖皮质激素控制病情后再加免疫抑制药，可以缩短治疗时间，降低糖皮质激素的用量。对大剂量糖皮质激素及与免疫抑制药联合治疗效果不佳者，同时又合并严重的感染症状时，可考虑使用丙种球蛋白。近年来单独使用单克隆抗体或联合免疫抑制药、联合静脉注射丙种球蛋白用于天疱疮的治疗，取到良好的效果。国外常用利妥昔单抗（抗 CD20 单抗）治疗重症的 PV 和 PNP，也有报道使用英夫利单抗（TNF-a 单抗）治疗顽固性天疱疮，均有疗效。自体外周血造血干细胞移植用于糖皮质激素和免疫抑制药治疗无效的重症天疱疮。

PNP 的治疗主要是手术切除肿瘤病灶或治疗原发肿瘤，同时予糖皮质激素和（或）免疫抑制药治疗，静脉注射人血免疫球蛋白冲击治疗。现认为利妥昔单抗和 Daclizumab（抗 IL-2R 单抗）是治疗 PNP 的一线药物。

3. 监测和随访。初始治疗阶段一般在开始治疗后的 2 ～ 4 周。如果 2 ～ 4 周没有出现显著效果，可以调整治疗方案。病情控制一般需数周，病情控制则开始减量，建议泼尼松初始剂量用 60 ～ 90mg/d 者，每 1 ～ 2 周减 20%；用 40 ～ 60mg/d 者，每 1 ～ 2 周减 10mg；用 20 ～ 40mg/d 者，每月减 5mg；达 20mg/d 时，每 3 个月减 5mg，直至减至 0.2mg/（kg·d）或 10mg/d 长期维持，部分患者可用更低剂量维持。完全消退需数月，停止治疗需 2 年或更长时间。

七、临床路径

寻常型天疱疮临床路径（国家卫健委 2019 年版）标准住院流程如下。

1. 适用对象。第一诊断为寻常型天疱疮（ICD-10：L10.0）。

2. 诊断依据。

（1）外观正常的皮肤发生松弛性水疱和大疱，尼科利斯基征呈阳性。

（2）常伴发口腔黏膜损害。

（3）组织病理：伴有棘层松解的表皮内水疱。

（4）直接免疫荧光：IgG 沉积于表皮细胞间。

（5）血清间接免疫荧光：天疱疮抗体呈阳性。

3. 治疗方案的选择。

（1）糖皮质激素为首选药物。

（2）免疫抑制剂。

（3）大剂量静脉丙种球蛋白。

（4）血浆交换疗法。

（5）抗菌药物。

（6）支持疗法。

（7）创面处理。

4. 标准住院周期为 21 ～ 28 天。

5. 进入路径标准。

（1）第一诊断必须符合 ICD-10：L10.0 寻常型天疱疮疾病编码。

（2）当患者同时患有其他疾病，但在住院期间不需要特殊处理也不影响第一诊断的临床路径流程实施时，可以进入路径。

6. 入院第 1 天。

（1）必检项目：①血常规、尿常规、便常规及隐血；②肝肾功能、电解质、血糖、血脂、免疫球蛋白、感染性疾病筛查（乙型肝炎、丙型肝炎、梅毒、艾滋病等）；③皮肤组织病理学检查及直接免疫荧光法、血清间接免疫荧光法检测天疱疮抗体及滴度；④创面细菌培养及药敏试验；⑤ X 线胸片、心电图；⑥血清天疱疮、大疱性类天疱疮相关自身抗体检查。

（2）根据患者病情选择是否进行肿瘤筛查：肿瘤抗原全套、超声、内镜及其他影像学检查如 CT 或 MRI（胸腔、腹腔、盆腔、后腹膜等）。

7. 药物选择与使用时机。

（1）糖皮质激素为首选药物，可选择泼尼松、甲基泼尼松龙等，用药时间视病情而定。

（2）免疫抑制剂可选择硫唑嘌呤、环磷酰胺、甲氨蝶呤、吗替麦考酚酯、环孢素等，用药时间视病情而定。

（3）大剂量静脉丙种球蛋白，用药时间为 3 ～ 5 天。必要时 2 周后可重复使用 1 次。

（4）血浆交换疗法，视病情而定。

（5）皮肤护理与治疗可使用抗菌药物，如溶液和（或）霜剂、软膏、糖皮质激素制剂等，用药时间视病情而定。

（6）选择用药：①针对糖皮质激素不良反应的辅助用药，如抑酸、保护胃黏膜、补充钾、钙制剂、控制血糖、降压等药物，是否使用根据患者病史、症状而定。②抗菌药按照《抗菌药物临床应用指导原则》（卫医发〔2015〕43 号）执行，根据创面或血液培养及药敏结果选用，用药时间视病情而定。③抗真菌药物根据病原学检查结果而定，用药时间视病情而定。

（7）支持治疗需注意纠正低蛋白血症，保持水电解质和酸碱平衡。

8. 住院期间检查项目。

（1）必须复查的检查项目：①血常规、尿常规、便常规及隐血；②肝肾功能、电解质、血糖、血清间接免疫荧光查天疱疮抗体滴度；③创面细菌培养及药敏试验。

（2）根据患者病情选择：痰液细菌培养及药敏试验（继发肺部感染者）、痰液 / 便真菌涂片及培养（肺部 / 肠道二重感染者）。

9. 出院标准。

（1）皮疹控制：无新发水疱、糜烂面干燥收敛。

（2）糖皮质激素已改为口服。

（3）没有需要住院处理的并发症。

10. 变异及原因分析。

（1）对常规治疗效果差，则需适当延长住院时间。

（2）继发严重感染者（如败血症等）。

（3）出现应用糖皮质激素、免疫抑制剂引起的并发症，需要进行相关的治疗。

（4）伴有恶性肿瘤等其他相关疾病，转至相应科室诊治。

（林有坤）

第二节　大疱性类天疱疮

大疱性类天疱疮（bullous pemphigoid，BP）是一种少见的慢性炎症性自身免疫性表皮下大疱性疾病，好发于老年人，以紧张性大疱为特征，免疫病理发现基底膜带有 IgG 和（或）补体 C3 沉积，小部分患者在口腔上出现非瘢痕性水疱和糜烂。

一、病因与发病机制

1. BP180 与 BP230 的 IgG 抗体和 IgE 抗体、嗜酸性粒细胞、Th17 细胞以及 Treg 细胞与自身反应性 Th 细胞之间失衡参与 BP 的发病。IL-17A 在 BP 发病机制中起关键作用，因此使用 IL-17A 的单抗可能是 BP 的一种潜在新疗法。

2. 多种药物如含巯基的抗高血压药、青霉素类、呋塞米、柳氮磺吡啶、利福平、非甾体抗炎药、新型口服降糖药物二肽基肽酶 -4 抑制剂、生物制剂（依那西普、阿达木单抗、司库奇尤单抗和生物疫苗等）可诱导 BP 的发生。

3. 在日本人群中，非炎症性 BP 与 HLA-DQB1*0301 等位基因存在显著关联。

4. IL-31 与 BP 患者的瘙痒密切相关，主要来源于嗜酸性粒细胞。

5. BP 还可能与老年人恶性肿瘤如消化道、肺、膀胱等某些癌症和淋巴增生性疾病有关。

二、临床表现

1. 好发人群：好发于 60 岁以上老年群体，儿童也可发病。无明显性别和种族的差异。

2. 典型表现：开始通常为瘙痒性非特异性皮损，好发于四肢，表现为荨麻疹样或湿疹样，可持续几天到几年。典型皮损为全身泛发性张力性厚壁水疱、大疱、血疱、糜烂和结痂，发生于水肿性红斑或正常皮肤基础上，尼科利斯基征多为阴性。皮损通常初发于手足部，逐步泛发全身。约 30% 的患者伴有黏膜受累，以齿龈和颊黏膜为主，眼、咽部、外生殖器、食道黏膜亦可受累。

3. 不典型表现：表现为湿疹、单纯痒疹、结节性痒疹、多形红斑、荨麻疹样或红皮病样损害，仅有少数水疱、大疱。皮损消退后可继发粟丘疹。小部分患者皮损仅累及躯干、四肢某一部位，称为局限性 BP。

三、实验室检查

1. 血常规和 IgE 检查。约 50% 的 BP 患者嗜酸性粒细胞计数和 IgE 水平升高，而且升高的程度与皮损病变的严重程度相平行。外周血中嗜酸性粒细胞升高的 BP 患者年龄较大，而且掌跖受累比较常见。

2. 组织病理学检查。表皮下裂隙和水疱，疱顶表皮细胞扁平，无棘刺松解，水疱内为纤维蛋白构成的网架，内含嗜酸性、中性粒细胞。真皮内有大量炎细胞浸润，主要为嗜酸性粒细胞，混有单一核细胞和中性粒细胞。

3. 直接免疫荧光检查。在皮肤基底膜带处可见 C3 和（或）IgG 呈线状均匀沉积，C3 的阳性率通常高于 IgG。

4. 盐裂皮肤直接免疫荧光检查。C3 和（或）IgG 线状沉积于盐裂皮肤的表皮侧。

5. 常规间接免疫荧光检查。患者外周血中存在可与正常人皮肤基底膜带成分或猴食管黏膜基底膜带成分相结合的 IgG 型自身抗体。

6. 盐裂皮肤间接免疫荧光检查。患者外周血中存在可与正常人盐裂皮肤基底膜带表皮侧成分相结合的 IgG 型自身抗体。

7. 特异性自身抗体检测。ELISA 法可检测到患者外周血中存在抗 BP180 和（或）抗 BP230 抗体，且 BP180 抗体滴度与疾病活动度一致。

8. 皮损分泌物细菌培养及药敏试验。了解有无并发皮肤细菌感染，指导选择合适的抗菌药物。

四、诊断与鉴别诊断

1. 诊断。根据好发年龄、临床表现、皮损组织病理、直接免疫荧光、盐裂皮肤直接免疫荧光、间接免疫荧光、盐裂皮肤间接免疫荧光、特异性自身抗体 BP180 和抗 BP230 抗体等，可作出诊断。

2. 鉴别诊断。需与天疱疮、线状 IgA 大疱病、获得性大疱性表皮松解症、重症多形红斑等鉴别。在疾病早期，需与湿疹、痒疹、多形红斑、荨麻疹等鉴别。儿童 BP 需与遗传性大疱性表皮松解症鉴别。局限性 BP 需与接触性皮炎、带状疱疹鉴别。外周血中嗜酸性粒细胞显著升高的 BP 需与嗜酸性粒细胞增多性皮病、特应性皮炎鉴别。

五、病情评估

1. 皮损严重程度：国际大疱病专家组 2012 年提出了 BP 严重程度临床评分系统——BP 面积指数（bullous pemphigoid disease area index，BPDAI）。BPDAI 分"活动度"与"后遗症"两部分，其中活动度包括 12 个身体区域的水疱 / 糜烂、荨麻疹 / 红斑样皮损评分（各 0 ～ 120 分），黏膜评分（0 ～ 120 分）和主观瘙痒评分（0 ～ 30 分）。BPDAI 评分 ≤ 19 分为轻度，20 ～ 56 分为中度，≥ 57 分为重度。国内学者采用更为简单的分类方法，皮损面积＜ 10% 体表面积为轻度，10% ～ 50% 为中度，＞ 50% 为重度。

2. 疾病的活动程度：BP 的疾病活动性与患者血清中抗 BP180 NC16A 抗体的水平显著相关。

3. 全身健康状况：包括全身体格检查和实验室检查，了解合并的疾病和危险因素。

六、临床处理

1. 处理原则。根据病情的严重程度选择合适的治疗方案。治疗的目的是用最小剂量的药物抑制病情活动。BP 患者多为老年人，对药物的不良反应敏感，局限性 BP 仅外用糖皮质激素乳剂就可达到治疗目的，对于泛发性严重性病例则要系统治疗。

2. 治疗方法。包括营养支持治疗、积极防治各种感染、外用强效糖皮质激素、米诺环素、烟酰胺、系统使用糖皮质激素、免疫抑制剂、静脉注射丙种球蛋白（IVIG）等。免疫抑制剂包括甲氨蝶呤、环磷酰胺、硫唑嘌呤、吗替麦考酚酯和环孢素，其中甲氨蝶呤的安全性和临床疗效均较高。

根据 2016 年中国医师协会皮肤科医师分会自身免疫性疾病亚专业委员会制定的《大疱性类天疱疮诊断和治疗的专家建议》以及 2022 年中华医学会皮肤性病学分会和中国医师协会皮肤科医师分会组织疱病领域专家制定的《自身免疫性表皮下大疱病诊疗共识（2022）》。对于局限性 BP 或轻度 BP，首选外用强效糖皮质激素或联合口服米诺环素、烟酰胺，必要时系统使用中小剂量糖皮质激素。对于泛发性 BP，建议系统使用中高剂量的糖皮质激素［不建议超过泼尼松 1mg/（kg·d）剂量］或联合使用免疫抑制剂（IVIG）。对于常规治疗无效的顽固性 BP（BP 患者经规律治疗 1 个月后，每天仍有新发红斑、水疱，数量＞5 个，称为顽固性 BP），可尝试利妥昔单抗、奥马珠单抗、度普利尤单抗或血浆置换。

3. 监测和随访。密切监测各种治疗的临床疗效和不良反应，定期随访，观察疾病是否复发，及时调整治疗方案。2018 年意大利 BP 诊疗指南建议，对于无糖皮质激素治疗抵抗或耐药的患者，疗程 6～12 个月。使用泼尼松 0.1mg/（kg·d）或外用丙酸氯倍他索 20g/w 或免疫抑制剂治疗下，患者病情处于痊愈状态 3～6 个月情况下，可考虑停止治疗。停止治疗前进行直接免疫荧光和抗 BP180 抗体检测，如果直接免疫荧光结果为阳性或血清中抗 BP180 抗体水平大于 27U/mL，患者病情复发的风险较高。

（温斯健）

第三节　线状 IgA 大疱性皮病

线状 IgA 大疱性皮病（linear IgA bullous dermatosis，LABD）是一种多发于儿童和成年人的累及皮肤及黏膜的获得性自身免疫性表皮下大疱病。以 IgA 抗体基底膜带线状沉积为特征，临床少见，有自行缓解倾向，氨苯砜治疗有效。

一、病因与发病机制

1. 自身免疫。致病性自身抗体识别的靶抗原为 BP180 的 C 端部分，包括相对分子质量为 97000 的线状 IgA 大疱性皮病抗原（LABD97）和相对分子质量为 120000 的线状 IgA 抗原 1（LAD-1），主要为 IgA 抗体。部分 LABD 患者血清中也可能存在 BP180 IgG 抗体或抗Ⅶ型胶原抗体，因此与 BP、EBA 等其他自身免疫性表皮下大疱病有重叠。

2. LABD 与单倍型 HLA-B8、HLA-CW7、HLA-DR3 密切相关。

3. LABD 可能还与恶性肿瘤、感染、药物（如万古霉素、莫西沙星等）、胃肠道疾病等相关。

二、临床表现

1. 好发人群。从婴儿到老年群体均可发病，按患者发病年龄可分为儿童型和成人型。前者主要是刚学会走路的幼儿和学龄前儿童；后者多在 60 岁以上，无明显性别差异，或许女性略多些。

2. 儿童型线状 IgA 大疱性皮病。发病较急，并伴有全身症状如发热、食欲缺乏等。主要皮损为正常皮肤上或环形红斑周围发生紧张性水疱、大疱，损害成批出现，排列成串，形成所谓"串珠征"，水疱内含浆液或血液，尼科利斯基征阴性，中心可有糜烂、结痂，糜烂面愈合迅速，无瘢痕形成，遗留炎症后色素沉着，有不同程度的瘙痒感，很少有黏膜损害。皮损分布广泛，好发于口周、躯干下部、腹股沟、大腿内侧和外生殖器，其次为眼睑、头皮和外部，并常向四肢和手足部发展。不伴谷胶敏感性肠病。病程慢性，周期性发作与缓解，多数可 2～3 年自行缓解。

3. 成人型线状 IgA 大疱性皮病。皮损多分布于躯干和四肢，似疱疹样皮炎或大疱性类天疱疮，可在外观正常皮肤或红斑上发生大小不等的壁厚紧张的水疱，常呈环形串珠状排列，尼科利斯基征阴性，同时可见红斑、丘疹、风团等多形性皮损，伴有轻度至中度瘙痒，可伴黏膜损害。没有或仅有轻微谷胶敏感性肠病。

三、实验室检查

1. 组织病理学检查。表皮下水疱形成，部分可见真皮乳头顶部小脓肿，其炎细胞以嗜酸性粒细胞为主时，组织学表现类似 BP；以中性粒细胞为主时，表现类似疱疹样皮炎，因此无诊断意义，需做直接免疫荧光检查确定。

2. 直接免疫荧光检查。表皮基底膜带有均匀一致的线状 IgA 沉积。

3. 间接免疫荧光检查。80% 的患者血清中可检测出 IgA 循环抗基底膜带抗体，33%～50% 的患者 IgA 抗体阳性。

四、诊断与鉴别诊断

1. 诊断。根据较典型的皮疹特点、尼科利斯基征阴性，皮损好发部位，伴有瘙痒，病理表现为表皮下水疱、真皮内中性粒细胞浸润，直接免疫荧光检查表皮基底膜带有均匀一致的线状 IgA 沉积，可作出诊断。

2. 鉴别诊断。本病需与疱疹样皮炎、大疱性类天疱疮、获得性大疱性表皮松解症等鉴别。

五、临床处理

1. 处理原则。治疗方案依疾病严重程度和受累面积而定。尤其是对儿童患者，尽可能使用不良反应小的药物。局限性小面积皮疹者外用糖皮质激素辅以对症支持治疗一般可控制病情；皮损全身泛发者，应加用系统治疗。根据 2019 年巴西皮肤医学会自身免疫性疱病共识，对于药物引起的 LABD，停用可疑药物是必要的。单独局部使用激素治疗轻型 LABD 皮肤或黏膜病变十分有效。全身治疗的最佳选择是氨苯砜和磺胺类药物（磺胺吡啶或磺胺甲氧基吡啶）。氨苯砜被认为是 LABD 的一线治疗药物，最好从低剂量开始（成人 25mg/d），然后根据临床情况的控制逐渐增加。儿童为 0.5～3.0mg/（kg·d），成人为 25～150mg/d。该药的副作用包括溶血性贫血（尤其是 G6PD 缺乏症患者）、白细胞减少、高铁血红蛋白血症和肝功能检查异常。因此，建议在开始使用氨苯砜治疗前先检测 G6PD 水平。如果患者没有出现 G6PD 缺乏症，则在治疗的第一个月每周进行 1 次血常规和肝功能检测，然后在随后的 6 个月每月复查 1 次，此后建议每 6 个月复查 1 次。此外，使用氨苯砜前建议行 HLA–B*1301 基因检测，如果阳性则不建议使用氨苯砜。磺胺类药物，包括磺胺吡啶和磺胺甲氧基吡啶，是氨苯砜的替代品，可单独使用或与氨苯砜联合使用。

2. 治疗方法。包括使用氨苯砜、磺胺吡啶、系统使用糖皮质激素、氟氯西林。对于儿童患者，系统加用糖皮质激素可以更好地控制病情。有研究表明，对氨苯砜禁忌者（如葡萄糖 –6– 磷酸脱氢酶缺乏者），氟氯西林是首选的替代药。有报道使用大剂量免疫球蛋白静脉滴注、秋水仙碱、甲氨蝶呤、硫唑嘌呤、α-干扰素和麦考酚酯等亦有效。少部分患者用抗菌剂治疗有效，包括四环素、青霉素、红霉素等。

3. 预后。成人型线状 IgA 大疱性皮病病程缓慢，部分患者可自行缓解。儿童型线状 IgA 大疱性皮病是一种自限性疾病，大多数患者可 2～3 年自行缓解。

（温斯健）

第四节　疱疹样皮炎

疱疹样皮炎（dermatitis herpetiformis）是一种易复发的慢性水疱性皮肤病，皮疹可表现多形，多对称分布，瘙痒剧烈，常伴有谷胶敏感性肠病。临床表现为以对称性分布的群集性水疱为主的多形性损害，多发生于 22～55 岁的青中年，自觉剧烈瘙痒，组织病理表现为表皮下水疱，真皮乳头层内有嗜酸性粒细胞及中性粒细胞聚集的微脓肿，偶可表现为血管炎。

一、病因与发病机制

病因不明，可能与遗传易感性及自身免疫因素相关，多见于 HLA-DR3、HLA-DQw2、HLA-B8 患者，此类患者摄入谷胶后在体内产生 IgA 抗谷胶抗体或特异性抗体，激活补体系统，最终引发胶原溶解，水疱形成。其他因素如病毒感染、口服避孕药等。

二、临床表现

本病好发于 22～55 岁的青年和中年群体，也可见于儿童和老年群体，起病可突然，亦可缓慢，病程易反复，常发作与缓解交替。好发于肩胛、腋后、肘膝、臀部及四肢两侧，较少引起口腔、阴部损害，皮损常呈多形性，可有红斑、丘疹、丘疱疹、风团、水疱，常以水疱为主要表现，水疱群集性，部分水疱排列呈环形或分布不规则，疱壁紧张、较厚，尼科利斯基征呈阴性。患者常自觉剧烈瘙痒，有时可有烧灼感或疼痛，多无全身症状，大部分患者患有谷胶敏感性肠病，临床表现为腹胀、脂肪泻。部分患者可同时伴发胃肠淋巴瘤、其他恶性肿瘤或结缔组织病。

三、实验室检查

1. 斑贴试验。用 25%～50% 碘化钾软膏做斑贴试验，患者在 24 小时内出现阳性反应可帮助诊断。
2. 血液中嗜酸性粒细胞常计数常升高，最高时可达 0.4。
3. 血清学检查。60% 患者可测得抗谷胶蛋白抗体，30% 可测得循环免疫复合物，有报道可测得循环谷胶。
4. 组织病理学检查。具有特征性的组织病理学改变常出现在早期皮损和水疱周围皮肤。真皮乳头层内有嗜酸性粒细胞及中性粒细胞聚集的微脓肿。乳头顶端胶原纤维溶解导致其与上方表皮分离，形成表皮下水疱。疱液中有中性粒细胞、纤维蛋白及少量嗜酸性粒细胞。偶可表现为血管炎。
5. 直接免疫荧光检查。皮损周围和正常皮肤的真皮乳头顶端呈 IgA 和 C3 颗粒状沉积为本病的特征，偶见 IgM 和 IgG 沉积。

四、诊断与鉴别诊断

1. 诊断。根据典型皮损、肠道吸收不良表现及皮损组织病理、直接免疫荧光等检查可作出诊断。

2. 鉴别诊断。本病需与大疱类疾病如大疱性类天疱疮、线状 IgA 大疱性皮病、大疱性表皮松解症及妊娠疱疹、多形红斑等鉴别。

五、临床处理

1. 一般治疗。避免摄入如紫菜、海带等含有碘、溴元素的食物或药物。

2. 治疗方法。应保持无谷胶饮食，严格限制除大米外的其他含有谷胶食物的摄入，控制时间最短应为 6 个月，一般为 2 年，肠黏膜及皮肤病变均能改善。系统用药如氨苯砜、磺胺类药物、糖皮质激素、秋水仙碱、抗组胺类药物及局部外用药治疗。氨苯砜治疗本病常有满意疗效，应作为首选药。当患者不能耐受时可考虑给予磺胺吡啶。磺胺吡啶很难获得，而水杨酸偶氮磺吡啶可以作为磺胺吡啶的替代药物，但需同时加服等量的碳酸氢钠。氨苯砜疗效不佳的患者常使用糖皮质激素，对部分患者有效。抗组胺类药物可协助控制瘙痒症状。局部外用药治疗对皮损的预防感染、糜烂渗出、收敛具有较良好效果。

3. 监测和随访。氨苯砜初始剂量 50 ～ 150mg，口服，1 次 /d，通常用药 12 ～ 48 小时后瘙痒、灼热感缓解，新皮损得到控制；皮损得到控制后可适当减量，一般维持 50 ～ 200mg/d。用药的第 1 个月内应每周检查血常规，第 2 ～ 6 个月应每月检查 1 次，此后应每半年检查 1 次，对于特定的人群在服药前应进行葡萄糖 −6− 磷酸脱氢酶水平的测定。

（李志颖）

第五节　家族性良性慢性天疱疮

家族性良性慢性天疱疮（familial benign chronic pemphigus，FBCP）是一种以皮肤间擦部位如颈、腋、腹股沟等反复水疱、糜烂及结痂为特点的罕见常染色体显性遗传性皮肤病。组织病理表现为基底层上方棘层松解性水疱、裂隙。

一、病因与发病机制

本病系染色体 3q21−24 的 ATP2C1 基因突变引起，70% 的患者有遗传家族史。该钙泵依赖性 ATP 酶基因缺陷导致钙离子转运障碍，表皮角质形成细胞内高尔基体腔内钙离子浓度降低，进而导致桥粒结构异常、表皮松解。认为外界刺激如感染、摩擦、紫外线照射、烫伤等可诱发，本病可能是天疱疮的一种变型。

二、临床表现

青壮年易发，好发于颈、腋、腹股沟，其次为肘窝、肛周、乳房下和躯干等皱褶部位。表现为正常皮肤、红斑上出现群集性水疱，水疱松弛易破，破裂后出现糜烂面、结痂，呈颗粒状增殖，伴瘙痒或灼痛；皮损可向周边扩展，由水疱和结痂组成匐行状或环状边缘，中心愈合，留色素沉着，尼科利斯基征多为阳性；愈合不留瘢痕，复发多在原部位，黏膜损害罕见。本病病程慢性，具有周期性复发和完全缓解的特征，缓解时间可达数月至数年，夏季加重，冬季减轻，受累部位的继发性感染常使病情加重。病变不随时间的延长而改善，病程可长达 40 年以上。

三、组织病理

棘层明显松解，基底层上形成裂隙、大疱，棘细胞间桥消失，但少数保留，钉突部位表皮不规则组合宛如倒塌的砖墙，腔隙内有单个或成团脱落的棘层松解细胞，有些细胞提前角化为类似谷粒细胞，真皮内有中等量淋巴细胞浸润。

四、诊断与鉴别诊断

1. 诊断。根据家族遗传史，皮肤皱褶部位水疱、糜烂、结痂的临床表现及组织病理学特点可作出诊断。

2. 鉴别诊断。本病需与增殖型天疱疮、脓疱疮、毛囊角化病、复发性线性棘层松解性皮病等鉴别。

五、临床处理

1. 处理原则。治疗困难，应长期坚持局部和系统治疗和护理，尽量避免不良刺激以免复发或加重病情，局部应保持干燥、清洁、避免搔抓。

2. 治疗方法。治疗相对困难。应坚持长期治疗，加强局部护理，保持干燥、清洁、避免搔抓。尽量避免热、晒、摩擦等刺激，防止金黄色葡萄球菌、白念珠菌等微生物引起的二重感染。局部治疗以收敛、杀菌、止痒为原则。外用糖皮质激素制剂，特别是内含抗生素或抗真菌药物的制剂，如曲安奈德氯霉素霜、地塞米松新霉素霜、皮康松霜或复方康纳乐霜等。继发感染可用克林霉素或莫匹罗星等抗生素软膏和咪康唑等真菌霜剂。钙调神经磷酸酶抑制剂如 0.1% 他克莫司软膏亦可达到改善症状的效果。系统治疗多数使用抗生素治疗，包括红霉素、青霉素及多西环素等，如继发感染可根据药敏试验选择抗生素。严重病例可小剂量口服糖皮质激素。局部可予激光治疗，严重者局部手术切除后植皮或局部注射肉毒素治疗。

3. 监测和随访。外用糖皮质激素制剂治疗于皮肤皱褶处一般不超过 2 周，皮损顽固者可将糖皮质激素做局部注射。使用抗生素使皮损改善后需要长期服药一段时间。

（李志颖）

第六节　获得性大疱性表皮松解症

获得性大疱性表皮松解症（epidermolysis bullosa acquisita，EBA）是一种较为少见的慢性表皮下大疱性皮肤病，与自身免疫相关。因其与遗传性营养不良性大疱表皮松解症临床表现相似，故而得名。

一、病因与发病机制

血循环中存在的由角质形成细胞和成纤维细胞产生的Ⅶ型胶原是本病的抗原，位于基底膜带致密板及其下方的锚纤维内。发病机制可能为患者血清内含有抗基底膜带Ⅶ型胶原自身抗体，其与锚纤维结合形成免疫复合物后激活补体，产生趋化因子，招募活化炎症细胞并吸引至基底膜，破坏Ⅶ型胶原与其配体的相互作用或直接干扰锚纤维的形成，从而导致真表皮分离形成水疱。

二、临床表现

一般可根据临床表现分为经典型、大疱性类天疱疮样型、瘢痕性类天疱疮样型三型；其中，约有半数患者可出现大疱性类天疱疮样表现，多数患者最终演变为经典型，而瘢痕性类天疱疮样型较为少见。

1.经典型获得性大疱性表皮松解症。常好发于易受外伤、易受摩擦及受压部位，如手足、肘膝关节伸侧面。皮肤脆性增加为该型特点，轻微外伤、摩擦即可在无炎症的皮肤上引起水疱、大疱及糜烂，疱壁紧张，尼科利斯基征呈阴性。愈合后多遗留萎缩、瘢痕、粟丘疹及甲萎缩，严重者可有手足纤维化、甲脱失和食管狭窄。

2.大疱性类天疱疮样型获得性大疱性表皮松解症。皮疹可类似于大疱性类天疱疮、线状 IgA 大疱性皮病等其他疱病，黏膜常受累。皮损分布广泛，为在炎性红斑的基础上出现紧张性的水疱，常波及躯干、皮肤皱褶处及四肢屈侧等部位，水疱周围绕有红晕，尼科利斯基征呈阴性。部分患者并不出现水疱，仅表现为皮肤大片红斑，也有患者表现为瘙痒性的扁平风团样斑块。皮损愈合后一般无瘢痕及粟丘疹形成。

3.瘢痕性类天疱疮样型获得性大疱性表皮松解症。该型平滑皮肤可不受累，而累及结膜、口腔、食管、阴道及肛门等多处黏膜，使受累部位出现糜烂，愈合后往往有瘢痕形成。

三、实验室检查

1.间接免疫荧光检查。20%～60% 患者可在血清中检测到抗Ⅶ型胶原抗体。

2.直接免疫荧光检查。水疱周围皮肤基底膜显示有 IgG、C3 和 C4 呈线状沉积，用氯化钠分离真表皮后可见真皮侧的基板及其下方有荧光沉积。

3.组织病理学检查。表现为表皮下水疱，真皮内根据临床表现有不同程度的炎症细胞浸润，常提示 LABD 和疱疹样皮炎，因此仅根据临床表现和皮肤组织病理很难得出诊断。

4.透射电镜下可见水疱位于基膜的致密板下方。

5.免疫电镜是诊断 EBA 的金标准，观察证实 IgG 沉积于致密板下方，裂隙位于基膜的致密板内或致密板下方锚纤维处。

四、诊断与鉴别诊断

1.诊断。根据成年人易受伤及易受摩擦部位出现水疱、瘢痕、粟丘疹等临床特点，排除大疱性表皮松解症家族史，结合直接或间接免疫荧光、组织病理、免疫电镜等辅助检查，可作出诊断。

2. 鉴别诊断。需与其他大疱性疾病（如天疱疮、大疱性类天疱疮、瘢痕性类天疱疮、大疱性表皮松解症）、迟发性皮肤卟啉症、大疱性系统性红斑狼疮等鉴别。

五、临床处理

1. 处理原则。无特效的治疗方法，患者日常生活中应注意防护，避免皮肤外伤及摩擦，防止皮肤感染，同时加强营养和支持治疗，避免强烈日晒，外出时注意防晒。

2. 治疗方法。大多数患者对治疗抵触，一般首选糖皮质激素，通常口服醋酸泼尼松，激素增减量原则与治疗其他疱病一致。也可联合或单独应用免疫抑制剂如甲氨蝶呤、硫唑嘌呤、环磷酰胺、环孢素等。对以中性粒细胞浸润为主的损害，可单用氨苯砜或与激素联合使用，疗效较好。病情严重的患者，使用免疫抑制剂的同时，可进行血浆置换治疗。病情顽固者亦可选用静脉输注大剂量免疫球蛋白。另外体外光化学疗法及生物制剂治疗亦有一定疗效。局部治疗视皮损具体情况选用不同的应对处理方式。

3. 监测和随访。此病多呈慢性，预后不一。部分患者可自然缓解，预后较好，也有患者症状严重，可造成毁形和肢体功能障碍。预后效果与发病年龄有一定的相关性，儿童患者的预后相较成年患者更好。

（李志颖）

第七节　角层下脓疱病

角层下脓疱病又称 Sneddon Wilkinson 病，是一种病因不明的以角层下脓疱为特征的慢性复发性疾病。

一、病因与发病机制

病因未明。脓疱培养呈阴性。Schieferstein 等（1984）对 1 例患者随访了 20 年，发现其有暂时性趋化性降低和细胞内念珠菌杀伤力障碍（除金黄色葡萄球菌外）、非典型的抗线粒体和抗微粒体抗体、假阳性心磷脂（cardiolipin）反应、刀豆素 A（concanavalin A）诱导的 Ts 细胞活性降低以及美洲商陆丝裂原（pokeweed mito-gen）诱导的免疫球蛋白合成障碍。

二、临床表现

多见于 40～50 岁的女性，男女比例为 1∶4，无明显的种族差异。皮损倾向于对称性分布，主要侵犯腋下、腹股沟、腹部、乳房下和肢体屈侧面，掌跖偶可发病，但面部、头皮和黏膜从不受累。原发性损害常为卵圆形、蚕豆大小的脓疱，疱壁松弛常在数小时内成批发生于正常或轻度红斑皮肤上，脓液聚集在下垂部位脓疱的下半部。脓疱倾向于融合，常形成环状、回状或奇异的匐行状；数天后干涸和破裂遗留表浅的薄鳞屑及结痂，偶有淡褐色色素沉着，不出现萎缩或瘢痕。皮损中央愈合后向周围扩展，从而形成多环状红斑区域，其内又可发生新的脓疱。约半数患者早期有阵发性掌跖瘙痒，少数患者有肿胀及灼热感，但无全身症状。

病程为良性，持续时间为 5 ～ 8 年，一般健康状况不受影响；病情活动和静止的间歇期可为数天至数周，新皮损常突然发生。1 例伴发坏疽性脓皮病及 IgA 型副蛋白血症者，病程长达 20 年，最终死于葡萄球菌性脓毒血症。骨髓瘤可使病情明显恶化。

三、实验室检查

1. 免疫检查。过去报道直接和间接免疫荧光检查均为阴性，但有些病例显示表皮细胞间有 IgA 沉积。

2. 组织病理学检查。脓疱位于表皮角层下，为棘细胞层内的中性粒细胞浸润，偶见嗜酸性粒细胞，或见少数棘层松解细胞，疱下表皮有海绵形成。

四、诊断与鉴别诊断

1. 诊断。根据皮疹好发于皱褶部位，浅表性无菌性脓疱，发作与缓解交替出现，可作出诊断。

2. 鉴别诊断。需与脓疱性银屑病、疱疹样脓疱病鉴别。脓疱性银屑病常有银屑病病史、脓疱较深、发疹常伴高热、寒战等全身症状，病理显示为银屑病的病理改变。疱疹样脓疱病是在红斑的基础上发生对称性发布的群集水疱、脓疱，成批出现，多伴畏寒、发热、呕吐、腹泻等症状，好发于妊娠期，血钙浓度常偏低。

五、临床处理

1. 砜类药物。氨苯砜 50 ～ 100mg/d，如治疗一周无效，可增加剂量为 150mg/d，多数患者 100 ～ 150mg/d 治疗后能控制，之后用小剂量维持。其中部分病例在数月后可停药，余者可用小剂量维持数年。

2. 磺胺类药物。磺胺吡啶，1 ～ 3mg/d，分次口服，磺胺吡啶和氨苯砜可以合用，合用时剂量可以减少。

3. 糖皮质激素。部分病例局部应用强效糖皮质激素或口服泼尼松 40mg/d 有效，但有时即使用大剂量系统应用也无效果。

4. 其他药物。阿维 A 酯（依曲替酯）每天 0.5 ～ 1.0mg/kg，分次口服，可诱导病情缓解。

5. 光化学疗法。有报道 PUVA、宽波 UVB 和窄波 UVB 治疗有效。

（尹仲）

第八节　疱疹样脓疱病

疱疹样脓疱病（impetigo herpetiformis）是一种多发于妊娠期妇女的疾病。在红斑基础上发生成批群集小脓疱，对称分布，伴有严重全身症状，血钙浓度常偏低。

一、病因与发病机制

病因尚不清楚。1872 年报道有 5 例，之后陆续有报道。大多数发生于妊娠妇女，尤其在妊娠期的末 3 个月。非孕妇和男性亦可发生，但罕见。病因尚未明确，常伴有低血钙，故有学者曾强调本病与甲状旁腺功能紊乱及妊娠过程中易引起血钙低落有关。但有些患者血钙浓度均属正常范围，故低血钙的意义尚难肯定。

二、临床表现

多见于中年孕妇的妊娠中期，亦有男性及幼儿发病的报道。皮疹常先发于腹股沟、腋窝、乳房下、脐周等皱褶部位，再逐渐泛发全身，皮疹为在红斑上群集的针头至绿豆大小的无菌性脓疱，呈周期性成批发生，向周围扩展，中央消退和边缘新起脓疱群，排列成环状，多环状，有时互相融合形成片状"脓湖"。脓疱很快干燥，结成薄痂。口腔黏膜、舌，甚至食管也可受累，舌常呈沟纹舌表现。此外指（趾）甲亦可变灰变软，无光泽甚至脱落。皮损有微痒感。重者可伴有肾炎及昏迷、手足抽搐等。严重时可危及生命，也可引起流产或死胎。

三、实验室检查

1. 常规检查。血象中白细胞计数可增高，血钙浓度常较正常低。贫血，蛋白电泳中 α1、β 球蛋白明显增高。血液及脓液细菌培养呈阴性。

2. 组织病理学检查。表皮角化不全，棘层肥厚，表皮内有海绵状脓疱（即 Kogoj 海绵状脓疱），内含有中性粒细胞、崩溃的表皮细胞及嗜酸性粒细胞。真皮浅层小血管扩张，周围有淋巴细胞、嗜酸性及中性粒细胞浸润。

四、诊断与鉴别诊断

根据多见于中年孕妇，好发于皮肤皱褶处，皮损为群集环形排列的小脓疱，愈后色素沉着明显，周围不断出现新脓疱，有严重全身症状，结合病理变化棘层肥厚，内有海绵状脓疱，可作出诊断。本病需与以下疾病鉴别：

1. 妊娠疱疹：多发于妊娠中期，多形性皮疹，以水疱为主，无全身症状，预后良好。

2. 角层下脓疱性皮病：常伴有小脓疱，无全身症状，病理改变为角层下脓疱。

3. 泛发性连续性肢端皮炎：常先有指端或足趾外伤感染史，早期的脓疱损害是在肢端，此外，组织病理的海绵脓疱中以中性粒细胞为主。

4. 泛发性脓疱性银屑病：常有银屑病史或有银屑病损害，病理除海绵状脓疱外，尚有银屑病改变。

五、临床处理

1. 一般治疗。无急性生命危及者，主张保守治疗，加强支持疗法，补充液体和钙剂，保持水电解质平衡，必要时输血浆或白蛋白。严重病例可考虑终止妊娠。

2. 系统治疗。

（1）糖皮质激素。能有较好的疗效，但停药后易复发。常用剂量为泼尼松 30～60mg/d，分次口服，病情控制后逐渐减量，如减药太快，可出现反跳，故主张只用于病情危重和对其他药物有禁忌者。

（2）抗生素。如甲砜霉素 0.5g/ 次，2～3 次 /d；磺胺吡啶 2.5～3.0g/d；磺胺甲氧嗪 0.5～1.5g/d；红霉素 1.0～2.0g/d。

（3）绒毛膜促性腺激素。500～1000U/次，肌内注射，每周2次，可预防妊娠时的复发或缩短病程。

（4）对非妊娠妇女及轻、中度患者可首选雷公藤或雷公藤多苷，10～20mg，3次/d。无肝损害、血象正常者可加用氨苯砜25～50mg，3次/d，逐渐递增至50mg，2次/d，以及四环素族药物200～500mg，4次/d，或加用甲砜霉素0.5g/次，2～3次/d。亦可用氯霉素替代，由于此病与泛发性脓疱性银屑病为同类疾患，不主张选用糖皮质激素治疗，只有在危及生命时方可考虑应用。使用以上疗法对重症不能控制的患者可采用甲氨蝶呤口服或静注，其用量根据严重情况而定，每周1次，7.5～15mg，一般不超过25mg/次。

（5）维A酸类药物。采用阿维A酯或阿维A，用量为0.5～1.0mg/（kg·d），用药过程中注意肝功能、血脂等的检测（注意维A酸类药物妊娠期禁用）。

（6）生物制剂治疗。近年来有文献报道使用英夫利昔单抗和阿达木单抗等可治疗本病。

3.局部治疗以对症为主。①皮损局限，可选用糖皮质激素制剂，选1%氢化可的松乳膏及0.075%地塞米松霜剂等外用。②皮损泛发，有渗液，可先用硼酸溶液或依沙吖啶溶液外洗或湿敷，再外扑复方氧化锌粉或樟脑扑粉。

六、预后

急性发病，慢性经过，反复发作，死亡率为22.6%～71.2%。

（尹仲）

第九节　连续性肢端皮炎

连续性肢端皮炎（acrodermatitis continua）是一种病因不明的慢性复发性无菌性脓疱性皮肤病。常在外伤后发病，好发于指、趾。周期性地发生小脓疱、糜烂、结痂。

一、病因与发病机制

病因尚不清楚，常在创伤或局部感染后发病。感染学说主张葡萄球菌致病说的人较多。Millan主张病毒说，并将脓液接种于兔角膜获得成功。有人认为与内分泌失调或自主神经功能紊乱有关。亦有人认为本病是自身免疫性疾病，或是疱疹样脓皮病之一型。

二、临床表现

1.好发人群。可发生于老年人、儿童，青年人少见。女性较常见。

2.典型表现。本病多有局部轻度外伤或趾尖感染史。初发于指、趾远端（手指较脚趾更好发），远端指骨（趾骨）处。表现为皮肤红斑、脱屑、出现小脓疱，糜烂面，渗液，结痂。不久又有新的脓疱在原处发生，且病灶边缘的红斑或正常皮肤上亦发生类似脓疱，病变逐渐向外扩展。可以侵犯整个指、趾、手背及足背。久病后，甲褶和甲床可受累，引起甲营养不良。甲板失去光泽，呈灰白色或污秽色，部分患者皮下组织萎缩，指趾变尖细，或末节缺失，骨骼有脱钙、骨萎缩、骨纤维化等改变。出现手足畸形。自觉灼痛、灼热感，轻度瘙痒，少数患者可有畏寒、发热等全身症状。

三、实验室检查

主要病变为表皮角化不全，棘层肥厚，表皮嵴延长，棘细胞上层可见 Kogoj 海绵状脓疱，疱液内有中性粒细胞和变性上皮细胞。在脓疱下方的真皮浅层毛细血管扩张，有慢性炎症细胞浸润。

四、诊断与鉴别诊断

根据指、趾部外伤、发病后反复起水疱、脓疱、糜烂、渗液、结痂，并逐渐累及其他指、趾、手背、足背，有时可波及全身；伴灼热感、灼痛、轻度瘙痒等慢性经过，对治疗抵抗，可作出诊断。本病需与以下疾病鉴别：

1. 泛发性脓疱性银屑病。患者常有银屑病史或同时有寻常性银屑病损害，或家属有银屑病史，Kogoj 海绵状脓疱周围有银屑病病理改变。

2. 疱疹样脓疱病。女性多见，尤其在妊娠期，血钙浓度常降低。

3. 角层下脓疱性皮病。脓疱疱液上部澄清，下部混浊，无全身症状及黏膜损害，为角层下脓疱。

五、临床处理

缺乏根治的有效方法。

1. 系统治疗。

（1）积极寻找感染灶并予以根除。长期口服小剂量四环素，0.5～1.0g/d，每4周为1个疗程，可连续服用3个疗程，对部分患者有效。停药后往往复发。也可选用磺胺类如磺胺吡啶，2.5～3.0g/d。

（2）糖皮质激素。对治疗本病有效，但停药后易复发，所以对局限性疾病不严重者不予应用。对泛发性、有全身症状、一般治疗不能控制者，可选用泼尼松，30～50mg/d，待病情控制后逐渐减少用量，且激素用药时间不宜过长，以减少药物副作用的产生。

（3）环孢素。有报道重症连续性肢端皮炎用糖皮质激素等多种治疗不能控制者，应用环孢素能迅速控制病情，一般用量200～300mg/d或3～6mg/（kg·d），服药1～2周即可见效，见效后逐渐减量。环孢素可单独应用，也可与维 A 酸类药物或类固醇皮质激素联合用药，以减少各类药物的副作用。

（4）雷公藤。治疗本病有效，开始用量60mg/d，有效后逐渐减量。与类固醇皮质激素合用，对泛发型有效。

（5）维 A 酸类药物。

2. 局部治疗。煤焦油制剂和激素类制剂外用，可获得缓解。局部浅层 X 线或同位素局部照射可用于局限性损害，对部分病例有效。

六、预后

本病是一种慢性复发性疾病。个别泛发性患者可转变为红皮病，可因并发症而死亡。

（尹仲）

第十节 掌跖脓疱病

掌跖脓疱病（palmoplantar pustulosis）是一种慢性复发性无菌性脓疱病。常局限于掌跖，在红斑基础上周期性发生深在性无菌性小脓疱，伴有角化、鳞屑。

一、病因与发病机制

病因不明，可能跟以下因素有关：

1. 与对金属过敏有关。有些患者去除银汞合金或铜质的牙料后，病情减轻，因此认为可能与对某些金属过敏有关。

2. 可能与感染有关。部分患者有明显的感染灶，祛除病灶后皮疹可自行消退。

3. 其他的诱因有妊娠、创伤、内分泌疾病及各种外用药物，均可能是掌跖脓疱病的刺激因子。

4. 有观点认为掌跖脓疱性银屑病与掌跖脓疱病是同一类疾病，但也有观点认为掌跖脓疱性银屑病伴有掌跖部位或其他部位的斑块，而掌跖脓疱病仅为累及末端汗管的掌跖部位无菌性脓疱。

5. 有研究表明掌跖脓疱病的发病与掌跖部位存在丰富的汗管、汗腺有关。汗管有可能是掌跖脓疱病炎症反应的靶组织，而基因水平、IL-36RN、CARD14 突变也可在掌跖脓疱病患者中发生。

二、临床表现

1. 好发人群。多发生在 20 ～ 50 岁，女性多于男性。体内常有慢性病灶，如蛀牙、副鼻窦炎、扁桃体炎或装有金属牙料等。

2. 自觉有不同程度的瘙痒和疼痛，发作时可有轻度全身不适、低热等。慢性病程，可迁延数年或 10 余年。

3. 典型表现。原发损害为在红斑基底上发生深在性的水疱和小脓疱，可簇集分布。表皮增厚，脓疱干燥结痂，变成棕色鳞屑后脱落。常呈周期性急性发作，病程较长。皮损常发于掌跖中央，可逐渐蔓延至掌跖各处及侧面，包括指（趾）的屈面，常呈对称分布，但甲板不受累。

4. 不典型表现。掌跖以外的皮损偶见于肘、膝、头皮、耳廓，为红斑、脱屑等，Auspitz 征阴性。

5. 并发症。本病可伴有甲状腺功能亢进或减退，在血清中可检测到甲状腺抗体。患者有发生糖尿病的可能，可伴有不同类型的关节病，包括胸锁关节受累、脓疱性关节骨炎、慢性复发性多灶性骨髓炎等。

三、实验室检查

1. 血常规可见白细胞计数升高。疱液细菌与真菌培养均阴性。疱液细胞涂片检查显示，水疱期单核细胞为主，脓疱期是中性粒细胞为主。

2. 组织病理学检查。表皮内（棘细胞层内）发生单房性脓疱，脓液内含中性粒细胞和少数单核细胞。脓疱周围轻度棘层肥厚。脓疱下方的真皮内有类似的炎细胞浸润。

四、诊断与鉴别诊断

1. 诊断。根据性别、掌跖红斑上反复发生脓疱伴不同程度瘙痒、病理变化为表皮内脓疱，慢性经过，可作出诊断。

2. 鉴别诊断。本病需与角质层下脓疱病、脓疱性细菌疹、局限性连续性肢端皮炎、局限性脓疱性银屑病、汗疱疹、手足癣等鉴别。

五、临床处理

1. 治疗原则。一线用药包括强效糖皮质激素、维A酸类、维生素D_3衍生物等药物。单独、联合或序贯治疗。顽固或频繁复发的病例可用308nm准分子激光或NB-UVB治疗。重症或顽固病例需系统用药，首选阿维A，效果不满意或不耐受时，可选择雷公藤、MTX、吗替麦考酚酯、环孢素等。

2. 一般治疗。祛除病因。有上呼吸道、皮肤化脓性感染者要积极控制感染，同时寻找金属致敏原和牙料，如果发现则应去除。装有金属牙料及用银汞填充者可先做金属斑贴试验，阳性者去除填充料。

3. 系统治疗。

（1）四环素类。采用小剂量长疗程。米诺环素片50mg/次，2次/d，服药1周后见效，继续服用2～3周。四环素片0.5g/次，2～3次/d，服用2～3个月，用药4周后，每1～2周减0.25～0.50g，以0.25g/d维持治疗1～2个月。柳氮磺嘧啶片2～3g/d，分3～4次口服，可缓解症状。

（2）免疫抑制药。①口服环孢素A 5mg/（kg·d）疗效明显，但要注意血压与肾功能的监测。②甲氨蝶呤片对于病情严重者可以口服给药，要严格掌握适应证，注意其不良反应。③雷公藤片有较强的抗炎作用和免疫抑制作用，治疗本病有效。常用雷公藤点，10～20mg/次，3次/d。起效后不宜骤然停药，应逐渐减量。④昆明山海棠具有抑制、调节机体免疫功能和抗炎的作用，部分患者有效。一般用量2片/次，口服，3次/d。⑤秋水仙碱具有免疫调节作用，服用后部分患者可改善病情。用量1～2mg/d，显效后维持量0.50～0.75mg/d。

（3）糖皮质激素。对本病有效，但是停药后易复发，容易产生激素依赖，长期应用副作用较多，故要严格选择适应证。严重患者可服用醋酸泼尼松片20～40mg/d，分次口服，病情控制后再缓慢减量。

（4）复方甘草酸苷。每次2片，3次/d。

（5）氨苯砜。每次25mg，3次/d，无不良反应则改为每次50mg，2次/d。

（6）氯法齐明。主要作用是增强中性粒细胞吞噬作用。第1个月400mg/d，分2～3次口服，以后减至200～300mg/d，共6个月，一般需要2～3个月才显效。氯法齐明毒性小，可有轻度恶心、腹泻、皮肤瘙痒，尿、痰、皮肤呈红色，停药数月后能恢复正常。

（7）氯喹。250mg/次，2次/d，1～2周后每天1次，连服1～2个月，同时服用赛庚啶2mg/次，3次/d，维生素E 0.1g/次，2～3次/d，有些患者有效。

（8）维A酸类。阿维A酸与阿维A酯均有效，约80%患者经过12周治疗后痊愈。

（9）生物制剂。近年来，针对细胞炎症因子的单抗类生物制剂相继被用于对传统系统药物反应不佳、严重影响生活质量的中重度患者的治疗，表现出良好的疗效和安全性。目前用于临床治疗的生物制剂包括肿瘤坏死因子拮抗剂（阿达木单抗、英夫利昔单抗、依那西普）、IL-17A 拮抗剂（司库奇尤单抗）和 IL-12/23 拮抗剂（乌司奴单抗）。

4. 局部治疗。激素类软膏或焦油类、水杨酸类软膏外用有一定的疗效。

（1）皮损以红斑、脓疱为主者。可选用氟轻松软膏、1% 氢化可的松乳膏、0.075% 地塞米松霜剂外用。

（2）皮损以角化及增厚为主。可选用维 A 酸乳膏或水杨酸软膏外涂或外用糖皮质激素封包，疗效较好。此外，用丙酸氯倍他索软膏封包是一种迅速有效的方法，也可用钙泊三醇乳膏加皮质类固醇封包治疗。

5. 物理疗法。

（1）光化学疗法。局部外用 0.1%MOP 后照射 UVA，隔天 1 次。

（2）局部浅 X 线照射、边界线照射对某些病例也有效。

（李萍）

第十一节　嗜酸性脓疱性毛囊炎

嗜酸性脓疱性毛囊炎（eosinophilic pustular folliculitis，EPF），又称 Ofuji's 病，是一种反复性、无菌性、毛囊丘疹性脓疱病。

一、病因与发病机制

病因与发病机制尚不明确，根据已有报道，本病可与自体外周血干细胞和异体骨髓干细胞移植、人类免疫缺陷病毒、自身免疫性疾病等伴发。有可能是由各种抗原刺激使免疫系统受损导致的一种非特异性反应。包括对各种药物、感染等因素的超敏反应、自身免疫性疾病（由皮脂层的脂质衍生物的嗜酸性粒细胞趋化和活化因子所促成）等。目前有人认为在嗜酸性脓疱性毛囊炎中，Th2 细胞因子（白介素 13、4 和 5）和嗜酸性粒细胞趋化蛋白 –1 在嗜酸性粒细胞的补充、炎症和组织损伤中起决定性的作用。超量的前列腺素 D2 可刺激皮脂腺细胞产生趋化因子，趋化嗜酸性粒细胞，为使用非甾体抗炎药治疗嗜酸性脓疱性毛囊炎提供了证据。如吲哚美辛可抑制环加氧酶和花生四烯酸代谢物，还包括前列腺素 D2。

血清胸腺活化调节趋化因子（thymus and activation-regulated chemokine，TARC）、嗜酸性粒细胞趋化因子（CCL17）有可能参与 EPF 的发病，而且和临床的严重程度相关。有学者认为本病与皮脂溢出和性激素水平相关。也有人认为是对金属（如金、银、锡、铜等）的过敏反应。

二、临床表现

目前将嗜酸性脓疱性毛囊炎（EPF）分为三型：一是经典型 EPF；二是婴儿相关型 EPF；三是免疫抑制相关型 EPF。

1. 经典型 EPF。

（1）好发于成年人，以 20 ～ 30 岁多见，男女发病比例约为 5：1。本病自觉瘙痒或无自觉症状，一般无系统症状，发疹严重时可有轻微乏力不适。

（2）典型的皮损为旋涡状或匐行性斑块，中间有毛囊性丘疹和脓疱，皮损向四周扩展，中央自愈。约85%好发于面部，约59%好发于躯干，约20%可见于四肢和掌跖部，偶尔有口腔黏膜损害。严重的病例可致瘢痕性脱发。本病可有自行缓解和加重交替进行，消退后可有轻度色素沉着。

（3）有少数患者在发病早期可出现面部对称性的蝶形红斑，而无丘疹或脓疱。

2.婴儿相关型 EPF。

（1）约70%初发年龄为6个月，80%以上患儿可在3岁时缓解。

（2）典型皮疹为1～3mm 大的丘疹、水疱或脓疱，皮损成群分布，不呈环状或多环状，皮疹在陆续或成批出现后1个月至3年内可自行消退。

3.免疫抑制相关型 EPF。

（1）比较少见。剧烈瘙痒。好发于头、颈部，可累及躯干及上肢。主要与 HIV 感染、血液恶性肿瘤或其他肿瘤有关。

（2）皮疹表现为离散红斑基础上的丘疹和脓疱，不呈环状分布。

三、实验室检查

1.多数患者白细胞会轻度增多，合并外周血嗜酸性粒细胞计数不同程度升高，最高可达0.46，也有部分患者外周血嗜酸性粒细胞计数不升高。

2.组织病理学检查。早期外毛根鞘细胞内、细胞间水肿，中性粒细胞、单核细胞、嗜酸性粒细胞浸润，毛囊内形成脓肿，脓肿内含有大量中性粒细胞和嗜酸性粒细胞、上皮细胞及单核细胞。毛囊及血管周围有中性粒细胞、嗜酸性粒细胞、单核细胞浸润。

3.脓疱内脓液细菌镜检和培养均阴性。

4.皮损直接及间接免疫荧光检查均阴性。

四、诊断与鉴别诊断

1.诊断。根据临床表现、实验室检查、组织病理可作出诊断。

2.鉴别诊断。本病需与脓疱病、疱疹样脓疱病、疱疹样皮炎、脓疱性银屑病、体癣、接触性皮炎、亲毛囊性蕈样肉芽肿等鉴别。出现面部蝶形红斑的患者还需与红斑狼疮鉴别。免疫抑制相关型 EPF 需与 HIV 相关性嗜酸性毛囊炎、毛囊皮脂腺黏蛋白沉积症鉴别。婴儿相关型 EPF 常需与婴儿肢端脓疱病、新生儿毒性红斑、新生儿一过性脓疱性黑变病、朗格汉斯组织细胞增多症鉴别。

五、临床处理

1.内服药物。可口服糖皮质激素 1mg/(kg·d) 或局部外用激素类软膏。此外，磺胺嘧啶、氨苯砜、维 A 酸类、米诺环素、秋水仙碱等均可以治疗本病。对于经典型 EPF，通常用吲哚美辛 50～75mg/d 治疗，在应用该药后可在短期内达到良好的效果，故有学者推荐其为第一治疗药物。

2.外用药物。一般选择弱效的糖皮质激素软膏，但是近年来有人报道早期外用 0.1% 他克莫司软膏可取得良好效果。

3. 物理治疗。PUVA 和 UVB 也可用于治疗本病。免疫抑制相关型 EPF 对一般治疗无效，关键在于恢复患者的免疫功能。

六、预后

本病为慢性复发性疾病，常常发作与缓解交替出现。

（李萍）

第十一章　血管性皮肤病

皮肤血管炎（cutaneous vasculitis）是一组具有炎症性血管损伤的皮肤病，既可仅累及皮肤，也可以是其他系统性疾病累及血管在皮肤上的表现。

皮肤血管炎病因复杂，可归纳为以下五种：①感染，如细菌、病毒、真菌、支原体和寄生虫等感染；②某些药物（如抗生素、抗惊厥药、避孕药、干扰素等）、化学物质和食物等引起；③系统性炎症性疾病，如系统性红斑狼疮、类风湿关节炎、异常蛋白血症等；④恶性肿瘤；⑤自身血管组织抗原引起的自身免疫反应。约50%患者为特发性。

皮肤血管炎发病机制十分复杂，一般分为免疫性和非免疫性两类，其中免疫性占绝大多数。免疫机制在皮肤血管炎的发病中起着非常重要的作用，主要有以下四种：①免疫复合物在血管壁的沉积，是大多数皮肤血管炎的早期事件，免疫复合物 – 补体 – 中性粒细胞之间的连锁反应是免疫复合物血管炎发病机制的中心环节；②抗中性粒细胞胞质抗体（antineutrophil cytoplasmic antibody，ANCA），丝氨酸蛋白酶3（serine proteinase 3，SP3）和髓过氧化物酶（myeloperoxidase，MPO）是其主要靶抗原，是原发性系统性血管炎的重要血清学标志，具有诊断和监测疾病活动的价值；③抗心磷脂抗体，其结合于血管内皮细胞，是引起微血管血栓形成的重要因素；④细胞免疫，T淋巴细胞参与了所有血管炎的炎症过程，介导了持久的炎症反应；活化的巨噬细胞与血管炎中白细胞碎裂的机制密切相关；嗜酸性粒细胞浸润是IgE速发性变态反应所致血管炎的病理特征。

血管炎的分类至今尚无统一标准。目前临床上较主张采用综合分类法，即主要根据受累血管大小分为小血管、中等血管和大血管性，同时兼顾临床症状、血管炎的病理生理机制和组织病理学特征等进行分类。皮肤血管炎大多为小血管受累为主的血管炎。

皮肤组织病理学表现为血管壁纤维蛋白样变性、血管壁炎症细胞浸润。这组疾病的临床表现多样，皮损表现与受累血管的大小、范围、炎症反应程度有关，小血管炎主要表现为炎症性紫癜、坏死性小丘疹、水疱、血疱等，而中等或较大血管炎表现为网状青斑、结节、坏死和溃疡等。皮肤血管炎诊断需要结合临床表现、组织病理和其他辅助检查来确定。

（黄熙）

第一节　变应性皮肤血管炎

变应性皮肤血管炎（allergic cutaneous vasculitis）是皮肤科最常见的血管炎之一，主要累及真皮小血管（微动脉、毛细血管、微静脉），典型的病理改变是以真皮小血管为中心的白细胞碎裂性血管炎。随着对本病的深入研究，其命名也不断发生变化，曾用名包括皮肤白细胞碎裂性血管炎、皮肤过敏性血管炎、皮肤坏死性血管炎等。目前较为推崇的名称是皮肤小血管炎（cutaneous small vessel vasculitis，

CSVV）。

一、病因与发病机制

病因不明，可能的致病因子包括感染、药物、化学品、肿瘤、自身免疫性疾病等。发病机制与小血管内的免疫复合物沉积有关，属于Ⅲ型变态反应。

二、临床表现

1. 好发人群。儿童和成人均可发病，以青年女性多见。

2. 皮肤表现。皮疹呈多样性，可累及皮肤、黏膜。首先，最常见的特征性表现是可触及性紫癜，其上可发生大疱、血疱、脓疱、坏死及溃疡。有的紫癜可发展为结节。其次，常见的是风团，较普通风团更难消退，通常呈鲜红色至紫红色，压之不褪色。最后，皮疹好发于双下肢，也可发生于全身其他部位，常呈两侧对称性分布。一般小片皮疹无自觉症状，也可有瘙痒、烧灼感或疼痛，较大的丘疹、结节或溃疡常有疼痛。皮疹消退后可遗留色素沉着或萎缩性瘢痕。

3. 其他表现。除皮疹表现外，2/3 的患者可伴发热及关节肿痛（少数可有关节炎），可有肌痛。1/3 的患者有肾脏损害，主要为肾小球肾炎。随着疾病的进展，还可发生胃肠道、中枢神经系统、肺等器官受累，进而出现恶心、呕吐、腹泻、便血、呕血、头痛、胸痛、气促等症状。伴有多脏器或系统受累的患者实际上应分类到系统性血管炎，而不是单纯的变应性皮肤血管炎。

三、实验室检查

1. 常规检查。白细胞一般无明显变化，有时可增多。严重者有贫血。约 1/5 患者出现嗜酸性粒细胞增多，一般占比为 4% ～ 8%，少数可达 56%。急性发疹时有血小板暂时性减少。红细胞沉降率增快。肾脏受累者可有蛋白尿、血尿及管型。血清总补体可减少。

2. 组织病理学检查。典型表现是以真皮上部小血管为中心的节段性分布的白细胞碎裂性血管炎。

3. 直接免疫荧光检查。可见血管壁有 IgG、IgM 或 C3、纤维蛋白沉积。

四、诊断与鉴别诊断

1. 诊断。根据皮损呈多形性，包括可触及性紫癜、结节、水疱、坏死、溃疡；损害常在臀部以下，多在小腿；慢性病程，反复发作；病理提示以真皮上部小血管为中心的节段性分布的白细胞碎裂性血管炎，可作出诊断。

2. 鉴别诊断。本病需与结节性多动脉炎、荨麻疹性血管炎、过敏性紫癜、混合性冷球蛋白血症等鉴别。

五、临床处理

1. 本病为自限性疾病，应积极寻找并祛除可能的致病因素，根据病情的严重程度确定合适的治疗方案。总体原则：仅有少量皮疹，症状较轻者，给予休息、支持治疗和外用糖皮质激素；皮疹范围广，症状较重者，除给予对症、支持治疗外，还可系统应用糖皮质激素，对糖皮质激素反应不佳者，可加用免疫抑制剂、静脉注射用免疫球蛋白（intravenous immunoglobulin，IVIG）等。

2. 治疗方法。

（1）一般治疗。急性期注意休息，适当饮食，补充多种维生素，积极寻找并祛除可能的致病原因。

（2）糖皮质激素。对于未破溃的皮疹，可局部外用糖皮质激素制剂。对于有皮肤坏死、溃疡或有系统累及者，可系统应用糖皮质激素，如泼尼松 30～40mg/d，常可有效控制病情，病情稳定后逐渐减量；症状轻者可在 2～3 周内减量至停药，皮损或系统损害严重者减量至泼尼松 5～15mg/d 维持。

（3）抗炎用药。对于轻症患者可单独应用，重症患者多与糖皮质激素联合使用，如沙利度胺 100～300mg/d、氨苯砜 50～150mg/d 或秋水仙碱 0.5～1.0mg/d。

（4）免疫抑制剂。对于重症患者或对糖皮质激素反应不佳者，可联合使用，如甲氨蝶呤每周 5～20mg、硫唑嘌呤 2mg/(kg·d)、环孢素 3～5mg/(kg·d)、环磷酰胺 2mg/(kg·d) 或每月冲击治疗。

（5）伴有发热、皮损疼痛、关节肿痛、皮疹瘙痒者，可给予非甾体抗炎药、抗组胺药缓解症状。

（6）皮损及系统受累严重者，可酌情给予 IVIG 400mg/(kg·d) 冲击治疗 3～5 天，可重复治疗。

3. 监测和随访。在治疗和随访过程中，应定期复查血常规、尿常规、肝肾功能、电解质和血糖，注意观察病情变化及治疗用药的不良反应。

（黄熙 蒙坚）

第二节 过敏性紫癜

过敏性紫癜（anaphylactoid purpura）又称 IgA 免疫复合物血管炎（IgA immune complex vasculitis）、亨诺克－舒恩莱因紫癜（Hench-Schönlein purpura，HSP）。2012 年，Chepel Hill 血管炎共识会议达成共识，即过敏性紫癜主要是一种 IgA 型抗体介导的变态反应性毛细血管和细小血管炎，遂将过敏性紫癜又称为 IgA 血管炎，疾病特征为非血小板减少的皮肤紫癜，可伴有关节痛、腹痛和肾脏病变。

一、病因与发病机制

病因不明，细菌（如链球菌）、病毒（如流感病毒）、支原体、食物、药物、昆虫叮咬、化学毒物、物理因素（如寒冷）等均可能导致发病。发病机制为Ⅲ型变态反应，抗原与抗体（主要为 IgA 型）结合形成的循环免疫复合物在血管壁沉积，激活补体，导致毛细血管和小血管壁及周围产生炎症，使血管壁通透性增高，产生各种临床表现。

二、临床表现

1. 好发人群。好发于儿童和青少年，90% 的病例年龄在 10 岁以内，高峰年龄为 4～8 岁，男性多于女性，成人也可发生。

2. 皮肤表现。皮疹好发于四肢伸侧，对称分布，亦可累及臀部、躯干及面部。典型皮损为可触及性的紫癜，即针尖至黄豆大小略隆起于皮面的淤点或淤斑，部分融合成片，严重者出现风团、水疱及坏死等。单个皮疹常在 5～7 天消退，成批的皮疹可在数周或数月内反复发生。

3. 其他表现。消化道症状包括绞痛、恶心、呕吐、出血或肠套叠，甚至肠穿孔。关节受累包括关节痛、关节周围肿胀、活动受限或关节腔积液，以大关节为主。肾脏受累可出现血尿。其他少见的表现包括吉兰－巴雷综合征、睾丸附睾炎、心肌炎等。

三、实验室检查

1.常规检查。血小板及凝血功能正常。可出现外周血白细胞计数增高、抗链球菌溶血素 O 试验结果升高、红细胞沉降率加快。尿常规可出现红细胞、蛋白及管型。粪便常规可出现隐血。毛细血管脆性试验阳性。

2.组织病理学检查。紫癜处主要表现为真皮乳头层毛细血管和毛细血管后静脉的白细胞碎裂性血管炎。

3.皮损及周围皮肤直接免疫荧光检查显示真皮浅层血管壁 IgA、C3 和纤维素沉积。

四、诊断与鉴别诊断

1.诊断。必要条件：多发于下肢的可触及的紫癜，同时无血小板减少和出凝血异常。次要条件：①弥散性腹痛；②组织学检查伴 IgA 沉积的皮肤白细胞碎裂性血管炎，或伴 IgA 沉积的增生性肾小球肾炎；③急性关节炎或关节痛；④肾脏受累，尿蛋白 > 0.3g/24h 或血尿、红细胞管型。仅有必要条件时可诊断为单纯型过敏性紫癜，伴有次要条件中的 1 个可诊断为腹型过敏性紫癜、关节型过敏性紫癜或肾型过敏性紫癜，次要条件中有 2 个或 2 个以上时可诊断为混合型过敏性紫癜。

2.鉴别诊断。

（1）特发性血小板减少性紫癜：病因不明，儿童和成人均可发病，病情轻者表现为搔抓、碰撞后出现局部皮肤淤点、淤斑，严重者有明显出血倾向，表现为全身皮肤、黏膜淤点、淤斑甚至血肿，脾脏不大或轻度增大。实验室检查显示外周血血小板计数明显低于正常范围，凝血时间延长，血小板相关抗体（PAIgG、PAIgM、PAIgA）、血小板相关补体（PAC3）异常增高，骨髓象巨核细胞数正常或明显增多，伴成熟障碍。

（2）过敏性紫癜还应与外科急腹症、系统性红斑狼疮、系统性血管炎等鉴别。

五、临床处理

1.本病常为自限性，大多数患者的病情在数周或数月内好转。治疗原则首先是积极寻找并祛除致病因素，如治疗感染、停用可疑致敏药物等。

2.治疗方法。

（1）单纯型过敏性紫癜：可用维生素 C、维生素 P 及抗组胺药物，参考凝血指标可选用抗血小板凝聚药物如双嘧达莫、肝素。成人患者可应用秋水仙碱 1.0 ～ 1.5mg/ 次，2 ～ 3 次 /d，或氨苯砜 100 ～ 150mg/d。如有感染指征，给予抗感染治疗。

（2）出现关节受累表现。急性期卧床休息，可应用非甾体抗炎药缓解症状，严重者可系统应用糖皮质激素治疗，推荐泼尼松 1mg/（kg·d）。

（3）出现消化道受累表现。暂给予无渣或少渣免动物蛋白饮食、H2 受体阻滞剂、胃黏膜保护剂、解痉药物等；如出现严重腹痛或消化道出血时，需禁食补液治疗，维持营养及水电解质平衡。同时系统应用糖皮质激素治疗，口服用药推荐泼尼松 1～2mg/（kg·d），静脉用药推荐氢化可的松琥珀酸钠 5～10mg/（kg·次），可间断 4～8 小时重复使用，或静脉用甲泼尼龙 5～10mg/（kg·d），或静脉用地塞米松 0.3mg/（kg·d），症状缓解后逐步减量并停用；注意观察和预防糖皮质激素的副作用。静脉注射用免疫球蛋白 400mg/（kg·d）冲击治疗可减轻消化道症状，推荐使用 4 天。严重消化道出血者作为急诊处理，给予止血药物、输血治疗，必要时外科干预。

（4）出现肾炎表现。多个随机对照试验证明早期系统应用糖皮质激素不能阻止 IgA 血管炎患者肾病的发生，也没有证据提示糖皮质激素能预防 IgA 血管炎的复发，但能有效改善肾脏症状。目前报道环磷酰胺、环孢素 A、硫唑嘌呤、吗替麦考酚酯、他克莫司、咪唑立宾等免疫抑制剂可用于严重过敏性紫癜肾病的治疗，必要时行肾组织活检，根据病理类型进一步分型治疗。有报道按 400mg/（kg·d）静脉滴注 IVIG 可阻止发生快速进行性肾炎，疗程 5 天。

3. 监测和随访。

（1）皮肤症状常持续 6～16 周，然后消退，但有 5%～10% 为慢性病程。半数病例可复发，因此，整个病程可达数月至 1～2 年。除进行性肾功能衰竭和终末期肾病外，一般预后良好。不管有无肾炎体征或症状，均应每月进行 1 次尿常规检查。系统应用糖皮质激素、免疫抑制剂、抗炎药物治疗者，还需定期复查血常规、肝肾功能、电解质、血糖。

（2）对于尿液分析正常的患者至少随访半年，对于 6 个月后尿液检查仍有异常者需继续随访 3～5 年。

（黄熙 蒙坚）

第三节 急性发热性嗜中性皮病

急性发热性嗜中性皮病（acute febrile neutrophilic dermatosis），又称 Sweet 病、Sweet 综合征。本病主要表现为四肢、面、颈部急性发作的疼痛性红色丘疹、结节或斑块，同时伴有发热和外周血中性粒细胞增多。

一、病因与发病机制

病因不明。可能相关的因素有感染、药物、肿瘤、妊娠或是与其他疾病伴发，如炎症性肠病、白塞病、结节性红斑、结节病、甲状腺疾病和类风湿关节炎。本病的发病机制可能是机体对细菌、病毒、药物或肿瘤等抗原物质产生的变态反应。

二、临床表现

1. 本病多见于中年以上女性（40～70 岁），也可发生于婴儿，甚至新生儿，夏季好发。

2. 皮肤表现。皮损多发于面、颈、躯干和四肢，口腔黏膜亦可受累，呈两侧分布，但不对称。初起为疼痛性的红色丘疹、浸润性斑块或结节，逐渐扩大、增多，颜色变深，隆起成边缘清楚的环状，表面呈粗颗粒或乳头状，部分可进展为针尖大小的水疱或脓疱，针刺反应呈阳性。

3. 其他表现。85%～90% 的病例伴有发热，25%～50% 患者伴有关节痛、关节炎或肌痛，32%～75%

的患者发生眼结膜炎、浅表性巩膜炎，2% ～ 10% 的患者发生类似阿弗他溃疡的黏膜损害，11% ～ 72% 的患者肾脏受累，表现为血尿、蛋白尿、管型。少数病例还可有神经、肺、肠道、肝脏的累及或发生无菌性骨髓炎。

三、实验室检查

1. 常规检查。60% 的患者有外周血白细胞计数增多，70% 的病例有中性粒细胞比例升高，或白细胞总数不增多，仅有中性粒细胞比例升高。大部分患者有贫血（男、女分别为 93% 和 71%）、半数病例有血小板减少。90% 的病例有红细胞沉降率增快。少数病例的血清中可检测到 ANCA。肾脏受累者可出现血尿、蛋白尿、颗粒管型及肌酐清除率异常。

2. 组织病理学检查。表皮正常或有海绵形成，约 20% 病例可有中性粒细胞移入表皮，形成角层下脓疱。真皮乳头水肿明显，真皮浅层或血管周围有较致密中性粒细胞为主的浸润，可见核破碎。陈旧皮损的浸润细胞中掺杂淋巴细胞和组织细胞。

四、诊断与鉴别诊断

（一）诊断

按照急性发热性嗜中性皮病诊断标准（Su&Liu 修订版，1986 年），符合以下 2 项主要标准及 2 项次要标准可以诊断本病。

1. 主要标准：①急性发作的疼痛性红色斑块或结节；②组织病理学表现为真皮中以中性粒细胞为主的浸润，无白细胞碎裂性血管炎表现。

2. 次要标准：①伴有一段时间的发热（> 38℃）；②伴有潜在的血液系统或实体肿瘤、炎症性疾病、妊娠、上呼吸道和胃肠道感染或疫苗接种史；③对系统糖皮质激素或碘化钾治疗反应好；④发病初有 3 项实验室检查异常：红细胞沉降率 > 20mm/h，C- 反应蛋白（c-reactive protein，CRP）升高，白细胞总数 > $8×10^9$/L，中性粒细胞比例 > 70%。

（二）鉴别诊断

本病需与荨麻疹、多形红斑、变应性皮肤血管炎、结节性红斑、持久隆起性红斑和白塞病等鉴别。

五、临床处理

1. 处理原则。祛除病灶，缓解症状，缩短病程及预防复发。

2. 治疗方法。

（1）系统治疗。①糖皮质激素：为首选用药，泼尼松初始用量为 40 ～ 60mg/d，通常数天内发热及皮损可消退，以后逐渐减量至停药，一般疗程需 4 ～ 6 周，有时需采取低剂量长期维持，防止复发；②沙利度胺：100mg/d；③碘化钾：900mg/d，连用 2 周为 1 个疗程；④氨苯砜：100 ～ 150mg/d；⑤秋水仙碱：1.5mg/d，7 天后停药或逐渐减量至 0.5mg/d 维持 3 周或更长时间可防止复发；⑥雷公藤总苷：1.0 ～ 1.5mg/（kg·d），一般 10 天为 1 个疗程，有些病例需服用 1 ～ 3 个月；⑦其他疗法：还可应用非甾体抗炎药、多西环素、环孢素、环磷酰胺、硫唑嘌呤、霉酚酸酯或血浆置换。还有报道用依曲替酯或 γ 干扰素治疗有效。

（2）局部治疗。外用或皮损内注射糖皮质激素可作为辅助疗法治疗局限性皮损。

3. 监测和随访。在治疗和随访过程中，应监测血常规、尿常规、肝肾功能、电解质、血糖及甲状腺功能，注意病情变化和药物的不良反应。

（黄熙　蒙坚）

第四节　结节性红斑

结节性红斑（erythema nodosum）是发生于皮下脂肪小叶间隔的炎症性疾病，其特征性表现为下肢伸侧疼痛性红斑、结节。

一、病因与发病机制

病因不明。主要与感染、药物、雌激素、自身免疫性疾病或恶性肿瘤等相关。确切的发病机制仍不清楚，现阶段认为是机体免疫系统对致病微生物、药物等变应原的迟发性变态反应。

二、临床表现

1. 中青年好发，女性多见，春秋季易发，有自限性。

2. 皮肤表现。皮疹多发生于小腿伸侧，也可发生于大腿与上肢伸侧，甚至面部。特征为红色结节，直径1～10cm，数量不定（数个至数十个），呈对称性散在分布，多不融合。皮疹局部温度升高，自觉疼痛或压痛。数天后，皮疹变平，呈黄绿色，此临床过程具有诊断价值。急性起病时，每个结节在3～6周内自然消退，不发生破溃、萎缩和瘢痕，称为急性结节性红斑，可反复发作。部分病例呈慢性经过，结节可持续存在数月，病程长达数年，称为慢性结节性红斑。

3. 其他表现。本病发疹前常有上呼吸道感染等前驱症状，急性发作时常伴全身症状，如头痛、乏力、发热、下肢水肿、肌痛、关节痛，也可有眼部损害，表现为结膜炎、巩膜病变。

三、实验室检查

1. 急性结节性红斑的患者可有外周血白细胞计数增多、C-反应蛋白升高、红细胞沉降率加快等。慢性结节性红斑患者的常规和生物化学检查多正常。

2. 组织病理学检查。间隔性脂膜炎为其特征。早期皮疹表现为脂肪小叶间隔水肿，红细胞外渗，血管周围有淋巴细胞、中性粒细胞为主的浸润。陈旧性皮疹表现为脂肪小叶间隔增宽，间隔纤维化，脂肪萎缩，间隔内浸润的炎症细胞主要为淋巴细胞和组织细胞，还可见到由噬脂细胞和异物巨细胞构成的肉芽肿。

3. 直接免疫荧光检查。早期病变常有免疫球蛋白和补体沉积于受累血管壁。

四、诊断与鉴别诊断

1. 诊断。根据临床表现结合组织病理学检查可作出诊断。

2. 鉴别诊断。本病需与硬红斑、复发性发热性结节性脂膜炎、结节性多动脉炎、结节性血管炎等鉴别。

五、临床处理

1. 处理原则。急性发作期应卧床休息，抬高患肢减轻局部水肿。积极寻找并祛除病因，存在感染者可用抗生素治疗。疼痛明显者须排除炎症性肠病后，才可系统应用非甾体类抗炎剂。主要选用的治疗药物有碘化钾、羟氯喹、沙利度胺、秋水仙碱、环孢素，严重病例可系统应用糖皮质激素。

2. 治疗方法。

（1）急性结节性红斑。碘化钾 300 ~ 900mg/d，症状控制后，在 2 ~ 3 周内逐渐减量至停用。炎症明显，疼痛明显者可系统应用糖皮质激素治疗，如泼尼松 30 ~ 40mg/d。

（2）慢性结节性红斑。系统应用碘化钾 100mg/d、氨苯砜 100mg/d 或羟氯喹 400mg/d 治疗有效，顽固病例可试用秋水仙碱 2mg/d，连用 3 天后改为 1mg/d，持续 2 ~ 4 周。严重病例可系统应用糖皮质激素治疗。

（3）合并炎症性肠病的患者。避免使用非甾体抗炎药，可系统使用糖皮质激素、羟氯喹、环孢素、沙利度胺或英夫利昔单抗（infliximab）。

（4）局部治疗。皮损处可外涂糖皮质激素软膏，顽固的结节可局部注射糖皮质激素，也可外用多磺酸黏多糖乳膏或肝素乳膏。

3. 监测和随访。本病预后良好，皮疹常在 3 ~ 6 周内自行缓解，慢性结节性红斑平均病程为 4 个半月，皮疹最终消退后不留瘢痕。在治疗和随访过程中，应监测血常规、肝肾功能、电解质、血糖及甲状腺功能，注意病情变化和药物的不良反应。

（黄熙　蒙坚）

第五节　Behcet 综合征

Behcet 综合征（Behcet syndrome），又称 Behcet 病或眼－口－生殖器综合征，是以虹膜炎、口腔阿弗他溃疡和外生殖器溃疡为特征性表现的系统性血管炎，可出现多系统、多脏器损害。

一、病因与发病机制

病因不明。可能与感染、遗传、自身免疫性疾病、环境等因素相关。本病的发病机制不明，可能为自身免疫性疾病。

二、临床表现

1. 好发人群。本病好发于青壮年，20 ~ 30 岁患者占 74%，男性多于女性。

2. 典型表现。

（1）口腔溃疡。多为首发症状。溃疡单发或多发，呈圆形或椭圆形，直径 2 ~ 30mm，边界清楚，深浅不一，基底部呈淡黄色，周围绕有红晕，疼痛明显。溃疡最常累及唇、舌、颊黏膜和齿龈，一般 7 ~ 14 天后自然消退，浅表溃疡愈后无瘢痕形成，深在性溃疡愈后遗留瘢痕，间隔数天到数月复发，每年至少发作 3 次。

（2）生殖器溃疡。女性发生率高于男性，一般发生于口腔溃疡或皮肤损害以后，少数为初发症状。生殖器溃疡的外观与口腔溃疡类似，多见于外生殖器、肛周、会阴、腹股沟或直肠内，疼痛明显，经 1 ～ 3 周可自行消退，深在性溃疡愈后留有瘢痕。

（3）皮肤损害。皮损类型多样，常见的有：①结节性红斑样皮损，好发于小腿，结节一般小而浅，压痛较轻，周围有红晕；②毛囊炎样皮损，特征为浸润基底大，顶端脓头小和周围红晕宽，多见于躯干、下肢，脓液培养无菌生长，愈后不留瘢痕；③针刺反应阳性，用生理盐水皮内注射、无菌针头刺入皮内或静脉穿刺等操作，均可在 24 ～ 48 小时后出现受刺部位起直径 2mm 以上的红色丘疹或脓疱，有诊断意义。

（4）眼部损害。男性多见，且症状重、预后差。眼球各部位均可受累，以葡萄膜炎最为常见，可导致视力下降甚至失明。

3.其他表现。约 40% 病例伴有关节肿痛，多累及大关节，无关节畸形或强直；20% ～ 40% 病例伴有血管病变，其中以血栓性静脉炎最为常见，可引发血管营养的脏器和系统损害，继而出现相应的神经、精神症状、消化道症状等；还可并发睾丸附睾炎、心肌炎、间质性肺炎、肾炎等。

三、实验室检查

1.可有程度不同的贫血，白细胞总数增多，为（10 ～ 20）×10^9/L。红细胞沉降率升高，血清 α_2 及 γ 球蛋白增加。部分患者的 C- 反应蛋白升高，循环免疫复合物呈阳性，类风湿因子、抗核抗体、ANCA 和抗心磷脂抗体呈阴性。

2.组织病理学检查。白塞病的皮肤血管病变可累及真皮和皮下组织中各种大小的动脉和静脉，早期表现是以血管为中心的中性粒细胞浸润伴红细胞外渗，或白细胞碎裂性血管炎伴或不伴附壁血栓、坏死，陈旧病灶的特征是以血管为中心的淋巴细胞浸润。

四、诊断与鉴别诊断

1.诊断。2014 年国际白塞病诊断标准修订小组提出的诊断标准：①口腔溃疡 2 分；②生殖器溃疡 2 分；③眼部损害 2 分；④皮肤损害 1 分；⑤神经系统病变 1 分；⑥血管病变 1 分；⑦针刺反应阳性 1 分。以上各项累计得分≥ 4 分即可作出诊断。

2.鉴别诊断。本病需与单纯疱疹、天疱疮、炎症性肠病、风湿性关节炎等鉴别。

五、临床处理

1.基本原则是迅速抑制炎症恶化，防止复发，维持生活质量和器官功能。定期随访和早期积极的治疗十分重要。

2.治疗方法。

（1）一般治疗。急性活动期应卧床休息。发作间歇期应注意预防复发，如控制口、咽部感染，避免进食刺激性食物，伴感染者可行相应的治疗。

（2）局部治疗。口腔溃疡可局部用糖皮质激素膏、冰硼散、锡类散等，生殖器溃疡用 1：5000 高锰酸钾溶液清洗后加用抗生素软膏；眼部损害需眼科医生协助治疗，眼结膜炎、角膜炎可应用糖皮质激素眼膏或滴眼液，眼葡萄膜炎必须应用散瞳剂以防止炎症后粘连，重症眼炎者可在球结膜下注射糖皮质激素。

（3）全身药物治疗。

①非甾体抗炎药（nonsteroidal anti-inflammatory drugs，NSAIDs）。对缓解发热、皮肤结节红斑、生殖器溃疡疼痛及关节炎症状有一定疗效。

②秋水仙碱。对关节病变、结节性红斑样皮损、口腔和生殖器溃疡、眼葡萄膜炎均有一定的治疗作用，常用剂量为 0.5mg/ 次，2 ～ 3 次 /d。

③沙利度胺。用于治疗口腔、生殖器溃疡及皮肤病变，剂量为 25 ～ 50mg/ 次，3 次 /d。

④氨苯砜。用于治疗口腔、生殖器溃疡，假性毛囊炎，结节红斑。常用剂量为 100mg/d。

⑤糖皮质激素。一般口服泼尼松 30 ～ 60mg/d，病情控制后缓慢减量至停用或小剂量维持。重症患者如严重眼炎、中枢神经系统病变、严重血管炎患者可静脉应用大剂量甲泼尼龙冲击，1000mg/d，3 ～ 5 天为 1 个疗程，继而减少至常用剂量，与免疫抑制剂联合效果更好。

⑥免疫抑制剂。重要脏器损害时应选用此类药，常与糖皮质激素联用。硫唑嘌呤，用量为 2.0 ～ 2.5mg/（kg·d）。甲氨蝶呤，每周 7.5 ～ 15.0mg，口服或静脉注射。环磷酰胺在急性中枢神经系统损害或肺血管炎、眼炎时，与泼尼松联合使用，可口服或大剂量静脉冲击治疗（每次用量 0.5 ～ 1.0g/m² 体表面积，每 3 ～ 4 周 1 次，或 0.6g/ 次，每 2 周 1 次）。环孢素 A 对秋水仙碱或其他免疫抑制剂疗效不佳的眼部损害效果较好，剂量为 3 ～ 5mg/（kg·d），因其神经毒性可导致中枢神经系统的病变，一般不用于 Behcet 综合征合并中枢神经系统损害的患者。柳氮磺吡啶可用于 Behcet 综合征肠炎或关节炎患者，常用剂量为 3 ～ 4g/d，分 3 ～ 4 次口服。

⑦生物制剂。干扰素 –α–2a 对治疗关节损伤及皮肤黏膜病变有较好疗效，有治疗难治性葡萄膜炎、视网膜血管炎患者疗效较好的报道，起始治疗为干扰素 –α–2a 每天 600 万 U 皮下注射，治疗有效后逐渐减量，维持量为 300 万 U/ 次，每周 3 次，部分患者可停药。肿瘤坏死因子（tumor necrosis factor，TNF）–α 拮抗剂英夫利昔单抗（infliximab）、依那西普（etanercept）和阿达木单抗（adalimumab）有治疗 Behcet 综合征有效的报道。

⑧其他。雷公藤制剂，抗血小板药物（阿司匹林、潘生丁）及抗纤维蛋白疗法（尿激酶、链激酶）均可用于本病的治疗。

（4）手术治疗。一般不主张手术治疗，动脉瘤具有破裂风险者可考虑手术治疗。

3. 监测和随访。在治疗和随访过程中，应监测血常规、尿常规、肝肾功能、电解质、血糖、凝血功能，定期检查眼部情况，注意病情变化和药物的不良反应。

（黄熙　蒙坚）

第六节　荨麻疹样血管炎

荨麻疹样血管炎（urticarial vasculitis）是一种以持久性风团为特点，可伴低补体血症、腹痛及关节痛等症状的血管炎，风团的组织病理学检查呈白细胞碎裂性血管炎的改变。

一、病因与发病机制

病因不明，可能的诱因包括药物、感染、结缔组织病、肿瘤、物理刺激等。发病机制属于Ⅲ型变态反应导致的免疫复合物性疾病。

二、临床表现

1. 好发于 30 ～ 40 岁的中年女性。临床上可分为低补体性荨麻疹样血管炎和非低补体性荨麻疹样血管炎，前者病情通常更严重。

2. 皮肤表现。最常见的是躯干、四肢发生风团样皮疹，持续时间可达 1 ～ 3 天甚至更长，有时风团内可见紫癜性损害。少数病例可伴发红斑、血管性水肿、网状青斑、结节和大疱，自觉疼痛、烧灼感或瘙痒，消退后可遗留色素沉着或脱屑。

3. 其他表现。起病时常伴不规则发热，也可伴有关节痛、腹部不适、淋巴结肿大、肾脏及神经系统损害等。低补体性荨麻疹样血管炎患者的病情较非低补体患者严重，可有感染、发热、肌痛、淋巴结肿大、肝脾大、腹部不适、肺部不适、肾脏受累及眼部损害等。

三、实验室检查

1. 常规检查。可有血清补体（C1q、C4、C2 等）水平持续性降低。外周血白细胞计数正常或增加，中性粒细胞比例增加，红细胞沉降率加快。

2. 组织病理学检查。表现为侵犯毛细血管后静脉的白细胞碎裂性血管炎。典型表现为血管内皮细胞肿胀，周围有中性粒细胞为主的浸润，可见核尘及红细胞外溢。血管壁纤维蛋白样变性。

3. 直接免疫荧光检查。显示血管壁及周围、表真皮交界处可见免疫球蛋白及补体颗粒状沉积。

四、诊断与鉴别诊断

（一）诊断

1. 非低补体性荨麻疹样血管炎诊断主要依赖临床表现结合组织病理学检查。

2. 低补体性荨麻疹样血管炎诊断标准。

（1）主要标准：①荨麻疹样血管炎的皮肤损害；②低补体血症。

（2）次要标准：①皮损组织病理学检查证实为真皮内小静脉炎；②关节痛或关节炎；③肾小球肾炎；④巩膜外层炎或眼葡萄层炎；⑤复发性腹痛，C1q 沉淀素试验阳性。

满足上述 2 项主要标准和至少 2 项次要标准可作出诊断。

（二）鉴别诊断

本病需与慢性荨麻疹、系统性红斑狼疮、成人 Still 病等鉴别。

五、临床处理

1. 处理原则。补体正常的荨麻疹样血管炎具有自限性。低补体性荨麻疹样血管炎则根据累及系统的严重程度调整用药。一般抗组胺药对本病无效。

2. 治疗方法。

（1）糖皮质激素。系统应用糖皮质激素可有效治疗 80% 以上的荨麻疹样血管炎患者，一般使用中等剂量或大剂量治疗。

（2）细胞毒性药物包括硫唑嘌呤、环磷酰胺、甲氨蝶呤与糖皮质激素联合使用，有助于减少糖皮质激素用量，提高疗效。

（3）可选用氨苯砜 100mg/d、秋水仙碱 1.5mg/d、羟氯喹或霉酚酸酯与糖皮质激素联合治疗，提高疗效。

（4）有报道奥马珠单抗（omalizumab）、利妥昔单抗（rituximab）、妥珠单抗（tocilizumab）和英夫利昔单抗（infliximab）等生物制剂治疗荨麻疹样血管炎有效。

（5）非甾体抗炎药可缓解关节症状。

（6）血浆置换可显著改善本病病情。

3. 监测和随访。在治疗和随访过程中，应监测血常规、尿常规、肝肾功能、电解质、血糖、补体，注意病情变化和药物的不良反应。

（黄熙　蒙坚）

第七节　显微镜下多血管炎

显微镜下多血管炎（microscopic polyangiitis，MPA）是累及从毛细血管到中等口径的静脉和动脉血管的系统性血管炎，常伴有原发性肺泡出血和新月形肾小球肾炎。

一、病因与发病机制

病因不明，部分病例可能与乙型肝炎病毒或丙型肝炎病毒感染有关。发病机制不明，目前发现病变血管内的核周型中性粒细胞胞浆抗体（P-ANCA）能激活中性粒细胞和单核细胞，与血管内皮细胞表面的酶直接作用或与血管内皮细胞周围的酶相互作用，造成血管的直接损伤；同时，P-ANCA 可靶向结合血管内皮细胞中的 MPO，导致细胞中的活性氧浓度升高而损伤血管。

二、临床表现

1. 本病多见于中年男性。

2. 全身症状。可有发热、乏力、厌食、关节痛、肌痛和体重减轻等系统症状。

3. 皮肤表现。以下肢可触及性紫癜最为常见，发生率 30% ～ 50%，还可出现网状青斑、荨麻疹样皮疹，偶见坏死和结节性损害。

4. 肾脏损害。为本病最常见的临床症状，发生率 79% ～ 90%，主要病变为伴有"新月"的局灶性节段性坏死性肾小球肾炎。患者出现血尿、蛋白尿、各种管型、水肿和肾性高血压等。随着病情进展可发生肾功能不全，甚至肾功能衰竭。

5. 肺部损害。25% ～ 50% 的病例发生肺部损害，主要表现为伴或不伴肺毛细血管炎的弥漫性肺泡出血。患者出现咳嗽、咯血、呼吸困难症状，查体可闻及肺部湿性啰音。

6. 其他损害。部分患者有对称性外周神经病变或多发性单神经炎。50% 的病例可有消化道受累，出现腹痛，严重时可发生消化道出血甚至穿孔。心血管系统受累者可出现胸痛、心力衰竭症状。眼部受累者可发生视网膜出血、巩膜炎及葡萄膜炎。少数患者还可有关节痛、关节炎和睾丸炎所致的睾丸痛。

三、实验室检查

1. 常规检查。白细胞计数、嗜酸性粒细胞计数可增多，部分患者有贫血。红细胞沉降率加快、C- 反应蛋白升高。累及肾脏时出现显微镜下血尿、蛋白尿和红细胞管型，血清肌酐和尿素氮水平升高。

2. 免疫学检查。约 75%MPA 患者血中的 ANCA 阳性，是 MPA 的重要诊断依据，也是监测病情活动和预测复发的重要血清学指标，其滴度常与血管炎活动度相关。

3. 影像学检查。胸部 X 线摄片早期可发现无特征性肺部浸润影或小泡状浸润影、双侧不规则的结节片状阴影，继而发展为弥漫性肺实质浸润影，中晚期可出现肺间质纤维化。

4. 组织病理学检查。取自可触及性紫癜损害的病理特征为小血管的节段性纤维素样坏死，无坏死性肉芽肿性改变，在小动脉、毛细血管和毛细血管后静脉壁上，可见中性粒细胞和单核细胞浸润、渗入血管壁，引起白细胞碎裂。

5. 直接免疫荧光检查。受累血管壁中未见或极少有免疫球蛋白或补体沉积，具有重要诊断意义。

四、诊断与鉴别诊断

1. 诊断。根据节段性坏死性和新月体形成的肾小球肾炎，伴有肾外小血管的血管炎，无肉芽肿改变或哮喘，可作出诊断。

2. 鉴别诊断。本病需与结节性多动脉炎、伴多血管炎肉芽肿病、变应性肉芽肿病等鉴别。

五、临床处理

1. 治疗分为两个阶段。诱导缓解期治疗和维持治疗。在治疗过程中，应注意防治可能出现的不良反应。

2. 治疗方法。

（1）糖皮质激素。诱导缓解期用量为泼尼松 1mg/（kg·d），病情缓解后逐渐减量至泼尼松 10 ～ 20mg/d 维持 2 年或更长。对于严重器官损害（如肾、肺或神经）者可采用甲泼尼龙冲击治疗，按每次 0.5 ～ 1.0g 静脉滴注，每天或隔天 1 次，3 次为 1 个疗程，1 周后视病情需要可重复。也可联合环磷酰胺治疗。

（2）环磷酰胺。诱导缓解期可采取口服 2mg/（kg·d），持续 3 个月。也可每次按每平方米体表面积 0.5 ～ 1.0g 静脉滴注，每个月 1 次，持续 6 个月，严重者用药间隔可缩短为 2 ～ 3 周 1 次，以后每 3 个月 1 次，至病情稳定 1 ～ 2 年（或更长时间）可停药观察。

（3）硫唑嘌呤。用于维持治疗，推荐剂量为 1 ～ 2mg/（kg·d），维持至少 1 年。

（4）霉酚酸酯。用于维持治疗，推荐剂量为 1.0 ~ 1.5g/d。

（5）甲氨蝶呤。口服或静脉注射用 5 ~ 25mg/ 次，每周 1 次，用于诱导缓解期治疗，但复发率较环磷酰胺治疗高。

（6）静脉注射用免疫球蛋白（IVIG）。严重病例可按 0.4g/（kg·d）冲击治疗，3 ~ 5 天为 1 个疗程，部分患者有效。

（7）血浆置换。对于就诊时已经需要透析的患者，或同时出现肾小球基底膜抗体、存在严重肺泡出血或病程急性期存在严重病变时可考虑血浆置换，但是应谨慎权衡可能带来的风险与潜在获益之间的利弊。

（8）生物制剂。有报道利妥昔单抗（rituximab）、英夫利昔单抗（infliximab）治疗本病有效，但还需更多的临床资料证实。

3. 监测和随访。MPA 具有复发的特点，年龄大、低肾小球滤过率、肾小球受累多或肾小球外的动脉炎者预后差。应长期随访，监测肾脏指标和 ANCA。

（黄熙　蒙坚）

第八节　结节性多动脉炎

结节性多动脉炎（polyarteritis nodosa，PAN）是一种侵犯小、中肌性动脉的节段性坏死性血管炎。

一、病因与发病机制

病因不明，可能与感染（细菌、病毒）、自身免疫性疾病和静脉吸毒等有关。发病机制可能是免疫复合物沉积引起的Ⅲ型变态反应。

二、临床表现

1. 本病好发于中年男性，平均发病年龄为 45 岁。

2. 结节性多动脉炎（PAN）因累及不同部位的血管而出现症状、体征的多样性，临床上一般分为皮肤型 PAN 和系统型 PAN。

（1）皮肤型 PAN。损害主要局限于皮肤，表现为直径 0.5 ~ 2.0cm 的皮下结节，单发或簇集，数目不定，沿血管走行分布，好发于下肢，可向上累及上肢，偶发于头面部和躯干。结节表面呈鲜红色、紫红色或正常肤色，有压痛，可有局部组织缺血坏死，形成溃疡。有时皮损周围可有网状青斑、水疱、风团出现。如侵犯周围神经可出现受累皮肤感觉麻木。

（2）系统型 PAN。皮损的发生较皮肤型 PAN 更急，有明显的急性炎症、出血、大疱、血管栓塞等表现。除皮肤损害外，可有多器官受累，尤其是心脏、肾、肝和胃肠道。全身症状有发热、关节痛、体重减轻、高血压、心动过速、心包炎、肝脾肿大、黄疸、腹痛、便血、血尿、蛋白尿、偏瘫、视神经乳头水肿、视网膜炎等。预后较皮肤型 PAN 差。

三、实验室检查

1. 常规检查。血常规检查可有正细胞性贫血，白细胞计数升高，有的可高达 $40×10^9/L$，中性粒细胞增多，嗜酸性粒细胞增多，血小板增多。肾脏受累可出现蛋白尿、血尿及管型。红细胞沉降率升高。

2. 免疫学检查。可有高球蛋白血症（包括巨球蛋白血症、冷球蛋白血症）。血清蛋白电泳 γ 球蛋白和 $α_2$ 球蛋白增高。约 1/3 患者乙型肝炎病毒表面抗原（HBsAg）阳性。20% 病例 P-ANCA 呈阳性。

3. 影像学检查。动脉造影可显示肾脏、肝脏等内脏有多发性的中等大动脉的动脉瘤性扩张。

4. 组织病理学检查。主要侵犯皮下组织的中、小动脉，为白细胞碎裂性血管炎改变，可见动脉管壁肿胀，管壁中有中性粒细胞为主的浸润，有纤维素沉积。动脉可发生坏死、血栓形成。以后动脉管壁的浸润细胞被组织细胞代替，呈肉芽肿改变。

5. 直接免疫荧光检查。直接免疫荧光显示血管壁或血管周围 C3、IgM 和纤维素沉积。

四、诊断与鉴别诊断

1. 诊断。目前均采用 1990 年美国风湿病学会的分类标准：①体质量下降 ≥ 4kg（无节食或其他原因所致）；②网状青斑（四肢和躯干）；③睾丸痛和（或）压痛（并非感染、外伤或其他原因引起）；④肌痛、乏力或下肢压痛；⑤多发性单神经炎或多神经炎；⑥舒张压 ≥ 90mmHg（1mmHg=0.133kPa）；⑦血尿素氮 > 400mg/L 或肌酐 > 15mg/L（非肾前因素）；⑧血清乙型肝炎病毒标记（HBsAg 或 HBsAb）阳性；⑨动脉造影见动脉瘤或血管闭塞（除外动脉硬化、纤维肌性发育不良或其他非炎症性病变）；⑩活检见中小动脉壁有中性粒细胞和单核细胞浸润。上述条件中有 3 项或以上阳性者可作出诊断。

2. 鉴别诊断。本病临床表现复杂，需与各种感染性疾病、多发性神经炎、恶性肿瘤及结缔组织病等鉴别。典型的 PAN 还应注意与显微镜下多血管炎、变应性肉芽肿性血管炎和冷球蛋白血症等鉴别。

五、临床处理

1. 处理原则。根据病情决定治疗方案。目前本病治疗的主要用药是糖皮质激素及免疫抑制剂，出现全身症状者同时给予对症处理。

2. 治疗方法。

（1）糖皮质激素。是首选用药。一般口服泼尼松 1mg/（kg·d），3 ～ 4 周后逐渐减量至原始剂量的半量（减量方法依据患者病情而异，可每 10 ～ 15 天减总量的 5% ～ 10%），伴随剂量递减，减量速度越加缓慢，至每天或隔天口服 5 ～ 10mg 时，长期维持一段时间（一般不短于 1 年）。病情严重，如肾损害较重者，可用甲泼尼龙 1.0g/d 静脉滴注 3 ～ 5 天，以后用泼尼松口服，其间注意药物的不良反应。

（2）免疫抑制剂。对糖皮质激素治疗反应不佳者，可联合使用环磷酰胺，用法为口服 2 ～ 3mg/（kg·d），或隔天静脉滴注 200mg 或按 0.5 ～ 1.0g/m² 体表面积静脉冲击治疗，每 3 ～ 4 周 1 次，连用 6 ～ 8 个月，以后每 2 ～ 3 个月 1 次至病情稳定 1 ～ 2 年后停药。也可联合使用硫唑嘌呤 100mg/d、甲氨蝶呤、环孢素、霉酚酸酯、来氟米特、苯丁酸氮芥等。注意药物的不良反应。

（3）乙型肝炎病毒（HBV）感染的患者用药。与 HBV 复制相关患者，可以应用小剂量糖皮质激素，尽量不用环磷酰胺，必要时可试用霉酚酸酯 1.5g/d，同时强调加用抗病毒药物，如干扰素 α–2b、拉米夫定等。

（4）血管扩张剂、抗凝剂。出现血管闭塞性病变时，加用阿司匹林 50～100mg/d；双嘧达莫 25～50mg/次，3 次/d；低分子量肝素、丹参等。对高血压患者积极控制血压。

（5）静脉注射用免疫球蛋白（IVIG）和血浆置换。重症 PAN 患者可用大剂量 IVIG 冲击治疗，常用 200～400mg/（kg·d）静脉注射，连续 3～5 天。必要时每 3～4 周重复治疗 1 次。血浆置换对重症 PAN 患者有一定疗效，需注意并发症。采用 IVIG 或血浆置换治疗的 PAN 患者，也应使用糖皮质激素和免疫抑制剂治疗。

（6）生物制剂。目前有肿瘤坏死因子拮抗剂治疗 PAN 的个案报道，但其应用价值仍需进一步研究。

3. 监测和随访。未经治疗的 PAN 患者预后极差，5 年生存率仅有 13%，应用糖皮质激素和免疫抑制剂治疗后可显著提高至 80%。年龄＞50 岁的患者预后差，系统型 PAN 患者预后较皮肤型 PAN 患者差。本病应积极随访，治疗和随访过程中注意监测血常规、尿常规、肝肾功能、心肌酶，存在肝炎病毒感染的患者还应监测肝炎病毒活动指标。

（黄熙　蒙坚）

第九节　恶性萎缩性丘疹病

恶性萎缩性丘疹病（malignant atrophic papulosis），又名 Degos 病，是一种致死性皮肤–肠道闭塞性动脉炎综合征。

一、病因与发病机制

病因不明，可能与自身免疫有关，也有报道与常染色体显性遗传、凝血异常、纤溶活性降低、病毒感染有关。有人认为是内皮细胞原发性疾病。发病机制不明，可能的机制有：①患者的血管上沉积有大量的膜攻击复合物 C5b–9，可通过介导Ⅱ型变态反应损伤血管；②患者组织中存在高表达的间质细胞来源的因子–1（stromal cell-derived factor-1，SDF–1）/CXCL12，可激活血小板功能和诱导血栓形成；③血管内皮细胞的异常肿胀和增殖可引起血栓形成。部分病例在电子显微镜下可观察到血管内皮细胞中有类似包涵体样的物质，提示病毒感染可能是血管内皮细胞改变的原因之一。

二、临床表现

1. 本病发病率很低，常见于青年男性。

2. 临床分为皮肤型和系统型。

（1）皮肤型。仅有皮肤损害，无系统累及的证据。皮损初期为无症状性淡玫瑰色丘疹，直径 2～5mm，丘疹中央很快坏死，凹陷呈脐窝状，形成特征性的瓷白色萎缩。皮损好发于躯干、四肢近端，一般不累及头面部和掌跖部位，常成批发生，可相互融合，愈后遗留萎缩性瘢痕。

（2）系统型。除有特征性皮损外，最常累及的系统是胃肠道和中枢神经系统。缺血性梗塞发生在胃肠道可出现恶心、呕吐、腹泻、便秘、黑便、呕血等，严重者发生多发性肠穿孔而导致弥漫性腹膜炎。患者常在外科手术后呕吐和腹胀也不能完全缓解。发生在中枢神经系统的梗死可出现头痛、肢体麻木、共济失调等。心、肾、心包等也可受累，血压可正常，可出现窦性心动过速。

三、实验室检查

1. 缺乏特异性实验室检查。

2. 组织病理学检查。本病累及细小动脉。典型皮损中央可见真皮胶原组织呈楔形变性，在楔形变性区域的尖端可见闭塞的小动脉，附属器周围有中性粒细胞和嗜酸性粒细胞浸润，血管周围有密集的淋巴细胞浸润，上方表皮坏死。陈旧性皮损在楔形变性区内可见丰富的黏蛋白沉积。病变小动脉的内皮细胞增生、内膜增厚，可见中性粒细胞、淋巴细胞和组织细胞浸润，血管内血栓形成，内膜下硬化。

四、诊断与鉴别诊断

1. 诊断。根据典型皮损和组织病理可作出诊断。

2. 鉴别诊断。本病需与变应性皮肤血管炎、淋巴瘤样丘疹病、急性痘疮样苔藓样糠疹、毛囊炎、斑状萎缩、硬化萎缩性苔藓和白色萎缩等鉴别。

五、临床处理

1. 本病尚无特效治疗方法，尤其在发生系统性损害时。推荐以抗凝治疗为主。

2. 治疗方法。

（1）糖皮质激素。疗效存在争议，仅对合并系统性红斑狼疮的 Degos 病有意义。

（2）己酮可可碱 400mg/ 次，3 次 /d；双嘧达莫 25mg/ 次，3 次 /d；以及阿司匹林 100mg/d 联合应用对本病有效。

（3）大剂量静脉用免疫球蛋白：疗效不确定。

（4）血浆置换：疗效不确定，须权衡利弊。

（5）抗血小板药物：曲前列尼尔、华法林、乙烯雌醇、肝素等可能短期有效。

（6）依库珠单抗（eculizumab）：有治疗报道。

（7）伴发肠穿孔时应进行外科手术。

3. 监测和随访。积极随访，注意监测血常规、凝血功能及血、尿淀粉酶。

（黄熙　蒙坚）

第十节　色素性紫癜性皮肤病

色素性紫癜性皮肤病（pigmented purpuric dermatoses）是一组紫癜性皮肤病，包括进行性色素性紫癜性皮病、色素性紫癜性苔藓样皮炎、毛细血管扩张性环状紫癜、肉芽肿性色素性紫癜性皮病、家族性色素性紫癜性疹、线状和象限形分布的色素性紫癜性皮病。

一、病因与发病机制

病因不明。重力和静脉压升高是重要的局部诱发因素，也可能与感染、药物、食物添加剂、糖尿病、甲状腺疾病、肥胖、肝病、某些肿瘤等有关。发病机制不明，可能与细胞介导的免疫反应有关。

二、临床表现

1. 进行性色素性紫癜性皮病。占本组疾病的 50%。多见于青年男性，也可发生于任何年龄。皮疹初起为针尖大小红色淤点，后密集形成不规则斑片，逐渐向外扩展，陈旧皮疹转变为棕褐色，最终新发皮疹与陈旧皮疹相互交织形成撒胡椒粉样的特征性改变。皮疹好发于小腿及踝关节，呈对称性分布，一般无自觉症状，病程缓慢，可自然痊愈。

2. 色素性紫癜性苔藓样皮炎。约占本组疾病的 5%。多见于 40 ～ 60 岁的男性。典型皮疹为细小铁锈色苔藓样丘疹，伴有紫癜性损害，丘疹常群集形成斑块。皮疹好发于下肢和躯干下部，呈对称性分布，可有不同程度瘙痒。

3. 毛细血管扩张性环状紫癜。约占本组疾病的 5%。多见于青年群体，无明显性别差异。皮疹为点状毛细血管扩张及含铁血黄素沉积，皮疹边缘向四周扩展，中央逐渐消退，形成环状、多环形和同心圆样损害。皮疹好发于下肢，可向上扩展至躯干、上肢，多无自觉症状，病程数年可自愈。

4. 肉芽肿性色素性紫癜性皮病。是少见的色素性紫癜性皮肤病的异型，在组织病理学上有肉芽肿改变。

5. 家族性色素性紫癜性疹。包括家族内发病的进行性色素性紫癜性皮病和毛细血管扩张性环状紫癜，可能为常染色体显性遗传。表现为儿童及青春期发生散在的红色斑、棕色斑，排列形成镶嵌样图案，皮损逐渐发展，主要位于四肢及大的皱褶部位，无自觉症状。

6. 线状和象限形分布的色素性紫癜性皮病。单个皮损类似于金黄色苔藓或进行性色素性紫癜性皮病，皮损可呈线状或带状疱疹样分布，偶见弥漫性分布于身体的一侧。

三、实验室检查

1. 缺乏特异性实验室检查，常规检查多无异常。

2. 组织病理学检查。共同特点是真皮乳头内有血管外红细胞，浅层血管周围有淋巴细胞和组织细胞浸润，并可见噬含铁血黄素细胞。在色素性紫癜性苔藓样皮炎时真皮浅层的炎症细胞较为致密，呈带状。

四、诊断与鉴别诊断

1. 诊断。根据典型皮损和组织病理可作出诊断。

2. 鉴别诊断。色素性紫癜性皮肤病需与淤积性皮炎、过敏性紫癜、高球蛋白血症性紫癜和紫癜性衣着皮炎、血栓形成性疾病等鉴别。

五、临床处理

1. 处理原则。祛除诱因，注意休息，对症处理。

2. 治疗方法。

（1）全身治疗：①口服维生素 E100mg/ 次，3 次 /d。②口服维生素 C500mg/ 次，2 次 /d，联合芦丁 50mg/ 次，2 次 /d，平均治疗 8.2 个月。③己酮可可碱 300mg/d，连用 8 周。④中重度可联合使用秋水仙碱 1mg/d，口服 1 个月；甲氨蝶呤；环孢素 A，起始剂量 5mg/(kg·d)，第 2～4 周减至 2.5～1.5mg/(kg·d)，同时 PUVA 或窄谱 UVB 每周治疗 2 次。

（2）局部治疗。对瘙痒性皮疹可外涂糖皮质激素软膏。

3. 监测和随访。随访过程中应加强对患者的健康教育，对于下肢皮疹，注意勿站立过久，勿用热水洗浴，如有感染灶，及时治疗。

（黄熙　蒙坚）

第十一节　网状青斑

网状青斑（livedo reticularis）是由多种原因引起的一种局部血液循环失调性皮肤病，特征性的表现为皮肤出现网状或树枝状分布的青紫色斑，遇冷加剧。

一、病因与发病机制

病因复杂，可分为生理性、特发或原发性（包括先天性和获得特发性）和继发性。继发性网状青斑的可能诱因有血管疾病、血黏度增高性疾病、高凝性疾病、感染、内分泌疾病、营养障碍、药物等。目前认为其发病机制为皮肤小动脉痉挛，血黏度增高和（或）血栓形成，毛细血管和细血管扩张及血管内血液停滞，导致去氧血积聚在静脉丛所致。

二、临床表现

1. 网状青斑多见于青年女性，好发于下肢，偶尔累及躯干、上肢。

2. 临床常分为以下类型。

（1）生理性网状青斑。也称为大理石样皮肤。是皮肤对冷的生理反应，主要见于下肢，皮损为弥漫性青紫色斑点状，类似于大理石样外观，程度轻，有伴发冻疮、肢端青紫症或红绀病的倾向，可见于 50% 的正常儿童和部分成年人。

（2）先天性网状青斑。又称先天性毛细血管扩张性大理石样皮肤。皮疹类似于大理石皮肤。出生时就有，可伴有其他先天性缺陷，可有表浅静脉扩张及蜘蛛状毛细血管扩张、皮肤浅溃疡，可随年龄增长而逐渐减退，直至消失。

（3）获得性特发性网状青斑。症状较生理性网状青斑略重，少数可伴有复发性疼痛性踝旁及小腿溃疡。

（4）继发性网状青斑。继发于某些潜在疾病和服用某些药物，皮疹多为斑片状，呈不对称的葡萄状青斑。

三、实验室检查

1.继发性网状青斑的实验室检查结果主要反映其继发疾病的异常特点，如继发于心磷脂抗体综合征者可有全血细胞减少，血沉加快，抗心磷脂抗体阳性及免疫球蛋白增高等。其他类型的网状青斑，实验室检查多无异常。

2.组织病理学检查。本病取自红斑区的组织学表现正常，白色区域见血管壁增厚，管腔被血栓阻塞，红细胞在血管内聚集。继发于血管炎、结缔组织病等的继发性网状青斑还可见到相应的炎症改变。

四、诊断与鉴别诊断

1.诊断。根据临床表现可作出诊断，必要时辅以组织病理检查。

2.鉴别诊断。获得性特发性网状青斑需与火激红斑、毛细血管痣、匍行性血管瘤和罕见的青斑型药疹等鉴别。

五、临床处理

1.处理原则。目前无特效治疗药物或方法，应根据不同临床类型进行处理。

2.治疗方法。

（1）生理性网状青斑。以局部保温处理为主，不需特殊处理。

（2）获得性特发性网状青斑应卧床休息或限制活动，促进愈合，并可采取以下药物和方法。①烟酸片：口服，每次 50 ~ 100mg，3 次 /d，长期用药应注意其副作用，溃疡患者禁用。②维生素 E：600 ~ 1000mg/d，分 3 ~ 4 次口服。③双嘧达莫：口服，每次 25 ~ 50mg，3 次 /d。④盐酸氟桂利嗪：每次 5mg，每晚 1 次，20 天为 1 个疗程。有效则继续用药，无效则应停药。⑤抗凝治疗：阿司匹林可给予 0.3 ~ 0.6g/ 次，3 次 /d。肝素 5000U/d 皮下注射。还可试用链激酶、尿激酶、低分子右旋糖酐等抗凝药物。用药前需排查禁忌证，用药期间密切注意不良反应。⑥严重患者药物治疗效果不佳时可行交感神经切除术。⑦溃疡患者局部可用 40% 硫酸镁、0.5%654-2 溶液或糜蛋白酶、维生素 E 溶液等，1 次 /d。⑧其他药物：前列环素、硫唑嘌呤、654-2、硝苯地平等酌情应用。⑨物理治疗：高压氧和 PUVA 也被报道有效。

（3）继发性网状青斑。一般给予扩血管药物治疗，同时积极寻找病因，治疗基础病和停用致病药物。

（4）先天性网状青斑。无需特殊处理，但应仔细检查患儿有无其他先天性发育缺陷，以便及时给予处理。

（黄熙 蒙坚）

第十二节 青斑性血管病

青斑性血管病（livedo vasculitis），又称白色萎缩，是一种真皮小血管的慢性复发性节段性透明性血管病，即血栓性血管病，组织病理学上无白细胞碎裂性血管炎的表现。

一、病因与发病机制

病因不明，最常见的诱因为慢性静脉功能不全（如静脉曲张），还可与鲜红斑痣、冷球蛋白血症、系统性红斑狼疮、硬皮病和轻度地中海贫血合并存在。发病机制不明，可能是毛细血管栓塞，造成局部皮肤发生缺血性坏死，形成溃疡和白色萎缩性瘢痕。

二、临床表现

1. 青斑性血管病多见于女性，好发于小腿或足部，尤其是踝部。

2. 皮肤表现。早期为局灶性疼痛性紫癜样皮疹，可呈网状或卫星状分布，表面可有水疱，继而发生溃疡和结痂，溃疡缓慢愈合后遗留平滑的星状白色瘢痕，瘢痕周围可有毛细血管扩张和色素沉着。皮疹常反复成批出现，可同时见到活动性和愈合的皮损。

三、实验室检查

1. 无特殊的生物化学实验指标。

2. 组织病理学检查。表皮萎缩，真皮有硬皮病样改变，真皮浅层血管扩张，血管壁增厚或玻璃样改变，管腔内纤维蛋白的栓塞和血栓形成，血管周围有淋巴细胞浸润，可见出血，无真血管炎表现。

3. 直接免疫荧光检查。常可见血管壁上有纤维蛋白、C3 和 IgM 沉积。

四、诊断与鉴别诊断

1. 诊断。根据临床表现及组织病理改变可作出诊断。

2. 鉴别诊断。青斑性血管病需与盘状红斑狼疮、硬化性萎缩性苔藓或恶性萎缩性丘疹病等鉴别。

五、临床处理

1. 处理原则。避免外伤，积极处理静脉功能不全等诱发因素，主要采取扩张血管和抑制血栓形成的治疗。

2. 治疗方法。

（1）系统治疗。①抗血小板药物：阿司匹林 80 ～ 300mg/d，双嘧达莫 50 ～ 75mg/ 次，3 次 /d。②维生素 E：100mg/ 次，3 次 /d。③血管扩张药：可选用烟酸、硝苯地平、贝前列腺素、前列地尔、丹参等。④己酮可可碱：400mg/ 次，2 ～ 3 次 /d，病情控制后改为 400mg/d 维持。⑤抗凝药物：肝素 5000U/ 次，每 3 天用 1 次。也可选用低分子右旋糖酐。⑥其他药物：有使用苯乙双胍、乙炔雌二醇或吡唑甲睾酮治疗成功的报道。

（2）局部治疗。可外用肝素软膏或多磺酸黏多糖软膏。如继发感染，可联合抗生素软膏外用。有报道局部照射 PUVA 治疗有效。在病情控制后，大的溃疡可行皮肤移植。

（黄熙 蒙坚）

第十三节　坏疽性脓皮病

坏疽性脓皮病（pyoderma gangrenosum，PG）是一种少见的非感染性嗜中性皮病，以皮肤发生复发性疼痛性坏死性溃疡为主要特征，常伴潜在的系统疾病。

一、病因与发病机制

病因不明，可能的诱因有炎症性肠病和多种类型的关节炎、肿瘤、单克隆丙种球蛋白病、药物等。发病机制不明，认为与体液免疫、细胞免疫缺陷和遗传有关。

二、临床表现

1. 好发于 40 ～ 60 岁的中老年群体，女性略多于男性。

2. 根据临床表现分为以下类型。

（1）溃疡型。最常见，又称经典型。初起为炎性丘疹、水疱、脓疱或小结节，中心坏死，形成疼痛性溃疡，不断扩大并向深层发展，可深达皮下脂肪层。溃疡边界清楚，基底化脓坏死，边缘呈潜行性发展，中心可不断愈合，形成菲薄的萎缩性筛状瘢痕。皮损可单发或多发，好发于下肢、臀部、躯干或创伤部位，其他部位也可受累。

（2）脓疱型。该型多与炎症性肠病、增殖性脓性口腔炎、角层下脓疱性皮病或 IgA 丙种球蛋白病合并存在。皮损为正常皮肤上出现的散在疼痛性脓疱，周围绕有红晕，部分可进展为溃疡型损害。

（3）大疱型。常为迅速发生的浅表性出血性大疱，破溃后可形成糜烂、溃疡，破坏性较溃疡型小，疼痛较轻。常伴有的潜在疾病为白血病或真性红细胞增多症、骨髓增生性疾病。

（4）增殖型或浅表肉芽肿型。皮损多为单发，好发于躯干，表现为缓慢进展的结节、疣状增生的斑块和溃疡，常不伴有潜在的系统疾病，对治疗反应较好。

三、实验室检查

1. PG 的诊断是一种排除性诊断，无特异性生物化学检测指标。

2. 组织病理学检查早期为坏死性血管炎或化脓性毛囊炎改变，表皮内水疱及脓疱，真皮乳头明显水肿，有血管外红细胞。以后皮肤坏死、溃疡，溃疡下方真皮内弥漫以中性粒细胞为主的浸润，片状组织坏死。后期可见淋巴细胞、组织细胞、多核巨细胞浸润。

四、诊断与鉴别诊断

（一）诊断

PG 的实验室检查和组织病理表现均无特异性，诊断为排他性诊断。目前溃疡型 PG 的诊断标准如下。

1. 主要标准（必须同时满足）：①迅速进展的疼痛性皮肤溃疡，具有不规则、紫红色、潜行性扩展的边缘（每天扩展 1～2cm 或 1 个月内扩大 50%）；②已排除皮肤溃疡的其他原因（有皮肤病理和实验室检查依据）。

2.次要标准（必须具备 2 项）：①病史中有针刺反应阳性或临床发现筛状瘢痕；②与 PG 有关的系统性疾病；③组织病理学（无菌性皮肤中性粒细胞浸润、混合型炎症、淋巴细胞性血管炎）；④疗效（系统性糖皮质激素治疗后迅速缓解）。

（二）鉴别诊断

需与缺血性溃疡、白塞病、感染、肿瘤、外伤等鉴别。

五、临床处理

1.处理原则。根据疾病的严重程度、分型及伴随的原发性疾病进行治疗，并应同时积极治疗原发潜在疾病。在疾病进展期系统使用糖皮质激素、免疫抑制剂有助于控制病情，发生继发性细菌感染时可系统应用抗生素。

2.治疗方法。

（1）系统治疗。

①糖皮质激素：适用于病情较重的急性病例或局部外用治疗效果不好的病例。一般应用泼尼松 40～80mg/d，症状控制后，可快速减量。如常用剂量无效或其他药物无法控制时，可试用甲泼尼龙冲击治疗。

②免疫抑制剂：多与糖皮质激素联合使用，或在糖皮质激素无效时单独使用，或帮助减少糖皮质激素用量。可选择的药物有环孢素 A，4～5mg/（kg·d），起效所需时间为 1～3 周，如疗效不佳，可加量至 10mg/（kg·d）。硫唑嘌呤，100～150mg/d。环磷酰胺，100～150mg/d。严重者使用冲击治疗，体表面积 500mg/m²，每月 1 次，最多 6 次。霉酚酸酯，1g/ 次，2 次 /d。他克莫司，0.1mg/（kg·d）。氯法齐明，100mg/ 次，3～4 次 /d。

③其他：氨苯砜，150～200mg/d。沙利度胺，50～100mg/d。柳氮磺吡啶，1.0～4.0g/ 次，4 次 /d，仅用于伴有活动性肠病的患者。少数病例报道用血浆置换、静脉注射用免疫球蛋白有效。有报道用 TNF-α 抑制剂英夫利昔单抗、依那西普单抗、阿达木单抗治疗有效。

（2）局部治疗。皮质类固醇软膏，用于范围较小的无菌性坏死、溃疡。他克莫司软膏，应用同皮质类固醇软膏。对早期或轻型损害，可先用生理盐水湿敷后外涂抗菌制剂封包。溃疡边缘注射糖皮质激素。高压氧治疗。

（3）外科治疗。外科清创治疗目前存在争议。溃疡较大者，在病情控制的前提下，可考虑植皮合并高压氧治疗。

3.监测和随访。坏疽性脓皮病可复发，间隔时间不定，从数月至数十年。治疗期间应监测药物不良反应及相关系统疾病的活动指标。患者应在病情复发早期及时诊治。

（黄熙　蒙坚）

第十四节　闭塞性血栓性脉管炎

闭塞性血栓性脉管炎（thromboangitis obliterans）是一种主要累及四肢远端中、小动静脉，节段分布和周期性发作的慢性闭塞性血管性疾病。好发于男性青壮年。

一、病因与发病机制

病因未明，可能与吸烟、自身免疫功能紊乱、生活环境、性激素和前列腺素失调、损伤、遗传和感染等有关。发病机制不明，寒冷可诱发。

二、临床表现

1.好发人群。好发于男性吸烟青壮年，主要累及下肢，以侵及足背、跖、胫动脉多见，虽有报道累及冠状动脉、腹部动脉和脑动脉，但非肢体动脉一般很少累及。

2.皮疹表现。因血管痉挛、血栓形成，导致管腔狭窄或闭塞，并引起供血不足或缺血而产生临床症状。往往先后或同时累及两个或两个以上肢体，而出现的症状可不同步，按照病程的进展及病情轻重，临床分为三期。

（1）局部缺血期。患肢反复麻木、发凉、酸胀，出现间歇性跛行，足背动脉搏动减弱，有游走性静脉炎。

（2）营养障碍期。患肢疼痛加剧，出现夜间持续性静息痛，皮肤出现苍白、潮红或发绀，皮温明显下降。继而有脱毛、指（趾）甲增厚变形，肌肉萎缩、骨质疏松等营养障碍表现。

（3）组织坏死期。患肢动脉搏动消失，趾（指）端发黑、干瘪、溃疡，剧痛，为干性坏疽。若继发感染则干性坏疽转变为湿性坏疽，重者可出现脓毒症而危及生命。

三、实验室检查

1.用电阻抗血流描记可了解患肢血流通畅情况、血管是否狭窄或存在闭塞。

2.多普勒超声检查可直观显示患肢血管病变范围和程度，结合彩色多普勒血流描记可测算血管的H径和流速，能指导治疗。

3.数字减影血管造影（digital subtraction angiography，DSA）是判断本病血管病变的金标准，可显示病变处狭窄或闭塞，侧支循环建立状况。

4.磁共振血管成像（magnetic resonance angiography，MRA）可显示患肢动、静脉的病变节段及狭窄程度，但 MRA 对四肢末梢血管的显像效果不佳。

5.抗磷脂抗体、抗弹性硬蛋白抗体和抗胶原抗体阳性，但滴度低。

6.组织病理表现为节段性中、小动静脉广泛性内皮细胞和成纤维细胞增生，形成血栓伴大量炎细胞浸润。

四、诊断与鉴别诊断

1.诊断。年轻吸烟患者有肢体缺血症状，并存在腘窝以下动脉闭塞、无近端动脉疾病，存在或有浅表性游走性血栓性静脉炎的症状或病史，上肢静脉受累，无动脉粥样硬化危险因素，可作出诊断。

2.鉴别诊断。闭塞性血栓性脉管炎需与闭塞性动脉硬化症、雷诺氏病、糖尿病性坏疽、CREST综合征、硬皮病等鉴别。

五、临床处理

1.闭塞性血栓性脉管炎呈慢性病程，严禁吸烟、防止受冷、外伤是减少或避免发作的重要措施。

2.治疗方法。

（1）首先预防为主，患者应戒烟、保暖，早期进行适当运动锻炼，以促进侧支循环建立，缓解症状，保存肢体。

（2）药物治疗。可使用血管扩张剂、抗凝剂、改善微循环的药物、前列腺素、止痛剂、血管内皮生长因子等；糖皮质激素效果不稳定，主要在急性期短期应用；若合并感染时选择敏感的抗生素。

（3）手术治疗。①交感神经切除术；②动脉旁路术，多采用大隐静脉作动脉重建；③动静脉转流术；④动脉血栓剥离术；⑤截肢术，晚期溃疡不愈及坏疽无法控制者，可采用截趾（指）术。

（4）高压氧治疗。

（5）基因治疗。近年有学者应用血管内皮生长因子转基因治疗可以明显促进闭塞性下肢血流的恢复和改善组织坏死的程度。

3.监测和随访。闭塞性血栓性脉管炎治疗周期长，要定期监测相关指标的变化。随访过程中同时实施个体化健康教育，终生戒烟，加强营养，合理肢体功能锻炼，减少或防止闭塞性血栓性脉管炎的复发。

（明海霞）

第十五节　Wegener 肉芽肿

Wegener 肉芽肿又称恶性肉芽肿或巨细胞肉芽肿，是以上下呼吸道坏死性肉芽肿、局灶性或弥漫性肾小球肾炎及泛发性系统性细小血管坏死性血管炎三联征为特点的少见病。

一、病因与发病机制

病因不明，可能与体液和细胞免疫异常反应有关。

二、临床表现

1.多发生于 30～40 岁的男性。缓慢起病，全身症状明显，可有发热、体重减轻、不适、关节痛、关节炎、多发性神经根病变、腮腺炎、前列腺炎及心肌病变等。典型的三联征并非早期都出现。约 2/3

病例自上呼吸道和 1/3 自下呼吸道开始发病，也有少数自口腔、眼和耳部开始发病。表现为鼻塞、流涕、鼻出血、慢性咳嗽、咳痰、咳血等。这些症状用一般的疗法效果不好。

2. 皮肤损害。无特异性，常为坏死性丘疹、水疱、血疱、淤斑、淤点、结节、溃疡等，对称分布于面部、四肢及臀部。

3. 系统损害。主要表现为呼吸道出现单发或多发结节，引起马鞍鼻、草莓状齿龈增生等，肺实质的累及可引起咳嗽、呼吸困难、胸痛和咯血等。肾脏受累表现为局灶性坏死性肾小球肾炎，关节、眼、神经系统等均可受累。

三、实验室检查

1. 常有贫血及白细胞增多、红细胞沉降率、C- 反应蛋白升高、类风湿因子阳性、血清 IgA 值增高。发生肾病变时尿中可有红细胞及白细胞、蛋白尿等。

2. 胸部 X 线检查。①结节性致密影；②肺炎样病变；③间质性病变、血管炎症、胸膜病变、支气管炎受累和肺门淋巴结肿大。

3. 组织病理学检查。为系统性血管炎，主要侵犯小动、静脉，并可见血管壁及其周围组织内有主要由巨噬细胞、淋巴细胞和浆细胞浸润形成的肉芽肿。

四、诊断与鉴别诊断

1. 诊断。不规则发热和顽固性鼻炎或副鼻窦炎症状，又有肺部体征及尿检查异常者，使用抗生素及一般退热药物治疗无效时，应高度怀疑 Wegener 肉芽肿。多形态皮肤损害及其他部位损害的组织病理可协诊。

2. 鉴别诊断。Wegener 肉芽肿需与变应性肉芽肿、结节性多动脉炎、变应性血管炎、结核、深部真菌鉴别。

五、临床处理

1. 处理原则。最有效的治疗方法是糖皮质激素联合细胞毒性药物，如环磷酰胺、硫唑嘌呤或甲氨蝶呤等。其中以环磷酰胺疗效最好。对上呼吸道损害除注意局部清洁外，可加用放射治疗，当只有肾脏病变而又有必要时可做肾移植。对局限性损害除可行放射治疗外，还可行氩激光或手术切除。

2. 治疗方法。

（1）一般治疗。对症治疗，加强支持疗法及维持水电解质平衡。

（2）全身治疗。最有效的治疗方法是糖皮质激素联合环磷酰胺。环磷酰胺冲击剂量 15mg/(kg·d)，每两周 1 次，并逐渐延长冲击时间，常可缓解病情。

3. 监测和随访。Wegener 肉芽肿预后差，一旦确诊，尽早联合用药治疗，可缓解病情，患者常因局灶性坏死性肾小球肾炎死于尿毒症。

（明海霞）

第十六节 持久性隆起性红斑

持久性隆起性红斑由 Hatchinson 于 1877 年首先报道，现认为是白细胞碎裂性血管炎的顿挫型。慢性病程，其特点是肢体伸侧多发性对称性、持久性红色、紫色及黄色丘疹、纤维性斑块与结节。

一、病因与发病机制

病因不明，认为主要与免疫复合物沉积相关，少数与感染有关。

二、临床表现

1. 成人多见、男女无差异。慢性病程，迁延不愈。

2. 皮疹好发于四肢伸侧。

3. 典型皮损。为持久性的棕红色斑丘疹、结节和斑块。皮损上常出现紫癜，少数出现水疱、大疱。伴轻度瘙痒、痛痒。皮损可持续数月至数年，有时可消退，遗留色素沉着或萎缩、瘢痕。有的可新疹不断，迁延不愈。少数伴随全身症状，表现为复发性多关节炎。

三、实验室检查

1. 组织病理学检查。为典型的白细胞碎裂性血管炎。

2. 电镜检查。免疫复合物沉浸于血管壁，以后中性粒细胞浸润管壁，并吞噬免疫复合物，发生崩解。

3. 直接免疫荧光检查。血管壁周围有 IgG、IgA、IgM、补体、纤维蛋白原、转铁蛋白沉积。

四、诊断与鉴别诊断

1. 诊断。根据临床表现、皮损组织病理、直接免疫荧光等检测可作出诊断。

2. 鉴别诊断。持久性隆起性红斑需与环状肉芽肿、黄瘤、肉样瘤病、Sweet 病等鉴别。

五、临床处理

1. 持久性隆起性红斑呈慢性过程，尽早祛除病因（如感染等），以氨苯砜口服治疗为主，顽固者可使用雷公藤或其他免疫抑制剂。

2. 治疗方法。

（1）一般治疗：注意休息，积极寻找并祛除可能的致病原因，治疗伴随的感染。

（2）糖皮质激素：泼尼松 40～60mg/d，待病情好转后逐渐减量。早期皮损局限时，可局部注射糖皮质激素。

（3）氨苯砜：50～150mg/d，疗效较好。

（4）免疫抑制剂：环磷酰胺、雷公藤等。

3. 监测和随访。随访过程中注意观察药物的副作用，并定期复查相关指标。

（明海霞）

第十七节 红斑性肢痛病

红斑性肢痛病（erythromelalgia）为主要发生于两足，以阵发性潮红、灼热、疼痛、皮温增高为特点的少见病。

一、病因与发病机制

病因不明，现认为与周围神经传导和血小板功能障碍有关，部分与遗传有关。

二、临床表现

1. 好发于青壮年群体，男女无差异。

2. 皮肤表现。常对称累及手足，表现为局部红、肿、热、痛，疼痛呈阵发性发作，非常剧烈，夜间明显发作次数多。在温度较高的环境、长时间站立、行走或双足下垂均可引起或加剧疼痛，在遇冷后疼痛可缓解。

三、实验室检查

1. 常规检查。血常规、尿常规、肝肾功能一般无明显变化。

2. 组织病理学检查。指（趾）小动脉内膜增厚、闭塞性血栓形成。

四、诊断与鉴别诊断

1. 诊断。根据患者有遇热后疼痛发作、局部温度升高、皮肤发红、脉搏有力、抬高或冷却患肢、服用水杨酸制剂能缓解疼痛等特点，结合组织病理，可作出诊断。

2. 鉴别诊断。红斑性肢痛病需与雷诺病、雷诺现象、肢端青紫症、冷球蛋白血症、冷凝集素血症、战壕足、婴儿肢痛症、痛风急性发作、创伤后营养不良、营养性肢痛、交感反射性营养不良等鉴别。

五、临床处理

1. 红斑性肢痛病可持续数年，严重者可完全丧失劳动力。一旦确诊应寻找病因，并作相应的积极治疗，避免诱发因素，发作时抬高或冷却患肢，以缓解症状。常用药物有阿司匹林、糖皮质激素、普萘洛尔等。局部外用糖皮质激素和硝酸甘油软膏。

2. 治疗方法。

（1）急性发作期应抬高患肢，用冷水冷却患肢，以缓解症状，并避免各种可能的诱发因素。

（2）阿司匹林。0.3g/d，尤其对伴有血小板增高者有良好疗效。

（3）严重病例可使用 5- 羟色胺拮抗剂：舍曲林 50～100mg/d、美西麦角 1～2mg/ 次，3 次 /d。

（4）其他治疗药物。阿米替林、麻黄碱、硝酸甘油乳膏、泼尼松等。

（5）顽固病例可使用普鲁卡因静脉滴注封闭疗法、周围神经阻滞或切断术。

3. 监测和随访。随访过程中定期复查血常规、尿常规、粪便常规、肝肾功能、电解质和血糖，及时发现和处理药物的副作用。

（明海霞）

第十八节　雷诺现象和雷诺病

雷诺现象（Raynaud phenomenon）是由寒冷或情绪波动以及其他因素诱发肢端小动脉痉挛而表现出的阵发性皮肤变白、青紫而后变潮红，伴有疼痛、麻木甚至失去知觉，随温暖而恢复正常的血管功能性疾病。原发者称为雷诺病，继发于其他疾病或因素者如硬皮病、混合性结缔组织病、甲状腺功能减退、内分泌疾病等称雷诺现象，典型的病理改变为细小动脉炎症改变、血管内血栓形成、管腔闭塞及组织坏死。

一、病因与发病机制

病因未明，伴发雷诺现象的疾病和因素：①免疫性疾病和结缔组织病；②闭塞性动脉疾病；③职业性因素；④药物性因素；⑤血液疾病；⑥神经系统疾病；⑦内分泌疾病；⑧其他，如慢性肾功能衰竭、恶性肿瘤和肺源性高血压等。

二、临床表现

1. 好发人群。雷诺病多发生于妇女，男女比例约为 1 ∶ 5，并多发于冬天。

2. 皮肤表现。肢端皮肤阵发性苍白、发绀，继而出现潮红，然后恢复正常。

3. 其他表现。局部可有冰凉、麻木和刺痛感甚至出现不同程度的知觉障碍。寒冷、情绪紧张为重要的诱发因素，冬季加重，夏季好转。严重者可出现肢端营养不良，出现坏死、溃疡等。

三、实验室检查

1. 常规检查。红细胞沉降率增快、血色素下降、尿蛋白及 ANA 阳性。手指血管动脉造影显示血管弯曲、管腔变细、狭窄或闭塞等。

2. 组织病理学检查。早期组织学无异常，以后可有血管内膜增生、管腔狭窄、动脉炎及血管内血栓形成。

四、诊断与鉴别诊断

（一）诊断

1. 雷诺病诊断标准：①发作年龄主要在 20 ～ 40 岁女性；②寒冷或情绪激动容易引起疾病；③肢端皮肤颜色改变间歇性发作；④双侧对称发病；⑤观察 2 年以上未发现任何系统疾病、周围血管疾病等原因。

2. 雷诺现象诊断标准：①多发生于 50 岁以上男性患者；②病变不对称，常局限 1 ～ 2 个手指；③在温暖环境中仍有血管痉挛的发作，有明显关节痛、手指肿胀和类风湿病的症状；④发病急，且迅速发展成组织坏死、溃疡等；⑤有发热、系统性疾病、贫血、红细胞沉降率加快、蛋白尿、梅毒血清假阳性反应、抗核抗体阳性等。

（二）鉴别诊断

雷诺现象和雷诺病需与肢端青紫症鉴别。

五、临床处理

1. 雷诺现象和雷诺病呈慢性病程，加强保暖是减少或避免发作的重要措施。若为继发疾病引起的，应同时积极治疗原发疾病。总体原则为扩张血管、改善血液微循环。病情严重，药物治疗无效，且有皮肤组织营养障碍者，可行交感神经切除。

2. 治疗方法。

（1）一般治疗。避免情绪紧张，注意保暖，戒烟及避免应用各种缩血管药物等有助于减少发作。

（2）血管平滑肌肌松剂。烟酸 50～100mg/ 次，3 次 /d；硝苯地平 5～10mg/ 次，3 次 /d。

（3）α 受体阻滞剂如苯氧苄胺 10～20mg/ 次，3 次 /d。

（4）影响交感神经节后纤维末梢传递介质：利血平 0.25mg/ 次，3 次 /d。

（5）严重者手术切除病变处所支配的交感神经。

3. 监测和随访。

（1）使用肌松剂过程中监测血压的变化。

（2）随访过程中定期复查血常规、尿常规、粪便常规、肝肾功能、电解质和血糖，及时发现和处理药物的副作用。

（明海霞）

第十二章　结缔组织病

结缔组织病是累及局部或全身结缔组织的一组炎症性疾病。其中，广义结缔组织病指的是由遗传因素所致的原发于结缔组织的一组疾病；而狭义结缔组织病是指由于免疫性和炎症性反应累及疏松结缔组织所引起的一组疾病。结缔组织病常与自身免疫有关，临床上具有某些共同特点，如关节、浆膜腔及小血管炎症，常伴有内脏器官受累，出现体液免疫和细胞免疫功能改变，可出现多种自身抗体。

（林有坤）

第一节　红斑狼疮

红斑狼疮是一种慢性病程、发作与缓解交替的结缔组织病，以自身抗体产生及多器官受累为主要特点，好发于育龄期女性，临床主要分为皮肤型红斑狼疮、系统性红斑狼疮。

一、病因与发病机制

红斑狼疮的病因与发病机制尚未明确，获得普遍认可的是在遗传因素、表观遗传学、性激素、环境因素（如病毒与细菌感染）、药物等多种因素共同作用下，机体丧失正常的免疫耐受，B 细胞活化，产生大量不同类型的自身抗体引起广泛的结缔组织损伤，导致红斑狼疮的发生。

二、临床表现

（一）皮肤型红斑狼疮

参照《皮肤型红斑狼疮诊疗指南（2019 版）》，皮肤型红斑狼疮是最常见的一组红斑狼疮，其病变仅累及皮肤。根据病变的临床和组织病理学特征可分为以下三种：一是急性皮肤型红斑狼疮（acute cutaneous lupus erythematosus，ACLE），可表现为局限性或泛发性，以大疱性红斑狼疮为主；二是亚急性皮肤型红斑狼疮（subacute cutaneous lupus erythematosus，SCLE），又分为环形红斑型、丘疹鳞屑型和新生儿红斑狼疮；三是慢性皮肤型红斑狼疮（chronic cutaneous lupus erythematosus，CCLE），有 20 多种亚型，较常见的有局限性和播散性盘状红斑狼疮（discoid lupuserythematosus，DLE）、肿胀性红斑狼疮（tumid lupus erythematosus，TLE）、冻疮样红斑狼疮（chilblain lupus erythematosus，CHLE）、疣状红斑狼疮（verrucous lupus erythematosus，VLE）、深在性红斑狼疮（又称狼疮性脂膜炎，lupus erythematosus profundus，LEP）、Blaschko 线状红斑狼疮（Blaschko linear lupus erythematosus，BLLE）。不同类型皮肤型红斑狼疮临床特点、组织病理学特点、免疫病理特点及实验室检查见表 2-12-1。

表2-12-1　皮肤型红斑狼疮临床特点、组织病理学特点、免疫病理特点及实验室检查

临床分型	临床特点	组织病理/免疫病理特点/实验室检查结果
急性皮肤型红斑狼疮（常为SLE的皮肤表现）	大疱性红斑狼疮：曝光部位单个或成簇的水疱或大疱，瘙痒常不明显	组织病理：角化过度，表皮萎缩，基底层细胞液化变性，真皮上部黏蛋白沉积，真皮浅层水肿，真皮浅深层毛细血管壁可见纤维蛋白样物质沉积，其周围及皮肤附属器周围灶性或散在数量不等的淋巴细胞浸润；大疱性LE为表皮下水疱、大疱，内含中性粒细胞 直接免疫荧光：皮损表皮与真皮交界处IgG、IgM、IgA和（或）补体C3呈密集颗粒状沉积 实验室检查：常出现SLE自身抗体阳性，还可出现SLE血液系统、肾损害等的实验室改变
亚急性皮肤型红斑狼疮	环形红斑型：好发于曝光部位，表现为环形、多环形或弧形的稍隆起的水肿性红斑	组织病理：表皮萎缩，基底层细胞液化变性，真皮浅深层小血管及皮肤附属器周围灶性或散在分布数量不等的淋巴细胞浸润 直接免疫荧光：皮损表皮与真皮交界处IgG、IgM、IgA和（或）补体C3呈密集颗粒状沉积 实验室检查：多数患者ANA阳性，部分同时出现抗SSA/抗Ro、抗SSB/抗La抗体。少数患者白细胞减少、红细胞沉降率升高和蛋白尿
	丘疹鳞屑型：大小不一的红斑、斑块或丘疹，上覆薄层非黏着性鳞屑	
	新生儿红斑狼疮：母亲体内的Ro/SSA抗体可经胎盘转移给婴儿，婴儿出现环状鳞屑性红斑	
慢性皮肤型红斑狼疮	盘状红斑狼疮（DLE）：局限性DLE，好发于头皮、面部、耳廓、鼻部、口唇等曝光部位，表现为边界清楚的盘状红斑、斑块，上覆黏着性鳞屑、角栓，可有轻度瘙痒，日晒加重，常伴色素沉着、色素减褪，可有瘢痕形成。少数（1.3%～5.0%）患者可发展为SLE，极少数经年不愈的肥厚性皮损患者可发展为鳞癌	组织病理：角化过度，毛囊口扩张、有角栓，颗粒层增厚，棘层萎缩，上皮脚变平，基底细胞液化，表皮下层或真皮浅层可见胶样小体，真皮小血管周围和皮肤附属器周围结节状或灶状淋巴细胞浸润 直接免疫荧光：皮损表皮与真皮交界处IgG、IgM、IgA和（或）补体C3呈颗粒状沉积
	播散性DLE，除头面部发生盘状红斑外，还累及颈部、躯干、四肢，甚至泛发全身。该类型更易进展为SLE	
	肿胀性红斑狼疮：多见青年男性，好发于面部、四肢，表现为水肿性红斑或风团样红斑，表面光滑无鳞屑，日晒加重，多呈间歇发作	组织病理：表皮无明显改变，可有基底细胞液化变性，真皮水肿，较多淋巴细胞浸润，黏蛋白染色阳性
	冻疮样红斑狼疮：多伴随寒冷发生，表现为面颊部、鼻背、耳廓、手足、肘膝关节出现紫红色冻疮样皮疹，无明显不适，但未随气温回升而消退	组织病理：角化过度，棘层萎缩，基底细胞液化，真皮小血管周围和毛囊附属器周围较密集淋巴细胞浸润
	疣状红斑狼疮：好发于上肢伸侧、手部和面部，皮损肥厚呈疣状，上覆黏着性厚痂	组织病理：与DLE相似，角化过度，但常表现为颗粒层楔形增厚，棘层显著肥厚，表皮呈疣状增生
	深在性红斑狼疮：多见于女性，好发于面部、上臂和臀部，表现为淡红色、暗红色或暗紫红色的结节或肿块，消退后多遗留凹陷性瘢痕，引起容貌改变	组织病理：表皮通常改变轻微，可见轻微基底细胞液化，最突出的表现为脂肪小叶致密淋巴细胞浸润，尚可见浆细胞和组织细胞，呈小叶性脂膜炎改变，可见小叶脂肪坏死、钙化，晚期发生透明变性，其间小血管壁可见纤维蛋白样变性或坏死

续表

临床分型	临床特点	组织病理/免疫病理特点/实验室检查结果	
慢性皮肤型红斑狼疮	Blaschko 线状红斑狼疮	好发于头面部，也可发生于其他部位。主要表现为沿 Blaschko 线分布的红斑或结节样红斑，消退后多有局部萎缩，亦可表现为局限性非瘢痕性脱发，常无明显自觉症状	组织病理：由于皮疹形态的不同，病理改变差异较大，多具有皮肤型红斑狼疮的基本病理改变

（二）系统性红斑狼疮

参考《2020 中国系统性红斑狼疮诊疗指南》，SLE 可累及人体任何器官和组织。活动期常伴有发热、乏力等全身症状。多半会出现皮肤损害，包括特异性和非特异性皮疹；肾脏累及是最常见的系统损害，而且是最常见的死亡原因；其他如关节肌肉、血液、血管、呼吸、中枢和外周神经等多个系统可单独、先后或同时受累，表现复杂多样，具有高度异质性。系统性红斑狼疮系统或器官受累表现见表 2-12-2。

表 2-12-2　系统性红斑狼疮系统或器官受累表现

受累系统或器官	临床表现
全身症状	乏力、发热、体重下降
关节、肌肉及骨骼	①四肢大小关节疼痛及肿胀，可出现晨僵，X 线检查无关节破坏征象，也无关节挛缩或强直表现；②部分患者可出现肌肉疼痛；③无菌性股骨头坏死（可能与长期使用糖皮质激素有关）
皮肤黏膜	①急性 LE：面部蝶形红斑；②DLE 皮损；③SCLE 皮疹；④指（趾）甲及甲周毛细血管扩张性红斑；⑤血管炎性皮损；⑥网状青斑；⑦慢性荨麻疹；⑧雷诺现象；⑨光敏感；⑩脱发及狼疮发改变；⑪鼻腔、口腔糜烂、溃疡；皮肤溃疡
肾脏	常见为肾炎或肾病综合征，临床上出现尿潜血、镜下血尿、蛋白尿及管型尿、全身水肿等，后期常出现尿毒症、肾性高血压。按照 WHO 分类，可将 LN 分为 Ⅰ 型（轻微系膜病变 LN）、Ⅱ 型（系膜增生性 LN）、Ⅲ 型（局灶增生性 LN）、Ⅳ 型（弥漫增生性 LN）、Ⅴ 型（膜性 LN）、Ⅵ 型（晚期硬化性 LN）
心血管系统	以心包炎为主，可有心包积液，也可出现心肌炎及心内膜炎
呼吸系统	胸膜炎、胸腔积液为最常见表现，部分患者发生间质性肺炎、肺动脉高压。少数患者可出现肺栓塞，罕见出现死亡率很高的弥漫性肺泡出血

续表

受累系统或器官	临床表现
消化系统	腹膜炎、腹腔积液较常见；胃肠道血管发生血管炎和栓塞可累及胃肠道任何部位，出现食欲不振、恶心、呕吐、腹痛、腹泻、呕血、便血，少数患者表现为胰腺炎、肠系膜炎、肠梗阻、肠穿孔
中枢及外周神经系统	可表现为性格改变、精神症状（兴奋或抑郁甚至精神分裂）、头痛、记忆力减退或认知障碍，严重者可出现脑膜炎、脑炎、脑血管意外、昏迷、癫痫持续状态等；横断性脊髓炎；格林巴利综合征、末梢神经炎等
血液系统	常表现为溶血性贫血、白细胞减少、淋巴细胞减少、血小板减少，可出现嗜血综合征、脾肿大等
其他系统	眼部表现如结膜炎、虹膜睫状体炎、葡萄膜炎、视神经病变等；外分泌腺受累如口干、眼干；淋巴结肿大；睾丸炎、附睾炎等

三、实验室检查

1. 一般检查。周围血象可表现为红细胞、白细胞和血小板减少，部分患者有溶血性贫血，Coombs 试验呈阳性。

2. 病情活动时红细胞沉降率增快。

3. 病情活动时补体 C3、C4 下降。

4. 狼疮性肾炎时尿中可有蛋白、红细胞、管型。

5. 部分患者梅毒血清反应呈假阳性。

6. SLE 中的自身抗体见表 2-12-3。

表 2-12-3　SLE 中的自身抗体

自身抗体	临床意义
ANA	诊断标准之一，滴度可作为疗效观察指标
抗双链 DNA 抗体	特异性抗体，与疾病活动度有关
抗 Sm 抗体	特异性抗体
抗核糖体 P 蛋白抗体	与神经精神性狼疮有关
抗核小体抗体	非特异性抗体
抗组蛋白抗体	与药物性 SLE 有关
抗 u1RNP 抗体	与重叠综合征、混合性结缔组织病有关
抗 SSA 抗体	与干燥综合征（外分泌腺受累）、SCLE 以及新生儿红斑狼疮有关
抗 SSB 抗体	与干燥综合征（外分泌腺受累）、SCLE
抗心磷脂抗体	与血小板减少、自发性流产或死胎、血栓形成、血管炎及神经系统受累有关

7. 神经精神性狼疮患者可出现脑脊液常规及生化异常改变，脑脊液中出现 ANA 呈阳性，补体下降。

8. 肾活检病理对狼疮肾炎的诊断、治疗和预后判断具有十分重要的指导价值，慢性指数低，活动性指数高的狼疮性肾炎对免疫抑制剂治疗反应较好，反之治疗反应较差。

四、诊断与鉴别诊断

（一）皮肤型红斑狼疮

根据《皮肤型红斑狼疮诊疗指南（2019 版）》，皮肤型红斑狼疮诊断主要依据各型的临床表现、组织病理及免疫病理特点。

ACLE 应与玫瑰痤疮、光敏性皮炎、脂溢性皮炎、皮肌炎和其他皮肤血管炎等鉴别。SCLE 应与多形性日光疹、银屑病、二期梅毒、体癣、多形红斑等鉴别。CCLE 应与环状肉芽肿、扁平苔藓、寻常狼疮、硬皮病、硬化性萎缩性苔藓和皮肤淋巴细胞浸润症等鉴别。

（二）系统性红斑狼疮

《2020 中国系统性红斑狼疮诊疗指南》推荐使用 2012 年国际狼疮研究临床协作组（SLICC）和 2019 年 EULAR/ACR 制定的 SLE 分类标准对疑似 SLE 者进行诊断，但均未曾在我国的 SLE 人群中进行过适用性验证；而我国临床上较为常用的 1997 年 ACR 的 SLE 分类标准对我国 SLE 患者具有良好的适用性。

狼疮危象是指急性的危及生命的重症 SLE，包括急性 LN、严重的中枢神经系统损害、严重的溶血性贫血、血小板减少性紫癜、粒细胞缺乏症、严重的心脏损害、严重的狼疮性肺炎或肺出血、严重的狼疮性肝炎、严重的血管炎等。

SLE 疾病活动指数评分标准用于对 SLE 患者进行疾病活动度评估。处于疾病活动期的 SLE 患者每月应至少进行一次疾病活动度评估，疾病稳定期的 SLE 患者则需要每 3 ～ 6 个月进行一次疾病活动度评估。

1. 美国风湿病学会 1997 年修订的 SLE 分类标准。

（1）蝶形红斑。

（2）盘状红斑。

（3）光过敏。

（4）口腔溃疡。

（5）关节炎。

（6）胸膜炎或心包炎。

（7）肾脏病变。①持续蛋白尿（> 0.5g/d 或 > 3+）；②任何类型的细胞管型（红细胞、血红蛋白、颗粒或混合管型）。

（8）神经病变。①癫痫发作，除外药物或已知的代谢紊乱，如尿毒症、酮症酸中毒及电解质紊乱；②精神变态，除外药物或已知的代谢紊乱，如尿毒症、酮症酸中毒及电解质紊乱。

（9）血液学疾病。溶血性贫血，或白细胞减少，或淋巴细胞减少，或血小板减少。表现为溶血性贫血 - 网织红细胞增多，或白细胞减少（< $4×10^9$/L，2 次或 2 次以上），或淋巴细胞减少（< $1.5×10^9$/L，2 次或 2 次以上），或血小板减少（< $100×10^9$/L，无导致血小板减少药物损害史）。

（10）免疫学异常。抗双链 DNA 阳性，或抗 Sm 阳性，或抗磷脂抗体阳性（IgG 或 IgM 抗心磷脂抗体血清滴度异常，或用标准方法测狼疮抗凝试验阳性，或梅毒螺旋体制动反应或以螺旋体抗体吸收实验荧光法确证的梅毒假阳性血清试验阳性至少 6 个月）。

（11）抗核抗体。在任何时候和在排除药物引起狼疮综合征的情况下，以免疫荧光法或相类似的测试法检测抗核抗体滴度异常。

符合上述 11 项中任何 4 项或 4 项以上者，排除感染、肿瘤和其他结缔组织疾病后，可诊断为系统性红斑狼疮。

2. 2012 年 SLICC 分类标准。

相较于 1997 年标准，2012 年 SLICC 分类标准敏感性提高到 0.97，但特异性降至 0.84。在保持与 1997 年 ACR 分类标准一致的高特异性基础上，显著提高敏感性。该标准包括：

（1）临床标准。①急性或亚急性皮肤型狼疮；②慢性皮肤型狼疮；③口鼻部溃疡；④脱发；⑤关节炎；⑥浆膜炎：胸膜炎和心包炎；⑦肾脏病变：24 小时尿蛋白＞0.5g 或有红细胞管型；⑧神经病变：癫痫、精神病、多发性单神经炎、脊髓炎、外周或颅神经病变、急性精神错乱状态；⑨溶血性贫血；⑩至少 1 次白细胞减少（＜100×10^9/L）。

（2）免疫学标准。① ANA 阳性；②抗 ds-DNA 抗体阳性（ELISA 方法需 2 次阳性）；③抗 Sm 抗体阳性；④抗磷脂抗体阳性：狼疮抗凝物阳性，或梅毒血清学实验假阳性，或中高水平阳性的抗心磷脂抗体，或 β2- 糖蛋白 I 阳性；⑤补体降低：C3、C4 或 CH50；⑥直接抗人球蛋白实验（Coombs）阳性（无溶血性贫血者）。

（3）确诊标准。满足上述 4 项标准，包括至少 1 项临床标准和 1 项免疫学标准或肾活检证实狼疮肾炎，同时 ANA 阳性或抗 ds-DNA 抗体阳性。

3. 2019 年 EULAR/ACR 标准。ANA ≥ 1 ∶ 80（HEp-2 细胞方法）评分标准见表 2-12-4。

表 2-12-4　2019 年 EULAR/ACR 标准

临床领域或标准	定义	权重（分）
全身状况	发热＞38.3℃	2
血液系统	白细胞减少症＜4000/mm³	3
	血小板减少症＜100000/mm³	4
	溶血性贫血	4
神经系统	谵妄（意识改变或唤醒水平下降，症状持续数小时至 2 天，1 天内症状起伏波动，认知力急性或亚急性改变，习惯性情绪波动）	2
	精神异常（无洞察力的妄想或幻觉，但没有精神错乱）	3
	癫痫（癫痫大发作或部分/病灶性发作）	5
皮肤黏膜	非瘢痕性脱发	2
	口腔溃疡	2
	亚急性皮肤狼疮	4
	急性皮肤狼疮	6
浆膜腔	胸腔积液或心包积液	5
	急性心包炎	6
肌肉骨骼	关节受累（≥2 个关节滑膜炎或≥2 个关节压痛 + ≥30 分钟的晨僵）	6

续表

临床领域或标准	定义	权重（分）
肾脏	蛋白尿＞0.5g/24h	4
	肾活检：Ⅱ型或Ⅴ型 LN	8
	肾活检：Ⅲ型或Ⅳ型 LN	10
抗磷脂抗体	抗心磷脂抗体 IgG＞40GPL 单位或抗 β2GP1IgG＞40 单位或狼疮抗凝物阳性	2
补体	低 C3 或低 C4	3
	低 C3 和低 C4	4
特异抗体	抗 dsDNA 阳性或抗 Smith 阳性	6

注：如果计分标准可以被其他比 SLE 更符合的疾病解释，该计分标准不计分；标准至少出现 1 次就足够；SLE 分类标准要求至少包括 1 条临床分类标准及总分≥10 分可作出诊断；所有的标准，不需要同时发生；在每个记分项，只计算最高分。

五、临床处理

（一）皮肤型红斑狼疮

参照《皮肤型红斑狼疮诊疗指南（2019 版）》，概述如下。

1. 基本治疗。需要对患者进行有效的健康教育，使其正确认识疾病，知晓少数可发展为 SLE，故需注意防晒、避免外伤、避免感染等，补充维生素 D，慎食慎用光敏性食物或药物，定期随访检查等。

2. 药物治疗。"阶梯式治疗"得到广泛采用，根据病情进行选择，具体治疗方法见表 2-12-5。

表 2-12-5 皮肤型红斑狼疮治疗方法及药物

局部 / 系统治疗		药物	使用方法	注意事项
局部治疗		外用糖皮质激素	根据皮肤及皮损类型选用不同效应的制剂	疗程不宜过长，注意糖皮质激素相关副作用
		钙调磷酸酶抑制剂	对 SCLE 及 ACLE 有一定疗效	
		维 A 酸类制剂	用于角化明显的 DLE	
系统治疗	一线治疗	羟氯喹	成人 400mg/d，分两次服用；儿童采用最小有效剂量；妊娠期建议持续使用	年龄低于 6 岁的儿童禁用，定期眼科检查
	二线治疗	糖皮质激素	0.5mg/（kg·d），适用于 DDLE、顽固的 DLE、ACLE 及部分 SCLE	皮肤型红斑狼疮待病情控制后缓慢递减并尽早停用，不推荐长期维持治疗
		沙利度胺	用于治疗复发或难治性皮肤型红斑狼疮，初始剂量 100mg/d，分 2 次服用；2 周后减为 25～50mg/d 维持治疗，疗程数周至数月	服用期间及停药后 6 个月内严格避孕；一旦出现周围神经病变症状应立即停用
		维 A 酸类	主要用于 CCLE 治疗，特别是 VLE。阿 A0.5～1.0mg/（kg·d）或异维 A 酸 10mgBid	检测肝肾功及血脂。计划妊娠或妊娠妇女禁用，异维 A 酸需停药 3 个月后方可妊娠，阿维 A 至少停药 2 年以上方可妊娠
系统治疗	三线治疗	甲氨蝶呤	7.5～20.0mg/ 周	可与羟氯喹联合使用，检测肝肾功、血常规，怀孕前应至少停用 12 周，避免在妊娠期、哺乳期使用。长期使用甲氨蝶呤者需检查肝纤维化
		吗替麦考酚酯	35mg/（kg·d）	

（二）系统性红斑狼疮

早期高疾病活动度（SLEDAI 评分）可增加患者内脏器官损害甚至死亡的风险，早诊断早治疗有利于控制疾病活动性，显著改善预后。《2020 中国系统性红斑狼疮诊疗指南》指出，SLE 治疗原则是争取做到早期、个体化治疗，最大限度延缓疾病进展，减少器官损害的发生，从而改善预后；治疗 SLE 应在短期内控制疾病活动、减轻临床症状，争取达到临床缓解或尽可能达到最低疾病活动度；远期应做到预防或减少复发，尽可能减少药物不良反应，预防和控制器官损害，患者病情实现长期持续缓解，不断降低病死率，提升生活质量。

1. SLE 的非药物治疗。SLE 尚无根治方法，患者需长期规则治疗、定期随访复查，及时调整治疗方案，对患者及家属来说，巨大的心理压力、经济负担都是必需逾越的障碍。故围绕提高依从性、避免接触常见的危险因素、树立战胜疾病信心而展开的健康教育十分重要，教育患者注意防晒、如何用药、适度运动、戒烟、尽量避免进食光敏性食物、积极补充维生素 D、避免误入"根治"圈套、定期复诊等。

SLE 患者随访复诊要求：生活指导随访，包括服药的依从性及服药指导；询问及重复生活注意事项等；器官损害的观察，包括皮肤、毛发状况，肾脏状况如水肿、肾功能、尿常规、24 小时尿蛋白，肌肉关节状态如乏力、关节疼痛、活动等，心肺情况如咳嗽、心悸、呼吸、脉搏、血压，必要时心电图、胸片（CT）等，中枢神经系统表现如精神状态、语言表达、活动状态等；活动性指标检测，包括血尿常规、红细胞沉降率、dsDNA、补体 C3C4、ANA，必要时抗心磷脂抗体（如妊娠），不需要重复监测诊断的指标如抗 ENA 及用药不良反应监测指标如血常规、肝肾功能、血糖、血脂、电解质等。

2. SLE 的药物治疗。激素仍然是 SLE 治疗的基础药物，国内外指南一致推荐用于诱导缓解、控制 SLE 病情。临床医师应根据疾病活动度及受累器官的类型和严重程度制定个体化的治疗方案，尽可能采用控制病情所需的最低剂量，对病情长期稳定的患者可考虑减停激素。具体来说，对于轻度活动的 SLE 患者，一般不需要采用激素治疗，必要时可考虑使用小剂量激素来控制疾病；中度活动的 SLE 患者，推荐使用中等剂量的激素进行治疗，必要时可联合使用免疫抑制剂；重度活动的 SLE 患者，推荐使用标准剂量的激素联合免疫抑制剂进行治疗，必要时可使用激素冲击治疗；对发生狼疮危象的 SLE 患者，推荐使用激素冲击联合免疫抑制剂进行治疗。具体治疗方法及药物参见附件《2020 中国系统性红斑狼疮诊疗指南》。

3. SLE 围妊娠期及围产期管理。参见附件《2020 中国系统性红斑狼疮诊疗指南》。关于产后哺乳问题：一般口服激素量泼尼松 ≤ 30mg/d，乳汁中激素含量很少。可于夜间把未用乳汁留取于无菌奶瓶内冷藏备用，晨起时先喂奶再吃早餐，餐后服用激素，服药 4 小时内不哺乳，其间喂食备用乳汁，4 小时时挤弃乳汁，服药 4 小时后即可正常哺乳。

（林有坤）

第二节　皮肌炎与多发性肌炎

皮肌炎（dermatomyositis，DM）与多发性肌炎（polymyositis，PM）是一种以骨骼肌为主要靶器官，可同时或单独累及皮肤和横纹肌的自身免疫性结缔组织病，往往伴有关节、肺、心肌等多器官的受累。

皮肌炎包括皮肤和肌肉两方面病变，仅有肌肉受累者称为多发性肌炎。任何年龄均可发病，男女发病率约为 1 ∶ 2，儿童皮肌炎多发生在 10 岁以前，预后相对较好，成人皮肌炎在 40 ～ 60 岁时高发，部分伴恶性肿瘤。

一、病因与发病机制

确切病因及机制尚不清楚，很可能是多种外界环境因素作用于具有遗传易感体质的个体导致的自身免疫反应。主要有以下几种因素：

1. 自身免疫。部分患者体内可检测到抗 J0-1 抗体、抗 PL-7 抗体及抗 Mi-2 抗体等多种肌炎特异性自身抗体。

2. 感染。亲肌性感染因子如 RNA 病毒，包括 HIV、埃可病毒、柯萨奇病毒；EB 病毒等 DNA 病毒；小 RNA 病毒；弓形虫等非病毒致病因子，可导致异常的自身免疫反应引起肌肉和皮肤的炎症。

3. 肿瘤。部分患者，尤其是中老年患者可合并恶性肿瘤，如鼻咽癌、乳腺癌、卵巢癌、肺癌、胃癌等较为常见。有效的抗肿瘤治疗可缓解皮肌炎症状，肿瘤治疗无效或复发，皮肌炎症状常加重。

4. 遗传。部分患者 HLA-B8、HLA-DR3、HLA-DR52、HLA-DR6、HLA-DR7 等位基因阳性率高。

二、临床表现

1. 皮肤表现。皮肌炎与多发性肌炎的皮肤损害各式各样。特征性皮损有以下几种。

（1）眼睑水肿性紫红色斑。最具有特征性的是以双上眼睑为中心的水肿性紫红色斑，广泛者可累及头皮和面颊，又称向阳性紫红斑。

（2）Gottron 征。发生在肘、膝、掌指及指间关节伸面的紫红色斑疹，轻度萎缩，表面干燥，有糠状鳞屑，称为 Gottron 红斑；指间关节、掌指关节伸侧出现扁平紫红色角化性丘疹，表面轻度萎缩，附有糠秕状鳞屑丘疹称为 Gottron 丘疹；发生于手指关节掌侧的红色角化性丘疹称为反向型 Gottron 丘疹。Gottron 征是皮肌炎的另一特征性皮疹。

（3）皮肤异色症。部分慢性病程患者面、颈、上胸部发生在红斑鳞屑基础上逐渐出现的褐色色素沉着、点状色素脱失、点状角化、轻度皮肤萎缩和毛细血管扩张等，又称异色性皮肌炎，也是皮肌炎的又一特征性皮疹。

（4）技工手。部分患者在双手外侧或掌面出现皮肤角化、粗糙、脱屑、裂纹，与部分职业性技工操作者的手相似，故称之。

（5）甲周红斑。甲皱襞发生暗红斑及淤点，也可发生于手掌的大小鱼际、足跖前端及足跟等处，还可发生于 SLE 等患者，具有诊断参考价值。

（6）披肩征、恶性红斑。发生于肩部呈披肩状分布的紫红色、暗红色斑片，可伴色素沉着、色素减退、毛细血管扩张。

非特异性皮疹。尚有头皮、面部、前胸 V 形区红斑，四肢伸侧糠秕状鳞屑红斑，雷诺现象、脱发、光敏感等。无明显自觉症状，亦可瘙痒甚至剧烈瘙痒。部分患者特别是儿童及青年可以发生皮肤、皮下组织、关节周围及肌肉的钙质沉着。

2. 肌炎。任何部位横纹肌均可受累，常表现为对称性近端肌无力、疼痛和压痛。最常侵犯的肌群是四肢近端肌群、肩胛带肌群、颈部肌群和咽喉部肌群，表现为双臂抬举困难、上楼和下蹲困难、吞咽困难甚至反流。严重时可累及呼吸肌和心肌。急性期由于肌肉炎症、变性，受累肌群还可出现肿胀、自发痛和压痛。

3. 儿童皮肌炎。皮肤溃疡和皮肤钙化较成人多见。常分为两型：Ⅰ型为 Banker 型（致死型）；Ⅱ型为 Brunsting 型（比较良性型）。Brunsting 型较常见，呈慢性病程，表现为进行性肌无力、钙沉着症以及糖皮质激素治疗有效，钙质沉着可以发生于皮下和肢端。Banker 型，其最显著特点是累及小动脉、毛细血管和皮肤、肌肉、皮下组织及胃肠道的广泛的血管炎，迅速发作，严重肌无力和吞咽困难，一般无钙质沉着，对糖皮质激素治疗不敏感，死亡率高，此型少见。应关注幼年型皮肌炎（JDM）合并巨噬细胞活化综合征（MAS）的可能性，因为 JDM 合并 MAS 常在病程早期发生，病死率更高，故当患儿肺间质病变、持续或反复发热时即应警惕合并 MAS，并进行 MAS 筛查。

4. 关节和内脏损害。40% ~ 60% 患者可出现关节痛或关节炎，伴有晨僵。5% ~ 10% 患者可有肺间质病变、肺间质纤维化导致的肺功能低下，肺纤维化发展迅速是皮肌炎与多发性肌炎死亡的重要原因之一。半数患者有心脏受累，可出现心律失常、心包积液和二尖瓣脱垂等。重症患者可出现吞咽困难、食管反流及经鼻反流等。肾脏病变少见，可有蛋白尿。

5. 伴发恶性肿瘤。主要在 40 岁以上的患者，其并发恶性肿瘤的可达 40%，男性患者更为多见。恶性肿瘤可发生在患肌炎之前或之后，也可与皮肌炎同时发现，多为实体瘤如肺癌、胃癌、乳腺癌、鼻咽癌等，广西以鼻咽癌常见。此外，也可出现血液系统肿瘤。肿瘤切除或治疗后皮肌炎可改善。

6. 伴发其他结缔组织病。约 20% 患者可伴有其他结缔组织病。

7. 其他全身表现。可有不规则发热、消瘦、贫血、肝脾淋巴结肿大等。

与皮肌炎预后相关的危险因素包括老年、男性、种族（非白种人）、从症状发展到开始治疗的时间间隔、临床亚群（癌相关肌炎和临床无肌病性皮肌炎）、皮肤溃疡、吞咽困难、呼吸并发症（呼吸肌无力或间质性肺炎）和心脏受累（证据Ⅲ – Ⅳ级）。

三、实验室检查

1. 可有贫血、白细胞增多、C-反应蛋白阳性、红细胞沉降率增快和蛋白尿等。血清肌红蛋白在肌炎患者中可迅速升高，可早于肌酸激酶出现，有助于肌炎的早期诊断；尿肌酸排出增加，常常超过 0.2g/d。

2. 免疫学异常。肌炎特异性自身抗体（MSA）和肌炎相关自身抗体（MAA）与肌炎患者的临床亚群、发病机制、临床病程和治疗反应性密切相关。因此，强烈建议测量抗氨基酰基 tRNA 合成酶（ARS）抗体，包括抗 Jo-1 和其他特异性自身抗体（推荐等级：A）。大多数 MSA 和 MAA 都有助于预测肌炎和肌外并发症治疗的反应性。其中，抗 Mi-2、抗 U1RNP 和抗 Hu 抗体可以预测对糖皮质激素（GC）相对较好的反应和良好的预后，尽管后两种抗体也存在于重叠综合征（证据Ⅳ级）。抗 Jo-1 和抗 ARS 抗体（包括抗 PL-7、抗 PL-12、抗 EJ、抗 OJ 和抗 KS）与间质性肺病（ILD）和肌炎密切相关。虽然所有的抗 ARS 抗体均伴有相同的临床表现，即抗合成酶综合征，但是有报道显示具有不同抗 ARS 抗体的患者在临床特征、病程和预后方面存在一定的差异。抗 Jo-1 抗体患者的肌炎发生率较高，而抗 PL-7、抗 PL-12、抗 KS 患者的肌炎发生率较低。此外，抗 PL-7、抗 PL-12、抗 EJ、抗 OJ 和抗 KS 患者的

ILD 发生频率高于抗 Jo-1 阳性患者。抗 SRP 抗体是严重、治疗耐药和（或）复发性肌炎的标志物，具有抗 SRP 抗体的患者常伴有坏死性肌病，其特征是肌肉活检标本中明显的肌纤维坏死和少有炎症细胞浸润。抗 SRP 阳性肌病通常对激素治疗有耐药性抵抗，需要免疫抑制剂治疗或尽早静脉注射免疫球蛋白（IVIg），有报道利妥昔单抗治疗抗 SRP 阳性及治疗抵抗患者有效（证据 V 级）。抗 MDA5（CADM-140）抗体与无肌病性皮肌炎（CADM）、快速进展的 ILD、预后不良密切相关（证据Ⅳ级），当该自身抗体被证实甚至怀疑为阳性时，建议在疾病早期开始同时使用免疫抑制剂和大剂量激素治疗（证据 V 级）。

3. 血清肌酶的高低与肌炎的病情变化呈平行关系，可作为诊断、疗效监测及预后的评价指标。急性期肌酸激酶（CK）和醛缩酶（ALD）特异性较高，LDH 升高持续时间较长；肌酶升高常早于肌炎数周，有效治疗后逐渐下降，晚期肌萎缩肌酶不再释放，肌酶可正常。

4. 肌电图。表现为肌源性损害而非神经源性损害。

5. 肌肉活检。早期肌炎改变，晚期肌束纤维化和萎缩。

6. 心电图。可发现心肌炎、心律失常。

7. 影像学检查。MRI 可显示近端肌群炎症改变及指示活检部位，CT 可发现间质性肺炎、胸部肿瘤。

8. 排除相关肿瘤的检查。对中老年患者、治疗抵抗者、存在恶性红斑者应进行相关检查，在广西应常规排查鼻咽癌。

四、诊断与鉴别诊断

1. 诊断。参见临床路径，CK 和徒手肌力试验（MMT）在肌炎活性的临床评估中有同等价值（推荐分级 B）：①对称性近端肌无力、肌疼或压痛，伴或不伴吞咽困难；②血清肌酶升高，特别是 CK 升高；③肌电图异常；④肌活检异常；⑤特征性的皮损损害。符合①～④条中任何 3 条或 4 条可确诊多发性肌炎，同时有第⑤条者可诊断为皮肌炎。

2. 鉴别诊断。皮肌炎需与系统性红斑狼疮、系统性硬皮病、日光性皮炎等鉴别，多发性肌炎需与重症肌无力、进行性肌营养不良症、风湿性多肌痛、旋毛虫病、内分泌异常所致肌病和药物所致肌病等鉴别。

五、临床处理

处理原则为祛除感染病灶，检查有无并发恶性肿瘤。急性期应卧床休息，预防感染，加强营养。糖皮质激素剂量是目前治疗皮肌炎与多发性肌炎的首选药物，剂量取决于病情严重程度。急性期一般初量泼尼松为 1 ～ 2mg/（kg·d），即 60 ～ 100mg/d；危重患者可试用甲泼尼龙 0.5 ～ 1.0g/d 大剂量冲击疗法，连用 3 天之后改为 60mg/d 口服。注意大剂量激素治疗可能会出现固醇性肌炎的可能性，主要表现为乏力，症状加重。根据临床表现的改善和肌力与肌酶水平，逐渐（1 年左右）减量至维持量，一般 7.5 ～ 20.0mg/d，维持数月到数年。对糖皮质激素无效的或因并发症不能耐受大剂量的患者，可加用免疫抑制剂。可用硫唑嘌呤 2 ～ 3mg/（kg·d）；或甲氨蝶呤 10 ～ 25mg/ 周口服，亦可静脉给药；环磷酰胺常用 100mg/d 口服，可大剂量 800 ～ 1000mg/d 静脉冲击，1 个月 1 次，总量控制在 8 ～ 10g。也可用雷公藤、他克莫司和环孢素等。重症患者可静滴大剂量免疫球蛋白。

（黄翠丽）

第三节　硬皮病

硬皮病（scleroderma）是以局限性或弥漫性皮肤及内脏器官的纤维化或硬化为特征的慢性结缔组织病。本病分为局限性硬皮病和系统性硬皮病两类，分类的依据主要是病变累及的范围。本病女性多见，约为男性的 3 倍。

一、病因与发病机制

病因不明。自身免疫、遗传、血管内皮细胞损害和功能失调、胶原合成异常均有研究发现可能是系统性硬皮病的发病因素。而外伤和感染则被发现与局限性的硬皮病有关。成纤维细胞异常激活，导致过多的胶原蛋白被合成，导致皮肤和内脏器官的纤维化被认为是发病机制的核心。

二、临床表现

（一）局限性硬皮病（localized scleroderma）

1. 点滴状硬斑病（guttate morphea）。较少见，以上胸、颈、肩、臀或股部多见。皮损特点为黄豆大小至五分硬币大小的象牙色或白色的线状排列或集簇性的斑点，稍凹陷。早期皮损质硬，后期有"羊皮纸"感或变软。活动期，皮损周围有紫红色晕，病变发展较慢，可向周围扩展融合或维持不变。部分皮损可消退，可遗留轻度萎缩的色素沉着。

2. 斑块状硬斑病（plaque-like morphea）。多见，多发生于面、颈、腹、背和四肢。损害初为呈不规则形或圆形的钱币大小或更大的紫红色或淡红色水肿性的斑片，经数周或数月后，皮损直径可达 1～10cm 或更大，中央稍凹陷，呈淡黄色或象牙色。表面平滑干燥，有蜡样光泽，触之有皮革样硬，且局部无毛发、无汗，有时伴有毛细血管扩张，数年后逐渐变软、萎薄，中央出现色素脱失。此型损害可及真皮及皮下，较表浅，一般对肢体功能无影响。头皮出现皮损时可引起硬化萎缩性斑状脱发。

3. 线状或带状硬斑病（linear scleroderma）。好发于青少年，常 10 岁内发病，皮损特点为常沿肋间神经或一侧肢体呈带状分布的皮肤硬化。皮损进展迅速，常累及真皮及真皮下层如皮下脂肪、肌肉和筋膜，最终硬化固定在下方的组织常导致严重的畸形。前额正中部也可发生，可延伸至头皮，表现为局部皮肤菲薄，皮损呈线状显著凹陷，程度不等地紧贴着于骨面上，呈刀砍形。额部硬斑病大多单独出现，也可合并颜面单侧萎缩，延伸至头皮可引起脱发。肘、腕、指等关节面亦可发生，可导致关节活动受限，引起爪形手和肢体张弓状挛缩。

4. 泛发性硬斑病（generalized morphea）。较少见，分布于全身各处，但很少累及颜面部，点滴状、线状和斑块状等类型的损害可全部或部分并存，损害多发，常有融合倾向，常可合并腹痛、关节痛、神经痛、偏头痛和精神障碍，少数可转发展为系统性硬皮病。

5. 深部硬斑病（morphea profunda）。病变累及深部的脂膜及筋膜，部分也侵及真皮层、浅层肌肉。

6. 致残性全硬化性硬斑病（disablingpansclerotic morphea）。发生于儿童，女童多见，1～14 岁均有报道。好发于伸侧，可导致手、足、肘和膝致残，出现屈曲挛缩。无雷诺现象、内脏极少累及。主要表现为真皮、皮下组织、筋膜、肌肉及骨骼发生炎症、硬化，可有硬化萎缩性苔藓样皮损，以及其他部位也可有典型硬斑病表现。

（二）系统性硬皮病（systemic scleroderma，SSc）

系统性硬皮病又称系统性硬化症。多见于中青年女性。病变侵犯皮肤以及内脏器官，病情较重。分为局限性皮肤型 SSc、CREST 综合征、弥漫性皮肤型 SSc、无皮肤硬化的 SSc、重叠综合征五型。

1. 前驱症状。主要表现为关节痛、雷诺现象、神经痛、不规则发热、食欲减退、体重下降。其中最常见的首发症状为雷诺现象。

2. 皮肤症状。为标志性损害。多最先累及面、手、足，逐渐累及前臂、躯干上部等处，对称性发病。皮损表现分为肿胀期、硬化期、萎缩期。早期表现为皮肤肿胀，压之无凹陷，随后皮肤坚实发亮，颜色灰黄似蜡样，可伴有毛细血管扩张和色素异常。病情进展出现皮肤、皮下组织，甚至肌肉萎缩，导致面部皱纹、表情呆板呈假面具样，鼻尖锐似"鹰钩"，口唇收缩成放射状沟纹、变薄，出现张口、伸舌受限。手指变硬呈腊肠状，双手指关节活动受限呈爪样。肘、膝关节部分屈曲挛缩。指端、指关节伸侧皮肤可发生坏死和溃疡，指端溃疡常呈虫蚀状。胸部皮肤损害时可似铠甲，从而影响呼吸运动。损害处出汗少，皮脂缺乏，毳毛脱落。甲壳变宽，表面有纹路，变薄、易碎或脱落。硬皮病常伴有色素异常，主要可表现为暴露部位和黏膜色素增加或泛发性色素沉着，但肾上腺皮质功能正常；硬化部位可在色素沉着基础上出现点滴状色素脱失，或者片状色素全部脱失基础上毛囊周围色素沉着斑点，酷似盐末撒在胡椒粉上，称网状白斑。大关节周围和手指在硬皮病病程晚期可出现皮肤钙沉着，常发生疼痛，但不影响功能。

3. 黏膜损害。几乎所有黏膜均可受累，如齿龈、软腭、咽喉、舌、阴道黏膜均可硬化萎缩。舌系带硬化缩短，舌肌可萎缩，引起伸舌受限。硬化还可累及悬雍垂、腭垂、腭帆、睑结膜及眼球的结缔组织和肌肉，导致咽门窄小、眼闭合不全、眼球转动受限等表现。不少患者可有干燥综合征的表现，如唾液腺功能减退，口腔和咽喉干燥等。

4. 系统病变。可侵犯内脏各器官，以关节、食管、肺多见，其他如心血管、肠道、肾、肌肉、中枢神经系统、肝、脾、骨髓、淋巴结、内分泌腺等。内脏损害也可发生于皮肤症状之前。但 5% 以下的患者不发生皮肤增厚和其他皮肤表现，称为无硬皮病的系统性硬化症（systemic sclerosis sine scleroderma），又称无皮肤损害的内脏硬皮病。系统病变包括：

（1）骨、关节损害。主要表现为大小关节的关节炎和关节痛，可有少量关节渗液。手部小关节最常见，可导致畸形。X 线表现为关节面的硬化和关节间隙变窄。骨变化可见指骨的吸收，临床可见指骨变短细，X 线检查时发现骨质疏松，也可发生骨破坏、骨硬化、骨变形、骨萎缩。

（2）口腔、食管损害。颞颌关节受累表现为张口受限。内脏受累的最常见症状是食管远端运动障碍，有食管受累临床表现的患者约为 42%，以不同程度的吞咽困难为主要症状，食用固体食物症状明显。食管下端的括约肌有时也会被累及，导致胃内容物返流。食管 X 线异常改变的患者约为 66.9%。钡剂透视见食管下 2/3 运动减弱以至消失及整个食管扩张，食管下段常见有狭窄。

（3）胃肠道损害。常侵犯十二指肠和小肠，胃的变化较少。表现为腹痛、便秘与腹泻交替，有类似吸收障碍综合征和麻痹性肠梗阻的表现。X 线检查显示消化道扩张，钡剂通过时间和排空延长。

（4）肺损害。SSc 中肺脏受累普遍存在，轻重不等，肺间质纤维化和肺动脉血管病变常同时存在。有时伴肺气肿和支气管扩张，囊肿形成较少见。少数可有胸膜炎。约 50% 患者有呼吸困难症状，肺部听诊可闻及细小爆裂音，尤其是在肺底部。肺功能试验异常者达95%，表现为肺活量降低，弥散障碍，肺顺应性低，提示肺泡弹性减退和肺动脉高压。

（5）心脏病变。与肺小动脉炎和心肌纤维化关系密切。大多数患者可有轻微的左心功能不全迹象。约10%患者心肌受累，可为原发性心肌损害，也可为继发性。同时心包及心内膜可受累。临床表现有心悸和各种房性与室性心律不齐、气急、胸闷，也可有踝部水肿、呼吸困难，有时可晕厥或发生心绞痛，甚至心力衰竭，极少数可发生猝死。X线表现心搏减弱、心脏扩大或心包积液。心电图显示有心房纤颤、期前收缩、低电压、房室传导阻滞、ST段偏移及T波平坦等改变。

（6）肾脏损害。以慢性肾脏病变多见，轻度蛋白尿和镜下血尿多发生在患病2～3年后逐渐发生，提示疾病严重。当出现恶性高血压、氮质血症、视网膜病变和高血压脑病时，患者迅速死亡，称为"硬皮病性肾危象"，是硬皮病的主要死亡原因之一。

（7）其他器官。肌肉病变除累及平滑肌、心肌外，横纹肌亦有不同程度的硬化和萎缩。周围神经和自主神经系统亦常受累，表现为末梢血循环不良、指（趾）麻木、感觉异常、掌跖发冷、多汗、正中神经受压、腕管综合征等。

CREST综合征是肢端硬皮病的一种亚型，包括皮肤钙化（calcinosis cutis）、雷诺现象（Raynaudphenomenon）、食管功能异常（esophageal dysmotility）、肢端硬化（sclerodactyly）和毛细血管扩张（telangi-ectasia）。因系统受累有限，病程缓慢，所以其预后较好。

三、实验室检查

局限性硬皮病一般无明显异常。系统性硬皮病患者可查出多种自身抗体：90%患者ANA阳性，核仁型多见，也可见斑点型；标志抗体为抗Scl-70抗体；抗U1RNP抗体与雷诺现象相关；CREST综合征的标记抗体为抗着丝点抗体。可有缺铁性贫血、红细胞沉降率增快、γ球蛋白升高、类风湿因子和冷凝集素或冷球蛋白阳性等；内脏器官受累相关检查可出现相应改变，如肺CT显示间质性肺炎的毛玻璃状改变。皮肤镜检查显示甲褶毛细血管袢扩张与正常血管消失。

四、组织病理

皮肤病理改变可表现为表皮萎缩，但以真皮胶原纤维和小动脉病变为主。早期表现为真皮内间质水肿，真皮浅层小血管周围淋巴细胞浸润。进一步发展可出现胶原纤维肿胀，血管周围炎细胞浸润减退，小血管及胶原纤维周围黏蛋白沉积。晚期表现为胶原纤维均质化，可向深部波及汗腺水平；弹性纤维碎裂甚至消失；在真皮硬化胶原内仅见少量血管，血管壁增厚、纤维化、管腔狭窄或闭塞；皮脂腺、毛囊和毛发、汗腺可萎缩甚至消失，附件周围脂肪组织减少或消失；可见钙盐沉着；肌肉、筋膜可受累。免疫病理无特异性改变。

五、诊断与鉴别诊断

1. 诊断。根据局限性皮肤象牙色肿胀硬化，病变活动期其周围有淡红色晕可初步诊断为局限性硬皮病。皮肤组织病理检查有助于确诊。系统性硬皮病诊断标准见2013年ACR和欧洲抗风湿病联盟共同制定的新的SSc分类标准：①1个充分条件，即双手手指皮肤增厚并延伸至邻近的掌指关节近端。

满足此充分条件即可分类为 SSc。②2 个排他性标准，即不适用于无明显手指皮肤增厚或临床表现能被 SSc 样疾病（如肾硬化性纤维化、硬斑病、嗜酸性粒细胞筋膜炎和移植物抗宿主反应等）解释的患者。对不满足上述充分条件及 2 个排他性标准的患者，通过 7 个指标（见表 2-12-6）的总分值进行分类。但须说明的是，当 1 个指标中包含 ≥ 2 个子指标时，此指标的分值只按其中分值较高的子指标分值计。总分值最高为 19 分，≥ 9 分就可分类为 SSc。

表 2-12-6 2013 年硬皮病分类标准及分值

指标	子指标	权重分值
双手手指皮肤增厚并延伸至邻近的掌指关节近端（充分条件）		9
手指皮肤增厚	手指肿胀	2
	指端硬化（离掌指关节较远，但离指间关节较近）	4
指尖病变	指尖溃疡	2
	指尖点状瘢痕	3
毛细血管扩张		2
甲皱毛细血管异常		2
肺动脉高压和间质性肺病	肺动脉高压	2
	间质性肺病	2
雷诺现象		3
SSc 相关的自身抗体	抗着丝点抗体	3
	抗 Scl-70 抗体	3
	抗 RNA 聚合酶Ⅲ抗体	3

2. 鉴别诊断。局限性硬皮病应与类脂质渐进性坏死、硬化性萎缩性苔藓鉴别。系统性硬皮病需与成人硬肿病、雷诺病、皮肌炎、SLE、混合结缔组织病等鉴别。

六、临床处理

硬皮病尚无特效疗法。

（一）局限性硬皮病

局限性损害局部注射长效糖皮质激素，或氟化皮质类固醇制剂局部封包，外用 0.1% 他克莫司软膏、5% 咪喹莫特乳膏等均有报道。可配合物理疗法，如 UVA1 或阿维 A 联合 PUVA 等。皮疹泛发者可口服小剂量激素联合甲氨蝶呤片。

（二）系统性硬皮病

1. 一般治疗。避免过度紧张及精神刺激，注意保暖休息，避免潮湿，防止寒冷刺激、戒烟和避免其他诱发和加重血管收缩的因素，以尽量减少雷诺现象的发生。祛除体内慢性感染病灶，尽早做维持功能的理疗及给予营养丰富的饮食等均十分重要。

2. 糖皮质激素治疗。对处于病情进展期的系统性硬皮病，以及伴关节、肌肉和肺部等器官系统累及和弥漫性硬皮病患者，一般常先用泼尼松 30 ～ 40mg/d，连用数周，渐减为维持量 5 ～ 10mg/d，能改善关节症状，减轻皮肤水肿、硬化，对间质性肺炎和心肌病变有一定的疗效。有肾损害者，则应限制用量或不使用。

3. 血管痉挛的治疗。可用受体阻断剂如（妥拉唑啉）、血管扩张剂（如前列腺素 E1、贝前列素钠）、低分子右旋糖酐、复方丹参等，钙通道阻滞剂（如硝苯地平）等治疗。降低血黏度或抗凝治疗，如阿司匹林、双嘧达莫等。有报道口服小剂量西地那非（50mg/d）对顽固性硬皮病所致的雷诺现象有较好的改善作用。

4. 抗纤维化治疗。秋水仙碱可抑制胶原的生成或堆积，D- 青霉胺可抑制胶原分子间的交联，积雪苷可抑制成纤维细胞活性、软化结缔组织，但见效较慢。D- 青霉胺初始 125mg/d，每 2 ～ 4 周增加 125mg/d，至 1000mg/d，使用 4 个月至 1 年，治疗过程要注意观察不良反应。造血干细胞移植对晚期肺纤维化可能有效。

5. 免疫抑制剂治疗。与激素联合应用。甲氨蝶呤对早期弥漫性皮肤病变可能有效。环磷酰胺、吗替麦考酚酯、环孢素除可治疗皮肤病变外，对早期间质性肺病亦有较好疗效。

6. 其他治疗。奥美拉唑和黏膜保护剂可用于反流性食管炎。肺动脉高压可以使用波生坦、小剂量西地那非等治疗。ACEI 类药物可用于肾损害引起的高血压。系统性硬皮病应与相关内科专业密切联系配合对以上情况进行治疗和随访。

7. 外用药物治疗。肢端溃疡时应局部清创，预防感染，可使用血管扩张剂软膏。必要时外科手术切除疼痛的钙化结节。

七、预后

尚无根治办法。多呈慢性病程，可以缓解和进展交替。局限性硬皮病主要局限在皮肤的损害，通常不累及内脏器官，预后较好；系统性硬皮病除弥漫的皮肤硬化、雷诺现象外，还侵犯多系统器官，预后大多较好，但弥漫性硬化、累及重要器官者预后较差。男性患者预后多较差。硬皮病患者部分由于肾功能衰竭、心力衰竭、肺部感染、肺纤维化、营养障碍或肠坏死等而死亡，少数猝死患者原因不明。妊娠期病情可缓解呈静止状态，产后病情又再度进展。

（黄翠丽）

第四节 重叠综合征

重叠综合征是指患者同时或先后出现两种或两种以上结缔组织病或其他自身免疫性疾病的表现，并且都能够满足各自的独立诊断标准的累及多系统、多器官的慢性自身免疫性疾病。

一、病因与发病机制

研究发现与体液免疫、细胞免疫功能紊乱有关。

二、临床表现

临床上以进行性系统硬化病、系统性红斑狼疮、皮肌炎或多发性肌炎为主的不同组合重叠。可同时或者先后发生重叠。临床表现以关节症状最常见，其次累及皮肤、黏膜、肌肉等，最后是相关内脏器官受损时出现的相应表现。

三、诊断与鉴别诊断

1. 诊断。同时或者先后出现两种及两种以上结缔组织病或其他自身免疫性疾病的临床表现，分别满足重叠的疾病的诊断标准，才可作出诊断。

2. 鉴别诊断。本病需与各种结缔组织病及自身免疫性疾病鉴别。

四、临床处理

1. 一般治疗。注意休息，避免劳累，注意保暖，避免受凉，避免日晒。

2. 系统药物治疗。治疗的原则应该是使所重叠的疾病均可获得最佳治疗，同时最大程度避免副作用，提高生活质量和生存率。糖皮质激素和免疫抑制剂是主要治疗药物，其剂量视重叠疾病的病种、累及器官及严重程度而异，特别注意针对受损器官的综合性治疗。

（黄翠丽）

第五节　混合性结缔组织病

混合性结缔组织病（mixed connective tissue disease，MCTD）是指一种以血清中出现高滴度的斑点型抗核抗体（ANA）和抗 U1RNP 抗体，临床上具有系统性红斑狼疮（SLE）、皮肌炎 / 多发性肌炎（DM/PM）、系统性硬化症（PSS）及类风湿关节炎（RA）等混合表现为特征的临床综合征，肾脏受累少，对类固醇皮质激素反应良好的一种自身免疫性疾病。

一、病因与发病机制

其病因与发病机制尚不明确。MCTD 是一种免疫功能紊乱疾病，如抑制性 T 淋巴细胞功能缺陷，有自身抗体阳性、高 γ 球蛋白血症、CIC 存在、组织中淋巴细胞和浆细胞浸润。越来越多的研究表明混合性结缔组织病是某种结缔组织病的亚型或中间过程。

二、临床表现

混合性结缔组织病临床表现见表 2-12-7。

1. 多缓慢起病。好发于 30 ～ 40 岁女性，男女比例为 1 ∶ 4。

2. 发热。不明原因的发热常常是 MCTD 的最早表现。

3. 典型的临床特征有 Raynaud 现象、多发性关节痛（关节炎）和手指肿胀或硬化、肌病及肌无力、食管功能障碍、脱发、面部皮疹、肺间质性炎症及浆膜炎等。心脏及肾脏病变少见。

表2-12-7 混合性结缔组织病临床表现

受累系统或器官	临床表现
关节、肌肉及骨骼	①多发性关节痛或关节炎：几乎所有患者都有，但无畸形； ②炎症性肌肉病变：近心端肌压痛、肌无力，肌酶可升高； ③肌肉活体组织检查有淋巴细胞浸润的广泛性炎症
皮肤黏膜	①雷诺现象，常为首发症状，早期即可出现； ②手指腊肠样外观是本病特点之一，手部弥漫性肿胀硬化，不易弯曲，指端变细或成梭形手指； ③毛细血管扩张常见于面部和甲周，一般不发生坏死及溃疡； ④暴露部位常可见到红斑狼疮样皮损，常出现的是颧部红斑和盘状红斑；皮肌炎样眼睑紫红色水肿样红斑，手指、肘、膝关节伸面的萎缩性红斑丘疹； ⑤面部、肢端的硬皮病样改变； ⑥可出现脱发
内脏器官	①胃肠道常常受累，是有SSc表现的MCTD患者的主要特征，表现为食管蠕动功能下降及消化吸收不良，出现吞咽困难、腹痛腹泻等； ②肺部病变多为胸膜炎、间质性肺炎和纤维化，可无呼吸道症状，但肺功能测试肺弥散功能降低，X线检查示肺间质性纤维化； ③部分患者有心包炎、心肌炎、心律紊乱及瓣膜病变； ④约75%患者有贫血； ⑤神经系统病变常见的是三叉神经病，可发生无菌性脑膜炎、器质性精神综合征、多发性周围神经病变，甚至脑栓塞、脑出血、癫痫样发作等

三、实验室检查

1. 血液检查。可有白细胞减少、贫血、红细胞沉降率增快、Coombs试验阳性，约半数RF阳性，亦可有高 γ 球蛋白血症。

2. 免疫学检查。①几乎100%患者抗U1RNP抗体（+），且滴度高（> 1：4000）；② ANA 表现为高滴度，斑点型；③抗 Sm 抗体阴性；④ CIC 增高，补体正常或增高；⑤皮损处直接免疫荧光：表皮棘细胞核荧光染色阳性，以IgG沉积为主，约1/3患者真表皮连接处有IgM、C3沉积。

3. 组织病理学检查。显示病变皮肤胶原组织增生，淋巴细胞浸润的广泛性炎症。

四、诊断与鉴别诊断

1. 诊断。尚无统一诊断标准，常用美国 Sharp 诊断标准、墨西哥 AlarCon-Segovia 诊断标准、法国 Kahn 诊断标准或日本 Kasukawa 诊断标准。临床上常根据雷诺现象、手肿胀、手指腊肠样或皮肤硬化、多关节炎、炎性肌病，高滴度斑点型 ANA 及抗 U1RNP 抗体，抗 Sm 抗体阴性，临床上排除 SLE、PSS 和 DM/PM 则可作出诊断。其中，抗 U1RNP 抗体阳性是入选的必要条件，抗 Sm 抗体阴性是排除诊断的基本标准。

Sharp（1983）提出的诊断标准如下：①雷诺现象或食管蠕动功能低下；②重度肌炎；③肺部受累，肺 CO 弥散功能 < 70%，或肺动脉高压，或肺活检显示血管增殖性病变；④手指肿胀或硬化；⑤抗 ENA 抗体滴度 ≥ 1：10000。上述有 4 项，加上血清抗 U1RNP 抗体滴度 ≥ 1：4000 阳性，抗 Sm 抗体阴性可以确诊。

2. 鉴别诊断。混合性结缔组织病需与 SLE、DM/PM、PSS、RA 等几种结缔组织病鉴别。

五、临床处理

1. 处理原则。混合性结缔组织病以 SLE、DM/PM、PSS、RA 的治疗原则为基础，对相应的各种表现进行针对性治疗。

2. 治疗方法。

（1）以关节炎为主要表现者，轻者可应用非甾体抗炎药，重者加用甲氨蝶呤或者激素或者抗疟药。

（2）对于以肌炎等为主要表现者，选用激素和免疫抑制剂治疗。根据病情轻重选择，一般泼尼松 1mg/（kg·d）可达满意疗效。急性起病和重症患者可 2mg/（kg·d），同时加用甲氨蝶呤。必要时静脉使用丙种球蛋白冲击治疗。

（3）雷诺现象。首先注意保暖，避免手指外伤，避免使用震动性工具工作和戒烟等。应用抗血小板凝集药物如阿司匹林，扩血管药物如钙通道拮抗剂硝苯地平 30mg/d，血管紧张素转化酶抑制剂如卡托普利 6.25～25.00mg/d。如出现指端溃疡或坏死，可使用静脉扩血管药物（如前列环素 E）。有报道小剂量西地那非、利妥昔单抗治疗有效，需进一步验证。

（4）肺动脉高压。结缔组织病相关肺动脉高压（PAH）是 MCTD 患者致死的主要原因，应联合相关学科尽早诊断治疗、积极治疗，参照《中国肺动脉高压诊断与治疗指南（2021 版）》，除在针对 PAH 的一般性治疗和靶向药物治疗外，大剂量糖皮质激素联合免疫抑制剂可迅速缓解并稳定基础 CTD 病情，从而有效改善 PAH。

（5）食道功能障碍。轻度吞咽困难者应用泼尼松 15～30mg/d。胃肠、食道病变治疗方案参考 SSc。为减少激素副作用，应加用免疫抑制剂如抗疟药、甲氨蝶呤和环磷酰胺等。在使用上述药物时应定期查血、尿常规、肝、肾功能，避免不良反应。

（6）肾脏病变。高滴度的抗 U1RNP 抗体对弥漫性肾小球肾炎的进展有相对保护作用。膜性肾小球肾炎可选用糖皮质激素如泼尼松 15～60mg/d。肾病综合征对激素反应差，可加用环磷酰胺、吗替麦考酚酯等免疫抑制剂。有肾功能衰竭患者应进行透析治疗。

六、预后

已明确携带高滴度抗 U1RNP 抗体患者较少发生严重肾脏并发症和危及生命的神经系统病变，且类固醇皮质激素有效，混合性结缔组织病的预后相对较好，但亦可发生死亡，死亡原因主要为肺动脉高压、心力衰竭及合并感染等。

（刘群英）

第六节　干燥综合征

干燥综合征又称 Sjogren 综合征（Sjogren's Syndrome, SS），是一种主要累及以唾液腺和泪腺等主要外分泌腺体，同时可累及其他器官的以口干、眼干为突出临床表现的慢性自身免疫性疾病。分为原发性和继发性两类。继发性 SS 常伴有类风湿性关节炎、系统性红斑狼疮或系统性硬皮病等结缔组织病；原发性 SS 只有 Sjogren 综合征的特征性症状而不伴有其他任何一种诊断明确的结缔组织病作为单独的原发性疾病存在。

一、病因与发病机制

病因尚不十分清楚。免疫紊乱是干燥综合征的主要基础，患者血清中存在多种自身抗体，如 ANA、抗 Ro/SSA、抗 La/SSB，是抗体依赖细胞介导的淋巴细胞毒反应，导致以唾液腺和泪腺病变为主，可多器官、多系统受累的系统性自身免疫性疾病。还与遗传有关，原发性已证实与 HLA-B8、DR3 有关，继发性伴侣类风湿关节炎时与 DR4 有关。另外可能与巨细胞病毒、EB 病毒等感染有关。

二、临床表现

女性多见，多发生于 30 ～ 50 岁。隐匿起病，进展缓慢，表现多样。口干、眼干是其主要临床表现（见表 2-12-8）。

表 2-12-8　干燥综合征临床表现

受累系统或器官	临床表现
口、眼	①干燥性口腔炎：自觉口干、口渴，口唇及口角干裂，舌乳头萎缩，舌面干燥发红，味觉异常，咀嚼困难，尤其进干食时。易生龋齿及牙龈炎。可出现唾液腺肿大。 ②干燥性角膜结膜炎：常为泪液少、异物感、易疲劳，反复发生眼红、眼干、眼痒痛、羞明畏光，内眦有丝状黏液性分泌物（尤其在睡醒时）。角膜可有散在浸润小点、糜烂或溃疡，甚至角膜穿孔合并虹膜脉络膜炎
皮肤症状	①半数出现皮肤干燥鳞屑，毛发干燥稀疏、易脆脱发，或者皮肤瘙痒，继发苔藓样变。 ②部分患者皮肤有紫癜样皮疹和结节性红斑，并伴高 γ - 球蛋白血症和（或）白细胞破碎性血管炎。 ③可出现雷诺现象
关节、肌肉症状	多数有关节痛，但关节炎少见；可出现肌痛、肌无力
系统症状	约 2/3 患者出现系统损害。 ①肺部病变可表现为慢性支气管炎、胸膜炎、间质性肺炎及肺纤维化，以肺间质病变最常见，是 PSS 死亡的主要原因之一；可以出现心肌炎、心包炎、间质性肾炎、淋巴结肿大、自身免疫性甲状腺疾病、胃食管反流、肝脾肿大、肝功能损害、合并原发性胆汁性胆管炎、慢性胰腺炎等；神经系统可表现为周围神经、自主神经和中枢神经系统受累，以周围神经病变较为常见；可出现血细胞减少，个别甚至出现造血功能停滞。 ②常合并 RA、PSS、LE、PM/DM、PAN、慢性活动性肝炎等

三、实验室检查

1. 常规检查。可白细胞减少，嗜酸性粒细胞轻度升高，轻度正细胞正血色素贫血，Coombs 试验阳性，红细胞沉降率增快。血清和唾液中 β_2 微球蛋白增高，尤其是有肾脏或淋巴组织增殖性合并症患者，其血清中的滴度可用作观测疾病活动的指标。

2. 免疫学检查。抗核抗体谱的检查对诊断有重要意义。ANA 阳性率达 80%；原发性 SS 中抗 SSA

抗体阳性率为 70% ～ 75%，抗 SSB 抗体达阳性率为 48% ～ 60%，后者特异性较高，是诊断 SS 的标记性抗体。抗 Ro52 抗体多与抗 SSA 抗体同时阳性。抗着丝点抗体、抗胞衬蛋白抗体也可阳性。大多患者 RF 阳性，CIC 增高。

3. 组织病理学检查。诊断 SS 的典型病理改变是灶性淋巴细胞性唾液腺炎（FLS），每 $4mm^2$ 唇腺黏膜组织面积内 ≥ 1 个 FLS，换言之，灶性指数 ≥ 1 灶 /$4mm^2$ 即为唇腺病理阳性，作为诊断 SS 的标准之一。

4. 口干症检查。可行唾液流率、腮腺造影、唇腺黏膜病理检查。

5. 眼干症检查。可行 Schirmer 试验、泪膜破碎时间、角膜染色检查。

四、诊断与鉴别诊断

（一）诊断

2016 年美国风湿病学会（ACR）/ 欧洲抗风湿病联盟（EULAR）制定的 PSS 分类标准。

1. 纳入标准。至少有眼干或口干症状之一者，即下述至少一项为阳性：每天感到不能忍受的眼干，持续 3 个月以上；眼中反复沙砾感；每天需用人工泪液 3 次或 3 次以上；每天感到口干，持续 3 个月以上；吞咽干性食物需频繁饮水辅助。或在 EULAR 的 SS 疾病活动度指数（ESSDAI）问卷中出现至少一个系统阳性的可疑 SS 者。

2. 排除标准。患者出现以下疾病，因可能有重叠的临床表现或干扰诊断试验结果，应予以排除：头颈部放疗史、活动性丙型肝炎病毒感染、艾滋病、结节病、淀粉样变性、移植物抗宿主病、IgG4 相关性疾病。

3. 适用于任何满足上述纳入标准并除外排除标准者，且下述 5 项评分总和 ≥ 4 者诊断为 PSS：①唇腺灶性淋巴细胞浸润，且灶性指数 ≥ 1 个灶 /$4mm^2$，为 3 分；②血清抗 SSA 抗体阳性，为 3 分；③至少单眼角膜染色计分（OSS）≥ 5 或 VanBijsterveld 评分 ≥ 4 分，为 1 分；④至少单眼泪液分泌试验（Schirmer 试验）≤ 5mm/5min，为 1 分；⑤未刺激的全唾液流率 ≤ 0.1mL/min（Navazesh 和 Kumar 测定法），为 1 分。常规使用胆碱能药物者应充分停药后再行上述③、④、⑤项评估口眼干燥的检查。

4. 该标准敏感性为 96%，特异性为 95%，在诊断标准的验证分析及临床试验的入组中均适用。

（二）鉴别诊断

干燥综合征需与 SLE、RA 及非自身免疫性疾病的口干鉴别。

五、临床处理

干燥综合征目前无根治方法。首先要终止或抑制患者体内发生的异常免疫反应，保护患者组织脏器功能，阻止疾病的发展，缓解口、眼干燥症状，控制继发感染，提高生活质量，减少淋巴瘤的发生，延长生存期。

SS 的治疗包括三个层次：①涎液和泪液的替代治疗以改善症状；②增强 PSS 外分泌腺的残余功能，刺激涎液和泪液分泌；③系统用药改变 PSS 的免疫病理过程，最终保护患者的外分泌腺体和脏器功能（见表 2-12-9）。

表 2-12-9 干燥综合征临床处理

治疗方法		药物	注意事项
对症治疗	（1）改善口眼干燥	①人工涎液：如含有羧甲基纤维素、黏液素、聚丙烯酸、黄胶原或亚麻仁聚多糖等； ②人工泪液：如玻璃酸钠滴眼液、成纤维细胞生长因子、小牛血去蛋白提取物眼用凝胶或含有非甾体抗炎药的滴眼液等，或选择含有透明质酸，含甲基纤维素的眼膏	①保持口、眼清洁，勤漱口，减少龋齿继发感染； ②停止吸烟、饮酒； ③避免服用引起口干眼干的药物如阿托品等
	（2）缓解肌肉、关节痛	①非甾体抗炎镇痛药，如布洛芬、吲哚美辛等治疗； ②羟氯喹 6～7mg/（kg·d），最大剂量≤ 400mg； ③可用甲氨蝶呤、来氟米特、硫唑嘌呤，必要时短程使用小剂量糖皮质激素	①使用非甾体类药须注意肠胃问题及肝肾功能情况； ②使用羟氯喹需定期眼科检查，且慎用于低于 6 岁儿童
系统治疗	（1）改善外分泌腺体功能	①毛果芸香碱：5mg，3 次 /d，适用于人工涎液或泪液替代治疗效果不满意时； ②溴己新片和盐酸氨溴索片等也可用	不良反应包括出汗、尿频、肠激惹，消化道溃疡、哮喘和闭角性青光眼的患者禁用
	（2）免疫抑制和免疫调节治疗	①当出现血管炎、肾损害、肺间质性病变、神经系统病变、肝脏损害、血细胞低下等重要脏器受累的患者，应使用糖皮质激素治疗；病情进展迅速者可合用免疫抑制剂如环磷酰胺、硫唑嘌呤等，参照红斑狼疮治疗； ②出现恶性淋巴瘤者宜积极、及时地进行联合化疗； ③其他植物制剂（白芍总苷），生物靶向制剂、IVIG 均可使用	①应根据受损器官及严重程度进行相应治疗； ②注意激素及免疫抑制剂的适应证及使用后副作用
系统治疗	（3）生物制剂治疗	对 PSS 常规治疗效果不佳，且有严重的关节炎、严重的血细胞减少、周围神经病变以及相关的淋巴瘤患者，可使用利妥昔单抗（rituximab，美罗华，抗 CD20 单克隆抗体）375mg/m²，每周 1 次治疗，12 周后患者主观症状显著缓解	使用美罗华发生血清病样不良反应的概率较高，同时使用较大剂量的糖皮质激素可能减少此不良反应的发生。但利妥昔单抗能否最终改变 SS 病程，消除 SS 外分泌腺体中的异常免疫反应，还需要更长时间、更大样本的观察
	（4）继发性 SS 患者应首先治疗合并的结缔组织病。中医疗法多用养阴滋润法，可用滋燥养营汤加减		

六、预后

预后取决于病变范围及严重程度，治疗后一般可缓解，停止治疗又可复发。当内脏损害出现进行性肺纤维化、中枢神经病变、肾小球受损伴肾功能不全、恶性淋巴瘤者预后差。

（刘群英）

第七节　未定类结缔组织病

未定类结缔组织病（undifferentiated connective tissue disease，UCTD）是一类具有某些结缔组织病的

临床表现和血清学阳性结果，但又不符合任何一种特定 CTD 的诊断标准。它可能是某一种结缔组织病的早期阶段或顿挫型。1980 年，Leroy 首次提出用 UCTD 的概念。发病年龄多在 18～60 岁之间，育龄期女性多见。

一、病因与发病机制

UCTD 的病因不明。有学者认为，部分 UCTD 可能是 SLE 或 SSc 的早期阶段，环境和遗传因素在未定类结缔组织病的发生因素占有重要地位。

二、临床表现

起病隐匿，发展缓慢。临床症状轻，常出现乏力、低热、淋巴结肿大等症状。大部分表现为关节肿痛、雷诺现象及皮肤黏膜损害，症状一般比较轻，重要器官不受累（尤其肾脏和中枢神经系统），不会出现骨质破坏和变形性关节炎（见表 2-12-10）。

表 2-12-10 未定类结缔组织病临床表现

受累系统或器官	临床表现
全身症状	乏力、低热、淋巴结肿大等
关节、肌肉	①常见关节痛，多为非侵袭性多关节炎，以大关节炎为主，很少畸形； ②肌肉受累多见，多表现为四肢近端肌群的肌痛和肌无力
皮肤黏膜	①雷诺现象，UCTD 最常见的临床表现之一，见于约半数患者，可作为唯一的症状持续多年； ②部分以皮疹为首发症状，皮疹表现多样。盘状红斑更为常见；亦可见蝶样红斑；光过敏、口干及眼干亦可发生；黏膜溃疡较 SLE 发生率低
内脏器官	①心肺病变：浆膜炎最为常见，但发生率较 SLE 稍低。病情轻重不等。可有肺间质改变，起病隐匿，表现为进行性呼吸困难； ②可有肾损害； ③少见神经系统损害，可表现为偏头痛、抽搐、行为异常和幻觉等精神病症状，也可出现器质性神经系统疾病改变

三、实验室检查

1.常规检查。白细胞减少及贫血，以白细胞计数中度降低和非溶血性贫血最为常见。尿常规可出现蛋白尿、血尿等。可见红细胞沉降率加快及 γ-球蛋白升高，部分患者出现转氨酶升高，常提示自身免疫性肝损害。

2.免疫学检查。以 ANA 阳性最为常见，以斑点型为多。亦可出现 RF、抗 RNP 抗体、抗 SSA 或 SSB 抗体阳性。抗 RNP 抗体的出现常与雷诺现象及关节炎有关，而抗 SSA 抗体阳性者常伴口干燥，抗 dsDNA 抗体阳性、抗 Sm 抗体阳性、抗磷脂抗体阳性和补体降低少见。近有研究发现，7%～13% 的 UCTD 患者患有自身免疫性甲状腺疾病。

四、诊断与鉴别诊断

1. 诊断。在诊断 UCTD 之前，必须详细询问病史并做全面的体格检查和必要的实验室检查，以避免漏诊、误诊而延误治疗。在排除其他可能的疾病后，针对拟诊为 UCTD 的患者可能出现的几种重要症状如雷诺现象、关节炎进行检查对比分析；伴有肌炎患者及时进行肌酶、肌电图检查，必要时肌活检除外 DM；有血液系统损害或伴有肾小球肾炎和中枢神经系统受累的年轻女性，要高度警惕 SLE，进一步检测 ANA、抗 dsDNA 和抗 Sm 抗体；指端肿胀者除检查心、肺、肠道、肾等脏器有无病变外，还应检查抗 Scl-70 和抗着丝点抗体等排外硬皮病。

2001 年制定的 UCTD 的诊断标准：①症状和体征提示 CTD，但又不完全符合 CTD 的标准；②抗核抗体阳性；③病程超过 3 年；④将有短暂发作症状的患者归入早期 UCTD。需要注意的是，病程的长短很重要，它可以帮助排除患者是短暂地发作症状还是一些明确的 CTD。

2. 鉴别诊断。本病需与 SLE、PM\DM、PSS、RA、SS 等结缔组织病鉴别。

五、临床处理

一般以对症治疗为主，必要时给予少量激素或免疫抑制剂，但应防止过度治疗。治疗方案和药物剂量应个体化，注意观察药物的不良反应。尤其对 UCTD 女性妊娠，必要时使用小剂量激素、羟氯喹、低剂量阿司匹林、低分子肝素进行干预，减少不良事件发生，如表 2-12-11 所示。

表 2-12-11　未定类结缔组织病临床处理

治疗方法		药物	注意事项
对症治疗		①乏力、发热、关节肿痛者可选用非甾体抗炎药治疗；②雷诺现象患者注意保暖，视病情轻重给予扩血管药物，症状严重或伴有肢端溃疡者可静脉给予前列腺素 E 等改善循环	注意非甾体抗炎药相关副作用
系统治疗	激素治疗	①面部皮疹者可局部应用激素类软膏；②有器官受累，可用小剂量激素治疗，如0.5mg/（kg·d）	①激素类软膏勿长期外用；②口服需要注意糖皮质激素相关副作用
	抗疟治疗	伴有发热、面部皮疹、光敏感、关节炎的患者可使用，亦可与非甾体抗炎药合并应用。羟氯喹成人200～400mg/d，分两次服用；儿童采用最小有效剂量；妊娠期可持续使用	①年龄低于 6 岁的儿童慎用；②定期眼科检查，应在用药前和用药后每 3～6 个月进行 1 次眼科检查，注意视野变化和眼底等病变的发生
	免疫抑制治疗	①前面治疗无效的患者可采用小剂量短疗程方案，常用免疫抑制剂包括甲氨蝶呤和硫唑嘌呤等，可与羟氯喹联合使用；②参照其他结缔组织病的治疗	注意免疫抑制剂副作用：加重或者诱发感染，肝肾功能异常，骨髓抑制等

六、预后

UCTD 是一类以较少的临床及血清学表现为特征的全身性自身免疫性疾病，未定类结缔组织部肾损害和中枢神经系统损害发生率较低，预后相对较好。可能是某些自身免疫性疾病的初期表现，经过 2～5 年的时间可演变为明确的自身免疫性疾病，应注意病情的演变，以免误诊。

（刘群英）

第八节　抗磷脂综合征

抗磷脂综合征（antiphospholipid syndrome，APS）是一种与抗磷脂抗体有关的非炎症性自身免疫疾病。临床上以抗磷脂抗体（antiphospholipid antibody，aPL）阳性，复发性静脉或动脉血栓，病态妊娠（妊娠早期习惯性流产和中晚期死胎）和血小板减少症为主要特征。以上症状可以单独或多个共同存在。APS 可分为原发性（PAPS）和继发性（SAPS）。还有一种少见的恶性 APS（catastrophic APS），表现为短期内进行性广泛血栓形成，造成多系统多器官功能衰竭甚至死亡。

一、病因与发病机制

原发性 APS 的病因目前尚不明确，可能与遗传、感染等因素有关。继发性 APS 多伴有 SLE 或 RA 等结缔组织病。多见于年轻女性。男女发病比率为 1∶9。

二、临床表现

原发性 APS 与继发性 APS，两者的抗磷脂抗体没有特异性，临床特征也基本相同，但 SAPS 的心瓣膜病变、溶血性贫血、低补体血症和中性粒细胞减少症更为多见。动、静脉血栓形成，习惯性流产等异常妊娠结局，血小板减少为其最主要临床表现，如表 2-12-12 所示。

表 2-12-12　抗磷脂综合征临床表现

受累系统或器官	临床表现
皮肤	①主要皮损为网状青斑，其次为小腿溃疡； ②指、趾红斑或紫红斑，浅表性血栓性静脉炎和甲下碎裂样出血。往往是病人早期表现
反复动、静脉血栓	①主要是深静脉栓塞（60%～70%），临床表现取决于受累血管的种类、部位和大小，可有单一或多个血管累及；以下肢深静脉血栓最常见，还见于肾脏、肝脏和视网膜； ②动脉血栓多见于脑部及上肢，还可累及肾脏、肠系膜及冠状动脉等部位。肢体动脉血栓会引起缺血性坏疽，导致指、趾或肢体的坏死与截肢
产科表现	①习惯性流产、胎儿宫内窘迫、宫内发育迟滞或死胎； ②典型的 APS 流产常发生于妊娠 10 周以后，亦可更早，这与抗心磷脂抗体的滴度无关； ③可发生先兆子痫，亦可伴有溶血、转氨酶升高及血小板减少，即 HELLP 综合征
血液系统	血小板减少是 APS 的另一重要表现
中枢神经系统	主要是中风，常常复发，偶有多发性栓塞性痴呆、一过性缺血性发作、不典型性偏头痛和舞蹈症等

三、实验室检查

1. 抗磷脂抗体的血清学检查是 APS 最具特征的实验室指标。三种 aPL 亦是血栓形成和病理妊娠的危险因素。

（1）狼疮抗凝物（LA）。阳性。

（2）aCL。中 / 高滴度的 IgG/IgM 型抗心磷脂抗体。

（3）抗 β2- 糖蛋白Ⅰ（β2-GPI）抗体或抗 β2-GPI 复合物抗体。该抗体与血栓的相关性比 aCL 强，假阳性低，对诊断原发性 APS 的敏感性与 aCL 相近。

2.其他化验。如血、尿常规、ESR、肝肾功能等，检查 ANA、抗 ENA 等以排除其他结缔组织病。

3.其他检查。

（1）超声检查。血管多普勒超声有助于外周动、静脉血栓的诊断；M 型超声、切面超声则有助于心瓣膜结构和赘生物的检测；B 超还可监测妊娠中、晚期胎盘功能和胎儿状况。

（2）影像学检查。影像学检查对血栓评估最有意义，动、静脉血管造影可显示阻塞部位，磁共振成像（MRI）有助于明确血栓大小和梗死灶范围。

4.组织活检。皮肤、胎盘和其他组织活检表现为血管内栓塞形成，一般无淋巴细胞或白细胞浸润，同样肾活检也表现为肾小球和小动脉的微血栓形成。

四、诊断与鉴别诊断

1.诊断。国内外至今无统一的诊断标准，原发性 APS 的诊断主要依靠临床表现和实验室检查，尚需排除其他结缔组织病、感染和肿瘤等所引起的血栓。

（1）临床指标：静脉血栓形成、动脉血栓形成、习惯性流产、血小板减少。

（2）实验室指标：中 – 高滴度的 IgG、IgM 抗心磷脂抗体、狼疮抗凝物质阳性。

至少一项实验室指标加一项临床指标可诊断为抗磷脂综合征，其中抗心磷脂抗体必须有 2 次检查阳性（间隔至少 3 个月）。具体参照标准见表 2–12–13。

表 2–12–13　2006 年悉尼国际 APS 会议修订的分类标准

诊断 APS 必须具备下列至少 1 项临床标准和 1 项实验室标准	
临床标准	实验室标准
1.血管栓塞 任何器官或组织发生 1 次以上的动脉、静脉或小血管血栓，血栓必须被客观的影像学或组织学证实。组织学还必须证实血管壁附有血栓，但没有显著炎症反应。 2.病态妊娠 ①发生 1 次以上的在 10 周或 10 周以上不可解释的形态学正常的死胎，正常形态学的依据必须被超声或被直接检查所证实，或②在妊娠 34 周之前因严重的子痫或先兆子痫或严重的胎盘功能不全，所致 1 次以上的形态学正常的新生儿早产，或③在妊娠 10 周以前发生 3 次以上的不可解释的自发性流产，必须排除母亲解剖、激素异常及双亲染色体异常	1.血浆中出现 LA，至少发现 2 次，每次间隔至少 12 周。 2.用标准 ELISA 在血清中检测到中 – 高滴度的 IgG/IgM 类 aCL 抗体（IgG 型 aCL > 40GPL；IgM 型 aCL > 40MPL；或滴度 99 的百分位数）；至少 2 次，间隔至少 12 周。 3.用标准 ELISA 在血清中检测到 IgG/IgM 型 β2-GPI 抗体，至少 2 次，间隔至少 12 周（滴度 > 99 的百分位数）

2.鉴别诊断。单从临床表现或实验室检查很难确诊原发性 APS。一个有中高滴度 aCL 或 LA 阳性的患者，并有以下情况应考虑 APS 可能：①无法解释的动脉或静脉血栓；②发生在不常见部位的血栓（如肾或肾上腺）；③年轻人发生的血栓；④反复发生的血栓；⑤反复发作的血小板减少；⑥发生在妊娠中晚期的流产。静脉血栓需与蛋白 C、蛋白 S 和抗凝血酶Ⅲ缺陷症、血栓性血小板减少性紫癜、纤溶异常、肾病综合征、阵发性夜间血红蛋白尿、白塞病及与口服避孕药相关的血栓等疾病鉴别。

五、临床处理

1. 处理原则。

（1）一般原则。根据病情的严重程度及有无并发症确定治疗方案。对无症状的抗体阳性患者不宜进行抗凝治疗，应禁止吸烟，勿口服避孕药，勿长期制动。原发性 APS 一般不需用激素或免疫抑制剂治疗，主要采用对症处理、预防流产再发生和血栓形成。对于继发于 SLE 的 APS，或伴有严重血小板减少（$< 50 \times 10^9$/L）或溶血性贫血等特殊情况采取抗凝加泼尼松、达那唑或大剂量静脉注射丙种球蛋白（IGIV）治疗。恶性 APS 患者在抗凝同时使用较大剂量激素，必要时联合血浆置换、免疫吸附和 IVIG、抗 CD20 单抗等。抗凝治疗主要应用于 aPL 阳性伴侣有血栓患者，或抗体阳性又有反复流产史的孕妇。

（2）急性期治疗。行血栓取出术。静脉血栓在 72 小时内，动脉血栓在 8 ～ 12 小时内手术。有手术禁忌者可溶栓，但易复发。

（3）慢性期治疗。以口服抗凝药物为主，但应严密监测 INR，动脉控制在 2.5 ～ 3.0，静脉在 2.0 ～ 3.0。

（4）药物治疗。APS 治疗方法及药物见表 2–12–14。

表 2–12–14　APS 治疗方法及药物

药物		治疗剂量	注意事项
抗凝药	肝素或低分子量肝素（LMWH）	成人剂量: LMWH 为 2500 ～ 3000U，1 次 /d。或者肝素每天用量小于 15000U	静脉或皮下注射。用量趋小剂量化，定期复查出凝血时间
	华法林	初始 2.5 ～ 5.0mg/d，维持量因人而异，一般小于 7.5 ～ 10.0mg/d	从小剂量渐增，定期复查出凝血时间，妊娠期禁用
抗血小板药	阿司匹林	口服 50 ～ 300mg/d	与肝素、华法林等药物同时使用时作用协同，需谨慎
	氯吡格雷	口服 75mg/d, qd	
	双嘧达莫	口服 25 ～ 50mg/ 次, tid	可与阿司匹林合用
抗血小板聚集	羟氯喹	口服 0.2 ～ 0.4g/d	定期眼科检查

（5）妊娠期治疗。与产科配合，根据既往是否有流产史等情况采取不同的抗凝方案。

（6）血小板减少的治疗。对不合并血栓且 PLT $> 50 \times 10^9$ 者可观察；对合并血栓而 PLT $< 100 \times 10^9$/L 者抗凝需谨慎；PLT $< 5 \times 10^9$/L 时禁止抗凝，可予泼尼松 1 ～ 2mg/（kg·d），大剂量丙种球蛋白注射 0.4mg/（kg·d），待血小板上升后再抗凝治疗。

2. 预防。

（1）aPL 阳性个体中的一级血栓预防。目前的药物主要考虑阿司匹林和羟氯喹。小剂量阿司匹林是该类患者预防血栓首选药物，使用时充分权衡出血与血栓形成的风险。

（2）血栓性 APS 患者的二级预防。主要治疗手段是终身使用维生素 K 拮抗剂，如华法林抗凝。对有禁忌证或不耐受维生素 K 拮抗剂，可根据患者情况使用低分子肝素。治疗过程中均密切注意治疗中的出血倾向。

（刘群英）

第九节 类风湿关节炎

类风湿关节炎（aheumatoid arthritis，RA）主要是一种关节受累，同时还可以出现各种关节外表现的慢性全身性疾病。其中皮肤是 RA 经常累及的部位。RA 累及皮肤的主要表现包括特异性表现，如经典类风湿结节、类风湿结节病、速发类风湿结节病、类风湿性血管炎等；非特异性表现、Felty 综合征以及坏疽性脓皮病、间质性肉芽肿性皮炎、类风湿性中性粒细胞性皮肤病和栅栏状中性粒细胞肉芽肿性皮炎等其他皮肤表现。

一、特异性皮肤表现

1. 经典类风湿结节（classic rheum atoid nodules）。经典类风湿结节是 RA 患者最常见的关节外病变，发生率约为 25%。出现类风湿结节者 RF 90% 呈阳性，其发生率与 RF 滴度相关，而与症状的严重程度无明显相关性。

类风湿结节可先于关节病变出现，也可以是 RA 的晚期表现，好发于易受摩擦的部位，如枕部、背部、手指、前臂及足跟，其次见于耳轮、指关节、坐骨结节、骶骨隆突处和（或）骶骨；结节通常呈肤色，可单发或多发，直径可为数毫米至数厘米；常位于皮下深层，同进可与其下的骨膜、肌腱或滑囊粘连，也可位于皮肤表面，可活动；大多数结节坚硬、不痛。除皮肤外，结节还可发生于肺部、声带、鼻部、巩膜、耳骨骼、腹膜、硬脑膜、心包膜、胸膜、滑膜、肌腱及心脏等内脏器官。出现类风湿结节则预示病情不易缓解，预后不佳，且有发生血管炎的倾向。类风湿结节通常不需治疗，可随关节炎治疗好转而缩小，必要时可手术去除。

2. 速发类风湿结节病（accelerated rheum atoid nodulosis，ARN）。ARN 好发于男性，常发生于治疗前无类风湿结节的患者，常累及掌指和近端指间关节。HLA-DRB 0401 和 RF 阳性可能与 MTX 诱发的 ARN 有关，但血清阴性也可发生 ARN。停止 MTX 治疗 ARN 可消退，MTX 再次治疗时可复发。组织病理学改变与类风湿结节相同。

3. 类风湿结节病。与类风湿结节及手、足骨内囊肿病变相关的间质性关节炎称为类风湿结节病。类风湿结节病不引起侵蚀性关节炎，关节病变较轻、伴骨囊肿损害，RF 可阳性。组织学特点与类风湿结节相同。

4. 类风湿血管炎（rheum atoid vasculitis，RV）。RV 常发生于病程较长、RF 阳性、伴类风湿结节的 RA 病者，极少发生于 RF 阴性者，发生率 < 1%。可表现为皮肤溃疡、淤点淤斑、指端梗死甚至坏疽，还可出现非特异性斑丘疹、结节性红斑、血疱、网状青斑、持久性隆起性红斑和萎缩性白斑以及甲周栓塞、甲下出血及外周神经病变等。

二、非特异性皮肤表现

RA 患者可有指（趾）皮肤苍白，近端指间关节肿胀、掌红斑、指端蓝色、皮肤萎缩和皮肤脆性增加、脆甲和杵状指（趾）等多种非特异性皮肤表现。

三、Felty 综合征

Fehy 于 1924 年描述了关节炎、白细胞减少、脾大三联征。Felty 综合征的皮肤表主要为类风湿结节、色素沉着和下肢溃疡。

四、其他皮肤表现

坏疽性脓皮病、肉芽肿皮炎等。

（蓝艳）

第十节　成人 Still 病

成人 Still 病（adult onset still disease，AOSD）是一种病因未明的多基因、多因素的自身炎症性疾病，为非家族性或散发性自身炎症性疾病的原型。临床表现为以长期间歇性发热、一过性多形性皮疹、关节炎或关节痛，伴有周围血白细胞及中性粒细胞明显增高，病情严重者可出现巨噬细胞激活综合征等严重并发症。由于其临床表现类似败血症，故曾称为"变应性亚败血症"，1987 年后正式命名为成人 Still 病。

一、病因与发病机制

病因与发病机制尚不明确。研究表明，成人 Still 病与 HLA-Bw35、HLA-B17、HLA-B18、HLA-B35、HLA-DR4、HLA-DRw6、HLA-DQ α1 和 HLA-DR β1 等基因多态性具有相关性。病原相关分子模式或损伤相关分子模式通过 Toll 样受体激活先天免疫诱导炎性小体形成，激活巨噬细胞和中性粒细胞，触发细胞因子风暴，是成人 Still 病发病的关键。

二、临床表现

1. 发热。疾病活动时发热是必然发生的。发热通常突然开始，体温迅速达到 39℃或以上。80% 以上患者表现为典型的弛张热，体温峰值常在夜间出现并 ≥ 39℃，发热持续超过 1 周，发热前常畏寒、寒战，类似于败血症的表现。

2. 皮疹。85% 以上患者出现皮疹，多与发热平行，即发热时出现或加重，热退时消退或减退，好发于躯干、四肢，很少累及面部、掌、跖。皮疹形态多样，典型皮疹呈三文鱼样的粉红色斑疹或斑丘疹，也可为荨麻疹样，还可出现少见类型皮损如紫癜性、鞭笞状红斑、持续性的色素沉着性斑块、银屑病样、口腔黏膜褐色斑等。

3. 关节及肌肉。关节疼痛或关节炎，伴随滑膜炎，是第二常见的症状，超过 2/3 的病人发生，通常伴有发热峰值。所有关节均可受累。部分患者表现为双侧对称类风湿关节炎（RA）样多关节炎。随着疾病的发展，1/3 患者的关节炎是侵袭性的，其孤立的双侧腕强直（即与 RA 相比，不伴有掌指关节或近端指骨间关节的结构损伤）高度提示本病。80% 以上的患者出现肌肉疼痛，多与发热伴发，部分出现肌无力及肌酶轻度增高。

4.咽痛。吞咽痛和咽炎是典型的症状之一，发热时咽痛出现或加重，退热后缓解。咽拭子培养（－），抗生素治疗无效。

5.其他。反应性多克隆淋巴样增生是常见表现，可出现弥漫性、对称性淋巴结病，可能与脾肿大、肝肿大有关，可有腹痛（急腹症）。其他还可出现胸膜炎、间质性肺炎、心包积液、心肌炎、肺炎。少见肾、中枢神经异常、周围神经损害。罕见发生心包填塞、缩窄性心包炎、心衰、DIC、严重贫血及坏死性淋巴结病、急性呼吸衰竭。

三、实验室检查

疾病活动期：中性粒细胞计数增高，血白细胞计数 $\geq 15\times10^9$/L。近 50% 患者血小板计数升高，嗜酸性粒细胞无变化。可有正细胞正色素性贫血。几乎 100% 患者血沉增快。

1.一般生物学异常。白细胞和中性粒细胞计数增加。

2.急性时相反应物（ESR、CRP、纤维蛋白原和血清免疫球蛋白）在发作期间显著增加。血清转氨酶水平升高，但罕见急性重型肝炎，可能与全身炎症或诊断前使用抗生素或非甾体抗炎药物作为症状治疗有关。降钙素原作为严重全身感染标志物，在活动期患者中可增加，但不具诊断特异性。

3.血液细菌、真菌培养阴性。

4.类风湿因子和抗核抗体均阴性。

5.生物学标志。血清铁蛋白（serum ferritin，SF）SF 水平增高，调节铁蛋白合成的细胞因子，包括 IL-1β、IL-18、TNF、IFNγ 和 IL-6 水平均增高，且这些细胞因子水平及铁蛋白水平均与病情活动呈正相关。糖基化铁蛋白（GF）水平占总铁蛋白水平的一半以上。患者的 GF 水平常明显降低（< 20%），GF ≤ 20% 诊断本病的敏感性为 78%，特异性为 64%。

四、诊断与鉴别诊断

1.诊断。成人 Still 病无特异性诊断标准。通常来说，对于发热患者，经过全面的评估，没有任何感染的临床依据或微生物学异常，对确诊来说已具有足够的特异性。1992 年公布的山口标准使用最广泛，但这个标准包括排除标准，例如传染病、恶性肿瘤及其他风湿病，较为繁杂，在临床实践中受限；而 Fautrel 标准的优点是将铁蛋白和 GF 水平作为诊断的生物标志物，不需要排除标准（见表 2-12-15）。2018 年的一项验证研究显示两个标准都具有较高的灵敏度和特异性。

表 2-12-15 AOSD 诊断标准

标准	山口标准（1992）	Fautrel 标准（2002）
主要标准	①发热 ≥ 39℃持续 1 周以上； ②关节痛 2 周以上； ③典型皮疹：三文鱼样粉红色斑和斑丘疹，伴随发热而发生； ④WBC ≥ 10,000/mm³ 伴中性粒细胞比例 ≥ 80%	①发热峰值 ≥ 39℃； ②关节痛； ③暂时性红斑； ④咽炎； ⑤中性粒细胞比例 ≥ 80%； ⑥糖基化铁蛋白比例 ≤ 20%

续表

标准	山口标准（1992）	Fautrel 标准（2002）
次要标准	①咽炎或咽喉痛； ②淋巴结病和（或）脾肿大； ③转氨酶异常； ④RF 或抗核抗体阴性	①典型皮疹； ②WBC ≥ 10000/mm^3
排除标准	①排除感染，特别是脓毒症和 EB 病毒感染； ②排除恶性疾病，特别是淋巴瘤； ③排除炎症性疾病，特别是结节性多动脉炎	无
标准要求	至少达到五项标准，包括两项主要标准和次要标准	四项主要标准或三项主要标准及两项次要标准
分类标准性能	敏感性 96.3%，特异性 98.2%，PPV 94.6%，NPV 99.3%·改良山口标准，即山口标准和铁蛋白＞ULN：灵敏度 100%，特异性 97.1%，PPV 87.1% 和 NPV 100%·改良山口标准，即山口标准和 GF ≤ 20%：灵敏度 98.2%，特异性 98.6%，PPV 93.0% 和 NPV 99.6%	敏感性为 87.0%，特异性为 97.8%，PPV 为 88.7%，NPV 为 97.5%
备注	NPV，阴性预测值；PPV，阳性预测值；RF，类风湿因子；ULN，正常上限	

2. 鉴别诊断。成人 Still 病需与以下疾病鉴别（见表 2-12-16）。

表 2-12-16 AOSD 鉴别诊断

鉴别疾病	病种	病因	相关检查
感染性疾病	细菌性	化脓性细菌性败血症，感染性心内膜炎，胆道、结肠或泌尿隐匿性感染，肺结核，布鲁氏菌病和耶尔森氏病	血液培养、降钙素原、超声心动图、CT 扫描、IGRAs、细菌学和组织学活检、血清学和 PCR
	病毒性	HIV 感染、病毒性肝炎、细小病毒 B19 感染、疱疹病毒感染、麻疹和风疹	血清学与 PCR
	寄生虫性	弓形虫病与脓肿寄生虫病	血清学与 PCR
恶性疾病	血液病	霍奇金病或非霍奇金淋巴瘤、血管免疫母细胞性淋巴结病、Castelman 病和骨髓增生病	大型不对称淋巴结病活检、骨髓涂片或活检、CT 扫描和 PET-CT 扫描
	实体癌	肾癌、结肠癌、肺癌及副肿瘤综合征性疾病	CT 扫描与 PET-CT SCA
系统性疾病	自身免疫病	SLE、PM、DM、RA、结节性动脉炎或其他血管炎	ANA、肌酸磷酸激酶、特异性自身抗体、活检、RF、ACPA、联合超声、ANCA 和动脉造影
	自身炎症性疾病	遗传性自身炎症综合征：家族性地中海热、甲丙戊酸激酶缺乏、肿瘤坏死因子受体相关周期综合征和低温相关周期综合征；中性粒细胞性皮病、Sweet 综合征	家族史加 MEFV 基因测序、尿甲戊酸、MVK 测序、TNFRSF1A 测序和 NLRP3 测序；皮肤活检
	其他	链球菌后关节炎、反应性关节炎、结节病、Schnitzler 综合征、Kikuchi-Fujimoto 病和药物相关的过敏反应	ASO 抗体、结节性红斑、单克隆丙种球蛋白病、大而不对称淋巴结活检、嗜酸性粒细胞增多症和药物筛查

五、临床处理

AOSD 的一线治疗方案是非甾类抗炎药（NSAIDs）及糖皮质激素，对激素治疗无效或激素依赖者，则需加用改善病情抗风湿药（DMARDs）。非甾体抗炎药和糖皮质激素的安全性、疗效并不令人满意，传统治疗无法控制病情的患者占 30%～40%，特别是对严重的病例。生物制剂在难治性 AOSD 中的使用取得了成功，针对 IL-1、IL-6、TNF 和 IL-18 的抑制剂可以抑制 AOSD 的炎症反应。如 IL-1 拮抗剂阿纳白滞素、IL-6 拮抗剂托珠单抗。

1. 治疗方法。

（1）糖皮质激素。泼尼松 1mg/（kg·d），临床症状缓解后，逐渐减量，总疗程最好 6 个月以内。激素减量中可加用非甾体类药物巩固疗效。疗效不佳时用大剂量甲基泼尼松龙冲击治疗。

（2）非甾体抗炎药。轻症病例可单独使用 NSAIDs。

（3）抗风湿药。病情不能有效控制，而且糖皮质激素疗效不好，可选用甲氨蝶呤、柳氮磺吡啶、雷公藤多甙等药物，剂量同类风湿关节炎治疗。

（4）免疫抑制剂。为了增强疗效，减少糖皮质激素用量和副作用，在病情基本控制后可并用小剂量免疫抑制剂，如环磷酰胺，环孢霉素 A、硫唑嘌呤、雷公藤多甙等。

（5）其他方法。对于严重患者可连续用静脉注射免疫球蛋白 200～400mg/（kg·d）3～5 天，必要时 4 周后重复 1 次。也可联合复方甘草酸苷或中医中药等治疗。

2. 病程与预后。AOSD 的病程经过有以下几种临床模式：单循环过程，占患者总数的 19%～44%，可以是自限性的，也包括随着时间推移而达到的无药物缓解状态；反复或多循环过程，占患者总数的 10%～41%，特点是经过几个月或几年的免疫调节治疗后或自行停止后复发；慢性和渐进过程，表现为持续的炎症过程，慢性和频繁的侵蚀性关节炎，伴随规律的系统性炎症加重，这种模式最常见，占患者总数的 35%～67%。

（蓝艳）

第十一节　嗜酸性筋膜炎

嗜酸性筋膜炎（eosinophilic fasciitis，EF）是一种以筋膜组织嗜酸性粒细胞浸润、筋膜发生弥漫性肿胀硬化为特征的少见病，临床上以对称性皮肤肿胀硬化为主要表现，伴或不伴血中嗜酸性粒细胞增多。

一、病因与发病机制

病因不明，可能与过劳或肌肉创伤，或疏螺旋体、丙肝等病毒感染，某些化学物质，蚊虫叮咬，他汀类药物、苯妥英、抗结核药物、疫苗接种等相关。HLA-A2 阳性者嗜酸性筋膜炎的发病风险较高。

嗜酸性筋膜炎中肥大细胞—嗜酸性粒细胞轴活化，产生多种细胞因子，如白介素（IL）-1、IL-3、IL-4、IL-5、IL-13 及肿瘤坏死因子 α（TNF-α）、粒细胞巨噬细胞集落刺激因子（GM-CSF）等，从而导致嗜酸性粒细胞产生、聚集、活化、黏附、脱颗粒并导致组织损伤，其中以 IL-5 的作用最强。

二、临床表现

男性多见，男：女比例为 2 ：1。发病年龄为 30 ～ 60 岁。发病可有劳累，剧烈运动、外伤、受凉及上呼吸道感染等诱因。

嗜酸性筋膜炎的临床表现主要以肢体皮肤肿胀、绷紧、发硬起病，或同时有皮肤潮红、关节活动受限。全身皮肤均可受累，以四肢皮肤受累为主，可依次出现三个阶段改变：①受累肢体突然发生弥漫性、对称性水肿、疼痛；②逐渐呈现程度不等的橘皮样外观或沟槽征；③皮肤硬化，但患处皮肤可捏起，纹理正常。皮肤硬化可导致关节挛缩和肌腱收缩，呈祈祷征改变，表明发生了严重的筋膜纤维化。累及肌束膜的炎症可出现不同程度的肌痛、肌无力，40% 的患者可出现关节炎、关节痛，部分患者可出现体重下降、乏力、低热、晨僵、腕管综合征等。虽然有胸腔积液、限制性肺病、肾脏受累、食管病变、心包积液的个案报道，但是内脏受累仍然属于少见。29% ～ 42% 的患者可因局部纤维化而导致功能丧失。

嗜酸性筋膜炎可伴发血液系统疾病如肿瘤、实体瘤、自身免疫性疾病等。

三、实验室检查

白细胞计数正常，多数患者在急性期会出现嗜酸性粒细胞计数明显增高，但其水平的高低与疾病活动性无平行关系。醛缩酶有可能成为嗜酸性筋膜炎的特异性指标，但其与疾病活动性、疗效的相关性有待验证。丙种球蛋白增高，IgG 和（或）IgM 增高，循环免疫复合物增加，红细胞沉降率增快，类风湿因子、抗核抗体少数阳性。MRI 是诊断嗜酸性筋膜炎的首选影像学检查。

四、组织病理

病变部位在筋膜，有胶原纤维增生，可致纤维蛋白样坏死，变厚、硬化，局部可见淋巴细胞、嗜酸性粒细胞、组织细胞结节状浸润，同时可见细血管扩张和增生。

五、诊断与鉴别诊断

1. 诊断。需结合临床表现、活检和实验室检查。2014 年西班牙的诊断标准，主要标准：①对称性或非对称性皮肤肿胀、硬化、增厚，呈弥漫性（四肢、躯干）或局限性（四肢）；②病理表现为筋膜增厚、淋巴细胞、巨噬细胞浸润，伴或不伴嗜酸粒细胞浸润。次要标准：①外周血嗜酸粒细胞 > 0.5×10^9/L；②血清丙种球蛋白 > 1.5g/L；③醛缩酶水平增高或肌无力；④沟槽征或橘皮样外观；⑤ MRI 检查显示筋膜高信号。诊断嗜酸性筋膜炎需在排除系统性硬化症后，符合以上 2 条主要标准或 1 条主要标准加 2 条次要标准。

2. 鉴别诊断。嗜酸性筋膜炎需与成人硬肿病、系统性或局限性硬皮病、皮肌炎等鉴别。

六、临床处理

一线用药是糖皮质激素，具体用量为 0.5 ～ 1.0mg/（kg·d）。激素治疗抵抗或疗效不佳时可选用加免疫抑制剂，如甲氨蝶呤、硫唑嘌呤等。

（蓝艳）

第十二节　嗜酸性粒细胞增多综合征

嗜酸性粒细胞增多综合征（hypereosinophilic syndrome，HES）是一组病因不明，以血及骨髓嗜酸性粒细胞持续增多，组织中嗜酸性粒细胞浸润、介导的器官损伤为特征的疾病。嗜酸性粒细胞增多综合征患者外周血嗜酸粒细胞增多（$1.5×10^9$/L 以上，持续 6 个月以上），同时伴有骨髓中嗜酸性粒细胞增多。嗜酸性粒细胞增多综合征皮疹呈多形性，包括水肿性或浸润性红斑、丘疹、结节、水疱、溃疡，亦可引起红皮病，剧痒，还可有多系统受嗜酸性粒细胞浸润而出现的症状和体征（心脏、肺、神经系统、肝、脾、肾、胃）等。

一、病因与发病机制

HES 病因未明，临床分为骨髓增殖异常型 HES、异常 T 淋巴细胞型 HES、家族性 HES、原因不明 HES、局限于某一器官的 HES、HES 伴嗜酸性粒细胞性血管炎、阵发性血管性水肿型 HES 等亚型。其中骨髓增殖异常型 HES 以 FIP1 L1-PDGFRA（F/P）融合基因、ETV6-PDGFRB 融合基因或 FGFR1 基因重排为特征；异常 T 淋巴细胞型 HES 由于 CD3+CD4-CD8- 或 CD3-CD4+T 淋巴细胞克隆，分泌 IL-5 促进 EOS 增殖、分化；家族性 HES 为常染色体显性遗传，异常基因位于 5q31-33。

二、临床表现

以中年男性多见，最常见的症状是皮肤表现，如荨麻疹和血管性水肿等；以及呼吸道表现，如哮喘和鼻窦炎等。有皮疹发作的占 27% ～ 53%。HES 可累及胃肠道、心血管系统、神经系统和血液系统而出现相应症状。心脏受累者病死率较高。

皮疹一般分两类：荨麻疹和血管性水肿；其他类型，可以表现为红斑、丘疹、结节、红皮病、水疱、溃疡、淤点、色素沉着斑、角化过度等。皮疹消退后不留痕迹或有色素沉着和瘢痕。患者自觉瘙痒或剧痒。

患者可出现发热、乏力、体重下降、浮肿、关节肿痛、肌肉酸痛、肌无力、浅表淋巴结肿大等全身症状。

三、实验室检查

1. 血液嗜酸性粒细胞增多。间隔 ≥ 1W，至少两次外周血嗜酸性粒细胞绝对计数 > $1.5×10^9$/L。

2. 组织病理可以确定存在组织嗜酸性粒细胞增多症。骨髓中嗜酸性粒细胞占有核细胞的百分比 > 20%，和（或）嗜酸性粒细胞组织中的广泛浸润，和（或）组织中有明确的嗜酸性粒细胞蛋白沉积。

3. 排除其他因素导致的脏器损害，如寄生虫病等。

四、诊断与鉴别诊断

（一）诊断

1. 外周血持续嗜酸性粒细胞增多，绝对计数超过 1.5×10^9/L 达 6 个月以上。

2. 骨髓中嗜酸性粒细胞增多。

3. 排除嗜酸性粒细胞增多以外的其他疾病，如寄生虫病、过敏性疾病、血管炎或肿瘤等。

4. 出现皮肤等多器官、多系统受累的证据。

（二）鉴别诊断

嗜酸性粒细胞增多综合征需与其他嗜酸性粒细胞增多的疾病如寄生虫病、过敏性疾病、血管炎或肿瘤等鉴别。

五、临床处理

HES 是一组异质性很强的疾病，临床表现可以从无症状到嗜酸性粒细胞性白血病，因此，无法实现同一的治疗管理。治疗上要充分考虑患者临床亚型、所累及器官临床表现的严重程度、药物的作用机制和不良反应、嗜酸性粒细胞增多的病因等。

对于病因未明、发病机制未明确的 HES 亚型，皮质类固醇和免疫抑制剂（环磷酰胺等）治疗可暂时缓解症状。但药物疗效不肯定，且有严重副作用，目前主张在出现进行性脏器受损和功能障碍时为使用指征。雷公藤和其他中医药疗法亦有效，或小剂量皮质类固醇与雷公藤合用。有报道用肥大细胞稳定剂色甘酸钠 200mg，4 次 /d，饭前服，可取得满意疗效。

对于发病机制比较明确的 HES 疗效较好，如伊马替尼可以特治疗 FIP1L1-PDGFRα 融合基因阳性的 HES 患者。

（蓝艳）

第十三章 非感染性肉芽肿、萎缩性皮肤病及其他皮肤病

非感染性肉芽肿性疾病是一组非感染引起的病理以肉芽肿为主要表现的一类疾病。肉芽肿是一种在病理学上由巨噬细胞局部增生构成的边界清楚的结节性病灶。形成肉芽肿的主要细胞是上皮细胞和朗格汉斯细胞。肉芽肿的形成机制是持续性的抗原存在导致活化的辅助性 T 淋巴细胞等细胞持续性产生各种炎症介质，使得淋巴细胞和单核细胞不断聚集到病变部位，由单核细胞分化成巨噬细胞。上皮样细胞和朗格汉斯细胞等炎症细胞在细胞间黏附分子等因素的作用下逐步形成肉芽肿。本章主要介绍几种非感染性肉芽肿性疾病。

真皮胶原及弹性纤维病这组疾病主要累及的组织是胶原纤维和弹性纤维。胶原纤维和弹性纤维是皮肤真皮组织的主要成分，具有高度的分枝状结构，皮肤受到压力变形之后，可恢复到原来的状态，维持皮肤的正常形态。当弹性纤维减少或缺如以及某些弹性纤维的遗传缺陷，会导致皮肤变得松弛甚至膨出；也有部分原因导致弹性纤维变性、减少，引起皮肤萎缩；亦有部分原因引起弹性纤维的异常增生，导致一些特殊类型的疾病发生，如回状颅皮等。

（谢治）

第一节 结节病

结节病（sarcoidosis）是一种病因不明的多器官多系统炎症性疾病，表现为非干酪样肉芽肿，主要累及肺部和胸腔内淋巴结，也可累及皮肤、淋巴结、肝、脾、眼、骨骼以及神经系统等。

一、病因与发病机制

病因不明，流行的观点认为是由遗传易感个体环境、职业或感染因素暴露引起的免疫反应。研究表明，结节病发病主要是 Th1 细胞介导的免疫反应。B 细胞对肉芽肿的形成也有一定的作用。

二、临床表现

1. 一般情况：起病缓慢。女性多于男性，发病年龄为 25 ～ 65 岁。通常肺部是最常受累的器官，其他有淋巴结、皮肤、眼、肝、心脏、肾、神经系统、肌肉骨骼系统和内分泌系统。少数患者没有症状，做胸部影像检查时偶然发现。

2. 皮肤症状：有皮肤症状的患者占总患者人数的 25% ～ 30%。结节病患者可能同时具有特异性和非特异性皮肤表现。特异性皮损可以多种形态出现，但最常表现为丘疹或结节。皮损通常无任何不适。丘疹型结节病最常发生于面部，如眼睑、鼻唇沟为好发区域，表现为大量 1 ～ 10mm 的无鳞屑丘疹，皮损可为肤色、黄褐色、红褐色、紫罗兰色或色素减退。有些病例的丘疹呈现中央轻微凹陷，皮损可

以融合。皮损消退后，受累部位可能留有轻度褪色的斑疹，偶有萎缩。结节型结节病由真皮或皮下组织中结节病性肉芽肿的大量聚集所致。斑块型结节病表现为卵圆形或环状的不连续的硬化斑块，可为肉色、红色或棕色，偶尔存在鳞屑。常见受累部位包括肩部、手臂、背部和臀部。另外少见的如冻疮样狼疮、色素减退型结节病、溃疡或萎缩型结节病等，结节病甚至可引起脱发。结节性红斑是结节病最常见的非特异性皮疹。其他非特异性皮疹包括皮肤钙化、多形红斑、痒疹、Sweet 综合征和杵状指（趾）等。

3. 肺部症状：最常见，约 90% 患者肺部受累。根据影像学检查结果分期，Ⅰ期：双侧肺门淋巴结肿大；Ⅱ期：双侧肺门淋巴结肿大和肺部浸润；Ⅲ期：单纯性肺部浸润；Ⅳ期：肺纤维化。

4. 淋巴结：30% ～ 70% 患者存在外周浅表淋巴结肿大，以颈部和腋下常见。淋巴结光滑、质硬、活动、无压痛。

5. 眼部病变：表现为肉芽肿性葡萄膜炎，巩膜、视网膜和视神经均可受累，严重可导致失明。

6. 心脏：约 14% 患者有心电图异常，表现为房室传导阻滞、肺源性心脏病、心力衰竭，甚至猝死。

7. 其他系统：骨关节病变；面神经、颅脑、脊髓及周围神经可受累；肝脾大，肝内结节形成，肝功能异常；肾损害少见。

三、实验室检查

1. 血液学检查。轻度贫血，白细胞、淋巴细胞、血小板减少，红细胞沉降率加快，高血钙，免疫球蛋白、尿酸、碱性磷酸酶可增高，血管紧张素转化酶活性约 60% 表现为升高。

2. 影像学检查。肺结节病，典型表现为纵隔淋巴结肿大，双肺门淋巴结肿大，肺部有小结节，后期可发展为肺间质纤维化。肺结节病的主要病变为非特异性肺泡炎、非干酪样坏死性肉芽肿及病变晚期不同程度的肺间质纤维化。肉芽肿可发生于支气管和血管周围的间质中，也可发生于肺泡间隔，病变晚期肺间质发生不同程度纤维化，并可累及胸膜。

3. 心肺功能试验。肺功能试验和心肺运动试验，有助于发现早期肺部或心脏受累的线索。

4. 免疫功能检查。结核菌素试验，发癣菌素、百日咳等抗原延迟超敏反应呈阴性，二硝基氟苯（DNCB）试验也呈阴性。

5. 结节病抗原（Kveim）试验。生理盐水和结节病组织的混悬液配置的 Kveim 抗原，注射 0.2mL 于前臂内侧，6 周后在皮试处取皮肤标本进行活检，有典型结节病组织改变的为阳性。80% 活动性患者阳性，病情消退可转阴，假阳性率低。

6. E 花环试验。可呈阳性。

7. 组织病理学检查。经支气管内活检是常规检查。胸部 X 线片正常的患者活检也会出现阳性结果。各器官病变的共同特点为上皮样细胞肉芽肿，边界清楚，由上皮样组织细胞组成，有数量不等的朗汉斯巨细胞，偶见纤维素样坏死，无干酪样变，边缘少许淋巴细胞，称"裸结节"。真菌和结核分枝杆菌的特殊染色阴性。

四、诊断与鉴别诊断

1. 诊断。诊断依据：①胸部 X 线片；②组织活检；③结节病抗原（Kveim）试验；④血清血管紧张素转化酶活性升高；⑤PPD 或结核菌素试验阴性或弱阳性；⑥血钙、尿钙、碱性磷酸酶、免疫球蛋白水平升高。具备①、②或①、③阳性改变者可作出诊断，④、⑤、⑥为重要参考指标。

2. 鉴别诊断。本病诊断时应注意排除各种系统性疾病，如转移性肿瘤、淋巴瘤、结核病、具有肉芽肿表现的多系统性血管炎和不典型感染。皮肤结节病可类同其他皮肤病的表现，如皮肤结核、扁平苔藓、环状肉芽肿、麻风、盘状红斑狼疮、亚急性皮肤红斑狼疮、类脂质渐进性坏死、斑块型银屑病和梅毒等，应注意鉴别。

五、临床处理

早期轻型稳定者可定期观察；皮肤损害，高钙血症，眼部病变，中枢神经系统、肺、心脏受累者，预后较严重，应积极治疗。

1. 糖皮质激素。局限性、非损容性皮损可采用外用或皮损内注射糖皮质激素，皮损内注射曲安奈德 2 ～ 10mg，每月 1 次。系统受累者可口服泼尼松，泼尼松常采用中等剂量 0.5 ～ 1.0mg/（kg·d），病情控制后每个月减 5mg，疗程一般为 6 ～ 24 个月。

2. 免疫抑制剂。甲氨蝶呤、硫唑嘌呤、环孢素等比较常用。

3. 其他。羟氯喹、英夫利西单抗、沙利度胺等，可用于难治性结节病。

（成先桂）

第二节　环状肉芽肿

环状肉芽肿（granuloma annulare）是一种病因不明的炎症性皮肤病，以环状丘疹、斑块、结节为特征。

一、病因与发病机制

病因不明，可能与外伤、昆虫叮咬、日光暴晒、药物使用、接种疫苗、结核病、病毒感染等有关。在系统性疾病中，环状肉芽肿与糖尿病、甲状腺炎、恶性肿瘤也有一定关系。少数患者有家族史。发病机制包括细胞免疫反应、免疫复合物型血管炎以及组织单核细胞的异常反应。

二、临床表现

本病无自觉症状，夏季加重，冬季减轻。环状肉芽肿临床表现主要有以下四种类型：

1. 局限型。主要分布在手背、足背、前臂和小腿的伸侧。开始为直径 1 ～ 2mm 的小丘疹，肤色或红色，并向四周扩大形成直径 1 ～ 5cm 的环形皮损，皮损中央轻度色素沉着。部分皮损 2 年内可消退，部分皮损可在原处复发。

2. 皮下型。坚实的结节，无触痛，孤立或成簇分布。常见于下肢，特别是胫前处，手指、手掌和足背处也可见到。

3. 穿通型。该型比较罕见，为变性坏死胶原经表皮排出。表现为浅表性小丘疹，中央凹陷或结痂，可见奶油样物质排出。皮损愈合后有萎缩性或色素性瘢痕。皮损可局限，好发于手背和手指，也可泛发于躯干和四肢。

4.播散型。十几个到数千个直径 1～2mm 的丘疹或结节，肤色或红色，多个损害可融合成直径 3～6mm 的环状斑块。皮损对称分布，可累及任何部位，以肢端和躯干为主。此型病程漫长，对治疗反应差，且频繁复发，自然消退罕见。

三、组织病理

典型病理特征为栅栏状肉芽肿，中心为变性胶原纤维和嗜碱性黏蛋白，周边放射状排列的淋巴细胞、组织细胞、成纤维细胞浸润。病变可在真皮上、中部，也可累及真皮深部及皮下组织，胶原纤维变性，可有不完全变性的小病灶和完全变性的大病灶。

四、诊断与鉴别诊断

1.诊断。根据环状斑块，病理有胶原变性及四周有栅栏状肉芽肿性炎症，可作出诊断。

2.鉴别诊断。本病主要需与环状扁平苔藓、持久性隆起性红斑、间质性肉芽肿性皮炎鉴别，还需与蕈样肉芽肿、梅毒、类风湿结节及类脂质渐进性坏死、结节病、体癣等鉴别。

五、临床处理

部分患者可自行消退，不需治疗。外用可根据皮损类型和数量选择 0.1% 他克莫司软膏、吡美莫司乳膏或 5% 咪喹莫特乳膏。皮损内注射干扰素、糖皮质激素。播散型可选择抗疟药、维 A 酸、糖皮质激素、环孢素等口服治疗。手术治疗等可考虑用于持久不消退的患者。

（成先桂）

第三节　黄色肉芽肿

黄色肉芽肿（xanthogranuloma，XG）为良性非朗格汉斯细胞的组织细胞增生症。本病主要累及皮肤，偶尔累及皮肤以外的组织和器官，如皮下组织、眼、中枢神经系统、肝、脾和肾等。皮肤的典型损害为单发或多发的红棕色丘疹或结节，通常直径 1～10mm，可更大。

一、病因与发病机制

病因不明，为反应性肉芽肿。皮肤损害可能与以胆固醇为主的脂类在皮损内沉积有关，患者的脂质代谢一般无异常。

二、临床表现

根据发病年龄可分为幼年黄色肉芽肿（juvenile xanthogranuloma，JXG）、成人黄色肉芽肿（adult xanthogranuloma，AXG）和渐进坏死型黄色肉芽肿（necrobiotic xanthogranuloma，NXG）。

1.幼年黄色肉芽肿。多见于 6 个月内的婴儿，表现为圆形或卵圆形丘疹或结节，直径 1～20mm，边界清楚，颜色为黄色或黄红色，皮疹数目可为一个至数百个，分布于头面部、躯干及四肢，也可发生于口腔。皮损常在 2 岁内自然消退，不留痕迹或遗留少许色素沉着或轻微萎缩。病变侵及眼部可使虹膜弥漫性增厚，间质浑浊，同时可波及睫状体以致失明。少数患者可有系统症状，某些并发神经纤维瘤者可发生髓性增殖，甚至发展为白血病。

2. 成人黄色肉芽肿。较少见，约占 XG 总患者的 15%，多在 25～30 岁发病，男女发病比例相当。皮损多为单发，临床表现为淡黄色孤立的丘疹或结节，一般无自觉症状。皮损好发于面部，其次是躯干和四肢，外生殖器少见。皮损一般比幼年黄色肉芽肿的大，可继发于虫咬或者外科手术。通常成人黄色肉芽肿很少累及皮肤以外的组织和器官。

3. 渐进坏死型黄色肉芽肿。少见，表现为质硬的暗红黄色结节或斑块，皮损通常出现在眶周部位（约 80%），也可累及四肢曲侧或躯干。临床表现可能伴有多种不同的血液疾病，其中包括中性粒细胞减少症、低补体血症、冷球蛋白血症和高脂血症。

三、组织病理

早期病理表现为大量组织细胞，有少量淋巴细胞、浆细胞和嗜酸性粒细胞弥漫浸润。成熟期皮损除上述细胞外，还有泡沫细胞、异物巨细胞和 Touton 巨细胞呈肉芽肿性浸润。排列成花环状的 Touton 巨细胞具有诊断价值。晚期损害出现大量成纤维细胞，并以纤维化代替部分浸润。免疫组化染色：组织细胞 CD45（LCA）、CD4、CD68、HAM56、fascin、cathepsin B、因子 XIIIa、HLA–DR（＋）；S–100、CDla、CD21、CD35（－）。NXG 的组织病理常常显示坏死区周围有形态异常的巨细胞、Touton 巨细胞和泡沫细胞浸润。皮肤镜可见边界不清的黄色均质化"黄瘤样云团"，均质化棕黄色背景，血管形态变化多端。

四、诊断与鉴别诊断

1. 朗格汉斯细胞组织细胞增生症（langerhans' cell histiocytosis，LCH）。该病好发于婴幼儿，病变多累及全身多个系统。病理学确诊的依据是免疫组化或超微结构检查发现 Birbeck 颗粒。免疫组化：JXG 表达 CD68，不表达 CDla 和 S–100；而 LCH 正好相反。

2. 先天性自愈性网状组织细胞增生症。常在患儿出生时或出生后数天或数周发病，皮疹遍布全身，但以颜面和头部居多。组织病理特征性为真皮上中层或皮下组织有密集细胞浸润，呈"毛玻璃状"，并可见朗格汉斯细胞。

3. 全身性发疹性组织细胞瘤。好发于成人，婴儿偶可见。组织病理表现为真皮内可见大量较单一的组织细胞浸润，无朗格汉斯细胞。

4. 良性头部组织细胞增生症。皮损常累及面部，主要在眼睑、前额及颊部，组织病理表现为多形性核的组织细胞浸润，有时呈"毛玻璃状"，朗格汉斯细胞少见。

5. 皮肤型肥大细胞增生症。特征性临床表现为 Darier 征阳性、风团样斑丘疹及色素沉着斑疹。组织病理示肥大细胞呈多灶性或弥漫性浸润，Giemsa 或甲苯胺蓝染色可有助于发现肥大细胞；免疫组化染色：肥大细胞 CD117 阳性，CD68 阳性。

五、临床处理

JXG 除系统受累者需对症处理外，皮疹都能自行消失，故不需治疗。AXG 和 NXG 的治疗选择多样，文献中记载的治疗方法包括局部注射皮质类固醇、放射治疗、血浆置换、手术切除，以及应用甲氨蝶呤、左旋苯丙氨酸氮芥、苯丁酸氮芥、硫唑嘌呤、环磷酰胺、氮芥、泼尼松以及秋水仙碱等化学疗法，但不同的治疗方案疗效不一。

（成先桂）

第四节 异物反应和异物肉芽肿

异物反应（foreign body reactions）是指机体对进入皮肤内的外源性或内源性异物产生的一种特殊的炎症反应。分为变应性异物反应和非变应性异物反应，前者又称异物肉芽肿，仅发生于异物过敏体质者。

一、病因与发病机制

能引起皮肤异物肉芽肿性反应的物质种类繁多。广义异物包括金属碎片，非金属矿石、玻璃、植物性淀粉、化纤、棉丝物质，寄生性幼虫、真菌，物理性爆炸粉尘，难吸收的药物性油质或刺激性强烈的化学药剂或内源性角蛋白物、囊肿或畸胎瘤破裂后内容物、组织坏死钙化沉积物等，均可引起炎症肉芽肿反应。

二、临床表现

1. 有皮肤外伤史。
2. 皮疹部位与受伤部位一致。
3. 手足及暴露部位多见。
4. 病程缓慢，反应局限，除压迫引起疼痛外一般无自觉症状。
5. 皮疹常为单发，分布不对称。

三、组织病理

变应性肉芽肿的病理表现上皮样组织细胞聚集，可伴有数量不等的淋巴细胞和少量的朗格汉斯细胞；非变应性肉芽肿的病理则表现为以异物巨细胞浸润为主，同时有组织细胞、淋巴细胞及其他炎细胞浸润。

四、诊断与鉴别诊断

1. 诊断。根据皮肤外伤史、皮损临床表现及组织病理学检查可作出诊断。
2. 鉴别诊断。本病需与感染性肉芽肿、化脓性肉芽肿等鉴别。

五、临床处理

及时去除异物是预防和治疗异物反应的最佳手段，对已形成的异物反应治疗较困难，皮损较小者可以尝试冷冻治疗，皮损较大者可行手术切除，但切口较大，影响美观，甚至影响组织和器官的形状和功能。

（李玉秋）

第五节　皮肤淋巴细胞浸润症

皮肤淋巴细胞浸润症又称 Jessner 皮肤淋巴细胞浸润症、Jessner-Kanof 综合征，1953 年由 Jessner 与 Kanof 提出。该病临床特点为好发于面部的紫红色或黄红色浸润性斑块，病理特征为真皮部位淋巴细胞浸润、不形成淋巴样滤泡。

一、病因与发病机制

病因尚不明确，日晒、局部创伤与刺激、药物使用、感染以及昆虫叮咬等因素可能会诱发本病。

二、临床表现

本病多发于 45 岁以下成年男性，好发于面部，也见于背部、前胸等其他部位。一般无自觉症状。起初为扁平小丘疹，红色至黄红色，逐渐向周围扩大成斑块状，有时中心消退呈环状。可为单发或多发。慢性病程，可持续数月甚至数年，可自行消退，消退后不留瘢痕，但容易反复发作。

三、实验室检查

1. 实验室检查。大多正常，偶见血常规中淋巴细胞增高。
2. 组织病理学检查。表皮正常，真皮出现大片以致密淋巴细胞为主的浸润，伴有少量组织细胞和浆细胞。有时浸润深达皮下脂肪组织，但无淋巴滤泡形成。真皮浅层的胶原纤维可呈嗜碱性性变。

四、诊断与鉴别诊断

1. 诊断。根据临床表现和病理改变可作出诊断。
2. 鉴别诊断。本病需与多形性日光疹、盘状红斑狼疮、皮肤淋巴瘤、面部肉芽肿鉴别。

五、临床处理

1. 防晒。防晒是防止皮肤淋巴细胞浸润症加重的重要方法。应常规使用物理或化学防晒剂，必要时可口服羟氯喹，但停药后可能复发。
2. 局部用药。可外用糖皮质激素、钙调磷酸酶抑制剂，必要时可予糖皮质激素局部封闭。
3. 系统用药。口服糖皮质激素、氨苯砜、沙利度胺、甲氨蝶呤、雷公藤等。

（李玉秋）

第六节　面部偏侧萎缩

面部偏侧萎缩指一侧颜面部皮肤、皮下组织、肌肉，甚至骨骼发生进行性萎缩，由 Parry 于 1825 年首先描述，称进行性单侧面萎缩（hemiatrophia facialis progressive）或帕里 – 龙贝格综合征（Parry-Romberg syndrome），为一种病因不明的少见病。

一、病因与发病机制

病因不明。发病可能与遗传因素、内分泌功能失调、神经营养障碍、感染、外伤、脂肪代谢异常等有关。本病是否为独立疾病仍存争论，多数学者认为属于线状硬皮病。

二、临床表现

好发于 10～20 岁人群，女性多见。萎缩可始于或局限于偏侧面的任何部位，也可缓慢或较快地发展到一侧额顶骨区及整个面部，通常沿着三叉神经分布，偶有以局部毛发变白、肌痉挛或神经痛起病，继而出现缓慢的（数月至数年）进行性皮发肤、皮下脂肪、肌肉甚至骨骼的萎缩。受累皮肤表现为变薄，毳毛稀少、变细，皮脂及汗液分泌减少。同时患者可伴有头发、眉毛、睫毛等毛发脱落。有时还会出现癫痫、三叉神经痛、偏头痛等神经系统症状。

三、组织病理

与硬皮病相似，真皮有不同程度的增厚，胶原束硬化，附属器消失，皮下组织为纤维组织所代替，肌肉可出现萎缩、水肿、空泡形成，有灶性炎症，肌横纹消失。

四、诊断与鉴别诊断

诊断一般不难。本病需与因幼年期在额颌关节处进行放疗（如治疗血管瘤）而导致的局部发育不全、生理性面部不对称、单侧下颌骨发育不全及偏侧肥大（hemihypertrophy）、婴儿偏瘫或脂肪代谢障碍、额部带状硬皮病等鉴别。

五、临床处理

本病尚无特殊疗法，首先应祛除可疑的诱因，一般可给予对症治疗。口服多种维生素、甲状腺素，静脉滴注复方丹参注射液、普鲁卡因封闭、红外线照射及针灸等疗法或联合治疗可取得一定的近期疗效，使皮损改善。手术整复，如注射硅胶、牛胶原等，近年也有采用植入自体脂肪及游离组织瓣移植治疗的病例。

（李玉秋）

第七节　斑状萎缩

斑状萎缩又称皮肤松弛症、斑状皮肤松弛、皮肤斑状松弛、斑状萎缩性皮炎和斑状特发性皮肤萎缩等，以局限性的皮肤松弛为特征，是一种弹性组织溶解病。

一、病因与发病机制

本病确切发病机制尚不清楚，其发生与弹性组织的破坏增加或产生、减少相关。

二、临床表现

临床上可分为两种类型：①原发性斑状萎缩，无潜在的相关疾病，由正常皮肤发展而来，包括 Jadassohn-Pellizari 型皮肤松弛症、Schweninger-Buzzi 型皮肤松弛症、皮肤痘疮样斑状萎缩；②继发性斑状萎缩，有潜在相关疾病。现分述如下。

Jadassohn-Pellizari 型皮肤松弛症：又称红斑性皮肤松弛症（erythematous anetoderma），比较常见的为 Jadassohn 型。好发于青年女性，约半数患者在 20 ～ 30 岁发病。此型特点是在皮肤发生萎缩之前有炎性皮损史。主要表现为边界明显的圆形、椭圆形或不规则铅红色至紫红色斑，逐渐增大，后皮损中央颜色开始变淡。经几周至几个月后，皮损表面逐渐变得光滑、干燥发亮、起皱，或为微凹的萎缩斑片，而边缘颜色不变，故形成环形，继续进展，最终变成淡白或珍珠母色、柔软与松弛的扁平隆起呈软痛状。本病一般无自觉症状。另有 Pellizari 型，罕见，先有风团样损害，经反复发作后形成柔软囊性疝样斑状萎缩。

Schweninger-Buzzi 型皮肤松弛症：又称无红斑性皮肤松弛症或皮肤多发性良性肿瘤样新生物。多见于中年（30 ～ 50 岁）女性，偶见于男性。其特点为临床与组织病理变化始终缺乏炎症反应，初起为躯干及上肢近端突然发生多数正常肤色的圆形或椭圆形丘疹，并逐渐增大至直径 1 ～ 2cm，成为淡白色或淡褐色、柔软的疝样囊性斑状物。皮损一般分布对称，主要分布于肩、背、腹及上臂伸侧。

皮肤痘疮样斑状萎缩：本病病因不明，往往有家族史（显性遗传），也有些病例可能继发于水痘。症状始于儿童期，面部、胸部和腹部为好发部位，四肢末端则不会出现皮损，皮损表现为凹点状皮肤萎缩，圆形或卵圆形，多表现为正常肤色，少数呈淡褐色。皮损相互孤立，分布不对称。

继发性斑状萎缩：可见于原发性炎症性皮肤病或皮肤感染，例如肥大细胞增生症、扁平苔藓、环状肉芽肿、梅毒、结核、麻风、水痘；也可以见于系统性疾病，例如红斑狼疮、抗磷脂抗体综合征等自身免疫性疾病。此外，某些肿瘤以及药物也与继发性斑状萎缩相关。

三、组织病理

表皮萎缩、变薄，基底细胞层色素减少。真皮萎缩，胶原纤维变性，弹性纤维断裂、破坏或消失。

四、诊断与鉴别诊断

1. 诊断。根据各型临床表现、皮损组织病理可作出诊断。

2. 鉴别诊断。本病需与萎缩性瘢痕、硬化萎缩性苔藓、盘状红斑狼疮、硬斑病神经纤维瘤、硬化萎缩性苔藓病、虫蚀状皮肤萎缩等鉴别。

五、临床处理

在发病早期未发生萎缩阶段，用青霉素、氯喹、羟氯喹等抗纤维蛋白溶解性药物对因治疗可抑制炎症反应、延缓疾病的进展，也有报道液氮冷冻对早期皮损有改善。有报道秋水仙碱可显著控制病情，但停药后仍有复发。对于局限性皮损，可以考虑行整形手术治疗，但手术部位仍有可能会有新的皮损出现。

（李玉秋）

第八节　局部全层萎缩

局部全层萎缩（local panatrophy）又称环状脂肪萎缩，系皮肤及皮下脂肪萎缩，有时伴有肌肉、骨骼萎缩或发育不全，临床少见。分为两种类型。

1. Growers 全层萎缩（panatrophy of Growers）。为局限性皮肤、皮下组织及肌肉的萎缩，局部无硬皮病或其他硬化性病变，可能为局限性脂肪萎缩的一种类型。患者多为女性，一般在 10～40 岁发病，经过数周形成萎缩，边缘清晰，直径 2～20cm，形状多样，多分布于背、臀和四肢，萎缩在发病后数周至数月以内达到顶点便不再变化。病理表现为真皮、皮下组织萎缩，在萎缩的肌肉中血管周围出现轻度炎细胞浸润。本病无特效疗法。

2. 硬化性全层萎缩（sclerotic panatrophy）。本型，特别是在儿童期发病及累及肢体的患者，先发生典型的局限性硬皮病样改变，以后出现局部皮下组织萎缩，有时肌肉和骨骼也萎缩。但也可以无硬皮病样改变而发生皮下组织和肌肉硬化，此时沿着或围绕单一肢体，或者围绕节段躯干发生瘢痕样硬化带，几个月后病变终止发展。

一、病因与发病机制

病因不明，可能是多种病理过程的结局。

二、诊断与鉴别诊断

1. 诊断。根据临床表现可作出诊断。

2. 鉴别诊断。本病需与各种脂膜炎鉴别，后者先有炎性病变。临床需询问有无局部注射糖皮质激素的病史。

三、临床处理

损害良性，仅限于局部，尚无特殊治疗方法，最好能进行病因治疗。

（李毅明）

第九节　进行性特发性皮肤萎缩

进行性特发性皮肤萎缩为色素性皮肤萎缩的特殊型，其临床上和组织病理学检查上均与局限性硬皮病萎缩期或任何已知的其他萎缩不同。学界对本病是否为独立性疾病意见尚未统一。

一、病因与发病机制

病因未明确。可能因感染、外伤、手术、失血、局部营养不良等诱发。

二、临床表现

本病多见于青年女性，通常在 20 ～ 30 岁发病，但也可见于幼年和老年群体，好发于躯干，尤其是背部，也可累及四肢近侧端及其他部位。起病隐匿，皮损单发或多发，通常不对称，为圆形、卵圆形或不规则形，钱币至手掌大小或更大的萎缩斑，青紫色或深棕色，轻微凹陷，表面光滑，可见其下方的静脉纹理，与正常皮肤的划界一般清楚（也可以不清楚），无主观症状。本病无自觉症状，病程为慢性，发展缓慢，最后呈静止状态，但一般难以恢复。

三、组织病理

早期无特异性变化，表皮和真皮结缔组织层厚度轻度减少，真皮上部血管周围轻度炎细胞浸润。在陈旧性损害者会出现表皮萎缩，真皮深层胶原束变粗，相互紧压而呈透明玻璃样变性，皮下脂肪层正常。

四、诊断与鉴别诊断

根据临床表现和病理变化可作出诊断。本病需与以下疾病鉴别：

1. 斑状萎缩。局灶性皮肤弹力纤维减少或缺失，表现为淡白色扁平隆起或轻微凹陷性萎缩斑，指压有嵌入疝孔感。组织病理为中度血管周围炎和细胞浸润，胶原纤维正常。

2. 血管萎缩性皮肤异色症。好发于老年群体，男性多见。皮损为大小不等的轻度色素沉着的网状红斑，多见于面部和四肢，对称分布，边界不清楚，可见红斑、脱屑斑、驳状色素沉着、毛细血管扩张和皮肤萎缩，可以逐渐扩大至全身。组织病理显示真皮上部炎细胞呈带状浸润，基底细胞液化变性，胶原纤维正常。

3. 硬斑病。多见于四肢，尤其在下肢，损害中央光滑、发硬，呈象牙白色，周围绕以水肿性淡紫色晕，先有硬化水肿，继以萎缩。组织病理可见硬化而无萎缩。

五、临床处理

本病经过良性，经数月，或更久时间最终可自然缓解。但少数病例的皮损不可逆。

本病尚无特效的治疗方法。可选择按摩、频谱、透热及氦氖激光照射等物理治疗方法，也可尝试服用多维元素片或者采用中药治疗。

（李毅明）

第十节　皮肤松弛症

皮肤松弛症又称泛发性皮肤松垂、原发性弹性组织病，临床上表现为皮肤松弛、起皱褶，以面部最为显著。

一、病因与发病机制

本病基本病因不明，可能与弹性组织合成异常、弹性纤维减少以及铜代谢异常、体液免疫异常等因素有关。发病机制尚不清楚，多为散发，由常染色体隐性基因遗传，也有少数为显性基因遗传。

二、临床表现

皮肤松弛症分为先天性、获得性和局限性，临床以先天性皮肤松弛症多见。

1. 先天性皮肤松弛症。常见症状为皮肤松弛、多发性疝、憩室及肺气肿等。亦可见眼角膜环状血管翳、体毛稀少、牙齿稀疏、腭垂延长、咽部黏膜增厚、喉部声带松弛延长而致声音嘶哑等。可有家族史。

2. 获得性皮肤松弛症。常见为皮肤松弛、肺气肿、多发性憩室和心血管改变等。一般在青年或成年之后发病。发病前有某些其他皮肤病史，如湿疹、荨麻疹、反复发作的多形性红斑等，亦有报道于青霉素过敏性药疹之后发病。无家族发病史。

3. 局限性皮肤松弛症。常见皮肤松弛，病变部位局限，一般继发于梅毒、结节病、类脂质渐进性坏死以及多发性骨髓瘤等多种疾病。

三、组织病理

真皮各层弹性纤维数量减少，形态也不正常，纤维大多变短、增粗、粗细不一致，有的呈梭形，有的外形可能模糊不清，高倍镜下见颗粒状变性和断裂。胶原纤维一般是正常的。超微结构的研究显示在看似正常的微纤维框架中沉积着不正常的球状或无定形电子致密弹性蛋白。

四、诊断与鉴别诊断

1. 诊断。根据典型临床表现易作出诊断。

2. 鉴别诊断。本病需与皮肤弹性过度、弹性纤维性假黄瘤、多发性神经纤维瘤等鉴别。皮肤弹性过度表现为皮肤外观基本正常而皮肤脆性增加，易形成瘢痕。弹性纤维性假黄瘤的皮肤松弛以颈两侧及皱褶处为明显，典型特征为黄色皮疹。多发性神经纤维瘤的皮肤松弛为不对称的柔软局限性隆起，外观正常或伴有咖啡牛奶斑等。

五、临床处理

皮肤松弛症无特殊治疗，通常对症处理以减轻病人的痛苦，也可选择进行整形外科手术治疗。

（李毅明）

第十一节　穿通性毛囊炎

穿通性毛囊炎是在毛囊漏斗部可见毛发穿通部位，穿通部位附近或毛囊裂隙有时可见毛干的毛囊炎。临床很少见，但在接受血透的糖尿病尿毒症患者中发病率增加。

一、病因与发病机制

本病病因尚不明确，可能与衣料中的某些化学成分（如甲醛）有关，轻微的机械损伤可能是诱因。由于原发性刺激导致毛囊漏斗异常角化，毛干滞留形成卷曲的毛发，产生机械性刺激使毛囊壁破裂。

二、临床表现

皮损为直径 2 ～ 8mm 的红色毛囊性丘疹，不融合，中心有小的白色角栓，栓内有白色卷曲毛发，排除物为卷曲的毛发和变性的毛囊内容物。好发于臀部、大腿、小腿、膝部、前臂伸侧，无自觉症状。多发于 20 ～ 40 岁人群，男女发病率相近。

三、组织病理

毛囊漏斗部扩张，充满有角化细胞、变性胶原、变性弹力纤维、皮脂物质、炎细胞等成分的角质物质；毛囊上皮增生，但破裂毗邻部位则变细；毛囊漏斗部可见穿通部位；穿通部位附近或毛囊裂隙可见毛干；在穿透部位真皮可见中性粒细胞、淋巴细胞、浆细胞浸润，并见变性胶原及嗜酸性变性的弹力纤维；晚期皮损可见肉芽肿性炎症。

四、诊断与鉴别诊断

1. 诊断。根据典型临床表现和组织病理学检查可作出诊断。

2. 鉴别诊断。本病需与克尔里氏病、感染性毛囊炎、毛囊角化病鉴别。克尔里氏病皮疹分布较广，皮损为较大的棕红色丘疹，穿通部位大多在表皮，角栓可位于毛囊外，常在内陷部深处（角栓底部），无嗜酸性变性的弹性纤维；感染性毛囊炎病理变化为急性毛囊炎，毛囊内有小脓疱形成；毛囊角化病皮肤损害小，丘疹密集，丘疹为肤色或者褐色，镜检可见毛囊扩大，其中有角质化物质，毛囊壁变薄。

五、临床处理

本病暂无特效治疗，可自然消退，但容易反复发生。临床上系统应用异维 A 酸、阿维 A 等和 PUVA 治疗有效。

（李毅明）

第十二节　肥大细胞增生病

肥大细胞增生病（mastocytosis）是一类以组织中肥大细胞增生为特征的疾病，可累及多个器官，皮肤是最常累及的器官。

一、病因与发病机制

来源于骨髓的肥大细胞成熟后定居于各类器官，表面高表达 c-kit 细胞因子和干细胞因子相互促进肥大细胞的分化、成熟、粘连、趋化和存活。大多数肥大细胞增生病的亚型中都有 c-kit 基因点突变的报道。肥大细胞有细胞内颗粒，脱颗粒后释放肝素、组胺、白三烯等介质，引起一系列症状，如瘙痒、荨麻疹、鼻炎、潮红、头晕、心悸。

二、临床表现

（一）皮肤型肥大细胞增生病（cutaneous mastocytosis）

皮肤型肥大细胞增生病有以下几种：

1. 色素性荨麻疹（urticaria pigmentosa，UP）是皮肤型肥大细胞增生病最常见的一种类型。通常在儿童早期发生，多见于躯干，一般不累及面中部、头皮和掌跖。临床表现为红色或红棕色、圆形至卵圆形斑疹、丘疹和斑块，随着黑色素的增加，颜色逐渐加深。轻微创伤诱发风团，即 Darier 征阳性，是本病特征。

2. 肥大细胞瘤（mastocytoma）。主要见于儿童，出生后 3 个月内发病，青春期前后自行消退，不伴系统损害。临床表现为直径 1～5cm 的褐色或橘黄色斑块、结节，边界清楚，多见于四肢，不累及掌跖。

3. 弥漫性皮肤肥大细胞增生病（diffuse cutaneous mastocytosis，DCM）。常累及儿童，但疾病可持续至成年。临床表现为弥漫性红皮病改变，瘙痒，可有苔藓化丘疹。

4. 持久性发疹性斑状毛细血管扩张（telangiectasia macularis eruptiva perstans，TMEP）。好发于成人。临床表现为直径 2～4cm 伴毛细血管扩张的淡褐色斑疹，边界不清，无紫癜、水疱形成，一般不伴瘙痒。Darier 征阴性。好发于胸部和四肢。

（二）系统性肥大细胞增生病（systemic mastocytosis）

皮损改变多为色素性荨麻疹，常见于惰性系统性肥大细胞增生病。

三、组织病理

肥大细胞可采用特殊染色，如甲苯胺蓝、吉姆萨染色。各类型的皮肤型肥大细胞增生病有共同特点：皮损处肥大细胞灶性聚集。肥大细胞形态随周围组织改变而不同，如扁平状、球形或星形。

四、诊断与鉴别诊断

（一）皮肤型肥大细胞增生病的诊断标准

符合典型皮损和阳性组织学表现（典型的肥大细胞浸润）。

（二）系统性肥大细胞增生病的诊断标准

1. 主要标准。骨髓或其他皮肤外器官切片中肥大细胞多灶性、致密浸润（不少于 15 个肥大细胞聚集）。

2. 次要标准。①骨髓或其他皮肤外器官切片中，超过 25% 的浸润肥大细胞形态异常，为纺锤形或非典型性，或骨髓穿刺涂片的所有肥大细胞中超过 25% 为未成熟或非典型细胞。②骨髓、血液或其他皮肤外器官检测到 C-kit 基因 D816V 突变。③骨髓、血液或其他皮肤外器官中的肥大细胞共同表达 CD117 和 CD2 或 CD25。④血清总类胰蛋白酶持续 > 20ng/mL。符合 1 项主要标准和 1 项次要标准，或符合 3 项次要标准可作出诊断系统性肥大细胞增生病。

（三）鉴别诊断

临床上，色素沉着斑常误诊为色素痣或雀斑；丘疹与结节型易与黄色瘤及幼年性黄色肉芽肿混淆；此外，需与丘疹性荨麻疹、药疹或多形红斑鉴别。组织学上，肥大细胞增加见于许多炎症性疾病中，如慢性皮炎、结节性痒疹和静脉淤滞等，需结合临床鉴别。

五、临床处理

无特效治疗，以对症治疗为主。使用针对炎性介质的药物，如抗组胺药物和色苷酸钠。严重的过敏反应可采用肾上腺素治疗。PUVA 治疗和局部用糖皮质激素对皮损有暂时疗效。单发的肥大细胞瘤不能自行消退者，可手术切除。进展性的系统性肥大细胞增生病可联合化疗。

（谢治）

第十三节　移植物抗宿主病

移植物抗宿主病（Graft Verse Host Disease，GVHD）是由于供体的 T 淋巴细胞识别免疫功能不全，将受体中的组织抗原视为异物而发生的免疫性疾病。

一、病因与发病机制

GVHD 发生的危险因素：①供体与接受者的 HLA 不匹配；②供体为女性（特别是多次妊娠的妇女），接收者为男性；③干细胞来源的不同，周围血＞骨髓＞脐血；④移植物中充满 T 淋巴细胞；⑤接受者年龄，老年＞中年＞儿童；⑥接受者预处理不足。

急性 GVHD 通过以下三个过程发生：①移植前受到化学或放射性预处理损伤了受体的组织导致释放炎症细胞因子及抗原提呈细胞的活化；②供体中含有成熟的淋巴细胞具有炎症性细胞因子的环境，接触到表达不同的宿主抗原，引起供体 T 淋巴细胞的活化和增生；③同种反应性 T 淋巴细胞扩展为细胞毒性效应性 T 淋巴细胞释放另外的细胞因子，破坏靶器官。慢性 GVHD 与 Toll 样受体活化导致同种反应性 T 淋巴细胞反应、血小板衍生生长因子及其受体活化 TGF-β 刺激胶原产生等相关。

二、临床表现

1.急性移植物抗宿主病。①通常发病在移植后 7～30 天，可有发热、食欲不振、腹泻、腹痛和肝脏损害。②皮损初为弥漫性红斑斑疹或丘疹，压之褪色，伴瘙痒，初发于躯干，数天内扩展至面部和四肢，随病情进展至麻疹样或猩红热样皮疹；最严重的皮肤损害为剥脱性皮炎及中毒性表皮松解坏死症（TEN）。

2.慢性移植物抗宿主病。临床表现为硬皮病样皮疹、扁平苔藓样损害等多样化损害。可伴有口腔、外阴黏膜损害，毛发病及甲病，侵犯其他器官的表现。

三、组织病理

急性期表皮各层可见局灶性淋巴细胞浸润，卫星样细胞坏死，表皮基底细胞灶性空泡和液化变性，真皮乳头和真表皮交界处弥漫性单核细胞浸润。慢性期早期的组织学表现类似扁平苔藓，晚期硬化阶段表现为表皮萎缩，真皮增厚，胶原束玻璃样变性，皮肤附属器萎缩。

四、诊断与鉴别诊断

1. 诊断。根据移植后发生急慢性皮疹，组织学上见卫星样细胞坏死，可作出诊断。

2. 鉴别诊断。急性 GVHD 需与由其他原因引起的 TEN、剥脱性皮炎、药疹、脂溢性皮炎等鉴别，慢性 GVHD 需与扁平苔藓、硬皮病、皮肤异色症等鉴别。

五、临床处理

防治 GVHD 重在预防，尽量减少 GVHD 的危险因素。

1. 急性 GVHD 的治疗。轻症者局部外用糖皮质激素治疗，较重皮损及伴内脏侵犯者可系统用糖皮质激素，辅以钙调磷酸酶抑制剂或免疫抑制剂。

2. 慢性 GVHD 的治疗。局限的苔藓样皮疹或瘙痒可外用中强效糖皮质激素制剂，辅以外用钙调磷酸酶抑制剂。系统一线治疗为糖皮质激素。

3. 急慢性 GVHD 的二线治疗。体外光分离置换法、酪氨酸酶抑制剂等以及间充质干细胞及其他。

（谢治）

第十四节　指节垫

指节垫（knuckle pads）由关节伸侧皮肤纤维化增厚导致。

一、病因与发病机制

病因不明，往往与家族史、遗传有关。

二、临床表现

临床表现为扁平或隆起的局限性角化损害，最常见于近侧指间关节。发病年龄多在 15 ~ 30 岁，无自觉症状。

三、组织病理

表皮角化过度，棘层肥厚，真皮结缔组织增生，单个胶原纤维可明显增粗。

四、诊断与鉴别诊断

1. 诊断。根据发病部位及皮损特点，可作出诊断。

2.鉴别诊断。本病需与职业性胼胝鉴别，后者发生在各种职业中的特定接触部位。

五、临床处理

一般无需治疗。

（谢治）

第十五节　结缔组织痣

结缔组织痣（connective tissue negus）是由真皮细胞外基质成分（如胶原纤维、弹性纤维或黏多糖等）构成的错构瘤，又称毛囊周围假性胶样痣、播散性弹力痣和青年弹力痣。

一、病因与发病机制

病因尚不明确，可能与遗传有关，为常染色体显性遗传，也可能与局部结缔组织发育缺陷有关。

二、临床表现

可以单发，也可以合并其他疾病。临床上可以分为不并发其他器官病变、伴有结节性硬化和伴有脆弱性骨硬化等类型。

1.不并发其他器官病变。

（1）大部分在婴儿出生时出现，随年龄增长逐渐增大，部分在儿童或青年时期发病，皮损长到一定程度即停止发展。经过缓慢，一般不会自行消失。

（2）临床表现为单个或多个轻度高于皮面的黄色、棕黄色或苍白色的丘疹、结节或斑块，大小不等，常以毛囊为中心，外形不规则。有的表现为黄豆至杨梅大小的结节，质地坚实，淡黄色，边界一般清楚，部分可以融合为大的斑块。皮损好发于躯干部，呈带状分布，部分患者可累及四肢，沿四肢长轴分布。一般无自觉症状。

2.伴有结节性硬化。

（1）常有家族史，遗传模式为常染色体显性遗传。

（2）患者除上述皮肤表现外，还伴有结节性硬化的临床表现，如面部血管纤维瘤、甲周纤维瘤和腰际的柳叶白斑等。

3.伴有脆弱性骨硬化。又称Buschke-Ollendorff综合征或播散性豆状皮肤纤维瘤病。

（1）常有家族史，遗传模式为常染色体显性遗传。

（2）患者除上述皮肤表现外，还伴有骨骼异常改变，X线检查可显示以长骨的两端和骨干为主的圆形或椭圆形高密度影。

三、组织病理

主要病理改变在真皮，真皮网状层及皮肤附属器周围胶原纤维增多、增粗，水平排列、胶原纤维均一化，HE染色可见轻度的嗜碱性改变，伴弹力纤维增多或减少，皮肤附属器结构正常，炎症一般不明显。

四、诊断与鉴别诊断

根据临床表现及组织病理可作出诊断。本病需与以下疾病鉴别：

1. 浅表脂肪瘤样痣。皮损为黄色丘疹或结节，部分可融合成较大斑块，质地柔软。病理特点为真皮胶原束间可见成熟的脂肪细胞，成群或呈条索状分布。

2. 弹性假黄瘤。皮损分布以屈侧为主，如颈两侧、腋窝、腹股沟和脐部等。皮疹较结缔组织痣小，大小较为均一。在病理上除弹力纤维增多外，还可见弹力纤维破坏和钙沉积等。

五、临床处理

一般无需治疗。皮肤损害严重影响功能活动或美观者可行外科手术治疗。

（谢治）

第十六节　回状颅皮

回状颅皮（cutis verticis gyrate，GVG）又名皱褶性厚皮病，是一种以颅皮皱褶和条状肿厚为特征的皮肤病。可分为原发性和继发性。

一、病因与发病机制

病因尚不明确，可能与遗传相关，为常染色体显性遗传，也可能与局部结缔组织发育缺陷有关。

二、临床表现

头皮皱褶、凹陷呈沟状，可见 2～20 条皱褶，宽约 1cm，外观如脑回状。仅见于男性。

三、组织病理

单纯表皮和真皮肥厚，头皮相对于颅骨过度生长，神经纤维增生或慢性炎症变化。

四、诊断与鉴别诊断

根据临床表现及组织病理学检查可作出诊断。本病需与以下疾病鉴别：

1. 脑回状真皮内痣。出生后即有，5～10 岁突然增大，表现为非对称性肿块，伴脱发，无智力障碍。

2. 皮肤松弛。皮肤拉伸时沟嵴不消失。

五、临床处理

一般无需治疗。皮肤损害严重影响功能活动或美观者可行外科手术治疗。

（谢治）

第十四章　皮肤附属器疾病

皮肤附属器（skin appendage）包括毛发及毛囊、皮脂腺、汗腺及甲。发生在以上部位的疾病称为皮肤附属器疾病。

（韦高）

第一节　脂溢性皮炎

脂溢性皮炎（seborrheic dermatitis）指的是发生于皮脂溢出基础上的慢性炎症性皮肤病，好发于头面部及胸背部，表现为鲜红色斑片，表面覆有油腻性鳞屑性痂皮，伴有不同程度的瘙痒。

一、病因与发病机制

病因与发病机制尚未清楚。可能与免疫、遗传、神经及环境因素等有关。在遗传性皮脂溢出基础上继发马拉色菌、痤疮棒状杆菌等病原微生物的大量繁殖感染可引起皮脂成分改变（主要是游离脂肪酸增多）及感染性变态反应，导致皮肤的炎症反应。

B 族维生素缺乏、精神、饮食及嗜酒等因素可不同程度地影响本病的发生和发展。生活环境、生活习惯及内分泌和消化道功能紊乱等为危险因素。

二、临床表现

1. 好发部位。皮损多发生于皮脂分布比较丰富的部位，以头、面、胸、背、脐窝、腋窝及皱褶等部位多见。

2. 皮疹。开始表现为毛囊周围的红丘疹，渐发展融合成暗红色或黄红色斑，被覆油腻鳞屑或痂皮，可出现渗出、结痂和糜烂并呈湿疹样表现。严重者皮损泛发全身，皮肤呈弥漫性潮红和显著脱屑。

3. 自觉症状。不同程度的瘙痒。

4. 本病慢性经过，可反复发作。

5. 常见类型。

（1）脂溢性皮炎。①鳞屑型：呈小片糠秕状脱屑，鳞屑下皮肤可有轻度红斑或散在针头大小红色毛囊丘疹，头发干燥、细软、稀疏或脱落。②结痂型：多见于肥胖者，头皮厚积片状、黏着油腻性黄色或棕色痂，痂下炎症明显，可有糜烂渗出。可扩展至前额、耳、耳后及其他皮脂溢出区域。

（2）面、耳、耳后及颈脂溢性皮炎。颜面受累时常与痤疮伴发，耳部受累者可累及耳后皱褶，耳廓和外耳道，常伴有耳后皱褶处裂隙。

（3）四肢脂溢性皮炎。皮损多为淡红色圆形、椭圆形斑片，边界清楚，相邻者融合形成环形、多环形或地图状等形态，表面覆有油腻性细碎鳞屑，有时伴轻度渗出。四肢皮损多表现为湿疹样斑片。

（4）皱褶部位脂溢性皮炎。多发于肥胖中年人，常发生在乳房下、腋窝、外生殖器、大腿内侧、腹股沟等处，皮损为播散性摩擦性红斑，边界清楚，类似体癣，易伴发念珠菌感染。

（5）婴儿脂溢性皮炎。常发生于出生后第 1 个月，好发于头皮、耳后、鼻唇沟等处，表现为薄厚不等的油腻性痂皮或鳞屑，鳞屑较细碎，微痒，一般无全身症状。可自愈，也可继发其他婴儿皮肤病或细菌、真菌感染等。

三、诊断与鉴别诊断

1. 诊断。根据好发于皮脂溢出部位、基本皮损为带油腻性鳞屑的黄红色斑片，伴不同程度瘙痒及慢性经过等特点，较易作出诊断。

2. 鉴别诊断。本病需与头皮银屑病、玫瑰糠疹、湿疹、体癣等鉴别。

四、临床处理

1. 一般治疗。清淡饮食，生活规律，少食高脂、多糖食物；忌饮酒、辛辣刺激食物；避免各种机械刺激。

2. 局部治疗。原则为去脂、消炎、杀菌、止痒，常用药物为糖皮质激素混合制剂，如复方咪康唑霜、复方益康唑霜等。有渗出或糜烂的部位可用氧化锌油剂或金霉素软膏，待局部感染控制后可用类固醇皮质激素制剂。

3. 系统治疗。

（1）口服维生素 B_6、维生素 B_2 等 B 族维生素和锌制剂。

（2）瘙痒剧烈时可予以抗组胺药止痒镇静。

（3）炎症明显、范围较大时可酌情加用小剂量泼尼松每晨顿服或短期给予雷公藤。

（4）口服四环素或红霉素、抗真菌药物对某些患者有效。

（谭正竹）

第二节　痤疮

痤疮（acne）是一种好发于青春期并主要累及毛囊皮脂腺的慢性炎症性皮肤病。见于面、胸、背部等富含皮脂腺的部位，临床表现为粉刺、丘疹、脓疱、结节、囊肿及瘢痕等损容性皮疹。

一、病因与发病机制

痤疮发病机制未完全阐明。遗传背景下激素诱导的皮脂腺过度分泌脂质、毛囊皮脂腺导管角化异常、痤疮丙酸杆菌等毛囊微生物增殖及炎症和免疫反应等与之相关。遗传因素在痤疮尤其是重度痤疮发展中起到了重要作用。

二、临床表现

临床上根据皮损的性质将痤疮分为三度、四级（见表2-14-1）。痤疮分级是痤疮治疗方案选择及疗效评价的重要依据。

表2-14-1　痤疮临床表现特点

严重程度	临床表现特点
轻度（Ⅰ级）	仅有粉刺
中度（Ⅱ级）	有炎症性丘疹
中重度（Ⅲ级）	有丘疹、脓疱
重度（Ⅳ级）	有结节、囊肿

1. 寻常性痤疮（acne vulgaris）。

（1）好发于青春期男女。

（2）皮损好发于面颊、额部，其次是胸部、背部及肩部。

（3）初发损害为粉刺，包括白头粉刺（闭合性粉刺）及黑头粉刺（开放性粉刺），皮损加重后可形成炎症性丘疹，顶端可有小脓疱；继续发展可形成大小不等的暗红色结节或囊肿，挤压时有波动感，经久不愈可形成脓肿，破溃后形成窦道和瘢痕。

（4）本病一般无自觉症状，炎症明显时可有疼痛。

（5）病程慢性，时轻时重，部分患者至中年期病情逐渐缓解，可遗留色素沉着、萎缩性或增生性瘢痕。

2. 聚合性痤疮（acne conglobata）是痤疮中较严重的一种类型，好发于青年男性，表现为严重结节、囊肿、窦道及瘢痕。

3. 暴发性痤疮（acne fulminans）主要表现为患轻度痤疮数月或数年后，病情突然加重，并出现发热、关节痛、贫血等全身症状。

4. 婴儿痤疮（infantile acne）系婴儿在胎儿期受母体雄激素影响所致。

5. 月经前痤疮（premenstrual acne）与月经周期密切相关，常常月经前发病或加重，月经过后症状可缓解，呈周期性发作。

6. 职业性痤疮（occupational acne）与职业接触相关，为接触石油、焦油等所致，脱离环境可缓解病情。

7. 化妆品痤疮（cosmetic acne）某些皮肤清洁消毒剂中的抑菌物质、皂类或洗面奶内含的脂肪酸盐、化妆品、香波、防晒剂、增白剂、发胶及摩丝等均可能引起皮脂分泌导管内径狭窄、开口处机械性堵塞或毛囊口的炎症，引发化妆品痤疮。

三、诊断与鉴别诊断

1. 诊断。根据发病年龄、部位，结合典型临床表现，即可明确诊断。

2. 鉴别诊断。本病需与颜面播散性粟粒性狼疮、酒渣鼻、药源性痤疮鉴别。

四、临床处理

（一）痤疮推荐治疗方案

1. 轻度（Ⅰ级，粉刺）。外用维 A 酸、过氧化苯甲酰、壬二酸、果酸、中医药。

2. 中度（Ⅱ级，炎性丘疹）。一线治疗选择外用维 A 酸 + 过氧化苯甲酰 +/– 外用抗生素或过氧化苯甲酰 + 外用抗生素；二线治疗选择口服抗生素 + 外用抗生素 +/– 过氧化苯甲酰 +/– 外用抗生素、壬二酸、蓝光、水杨酸或复合酸、中医药；女性可选择口服抗雄激素药物；维持治疗外用维 A 酸 +/– 过氧化苯甲酰。

3. 中重度（Ⅲ级，丘疹、脓疱）。一线治疗选择口服抗生素 + 外用维 A 酸 +/– 过氧化苯甲酰 +/– 外用抗生素；二线治疗选择口服异维 A 酸、红蓝光疗法、光动力疗法、激光疗法、水杨酸或复合酸、中医药；女性可选择口服抗雄激素药物；维持治疗外用维 A 酸 +/– 过氧化苯甲酰。

4. 重度（Ⅳ级，结节、囊肿）。一线治疗选择口服异维 A 酸 +/– 过氧化苯甲酰 / 外用抗生素。炎症反应强烈者可先口服抗生素 + 过氧化苯甲酰 / 外用抗生素后，再口服异维 A 酸；二线治疗选择口服抗生素 + 外用维 A 酸 +/– 过氧化苯甲酰、光动力疗法、系统用糖皮质激素（聚合性痤疮早期可以和口服异维 A 酸联合使用）、中医药；女性可选择口服抗雄激素药物；维持治疗外用维 A 酸 +/– 过氧化苯甲酰。特别强调的是只有口服维 A 酸类药物及光动力疗法是目前能针对痤疮发病四个关键病理生理环节的有效疗法。

（二）痤疮后遗症处理

1. 痤疮后红斑。可以选择强脉冲光、脉冲染料激光、非剥脱点阵激光及长脉冲激光治疗。

2. 痤疮后色素沉着。外用改善色素类药物如维 A 酸类药物、熊果苷、左旋维生素 C 等。果酸、强脉冲光及 Q 开关激光治疗。

3. 痤疮后瘢痕。萎缩性瘢痕，首选剥脱性点阵激光，其次选择离子束或铒激光治疗。增生性瘢痕与瘢痕疙瘩，治疗均较困难，多采用综合治疗，如激素局封注射、激光治疗；痤疮导致的瘢痕疙瘩亦可以切除后局部放射治疗。

（谭正竹）

第三节　斑秃

斑秃（alopecia areata）为突然发生的局限性斑片状脱发，可自行缓解和复发。

一、病因与发病机制

病因尚不完全清楚，可能与遗传、情绪应激、内分泌失调、自身免疫等因素有关。

二、临床表现

1. 年龄。任何年龄均可发病，20 ～ 40 岁为发病高峰。

2.部位。累及所有毛发，如头发、眉毛、胡须、汗毛等，其中头发最常受累。

3.皮疹。典型的皮损表现为突然出现的边界清楚的圆形或类圆形脱发斑，局部皮肤正常。如病情进展，在脱发区边缘可见"感叹号"状发，拉发试验阳性。

4.通常无自觉症状，少数患者可出现瘙痒、触痛等感觉异常。

5.其他系统疾病。本病可累及甲，多见于病情活动而脱发面积广者，常表现为顶针样甲、甲面粗糙、纵嵴等。本病可合并遗传过敏性疾病、自身免疫性疾病（如甲状腺功能亢进、白癜风、溃疡性结肠炎等）。

6.临床分型与分期。

（1）临床分型。头发全部脱落称为全秃（alopecia totalis）；累及全身毛发时称为普秃（alopecia universalis）；沿发际分布扩展的称为匍行性斑秃（alopecia ophiasis）；表现为头发的急性弥漫性脱落，则称为急性弥漫性斑秃（acute diffuse and total alopecia）。

（2）临床分期。分为活动期、稳定期和恢复期三个阶段。

三、实验室检查

1.皮肤镜检查。特点包括分布规律的黄点征、黑点征、新生微小化短毛等。斑秃的特征性征象是"感叹号"样发。黄点征为斑秃的特征性改变，是反映病情严重程度的指标，而黑点征常提示病情处于高度活动期。

2.全血细胞计数、甲状腺功能检查、血清维生素 B_{12} 检查和自身抗体检查。

四、诊断与鉴别诊断

1.诊断。根据突然发生的圆形或类圆形脱发，脱发区头皮正常，可作出诊断。

2.鉴别诊断。本病需与瘢痕性脱发和非瘢痕性脱发如拔毛癖、白癣、二期梅毒、雄激素性脱发及假性斑秃等鉴别。

五、临床处理

1.祛除可能诱发因素，解除精神负担，注意劳逸结合。对秃发范围广或全秃、普秃患者，可考虑佩戴假发以减轻心理负担。

2.系统治疗。对迅速广泛的进展期脱发可口服小至中等剂量泼尼松，数周后逐渐减量并维持数月，一般 2 个月内毛发开始生长，但应注意停药后有的患者可能复发；环孢素可诱导毛发再生，但停药后易复发；口服胱氨酸、泛酸钙、维生素 B_1 等有助于生发；对于精神紧张、焦虑、失眠的患者可给予溴剂或其他镇静药。近年有报道称 JAK3/JAK1 抑制剂如阿布西替尼等可以治疗对以往治疗反应不佳或反复发作的斑秃患者有效。

3.物理治疗。局部按摩、紫外线光疗、冷冻、准分子激光、脉冲激光、中医针灸等。

4.局部治疗。原则为刺激皮损区皮肤充血，改善局部血液循环，促进毛发生长。2% ～ 5% 米诺地尔搽剂、盐酸氮芥溶液等，一般外用 2 个月可见新生毛发；可皮损内注射糖皮质激素。有临床报告显示可外用 PDE-4 抑制剂如克立硼罗乳膏。

5.中医中药治疗。中医药治疗脱发有较为悠久的历史。可使用中药、壮药制剂外洗、外用，可辨证服用中药治疗。

（谭正竹）

第四节　假性斑秃

假性斑秃（pseudopelade）是一种无明显致病原因的慢性进行性瘢痕性脱发，脱发斑呈圆形、椭圆形或不规则形，由于局部皮肤萎缩形成瘢痕，毛囊结构消失，因此毛发无法再生。

一、病因与发病机制

本病病因不明，有人认为它是一种独立的疾病，也有人认为扁平苔藓、红斑狼疮、局限性硬皮病、脱发性毛囊炎等引起的头皮发生萎缩性瘢痕和毛发脱落都是假性斑秃。

二、临床表现

1.年龄。主要发生于 30 ～ 55 岁之间，男性多见。

2.皮疹。头顶部或枕部出现一个或数个小的圆形、椭圆形或不规则形秃发斑。头皮光滑、柔软、稍凹，呈白色或蜡色，斑片边缘可微红。无脓疱，严重炎症或断发。

3.症状。起病隐匿，通常无主觉症状，偶尔伴瘙痒。

4.病程。本病可缓慢地、进行性或间歇性地扩展多年，但极少导致完全秃发。

三、组织病理

早期表现是在毛囊上 2/3 处有淋巴细胞浸润；浸润逐渐向内、向下蔓延，导致毛囊破坏，毛发脱失，代之以纵行的纤维束。后期表皮萎缩、变平，真皮发硬。毛囊和皮脂腺遭破坏，但竖毛肌和汗腺不受累及。

四、诊断与鉴别诊断

1.诊断。根据头皮小片瘢痕性秃发，无炎症，无明显原因者可作出诊断。

2.鉴别诊断。需与斑秃、脱发性毛囊炎、盘状红斑狼疮、黄癣、梅毒性秃发等疾病鉴别。

五、临床处理

假性斑秃尚无特殊有效治疗手段达到局部头发的自行恢复。

1.一般治疗。多进食鱼肉蛋类蛋白质丰富食品，忌烟酒，保持身心愉快、注意锻炼。

2.选用对头皮和头发无刺激的天然洗发液。

3.明显影响美观的患者，可实施遮盖疗法，必要时可试行植发，但是否有效尚不明确。

（谭正竹）

第五节　雄激素性脱发

雄激素性脱发（androgenetic alopecia，AGA）是最常见的脱发性疾病之一，是由于局部头皮的毛囊对雄激素的敏感性增加，引起毛囊微型化、毛干变细，从而表现为特征性部位头发变细、稀疏、发容量减少。

一、病因与发病机制

雄激素是 AGA 发病的关键因素，但通常 AGA 患者血液循环的雄激素水平正常。AGA 的发生是局部头皮毛发对雄激素的敏感性增加所致。脱发区毛囊内雄激素受体基因表达升高和（或）Ⅱ型 5α 还原酶基因表达升高，从而导致雄激素对易感毛囊的作用增大。对于 AGA 而言，毛囊中真皮成分细胞内含有特定的 Ⅱ型 5α 还原酶，可将血液中循环至该区域的雄激素睾酮转化为二氢睾酮，通过与细胞内的雄激素受体结合引起一系列反应，进而使毛囊出现进展性的微型化、脱发，直至秃发。

二、临床表现

1. 男女均可发病，男性多于女性，多见于 20～30 岁男性。

2. 男性最初表现为头发密度下降，前额两侧头发变为纤细而稀疏，并逐渐向头顶延伸，额部发际线向后退缩，头顶头发也可脱落，也有前额和头顶部头发同时脱落，随着秃发的继续进行，前额变高形成"高额"，前发际线呈 M 形，严重时仅枕部及两颞部残留头发。脱发区皮肤光滑，可见纤细的毳毛，皮肤无萎缩。可伴有头皮油脂分泌增加。女性一般病情较轻，程度也因人而异，多表现为头顶部头发稀疏，但前额发际线并不上移，也极少发生顶部全秃，通常也伴有头皮油脂分泌增多的症状。本病通常不累及眉毛、腋毛及其他部位的短毛和毳毛。一般无自觉症状或有微痒。

三、实验室检查

1. AGA 患者血液中的雄激素通常处于正常水平。对于女性弥漫性脱发患者而言，可进行性激素、铁蛋白和甲状腺刺激激素等检查，以便与由贫血和甲状腺功能异常引起的脱发鉴别。

2. 组织病理学检查。早期可见脱发区生长期毛囊减少，休止期毛囊增加；到晚期毛囊体积明显减小，毛囊的密度减少甚至消失，毛囊周围结缔组织可出现纤维化改变。

3. 皮肤镜检查。AGA 患者的皮肤镜下特征是毛干粗细不均、毳毛增多（毳毛与终毛比例失调）或者毛囊单位中毛发数目减少。

4. 拉发实验。患者 5 天不洗头，以拇指和食指用轻力拉起含有五六十根毛发的一束头发，计算拔下的毛发数量，多于 6 根为阳性，表示有活动性脱发，否则为阴性。AGA 患者拉发实验通常为阴性，而斑秃、休止期脱发或生长期脱发患者的活动期可为阳性。

四、诊断与鉴别诊断

1. 诊断。一般根据患者病史和特殊的脱发模式，可作出临床诊断，但对于早期或不典型的病例而言，做进一步辅助检查有助于诊断。

2. 鉴别诊断。本病需与其他原因如营养不良、药物使用、内分泌疾病（甲状腺功能减退或亢进、副甲状腺或垂体功能低下）以及缺铁性贫血等导致的脱发鉴别。女性患者若发生严重的雄激素性脱发，并伴发痤疮、多毛症、男性化或停经者，应注意排除内分泌功能紊乱。女性患者还需与以下疾病鉴别：①女性弥漫性斑秃，雄性激素性脱皮一般发病缓慢，拉发实验阴性，而弥漫性斑秃发病较快，拉发实验阳性，有时还会出现"感叹号"样发；②女性前额纤维化性秃发，本病经常发生于绝经期后的女性，前额出现发际线不均匀后退，而雄性激素性脱皮女性患者发病年龄通常始于青春期，且发际线基本不后移。

五、病情评估

对于非手术治疗患者，其效果判断包括脱发量的减少、毛发直径的增加、毛发色素的加深以及毛发数量的增加等。

六、临床处理

AGA 是一个进行性加重直至秃发的过程，应强调早期治疗和长期治疗。一般而言，治疗越早疗效越好。治疗方法包括系统用药、局部用药、毛发移植术和低能量激光治疗等，为了达到最佳疗效，通常推荐联合治疗。

1. 药物治疗。尚无特效系统用药，尤其是对于女性患者。

（1）内服药物。①非那雄胺：仅适用于男性患者，1mg/d，一般在服药 3 个月后头发脱落减少，使用 6 个月后观察治疗效果。如使用 12 个月后治疗效果不佳，建议停药。一般用药 1 年后的有效率可达 65%～90%。②螺内酯：仅适用于部分女性 AGA 患者，40～200mg/d，至少服用 1 年才会有效果，治疗过程中需注意检查血钾浓度。③左西替利嗪或西替利嗪：文献显示对雄秃有一定疗效，副作用较小，需患者知情同意后使用。

（2）外用药物。米诺地尔一般男性使用 5% 浓度，女性使用 2% 浓度，2 次 /d，1mL/ 次，涂抹于脱发区域头皮，使用 6 个月后观察效果，见效时间为 6～9 个月，有效率可达 50%～85%。注意有可能出现所谓的"狂脱期"现象。

2. 光电治疗。

（1）波长为 650～900nm，功率为 5mW 的低能量激光照射可促进毛发生长。

（2）CO_2 点阵激光。

（3）1550nm 非剥脱点阵铒玻璃激光。

3. 注射治疗。自体富含血小板血浆皮下注射、A 型肉毒毒素注射。

4. 中医中药治疗。可辨证服用中药治疗，也可使用中药、壮药制剂外洗、外用。

5. 其他治疗。毛发移植、纳米微针治疗、梅花针治疗、文发或发片以及使用假发等。

6. 联合治疗。如药物联合光电治疗、注射治疗联合光电治疗。

（蒙安定）

第六节　毛增多症和多毛症

毛增多症（hypertrichosis）指身体任何部位毛发数量过度增长。这个术语常与多毛症相混淆，毛增多症可以根据分布范围（全身或局部）、发病年龄（先天性或获得性）及毛发类型（毳毛、毫毛、终毛）来分类。多毛症（hirsutism）是指在女性在机体雄激素敏感区域出现过多终毛，并以男性型分布模式生长。

一、病因与发病机制

先天性毳毛增多症是一种罕见的常染色体显性遗传病，是基因突变导致了毳毛不能被毫毛取代所致。获得性毳毛增多症病因不明，被认为是一种"副肿瘤性疾病"，绝大多数同时合并或继发内脏恶性肿瘤，常见的是肺癌、结肠癌、乳腺癌等。先天性局部毛增多症是一种先天性局限性毛发育异常，常有家族史，病因不明。后天性局部毛增多症与外用某些药物（如米诺地尔）、局部长期外用糖皮质激素、内分泌功能障碍或局部慢性刺激及慢性炎症等相关。

多毛症分为雄激素源性、非雄激素源性和特发性。绝大部分患者发病与雄激素因素有关，非雄激素因素相对较少，特发性多毛症需要排他性诊断。毛发生长相关因素包括循环中雄激素水平、雄激素外周代谢、毛囊对雄激素敏感性以及其他内分泌因素如胰岛素抵抗等，常见多毛症病因：①肾上腺，包括了先天性肾上腺皮质增生症、男性化肾上腺肿瘤、Cushing 综合征、边缘性肾上腺功能不全；②卵巢，包括了男性化卵巢肿瘤、多囊性卵巢综合征、纯性腺发育不全；③垂体肢端肥大症；④ Achard-Thiers 综合征；⑤男性假两性畸形；⑥伴有雄激素表现的 Turner 综合征；⑦医源性；⑧特发性。

二、临床表现

1. 先天性毳毛增多症。表现为全身多毛，毳毛长而多，以面部最为显著，可覆盖除手掌、足底、指（趾）骨远端背侧、包皮以外的全身皮肤，可表现为"狗面型"或"猴面型"外观。"狗面型"患儿多数出生时即出现多毛，少数患儿出生时正常，到儿童时期体毛才开始增多增长，患儿体格及智力与正常人无明显差异，内分泌及生殖能力正常，部分患儿或家族成员中可有牙异常、外耳畸形、青光眼、幽门狭窄、光恐惧症等症状，偶见躯体和精神发育迟滞；"猴面型"患儿出生时毳毛即增多，外观似猴脸，寿命短，常在婴儿期以不明原因死亡。

2. 获得性毳毛增多症。常见于中老年人，突然起病，毳毛生长速度远远快于普通毛发，可在 1 周内生长 2.5cm，病情轻时仅局限于面部，表现为"狼面"，病情严重时可在短期内遍布于除手掌、足底以外的全身皮肤。患者常常伴发恶性肿瘤，如肺癌、结肠癌、子宫癌、乳腺癌等，也可合并皮肌炎、卟啉病等。

3. 先天性局部毛增多症。出生时或幼年发病，常和痣样表现合并存在，也可单发，边界清楚，但与痣的范围不一，毛发的直径、颜色和长度常常与患者年龄不相称。本病特殊类型包括：①脊柱裂伴多毛，特征性表现为患儿骶尾部可见一簇状黑毛，常伴脊柱裂；②肘部多毛，双肘部黑毛逐渐增多；③耳廓多毛，男性多见，除耳廓扩毛外无其他异常表现；④中节指骨多毛，表现为食指、中指、环指和小指的中节指骨处多毛。

4.后天性局部毛增多症。系反复外伤、摩擦、刺激、慢性炎症、外用某些药物或内分泌功能障碍等所致的受累区域皮肤毛发增多、变粗、变长，同时伴有色素沉着。

5.多毛症。表现为女性上唇、下颌、胸部、腹部、背部、手臂和大腿等部位出现过多过密的终毛，并部分或完全具有男性毛发分布的特征。多毛症的广泛和严重程度取决于雄激素的水平及毛囊对雄激素的敏感性，同时亦受遗传和年龄影响。不同原因导致的多毛症有其各自的特点，应注意患者的身高及体重，还需注意有无男性化特征，如声音变粗、阴蒂肥大、乳房萎缩和肌肉发达，有无合并黑棘皮病、痤疮（尤其经前期反复出现治疗抵抗的结节、囊肿）、皮脂溢出、脂溢性脱发等症状。

三、实验室检查

多毛症的实验室筛查项目中最主要的筛查指标为血清睾酮和硫酸脱氢表雄酮，必要时需进行实验室检查，如疑诊肾上腺肿瘤或卵巢肿瘤，亦需结合影像学检查。

四、诊断与鉴别诊断

1.诊断。根据病史和临床表现可作出诊断。仔细询问病史、详细体格检查及一定的实验室检查有助于诊断，明确寻找病因相对较复杂。

2.鉴别诊断。先天性毳毛增多症需与不同病因引起的多毛症如遗传性牙龈纤维瘤病多毛症、DE Lange 多毛畸形综合征、儿童营养不良性多毛鉴别诊断。此外，还需与毛发增多症鉴别，后者是毳毛出现全身性或局限性生长旺盛，与雄激素无关，可由遗传、药物（使用）、代谢或其他非内分泌疾病引起。

五、临床处理

1.多使用霜剂脱毛、电解和激光脱毛。各式各样的激光系统可用于脱去多余的毛发，如红宝石激光、Nd ∶ YAG 激光、半导体和翠绿宝石激光等；在各种脱毛霜中，含硫酸钡的霜剂效果良好，缺点是易引起局部刺激；剃毛和其他美容术（如拔毛）均可使用。其中，先天性毳毛增多症可尝试激光脱毛；获得性毳毛增多症以治疗原发病为主，原发病治愈后多毛症可逐渐缓解；后天性局部毛增多症无需特殊治疗，祛除诱因后多毛可逐渐消失。

2.治疗的关键是祛除病因，寻找原发病灶，药物引起者及早停药。对于多毛症的治疗推荐联合治疗，生活方式的改变、脱毛治疗及药物治疗的联合效果最佳。

（1）非药物治疗。剃毛、拔毛适用于局限性或小面积的多毛，需反复操作。激光目前已经被广泛应用，利用光热效应，选择性破坏毛囊结构，但需要多次治疗才能达到效果。改变生活方式减轻体重对多毛症也有改善的作用。

（2）药物治疗。广泛多毛者可系统应用药物治疗，药物治疗主要分两类：特异性抑制卵巢和肾上腺分泌雄激素；抑制雄激素与靶器官的雄激素受体结合。常用的药物包括口服避孕药，如炔诺酮＋乙炔基雌二醇、炔诺酮、双醋炔诺醇、屈螺酮＋炔雌醇等；抗雄激素，如螺内酯、醋酸环丙氯地孕酮、氟他定、非那雄胺等；糖皮质激素，如地塞米松、泼尼松、氢化可的松等，可用于先天性肾上腺增生症；胰岛素增敏剂，如二甲双胍，可用于多毛症伴多囊卵巢综合征。

（蒙安定）

第七节　毛发管型

毛发管型（hair casts）也称毛周角质管型或假性虮卵，表现为毛发上白色管形附着物，本病也可以发生在没有任何异常的头皮上，类似于虮子，因此也被称为假性虮卵。

一、病因与发病机制

病因不明。与头皮银屑病、石棉状糠疹、过度牵拉头发及使用发胶等因素有关。

二、临床表现

1. 多见于女性，尤其是头发长期受到过度牵拉者。

2. 本病的特点。毛干上包绕黄白色管状结石样物质，长 3 ～ 7mm，与毛干结合较为紧密，但位置可变，牵拉时可在毛干上滑动，数目不等。电子显微镜下，毛发管型通常由外毛根鞘组成，偶尔由内毛根鞘组成，有时由两者共同组成。临床上可分为寻常型毛发管型和非寻常型毛发管型。寻常型毛发管型与发生在头皮的角化不全性皮肤病有关，又被称为角化不全性毛发管型。非寻常型毛发管型与头皮的疾病无关，只发生于女性，通常被称为毛周角质管型。

三、诊断与鉴别诊断

1. 诊断。根据临床表现一般可作出诊断。

2. 鉴别诊断。本病需与头虱、白癣、脂溢性皮炎和结节性脆发症等鉴别。

四、临床处理

本病目前无特效治疗方法，治疗主要是祛除可能的病因。

（蒙安定）

第八节　Fox-Fordyce 病

Fox-Fordyce 病又称大汗腺痒疹，是一种仅发生于大汗腺分布部位的疾病。

一、病因与发病机制

病因为大汗腺导管上端阻塞导致下端导管扩张、破裂，形成表皮内水疱而引起的慢性炎症。与雌激素代谢失衡有关，但患者血液中的雌激素水平正常。

二、临床表现

1. 90% 的患者为 13 ～ 55 岁女性。

2. 好发部位。大汗腺分布部位为腋下、乳晕、脐凹、阴阜、大阴唇、会阴。

3. 皮疹特点。以针头至绿豆大小的坚实散在毛囊性丘疹为主。受累部位可毛发稀少。

4. 症状。持续性的剧烈瘙痒。

5. 慢性病程，部分患者症状在月经期加重，孕期或绝经期减轻。

三、组织病理

早期大汗腺毛囊口角化、栓塞，在栓塞导管下端管壁中见海绵状水疱，导管旁大汗腺见潴留所致水疱，毛囊漏斗部棘层水肿、肥厚。后期毛囊周围可见淋巴细胞浸润。

四、诊断与鉴别诊断

1. 诊断。根据好发部位、典型的临床表现，必要时结合组织病理学检查可作出诊断。

2. 鉴别诊断。本病需与痒疹、外阴刺激症状、神经性皮炎鉴别。

五、临床处理

本病尚无特效治疗方案，局部、系统治疗均可改善症状，小面积的皮损清除可达到根治。

1. 局部治疗。以局部止痒为主，可选用苯佐卡因乳膏、达克罗宁乳膏、多塞平乳膏、维 A 酸乳膏及糖皮质激素乳膏等。皮损局限者可选用糖皮质激素皮损内注射治疗。

2. 系统治疗。可试用异维 A 酸、己烯雌酚或女性口服避孕药。

3. 皮损顽固且面积小者可考虑手术切除治疗。

（李卫国）

第九节　头皮糠疹

头皮糠疹（pityriasis capitis）俗称头皮屑，指头皮上有干燥或稍带油性小的薄片状鳞屑脱落。

一、病因与发病机制

头皮糠疹实为一种生理状态，雄激素刺激、皮脂腺活性、遗传因素等都是可能的病因。

二、临床表现

可见于任何年龄，多见于成年，严重程度个体差异较大。主要表现为头顶、颞部毛干上小的银灰色薄片状、糠秕状干燥或稍带油性鳞屑，常脱落在衣服上。

三、诊断与鉴别诊断

1. 诊断。根据典型的临床表现可作出诊断。

2. 鉴别诊断。本病需与白癣、石棉状糠疹鉴别。

四、临床处理

可用焦油洗发液、2% 酮康唑洗剂、2.5% 二硫化硒洗剂等外洗。

（李卫国）

第十节　石棉状糠疹

石棉状糠疹（pityriasis amiantacea）为一种好发于青少年头皮，类似于石棉状的、厚积的鳞屑性慢性疾病。

一、病因与发病机制

本病病因未明确。可能是多种炎症性皮肤病导致的头皮反应性疾病，大样本研究发现，头皮活检可有银屑病、脂溢性皮炎、头癣、特应性皮炎、扁平苔藓、细菌感染及毛发红糠疹等疾病的病理表现。

二、临床表现

1. 毛发鞘。在头发近端包绕有纯白色类似石棉结晶的鞘状物，可在毛干上上下移动。
2. 糠状鳞屑。大量白色糠状鳞屑黏着堆积在头皮和发根部形成大片厚痂。
3. 毛囊口呈石棉样棘状隆起，紧紧缠绕于发根部。
4. 轻度瘙痒。头皮和毛发不受损害。女性多于男性。

三、诊断与鉴别诊断

1. 诊断。根据毛发鞘、石棉状糠状鳞屑、毛囊口有棘状隆起，头发不受损害等临床表现，易作出诊断。
2. 鉴别诊断。本病需与白癣、头皮银屑病、头皮干性脂溢性皮炎等鉴别。

四、临床处理

2% 发用酮康唑洗剂、2.5% 二硫化硒洗剂等外洗。症状较重者可剪短头发后外用角层剥离剂，如 5%～10% 硫磺软膏、5% 水杨酸软膏、0.1% 维 A 酸乳膏等。

（李卫国）

第十一节　多汗症

多汗症（hyperhidrosis）是在正常生活环境和条件下局部或全身皮肤汗液过多的现象，为小汗腺分泌过多导致。

一、病因与发病机制

病因与发病机制未明。多汗症的病因分为疾病性和功能性失调。本病可能是各种因素导致交感神经冲动增加，乙酰胆碱分泌增多，小汗腺的兴奋性增强导致；也可能是小汗腺的神经紧张性增加，使其对正常强度的神经性和非神经性刺激的出汗反应增强所致。

二、临床表现

1.原发性多汗症。最为常见，多有家族史，多为功能性失调，与系统性疾病无关。

（1）最常受累部位是掌跖、腋窝、头皮和腹股沟。掌跖多汗症最常见。

（2）多在儿童期发病。

（3）症状。汗珠呈滴状不停地滴流，可出现手足湿冷。由于汗液蒸发不畅致使表皮浸渍，易继发真菌感染。

（4）腋窝或阴部多汗时可伴臭汗症。

2.继发性多汗症。由其他疾病或药物引起，通常为泛发性多汗，多发生在夜间，成人期发病。常伴发以下疾病：

（1）感染。急性病毒性或细菌性感染；慢性感染如结核、疟疾等。

（2）内分泌疾病。糖尿病、甲状腺功能亢进症、闭经、妊娠、垂体功能亢进等。

（3）神经系统疾病。脑卒中、脊髓损伤、帕金森病等。

（4）其他。淋巴瘤、充血性心力衰竭、焦虑、肥胖等。

（5）药物。常见药物如乙醇、可卡因、海洛因、奥美拉唑等。

三、诊断与鉴别诊断

1.根据临床表现可作出诊断。

2.原发性多汗症的诊断标准。

（1）局部的、肉眼可见的大量出汗，持续 6 个月以上。

（2）无明显排除疾病因素。

（3）同时满足以下至少 2 条：①双侧对称；②发病年龄＜ 25 岁；③有家族史；④睡眠时停止；⑤每周至少发作 1 次；⑥影响日常生活。

四、临床处理

1.局部治疗。外用止汗剂，如 20% 六水合氯化铝、6.25% 四氯化铝、锆盐、醛。常见不良反应有烧灼感和刺激性接触性皮炎。

2.离子渗入法。作用机制不明，可能与阻塞角质层汗管有关，不良反应较轻。

3.注射 A 型肉毒杆菌毒素。用于治疗腋窝多汗症，对掌跖多汗症有效。

4.口服抗胆碱能药物减少出汗。常用的有奥昔布宁、格隆溴铵。

5. 手术。其他治疗无效时可考虑手术。切除汗腺对腋窝多汗症有效，交感神经切除术可用于掌跖多汗症。

（韦高）

第十二节　腋臭

腋臭又称腋部臭汗症（bromhidrosis），为腋窝部发出特殊的刺鼻臭味，天热汗多或运动后明显。

一、病因与发病机制

病因与发病机制未明。可能与遗传、种族、腋窝各种细菌、性激素等因素有关。

二、临床表现

1. 多见于年轻女性。
2. 家族史。
3. 腋窝部发出特别的刺鼻气味，可伴有色汗（黄色多见）。

三、诊断与鉴别诊断

根据发病部位及特殊气味即可作出诊断。

四、临床处理

1. 一般治疗。勤沐浴、勤换衣、保持皮肤干燥与清洁、剃腋毛。外用药物治疗可选择具有止汗、收敛、杀菌、消毒作用的药物，如 20% ～ 25% 氯化铝溶液、2% ～ 4% 甲醛溶液等。
2. 局部注射 A 型肉毒杆菌毒素。每个注射区域使用 50U 肉毒杆菌毒素，每次治疗总量不超过 200U，常用的单点注射剂量为 2 ～ 5U，每侧 10 ～ 25 个注射点。6 ～ 9 个月治疗 1 次。
3. 物理治疗。高频电针、脱毛激光、射频等。
4. 手术治疗。病情严重的患者可行全切术、部分切除加剥离术、剥离术。

（韦高）

第十三节　甲病

甲病（onychosis）为发生在甲床、甲板、甲周中任一部位的病变。

一、病因与发病机制

可能是先天性，也可能是获得性。获得性甲病主要由皮肤病、系统性疾病、药物使用或外源性因素导致。

二、临床表现

甲病引起的甲体征主要包括甲母质功能异常导致的体征、甲床疾病导致的体征、甲板色素沉着导致的体征等三类。

1. 薄甲（thin nail）。由甲母质萎缩导致。多见于周围循环紊乱、缺铁性贫血、扁平苔藓、发育缺损等。少数与末梢循环障碍有关。甲板变薄，常为营养不良的表现。

2. 甲肥厚（onychauxis）。分为先天性和后天性两种。先天性者罕见，为常染色体显性遗传，多在1岁内发病，以厚甲、掌跖角化、多汗、毛囊角化为特征。后天性厚甲可由外伤、银屑病、毛发红糠疹、湿疹、真菌感染等引起。表现为全部指（趾）甲变黄褐色、增厚、变硬，甲远端翘起，甲下硬性角质物，有明显甲横沟。

3. 脆甲（fragilitas unguium）。可能与外界刺激、维生素缺乏、指（趾）尖微循环障碍及甲母质的慢性疾病、甲床肿瘤等因素有关。指（趾）甲板松脆、透明，易脆裂、破损。甲床的恶性肿瘤如Bowen病、鳞状细胞癌等可引起甲板的松解和破坏。

4. 反甲（koilonychia）又称匙状甲。反甲主要由内分泌代谢异常、卟啉病、缺铁、肾移植、甲状腺功能亢进或甲状腺功能减退、某些皮肤病及职业因素导致。早期甲板变薄、变平，晚期周边向上卷起且中间凹下。

5. 白甲（leukonychia）。是最常见的甲色素改变。分为点状白甲、线状白甲、部分白甲、全白甲。点状白甲常见于指甲，可发生于正常人，也可由甲母质的微小损伤所致。线状白甲可为遗传性，也可为近端甲周外伤波及甲母质引起。全部甲出现不规则白色横线是砷中毒或铊中毒的表现，也见于烟酸缺乏症。纵白线为毛囊角化病的典型表现。部分白甲多见于真菌感染、结核病、肾炎、肿瘤、麻风、肝硬化等。全白甲罕见，可能是常染色体显性遗传，也可见于伤寒、麻风、肝硬化。

6. 黑甲（black nail）。分为两种，一种呈带状黑色，由甲母黑素细胞产生的黑素进入甲板引起，见于甲母痣；另一种是由外伤导致的甲下出血，呈黄褐色。

7. 嵌甲（unguis Incarnatus）。由穿过紧的鞋或剪甲不良造成指（趾）甲板嵌入甲皱襞导致，常发生在第一趾，甲过度生长并嵌入甲皱襞，可引起隆起的肉芽组织，有疼痛反应。

8. 甲剥离（onycholysis）。又称甲分离症。女性多见。与外伤、化学刺激有关，也可见于某些皮肤病如特应性皮炎、扁平苔藓、银屑病、甲真菌病、细菌和病毒感染等患者。常开始于游离缘与甲板分离，再向近端延伸，极少累及两侧边缘，分离的甲板有颜色改变，由甲下细菌和脏物堆积导致。可波及一个甲或多个甲。

9. 甲萎缩（onychoatrophy）。为先天性或某些皮肤病（如大疱性表皮松解症、麻风、毛囊角化病等）引起。一个、多个或全部指（趾）甲板变薄、变短、萎缩，甚至形成软甲症和无甲症。

10. 甲横沟（transverse furrows of nail）和甲纵裂（longitudinal split）。甲横沟为甲板上出现横向凹陷的沟线，由甲母质功能受抑制所致，全身性损伤（如急性发热性疾病、麻疹）和局部损伤（如甲沟炎、剔甲癣）均可导致。甲纵裂为甲板上出现纵向的开裂，常为外伤、长期接触水或干湿交替引起，一些系统性疾病（如贫血、甲状腺功能减退、糖尿病、维生素缺乏症等）及其他皮肤病（如毛囊角化病、斑秃、银屑病、扁平苔藓等）也可出现，少数是老年性指甲板的生理变化。

11. 甲凹点（pitted nail）。常见于斑秃、银屑病等，一些患者与遗传或职业性接触相关。一个或多个甲板表面出现顶针样小凹陷。

12. 二十甲营养不良（twenty-nail dystrophy）。多见于儿童，但成人也可发病。二十甲均呈乳白色，变薄，无光泽，易脆，过多纵嵴使甲粗糙。可为特发性或扁平苔藓、斑秃、寻常性鱼鳞病、银屑病、掌跖角化病等导致。

13. 甲肿瘤（tumor of nail）。甲下血管球瘤，起源于甲床血管壁的血管球细胞，表现为甲板紫蓝色隆起，自发痛或触痛，为阵发性。甲下黑色素瘤较少见，好发于拇指（趾），初为甲板棕褐色、黑色纵行色素带或条纹，后逐渐出现甲板增厚、裂开、破坏，甲周皮肤呈茶褐色或棕褐色斑，可能与外伤有关。上皮肿瘤，鳞状细胞癌、Bowen病、基底细胞癌、恶性黑子等。甲周肿瘤，甲周纤维瘤、指纤维瘤等。结缔组织肿瘤，甲下外生性骨疣、骨软骨瘤等。

14. 甲沟炎。一个或数个指甲受累。甲沟潮红、肿胀、有脓性分泌物和缺乏甲护皮。多由修甲、职业性损伤，细菌、念珠菌属、铜绿假单胞菌所致。银屑病、糖尿病、肠源性肢端皮炎、周围循环障碍、甲化妆品的甲周损害等也可引起甲沟炎。

三、诊断与鉴别诊断

根据各自特有的临床表现、实验室检查、组织病理学检查可作出诊断。

四、临床处理

多数先天性甲病目前无有效的治疗方法。甲病与全身疾病、外界因素有关，应治疗原发疾病、预防相关致病诱因。

1. 感染性甲病可外用抗生素软膏。念珠菌感染导致，应保持局部干燥，并外用抗真菌药物。

2. 厚甲可口服维A酸类药物，局部外用角质剥离剂。

3. 嵌甲应纠正诱发因素，必要时手术切除。

4. 黑甲的诊断应慎重，如无明显外伤且突然甲变黑时应及时做组织病理学检查，尽快明确诊断，给予治疗。

（韦高）

第十五章　黏膜疾病

黏膜的结构与皮肤的不同之处，在于没有皮脂腺、汗腺和毛发，其表面仅有一层无角化层的扁平鳞状上皮细胞，因此容易受损。由于生理及解剖结构、内外环境、干湿条件、生理功能等的不同，黏膜损害也不同于皮肤损害，黏膜损害的形态常因湿润、浸渍与摩擦等因素而改变，易出现糜烂与溃疡，分布排列规律亦不明显，颜色变化也少，会对诊断造成一定程度的困扰。

接近皮肤的黏膜有结膜、鼻黏膜、唇、口腔黏膜、外生殖器与肛门等处，皮肤病变可以发生在这些接近皮肤的黏膜处，或是患者在有皮疹的同时发生黏膜损害，或是病变由皮肤蔓延到黏膜。例如，天疱疮除全身皮肤可发生损害外，还常见口唇、外生殖器等黏膜的损害；扁平苔藓既可以单纯出现皮肤的损害也可以单纯出现唇、口腔黏膜的损害，还可以两者同时发生损害。这些内容在有关章节中已有叙述，本章叙述一些主要发生于黏膜的常见疾病。

（林文聪）

第一节　接触性唇炎

接触性唇炎（contact cheilitis）指口唇及其周边皮肤接触了变应原或（和）刺激物发生的局部炎症反应。

一、病因与发病机制

本病多见于青中年女性，与该人群常使用口唇护理用品、化妆品有关，如唇膏、口红及纹唇染料等。随着牙膏品种及材料的丰富、外用药物及牙科用品使用的增加，与之相关的接触性唇炎报道愈来愈多。广西盛产杧果，杧果接触性唇炎时有发病，尤其在芒果成熟的夏季。

二、临床表现

接触刺激物或致敏物后即刻至数天内起疹，发病部位与接触部位基本一致。急性接触性唇炎接触部位唇黏膜肿胀、起水疱甚至血疱、糜烂结痂，亦可波及口周皮肤，轻者仅有局部脱屑，停止接触后症状减轻，再次接触时皮疹复发并加重，反复发作、加重后可呈慢性改变。慢性接触性唇炎表现为唇局部浸润性肥厚、干燥性脱屑、皲裂，少部分发展为白斑和疣状结节，个别甚至发生癌变。

三、实验室检查

1. 斑贴试验。常用于病因不明或有多种接触物质的患者，可提示并查找可疑致敏原；对怀疑化妆品、牙膏等致敏者，可直接使用可疑致敏物进行斑贴试验。

2. 组织病理学检查。急性期表皮海绵水肿，真皮浅层血管扩张、充血、真皮乳头水肿，胶原纤维纤细，浅层血管周围中度致密淋巴细胞、组织细胞浸润，偶见嗜酸性粒细胞及浆细胞。重者水疱形成或见血疱。慢性期表皮银屑病样改变，出现角化不全与角化过度；真皮乳头层增厚，粗厚红染的胶原与表皮垂直。

四、诊断与鉴别诊断

1. 诊断。根据明确的接触史，在接触的唇部及其周围皮肤发生迅速的急性湿疹样改变，祛除诱因损害很快消退，易作出诊断。

2. 鉴别诊断。慢性接触性唇炎需与剥脱性唇炎和光线性唇炎鉴别。

五、临床处理

1. 处理原则。首先应祛除各种致病因素并避免再接触，药物治疗以抗过敏、抗感染为主，癌变者应尽早手术治疗。

2. 治疗方法。局部外用糖皮质激素常有良好疗效，对合并感染者可局部加用抗菌类外用药。慢性接触性唇炎可选用激光、冷冻治疗或手术切除。

3. 监测和随访。经久不愈者，应进行病理监测，出现癌变倾向应尽早选用激光、冷冻治疗或手术切除并随访。

（林文聪）

第二节　光线性唇炎

光线性唇炎（actinic cheilitis）是指唇对光线过敏所致的一种湿疹性改变。常由光照诱发或加重，Ayres 在 1923 年首次报道此病，并命名为光化性剥脱性唇炎。本病多见于农民、渔民及户外工作者，发病群体以男性为主。本病春末发，夏季重，秋季减轻，故 Marchionini 于 1939 年将其命名为夏季唇炎。

一、病因与发病机制

本病与日光照射有密切关系，症状轻重与接触光线的强弱、照射时间的长短以及个人对光线的敏感度有关。外用或服用光感性物质后日光照射，会导致光敏感发病。本病也有家族性发病病例。

二、临床表现

皮疹好发于下唇，表现为唇部肿胀、糜烂、结痂或干燥、脱屑、皲裂等湿疹样改变，根据临床表现和经过分为两种类型：

1. 急性光线性唇炎（acute actinic cheilitis），即 Marchionini 型。较少见，发作前有暴晒史，表现为出现急性肿胀充血，继而发生群集小水疱，水疱壁薄且易破裂、糜烂，表面覆以黄棕色血痂或形成溃疡，感染后有脓性分泌物，往往累及整个下唇。轻者仅于进食或说话时有不适感，重者患部会感灼热和刺痛，妨碍进食和说话。反复不愈的急性患者可转成慢性光线性唇炎。

2. 慢性光线性唇炎（chronic actinic cheilitis），即 Ayres 型。由急性患者演变而来或发病即为慢性。早期下唇干燥，出现细小脱屑，厚薄不等，鳞屑剥去后不久后又生新的鳞屑，如此迁延日久，唇部组织会因增厚而失去正常弹性，口唇表面出现皱褶和皲裂，有紧绷感。长期不愈者下唇变粗糙和角化过度，继而发生浸润性乳白色斑，组织学上若表皮细胞有异型性改变，应考虑为光化性白斑病（actinic leukoplakia），部分最终可演变为鳞状细胞癌。

上述两种类型唇炎可混合存在。

三、实验室检查

组织病理学检查。表皮常有角化过度，棘层肥厚，真皮乳头血管扩张，真皮结缔组织嗜碱性病变，炎症细胞浸润以淋巴细胞和组织细胞为主，还有少数浆细胞和朗格汉斯细胞。真皮血管明显扩张。除上述改变外，白斑期还可见假性上皮瘤样增生和细胞异型性。

四、诊断与鉴别诊断

本病与光线密切相关，夏重冬轻，唇部呈湿疹性改变，通常能和其他类型的唇炎相区别，但应仔细与唇部盘状红斑狼疮及扁平苔藓等鉴别，组织病理易鉴别。

五、临床处理

1. 处理原则。首先要做好防晒，药物治疗以抗感染、抗光敏为主，发生癌前病变或癌变应尽早激光或手术治疗。

2. 治疗方法。防晒，使用防晒伞、宽缘防晒帽及防晒唇膏，能防止病情加重或复发。局部治疗使用糖皮质激素。系统治疗内服氯喹、复合维生素 B、对氨苯甲酸片（PABA）、抗组胺药或静脉注射硫代硫酸钠等。冷冻治疗可能对局限性损害有效。演变为黏膜白斑的局部使用氟尿嘧啶，重者可使用激光治疗。疑有癌变者，应及早手术治疗。近年来，使用 5- 氨基酮戊酸的光动力疗法显示出一定的优势和效果，文献报道经过 1 ～ 3 次治疗，77% 患者达到痊愈效果，不良反应少且轻，美容效果好。

3. 监测和随访。慢性经久不愈者，应行病理监测，疑有癌变者，应及早手术治疗并随访。

（林文聪）

第三节　剥脱性唇炎

剥脱性唇炎（exfoliative cheilitis）为描述性诊断，指以唇部持续性原发性脱屑为特征的慢性轻度浅表性炎症。

一、病因与发病机制

本病多见于青年女性，尤其是患有神经质症的女性，情绪波动时易发。病因不明，认为与习惯性舔唇等机械刺激有一定关系；念珠菌也是致病因素之一；与使用含有致敏物质的唇膏、烟草和药物等也有一定关系。

二、临床表现

初发多见于下唇中部唇红缘先出现炎症，后发展至整个下唇或同时累及上唇，个别扩展到唇周及面部。唇红干燥、脱屑、结痂，痂脱落后形成光滑表面，但很快会形成新痂，可发生皲裂、出血，伴局部刺痛和烧灼感。病程数月至数年不等，患者常因唇部干燥不适养成舔唇或咬唇等不良习惯，进而使唇干裂加重，周而复始即转为慢性。有时慢性剥脱性唇炎易伴发念珠菌感染，少数患者可出现上皮瘤样增生。

三、诊断与鉴别诊断

1. 诊断。根据唇红缘病因是下唇红缘处反复发生干燥、鳞屑、结痂，有助于作出诊断。

2. 鉴别诊断。本病需与腺性唇炎、接触性唇炎、光线性唇炎鉴别，结合病理特征有助于鉴别；还应与唇盘状红斑狼疮、唇扁平苔藓、黏膜良性淋巴细胞增生症及黏膜良性浆细胞增生症等鉴别。目前皮肤科学家们倾向于把不能分类、原因不明、以慢性脱屑为主的唇炎均归列为剥脱性唇炎。

四、临床处理

1. 处理原则。最有效的方法是尽可能寻找并祛除可能的诱因，药物治疗以抗炎、保护黏膜为主。

2. 治疗方法。外用糖皮质激素、钙调磷酸酶抑制剂常常有效，有外用他克莫司治疗成功的报道；局部皲裂者可外用硝酸银软膏或氧化锌软膏。可内服氨苯砜 50mg，2 次 /d 15 ～ 45 天，以及 B 族维生素等。抗抑郁治疗亦有一定疗效。出现上皮瘤样增生的，可选用冷冻、激光或外科手术治疗。

（林文聪）

第四节　浆细胞性唇炎

浆细胞性唇炎（plasma cell cheilitis，PCC）是累及唇部的一种慢性炎症性黏膜疾病，临床发病率较低。该病以弥漫、密集的多克隆浆细胞浸润真皮组织为主要组织病理特征。也可见于人体其他黏膜部位。

一、病因与发病机制

本病发病机制尚不明确，可能与自身免疫、局部刺激、激素或者与合并糖尿病等内分泌疾病有关。

二、临床表现

本病多发于中老年群体，男性多于女性。上下唇均可受累，以下唇为主，亦可发生于齿龈、口腔黏膜及外阴、肛周黏膜部位。初始主要表现为在唇黏膜出现水肿性红斑，多伴有小水疱，继而破溃、糜烂、结痂。后期在不同皮损部位同时出现肥厚和萎缩。本病可伴有痛感，病程缓慢，可迁延至数月或数年不等。可自然缓解，但易反复。

三、实验室检查

1.皮肤镜检查。溃疡周围可见放射状排列的血管扩张和增生，边界清晰且规则。

2.组织病理学检查。黏膜上皮轻度增生，棘层海绵形成，真皮水肿，可见弥漫、密集的多克隆多形性浆细胞浸润，细胞内外可见罗梭小体，还可见少量的淋巴细胞、组织细胞。血管周围可见浆细胞围绕，但血管本身无炎症表现。

四、诊断与鉴别诊断

1.诊断。本病单纯根据临床表现很难诊断，可先用皮肤镜初步排查，再进行组织病理学检查后可诊断。

2.鉴别诊断。本病需与黏膜白斑病、梅毒、扁平苔藓、盘状红斑狼疮等鉴别。

五、病情评估

1.发病的危险因素。与自身免疫、局部刺激、激素或与合并糖尿病等内分泌疾病相关，多见于中老年群体，男性多于女性。

2.根据患者皮损的严重程度和患者主观感觉情况进行评估。

六、临床处理

1.处理原则。积极排除外界和自身可疑诱发因素，注意局部创面护理，外用抗炎或局部免疫抑制药物，注意保湿处理。

2.治疗方法。有糜烂、渗出者可予0.1%乳酸依沙吖啶溶液或生理盐水局部湿敷，伴感染者外用抗生素软膏抗感染治疗。无糜烂、渗出者可予局部外用或注射糖皮质激素；可以使用钙调磷酸酶抑制剂或和糖皮质激素联合治疗。

3.监测和随访。反复发病者需尽早就医治疗，积极排除诱因和治疗机体原发病。

（严文杰）

第五节　肉芽肿性唇炎

肉芽肿性唇炎（granulomatous cheilitis，GC）又称肉芽肿型巨唇炎，常突然起病，表现为唇部进行性肿胀，多以上唇先发病，逐渐下唇也开始出现肿胀，最终发展为永久性巨唇。

一、病因与发病机制

病因尚不明确，可能与感染、局部刺激、遗传等因素有关。

二、临床表现

本病好发于20～30岁的青年群体，常表现为上唇和下唇均受累，也可伴面部水肿或口腔溃疡，当伴有面部麻痹和舌部皱褶时，可能是 Melkersson-Rosenthal 综合征的表现之一。唇部肥厚肿胀多以唇部的一侧开始，逐渐发展到另一侧，唇部颜色初始无明显改变，反复发作后可转为暗红色。肥厚肿胀的唇部有垫褥感，以无明显感觉的非凹陷性水肿为特征。起病初期唇部肿胀可在几小时或数天内自行消退，可随着病情发展，发作频次增加会逐渐发展为永久性肿胀状态，并可出现瓦楞状纵行裂沟。

三、组织病理

主要表现为由淋巴细胞、组织细胞、浆细胞浸润的真皮或皮下组织慢性非干酪化类上皮细胞肉芽肿性炎。

四、诊断与鉴别诊断

1. 诊断。根据以上病史、临床表现可作出初步诊断，确诊需结合组织病理。

2. 鉴别诊断。本病需与血管性水肿、牙源性感染引起的唇部急性炎症、浆细胞唇炎等鉴别。

五、病情评估

1. 发病的危险因素。感染、局部刺激和遗传等因素会引发本病，多见于青年群体。

2. 根据患者唇部肿胀程度和患者主观感觉情况进行评估。

六、临床处理

1. 处理原则。积极排除感染和局部刺激等可疑致病因素，以抗感染、对症、抗增生治疗为主。

2. 治疗方法。

（1）对可能的诱发因素治疗：主要是清除牙源性感染病灶。

（2）局部治疗：可局部使用糖皮质激素（外用或注射）。

（3）系统治疗：氯法齐明 100mg，2 次 /d 连服 10 天，继而每周 2 次，连服 4 个月。也可选用中小剂量糖皮质激素口服治疗。

（4）皮肤外科治疗：永久性巨唇可做唇部修复术。

3. 监测和随访。反复发病者需尽早就医治疗，避免形成永久性肿胀状态。

（严文杰）

第六节　复发性阿弗他口腔溃疡

复发性阿弗他口腔溃疡（recurrent aphthous stomatitis，RAS）是最常见的口腔黏膜溃疡性疾病，会反复发作，表现为伴有疼痛的圆形浅溃疡。病程自限。

一、病因与发病机制

以下可能是 RAS 的诱因：局部因素，如个体基因的易感性等；感染因素，如感染幽门螺杆菌等；营养因素，如缺乏叶酸等 B 族维生素；免疫因素、心理和社会压力及食物过敏。

二、临床表现

RAS 在普通人群的发病率为 20% 左右，在儿童中发病率可高达 39%。RAS 患者通常在口腔溃疡出现前 2～48 小时会出现前驱症状，如有灼烧感、刺痛感等，后形成圆形、类圆形的溃疡，溃疡边缘伴有红斑和在浅溃疡中心覆盖着黄色、灰色纤维蛋白质假膜。RAS 溃疡通常发生在非角化口腔黏膜上，以颊和唇黏膜为最常见。溃疡的直径多为 3～10mm，可伴有明显痛感，重症病例可伴随有乏力、食欲减退等全身症状，持续 10～14 天，愈后一般无瘢痕形成。

三、组织病理

RAS 的镜下特征是非特异性的，表现为坏死性炎症改变。早期损害表现为血管基底膜下方中性粒细胞浸润，溃疡后期表现为慢性炎症细胞浸润。愈合过程中可伴有上皮细胞修复和血管、纤维组织增生。

四、诊断与鉴别诊断

1. 诊断。根据 RAS 的典型临床表现一般不难作出诊断。

2. 鉴别诊断。本病需与早期梅毒黏膜斑、贝赫切特综合征、多形红斑、扁平苔藓、口腔单纯疱疹鉴别。

五、病情评估

1. 发病的危险因素。局部因素、感染、营养、免疫等多种因素。

2. 根据患者溃疡直径、数量以及合并感染情况进行评估。

六、临床处理

1. 处理原则。积极查找、排除诱发因素，治疗原则是促进溃疡愈合、缓解疼痛、避免复发。

2. 治疗方法。

（1）局部治疗。局部应用镇痛药（如 0.5% 盐酸达克罗宁乳膏等）可短暂缓解疼痛，局部外用激素、抗生素制剂可以促进溃疡愈合，必要时可皮损内注射类固醇皮质激素，也可以结合物理治疗（氦氖激光等）加速溃疡愈合。

（2）系统治疗。为预防皮疹复发，成人可系统使用沙利度胺、秋水仙碱、硫唑嘌呤等药物治疗，治疗中可辅以 B 族维生素。合并感染时可系统使用抗生素。

3. 监测和随访。反复发病者应积极寻找病因，出现溃疡后应避免感染，早期治疗。

（严文杰）

第七节　黏膜白斑病

黏膜白斑病（leukoplakia）表现为口腔或外阴黏膜上皮增厚的白色斑片，是一种以鳞状上皮增生为特征的癌前病变。

一、病因与发病机制

1.局部刺激。包括物理性、化学性刺激，例如吸烟、咀嚼槟榔、饮酒、使用不合适的牙托、卫生习惯不佳等；

2.全身因素。肥胖、糖尿病、真菌感染、梅毒等。

二、临床表现

1.口腔黏膜白斑病。多见于40岁以上的男性，主要表现为颊、唇和舌黏膜的上皮增厚、变白，呈大小不一、形状不规则的乳白色浅表斑片，硬腭、齿龈黏膜也可受累。严重者可融合为弥漫性损害。多无自觉症状，少数有刺痛感。口腔黏膜白斑可进展为鳞状细胞癌。

2.外阴黏膜白斑。多见于绝经期肥胖女性，主要表现为灰白色、肥厚的瘙痒性斑片，多发生于阴蒂、大小阴唇的内侧；男性主要发生于龟头黏膜。可见有抓痕和肥厚，继发感染时可出现疼痛和红肿。

三、组织病理

表现为角化过度或角化不全，伴有真皮浅层淋巴细胞浸润，癌前期黏膜白斑可见非典型细胞，表皮细胞呈异型性增生，核深染，可见核分裂象。

四、诊断与鉴别诊断

1.诊断。根据口腔或外阴黏膜上皮增厚的白色斑片，结合组织病理，可作出诊断。

2.鉴别诊断。口腔黏膜白斑需与口腔、唇部扁平苔藓和银屑病鉴别。外阴黏膜白斑需与扁平苔藓、硬化性萎缩性苔藓鉴别。

五、病情评估

1.发病的危险因素：局部因素和全身因素。

2.根据患者发生部位、发生面积、是否合并感染以及癌变倾向进行评估。

六、临床处理

1.处理原则。鉴于发育不良的黏膜白斑常引起癌变，治疗上以彻底清除白斑为目的。

2.治疗方法。

（1）祛除诱发因素。避免不良刺激，积极治疗全身因素疾病。

（2）局部药物治疗。局部外用维A酸、钙调磷酸酶抑制剂等，伴瘙痒者可局部外用止痒制剂。

（3）手术或物理治疗。可采用手术对病变组织进行切除，也可采用CO_2激光、电灼、光动力治疗等方法。

3.监测和随访。告知患者此病有癌变倾向，应尽早积极治疗。

（严文杰）

第八节　包皮龟头炎

龟头炎（balanitis）为发生于阴茎龟头部位的急性或慢性炎症。龟头和包皮内侧的黏膜面同时累及时称为包皮龟头炎（balanoposthitis）。

一、病因与发病机制

1. 感染。是最常见的病因，常见的病原体有细菌、念珠菌、滴虫、螺旋体等。

2. 局部刺激。汗液、卫生用品、洗涤用品、外用药物和大小便等可刺激局部产生炎症。

3. 外伤。常因外伤如拉链夹伤、性交时受伤或搔抓伤等。

4. 特殊损害。浆细胞性龟头炎。

二、临床表现

1. 白念珠菌性包皮龟头炎。包皮和龟头可见红斑，边缘较清楚，逐渐向外扩大，表面光滑，有轻度脱屑、丘疱疹和小脓疱。急性发作时有糜烂、渗液。反复发作可引起包皮干裂、纤维化和组织硬化等慢性改变。

2. 滴虫性包皮龟头炎。龟头可见红斑和丘疹，缓慢扩大，边缘清楚，红斑表面可见针头大小的水疱，水疱融合破溃后形成糜烂面，可伴尿道炎。

3. 急性浅表性包皮龟头炎。常由接触刺激物、创伤、搔抓伤或包皮过长等引起。皮损表现为局部水肿性红斑、水疱、糜烂、渗液、出血，继发感染者可有脓性分泌物、局部疼痛，可伴有低热、乏力、腹股沟淋巴结肿大等症状。

4. 环状溃烂性包皮龟头炎。包皮和龟头可见红斑，逐渐扩大，呈环状或多环状，表面可形成浅表性溃疡。临床上可为尿道 - 眼 - 滑膜综合征（Reiter 病）的黏膜表现，也可独立存在。

5. 阿米巴性包皮龟头炎。包皮和龟头可见浸润肿胀，表面有糜烂、溃疡，伴有明显的组织坏死。

6. 浆细胞性包皮龟头炎。常见于未做包皮环切术的中老年患者。皮损表现为单个或多个经久不愈的局限性暗红色斑块，边缘清楚，表面光滑或潮湿或脱屑，浸润明显，不形成溃疡。

7. 云母状和角化性假上皮瘤性包皮龟头炎。多见于 50 岁以上行包皮环切术的中老年患者，龟头部有鳞屑性疣状赘生物，常有龟头表面溃疡、皲裂和裂纹等，角化的鳞屑外观呈云母状，类似银屑病。日久龟头发生萎缩性改变，失去正常的弹性。

三、实验室检查

1. 真菌检查。白念珠菌性包皮龟头炎病变部位真菌镜检呈阳性和（或）培养找到念珠菌。

2. 滴虫检查。滴虫性包皮龟头炎可在分泌物中找到滴虫。

3. 阿米巴原虫检查。阿米巴性包皮龟头炎可在分泌物中找到阿米巴原虫。

4. 组织病理学检查。

（1）浆细胞性包皮龟头炎。组织病理可见表皮变薄，无颗粒层，棘层海绵水肿，棘细胞呈菱形或钻石样，真皮带状炎症细胞浸润，富含浆细胞，血管增生，红细胞外溢，含铁血黄素沉积。

（2）云母状和角化性假上皮瘤性包皮龟头炎。组织病理可见表皮轻中度增生，细胞无明显异型性，真皮浅层见苔藓样炎症细胞浸润，较大皮疹有假上皮瘤样增生。

四、诊断与鉴别诊断

1. 诊断。根据临床表现、实验室检查及皮损的组织病理学检查可作出诊断。

2. 鉴别诊断。急性浅表性包皮龟头炎需与急性湿疹、固定性药疹鉴别。云母状和角化性假上皮瘤性包皮龟头炎需与尖锐湿疣、银屑病及疣状癌鉴别。

五、临床处理

1. 处理原则。保持局部清洁干燥，避免各种不良刺激、外伤，防止继发感染。

2. 治疗方法。

（1）病因治疗。积极寻找病因并祛除。如念珠菌性包皮龟头炎可局部应用抗真菌药物。阿米巴性包皮龟头炎可注射盐酸依米丁。滴虫性包皮龟头炎可选用甲硝唑或替硝唑。继发细菌感染者应用抗菌药物。

包皮过长者，择期行包皮环切术。浆细胞性包皮龟头炎外用强效激素或钙调磷酸酶抑制剂。对云母状和角化性假上皮瘤性包皮龟头炎可行外科切除并行组织病理学检查。外用氟尿嘧啶有治愈的报道。

（2）局部治疗。干燥脱屑者外用糖皮质激素，辅以保湿剂。糜烂渗液者，用 3% 硼酸溶液或 0.1% 依沙吖啶溶液湿敷。溃疡面每天换药，并物理治疗。

（陈怀忠）

第九节　阴茎珍珠样丘疹

阴茎珍珠样丘疹（pearly penile papules）曾命名为阴茎多毛样乳头瘤。

一、病因与发病机制

病因不明，可能是生理发育上的变异，也可能是局部炎症刺激引起。

二、临床表现

多见于 20 ～ 40 岁的青壮年群体。表现为沿阴茎冠状边缘和冠状沟排列的一行或数行或白色或肤色或淡红色的 0.5 ～ 1.0mm 珍珠状半透明小丘疹，可包绕整个冠状沟，无自觉症状，皮疹质较硬，不溃破，不融合。

三、组织病理

表皮大致正常，角质层稍薄，基底细胞含有色素。病变部位含有丰富的毛细血管网和成纤维细胞，四周绕以密集的结缔组织，有数量不等的淋巴细胞浸润。

四、诊断与鉴别诊断

根据冠状沟的珍珠状丘疹可作出初步诊断，结合组织病理可确诊。本病需与尖锐湿疣、皮脂腺异位症鉴别。

五、临床处理

不需特殊处理。祛除可能的诱因，向患者解释病情，消除其思想顾虑。若患者坚持治疗，可行电灼、激光去除。

（陈怀忠）

第十节　女阴假性湿疣

女阴假性湿疣（pseudocondyloma of the vulva）又称绒毛状小阴唇、假性湿疣（pseudocondyloma，PC），是指小阴唇内侧多发性、群集性、颗粒状的丘疹及绒毛状突起性异常。

一、病因与发病机制

病因不明，可能是正常的生理性变异，也可能与慢性炎症或分泌物刺激有关。

二、临床表现

多见于 20～30 岁的青年女性。表现为小阴唇内侧多发性、群集性、颗粒状的淡红色或肤色的 2～3mm 丘疹或绒毛状突起，互不融合，触之有沙感。亦可出现在阴道前庭、尿道口周围及阴道内壁。大部分患者无自觉症状。

三、组织病理

可见表皮厚度正常或增厚，呈穹隆状隆起，真皮为增生的纤维和血管。

四、诊断与鉴别诊断

1. 诊断。根据临床表现可初步诊断，结合组织病理可确诊。
2. 鉴别诊断。本病需与皮脂腺异位、汗管瘤、尖锐湿疣鉴别。

五、临床处理

不需特殊治疗。祛除可能的诱因，向患者解释病情，消除其思想顾虑。若患者坚持治疗，可行电灼、激光去除。

（陈怀忠）

第十一节　皮脂腺异位症

皮脂腺异位症（ectopic sebaceous gland），又称福代斯病（Fordyce's Disease）。基本病变为唇部和口腔黏膜的皮脂腺发生生理变异，呈增生性改变。

一、病因与发病机制

病因不明，可能与青春期的内分泌激素、局部刺激和创伤有关。

二、临床表现

好发部位为上唇和颊黏膜，也可见于乳晕、龟头和小阴唇。皮疹形态为针头大小、孤立的、稍高于皮肤表面的黄白色小丘疹，可相互融合形成片状的斑块，边缘清楚，形状不规则。大部分病人无自觉症状。

三、组织病理

表皮可见扩张的皮脂腺导管开口，导管周围有多个肥大的皮脂腺小叶。

四、诊断与鉴别诊断

1. 诊断。根据典型唇部和颊部的黄白色丘疹可作出初步诊断，结合组织病理可确诊。
2. 鉴别诊断。本病需与粟丘疹、唇黏膜弹性假黄瘤鉴别。

五、临床处理

不需特殊处理，成年后可以自然消退。如患者坚持治疗，在其知情同意的情况下可行电灼、激光祛除。异维 A 酸有一定疗效。

（陈怀忠）

第十六章　营养与代谢性皮肤病

营养素不仅是构成机体的物质基础，还具有维持机体正常生理功能，促进正常生长、发育及保障健康的作用。营养素包括蛋白质、脂肪、维生素、微量元素等，机体对营养素吸收和利用不良，体内合成减少，代谢障碍，排泄增加。机体需要量增加、引起营养素相对缺乏等可使机体发生疾病，产生相应的皮肤黏膜病变，称为营养代谢性疾病。

第一节　维生素缺乏性皮肤病

一、维生素 A 缺乏症

（一）病因与发病机制

维生素 A 是一种人体必需的脂溶性维生素，由 β- 胡萝卜素经肝脏、肠黏膜裂解或其他组织代谢产生。成人每天维生素 A 需要量为 20U/kg，一些消耗性疾病如慢性腹泻、肝胆疾病、白蛋白降低等可导致患者维生素 A 缺乏并出现维生素 A 缺乏的相关临床表现。

（二）临床表现

1. 本病多发于婴幼儿及孕妇，男性多于女性。根据维生素 A 的缺乏程度不同，临床表现不同。

2. 皮损主要位于大腿前外侧、上臂后侧，并可累及颈部、背部、臀部、下肢伸侧等部位。

3. 皮损表现为针尖大小的毛囊性角化性丘疹，表面干燥，呈暗红色或暗棕色，丘疹分布密集时形似蟾皮，故本病又称蟾皮病。毛发干燥易脱落。甲板可出现点状凹陷或纵横沟纹。

4. 眼部病变。双眼干燥，暗适应能力减退和夜盲症，且出现较早。角膜感觉减退、干燥并逐渐失去光泽，严重者可软化、溃疡甚至穿孔失明。球结膜失去正常弹性，眼球左右转动时可引起球结膜的叠褶，形成与角膜同心的皱纹圈，结膜常有棕褐色的色素沉着，在角膜外侧结膜上因脂肪和碎片堆积，出现大小不一、边界清楚的泡沫样或蜡状白斑，即毕脱斑（bitot spot），呈圆形、卵圆形或三角形，尖端指向眼角。

（三）实验室检查

1. 暗适应试验异常，中心视野生理盲点面积扩大，血浆维生素 A 水平低于 0.35μmol/L（正常为 0.7 ~ 1.4μmol/L）。

2. 组织病理学检查。表皮角化过度，毛囊上部扩张，内含角栓及毛发，皮脂腺口扩张、小叶缩小，汗腺和毛乳头萎缩。

（四）诊断

根据病史、典型皮损、眼部症状、暗适应检查和血浆维生素 A 测定即可作出诊断。

（五）临床处理

1. 积极寻找患者维生素 A 缺乏的病因，治疗原发病。

2. 补充维生素 A。轻症者 1 万 U/d，重症者 5 万～ 8 万 U/d，症状改善后应逐步减量。同时补充含维生素 A 和胡萝卜素的食物。眼部病变应做局部治疗。

3. 皮损处可外涂水杨酸软膏或尿素霜、维 A 酸软膏。

二、维生素 D 缺乏症

维生素 D 缺乏症（vitamin D deficiency）为长期缺乏维生素 D 所引起的营养缺乏病，使钙、磷代谢紊乱，造成骨骼生长障碍。

（一）病因与发病机制

引起维生素 D 缺乏的原因是摄入不足；日照不够；消化吸收不良（胃肠疾病和手术、胆汁缺乏、患脂肪肝、吸收不良综合征等）；生理和病理需要量增加（婴幼儿、孕妇、哺乳期妇女，骨折、外伤或骨科手术时）；肝肾功能不良或病变，维生素 D 不能转变为活性产物，影响其储存和再吸收；真性及假性甲状旁腺激素过低，影响维生素 D 生成；家族性低磷血症及长期服用苯妥英和苯巴比妥引起肝对维生素 D 及其代谢产物的破坏或干扰 25 位羟化；长期应用糖皮质激素治疗病人可致维生素 D 代谢缺陷，使肠对钙的吸收受阻。

维生素 D 缺乏时，钙、磷吸收减少，血清水平降低，低血钙能刺激甲状旁腺，甲状旁腺分泌增加，骨内钙质转移入血液，骨质更加疏松，软骨母细胞产生代偿作用生成软骨质，骨基质和软骨缺乏钙沉积，破骨超过成骨，临床出现佝偻病或软骨病。血钙降低引起神经兴奋性增高、肌肉韧带松弛无力等症状。

（二）临床表现

维生素 D 缺乏的婴幼儿会患佝偻病，表现为烦躁、多汗、夜惊、食欲不振、易腹泻和便闭、贫血、体弱，易患呼吸道感染，肝脾肿大、腹部膨起，头部不停地摇动使颈和枕部头发稀疏或完全脱落，这是唯一的皮肤表现。骨骼变化有骨软化、头骨隆起、出牙和前囟闭合延迟、肋骨和肋软骨连接处呈珠状突起、胸骨前凸或内陷、下肢内弯或外弯、脊柱侧弯或成驼背、手腕处钝圆形隆起等。

维生素 D 缺乏会使成人患软骨病，临床有腰腿部骨痛，影响行走。严重脱钙可致骨质疏松，下肢和骨盆变形，或有自发性骨折，无明显皮肤改变。

（三）实验室检查

血清 25- 羟基维生素 D_3 水平＜ 13nmol/L 时可确诊为维生素 D 缺乏。

（四）临床处理

维生素 D 缺乏者应首先祛除病因，补充维生素 D，给予日光浴或人工紫外线照射，服用浓缩维生素 D_3 制剂或浓缩鱼肝油，必要时肌内注射维生素 D_3。维生素 D 适宜摄入量：婴儿和儿童以及 50 岁以下成人为 5μg/d，50 ～ 70 岁成人以及 70 岁以上者分别为 10μg/d 和 15μg/d。

补充维生素 D 的注意事项：摄入不可过量，以免中毒和引起如痤疮样皮疹、皮肤钙质沉着，以及恶心、纳差、便秘、腹泻等消化系统不适。

三、维生素 B₂ 缺乏症

维生素 B_2 缺乏症即核黄素缺乏症（ariboflavinosis），是各种原因引起维生素 B_2 绝对或相对减少，使得体内黄酶缺乏所致的代谢障碍。

（一）病因与发病机制

1. 饮食习惯突然变化，食用方法不当。

2. 摄入量不足。

3. 需要量增加。

4. 核黄素吸收不良等。

（二）临床表现

典型损害有阴囊炎、舌炎，唇炎和口角炎，不具特异性，还可以有皮肤、眼等损害。

1. 阴囊炎。

早期多于阴囊两侧的斑疹或散在发生的针头大小丘疹，表现为边缘鲜红稍高起的淡红色斑，表面可见少量结痂和鳞屑，无显著浸润。后逐渐发展密集并出现成片的丘疹，表面附着灰褐色或白色鳞屑，可出现慢性湿疹样损害，如浸润增厚与渗出、结痂、脱屑等。

2. 舌炎。

轻症者舌尖部乳头和舌后部轮廓状乳头肥厚，舌尖见针尖状红点。严重者全舌肿胀，青紫，布满短裂隙，病程较长者舌乳头萎缩，舌面平滑，可见深浅不等的沟纹和裂隙。自觉症状明显，疼痛明显，并对冷热酸辣等食物敏感。

3. 唇炎。

较常见，下唇可见轻度肿胀、脱屑、色素沉着，严重者可见裂隙、糜烂和表皮剥脱等。

4. 口角炎。

口角糜烂、裂隙、脱屑或结痂，自觉疼痛。严重者累及口腔、咽部等处。

5. 皮损较严重时可出现类脂溢性皮炎样改变，也可见结膜炎等症状。

（三）诊断与鉴别诊断

1. 诊断。

依据病史、临床表现、试验性治疗可作出诊断，有条件可进行实验室检查协助诊断。

2. 鉴别诊断。

本病需与阴囊湿疹、阴囊瘙痒症、神经性皮炎、脂溢性皮炎等鉴别。

（四）临床处理

1. 纠正病因，给予含核黄素高的新鲜食物。

2. 每天给予核黄素 40～50mg 口服，至临床症状消失。亦可口服酵母 3g，3 次 /d。

3. 皮损按皮炎、湿疹原则治疗。

四、维生素 B_{12} 缺乏症

维生素 B_{12} 缺乏症（avitaminosis B_{12}）是维生素 B_{12} 缺乏所致的贫血、神经系统和皮肤黏膜病变的疾病。

（一）病因与发病机制

维生素 B_{12} 存在于动物性食物中，引起维生素 B_{12} 缺乏的原因有供给不足、胃切除和萎缩性胃炎致"内因子"分泌不足或缺乏、胰腺功能不全、小肠和回肠疾病或切除等影响维生素吸收。

（二）临床表现

维生素 B_{12} 的缺乏会影响核酸和蛋白质代谢，导致恶性贫血和神经系统损害。主要的皮肤表现有舌炎、色素沉着和灰白发。舌呈亮红色、溃疡和萎缩。色素沉着泛发，但较常集中于暴露部位如面和手部以及掌纹和皱褶处，类似于 Addison 病。甲可见色素条纹。早灰白发可反常出现。常伴巨幼红细胞性贫血，并有乏力、感觉异常、麻木、共济失调和其他神经系统症状。

（三）实验室检查

血清维生素 B_{12} 水平低于 73.8pmol/L（正常为 147.6～442.7pmol/L）。

（四）诊断与鉴别诊断

1. 诊断。

根据维生素缺乏史、临床表现和实验室检查可确诊。

2. 鉴别诊断。

本病需与色素沉着、Addison 病鉴别。

（五）临床处理

祛除病因，改善营养，对胃大部分切除者可适量补充维生素 B_{12}，给予维生素 B_{12}100μg/d，连续 2 周；以后每周 1 次，连续 4 周；以后每月 1 次。该疗法有明显特异的效果。

五、叶酸缺乏症

叶酸缺乏症（folic acid deficiency）是因叶酸摄入过少或丢失过多造成的代谢障碍性疾病。

（一）病因与发病机制

叶酸是一种水溶性维生素，人体不能合成，需从外界摄取或从体内肠道菌群中转化。叶酸影响氨基酸的代谢，以及嘌呤和嘧啶的合成，在 DNA 复制及维持细胞周期的过程中发挥重要作用。

（二）临床表现

有巨幼红细胞性贫血、唇炎及舌炎、智力退化和精神症状，暴露部位皮肤和掌跖见灰褐色色素沉着、脂溢性皮炎样皮损。可累及阴道。

（三）临床处理

纠正病因，补充叶酸可迅速改善症状。亚叶酸钙（甲酰四氢叶酸钙）不仅用于治疗巨幼细胞性贫血，而且可与维生素 B_{12} 合用于治疗恶性贫血。

六、烟酸缺乏症

烟酸缺乏症（pellagra）又称糙皮病，由烟酸缺乏或不足引起的以皮肤黏膜、消化系统和神经系统症状为主的疾病。

（一）病因与发病机制

本病病因包括食物中缺乏烟酸，烟酸摄入量过少、吸收不良，慢性酒精中毒导致肝脏对其利用不充分，感染等疾病时需要量增加。依据烟酸的生化代谢，烟酸缺乏同时伴蛋白质营养不良和维生素缺乏，故烟酸缺乏症实质是烟酸与多种维生素（主要是维生素 B_1、维生素 B_2、维生素 B_6）及氨基酸的缺乏和不平衡所致的疾病。其临床症状常伴其他维生素和营养素的缺乏表现。

（二）临床表现

1. 总体表现。

各年龄段均可发病，男性多于女性。早期无典型临床表现，可有乏力、纳差、消瘦、易兴奋、失眠等表现。典型表现可出现皮炎、腹泻、痴呆三联征。

2. 皮肤。

皮损主要分布于面部、颈部、四肢远端等暴露部位以及阴囊、肛周、外阴和乳房等皮肤皱褶部位。早期皮损表现为晒斑样，后期可出现糜烂及色素沉着。典型表现为边界清楚的棕红色或深褐色的红斑，上覆鳞屑，严重者可形成大疱或脓疱。急性期患者可伴有高热、全身衰竭等症状，严重者可在数周内死亡。慢性期患者局部皮肤表面粗糙、肥厚，色素沉着，表面有皲裂、脱屑。

3. 消化系统。

初期消化道黏膜呈炎症改变，后期黏膜萎缩，患者胃酸减少或缺乏，食欲减退，恶心呕吐，消化不良，腹胀便秘，腹痛腹泻，粪便量少、排便次数多达每天数十次，大便呈水样或混有消化不良食物，少数有里急后重和血便。

4. 精神和神经系统。

轻者可见头晕、心悸、失眠、焦虑、抑郁、记忆力下降、感觉异常等，重症患者可出现各种精神症状，也可出现肢体感觉异常和多发性周围神经炎。出现严重精神神经症状者预后较差，若不及时治疗，死亡率高达 15%～50%，常死于严重腹泻、外周循环或全身衰竭。

（三）实验室检查

尿中烟酸代谢产物的测定：尿 24 小时 N- 甲基烟酰胺（NMN）＜ 0.824mg/d，可有贫血、低蛋白血症等。

（四）诊断与鉴别诊断

1. 诊断。

根据病史、症状、实验室检查和试验治疗可确诊。

2. 鉴别诊断。

本病需与接触性皮炎、卟啉症、光敏性药物性皮炎及日光性皮炎等鉴别。根据皮损分布及有关接触史、用药史和日光暴晒史等可加以鉴别。

（五）临床处理

1. 积极寻找烟酸缺乏的病因，治疗原发病，合理调整膳食结构。

2. 补充烟酸。口服烟酸或烟酰胺，100～300mg/d，或皮下或肌内注射100mg/d，同时补充其他维生素，食用富含烟酸和色氨酸的食物，可进食高蛋白食物。皮损进行相应的对症治疗。

七、维生素 C 缺乏症

维生素 C 缺乏症（avitaminosis C）又名坏血病（scurvy），是由于长期缺乏维生素 C 引起的营养缺乏症，特征性表现为毛囊角化过度、牙龈炎、皮肤黏膜出血。常见于中老年男性嗜酒者和限制饮食的精神病患者。

（一）病因与发病机制

维生素 C 广泛存在于新鲜水果和蔬菜中，呈水溶性，性质不稳定，易在储存、烹调中被破坏。维生素 C 是一种强还原剂，参与体内多种氧化还原反应和羟化反应，还参与骨骼、皮肤中的胶原蛋白合成等。缺乏维生素 C 可影响血红蛋白的合成、氨基酸代谢等。

（二）临床表现

特征性表现为出血、毛囊角化过度、疑病症和血液学异常。

1. 出血。

毛囊周围淤点是本病的突出表现。常见于上臂外侧的皮肤，下肢可见大小不一的淤斑。由于皮下和肌肉内的出血可扪及触痛的结节，有时为骨膜下出血，可导致儿童的假性瘫痪。皮肤呈板样水肿。甲下、结膜下和肌肉内、关节内的出血可误诊为血管炎，如有皮肤伤口则不易愈合。

2. 毛囊角化过度。

另一突出表现是毛囊口的角质栓，多见于前臂、腹部和股后。毛干卷曲在毛囊中，顶盖有角栓，称之为"螺丝锥发"。

3. 口腔病变。

口腔黏膜变化具有特征性，初期齿龈红肿，呈海绵状，有轻度出血。重者伴有齿龈坏死和溃疡，牙齿松脱。口腔病变与局部卫生情况有关，无齿者一般不出现齿龈变化。

4. 其他病变。

一般症状有面色萎白、贫血、水肿，由于抵抗力低下易并发呼吸道和胃肠道感染，严重的有便血、血尿，偶有颅内出血。慢性患者小腿常水肿疼痛，精神不振。患儿骨骼变化突出并具有特征性，有骨膜下血肿、自发性骨折等，且在临床症状前已有 X 线可见的变化，皮肤出血性损害常不突出。

（三）实验室检查

骨 X 线检查示长骨骨骺盘增厚、骨骺分离、骨质稀疏。

（四）诊断与鉴别诊断

1. 诊断。

有维生素 C 缺乏史、典型症状，结合实验室检查和试验治疗，诊断并不困难。

2. 鉴别诊断。

本病需与以下疾病鉴别：维生素 A 缺乏症和毛周角化症，这两种病无毛周淤斑和出血倾向；过敏性紫癜常起病急剧，无其他出血倾向；血液病引起的紫癜有凝血机制缺陷。

（五）临床处理

补充维生素 C。对早产和人工喂养的婴儿及有需要量增加者，应注意补充维生素 C，轻者维生素 C 口服 0.1g/ 次，每天 3 次，重者或口服不便者可静脉给药，静脉注射 0.8 ~ 1.0g，每天 1 次，连续注射 1 周。

（龙晓燕）

第二节　胫前黏液性水肿

胫前黏液性水肿（pretibial myxedema）为胫前皮肤发生的黏蛋白堆积性水肿，为甲状腺疾病相关的皮肤病。

一、病因与发病机制

本病患者常伴有毒性弥漫性甲状腺肿，可能与免疫异常相关，发病机制暂不明确，可能与患者血清中的 LATS（长效甲状腺刺激因子）、TSI（血清甲状腺刺激免疫球蛋白）、IGF–1（胰岛素样生长因子）等基因有关。

二、临床表现

皮损好发于双侧小腿胫前区皮肤，从胫前下部开始向上、下两端发展，严重者可累及大腿及整个下肢，上肢、躯干、头面部偶有累及。皮疹为类圆形的结节或斑块，非凹陷性水肿，表面粗糙、毛孔粗大呈特征性橘皮样外观。皮肤颜色与非皮损处相同或呈淡红色。常伴多毛。可伴有甲状腺功能亢进及其相关症状。一般无自觉症状，偶有瘙痒及轻微刺痛。

三、组织病理

表皮角化过度，毛囊角栓，表皮突变平；真皮水肿，真皮中、下部由于黏蛋白沉积致胶原束分离，真皮增厚，血管及附属器周围有炎细胞浸润；阿辛蓝染色可见黏蛋白沉积。

四、诊断与鉴别诊断

1. 诊断。根据临床表现，结合组织病理可作出诊断。

2. 鉴别诊断。本病需与皮肤淀粉样变苔藓、神经性皮炎、类脂质渐进性坏死、下肢慢性淋巴水肿鉴别。

五、临床处理

原发病治疗，局部外用糖皮质激素制剂，也可封包或皮损内注射，每个部位注射曲安西龙5mg，总量不超过40mg，3～4周注射1次，亦可同时注射透明质酸酶。

停药数月后可复发，再用此法仍有效。

（龙晓燕）

第三节　黏液水肿性苔藓

黏液水肿性苔藓（lichen myxedematosus，LM）是一种以局部或全身皮肤出现苔藓样丘疹、结节、斑块、硬皮病样改变等为特征的慢性进行性代谢性疾病。

一、病因与发病机制

病因不明。常伴有IgG型副蛋白血症。有学者认为本病与浆细胞恶病质或者成纤维细胞和酸性黏多糖平衡失调有关，但均未得到证实；曾有家族性黏液水肿性苔藓的报道，提示本病可能与遗传有关。

二、临床表现

多见于中年群体（30～50岁），无明显性别差异。好发于手背、指背、足背、前臂、大腿、上胸、背、腋部、面和颈部，分布对称。黏膜和头皮一般不受累。皮疹主要表现为圆顶状、直径2～3mm、肤色坚实、丘疹呈淡红色或黄色，表面有蜡样光泽，丘疹数目不一，常局限，或融合成斑块，或呈线状、带状、串珠状、环状排列，在第一指指关节背侧可形成炸面圈征（doughnut sign），还可表现为风团样斑块、结节、囊肿等，有时皮肤呈弥漫性浸润肥厚，类似硬皮病。不痒或微痒。

根据临床、病理和是否有系统受累，又分为三种类型：硬化性黏液水肿或全身丘疹和硬皮病样型、局限性黏液水肿性苔藓型或局限性丘疹黏蛋白病型、LM不典型型或中间型。

1. 硬化性黏液水肿（scleromyxoedema）型。除典型的丘疹和结节外，主要特征还有皮肤弥漫性浸润肥厚，呈硬皮病样改变，但能活动和捏起，手部受累可出现硬皮病样指端硬化。额部皮肤增厚最明显，眉间有嵴沟，鼻根部皮肤可肥厚凸起，使整个面部呈狮面样外观。硬皮病样损害严重时或晚期可出现四肢和指（趾）弯曲受限、睁眼和张口困难等。

此型常可伴有多个系统受累，以消化道受累最为常见，表现为食管蠕动消失、吞咽困难等；其次是呼吸系统，可出现呼吸困难、肺活量低下和肺动脉高压等；可累及心脏，表现为炎性肌病、动脉硬化（尤其是冠状动脉）、难控性高血压等；也可有肾脏受累、肝功能异常、消瘦、肥胖、声嘶等；累及中枢神经系统可发生进行性智力下降、头昏、意识模糊、构语障碍、癫痫发作，甚至出现晕厥和昏迷，约 10% 患者有腕管综合征及其他外周神经病。

此型可与盘状或系统性红斑狼疮、皮肌炎、硬斑病及系统性硬皮病等伴发。近年发现与艾滋病可能有关联。

2. 局限性丘疹黏蛋白病（localized popular mucinosis）型。其特点是无系统损害和副蛋白血症；皮疹以丘疹为主，也可有结节以及由丘疹融合成的斑块和结节，皮疹常局限在四肢和躯干。

3. LM 不典型型（atypical forms of LM）。症状不典型，介于两型之间。此型一般预后相对良好，患者可长期存活，也有自愈者。

本病总体预后较差，特别是合并系统病变者，患者可死于非特异的并发症，如支气管肺炎、冠状动脉闭塞恶性血液病等。

三、实验室检查

血清 IgG 型副蛋白升高，轻链多是 γ 链，κ 链很少，IgM 和 IgA 型副蛋白少见。红细胞沉降率增快，外周血嗜酸性粒细胞增多，血清白蛋白降低，黏蛋白增高，尿中酪氨酸增多。基础代谢率升高，甲状腺功能正常。

四、组织病理

最显著的变化是真皮上部胶原束间有大量黏蛋白沉积，主要为酸性黏多糖。成纤维细胞和胶原增多，胶原束排列不规则。但局限型的成纤维细胞和胶原增生程度较低，无纤维化。

五、诊断与鉴别诊断

1. 诊断。依据临床表现，结合组织病理学检查、系统检查和血清单克隆球蛋白的检测等，可作出诊断和分型。

2. 鉴别诊断。本病需与瘢痕性结节、环状肉芽肿、系统性硬化病及硬肿病鉴别。

六、临床处理

尚无特效疗法。

1. 局部治疗。外涂或皮损内注射糖皮质激素，也可局部注射玻璃酸，或试用电子束、浅层 X 线、PUVA 治疗等。

2. 系统治疗。主要用于硬化性黏液水肿，尤其是重症者。大剂量糖皮质激素可暂时性抑制内脏病变的进展（中剂量无效），必要时选用左旋苯丙氨酸氮芥、环磷酰胺、环孢素、盐酸苯丁酸氮芥等化疗药物。

（龙晓燕）

第四节　黑棘皮病

黑棘皮病（acanthosis nigricans，AN）是指以皮肤颜色加深及乳头状或天鹅绒样增厚为特征的一种内分泌相关性皮肤病。

一、病因与发病机制

病因尚不明确，通常认为可能是刺激了表皮内的酪氨酸激酶生长因子受体信号通道，其中胰岛素起一定作用。恶性黑棘皮病可能与肿瘤产生的体液因子，如肿瘤衍化生长因子，尤其是与转化生长因子-α（TGF-α）作用于表皮生长因子受体（EGFR）有关。

二、临床表现

皮疹好发于腋、颈、乳房下、脐窝、腹股沟、肛门和外生殖器、肘窝、腘窝等皮肤皱褶部位。初期皮肤颜色加深呈灰棕色或灰黑色，表面干燥、粗糙，进而皮肤增厚，表面有许多细小乳头状隆起，形似天鹅绒，触之柔软。随着病情进展，皮肤显粗厚、皮纹增宽加深，表面有乳头状或疣样结节，并可出现大的疣样赘生物。掌跖亦常发生角化过度。黏膜亦可受累，口腔、舌背和外阴黏膜可肥厚或呈乳头状瘤样增生，颜色轻度加深。甲板的改变有条状嵴突、增厚、变脆、白甲等。

各型皮疹基本相同，区别在于严重程度和受侵范围有所不同。严重者几乎全身皮肤均受累。

1. 肥胖性黑棘皮病。又名良性获得性黑棘皮病，为本病最常见的一型。男女性均可发生，多见于成年人（25～60岁），黑皮肤肥胖者好发。除典型皮疹外，大腿内侧上方和大阴唇也可见不规则的色素斑。随着体重的下降，皮疹可逐渐消退，但颜色加深持续存在。

2. 良性黑棘皮病。为罕见的遗传性皮肤病，属常染色体显性遗传，具有不同表型的外显率。发生于新生儿或幼儿，常有家族倾向。皮疹初起为单侧性，且较轻，四肢远端不受累。口腔黏膜见细小皱褶，似天鹅绒状。病情进展缓慢，青春期后皮疹停止扩展，保持稳定或逐渐消退。本型可能与多发性黑素细胞痣有关，与肥胖无关。

3. 恶性黑棘皮病。亦称副肿瘤性黑棘皮病（paraneoplastic acanthosis nigricans），是一种少见的副肿瘤性皮病。多见于肤色较黑的人，但无宗族倾向，好发于中老年群体，无性别差异。皮疹发展迅速、广泛且严重，皮肤明显变黑，未发生角化过度的皮肤也可变黑。甲脆、易碎裂或有嵴，毛发可脱落。至少半数患者黏膜和黏膜交界处受累，唇和眼周围可有疣状或乳头状瘤样增生。

恶性黑棘皮病伴发的内脏恶性肿瘤绝大多数是腺癌，其中以胃癌最多，其次为胰腺癌、肝胆管癌、结肠癌、直肠癌、子宫癌、卵巢癌、前列腺癌。皮疹与恶性肿瘤关系密切，可先发或晚发于肿瘤，也可与肿瘤同时发生。皮疹随肿瘤的切除或治疗而减退或消失，并再随肿瘤的复发或转移而再发。

4. 症状性黑棘皮病。本型为某些综合征的皮肤表现，在 A 型、B 型综合征及其他综合征中出现黑棘皮样皮疹。

5. 其他。肢端黑棘皮病、单侧黑棘皮病、药物性黑棘皮病及混合型黑棘皮病。

三、组织病理

表皮轻度或中度角化过度及乳头状瘤样增生，棘层轻度肥厚且不规则，典型病变为真皮乳头呈指状向上突起，乳头间有轻度和中度棘层肥厚，并充满角质，且乳头顶部及侧面的表皮变薄，表皮突通常不明显，基底层色素轻度增多或无增多，真皮可有嗜色素细胞，血管周围少量淋巴组织细胞浸润。

四、诊断与鉴别诊断

1. 诊断。根据颈、腋、腹股沟等皱褶部位的皮肤出现的灰棕色或灰黑色乳头状或天鹅绒样增厚，可作出诊断。

2. 鉴别诊断。本病需与鱼鳞病、Gougerot-Carteaud 综合征、Dowling-Degos 病、Haber 综合征、Kitamura 肢端网状色素沉着症等鉴别。

五、临床处理

首先应寻找病因。对肥胖性黑棘皮病，应纠正肥胖，体重恢复正常后，皮疹大多能自然消退。对症状性黑棘皮病，症状轻者，若为 A 型综合征，应治疗高胰岛素血症和雄激素过多症。对有胰岛素抵抗的患者可选用二甲双胍、奥曲肽和维 A 酸。胰岛素样生长因子 –1 对某些严重的胰岛素抵抗者有效。苯妥英对 A 型综合征的肌肉痉挛有效，B 型综合征患者应治疗相关的自身免疫性疾病。药物性黑棘皮病患者在停用致病药后，皮疹可痊愈。对恶性黑棘皮病，必须积极探查内脏恶性肿瘤，并给予手术切除；也可试用赛庚啶，其能够抑制释放的肿瘤产物。良性型者一般无需治疗，若皮疹影响美观，可做美容手术。局部治疗可选用角质松解剂如卡泊三醇、水杨酸、尿素、维 A 酸软膏、足叶草脂等，也可试用 CO_2 激光治疗。

（龙晓燕）

第五节 皮肤卟啉病

卟啉病（porphyria），又名血紫质病，与先天或后天原因导致的卟啉代谢障碍，使得卟啉前体产生过多及排出过多相关。临床表现主要为光敏性皮疹及皮肤脆性增加。

一、病因与发病机制

本病可能与遗传、病毒感染、激素、酒精、血液系统疾病、精神因素等原因导致卟啉代谢发生障碍，使卟啉前体产生过多、尿卟啉增多相关。卟啉具有光敏性，可导致暴露部位皮肤发生损害，并伴随其他全身症状。主要分为肝卟啉病和红细胞生成性卟啉病，其中前者以迟发性皮肤卟啉病较常见，后者以红细胞生成性原卟啉病较常见。

二、临床表现

（一）迟发性皮肤卟啉病（porphyria cutanea tarda，PCT）

1. 为最常见的一种卟啉病，常见于成年人，患者常有肝病或饮酒史，春夏季加重，秋冬季缓解。

2. 皮损主要位于头面部、颈项部、手背、前臂、小腿等暴露部位的皮肤。表现为日晒部位出现水疱、大疱及血疱，呈圆形或类圆形，周围无红晕，破溃后易形成糜烂及溃疡，愈合后遗留瘢痕、粟丘疹及色素减退。轻微外伤即可引起表皮剥脱、糜烂。Dean 征阳性。可有瘙痒及灼热感。

3. 毛发异常。约 1/3 患者出现面部多毛，可累及躯干及四肢，毛发粗、色深，可发生瘢痕性脱发。儿童可出现严重多毛呈"猴样"。

4. 其他皮肤异常。可出现甲剥离、皮肤营养不良性钙沉着等。少数患者因瘢痕及皮损严重影响面容。

（二）红细胞生成性原卟啉病（erythropoietic protoporphyria，EPP）

1. 为常染色体显性遗传病，多发生于 2～5 岁的儿童，男性多于女性。

2. 皮损主要位于暴露部位，表现为短暂日晒后（5～30 分钟）立即出现明显的瘙痒、灼热感及刺痛感，以及红斑和水肿，继而生长水疱、大疱等，易破溃，愈合后有萎缩性瘢痕及色素减退或沉着。自觉症状随日晒时间增加而加重。反复发作后呈苔藓样变，皮肤呈蜡样增厚，口周有放射状萎缩瘢痕。

3. 较少发生全身症状，少数患者可有畏寒、发热等。

三、实验室检查

1. 尿液检测。尿常呈红色，也可无色，但经暴露于阳光或酸化煮沸半小时后变为红色。

2. 二甲氨基苯甲醛试验（Watson-Schwartz 试验）。是检查 PBG 的一种简单可靠的方法。本病急性发作时，此试验经常呈强阳性反应；在缓解期通常也是阳性的，但有时也可为阴性；隐性病例此试验的结果为弱阳性或阴性。

3. 组织病理学检查。显微镜下可见表皮内"毛虫小体"，部分发疱性卟啉病可见表皮下乏炎症性裂隙性大疱形成。PAS 染色阳性，可见真皮上层血管周围有嗜伊红物质沉积。

四、诊断与鉴别诊断

1. 诊断。根据临床表现、实验室检查卟啉水平即可诊断。

2. 鉴别诊断。本病需与种痘样水疱病、不典型着色性干皮病等鉴别。

五、临床处理

寻找可能的疾病诱因并避免。停用可能诱发本病的药物如磺胺类、苯巴比妥类药物等，忌饮酒，严格避光。PCT 患者可选用静脉放血疗法，每次不超过 500mL，放血过程中注意监测血清铁和 24 小时尿卟啉水平。药物可选用 β–胡萝卜素、阿法诺肽、羟氯喹。放血疗法对缓解病情也有一定效果。

（郑文军）

第六节　原发性皮肤淀粉样变病

原发性皮肤淀粉样变病（primary cutaneous amyloidosis）是指淀粉样蛋白沉积在既往正常的皮肤内，而无其他器官受累的一种疾病。

一、病因与发病机制

病因不明，可能与长期摩擦、遗传、病毒和环境等因素有关。

二、临床表现

原发性皮肤淀粉样变病的临床表现多样，可分成以下几种类型：

1. 淀粉样变苔藓。又称苔藓样淀粉样变病，慢性病程，无自愈倾向。中年群体两小腿胫前最常见，其次在臀外侧、腰、背和大腿等部位，腓骨踝、足背、腹、胸壁、龟头等也可累及，常对称分布，小腿和上背的皮疹还可沿皮纹呈特征性的念珠状排列。不同时期的皮损具有不同特点，初起为散在针头大小的褐色斑疹，而后形成密集成片的半球形、圆锥形或多角形扁平隆起的质硬丘疹，直径可达 2mm。皮疹可呈多种颜色（棕色、褐色、褐黑色、黄色、淡红色或近似正常肤色），表面光滑发亮似蜡样，有少许鳞屑或角化过度和粗糙，顶端多有黑色角栓，剥离后留脐样凹陷。自觉瘙痒或剧痒，瘙痒可先于皮疹 1～2 个月出现，因长期搔抓，可发生苔藓化或丘疹融合形成苔藓样斑块，表面呈疣状，皮疹处常有色素沉着或色素减退。

2. 斑状淀粉样变病。好发于中年及以上女性，多见于背部肩胛间区，四肢（尤其是伸侧）、胸部和臀部亦可累及。典型皮疹表现为成群的直径 1～3mm 的褐色或紫褐色斑疹，可融合成网状或波纹状外观。伴轻度至中度瘙痒，约 1/5 患者无瘙痒。

3. 结节或肿胀（肿瘤）型皮肤淀粉样变病。又称淀粉样瘤，是好发于中年女性的罕见类型的皮肤淀粉样变病。可发生在面部、躯干、四肢及生殖器。典型皮疹为单发或多发、数毫米至数厘米大、表面光滑的淡红色或黄褐色坚实结节或斑块，可有毛细血管扩张或（和）淤点；结节中央的皮肤时有萎缩和松弛，指压有疝样现象，类似斑状萎缩，或呈大疱样外观。

4. 皮肤异色病样淀粉样变病。简称 PCA 综合征，属常染色体隐性遗传病，好发于男性。本病又分为两种类型：一型为出生后至青春期发病，表现为典型皮疹及光过敏和身材矮小等；另一型为成年发病。典型皮疹为四肢、躯干或臀部有类似皮肤异色病样改变（萎缩、毛细血管扩张、弥漫性灰褐色色素沉着和散在豆大的色素减退斑等），并有苔藓样丘疹和水疱，自觉不同程度的瘙痒或不痒。病情发展缓慢，皮疹不易消退，患者一般状况良好。

5. 异色性皮肤淀粉样变病（ACD）。本型罕见，常于青春期前发病，部分患者有家族史。典型皮疹为累及全身皮肤的点状或网状色素过度沉着，以及散在的粟豆大小的色素减退斑，自觉不痒或偶有微痒。面、颈和手部皮肤较非曝光部位的要轻，掌和跖、毛发、甲及牙齿不受累。

6. 肛门、骶骨部皮肤淀粉样变病。本型少见，好发于 60 岁以上男性。典型皮疹为肛门和骶骨部手掌大小的角化过渡性暗褐色色素沉着斑，以肛门为中心呈放射状或扇形线条排列，自觉瘙痒或不痒。

7.摩擦性皮肤淀粉样变病。又称锦纶刷斑状淀粉样变病，多见于成人肩胛部、肩胛间和四肢伸侧等易受摩擦的部位。典型皮疹为深褐色斑疹或斑片，患者自觉瘙痒，有轻度脱屑，边界不清，常可见抓痕和血痂。

8.大疱性淀粉样变病。除有瘙痒性斑状色素沉着、丘疹、斑块外，还有水疱和大疱。

9.其他少见类型有伴脱色斑的头部皮肤淀粉样变病、伴白斑的或弥漫性色素的皮肤淀粉样变病等。

斑状型和苔藓样型淀粉样变病关系密切，两型的发生和组织病理学特征相同，若两者的皮疹并存，称混合型皮肤淀粉样变病或双相型淀粉样变病。斑状型可因搔抓等慢性刺激转变为苔藓样型，而苔藓样型也可因糖皮质激素外涂而转变成斑状型。

三、实验室检查

经实验室检查，可有红细胞沉降率增快，球蛋白异常，γ球蛋白或β球蛋白升高。Nomland试验阳性。

四、组织病理

苔藓样和斑状淀粉样变病的淀粉样蛋白沉积物局限于真皮乳头层，呈团块，内多有裂纹，其上表皮常萎缩，基底层液化变性和色素失禁。苔藓样淀粉样变病的蛋白沉积物较多，表皮有棘层肥厚、颗粒层增厚和角化过度，而斑状型的表皮多无此改变，但色素失禁较前者明显。

结节或肿胀型皮肤淀粉样变病的表皮萎缩变平，大块的淀粉样蛋白沉积物位于真皮全层和皮下脂肪组织，在血管壁内、汗腺的固有膜以及脂肪细胞周围也能见到淀粉样蛋白沉积物。沉积物内和周围有程度不同的浆细胞和淋巴细胞浸润，有时还有Russell小体、含淀粉样蛋白的异物巨细胞和钙沉着。在皮肤松弛的损害内可见到被破坏的胶原纤维和弹性纤维。

PCA综合征可看到血管周围有淀粉样蛋白沉积。

ACD色素沉着斑和色素减退斑表皮下的真皮乳头内有小团块淀粉样蛋白沉积。

肛门、骶骨部型的表皮角质层增厚、棘层增生、皮突不规则延长，真表皮交界处的淀粉样蛋白沉积物以花瓣状形式与基底细胞相连，在毛囊周围淀粉样蛋白呈鞘状沉积为其特征。基层及棘层下部的细胞内黑素增加，真皮上层嗜黑素细胞增多，血管周围见淋巴细胞浸润，乳头层内有少数小球状淀粉样蛋白沉积。

大疱性淀粉样变病的水疱位于表皮下，疱内可有嗜酸性粒细胞，淀粉样蛋白沉积在真皮乳头，真皮上层有淋巴细胞和嗜酸性粒细胞浸润。表皮可有棘层肥厚和角化过度。

五、诊断与鉴别诊断

1.诊断。根据皮疹特征、Nomland试验阳性、组织病理证实有淀粉样蛋白沉积即可诊断。

2.鉴别诊断。本病需与神经性皮炎、肥厚性扁平苔藓、胶样粟丘疹、类脂质蛋白沉积症、结节性痒疹、炎症后色素沉着、大疱性类天疱疮、获得性大疱性表皮松解症和卟啉病等鉴别。

六、临床处理

斑状型或丘疹型可口服抗组胺药止痒，局部外涂强效糖皮质激素制剂、卡泊三醇或光疗，也可局部皮内注射糖皮质激素，但疗效多不显著。用脉冲染料激光治疗斑状型可减少淀粉样蛋白沉积和色素沉着。苔藓样型也可选用皮肤磨削术。结节型可手术切除或选用刮除术、烧灼、冷冻、皮肤磨削术、CO_2 激光或脉冲染料激光等疗法，但易复发。部分患者用阿维 A 酯或阿维 A，或局部外用二甲基亚砜（DMSO）有一定效果。

（郑文军）

第七节 硬肿病

硬肿病又称 Buschke 硬肿病（scleredema of Buschke），是在真皮大量聚积酸性黏多糖和胶原纤维束增粗导致皮肤肿胀及硬化的一种结缔组织病。其临床特征是颈及背部皮肤呈弥漫性、非凹陷性肿胀和硬化，多数可自然痊愈。

一、病因与发病机制

发病机制尚未完全阐明，可能与多种因素（包括感染、药物使用、毒素、免疫球蛋白、遗传因素、高胰岛素血症等）多种刺激引起黏蛋白和胶原纤维产生过量有关。

二、临床表现

本病少见，偶有家族史。根据发病前有无感染或糖尿病，分为三种类型。一型发病前出现急性感染史，起病快，皮损常在数月后消退；二型发病前无感染史，起病隐匿，病情进展缓慢；三型又称糖尿病性硬肿病（scleredema diabeticorum），患者长期患胰岛素依赖型糖尿病。无糖尿病患者中女性多于男性，男女比例为 1∶2，本型大多数患者（65%～90%）发病前有急性感染史（6 周内），以链球菌感染最为常见，发病前可有低热、乏力、肌肉与关节痛等前驱症状，皮肤硬肿前可出现红斑或脓疱。皮肤肿胀发硬起始于面部、颈部和背部，两侧对称。随后硬肿可向肩部、臂和躯干上部发展；向下可累及大腿，但腹部及小腿很少受累。约 10% 患者有手足受累。偶有眶周水肿。硬肿的皮肤似木板样僵硬，呈非凹陷性，表面较平滑、苍白、发凉，毛发正常，肤色正常或呈淡褐色，与正常皮肤无清楚边界。将硬肿的皮肤拿捏在拇指和食指之间，若皮肤可起皱，提示表皮未受累。面部受累时，患者表情缺失，皱额、睁眼、笑和张口困难，呈假面具状；舌与食管上段受累时，出现吞咽困难。有时出现关节强直、活动受限。偶有累及胸膜、心包和关节腔，出现积液。可累及骨骼肌，累及心肌时有心电图改变。腮腺和眼部也偶尔受累。病程数月至数年不等，可自行消退，不留痕迹，但也可能数年不愈。糖尿病性硬肿病患者的男女比例为 10∶1，病程长且顽固，多为 2 型糖尿病，血糖的控制不影响病程；患者偏肥胖，受累部位主要为中、上背部及颈和肩部，受累皮肤常常出现持续性红斑与毛囊炎，且常伴发糖尿病性血管并发症，如肾病、视网膜病变、动脉粥样硬化及神经病变等。本病多预后良好，一般半年至 2 年可自行消退，伴有糖尿病者病程长（2～41 年）。

三、实验室检查

可有红细胞沉降率中度增快，血清蛋白轻度异常和副蛋白血症，抗"O"增高，少数患者有高脂蛋白血症。病理检查提示表皮及附属器基本正常，但真皮增厚（≥正常的3倍）、胶原束增粗，被清晰间隙所分离，形成"胶原窗"（fenestration of the collagen）。皮下组织被致密的胶原束取代，使汗腺分泌管位于真皮上部或中部。肥大细胞增多，成纤维细胞未见增多，血管周围轻度细胞浸润。

四、诊断与鉴别诊断

1. 诊断。根据起病快慢、临床表现和组织病理可作出诊断。

2. 鉴别诊断。本病需与局限性硬化病和系统性硬化病的水肿期鉴别。

五、临床处理

本病暂无确切有效的疗法。

（郑文军）

第八节　类脂质渐进性坏死

类脂质渐进性坏死（necrobiosis lipoidica，NL）是一种慢性肉芽肿性皮肤病，临床特征为胫前出现大片的紫红色硬皮病样斑块，边界清晰，中央呈棕黄色萎缩凹陷。

一、病因与发病机制

病因不明，部分报道认为本病的发生与糖尿病有关。

二、临床表现

可发生于任何年龄，多见于中青年群体，男女比例约为1：3。典型皮疹好发于下肢，胫前多见，其次为踝部、腓部、大腿和足部，少见于上肢、躯干、头面部、龟头等部位。初起为边界清楚的红色或红褐色坚硬的丘疹、结节或斑块，丘疹直径约2mm，表面可有细小鳞屑，压之不褪色。可逐渐进展为边界清晰的棕黄色或硫磺色不规则圆形或卵圆形硬皮病样斑块，常双侧分布，表面光滑呈瓷釉样光泽，皮疹中央萎缩凹陷，表面可见明显的毛细血管扩张和小的深色斑，常覆有鳞屑和痂，边缘高起呈紫红色或粉红色。皮疹周围可有粉刺样角栓，约1/3患者发展为穿凿性溃疡，易复发且易误诊为梅毒树胶肿，慢性溃疡的边缘偶可发生鳞状细胞癌。皮损多为渐进性发展，但进展速度不一，也可长期静止甚至结痂而愈（＜20%）。除少部分患者伴随麻木、瘙痒、疼痛和少汗外，本病基本无自觉症状。

三、实验室检查

皮肤病理检查。表皮正常、萎缩、角化过度或因溃疡而缺失。病变主要在真皮（常增厚），并可下延至皮下组织，表现为不同程度的肉芽肿性炎症、胶原变性（渐进性坏死）和硬化。炎细胞主要是组织细胞、淋巴细胞、朗格汉斯细胞和浆细胞，组织细胞在胶原变性区（无黏蛋白沉积或很少）边缘呈水平和（或）层样模式，排列成栅状，周围常有纤维化，有时有脂质沉积；皮下脂肪受累表现为间隔性脂膜炎；血管周围有轻度至中度淋巴细胞浸润，常有浆细胞。Rollins 等认为伴糖尿病者多有血管病变和渐进性坏死区周围栅状排列，无糖尿病者常有肉芽肿性反应。

四、诊断与鉴别诊断

1. 诊断。本病好发于青中年女性。根据胫前出现紫红色硬化病样斑块，中央有棕黄色凹陷萎缩，结合组织病理可作出诊断。

2. 鉴别诊断。本病需与硬化病、硬红斑、黄瘤、环状肉芽肿、慢性萎缩性肢端皮炎、脂膜炎、渐进性坏死性黄色肉芽肿等鉴别。

五、临床处理

糖尿病患者在血糖控制后疗效并不明显。

在皮损内及活动性皮损的边缘注射曲安奈德混悬液有确切疗效，但可引起皮肤萎缩，也可用糖皮质激素封包治疗。其他报道有效的治疗方法及药品有 PUVA 局部照射、大剂量烟酰胺、己酮可可碱、氯苯吩嗪、前列腺素 E、维 A 酸（0.05%）、纤维溶解剂等。溃疡性 NL 可行手术切除并进行皮肤移植，但在皮肤移植处或其边缘有复发的可能。也可选用口服糖皮质激素、己酮可可碱、环孢素、霉酚酸酯（mycophenolatemofetil），局部使用粒细胞 – 巨噬细胞集落刺激因子、英夫利昔单抗（infliximab）、高压氧，局部应用牛胶原等。

毛细血管扩张可选用脉冲染料激光治疗。

（郑文军）

第九节　黄瘤病

黄瘤病（xanthomatosis）是由于脂代谢异常，含脂质的细胞（泡沫细胞或称黄瘤细胞）在真皮、皮下组织和肌腱中聚集而形成的一种黄色皮肤肿瘤样病变。

一、病因与发病机制

本病发生的机制尚未明确。原发性或继发性高脂血症令血浆的血脂过高，使得脂质在组织中沉积是主要病因。

二、临床表现

皮损多表现为全身多发、对称性分布或局限于某部位的黄色、棕黄色、橘黄色或黄红色的丘疹、斑块、结节，患者一般无自觉症状。黄瘤病一般可分以下六种类型：

1. 睑黄瘤（xanthelasma palpebrarum, xanthelasma）。又称睑黄疣，最常见。多发于中年女性。表现为双上眼睑及内眦多发柔软的棕色或橘黄色的长方形或多角形丘疹和斑块。严重的高胆固醇血症患者，其皮疹可围绕眼周或在眼外侧发生，呈对称分布、进行性增多并融合。50% 以上患者血脂正常，常与其他类型的黄瘤病伴发，也可能出现在各型家族性高脂蛋白血症中，尤其多见于家族性高胆固醇血症。

2. 腱黄瘤（xanthoma tendinosum）。本型黄瘤细胞在肌腱、韧带、筋膜和骨膜上聚集，皮疹表现为皮下结节，不与皮肤粘连，发展缓慢，常累及跟腱和手足的伸肌腱。本型常发生在家族性高胆固醇血症患者身上，可伴发动脉粥样硬化。

3. 结节性黄瘤（xanthoma tuberosum）。本型常发于关节伸面，尤其是膝关节和肘关节，踝关节、指（趾）关节、腋窝、腹股沟、面部、臀部和黏膜等处也可发生。早期皮疹为柔软的淡黄色或红色、粟粒大小的丘疹或结节，后皮疹逐渐纤维化变硬，成为坚实的结节，并失去原有的颜色，部分可融合成斑块。本型常见于家族性高胆固醇血症患者及家族性异常 β 脂蛋白血症患者。

4. 发疹性黄瘤（eruptive xanthoma）。皮疹为成批或突然出现的针头大或更大的黄色丘疹。急性期丘疹周围有红晕，可出现同形反应，患者自觉瘙痒或有压痛。数周后皮疹自行消失，遗留色素性瘢痕或增生性瘢痕。皮疹可出现于全身的任何部位，最常见于臀部、肩部、手部以及膝和臂的伸侧。本型好发于高甘油三酯血症患者或混合性高甘油三酯血症患者，以及血浆极低密度脂蛋白或乳糜微粒浓度高的患者。

5. 结节性发疹性黄瘤（tuberoeruptive xanthomas）。本型为发疹性黄瘤和结节性黄瘤混合存在，皮疹表现为红色丘疹或小结节。患者常患家族性异常 β 脂蛋白血症。

6. 扁平黄瘤（xanthoma planum）。皮损可发生于全身任何部位，为边界清楚的黄色扁平斑块。有弥漫性扁平黄瘤、掌（纹）黄瘤、间擦性黄瘤、胆汁淤积性扁平黄瘤等亚型。

三、组织病理

组织病理表现为真皮内或肌腱、韧带、筋膜内有大量的泡沫细胞呈弥漫分布或呈结节状排列在胶原束间，可见 Touton 多核巨细胞。

四、诊断与鉴别诊断

1. 诊断。根据皮疹特征如颜色、形状、大小和分布易诊断，组织病理可帮助确诊。行血脂、低密度脂蛋白、极低密度脂蛋白、高密度脂蛋白、肝肾功能、甲状腺功能、空腹血糖、免疫球蛋白等实验室检查明确是否伴有高脂蛋白血症、肝胆疾病及其他全身性疾病，对诊断有重要价值。

2. 鉴别诊断。本病需与结节病、朗格汉斯细胞增生症、幼年黄色肉芽肿等鉴别。

五、临床处理

1. 饮食治疗。伴高脂血症的患者应予低脂、优质蛋白饮食。

2. 药物治疗。对伴高脂血症患者，根据其脂质过高的类型合理选择降脂药。丙丁酚通过其强抗氧化的机制能抑制低密度脂蛋白氧化和泡沫细胞的形成，对睑黄瘤有效，用法为每次 0.5g，2 次 /d，餐后口服。

3. 局部治疗。较小的黄瘤可用电凝术、冷冻治疗、CO_2 激光等治疗，较大的黄瘤可行手术切除。

六、预后

本病预后良好，但有可能复发。主要影响患者的美观及心理健康。

（郑文军）

第十节　睑黄疣

睑黄疣，黄瘤病中最常见的一种类型，是脂质成分沉积在真皮、皮下组织所致，为脂质代谢障碍性的一种疾病。半数患者伴有高脂蛋白血症。

一、病因与发病机制

可能为脂质异常或代谢性障碍引起的脂质在眼睑处皮肤的真皮、皮下组织内沉积并被组织细胞吞噬所引起的一种病变。

二、临床表现

多见于中年女性。皮疹好发于两侧上眼睑和内眦周围，多呈对称分布，为柔软的棕黄色或橘黄色的长方形或多角形丘疹和斑块，皮疹多发、持久且呈进行性并可相互融合。多发生于有高脂血症或肝胆疾病的患者，当患者有严重的高脂血症时，其皮损表现也相应更严重，皮损可覆盖大半个眼睑，并可向上下眼睑外侧发展，呈马蹄形分布。

三、组织病理

组织病理可见真皮内或皮下组织有大量的泡沫细胞弥漫或呈结节状排列，常见有 Touton 多核巨细胞、淋巴细胞，不发生纤维化。

四、诊断

根据皮疹特征及发病部位诊断。需明确患者是否伴有高脂蛋白血症、肝胆疾病或其他全身性疾病，皮损组织病理学检查可帮助诊断。

五、临床处理

平时少吃富含脂质的食物，多吃山楂、芹菜等可降血脂的食物；必要时予降脂药物干预；适当运动、保持大便通畅，可促进胆固醇的排泄。口服丙丁酚治疗，每次 0.5g，2 次 /d。可使用电凝术、液氮冷冻、微波、CO_2 激光等行局部治疗。

六、预后

本病预后良好，但可复发。据报道，首次治疗后复发率为 40%，第二次治疗后复发率为 60%。

（郑文军）

第十一节　皮肤黏蛋白病

皮肤黏蛋白病（cutaneous mucinosis，CM）是以成纤维细胞产生过多黏蛋白而聚集在真皮组织间隙为主要特征的一组疾病，临床较为少见。

一、病因与发病机制

黏蛋白是白蛋白和黏多糖结合组成的一种复合蛋白质，存在正常的真皮胶原间的基质中。当成纤维细胞合成黏蛋白过多和（或）降解减少时，会导致黏蛋白在真皮内过多沉积而致病。CM 的发病机制尚不清楚。研究表明，CM 与细胞因子、长期抗原刺激、遗传因素和日晒等多种因素有关。

二、临床表现

（一）原发性皮肤黏蛋白病

1. 弥漫性。

（1）全身性黏液水肿。是严重甲状腺功能减退的一个表现，黏蛋白沉积在真皮导致皮肤呈蜡样。青少年甲状腺功能减退发生在以往甲状腺功能正常的儿童中。临床表现包括身材矮小、身体和智力发育异常、性成熟滞后。成人常为自身免疫性疾病（通常为桥本甲状腺炎）的结果，在甲状腺功能亢进（通常是毒性弥漫性甲状腺肿）治疗后发生，偶可为脑垂体或下丘脑疾病所致。

（2）胫前黏液水肿。以胫部皮肤硬化为特征，常与甲状腺功能亢进特别是 Graves 病伴发。表现为红色至肤色，有时候是紫色至褐色或黄色的蜡样质硬的结节或斑块，呈特征性的橘皮样外观，一般发生在小腿的前外侧或足部。

（3）黏液水肿性苔藓。多发于 30 ~ 50 岁成年人，皮疹主要为圆顶状、直径 2 ~ 3mm、表面有蜡样光泽的苔藓样坚实丘疹，呈肤色、淡红色或黄色，通常对称分布在面部、躯干和四肢远端。一般仅限于皮肤病变，少数患者可能累及消化系统、呼吸系统、心血管系统等其他系统，会出现头晕、体重减轻、四肢肌肉无力、进行性智力下降及吞咽困难等表现。

（4）网状红斑性黏蛋白沉积症。特征性表现为胸背部的持久性日光加重性网状红斑。它的特征是出现淡红色的斑疹和丘疹，其中的大多数会逐渐合并成网状红斑或斑块样皮疹。在强烈的阳光照射后，皮疹经常出现或加重，引起灼热感和瘙痒，且红斑较前有浸润感。本病常慢性迁延，少数患者皮损可自然恢复，部分亦可演变为系统性红斑狼疮。

（5）硬肿症。临床特征为皮肤出现非凹陷性、对称性、弥漫性肿胀和硬化，自上向下发展，上至面、颈、背部，后可发展至肩、臂、躯干上部，下至大腿，以颈、肩部为重，小腿、腹部、手足较少受累。皮肤呈肤色、棕黄色或苍白色，正常皮纹消失，表面光滑或呈蜡样光泽，触之如硬橡皮样感，与正常皮肤分界不清。硬肿发生早期，偶可有一过性红斑或丘疹性发疹。累及面部则表情缺失、张口困难，呈假面具脸；累及舌体及食管则舌体变大、吞咽困难；累及颈部则转颈不便；累及胸壁则吸气扩胸受限；累及上背部则有背下实物撑顶感，不便平卧；累及关节部位则皮肤变硬，活动不利。此外，少数患者可有肝脏肿大，骨骼肌和心肌受累，心律失常，胸膜、心包、腹膜及关节腔液体渗出、积液，偶见腮腺肥大等病变。

2. 局限性。

（1）毛囊性黏蛋白沉积症。特征病变为粉红色或皮色毛囊性丘疹，亦可表现为斑块、结节，表面光滑，有浸润感。其上可见毛囊突出，附少量鳞屑，毛发可有不同程度脱落。皮损大多集中在头面部和颈部，也可累及躯干及四肢部位，通常无自觉症状或只感轻微的麻木、瘙痒等。

（2）皮肤局限性黏蛋白沉积症。多见于 38 岁左右成人。通常表现为丘疹或结节，直径约 2 厘米，呈肤色、白色或红色，表面光滑，常单发。通常发生在头部、颈部、躯干和四肢，但不发生在关节部位。不伴任何自觉症状。

（3）手指黏液囊肿。多发生于成年女性，好发于两手腕伸侧和手背，肘、膝偶有发生，面部和躯干不受累。

（二）继发性皮肤黏蛋白病

1. 恶性萎缩性丘疹病（Degos 病）、环状肉芽肿。

2. 肿瘤变性。纤维瘤、脂肪瘤、黏液肉瘤、脂肪肉瘤及某些基底细胞癌。

三、组织病理

HE 染色切片，黏蛋白为轻度嗜碱性，呈淡蓝色。阿新蓝染色阳性。

四、诊断与鉴别诊断

1. 诊断。根据皮疹特点、组织病理及合并的基础疾病加以诊断。

2. 鉴别诊断。黏液水肿性苔藓注意与系统性硬化病、环状肉芽肿、原发性系统性淀粉样变病进行鉴别；网状红斑性黏蛋白病注意与皮肌炎、多形性日光疹等鉴别；结节性皮肤狼疮黏蛋白病注意与黏液水肿性苔藓、肿胀性红斑狼疮鉴别；皮肤局灶性黏蛋白病注意与皮肤纤维瘤、丘疹型环状肉芽肿、皮肤黏液瘤、黏液样囊肿鉴别；毛囊黏蛋白病注意与特应性皮炎、脂溢性皮炎、单纯苔藓等鉴别。

五、临床处理

无有效治疗方法，部分类型可自行缓解，大部分类型行光疗（UVA1、窄波 UVB、PUVA 等）、外用他克莫司乳膏或糖皮质激素乳膏有效。

（郑文军）

第十二节　皮肤钙质沉着症

皮肤钙质沉着症（calcinosis cutis）是由于各种原因使钙质（主要是磷酸钙和少量碳酸钙）在皮肤组织中沉着产生的疾病。

一、病因与发病机制

皮肤中的钙质沉着可分为四种类型。①营养障碍型：钙质沉着发生在受损伤和破坏的组织，通常是胶原纤维或弹性纤维组织中，患者血清钙、磷正常，常见于某些结缔组织病中。②迁移型：皮肤钙质沉着是血清钙或磷水平增高而迁移到皮肤所致，常见于甲状旁腺功能亢进症患者。③医源性和损伤型：是医疗操作或职业接触暴露，含钙的物质进入受损的皮肤所致。④特发性皮肤钙质沉着症：原因不明，患者血钙正常。此外，在皮肤中也可出现真正的骨形成，称为皮肤骨瘤（osteoma cutis）。

二、临床表现

皮损表现为坚硬的结节或斑块，大小不一，可自绿豆、黄豆大小到手掌大小或更大些。其上皮肤正常，并不与损害粘连，可自由移动。之后可出现粘连、发红、有痛和触痛感。最后可以穿破、溃烂流出具有特征性的石灰样、奶酪样或脓样物质。主要为磷酸钙和少量碳酸钙。溃疡后可引起继发感染，创口经久不愈，即使无明显感染，也常留有瘘管，愈合缓慢。各种皮肤钙质沉着症分述如下：

1. 营养障碍性皮肤钙质沉着症。结缔组织病可导致钙在皮肤中沉着，此时钙代谢正常，损害仅累及皮肤。可分为局限性或泛发性。局限性者，常见于手指和肘关节附近的石灰样小块颗粒样物质的沉积，可从皮肤中自发排出。常见于局限性硬化病，如 CREST 综合征（即皮肤钙质沉着、Raynaud 现象、食道病变、指端硬化和毛细血管扩张综合征）。

2. 迁移性皮肤钙质沉着症。罕见。其特点是血清钙增高，有时血磷也高，常伴有骨骼缺损或毁坏。这种钙质迁移情况见于甲状旁腺肿瘤、原发性甲状旁腺亢进、维生素 D 过多症、结节病的患者及过多进食牛奶和碱的人。

3. 医源性和损伤性皮肤钙质沉着症。有报道在进行脑电图或肌电图检查时，所使用的氧化钙灌注液或是含有钙的电极糊可通过接触损伤的皮肤进入，发生局部皮肤的钙质沉着症。

4. 特发性皮肤钙质沉着症。一是特发性阴囊钙质沉着症，常见于青中年男性，多发性、双侧对称性，表现为无症状性的坚实圆形黄色丘疹，直径数毫米到 1cm，类似于漏斗部毛囊囊肿。二是表皮下钙化性结节，常见于儿童头皮或面部的无炎症性丘疹，似传染性软疣，中央有脐凹。组织病理显示真皮上层钙沉着，围有朗格汉斯细胞，可见钙经表皮排出。三是瘤性钙质沉着，有大的皮下钙化结节和斑块，见于大关节处，无外伤史，血钙正常但血磷和钙三醇增高。

三、诊断

根据损害的质地，特别是破溃后流出石灰样物质可以确诊。必要时进行 X 线摄片和皮损组织病理学检查。重要的是尽可能明确伴随的疾病，如进行血清钙、磷、钙三醇的测定，甲状旁腺功能检查等。

四、临床处理

治疗和控制伴随的相关疾病，不滥用维生素 D 制剂，并进行必要的饮食控制；需补钙的患者尽量以口服的方式补钙，减少皮下及肌内注射钙剂。伴高血钙者，需限制钙的摄入，高血磷者应限制磷质（乳类、蛋白）摄入，同时口服氢氧化铝凝胶。有报道长期口服地尔硫卓（恬尔心）可使 CREST 和皮肌炎患者的营养障碍性钙质沉着症得到显著改善。对单个损害可考虑手术切除。推荐在损害处皮肤上划一梭形切口，翻起皮肤，将钙质捣碎，继而用生理盐水冲洗，这是种简便和有效的局部疗法。

（郑文军）

第十三节 肠病性肢端皮炎

肠病性肢端皮炎（acrodermatitis enteropathica，AE）是一种与锌缺乏有关的少见的遗传性皮肤病，最常见于婴儿，临床上以四肢末端和腔口周围皮炎、脱发和腹泻三联征为特征。

一、病因与发病机制

AE 是一种由锌吸收缺陷引起缺锌的一种常染色体隐性遗传病。位于染色体 8q24.3 上的基因 SLC39A4 编码锌转运蛋白（一种跨膜蛋白），该特定基因发生突变会导致肠道中锌吸收缺陷。

二、临床表现

常于婴儿期开始发病，发病年龄最早在出生后数天到数周，最晚 10 岁，断奶前后发病率最高，一些轻型的不典型病例可至成年后方确诊。典型的临床表现是皮炎、脱发和腹泻三联征，三者可先后出现，但很少同时存在。

皮疹发生较早，多位于眼、口腔、肛门等腔口周围、四肢末端以及四肢易受摩擦部位，躯干较少受累。皮损可为红斑基础上群发的小水疱、小脓疱，尼科利斯基征阴性，疱周可见红晕，可融合成大疱，形成糜烂、结痂，或斑块、鳞屑呈银屑病样改变，或呈湿疹样斑块改变；头部皮损可类似脂溢性皮炎；腔口周围还可见口腔炎、口角炎、外阴炎、龟头炎、睑缘炎、结膜炎、鼻炎等。四肢末端有慢性持续性皮炎者，常伴甲沟炎、甲板损害（增厚、萎缩或上有横沟），以及甲畸形或脱落。皮肤和黏膜处皮损易并发细菌和白念珠菌感染，并使病情加重。

脱发症状与皮疹同时或前后出现，头发变得脆弱、细软、干燥和无光泽。在锌严重缺乏时，可能会出现弥漫性脱发，可累及头发、眉毛和睫毛。

绝大部分患者有厌食、腹胀、呕吐、腹泻和对乳糖及果糖不耐受等胃肠道症状，以腹泻症状最常见，多为每天数次的水样或泡沫样便，伴恶臭或酸味，少数患者仅为软便，并且大部分患者消化道症状的轻重与皮损的严重程度相一致。

此外，患者还常伴有情绪和精神障碍，表现为易兴奋、烦躁、精神萎靡、倦怠等。

三、实验室检查

血清锌水平降低，碱性磷酸酶活性降低，贫血、低白蛋白血症等实验室指标发生改变。皮肤黏膜损害处、尿和粪便中可检出白念珠菌或其他细菌、真菌。

四、组织病理

组织病理镜下见表皮角化过度伴角化不全，早期可有颗粒层减少，棘层肥厚、轻度海绵形成，表皮内水疱和脓疱形成、有中性粒细胞浸润，并可出现坏死角质形成细胞，真皮浅层有非特异性炎细胞浸润；后期可见表皮银屑病样增生。Loemback 发现肠道嗜酸性粒细胞的超微结构有损害。

五、诊断与鉴别诊断

1. 诊断。主要根据典型的临床三联征，结合实验室检查及补锌治疗有效，可确诊；病情波动、长期无症状或症状轻且不典型时，会造成诊断困难和误诊。

2. 鉴别诊断。本病需与泛发性念珠菌病、大疱性表皮松解症、银屑病、吸收不良综合征等鉴别，还应与各种获得性或条件性锌缺乏症鉴别。

六、临床处理

一般治疗。母乳中含低分子量 ZBL，能增加锌的吸收，故主张母乳喂养；同时应补充维生素、水、电解质、氨基酸等物质。病情严重时可输血治疗。

肠内或肠胃外补充锌元素是本病最主要的治疗手段，如硫酸锌、醋酸锌、葡萄糖酸锌、柠檬酸锌和氯化锌等锌元素制剂均可用于治疗本病。建议每天给予锌元素 30～50mg，分 3 次给药，待症状改善后逐步减量停药，长期大量应用会导致锌中毒。

此外，应注意保持皮肤局部的清洁护理，防控局部及全身继发性细菌或真菌感染，根据皮损类型选择合适的外用药及剂型。

（郑文军）

第十七章 色素性皮肤病

皮肤的颜色由两个主要因素决定：一是皮肤内各种不同色素，即皮肤黑素、类黑素、胡萝卜素的含量以及皮肤血液中氧化和还原血红蛋白的含量比值；二是皮肤解剖学因素，主要是皮肤的厚度，特别是角质层和颗粒层的厚度。不同的表皮厚度下真皮乳头血管内的血液颜色不同，形成皮肤颜色差异。

黑素是决定皮肤颜色的主要因素。黑素细胞与相邻的角质形成细胞紧密配合，后形成表皮黑素单位，共同完成黑素代谢过程。其中包括黑素的生成、转移与降解三个阶段。皮肤各层中黑素的数量和分布，以及其对光的吸收、反射、散射等因素决定了皮肤的颜色。

酪氨酸酶在黑素代谢过程中起着关键作用。其活性受多种因素影响：一是紫外线能活化酪氨酸酶，导致黑素细胞增多，黑素生成、转移加快。二是巯基类化合物中的谷胱甘肽可通过络合铜离子抑制酪氨酸酶活性。三是色氨酸吡咯酶可抑制酪氨酸酶活性。四是血液和皮肤中铜离子浓度降低，可导致酪氨酸酶活性降低，影响黑素代谢。五是若患者体内存在抗酪氨酸酶、抗黑素细胞抗体等自身免疫抗体，可通过免疫反应影响黑素代谢。

根据临床表现，可将色素性皮肤病简单分为色素增加和色素减退两大类。

（谢方明）

第一节 雀斑

雀斑是一种常见于面部的褐色点状色素斑。

一、病因与发病机制

本病是常染色体显性遗传皮肤病，临床上有明显的家族聚集现象，致病基因定位于4q32-q34。日光、X射线、紫外线照射后可使皮疹颜色加深、面积变大、数目增多。

二、临床表现

5岁左右发病，女性居多，青春期加重。好发于皮肤暴露部位，尤其面部，以鼻部和面颊为主，手背、前臂伸侧、肩、颈与背上部亦可发生。不累及遮盖和黏膜部位。典型皮损为淡褐色至棕褐色针头至绿豆大小斑点，圆形、卵圆形或略呈不规则形，散在或群集分布，孤立不融合。边界清楚，数目不定，大小不一。受紫外线照射影响，冬轻夏重。无自觉症状。

三、组织病理

雀斑处表皮基底层黑素小体数量增多，呈棒状，黑素细胞胞体较大，树枝状突起明显，但黑素细胞数目未见增多，多巴染色增强。

四、诊断与鉴别诊断

1. 诊断。根据发病年龄，皮疹颜色、大小、形状，家族史、组织病理特点，易作出诊断。

2. 鉴别诊断。本病需与以下疾病鉴别：

（1）黑子。可发生在任何年龄、任何部位，皮损数目少，颜色更深，呈褐色至深褐色，与日晒无关。组织病理显示基底层黑素细胞数目增加，真皮上部可有嗜黑素细胞及轻度炎症。

（2）颧部褐青色痣。有家族史，多在 16～40 岁发病，对称分布，颜色为灰黑色或灰褐色，黑素细胞在真皮乳头及网状层上部聚集。

（3）黄褐斑。多发于中青年女性，皮损对称分布于颜面颧部及颊部，且呈蝴蝶形状，为黄褐色或褐色斑片，冬轻夏重。组织病理示表皮基底层、棘层黑素增加，但黑素细胞数目未见增多；真皮上部可见游离黑素颗粒或嗜黑素细胞。

（4）着色性干皮病。常染色体隐性遗传性皮肤病，对日光高度敏感，光暴露部位大量雀斑样色素加深斑，伴皮肤萎缩、毛细血管扩张、疣状角化及癌变。可有多系统累及，伴有眼损害和神经系统症状。

五、临床处理

1. 避免日晒，外出时使用遮光剂。

2. 常用的治疗方法有调 Q 激光或强脉冲光，疗效较好，但不能防止复发，术后应注意防晒。

3. 外用 3%～5% 氢醌霜、0.1% 维 A 酸软膏、3%～5% 熊果苷霜、20% 壬二酸霜等有一定效果。

4. 液氮冷冻、化学剥脱、皮肤磨削均可使雀斑脱落，但可形成瘢痕或色素不均，已很少使用。

（谢方明　张小艳）

第二节　黄褐斑

黄褐斑（melasma）是一种慢性、获得性面部色素增加性皮肤病，好发于育龄期女性。临床表现为对称分布于面颊、前额及下颌深浅不一、边界不清的淡褐色或深褐色斑片，易复发，难治愈。

一、病因与发病机制

病因机制尚不清楚，遗传易感性、紫外线刺激、性激素水平变化是黄褐斑最可能的三大发病因素。黑素合成增加、皮损处血管增生、炎症反应及皮肤屏障受损均参与了疾病的发生。

1. 遗传易感性。Fitzpatrick 分型 Ⅲ～Ⅴ型为深肤色人种好发，约 40% 患者有家族史，男性患者约占总患者 10%，亦见到单卵双胞胎姐妹成年后同患病者。

2. 紫外线刺激。长波紫外线（UVA）、中波紫外线（UVB）、蓝光刺激黑素细胞合成黑素颗粒；紫外线致基底膜带损伤，黑素掉落真皮，弹性纤维变性，引起皮肤光老化，并诱导一系列细胞分泌促黑素生成因子，激活酪氨酸酶活性，促进黑素合成。

3. 性激素水平变化。妊娠、口服避孕药及激素替代治疗可诱发和加重育龄期女性的黄褐斑。

4. 黑素合成增加。多因素直接或间接作用于黑素细胞中小眼畸形相关转录因子，活化黑素细胞功能，促进黑素合成。

5. 血管因素。皮损中真皮小血管数量及管径较正常皮肤显著增加。

6. 炎症反应。皮损区炎症因子表达上调，激活酪氨酸酶及小眼畸形相关转录因子，促进黑素生成。

7. 皮肤屏障受损。皮损处角蛋白、角化套膜蛋白及酸性神经酰胺酶表达异常，促进紫外线诱导色素增加。

此外，甲状腺疾病、女性生殖系统疾病和肝脏疾病、睡眠障碍，使用汞、铅含量超标等劣质化妆品，以及烹饪等热辐射接触等对诱发或加重黄褐斑的影响不容忽视。

二、临床分期与分型

1. 分期。黄褐斑临床分期分为活动期和稳定期。可根据以下表现进行判断：一是皮损面积是否扩大；二是颜色是否加深；三是皮损是否泛红，搔抓后皮损是否发红；四是玻片压诊是否褪色；五是反射式共聚焦显微镜（reflectance confocal microscopy，RCM）检查。

2. 分型。根据血管参与情况分两种类型：一是单纯色素型（melanized type，M 型）；二是色素合并血管型（melanized with vascularized type，M+V 型），该分型能指导治疗药物及光电治疗方法的选择。根据色素所在位置可分两种类型：表皮型（表皮色素增多）和混合型（表皮 + 真皮浅层）。根据皮损发生部位分三种类型：面中部型、颊型及下颌型。

三、诊断与鉴别诊断

1. 诊断。根据患者的病史、典型的临床表现即可作出诊断。联合玻片压诊、Wood 灯等无创检测技术可进一步分期、分型。

2. 鉴别诊断。本病需与炎症后色素沉着、雀斑、艾迪生病（Addison 病）、瑞尔黑变病（Rieh 黑变病）、Civatte 皮肤异色病、颧部褐青色痣等鉴别。

四、临床处理

（一）治疗原则

以减少黑素生成、抗感染、抑制血管增生、修复皮肤屏障、抗光老化为指导原则。避免诱发因素、强调防晒、修复皮肤屏障。基础治疗合理联合系统及外用药物、透皮给药、化学剥脱、光声电和中医药治疗，搭配形成"鸡尾酒式"治疗方案。

（二）治疗目标

色斑变淡或恢复正常，面积缩小或消失，减少复发。

（三）基础治疗

1. 避免诱发因素，调整生活方式。避免服用引起性激素水平变化的药物、光敏性药物；劳逸结合，保证睡眠充足；调整心境，缓解紧张焦虑；减少烹饪热 / 职业热接触；规律而适宜地饮食；避免使用汞、铅含量超标的劣质化妆品。

2. 防晒是所有黄褐斑的基础治疗，也是其他治疗必须配合的重要措施。建议使用日光防护指数（sun protection factor，SPF）≥ 30，PA+++ 的广谱（UAB+UBA+ 蓝光）防晒剂，需要每天使用，每隔 3 ～ 4h 涂抹 1 次，每次 2mg /cm²。

3. 修复皮肤屏障。建议使用成分精简、致敏性低、具有科学依据的功效性护肤品，增强皮肤耐受性，促进皮肤屏障修复。

4. 美白类护肤品。建议在医生指导下选择有功效性及安全性，经过临床验证的美白类护肤品。

5. 治疗相关疾病。积极治疗可能诱发或加重黄褐斑的相关慢性疾病。

五、分期分型治疗

（一）活动期治疗

基础治疗配合系统药物治疗。氨甲环酸：口服用药，250 ～ 500mg/ 次，1 ～ 2 次 /d，建议连用 3 ～ 6 个月。甘草酸苷：静脉滴注，40 ～ 80mg/ 次，2 次 / 周。维生素 C 和维生素 E：口服用药，维生素 C 0.2g / 次，3 次 /d；维生素 E 0.1g/ 次，1 次 /d。两者联合应用可增强疗效。谷胱甘肽：口服用药，300mg/ 次，3 次 /d。外用药物，包括氢醌及其衍生物，浓度与效果、皮肤刺激症状成正比，常见不良反应有刺激性接触性皮炎、永久性色素脱失等，熊果苷和脱氧熊果苷局部使用刺激性比氢醌小，主要适用于单纯色素型。维 A 酸类：常见皮肤干燥、红斑及瘙痒、烧灼感等不良反应；主要适用于单纯色素型。壬二酸：刺激性较小，主要适用于单纯色素型。氨甲环酸（外用）：局部使用刺激性较小，适用于单纯色素型和色素合并血管型。大部分外用药物对皮肤有不同程度的刺激性，需配合使用具有修复皮肤屏障功能的功效性护肤品。烟酰胺：烟酰胺是烟酸的活性成分，烟酸抑制黑素体转运。

（二）稳定期治疗

在系统及外用药物治疗基础上联合果酸化学剥脱术、声光电等综合治疗。

1. 化学剥脱术。包括果酸、水杨酸、复合酸等。其中，果酸换肤是治疗单纯色素型黄褐斑的有效辅助方法，一般以 20% 为起始浓度，可增至 35%，每 2 周 1 次，4 ～ 6 次为 1 个疗程，第 4 至第 6 周效果较为明显。主要不良反应：暂时性红斑、轻度肿胀、刺痛、灼热感等不适感，治疗 3 ～ 7d 可能出现结痂或脱屑。禁忌证：拟治疗区有过敏性或感染性疾病者；局部为创面或近期拟做其他手术；近 3 个月接受过放疗、冷冻及皮肤磨削术者；术后不能严格防晒者；免疫缺陷患者；妊娠和哺乳期妇女；果酸过敏者。该疗法对皮肤有一定刺激性，可导致炎症后色素沉着，尤其深肤色患者应慎重。

2. 光电治疗。包括 Q 开关激光、皮秒激光、非剥脱点阵激光、强脉冲光及射频等。

（1）调 Q 激光。

①适应类型：单纯色素型（M 型）、色素合并血管型（M+V 型）均可。

②参数设定：可选 1064nm、755nm、694nm、532nm 等波长，以大光斑（6 ～ 10mm）低能量（< 3J/cm²）为原则。每 4 周 1 次，建议 10 次为 1 个疗程，每次治疗间隔一个月。

③常见并发症：如色素沉着、色素减退、色素脱失等。

④临床实践复发率约为 51%。

（2）皮秒激光。

①适应类型：单纯色素型（M 型）、色素合并血管型（M+V 型）均可。

②参数设定：两种模式（平扫＋点阵/蜂巢）。平扫：可选 1064nm、755nm、532nm 等波长。大光斑低能量为原则。建议 5 次为 1 个疗程，每次治疗间隔一个月，两种模式联合治疗有加成效果。

③常见并发症：如色素沉着、色素减退、色素脱失等。

④临床治疗 4 次以上才能获得约 50％色斑清除率。

（3）非剥脱点阵激光。

①适应类型：顽固性、抵抗性皮损。

②参数设定：常见波长有 1450nm、1540nm、1550nm 和 1927nm，低能量、低密度，深度不超过基底层。建议 5 次为 1 个疗程，每次治疗间隔 1 个月。

③常见并发症：持续性晒伤样红斑。

④临床实践半年复发率约为 45％。

（4）强脉冲光（IPL）。

①适应类型：可用于色素合并血管型（M+V 型）；近半年内明确波动、受刺激后加重的情况，伴或不伴毛细血管扩张。

②参数设定：以三脉冲、低能量治疗为主。建议 5 次为 1 个疗程，每次治疗间隔一个月。

③常见并发症：红斑、继发色素沉着，IV 型以上皮肤需慎重。

④临床实践复发率约为 60％。

（5）脉冲染料激光。

①适应类型：色素合并血管型（M+V 型）。

②参数设定：波长 585nm 或 595nm，针对色素的同时可改善毛细血管增生。每月 1 次，3～5 次为 1 个疗程。

（6）光电联合。

其优点为色素吸收相对少，更低的能量作用于深部。

光电治疗的参数设定均要求强度温和，起始能量不宜过高，治疗间隔不宜过短，治疗终点为轻微红斑反应。黄褐斑伴雀斑、褐青色痣等合并症患者应改善黄褐斑后再考虑治疗其他合并皮肤病。

（三）中医中药治疗

中医对本病病因病机的认识比较一致，采取内治与外治相结合，治疗常以疏肝健脾补肾、理气活血化淤贯穿始终，治疗疗程较长，一般为 3～6 个月。

综上所述，黄褐斑患病率较高，治疗比较顽固且易复发，诊疗中，以长期防治与综合管理为主要理念。由于单一治疗疗效欠佳，需避免黄褐斑的诱发因素，将防晒贯穿于整个治疗过程中，光学治疗可加速黄褐斑消退的速度，需把握好"平衡"，重视术后屏障修复，避免诱发或加重黄褐斑。根据患者的临床分期及分型，综合考虑色素、炎症、血管、皮肤屏障及光老化等因素，制定个体化综合治疗方案。

（谢方明　麦迪）

第三节 咖啡斑

咖啡斑（Café-au-Lait Spots），又称牛奶咖啡斑或咖啡牛奶斑，是指大小各异、边界清楚、持续存在的色素沉着斑。有时和多发性神经纤维瘤合并发生。它的发生及存在与曝光无关，在正常人群中发生率为 10%～20%。

一、病因与发病机制

本病为遗传性皮肤病，发病机制尚不清楚。有研究发现真皮成纤维细胞分泌的干细胞生长因子可能在色素沉着的发生中起到一定的作用。可为多种系统性疾病的一种皮肤表现，如神经纤维瘤病、结节性硬化症、斑驳病、Russell-Silver 侏儒症、Waston 综合征、Albright 综合征、多发性黑子综合征及共济失调性毛细血管扩张症等。

二、临床表现

皮损多在出生时或婴儿期即有，2 岁以内可以陆续出现，可发生于身体的任何部位。表现为直径数毫米至数十厘米不等、边界清楚的色素斑，颜色可由淡褐色至深棕色，就像咖啡与牛奶以不同比例混合而呈现出不同颜色深浅，同一皮损颜色均匀一致。形状不规则，但是以长椭圆形最为多见。单纯的咖啡斑，一般是孤立的，数量在 3 个以下，直径通常为 0.5～1.5cm。数目超过 6 个、直径大于 1.5cm 的咖啡斑，提示可能合并 I 型神经纤维病或其他系统疾病。多数咖啡斑随身体等比例生长，少数可自行消退。

三、实验室检查

1. 皮肤镜下显示浅褐色背景，边界清楚，可见网状褐色色素沉着，灶性点状、线状血管。
2. 皮肤 CT 显示基底层黑素增加，基底层上的黑素细胞数目正常。

四、组织病理

HE 染色显示皮损处表皮结构和厚度正常，表皮角质形成细胞内黑色素增多，但黑素细胞的数量并未增加，表皮附件黑素增加。Fontana-Masson 银染色表示表皮内黑色素增加，特别是基底层。DOPA 染色发现正常人的咖啡斑皮损中黑素细胞的密度降低，其色素增加是因为黑素细胞活性增强。电镜下角质形成细胞内黑素小体的数量增加。

五、诊断与鉴别诊断

根据皮损临床特征易作出诊断。本病需与斑痣鉴别，斑痣除有褐色斑外，在褐色斑的基础上还会出现更深色的斑点或者丘疹、结节。

六、临床处理

一般治疗方法对本病无效，传统治疗手段包括冷冻、磨削和切除，因可能产生严重不良反应，如瘢痕形成或者永久性色素改变，现已较少使用。影响美观者可选用激光治疗。如脉冲染料激光（510nm）、倍频 ND：YAG（532nm）激光、Q 开关红宝石激光（694nm）、Q 开关翠绿宝石激光（755nm）、皮秒激光等。目前尚没有一种激光能达到完全理想的疗效，且治疗后的复发率为 0%～67%。

（谢方明　贺镜宇）

第四节　焦油黑变病

焦油黑变病又称中毒性苔藓样黑变性皮炎，是一种职业性皮肤病，发生于接触焦油数年以上的工人。表现为长期暴露于焦油及其衍生物所致的接触性皮炎和随后出现的皮肤色素沉着。

一、病因与发病机制

焦油及其衍生物中含有的蒽、菲、萘类化合物有显著的光敏性作用。焦油诱发的光敏性与光毒性可能是本病的重要发病机制。

二、临床表现

本病病情多呈慢性渐进性发展，初期表现为暴露部位生长炎性红斑、水肿，偶有水疱，伴灼热和泛发性剧烈瘙痒。皮疹以面、颈部、四肢为主，特别在前臂、眶周和颧颞部最为明显。急性炎症消退过程中常伴有脱屑，并出现毛囊性丘疹和痤疮样黑头粉刺，随后逐渐发展为弥漫性或网状色素沉着。若长期慢性接触，可出现苔藓样小丘疹甚至上皮瘤样增生，伴毛细血管扩张。

患者常伴有多汗、头晕、乏力、纳差及消瘦等症状。

三、组织病理

毛囊性角化过度、表皮下层水肿、变性，真皮上部嗜黑素细胞内充满色素颗粒，毛细血管扩张及淋巴细胞浸润。

四、诊断与鉴别诊断

1. 诊断。根据典型皮损结合职业、病史可作出诊断。斑贴试验及光斑贴试验有助于查找病因。

2. 鉴别诊断。本病需与化妆品皮炎后色素沉着、Addison 病、Civatte 皮肤异色病、黄褐斑等鉴别。使用皮肤镜有助于鉴别诊断及疗效评估。

五、临床处理

根据光斑贴试验结合病史，停止接触焦油类可疑致敏物质；女性患者停用有光敏反应的护肤品，减少日晒；可选择中医辨证论治，如滋补肝肾、调和气血、健脾益气、活血化淤等方药治疗；外用褪色剂如氢醌霜、维 A 酸霜，必要时外用糖皮质激素。

患者治愈后应调离原工作岗位，避免再次接触焦油类物质。

（谢方明）

第五节　摩擦黑变病

摩擦黑变病（friction melanosis）是指由于长期、反复机械性刺激致局部皮肤出现网状色素沉着，又称 Kobner 型黑皮病、骨隆起部皮肤异常色素沉着、健康巾（尼龙浴巾）黑变病。因具有一定的临床特征和组织病理学改变，被认为是一种独立病种。

一、病因与发病机制

局部皮肤受到反复摩擦、压迫等外在机械性刺激是本病的主要病因。多数患者有使用人造丝、尼龙浴巾等的擦浴史。由于骨隆起处皮下脂肪少，长期刺激易导致表皮基底层黑素细胞损伤而发病。但发病与否还取决于个体的体质因素。

二、临床表现

好发于体形偏瘦的年轻女性，男性及肥胖者少见。发病前往往有皮肤长期受机械性刺激的历史。皮损以褐色的带状或斑状色素沉着为主，弥漫分布，边界清楚，表面光滑，不突出皮肤表面。多局限于骨隆起处，如锁骨、肩胛、肘膝及胫前等。色素沉着与皮丘分布一致，毛囊口、皮沟处未见皮损。无自觉不适或有轻微瘙痒。

三、组织病理

表皮萎缩，表皮基底层黑素颗粒增多，基底细胞液化变性，色素失禁，真皮乳头可见嗜黑素细胞。特殊染色，如刚果红染色未见淀粉样蛋白沉积。

四、诊断

根据好发于体形偏瘦的年轻女性，有长期机械刺激病史，结合皮损形态及好发部位、组织病理改变，容易作出诊断。

皮肤淀粉样变常见于中年女性，由点状色素沉着的小丘疹形成色素斑，组织病理可见真皮乳头层淀粉样蛋白沉积。

五、临床处理

使用柔软浴巾，停止强力摩擦刺激，是防治本病的主要措施。患处局部对症治疗。

（谢方明）

第六节　面颈部毛囊红斑黑变病

面颈部毛囊红斑黑变病为一种侵犯毛囊的特殊红斑性色素沉着病。表现为耳前后及颈侧的毛囊性红斑性色素沉着。在具有毛细血管扩张的红褐色色素沉着中，散布有浅色毛囊性丘疹。色素沉着由耳周可伸展到颈部。有时可见斑点状色素沉着，也可以出现毛囊性丘疹及红斑。红棕色病变区有毛细血管扩张，玻片压之呈苍白色，且浅棕色色素沉着显得更为明显。可出现糠秕样鳞屑及轻微痒感。臂部及肩部常出现毛周角化症。

一、病因与发病机制

发病机理尚不明确，可能由常染色体隐性遗传或自发突变所致。

二、临床表现

多见于中青年男性。皮损常始于耳前部，缓慢扩展至耳下、耳后区以及颈侧部。皮损常表现为边界清楚的棕红色斑片，伴或不伴毛细血管扩张，在红斑基础上散在分布浅色毛囊性丘疹。局部无萎缩及瘢痕。

伴有斑点状色素沉着，触摸有颗粒感。边界清楚，对称分布，也可单侧发病，玻片压之呈苍白色，且红棕色色素沉着仍存在，可有糠秕样鳞屑及轻微痒感。

三、组织病理

表皮轻度角化过度，毛囊漏斗部扩大，伴有板层状角质栓，基底层色素增加，真皮浅层毛细血管扩张，真皮附属器周围淋巴细胞浸润。

四、诊断与鉴别诊断

1. 诊断。多见于中青年男性。根据耳前、颈前和上颌区边界清楚的红斑及色素沉着，色斑上出现浅色毛囊性丘疹，局部皮肤呈红棕色外观，结合组织病理改变，可做出诊断。

2. 鉴别诊断。本病需与面部毛周角化症鉴别。

五、临床处理

一般给予对症处理，可口服维生素 A，外用维 A 酸乳膏、果酸治疗等。也可采用美容治疗。可以选择强脉冲光、染料激光及 Q 开关 Nd：YAG 激光等治疗。能改善炎性丘疹、毛细血管扩张、皮肤泛红、色素沉着等问题。

（谢方明）

第七节　白癜风

白癜风（vitiligo）是一种常见的原发性、局限性或泛发性色素脱失性皮肤黏膜病，表现为局限性或泛发性色素完全脱失。发病率为 1%～2%，有色人种的发病率高。

一、病因与发病机制

本病发病机制尚不明确。一般认为是在遗传背景基础上，由多种内外因子刺激而发生免疫功能、内分泌及代谢功能、神经精神等紊乱，从而抑制体内色素相关酶系统和（或）破坏黑素细胞，导致色素合成和代谢障碍，最终使皮肤色素脱失发病。多项研究表明，非节段性白癜风免疫反应的原发性缺陷导致表皮黑素单位的氧化还原状态受损，而节段性白癜风的发生可能是镶嵌式发育导致黑素细胞脱失。

二、临床表现

白癜风可发生于任何年龄段，多见于青壮年群体。任何部位皮肤均可累及，但易受光照及摩擦损伤的暴露部位、皱褶部位常见，如面颈、躯干和四肢等，唇部、视网膜、掌跖、阴唇、龟头及包皮内侧黏膜亦可累及。皮损多呈对称分布，也可沿神经呈节段性（或皮节）分布。皮损为局限性色素完全脱失斑，呈大小及形态不一的乳白色，圆形、椭圆形或不规则形。色素脱失程度因人而异，即使是相同个体，色调也可随部位变化而不同，一般自内而外呈现白色、灰白色、近正常肤色的三色反应。白斑处除色素脱失，无脱屑或萎缩等改变。白斑处毛发也可变白。进展期脱色斑向正常皮肤快速移行，可伴有同形反应，即摩擦、压力或受外伤后可形成继发性白癜风；少数病例白斑相互融合成泛发全身不规则的大片地图状；少数患者白斑毛孔周围出现岛状色素区。稳定期白斑停止发展，一般边界清楚，边缘见色素沉着环。本病病程慢性迁延，持续终生，亦可自行缓解。儿童白癜风较成人白癜风更易并发晕痣，节段型的比例高。

根据白癜风的病因、实验指标，并结合白斑的部位、形态、分布范围和治疗反应，白癜风可分为四型、两类、两期。

（一）四型

根据 2012 年白癜风全球问题共识大会（VGICC）及专家讨论，将白癜风分为节段型、寻常型（非节段型）、混合型及未定类型（原局限型）。

1. 节段型（segmental vitiligo）。指沿某一皮神经一片或数片呈节段分布（部分或完全匹配皮肤节段）的单侧不对称白癜风，少数可呈双侧多节段分布。

2. 寻常型（non-segmental vitiligo, vitiligo vulgaris）。包括面颈型、黏膜型、肢端型、散发型和泛发型，面颈型、黏膜型、肢端型均可发展为泛发型。

（1）局限型（单发型）。为局限于某一部位大小不一的单发或群集性白斑。

（2）散发型。白斑呈对称分布，散在性或多发性，其总面积不超过体表面积的 50%。一般白斑 ≥2 片，面积为 1～3 级。

（3）泛发型。多由散在性发展、相互融合成大片不规则白斑，一般累及体表面积的 50% 以上，白斑面积 4 级，有时仅残留小片岛屿状正常肤色。

（4）肢端型。主要分布在面部、手足指（趾）等部位，白斑初发于人体末梢或肢端，少数可泛发躯体。

3.混合型。多于 1 ～ 2 年内出现，节段型与非节段型并存。

4.未定类型。就诊时尚不能确定为节段型或非节段型的单片白斑，面积为 1 级。

（二）两类

根据病变处色素脱失白斑情况，分为完全性白斑和不完全性白斑。

1.完全性白斑。为瓷白色或纯白色，病变处黑素细胞消失，没有黑素生成能力，对二羟苯丙氨酸（DOPA）反应阴性，因此采用药物治疗无效。

2.不完全性白斑。脱色不完全导致白斑中有色素点，病变处黑素还有再生能力，只是黑素细胞存在数目减少或功能减退。对 DOPA 反应阳性者，药物治疗有效。

（三）两期

分为进展期白斑和稳定期白斑。进展期白斑逐渐向正常皮肤移行扩大、增多，边界模糊不清，易产生同形反应，病情加重。稳定期白斑停止发展，边缘色素加深。

本病一般无自觉症状，少数可有痒感。夏季进展较快，冬季减慢或停止发展。病程长短不一，常见的扩散因素包括精神创伤、暴晒、急性疾病或手术等严重的应激状态。也可间歇性缓慢发展，或长期稳定不变。患者极少能完全自愈，不少患者愈后复发。

三、实验室检查

1.白癜风可能合并自身免疫疾病，特别是甲状腺疾病和糖尿病，也可能有贫血、Addison 病、斑秃等。患者若出现相应的症状和体征，应当行相关检查，如促甲状腺素检查，抗甲状腺球蛋白和抗甲状腺过氧化酶抗体，空腹、餐后血糖或糖化血红蛋白检查。

2.伍德灯检查也可用于白癜风诊断。

3.组织病理学检查。表皮黑素颗粒缺乏，基底层黑素细胞减少或消失，多巴染色阴性；真皮浅层可见不同程度的单核细胞浸润，而白斑边缘部表皮基底层及基底层上角质形成细胞内可出现空泡变性，基底层灶状液化变性，界面消失，真皮乳头可出现水肿和小水疱，真皮浅层单一核细胞浸润；白斑边缘部朗格汉斯细胞体变大、深染、胞突减少或消失，有深切迹，粗面内质网扩张，水泡形成等形态学改变，以及有细胞积聚现象。

4.直接免疫荧光检查。个别研究人员用直接免疫荧光法发现，部分患者基底膜带（BMZ）以及角质形成细胞内有 IgG 或 C3 沉积。

四、诊断与鉴别诊断

（一）诊断

1.皮损表现为与正常皮肤分界清楚、大小形态不一的色素脱失性白斑，周围常有色素加深带。可发生于身体任何部位，以暴露和皱褶部位多见。

2.白斑区毛发无变化或变白。

3.任何年龄均可发生，患者无明显自觉症状。

4.组织病理显示表皮黑素细胞和黑素颗粒明显减少，基底层多巴染色阳性的黑素细胞缺乏。

（二）鉴别诊断

本病需与以下疾病鉴别：

1. 贫血痣。为出生即存在的先天性淡色斑，因皮损处毛细血管较正常少，摩擦患处时周围皮肤充血而白斑处颜色不变，可与白癜风鉴别。

2. 无色素痣。出生或出生不久后发病，为局限性或泛发性沿神经节段分布的边界模糊淡色斑，边缘多呈锯齿状，周围无色素增加晕，皮损终生不变，感觉正常。

3. 花斑癣。为胸背、腋下等皮脂溢出部位的色素减退白斑，上覆细薄鳞屑，真菌镜检可见粗短的菌丝和孢子。

4. 外阴白色病变。外阴局部皮肤和黏膜增厚、粗糙，见萎缩性白斑，边缘色素加深。

5. 单纯糠疹。好发于儿童或青少年面部的细小糠状鳞屑性浅色斑，任何季节均可发病，冬春季明显。

6. 硬化萎缩性苔藓。较少见，病因未明，典型皮损为多数边界清楚的瓷白色丘疹、斑块、萎缩性斑片，可见黑头粉刺样角栓，中央轻度凹陷，晚期真皮上层胶原硬化导致皮损变硬，可伴女阴及肛周皮肤萎缩。

7. 无色素性色素失禁症。躯干、四肢见单侧分布的多发泼水样色素减退斑，患处发汗功能及毛细血管张力减退，常继发水疱，病变部可隆起或凹陷性萎缩。

五、临床处理

（一）处理原则

本病病因不明，治疗以对症为主。治疗目的：一是通过刺激促进黑素细胞发育及再生以产生较多黑素，使局部异常的黑素细胞再生制造黑素的能力；二是阻止疾病的继续发展；三是使皮损周围色素区变淡，边缘模糊不易分辨。对白癜风的治疗应根据白斑的类型和分期，因人而异地选择治疗方案，尽可能控制病情使皮损色素恢复。传统方法包括心理及饮食治疗、局部糖皮质激素、PUVA 疗法、中医药、外科表皮移植或伪装、脱色等，目前较新的治疗方法包括 308nm 准分子激光、308nm 单频准分子光（MEL）、窄谱 UVB（311nm）疗法，以及局部糖皮质激素霜或钙调神经磷酸酶抑制剂与 UVA 联合治疗、自体黑素细胞移植等方法。

（二）治疗方法

1. 激素治疗。

（1）局部外用激素。适用于白斑累及＜3%体表面积的进展期皮损，眼周避免使用。面部、皱褶及薄嫩部位用 1 个月后改为用钙调神经磷酸酶抑制剂，肢端可持续使用。若持续外用激素 3～4 个月无复色，需更换药物或联合其他局部治疗方案。

（2）系统用激素。主要适用于 VIDA＞3 分的白癜风患者。口服或肌肉注射激素可使进展期皮损尽快趋于稳定。成人进展期患者，可连续口服小剂量泼尼松 0.3mg/（kg·d）1～3 个月，无效中止；起效后每 2～4 周递减 5mg，至隔天 5mg，维持 3 个月。肌肉注射复方倍他米松注射液 1mL，每 20～30 天 1 次，可用 1～4 次，或根据病情酌情使用。对于系统使用激素禁忌者可酌情使用其他免疫抑制剂。

2. 光疗。

（1）局部光疗。使用 NB-UVB 每周治疗 2～3 次，根据不同部位选择不同的初始治疗量，或在治疗前测定最小红斑量（MED），起始剂量为 70% MED，根据红斑反应确定下一次照射量。若同一剂量持续 4 次后未出现红斑或红斑持续时间＜24 小时，治疗剂量应增加 10%～20%，直至单次照射剂量达到 3.0J/cm²（Ⅲ 型、Ⅳ 型皮肤）；若红斑持续超过 3 天或出现水疱，治疗应在症状消失后继续，下次治疗剂量减少 20%～50%；若红斑持续 1～3 天，则维持原剂量治疗。可使用每周 308nm 单频准分子光、308nm 准分子激光治疗 2～3 次，治疗起始剂量及下一次治疗剂量调整参照 NB-UVB 使用指南。

（2）全身 NB-UVB 治疗。适用于散发或泛发全身的非节段型或混合型白癜风。初始剂量及下一次治疗剂量调整可参照局部 NB-UVB，每周治疗 2～3 次。NB-UVB 光毒反应少，比补骨脂素光化学疗法（PUVA）治疗方便，治疗后眼睛不需遮光保护。治疗频率、次数、红斑量和累积剂量并非越多、越大则疗效越好，累积剂量越大，皮肤出现干燥、瘙痒、光老化等不良反应越多。治疗频率、次数、红斑量和累积剂量与光耐受（平台期）出现有关。若光疗持续照射超过 20～30 次，皮损无色素恢复为平台期，此时应停止治疗，休息 3～6 个月，起始剂量以 MED 开始（区别于初次治疗的 70% MED）。如果治疗 3 个月无效或治疗 6 个月复色＜25%，应停止治疗。若持续复色，可继续光疗。不建议维持性光疗。快速进展期光疗剂量宜从 100mJ 起始，联合应用系统激素，可避免光疗诱发的同形反应。病程短、非节段型疗效优于病程长、节段型；面颈、躯干疗效优于肢端。

（3）光疗联合治疗。光疗联合治疗优于单一治疗。治疗方案包括：口服或外用激素、外用钙调神经磷酸酶抑制剂、外用维生素 D₃ 衍生物、移植治疗、口服中药制剂、口服抗氧化剂、皮肤磨削术、点阵激光及点阵激光导入激素治疗等。

（4）光化学疗法。因不良反应多，疗效较 NB-UVB 差，已被 NB-UVB 取代。

3. 移植治疗。适用于稳定 1 年以上的稳定期患者，尤其是节段型及未定类型，其他型暴露部位皮损也可采用。进展期、瘢痕体质者禁用移植治疗。治疗需考虑白斑的面积和部位，常用移植方法包括自体表皮片移植、微小皮片移植、刃厚皮片移植、自体培养黑素细胞移植、自体非培养表皮细胞悬液移植、单株毛囊移植等。自体表皮片移植疗效好、操作简单。与光疗联合可提高疗效。

4. 使用钙调神经磷酸酶抑制剂。包括他克莫司软膏、吡美莫司乳膏。可持续应用 3～6 个月，也可间歇使用更长时间。面颈部复色效果最好，是眶周等特殊部位的首选，也可应用于黏膜和生殖器部位。使用时需注意局部感染（如毛囊炎、痤疮）的发生率可能会增加。皮损复色成功后使用每周 2 次，维持治疗 3～6 个月，可有效预防复发或脱色现象。

5. 使用维生素 D₃ 衍生物，如卡泊三醇软膏、他卡西醇软膏，2 次/d。与 NB-UVB、308nm 准分子激光等联合治疗可增强疗效；也可联合外用激素或钙调神经磷酸酶抑制剂治疗。

6. 中医中药治疗。辨证结合辨病，分为进展期、稳定期，形成与之相对应的 4 个主要证型：肝郁气滞证、风湿郁热证、肝肾不足证、淤血阻络证。进展期表现为肝郁气滞证、风湿郁热证，稳定期表现为肝肾不足证、淤血阻络证。儿童常表现为脾胃虚弱。治疗上进展期以祛邪为主，疏肝解郁、疏风清热利湿；稳定期以滋补肝肾、活血化淤为主，根据部位选择相应引经药。

7. 脱色治疗。可用于白斑＞95% 体表面积者，对复色治疗的各种方法抵抗，若患者要求可使用脱色治疗。治疗后应严格防晒，以避免复色及光损伤。

（1）脱色剂治疗。20％氢醌单苯醚，连用 3 ～ 6 周；20％氢醌乳膏，起始 10％浓度，每 1 ～ 2 个月逐渐增加浓度，每天 2 次外用，先脱色曝光部位，再脱色非曝光部位，1 ～ 3 个月可见效。注意减少皮肤对脱色剂的吸收，搽药后 2 ～ 3 小时内禁止接触他人皮肤。

（2）激光治疗。可选 Q 开关（532nm、694nm、755nm）激光治疗。

8. 遮盖治疗。将美容遮盖霜（含染料的物理或者化学遮盖剂）搽于暴露部位皮损，使颜色接近周围正常皮肤，通常可维持 8h。

9. 儿童白癜风。小于 2 岁儿童，可间歇外用中效激素治疗。大于 2 岁儿童，可外用中强效或强效激素。他克莫司软膏及吡美莫司乳膏可用于治疗儿童及婴儿白癜风。还可使用维生素 D_3 衍生物。快速进展期儿童患者可口服小剂量激素，如泼尼松 5 ～ 10mg/d，连用 2 ～ 3 周，根据病情可于 4 ～ 6 周后重复治疗 1 次。此外，可根据治疗需要接受光疗。

10. 辅助治疗。避免外伤、暴晒和精神压力等各种诱发因素，尤其是进展期。补充叶酸、钙、硒、维生素 B、维生素 E 及抗氧化剂等可能有助于治疗。

（刘慧）

第八节　无色素痣

无色素痣（achromic nevus），又称脱色素痣（nevus depigmentosus），1884 年由 Lesser 首先报道，是一种少见的先天性、大小及分布稳定的色素减退斑。多为局限性，亦可呈系统性。

一、病因与发病机制

病因不明。根据其先天发病，没有家族史，皮损局限于一侧，Coupe 于 1967 年提出它是一种发生学上的畸形，与黑素小体的合成、聚集和输送障碍有关。

二、临床表现

任何种族、性别均可发生。通常在出生或出生不久后发生，92.5％患者在 3 岁前发病，7.5％患者在儿童期发病，白斑不扩大，持续终生不变。皮损好发于背部和臀部，亦可见于胸腹部、面颈部和手臂。常沿神经呈节段分布，于四肢多呈条带状，于躯干可呈方形。表现为苍白色、大小不一的局限性不完全色素减退斑，边界模糊而不规则，有时边缘呈锯齿状，周围几乎无色素增殖晕。部分病例白斑中可混有粟粒至扁豆大小的淡褐色雀斑样斑点，但无色素过度沉着现象。脱色区内可见毛发色素减退，特别是眉毛与阴毛，但感觉正常。皮损随身体发育而按比例扩大，不会自然消退。脱色斑分布于三叉神经支配区的患者可伴发神经症状及癫痫。

本病可分为三种临床类型。一是孤立型，好发于躯干的局限性、长方形或痣样脱色素斑；二是皮节或类皮节型，按皮节分布，累及一个或多个皮节，或沿 Blaschko 线分布；三是旋涡状型，为累及整个单侧肢体、形态不规则或奇形怪状的白斑，类似于人工泼溅的白漆状或呈旋涡状。

三、实验室检查

组织病理表皮钉突多变平，黑素细胞数目正常，但树突发育不良，外形粗短，黑素细胞萎缩成类圆形，多巴反应减弱或呈阴性。超微结构示黑素化的黑素小体大小正常，但数目减少，部分消失；黑素细胞内黑素体自噬、聚集成簇或转移异常，角质形成细胞中黑素体数目减少，真皮上部噬色素细胞未见增多。用抗 c-kit 蛋白的单克隆抗体（YB5.B8）和抗黑素小体单克隆抗体（TA99）对患者的冷冻切片进行免疫组化染色，表皮黑素细胞 c-kit 蛋白表达强阳性，TA99 的免疫活性很弱，与白癜风患者表皮黑素细胞的表面标记均丢失有所不同。

四、诊断与鉴别诊断

1. 诊断。

根据本病出生时或出生不久发生，终生不退，皮损常见于躯干上部或上肢，呈单侧性或序列性分布的局限性色素减退斑，皮损组织病理，可作出诊断。

2. 鉴别诊断。本病需与以下疾病鉴别：

（1）贫血痣。出生时即有的先天性淡色斑，由于淡色斑处毛细血管较正常少，摩擦患部时周围皮肤充血而白斑处颜色不变，可以此鉴别。

（2）白癜风。后天性发病，局限性或泛发性色素脱失性白斑，白斑边缘或中央常有色素加深。

（3）斑驳病。有家族史，白斑出生时即有，大小不变，终生持续。一般双侧分布，伴额部白发。根据组织病理可确诊。

五、临床处理

治疗效果不佳，尚无有效的治疗药物。若因美容需要，对暴露部位的小面积皮损可用遮盖剂治疗。必要时可试用自体表皮移植，或 308nm 准分子激光治疗。

（刘慧）

第九节　贫血痣

贫血痣（nevus anemicus）于 1906 年由 Vorner 首次描述，是一种先天性局限性血管发育缺陷。因对儿茶酚胺的敏感度高使得血管收缩导致皮损颜色苍白。本病多见于女性，无种族差异，于出生时或儿童早期发生，亦可晚发，终生不退。

一、病因与发病机制

贫血痣是因为先天皮肤脉管异常，血管组织发育缺陷，导致患处对儿茶酚胺敏感性升高，引起局部血管收缩而致皮肤变白。是一种非结构性变化的先天性功能异常。当予患处注射交感神经阻滞剂后皮色可恢复正常，因此又称药理痣。

二、临床表现

贫血痣常见于胸部，面部和四肢亦可累及。表现为局限性单发或多发，呈圆形、卵圆形或线形，边界清楚但不规则，大小不一的苍白色斑片，周围可有卫星灶。患处表皮及感觉正常。当摩擦患处时，浅色斑本身不发红，周围皮肤充血发红，使得白斑更明显。玻片压诊时，周围皮肤充血退去，浅色斑就不易辨认，可以此鉴别白癜风或局限性白斑。使用滤过紫外线检查时贫血痣消失，提示该处脱色病变不是继发于黑素量的减少。

三、实验室检查

1.玻片压诊时周围皮肤充血退去、皮损消失。

2.滤过紫外线检查时皮损消失。

3.组织病理学检查。本病光学显微镜及电子显微镜检查患处组织病理正常。苏木紫–伊红–藏红（hematoxylin-eosin-saffron）染色示乳头和乳头下血管正常。碱性磷酸酶组织化学检查显示患处血管完整无损，难与正常皮肤血管区分。

四、诊断与鉴别诊断

1.诊断。

（1）出生后或儿童早期发病，终生不退。

（2）常见于躯干，以胸背部多见，亦可累及其他部位。

（3）皮损为单个或多个圆形、卵圆形或边界清晰的线状淡白色斑，可有卫星病灶。

（4）摩擦皮损处或冷、热刺激皮损处时不发红。分别搔抓皮损处和正常皮肤，正常皮肤发红而皮损处不发红。

（5）组织病理学检查患处皮肤血管结构正常。

（6）皮损内注射毛果芸香碱、乙酰胆碱、组胺、5–羟色胺或前列腺素 E，局部不产生红斑反应。

（二）鉴别诊断

本病需与以下疾病鉴别：

1.无色素痣。出生或出生不久后发病，为局限性或泛发性沿神经节段分布的边界模糊淡色斑，边缘锯齿状，周围无色素增加晕，感觉正常，终生不变。

2.白癜风。后天发病的局限性或泛发性色素脱失性白斑，边缘常有色素加深。

五、临床处理

本病一般不需治疗，目前无有效药物。如因美观需要，可使用遮盖剂治疗。也可尝试黑素细胞表皮移植或 308nm 准分子激光治疗。

（刘慧）

第十节 白化病

白化病（albinism），又称白斑病（leucoplakia、先天性色素缺乏（congenital achromia congenitalis）等，是皮肤、毛发和眼睛的部分或完全色素缺乏的一种先天性遗传性皮肤病，属常染色体隐性遗传或性联隐性遗传。

一、病因与发病机制

本病是遗传性疾病，患者常有家族史，有的已遗传数代。但其分子机制尚未完全清楚。患者的黑素细胞数目与形态正常，且DOPA反应多为阳性；由于酪氨酸酶基因的突变造成先天性酶缺陷（酪氨酸生成不足以及酶活性降低或缺乏），因此黑素细胞内黑素前体（preme-anosome）不能转变成黑素体或黑素体不能黑化而发病。

二、临床表现

本病是全身皮肤、毛发和眼部组织的先天性色素减少或缺乏所致。患者可因全身皮肤色素缺乏导致皮肤毛细血管显露而呈现红色，并伴有不同程度的血管扩张，因此对紫外线高度敏感，较正常人高6～12倍，更易发生日光皮炎、光化性唇炎、毛细血管扩张等。毛发纤细如丝，呈银白色、淡白色、黄白色、纯白色、金色、红茶色等，有绢丝样光泽。眼睛表现具有特征性，眉毛和睫毛呈白色或淡黄色，由于色素缺乏，儿童期虹膜为透明淡灰色，瞳孔为红色，成人期呈青灰色、淡褐色。巩膜变薄，脉络膜、视网膜因缺乏色素，眼底变为橙红色，瞳孔遮光不全，故在白昼或强灯下畏光，常眨眼，呈现昼盲状态（nyctalope），在夜间视力反而比正常人好。部分患者伴其他眼科异常，如瞳孔变形、晶状体缺乏、眼球水平震颤、小眼球、近视、远视或视网膜中心凹消失。本病可因遗传学差异和临床表现不同分为以下类型：

1.OCA1型（oculocutaneous albinism type I）泛发型白化病，即眼睛、皮肤白化病。本型患者皮肤、毛发和眼睛完全无色素，皮肤可呈白色或粉红色，毛发为白色或淡黄色；虹膜透明，脉络膜无色素，瞳孔发红、伴畏光。OCA1A型患者酪氨酸酶的活性完全缺失，皮肤和眼睛完全缺乏黑素，虽对光高度敏感，日晒后极易发生皮炎，但皮肤不会晒黑；而部分OCA1B患者因为酪氨酸酶仍具有部分功能，故患者皮肤、毛发和眼睛色素可随年龄增长而增加，因此可被晒黑，皮肤、头发仍有中等程度的色素。

2.OCA2型。部分白化病，临床最常见。患者皮肤、毛发和眼睛残留少至中等量色素，可伴有痣、雀斑等；患者出生时额上方即有一撮白发，其下皮肤呈白色；此外额、鼻、颏、胸及腹部也有大小、数量不等呈不规则排列的色素脱失斑，一般不对称，终生不退；部分患者可有单侧虹膜色素缺乏、眼底白化、黄斑发育不良、斜眼及弱视等眼科异常；可伴发耳聋、共济失调及智力障碍。

3.OCA3型。以前曾称为Brown白化病，患者出生时皮肤、毛发和眼睛残留少量色素，以后色素随年龄增加而逐渐增多，有浅褐色毛发，患者形成的色素不是黑色而是褐色。仅眼呈白化病表现，虹膜和眼底色素缺乏，可伴眼球震颤和视力下降。

4.OCA4型。患者间色素脱失程度差异大，可出现轻重不一的色素脱失及相应的眼部症状。临床上与 OCA1 型和 OCA2 型难以区别。随着研究的不断深入，还可能发现其他 OCA 类型。

5. 眼白化病。女性较多见，临床表现相对较轻。色素缺失仅局限于眼部，而皮肤及毛发色素正常。由于视网膜和虹膜黑色素部分或完全缺乏，患者可出现先天性运动性眼球震颤，伴发斜视、视力下降、眼底色素减退、折射误差、中央凹反射缺失等眼部症状。本病是 X 性联隐性遗传，女性携带者由于 X 染色体莱昂化作用（lyonization），有"泥浆泼溅样"或马赛克样色素沉着的眼底表现。

6.Chediak-Higashi 综合征。表现为部分或完全皮肤、毛发、眼睛色素脱失。毛发色素脱失后呈现银色金属样光泽。该型患者因白细胞吞噬功能降低而易感染。儿童可出现擦伤、黏膜、鼻出血和淤斑，以及反复呼吸道感染和中性粒细胞减少症。加速期后可出现发热、贫血，偶有血小板减少症、肝脾淋巴结大和黄疸。神经系统病变程度不等，包括周围神经和颅神经病变，自主神经功能紊乱、衰弱，感觉障碍，抽搐，运动神经传导速度降低、深腱反射丧失、步态迟钝等。

7.Hermansky-Pudlak 综合征。表现为程度不等的皮肤、毛发和眼部色素脱失。患者可出现血小板储备不足。远期易并发肺纤维化、肉芽肿性结肠炎、牙龈炎和肾衰竭。

8.Griscelli 综合征。表现为轻度白化病。出生时银灰色头发是其特征表现。患者可因严重的免疫缺陷而发生慢性感染。

三、实验室检查

1. 白化病的检查主要依靠毛球部酪氨酸酶分析来鉴别 OCA1 型和其他白化病类型。这种分析法是取患者头皮轻拔出的头皮毛球，放置在 0.1% L-DOPA 溶液中 4h。OCA1 型的毛球保持白色，若变成黑色可排除该型。

2.Chediak-Higashi 综合征。常需分析血涂片和含有巨大胞质颗粒的中性粒细胞，脑电图和肌电图也可能存在异常。

3.Hermansky-Pudlak 综合征。血小板电镜检查会发现缺乏致密小体（delta 颗粒），出血时间延长。

4.Griscelli 综合征。需行神经系统 CT、MRI，以及免疫功能检查。

5. 组织病理学检查。表皮基底层有透明细胞，表皮黑素细胞数目和形态正常，但银染色缺乏黑素。电子显微镜下仅见黑素细胞而无成熟的黑素颗粒。多巴染色分两种类型，在体外黑素细胞多巴染色阳性者为酪氨酸酶阳性型，此型患者体内具有形成黑素的能力；多巴染色阴性者为酪氨酸酶阴性型，此型患者体内不能形成黑素。

四、诊断与鉴别诊断

1. 诊断。根据患者泛发性皮肤、毛发和眼部组织色素的先天性减少或缺乏，伴眼球震颤、近视、远视等其他眼科异常，可作出诊断。

2. 鉴别诊断。本病需与以下疾病鉴别：

（1）白癜风。后天发病的局限性或泛发性色素脱失性白斑，白斑边缘或中央常有色素加深，随病程可增多、减少或消失。

（2）斑驳病。有家族史，白斑出生时即有，大小不变，终生持续。一般双侧分布，伴额部白发。组织病理可确诊。

（3）无色素性色素失禁症（incontinentia pigmenti achromians）。躯干到四肢可见偏侧性分布的泼水样色素减退斑，患处伴发汗功能减退，毛细血管张力减退，常继发水疱，病变部可呈凹陷性萎缩或隆起。

五、临床处理

本病尚无有效治疗方法，视力障碍可佩戴矫正眼镜。因皮肤缺乏黑色素保护，本病患者日晒后易发生日光性唇炎、皮炎，并发基底细胞癌和上皮细胞癌，因此平时应注意严格防晒，出门应撑遮阳伞、穿戴合适衣物或戴墨镜以保护眼睛、减轻畏光等不适症状，使用广谱遮光剂防止皮肤过早老化及日光照射产生病变，预防紫外线导致的皮肤损伤。局部可外用5%对氨苯甲酸（PABA）酒精溶液。骨髓移植可用于治疗 Chediak-Higashi 综合征和 Griscelli 综合征的血液系统和免疫系统缺陷。对 Hermansky-Pudlak 综合征尚无有效的复色治疗。出血严重者可输血和血小板。大剂量激素可用于治疗肉芽肿性结肠炎或肺纤维化。

OCA 患者应定期随访皮肤癌。Chediak-Higashi 综合征、Griscelli 综合征和 Hermansky-Pudlak 综合征患者应常规扫描以尽早发现皮肤外症状。遗传咨询和产前基因诊断是有效预防措施。

（刘慧）

第十一节　老年性白斑

老年性白斑（senile leukoderma），又称特发性白斑，是一种由皮肤中的 DOPA 阳性黑素细胞数目减少所致的老年性退化现象，为皮肤老化的表现之一。

一、临床表现

本病好发于45岁以上的中老年群体，发病率随年龄增大而增加。男女性发病率大致相等。患者常伴发其他老年性变化，如灰白发、老年疣及老年性血管瘤等。白斑常发生于躯干、四肢，尤其是大腿，颜面部少见。

皮损表现为数个至数百个针头至绿豆大小的圆形或椭圆形边界清楚白斑，个别指甲片大，白斑处皮肤稍凹陷，边缘无色素加深。无自觉症状。白斑不累及黏膜，皮损内毛发也不变白。

二、诊断与鉴别诊断

1. 诊断。根据患者为中老年群体，皮损随年龄逐渐增多。皮损表现为发生在躯干、四肢非暴露部位、边界清楚的圆形白斑，直径2～5mm，表面稍微凹陷。

2. 鉴别诊断。本病需与以下疾病鉴别：

（1）白癜风。可发生于任何年龄，青少年好发。皮损为表面光滑无皮疹的乳白色或浅粉色色素脱失斑，白斑边界清楚，边缘色素加深，白斑内毛发正常或变白，黏膜亦可受累。白斑与周围正常皮肤平齐。

（2）特发性滴状色素减少症。多于30岁以后发病，随年龄增长升高。皮疹多见于暴露部位，表现为圆形或不规则多角形乳白色点状斑，直径 2 ～ 6mm，无自觉症状。白斑与周围正常皮肤平齐。

三、临床处理

本病无特殊治疗方法。

（刘慧）

第十二节　蒙古斑

蒙古斑（mongolian spot）为腰骶部蓝色或蓝灰色斑片，出生时即有，是一种真皮黑素细胞增多症，几年后自然消退，少见于白种人，有色人种较多，更常见于亚洲人，又称真皮黑变病。

一、病因与发病机制

与遗传有关，为胚胎期黑素细胞由神经嵴向表皮移行期间，停留在真皮深部所致，因色素颗粒位于真皮较深处，真皮黑色素在长波段光照射下较周围皮肤反射率低，故透过皮肤时呈特殊的灰青色或暗蓝色。

二、临床表现

为灰青色、暗蓝色或灰褐色斑，呈圆形、椭圆形或方形，直径 0.5 ～ 12.0cm。好发于腰骶部中央和臀部，患处皮纹正常。常为单发，偶有多发。多发性蒙古斑又称泛发性真皮黑素细胞增生病或真皮黑素细胞错构瘤，合并鲜红斑痣者称色素血管性斑痣性错构瘤病。大部分患者 5 岁前自然消退，少数可扩大并持续到成年期。

三、组织病理

真皮网状深层可见典型的含有色素各异的黑素体的树突状黑素细胞。黑素细胞常和表皮平行。

四、诊断与鉴别诊断

1. 诊断。根据出生时腰骶部蓝色或蓝灰色斑片的临床表现，不难诊断。

2. 鉴别诊断。有时需与蓝痣鉴别。蓝痣为颜色更深、边界相当清楚、皮损表现为小的圆顶状结节。细胞性蓝痣为大的结节或斑块，高起皮面。组织病理见嗜黑素细胞。

五、临床处理

本病大部分可自然消退，未有恶变报道，不必治疗。

（黄小耿）

第十三节 太田痣

太田痣（nevus of ota）是一种良性色素性皮肤病，主要累及同侧面部三叉神经眼支、上颌支走行部位，亦可波及巩膜和结膜，又称为眼上腭部青色痣。1939年日本医生太田正雄首先报道此病。

一、病因与发病机制

病因未明，可能与遗传有关，但目前尚不能确定相应染色体或基因。为在胚胎发育期间，黑素细胞由神经嵴向表皮移行时，由于某种原因未能通过真皮交界及表皮，停留在真皮内而形成的病变。太田痣中的蓝灰色及蓝色是真皮内黑素细胞产生黑色素所致。太田痣皮损，沿周围神经分布，且多分布在三叉神经第一、第二支区域，提示黑素细胞可能来自周围神经组织。幼年早期和青春期早期是好发的两个高峰，提示激素水平也可能是发病的一个因素。

二、临床表现

太田痣常常发生在深肤色个体，少见于白种人。部分患者出生时即有眼部损害，10多年后才出现皮肤损害。皮损表现为灰蓝色、青灰色、灰褐色、紫色或黑色斑片，呈斑点状或网状，颜色不均，边界不清，部分随年龄增长而加深，偶有结节出现。常发生于一侧面部，尤其是三叉神经第一、第二支所支配的部位。初发部位依次为下睑、颧、巩膜。以眼部色素沉着常见，巩膜、结膜、虹膜、角膜、视网膜、视神经乳头，甚至球后脂肪组织及眼眶骨膜、上腭、鼓膜和鼻黏膜亦可累及。少数累及同侧眼外肌及额叶、颞部肌肉。

作为一种真皮色素增生性皮肤病，太田痣不仅表现为皮肤和黏膜的色素沉着，亦可合并其他脏器的损害。其中最常见的眼部合并症是青光眼。此外，也可发生其他良性的眼部合并症，如原发性色素性视网膜炎、先天性白内障、视盘海绵状血管瘤等。少数患者还可伴发其他皮肤损害，如蒙古斑、蓝痣、伊藤痣、鱼鳞病、白癜风、先天性掌跖角化症、多发性神经纤维瘤等。极少数患者合并恶性黑素瘤。罕见合并胃肠道血管瘤和主动脉弓综合征、同侧感觉神经性耳聋、毁损性关节炎、滑膜多发性血管瘤等。

三、组织病理

表皮正常，真皮乳头层和网状层上部可见树突状黑素细胞，周围包绕纤维鞘。真皮还可见嗜黑素细胞。根据组织病理学上真皮黑素细胞的位置，可分为表浅型、浅部弥散型、弥散型、深部弥散型和深在型5种。病理和临床间的联系是表浅型更多地分布在颊部，而深在型发生在口周、前额、鬓角处。

四、诊断与鉴别诊断

1. 诊断。根据临床表现和组织病理可作出诊断。

2. 鉴别诊断。本病需与以下疾病鉴别：

（1）黄褐斑：为对称分布于面颊部的黄褐色斑，边界清楚，形如蝴蝶。多见于成年女性。组织病理检查提示表皮色素增多，真皮嗜黑素细胞较多。

（2）咖啡斑：为边缘规则的淡褐色斑，形状、大小不一，患者出生时或出生后不久发病。组织病理示表皮内的黑素增加并有大的黑素颗粒，基底层黑素细胞量增多。

（3）蓝痣：为蓝色及蓝黑色结节，出生时发病，或幼年发病。组织病理为真皮可见树枝状及梭形黑素细胞，胞质内有大量色素颗粒。

（4）蒙古斑：发生于婴幼儿腰骶部和臀部的圆形、椭圆形或方形蓝灰色斑，出生时即有，几年内可自然消退。病理表现为真皮中部及上部，无嗜黑素细胞。

五、临床处理

Q开关红宝石激光、翠绿宝石激光及Nd：YAG激光可透过表皮使真皮黑素细胞中的黑素颗粒破裂，破裂的黑素体即被吞噬细胞消除，用于治疗太田痣，可达较好美容效果。由于部分恶性黑色素瘤原发于眼部，虽然太田痣发生恶变的概率较小，但是其累及眼部时仍需密切监测。当出现可疑病损，特别是新的皮下结节时，需行皮肤病理检查。伴发的神经症状也需深入检查。

（黄小耿）

第十四节　颧部褐青色痣

颧部褐青色痣（nevus fusco-caeruleus zygomaticus，NFZ）为颧部对称分布的椭圆形或不规则形褐青色至灰黑色斑块。

一、病因与发病机制

具体病因与发病机制尚不明确，多认为与遗传和环境因素共同相关。目前报道的患者基本为黄种人，白种人很少发病，亦可能存在种族特性。有研究认为与遗传、日晒、不良化妆品的刺激等有关。

二、临床表现

本病多为中青年女性发病，女性多于男性，部分病人有家族史。其皮疹分布在颧部、颞部，少数可见于眼睑、鼻翼部。为圆形、椭圆形或不规则形，边界比较清楚的粟粒至黄豆大小，孤立不融合的灰褐色、黑灰色或黑褐色斑，斑点间皮肤正常，大多数双侧对称分布。斑点数目数个到数十个不等。患者无自觉症状，皮疹数目随年龄增加而增多，日晒、妊娠等均可加重皮损。眼和口腔黏膜无损害。

三、组织病理

表皮正常，真皮上部特别是乳头下部，见散在细小、菱形黑素细胞，长轴与胶原纤维平行，分布在胶原纤维间，多巴染色呈阳性。电镜检查可见真皮黑素细胞内大小不一的黑素体。

四、诊断与鉴别诊断

1. 诊断。根据青年女性颧部或颞部出现的孤立不融合的粟粒至黄豆大小、对称的灰青色及黑褐色的斑疹，皮损之间可见正常皮肤，可作出诊断。

2. 鉴别诊断。本病需与以下疾病鉴别：

（1）太田痣。发病早，多在患者出生时或 1～2 岁时发生。多分布在三叉神经第一、第二支区域，大多为单侧分布。皮损表现为灰蓝色、青灰色、灰褐色、紫色或黑色斑片，呈斑点状或网状，颜色不均，边界不清楚，部分随年龄增长而加深，偶有结节出现。常合并有眼、口腔黏膜损害。组织病理中，真皮的黑素细胞，其长轴与胶原纤维不一定平行。

（2）雀斑。多在患者 5 岁以内发生，皮损为黄褐色斑点，颜色较浅且发病早，夏季常加重，组织病理表现为表皮基底层黑素增多，黑素细胞数目不增加。

（3）黄褐斑。为对称分布于面颊、前额及下颌深浅不一、边界不清的淡褐色或深褐色斑片，治疗后容易复发。

五、临床处理

可选择 Q 开关激光治疗，常用的 Q 开关激光包括 ND：YAG 激光（1064nm）、紫翠玉宝玉激光（755nm）和红宝石激光（694nm）等。

（黄小耿）

第十五节 色素性毛表皮痣

色素性毛表皮痣（pigmented hairy epidermal nevus），又称 Becker 黑变病（Becker's melanosis）、迟发性扁平痣（nevus spilustardus）或痣样黑变病（melanosis naeviformis），是一种获得性色素增加性皮肤病，皮疹为斑片或轻度增高的丘疹，通常表面毛发增多。

一、病因与发病机制

色素性毛表皮痣的病因与发病机制尚不清楚，通常认为是源于外胚层及中胚层的错构瘤。有学者推测其发病与雄激素受体增加及雄性激素敏感性增加相关。雄激素刺激可以解释多毛、真皮增厚、痤疮及皮脂腺肥大等临床及组织学表现，也解释了其常发生于青春期及青春期后，以及皮损局部常见平滑肌增生等现象。

二、临床表现

常在 10～30 岁发病，男性的发病率显著高于女性。常在暴晒后发生。好发于一侧肩部、胸部及上背部的单侧或双侧，下肢亦可发生。皮损为突然出现的色素增加性斑，呈手掌大小或更大。表现为形状不规则、着色均匀的淡黄色至深棕色斑片，边界清楚，中央部分表面可有轻度波纹，缓慢地离心性发展。毛发增多通常在色素斑后出现，损害上的毛囊性丘疹提示竖毛肌增生，是本病临床特征之一，部分患者可无毛或轻度多毛。皮损形成后，一般会在 1～2 年内缓慢增大，随后保持稳定。色素性毛表皮痣一般无自觉症状，少数患者有瘙痒。皮损颜色可随时间部分减淡，但多毛会持续存在。

色素性毛表皮痣可伴发多种发育畸形，如患侧肩部及手臂发育不良、乳房发育不良，脊柱裂或脊侧凸、鸡胸、漏斗胸及其他骨骼肌肉和皮肤发育缺陷等，称为 Becker 痣综合征，有时这些发育异常不局限于身体同侧，同侧乳房发育不全最常见，其次是骨骼和肌肉发育不良或异常。

三、组织病理

表皮轻度角化与棘层肥厚，表皮突延长，色素明显增加，黑素细胞数量正常或轻度增加。真皮可见噬黑细胞。可伴竖毛肌纤维束增粗。

四、鉴别诊断

本病需与咖啡斑、先天性色素痣、丛状神经纤维瘤、先天性平滑肌错构瘤等鉴别。

五、临床处理

有美容需求的患者可选择用激光、光子等治疗，多毛可以选择激光脱毛。

（黄小耿）

第十六节　文身

文身（tattoo）是将外来不溶性的色素机械性地引入真皮而使皮肤产生一种永久性的色素斑。一般可分为专业文身、业余文身、美容性文身、外伤性文身等。

一、病因与发病机制

文身可能是源于意外事故，或是以美容和修饰为目的故意为之。文身常含有多种色素，相互混合产生不同的色调，可能为金属无机盐类，如朱砂中的汞或有机物质，如檀木等。意外事故文身常由皮肤受伤后无意识地暴露于外源性色素性物质如石墨、沥青或碳而造成。也有为了掩盖皮肤的缺陷而采用治疗性文身者。

二、临床表现

普通的文身除颜色变化外，一般是无症状的。

1.少数病例因文身枪或针等工具未经消毒而发生感染性皮肤病，如结核、脓皮病、梅毒、麻风等。

2.有些疾病可发生于文身部位，如扁平苔藓、银屑病、角化棘皮瘤等，因文身刺激而产生同形反应。

3.过敏反应。部分患者对文身色素过敏，最常见于汞、铬及钴的化合物，发生皮炎、文身肉芽肿及瘢痕。

4.有报道文身部位易发生黑色素瘤、基底细胞癌、鳞状细胞癌等恶性肿瘤。

三、组织病理

真皮内不同大小、形状和颜色的颗粒，位于巨噬细胞内或细胞外，不伴有炎症浸润，由棘层肥厚和海绵形成。文身肉芽肿的组织病理显示其中包括结节病样、异物肉芽肿、苔藓样和假性淋巴瘤样改变。

四、诊断与鉴别诊断

1. 诊断。文身有明确的病因、典型的皮疹，比较容易作出诊断。

2. 鉴别诊断。本病需与以下疾病鉴别：

（1）焦油黑变病。常见于中年女性，并有职业特点，如长期接触煤焦油石油及其产品的人员发病率较高。

（2）Addison 病。表现为皮肤、黏膜出现棕黑色色素沉着，以暴露、压迫、摩擦部位最明显。

五、临床处理

传统的治疗有电灼、冷冻、磨皮及手术切除等，效果均不理想，其中一些可引起明显疤痕。目前激光是最主要的治疗方法，如 Q 开关红宝石激光、翠绿宝石激光、皮秒激光及 ND：YAG 激光等。

（黄小耿）

第十七节　斑驳病

斑驳病（Piebaldism），又名图案状白皮病（先天性）、白驳病，是一种少见的以色素细胞减少为特征的常染色体显性遗传病。

一、病因与发病机制

属常染色体显性遗传病，为病变累及黑素母细胞，胚胎期不能迁移至皮肤或不能分化为黑素细胞所致。

二、临床表现

本病无种族、性别差异，白斑在斑驳病患者出生时已存在。其最典型的特征是在患者额部中央或稍偏部位长有菱形或倒三角形白斑，伴有横跨发际的局限性白发，白发呈网眼状。少数仅见网眼状的白发改变，眉毛、睫毛亦可变白，部分额部白发是本病的唯一表现。

白斑可发生于任何部位，最常见于上胸、腹部和上肢，偶见于面部，特别是颊部，枕、颈、背及手足部偶有累及。白斑多呈双侧、不对称分布，白斑中央可见岛屿状色素过渡沉着区，颇具特征。皮损是静止稳定的，边界清楚，不伴色素沉着，不随年龄增长而变化，不累及黏膜。其特征性表现是在色素脱失的皮肤或正常色素的皮肤部位有过度色素沉着斑片。10%～20%的患者仅有白斑而无白发。同卵双生子发病时，多发生于相似部位。

部分患者还可合并有其他发育异常或其他畸形，如虹膜异常、聋哑、神经发育异常、唇裂，耳、齿畸形等。

三、组织病理

光学显微镜及电子显微镜观察显示，白斑及额部白发无黑素细胞，角质形成细胞中无黑素体，在酪氨酸液中亦无 DOPA 阳性反应，棘细胞层中可见少数透明细胞。白斑内朗格汉斯细胞形态及数目正常。白斑中央岛屿色素过渡沉着区有正常黑素细胞，数目正常，DOPA 反应阳性，黑素细胞和角质形成细胞含有丰富的黑素。黑素有两种，一种为大量正常的椭圆形黑素，输送降解正常；另一种是大量不正常的球形黑素体，其黑化、降解不正常，输送至角质形成细胞后，降解显著。

四、诊断与鉴别诊断

1. 诊断。根据额部三角形白发及皮肤上典型且稳定性白斑易作出诊断。

2. 鉴别诊断。本病需与以下疾病鉴别：

（1）白癜风。白癜风为后天发病，白斑边缘可有色素沉着，手足及生殖器等处也是白斑的好发部位，头皮白斑上毛发虽可变白，但极少呈三角形。

（2）沃登伯格综合征（waardenburg syndrome）。本病属常染色体显性遗传病，除额部白斑及身体白斑外，尚伴有耳聋、白发、眼综合征、巨结肠等其他畸形。

（3）无色素痣。病因不明，先天发病，没有家族史，损害局限于一侧，是一种发生学上的畸形，使黑素小体的合成和转运异常，病理改变不同。

五、病情评估

本病对身体健康无影响，影响美观。

六、临床处理

尚无有效药物疗法。如美容需要，对暴露部位小面积损害可用遮盖剂治疗，也可试用自体表皮移植。

（全小荣）

第十八节　伊藤痣

伊藤痣（nevus of ito），又称肩峰三角肌褐青色痣（nevus fuscoceurleus acromiodeltoideus）。因伊藤首先报告，故命名为"伊藤痣"。

一、病因与发病机制

多认为与遗传有关，是黑素细胞在皮肤中分布异常引起。

二、临床表现

位于肩颈、锁骨上区及上臂等处的皮肤发生局限性淡褐色、深褐色或蓝褐色、淡青灰色的色素斑。单独发生或与太田痣同时发生。太田痣和伊藤痣在儿童期内可有轻微褪色，青春期后色素沉着更明显，不能自然消退。皮损内偶可见到由真皮黑素细胞构成的蓝痣样丘疹。

三、组织病理

黑素细胞位于真皮中部，常累及真皮上部或皮下组织。黑素细胞数量较多，尤其在病变隆起处，胞体呈梭形伸长，散在分布于真皮胶原纤维之间。部分病变中可见嗜黑素细胞。

四、诊断与鉴别诊断

1. 诊断。根据其临床特点可作出诊断，必要时结合病理诊断。

2. 鉴别诊断。本病需与以下疾病鉴别：

（1）炎症后色素沉着。炎症后色素沉着一般局限在皮肤炎症部位，色素斑为淡褐色、紫褐色或深褐色，边界清楚，形态和分布通常有助于追溯原有皮肤病。

（2）家族性进行性色素沉着症。本病系常染色体显性遗传，色素沉着斑自患者出生后即有，随年龄增长，色素逐渐加深，数目增多，面积扩大。可累及全身皮肤包括掌跖部、口腔和外阴黏膜及眼结膜，呈弥漫分布的棕色或深棕色色素斑，间有点状、岛屿状正常皮肤区。一般在青春期后病情发展变慢、逐渐静止，但无自愈倾向。

五、病情评估

本病对身体健康无影响，有美容需求者可进行治疗。

六、临床处理

参见"太田痣"治疗。可选用 Q 开关红宝石、紫翠玉宝石激光或 Nd：YAG 激光治疗，其可透过表皮破坏真皮黑素细胞中的黑素颗粒使之破裂，破裂的黑素体被吞噬细胞清除，术后不留瘢痕，可达到较好的美容效果。色淡而范围小者，可试用液氮冷冻、化学剥脱与皮肤磨削术等，部分病例可获得好效果。

（全小荣）

第十九节　口周色素沉着–肠道息肉综合征

口周色素沉着–肠道息肉综合征（pigmentation-polyposis syndrome），又称波伊茨–耶格综合征（Peutz-Jeghers syndrome，PJS）或口周雀斑样痣病（periorificial lentginoous）。特征表现为口腔黏膜及其附近为主的色素沉着斑，伴发肠息肉，是临床上不少见的一种综合征。

一、病因与发病机制

病因不明，属常染色体显性遗传，多有家族性发病。部分仅有典型的色素沉着斑或肠道为主的息肉，偶有非遗传学病理。

二、临床表现

男女性均可发病，出生时或幼儿时发病，皮肤黏膜色素斑具有特征性。偶在成人后出现。

1. 色素沉着。无明显诱因在口周、唇部（特别是下唇）、口腔黏膜有直径 0.2 ～ 7.0mm、圆形或椭圆形、黑或褐色斑点并逐渐增多。在口腔黏膜处较大，边界清楚，患者无自觉症状。色素斑亦可发生在手指、手掌及足趾，较少发生在鼻孔、眼周、硬腭及舌部。色素斑的数目、大小、分布和胃肠病损无关。色素可呈黑、棕褐、灰、蓝等颜色。极少数患者仅有肠息肉而无色素沉着。

2. 胃肠道表现。肠息肉主要在 10 ～ 30 岁时出现，发生于胃肠任何部位，以空肠、回肠多见。息肉常多发，其大小不一，小如针头，大如鸡蛋，小的基底宽而无蒂，大者呈分叶状常有蒂；临床上可因息肉的局部刺激反复出现嗳气、腹痛、肠鸣、呕吐、呕血、便血、腹泻、排便量大等，呈间歇性发作。严重可致肠套叠、肠梗阻等。息肉性质为错构瘤，癌变率可达 3% ～ 25%。

3. 其他。可伴发皮肤毛细血管扩张、甲营养不良、鼻息肉、甲状腺肿、膀胱乳头状瘤、卵巢肿瘤、外生骨疣、脊柱侧凸、先天性心脏病等。

三、组织病理

色素斑处表现为表皮基底层内黑素增加，黑素细胞增加，真皮上部有嗜黑素细胞。息肉显示为良性腺样错构瘤，部分息肉有恶性病变。

四、诊断与鉴别诊断

1. 诊断。根据特殊分布的黑素斑及反复发作的胃肠道症状，若有家族史则更有助于诊断。必要时行 X 线胃肠检查及内镜检查、病理检查等可确诊。

2. 鉴别诊断。本病需与以下疾病鉴别：

（1）雀斑。多见于肤色较白的患者，与日光照射有关，分布不在口周且不波及黏膜。

（2）着色性干皮病。幼年发病，有家族发病史，皮肤和眼有光敏，面部等暴露部位出现红斑、褐色斑点及斑片，伴有毛细血管扩张，间有色素脱失斑和萎缩或疤痕，皮肤干燥。病情随年龄逐渐加重，数年内发生鳞癌、基底细胞癌及恶性黑色素瘤。多数患者于 20 岁前因恶性肿瘤而死亡。组织病理上会在晚期出现表皮非典型性增生、日光角化及鳞癌和基底细胞癌等恶性肿瘤。

（3）黑子。又叫雀斑样痣，临床常见，自婴幼儿至成人各时期均可发生，皮肤黏膜交界处或眼结膜均可出现，表现为皮肤或黏膜上的褐色、深褐色或黑色斑点，米粒至豌豆大小，边界清楚，色素沉着均匀一致，边缘逐渐变淡而接近于正常皮肤颜色。

（4）Cronkhite 综合征。又称肠道息肉、色素沉着、秃发、甲营养不良综合征，为原因不明的少见病。主要特征为弥漫性色素沉着、秃发、甲营养不良和肠道息肉伴发的腹部症状；成人发病，有体重减轻、腹痛、腹泻等症状。数月之后可发生斑秃，并发展为全秃。同时指甲亦有萎缩。色素沉着可以是弥漫性，以面部、颈部、手掌、手指屈面多见，但不累及黏膜。

五、治疗

色素的处理。有美容需求时可用 Q 开关激光如 694mm 红宝石激光等治疗。息肉的处理视症状而定，如症状不明显，对症处理。症状明显的，如发生急腹症或疑有癌变时，应做选择性肠段切除，因胃肠道息肉常多发、分布广泛，不可能彻底切除，故预防性肠段切除意义不大。

（全小荣）

第二十节　特发性点滴状色素减退症

特发性点滴状色素减退症，又称播散性豆状白皮病（disseminate lenticular leucoderma），为一种原因不明的多发性滴状色素减退斑。

一、病因与发病机制

病因不明。常见于经常日晒及低纬度地区的人群中，故推测光线可能是一种激发因素。因考虑到本病发病率随年龄增长而升高，故认为皮肤的退行性变化是一个主要的致病因素。

二、临床表现

本病常见，不同种族、男女性均可发病。发病年龄为 10～63 岁，多在 30 岁后发病，发病率可随年龄增长而上升，为色素减退斑，呈瓷白色点状，直径一般大于 1mm，多为 2～6mm，呈圆形、多角形或不规则形，与正常皮肤边界鲜明。最常见于下肢，也可见于腹部、上肢和面部皮肤暴露处。皮损除色素减退外，无其他任何变化。

白斑一旦出现，其大小不变。皮损数目随年龄增长而增多，可有一个至数百个，多为五十多个。无自觉症状，病变处黑素细胞内黑素颗粒减少，多巴染色反应减弱，故有人认为这种白斑即是老年性白斑，但在白斑处并无凹陷，白斑除发生在四肢及躯干外，亦可出现在面部，根据这些变化可与老年性白斑鉴别。其损害为边界清楚的斑点状白斑，边缘无着色过深现象，表面光滑，无炎症、瘢痕和萎缩。白斑之间不融合，但常密集而呈网眼状，故亦称为播散性网状白斑（disseminate reticulate leukoderma）。

三、组织病理

表皮基底层可见 DOPA 反应阳性的黑素细胞，但与正常皮肤相比，其反应强度减弱，在黑素体中的黑素沉积显著减少。脱色处角质层可增厚，多巴反应减弱，黑素细胞减少，黑素颗粒明显减少甚至缺乏，真皮一般正常。

四、鉴别诊断

本病需与以下疾病鉴别：

1. 滴状硬斑病。除色素减少外，皮损有萎缩表现。初期有硬结，伴有红或紫的色调。

2.硬化性萎缩性苔藓。脱色斑常融合成白色斑片，有萎缩现象。表面常有粉刺样毛囊性栓塞。

3.花斑癣。可呈色素减退性小白点，其上往往见有粉状鳞屑，真菌检查阳性，抗真菌治疗有效。

4.结节性硬化症。伴发的色素减少斑，其病理与本病相似，但色素减少斑常为小叶状，边界不清楚，有皮脂腺腺瘤等表现。

5.星状自发性假瘢。皮损为白色，呈星状、瘢痕样而无萎缩的斑。好发于手背和前臂。

五、病情评估

因本病对身体健康无影响，对美容影响不大，无需治疗。

六、临床处理

尚无有效治疗方法。

（全小荣）

第十八章　遗传性皮肤病

遗传性疾病由一个或多个基因缺陷所致，也可能是遗传和环境因素相互作用的结果。通常可分为单基因和多基因遗传性疾病。过去对于这类疾病的诊断是复杂的，随着"皮肤基因组病理分析"的不断建立，更多的问题能被解答。但遗传性皮肤病尚缺乏有效的治疗。

（梁伶）

第一节　色素失禁症

色素失禁症（incontinentia pigmenti）是一种以躯干部发生水疱和疣状损害后出现泼溅状色素沉着为特征的 X 连锁显性遗传病，具有女性发病倾向。

一、病因与发病机制

位于 Xq28 的 NEMO 基因发生突变是造成色素失禁症的主要原因。主要见于女性，异常基因位于 X 染色体上，女性患者因为存在另一个 X 染色体的正常基因可将其掩盖，使症状减轻，而男性患者仅有一个 X 染色体，因此病情严重，多于宫内死亡，亦有少数男性患者存活的报道。

二、临床表现

典型临床表现分为四期。

1.第一期为红斑及水疱期。多数于患儿出生时或出生后 1 ～ 2 周发生，主要为线状排列的红斑和水疱，多累及四肢，沿 Blaschko 线分布，持续几天或 1 ～ 2 个月。

2.第二期为疣状损害期。开始于患儿出生后 2 ～ 6 周，四肢、躯干出现线状排列的疣状损害，可持续数周至数月。

3.第三期为色素沉着期。为特征性表现。从 12 ～ 26 周起，出现不规则的泼墨状或涡轮状的色素沉着，以后逐渐减退，20 岁左右可以完全消失。

4.第四期为萎缩期。多见于成年女性，很少发生在躯干，常发生在下肢屈侧、肩部及上肢。

以上四期皮损常依次出现，但同一患者可同时见到前三期皮损。

本病患儿一般情况良好，但约 80% 患儿有皮肤外表现，多累及牙齿、骨骼、中枢神经系统、眼睛，如斜视、眼球震颤视神经萎缩、出牙延迟、缺齿、恒齿牙冠异常、部分患儿有智力障碍、痉挛性瘫痪、癫痫等。

三、实验室检查

1.红斑及水疱期。表皮内水疱或海绵形成，表皮内及真皮大量嗜酸性粒细胞为主的炎细胞浸润，真皮可见带状血管周围炎症细胞浸润。

2.疣状损害期。表现为皮肤角化过度、棘层肥厚、乳头状瘤样增殖和局灶性角化不良。角化不良细胞特征性地排列呈旋涡状或涡轮状图象。

3.色素沉着期。真皮上部有很多嗜黑素细胞，基底细胞空泡化和变性。

四、诊断与鉴别诊断

1.诊断。根据病史，四期皮损的发生、发展和演变，沿 Blaschko 线分布，最终出现不规则的泼墨状或涡轮状的色素沉着，易作出诊断。

2.鉴别诊断。本病临床上应与无色素性色素失禁症鉴别，两者有相似的中枢神经系统受累，区别在于无色素性色素失禁症的皮损表现为沿 Blaschko 线分布的色素减退，无水疱期或疣状期。

五、临床处理

本病有自愈倾向，不需治疗，对症处理。水疱期防止感染。通常皮损在 2 岁以后开始逐渐消退，到成年期除有一些原有并发症外，几乎无任何不适。

（韦立莉）

第二节　神经纤维瘤病

神经纤维瘤病（neurofibromatosis，NF）是一种表现为神经系统、骨骼和皮肤发育异常的常染色体显性遗传的综合征。主要分为两种亚型：I 型神经纤维瘤病（NF1，von Reckling-hausen's disease）和 II 型神经纤维瘤病（NF2，即中枢或听神经型神经纤维瘤病），此外还有节段型神经纤维瘤病（是 NF1 或 NF2 发生镶嵌现象的结果，以 NF1 常见）及其他少见类型。

一、病因与发病机制

I 型神经纤维瘤病是位于染色体 17q11.2 的 NF1 基因发生突变所致，NF1 基因编码神经纤维蛋白，对 Ras 蛋白转导的信号起负调控作用。有专家估计约 50％的 I 型神经纤维瘤病由新发突变造成。

II 型神经纤维瘤病是位于染色体 22q12.2 上的 NF2 基因发生突变导致，NF2 基因编码神经鞘蛋白。该蛋白将肌动蛋白细胞骨架连接到细胞表面的糖蛋白上，起负生长调控作用。

二、临床表现

I 型神经纤维瘤病患者表现为很多神经纤维瘤、咖啡牛奶斑、腋窝雀斑、巨大色素性毛痣、骶骨多毛症、回状头皮、巨舌症和虹膜 Lisch 结节。

Ⅱ型神经纤维瘤病以双侧听神经瘤为特征，通常没有皮肤损害，但可能发生神经纤维瘤和神经鞘瘤。

1. 咖啡牛奶斑和间擦部位的雀斑。若发现 6 个或 6 个以上且直径在 1.5cm 以上的咖啡牛奶斑，具有诊断意义，通常提示为 NF1。可发生间擦部位的雀斑，位于腋窝、颈部、腹股沟和女性乳房下缘。偶有患者雀斑弥漫躯干和四肢。

2. 神经纤维瘤。临床上，根据发生位置分为皮肤神经纤维瘤和结节状神经纤维瘤。皮肤神经纤维瘤发生在皮肤内神经末梢，见于几乎所有 NF1 成人患者，表现为柔软孤立的肿块，直径数毫米至数厘米不等，主要发生在躯干；结节状神经纤维瘤发生在外周神经干，见于少数患者，表现为包含许多有包膜的神经纤维瘤的大结节，较皮肤神经纤维瘤更固定粘连，边界更清。

3.Lisch 结节（虹膜错构瘤）。是发生于虹膜的色素性错构瘤，为 NF1 的特征性表现，其他类型神经纤维瘤病未见此表现。

此外，可有其他器官系统受累，如骨改变导致脊柱前凸、脊柱后凸及非外伤性骨折、智力障碍、痴呆、癫痫和各类颅内恶性肿瘤均可发生。

三、实验室检查

1. 组织病理学检查。神经纤维瘤边界清楚、多缺乏包膜，黏蛋白基质中纺锤形细胞增生并见许多肥大细胞。

2. 透射电镜检查。在胶原间质组织中可见施万细胞分支。咖啡斑镜下显示功能活跃的黑素细胞数量增多，伴黑素颗粒增多。

四、诊断与鉴别诊断

1. 诊断。Ⅰ型神经纤维瘤病的诊断需符合以下标准中的两条或两条以上：一是在青春期前患者有 6 个或 6 个以上的直径＞5mm 的咖啡牛奶色斑，而在成年后最大直径＞15mm；二是有 2 个或 2 个以上的任何类型的神经纤维瘤；三是腋窝或腹股沟部位的雀斑；四是生长视神经胶质瘤；五是生长 2 个或 2 个以上 Lisch 结节；六是有一个特征性骨损害，如蝶骨发育不全或长骨皮质变薄，伴或不伴假性关节病；七是直系亲属罹患此病。

Ⅱ型神经纤维瘤病的诊断需符合以下任何一条：一是经 CT 或 MRI 检查证实双侧有第Ⅴ对神经肿瘤。二是直系亲属患有Ⅱ型神经纤维瘤病和任何一侧的第Ⅴ对神经发生肿瘤，或有 2 种下述肿瘤：神经纤维瘤、脑膜瘤、神经胶质瘤、神经鞘瘤或幼年后囊下晶状体浑浊。

2. 鉴别诊断。咖啡斑并非 NF1 所特有，10%～20% 的正常人也可有 1～2 个咖啡牛奶斑。但如果数量超过 6 块，则提示有患本病的可能。

五、临床处理

主要为对症处理，如皮损严重妨碍美容、影响功能，或肿瘤肿大、疼痛并疑有恶变时可予手术切除。咖啡牛奶斑可优先选择激光（脉冲染料、ND：YAG、红宝石）治疗。有癫痫发作的患者应仔细检查病灶，必要时行神经外科手术切除，但可能复发。本病在妊娠期间常病情恶化，并可发生顽固性高血压。

（韦立莉）

第三节　遗传性大疱性表皮松解症

遗传性大疱性表皮松解症（epidermolysis bullosa，EB）是一组以轻微摩擦或外伤后皮肤、黏膜水疱、血疱或大疱为特征的严重遗传性皮肤病，可伴有指骨或趾骨挛缩畸形、中重度贫血、生长发育迟滞、吞咽困难、眼结膜受累、舌挛缩等多系统受累表现。遗传方式为常染色体显性或常染色体隐性遗传。在最新的分子遗传学研究基础上，本病新的分类和诊断标准已于 2008 年正式发布。依据国际 EB 专家组于 2008 年制定的 EB 最新分类系统，本病主要分为四类：单纯型大疱性表皮松解症（epidermolysis bullosa simplex，EBS）、交界型大疱性表皮松解症（junctional epidermolysis bullosa，JEB）、营养不良型大疱性表皮松解症（dystrophic epidermolysis bullosa，DEB）、Kindler 综合征（Kindler syndrome）。

一、病因与发病机制

本病属于常染色体显性或隐性遗传。EBS 的病因主要与编码角蛋白 5 和 14 的基因突变有关。JEB 的致病基因包括层粘连蛋白 332，XVII型胶原或整合素 $\alpha_6\beta_4$。DEB 是编码基底膜带下锚原纤维的主要组分VII型胶原的 COL7A1 基因发生突变所致。Kindler 综合征系 Kindlin-1 基因突变所致，属于常染色体隐性遗传。根据临床表现、分子生物学特征、抗原谱和电镜观察结果将 EB 分类。

二、临床表现

（一）单纯型 EB 以表皮下裂隙为特征，所有亚型均与角蛋白 5（KRT5）和角蛋白 14（KRT14）突变有关

1. 手足局限性单纯型 EB（EB simplex，Weber-Cockayne）。为 EB 最常见的类型，常染色体显性遗传。皮损局限于手掌和足跖，婴儿期或出生后 2～3 年发病。偶有轻症患者直到儿童期或成人期才发病，在剧烈活动后才出现。皮损常仅见于夏季。可有多汗症，无系统受累。

2. 疱疹样单纯型 EB（Dowling-Meara）。EBS 常见的亚型，临床表现类似疱疹样皮炎，常染色体显性遗传。特征表现是疱疹样群集水疱。皮损常在出生时即有，如粟丘疹、甲营养不良，其特征性表现是掌跖角化，萎缩性瘢痕少见。偶见远端屈侧挛缩。可有牙发育不良或无牙。季节变化不明显，水疱随年龄增长明显改善。

3. 单纯型 EB（Koebner）。常染色体显性遗传。水疱可在出生时或出生后不久出现。全身均可有水疱或血疱，但四肢末端、伸侧更重。萎缩、瘢痕、粟丘疹少见。夏季皮损加重，指甲、牙齿很少受累。无系统受累。

（二）交界型大疱性表皮松解症均为常染色体隐性遗传，包括两个主要亚型：交界型 EB-Herlitz 和交界型 EB– 非 Herlitz

1. 交界型 EB-Herlitz。出生时即有水疱和糜烂，伴萎缩性瘢痕。粟丘疹是特征性表现，愈合时出现高度增生、生长性或肿瘤性的肉芽组织是一个具有诊断意义的特征。这种表现常见于口周、颈侧、躯干、甲周。可伴甲营养不良或无甲、瘢痕性脱发，常见严重者口腔受累，瘢痕挛缩导致伸舌、张口困难，点状牙釉质营养不良。可有肌肉骨骼变形、食管狭窄、喉气管狭窄、泌尿生殖系统和眼部病变、明显生长迟缓和贫血，婴儿死亡率高达 42.2%。

2. 交界型 EB- 非 Herlitz。皮肤病变类似 Heritz 型 JEB，系统受累轻或缺乏。死亡率高达 38%。

（三）营养不良型大疱性表皮松解症

1. 营养不良型大疱性表皮松解症（dystrophic EB，DEB）。以水疱发生在皮肤基底膜带致密板以下为特征，其瘢痕形成趋向是真皮创伤愈合反应的结果。除累及皮肤外，胃肠道尤其是食管是水疱和瘢痕的常发部位，常见角膜糜烂、甲营养不良和缺失、瘢痕性脱发。DEB 患者反复生长的水疱愈合后形成瘢痕，可造成关节挛缩和假性并趾等更严重的临床表现，严重影响患者生活质量。此外，手足部位的泛发性瘢痕常伴随皮肤鳞状细胞癌的发生，导致患者死亡。临床上 DEB 是一组病谱性疾病，轻者可仅有指、趾甲营养不良或缺乏，重者可致泛发性皮肤黏膜水疱糜烂、全身多系统受累、皮肤鳞状细胞癌等严重致残致死性表现。

2. 严重泛发型隐性营养不良型 EB（RDEB-HS）。患者出生时即有水疱、糜烂，常有先天性皮肤缺损，皮损常泛发全身。皮肤表现：水疱、糜烂、粟丘疹、萎缩性瘢痕。皮肤外表现：指骨屈侧挛缩、假性并趾、牙釉质损害或龋齿、吞咽困难、张口困难、舌挛缩、胃肠道累及呼吸道和泌尿道、贫血、生长发育迟滞。30 岁前皮肤鳞癌及黑色素瘤或恶性黑色素瘤发生率高、恶性度高，呈侵袭性生长，为主要致死原因。死亡率达 38.7%。

3. 轻症泛发型隐性营养不良型 EB（RDEB-nHS）。皮损表现类似 HS 型 RDEB，其余损害较轻。死亡率达 10%。

4. 显性营养不良型 EB（DDEB）。一般有家族史（患者为自发突变时可无家族史），患者出生时泛发性水疱、糜烂，有脱发、粟丘疹、萎缩性瘢痕、甲损害典型，口腔损害轻微或无，多数患者无系统受累表现，少数可见胃肠道及生殖泌尿道受累，假性并趾、指骨挛缩者少见。

（四）Kindler 综合征（Kindler syndrome）

患者出生即发病。在新生儿时期临床表现类似于 JEB 的 Herlitz 型或 DEB，水疱症状严重且泛发，到后期则与 JEB 的非 Herlitz 型相似，症状趋向缓和。除此之外，患者有光敏感现象并可以伴有皮肤异色症。后者的表现为皮肤受累部位出现色素沉着、色素减退和毛细血管扩张。

三、实验室检查

1. 组织病理学检查。各型 EB 的普通病理表现均为表皮下水疱形成。

2. 透射电镜显示表浅性 EBS 的裂隙发生于颗粒层，而其他所有 EBS 的裂隙均在基底层或基底层上，JEB 的水疱发生于透明板中层，DEB 的裂隙位于真皮表皮交接下方的致密板处。严重的 RDEB 患者缺乏锚原纤维，大多数普通的 RDEB 患者仅有锚原纤维减少，在 DDEB 患者中为减少或正常。在大多数 DEB 患者的真皮上部，有不同数量的胶原溶解。在大疱性皮肤松解型 DDEB 新生儿中，基底细胞核周围可见无定型的星状小体。

3. 免疫荧光抗原定位显示，在 EBS 患者中，大疱性类天疱疮血清、Ⅳ型胶原抗体和板层素抗体均在真皮侧；在 JEB 患者中，大疱性类天疱疮血清在表皮侧，Ⅳ型胶原抗体和板层素抗体在真皮侧；在 DEB 患者中，大疱性类天疱疮型血清、Ⅳ型胶原抗体和板层素抗体均在表皮侧。

四、诊断与鉴别诊断

根据出生后摩擦部位为主反复生长水疱、家族史及各型组织学特征易诊断。需与迟发性皮肤卟啉症、获得性 EB、类天疱疮等鉴别。迟发性皮肤卟啉病有光敏感性，水疱多分布于日光暴露部位，尿液尿卟啉增高和特征性尿卟啉层析谱有助于诊断。获得性 EB 临床表现相似，但无家族史、成人发病，血清中有循环抗基底膜带自身抗体，免疫电镜发现 IgG 和补体沉积在致密板及下方锚原纤维处。

五、临床处理

主要采取姑息性治疗，减少摩擦损害导致的疼痛和瘢痕，预防和控制感染，营养支持也很关键。自体网状分层厚皮移植在治疗难愈的皮损时有用，须切除大的恶性肿瘤皮肤（见表 2-18-1）。

表 2-18-1　EB 分类

主要类型	主要亚型	受累蛋白 / 基因	超微结构（裂隙位置）
单纯型	局限性单纯型 EB	KRT5、KRT14	基底细胞 少数位于角层下
	泛发性单纯型 EB	KRT5、KRT14	
	疱疹型 EB	KRT5、KRT14	
	EB 伴肌萎缩	网格蛋白	
交界型	重症泛发性 JEB	层粘连蛋白 -5	透明板
	轻症泛发性 JEB	层粘连蛋白 -5 XVII 型胶原	
营养不良型	JEB 伴幽门闭锁	$\alpha_6\beta_4$ 整合素	致密板下层
	显性遗传性 DEB	VII 型胶原	
	重型 RDEB	VII 型胶原	
	轻型 RDEB	VII 型胶原	
Kindler 综合征	Kindler 综合征	Kindlin-1 基因	致密板下层

（韦立莉）

第四节　家族性良性慢性天疱疮

家族性良性慢性天疱疮又称黑利 - 黑利病（Haily-Haily disease），是一种遗传性皮肤病，其临床特征是在颈、腋、腹股沟反复出现水疱、糜烂，尼科利斯基征阳性。无全身症状，病程慢性。

一、病因与发病机制

本病是常染色体显性遗传性皮肤病，70％患者有家族史。先天缺陷基因是位于染色体 3q21-24 的 ATP2C1，该钙泵依赖性 ATP 酶基因缺陷导致钙离子转运障碍，表皮角质形成细胞内的高尔基腔内钙离子浓度降低，进而导致桥粒结构异常、表皮松解。外界刺激如感染、摩擦、紫外线照射等可诱发。

二、临床表现

常于青壮年时期发病，皱褶部位的皮肤机械性脆性增加，在红斑或正常皮肤上发生成群的水疱，水疱松弛易破，露出颗粒状增殖的糜烂面或结痂，损害有向周边扩展倾向，由水疱和结痂组成匍行状或环状边缘，中心愈合，留色素沉着，尼科利斯基征多为阳性，有瘙痒或灼痛。好发于颈、腋下、腹股沟，其次为肘窝、肛周、乳房下和躯干。病程慢性，夏季加重，冬季减轻或缓解，愈合后不留瘢痕，多在原部位复发，黏膜损害罕见。周期性复发和完全缓解是本病的特征，缓解时间可达数月至数年；夏季和受累部位的继发性感染常使病情加重。病变不随时间的延长而改善，病程可长达 40 年以上。

三、实验室检查

1. 组织病理学检查。基底层上裂隙形成和大部分表皮内出现部分或完全的棘层松解，后者呈塌砖墙样外观。

2. 直接免疫荧光检查阴性。

3. 透射电镜观察发现棘层松解细胞桥粒数目减少，绒毛形状奇特，张力丝从桥粒附着板上脱落，聚集在细胞核周围。

四、诊断与鉴别诊断

1. 诊断。根据家族史和本病的临床表现和组织病理学特点可作出诊断。

2. 鉴别诊断。本病需与以下疾病鉴别：

（1）寻常型天疱疮。口腔黏膜损害常见且严重，糜烂面不易愈合，情况差。棘层松解限于基底层上，棘层松解细胞变性严重，不见角化不良细胞。

（2）毛囊角化病。主要在脂溢部位发生角化性丘疹，常伴甲萎缩，病理为基底层上小的裂隙，不形成大疱，棘层松解不显著，角化不良细胞明显。

（3）复发性线性棘层松解性皮病。临床和病理与本病相似，但皮损限于身体一侧，且沿 Blaschko 线分布。好发于掌跖，皮损为红斑、水疱。家族性良性慢性天疱疮一般不侵犯掌跖。

五、临床处理

治疗相对困难。系统使用敏感的抗金黄色葡萄球菌的抗生素，外用抗细菌药物或抗真菌药可改善病情，局部或者系统使用小剂量糖皮质激素也有效。严重者可用环孢素、口服维 A 酸和氨苯砜。增殖性损害可采用皮肤磨削法和 CO_2 激光气化治疗。特别严重者可进行皮肤移植。

（韦立莉）

第五节　鱼鳞病

鱼鳞病（ichthyosis）是一种以皮肤干燥伴鱼鳞状脱屑的遗传性角化障碍性疾病。鱼鳞病包括以皮肤表现为主要特征的先天性疾病、伴有鱼鳞病表现的综合征，以及包括获得性的鱼鳞病。本章节重点介绍几种较常见的以皮肤表现为主要特征的先天性疾病，如寻常型鱼鳞病（ichthyosis vulgaris）、X 连锁鱼鳞病（X-linked ichthyosis）、板层状鱼鳞病（lamellar ichthyosis）、先天性非大疱性鱼鳞病样红皮病（nonbullous congenital ichthyosiform erythroderma）、先天性大疱性鱼鳞病样红皮病（bullous ichthyosiform erythroderma）等。其中，板层状鱼鳞病、先天性非大疱性鱼鳞病样红皮病、先天性大疱性鱼鳞病样红皮病统称常染色体隐性先天性鱼鳞病。板层状鱼鳞病和先天性非大疱性鱼鳞病样红皮病两者虽临床表现和组织学不同，但属于一个病谱，板层状鱼鳞病患者最终会出现先天性非大疱性鱼鳞病样红皮病的表现。

一、寻常型鱼鳞病

（一）病因与发病机制

与染色体 1q21.3 上 FLG 基因突变有关，是 FLG 突变使皮肤缺乏透明角质颗粒，从而屏障功能受损所致。

（二）临床表现

本病是一种较常见的常染色体显性遗传病，患者出生后数月发病，大多数在 3 岁以前有表现。表现为四肢伸侧甚至腹部有褐色菱形或多角形鳞屑，边缘游离，常伴毛周角化及掌纹征。患者一般无自觉症状，冬季重夏季轻。

（三）组织病理

组织病理特征为轻度至中度的角化过度，表皮萎缩或正常，颗粒层变薄或消失。有时可见角化不全。

（四）诊断与鉴别诊断

根据出生后数月至数年间四肢伸侧为主出现的皮肤干燥和细小鳞屑现象，以及家族史可作出诊断。本病需与严重干燥症、X 连锁鱼鳞病和获得性鱼鳞病鉴别。

（五）临床处理

口服维生素 A 或维 A 酸有一定帮助。外用润肤的油膏如尿素脂、维 A 酸软膏。冬天照射阳光有益于皮损改善。

二、X 连锁鱼鳞病

（一）病因与发病机制

因编码类固醇硫酸酯酶的基因突变导致硫酸胆固醇增高、聚积，角质层细胞紧密结合不能正常脱离形成鳞屑。

（二）临床表现

性连锁隐性遗传，患者几乎均为男性。患者出生后 3 个月内起病。皮损比常染色体显性遗传型更明显严重。鳞屑大而黑，特别在躯干、四肢伸侧、头皮、耳前区和颈部。掌跖通常不受累，不伴毛周角化症。躯干和颈部皮损使皮肤感觉脏，夏季皮损可好转或消失。

（三）组织病理

非特异的致密角化过度，颗粒层正常或增厚，棘层轻度肥厚，血管周围可见以淋巴细胞为主的浸润。

（四）诊断与鉴别诊断

根据特征性的深色鳞屑和夏季明显好转的情况可作出诊断。本病需与寻常型鱼鳞病鉴别，鳞屑颜色较深，腹部比背部受累明显或鱼鳞病向下扩展累及整个腿部伸侧有助于诊断本病。

（五）临床处理

同寻常型鱼鳞病。

三、板层状鱼鳞病

（一）病因与发病机制

与编码谷氨酰胺转移酶的 TGM1 基因、ATP 结合盒转运子 A12 蛋白的 ABCA12 基因、CYP4F22 基因的突变有关。

（二）临床表现

本型罕见，新生儿发病率约为 1/300000，为常染色体隐性遗传。两性均可发病。出生为火棉胶婴儿，出生后半个月起皮肤出现大的四边形灰棕色脱屑，边缘翘起，中央黏着，严重者鳞屑呈现厚盔甲样，有特殊的臭味，掌跖皮肤角化过度。80%患者有睑外翻或唇外翻，为特征性表现。可伴甲营养不良、瘢痕性脱发、眼损害等。

（三）组织病理

组织病理中度至重度角化过度，颗粒层正常或增厚。

（四）诊断

根据患儿出生时出现的火棉胶样膜包裹、大片脱屑、眼睑外翻、掌跖角化过度可作出诊断。

（五）临床处理

外用制剂同寻常型鱼鳞病。此外，外用他扎罗汀和口服维 A 酸类药物能缓解症状。

四、先天性非大疱性鱼鳞病样红皮病

（一）病因与发病机制

ALOXE3（17p13.1）、ALOX12B（17p13.1）、Ichthyin（5q33）、TGM1（14q11.2）基因的突变可引起先天性非大疱性鱼鳞病样红皮病。

（二）临床表现

大多数先天性非大疱性鱼鳞病样红皮病的婴儿出生时即见包裹在火棉胶样的膜内，眼睑外翻。过去几乎所有先天性非大疱性鱼鳞病样红皮病患者都诊断为板层状鱼鳞病，两者致病基因重叠，因此主要根据临床表现鉴别。

婴儿出生后 1 天内皮肤出现裂纹和剥脱。10～14 天后大片角质层脱落，露出其下的红斑和鳞屑，鳞屑较大，腿部呈板状。皮损通常为全身性的，累及面部、掌跖部和屈侧。瘢痕性脱发、甲营养不良、眼睑外翻较常见。

（三）组织病理

先天性非大疱性鱼鳞病样红皮病中的角化不全和炎症比板层状鱼鳞病更为常见。角质层在板层状鱼鳞病中通常比较厚，角化不全不常见。

（四）诊断与鉴别诊断

根据出生时火棉胶样膜，膜退去后特征性显著的全身性红皮病可作出诊断。本病需与板层状鱼鳞病鉴别，两者属于一个病谱，本病膜退去后红皮更显著，组织学上角化过度明显轻于板层状鱼鳞病，但角化不全和炎症更常见。

（五）临床处理

同板层状鱼鳞病。

四、先天性大疱性鱼鳞病样红皮病

先天性大疱性鱼鳞病样红皮病又名表皮松解角化过度（epidermolysis hyperkeratosis）。

（一）病因与发病机制

是由角蛋白 1 和角蛋白 10 基因突变，影响角化细胞膜的装配所致。

（二）临床表现

为常染色体显性遗传，但自发突变更多见。出生时就有显著的角化过度、红皮病，甚至为火棉胶样婴儿。出生后鳞屑脱落并反复形成，出现广泛水疱，愈合后无瘢痕。随年龄增长，水疱和红皮病症状逐渐消失，呈现屈侧及间擦部位疣状角化过度。本病死亡率高，常由感染、液体丢失、电解质紊乱所致。本病症状随年龄增长而减退，亦可持续至成人。

（三）组织病理

主要特征为表皮松解角化过度。棘层上部和粒层细胞核周围透亮区，透亮区周围淡染物或透明角质颗粒使细胞边界不清，颗粒层增厚，有巨大的透明角质颗粒，角化过度明显。

（四）诊断

根据患儿出生时即有反复鳞屑、松弛性大疱可作出诊断。

（五）临床处理

病情严重者，内服维 A 酸类药物。密切注意干燥性唇炎、眼炎、胃肠道反应、高脂血症等副作用。定期查肝功能、血常规、骨骼发育。抗生素及糖皮质激素对水疱期有效。

（韦立莉）

第六节　着色性干皮病

着色性干皮病（xeroderma pigmentosum，XP）是一种罕见的常染色体隐性遗传病，特征皮肤表现为光敏感、雀斑和皮肤癌，伴有眼球、神经系统异常，患者常死于恶性肿瘤。

一、病因与发病机制

是第一个报道的与损伤 DNA 修复缺陷有关的疾病。XP 患者有基因缺陷，紫外线诱导 DNA 损伤，核苷酸切除修复（NER）系统障碍导致疾病发生。目前发现 8 个与 XP DNA 损伤修复缺陷相关基因：XPA、XPB（ERCC3）、XPC、XPD（ERCC2）、XPE（DDB2）、XPF（ERCC4）、XPG（ERCC5）和 XPV（POLH）。除 XPV 蛋白在转运合成系统中发挥转运 DNA 聚合酶的作用外，其他因素均与内质网相关（DNA 损伤识别、损伤周围 DNA 链开放、DNA 酶切、合成新的互补 DNA 链和连接）。如果这些基因中的任何一个发生致病突变，就会引起 XP。

二、临床表现

1. 皮肤病变。

发病早，皮损分布广泛，多于患儿 6 个月至 3 岁起病。患儿出生时皮肤正常，对光极度敏感，初起为棕褐色雀斑，针头至直径 1cm 以上大小，可互相融合成不规则的色素沉着斑片，并伴皮肤干燥。色素斑可继发于春夏季急性晒伤所致红斑之后，主要发生于面部、颈部、手、小腿等暴露部位，间有毛细血管扩张及点状毛细血管瘤，亦可波及耳缘、鼻、眼、口等皮肤黏膜交接处，色素斑之间杂有小的白色皮肤萎缩斑，此外尚可有小水疱、大疱性损害，疱破所致溃疡愈合后引起毁形性瘢痕，瘢痕挛缩可致眼睑外翻。除上述皮损外，最特征性的损害为光化性疣状增生物，可演变成基底细胞癌、黑色素瘤等。恶性肿瘤常为多发，患儿常于 3～4 岁时因肿瘤转移而夭折，2/3 患者于 20 岁前死亡。

2. 眼部损害。

发生在 UV 暴露区域，包括畏光性结膜炎、睫毛缺失、角膜溃疡、瘢痕形成和穿孔、眼睑外翻和内翻，以及发生在眼睑、结合膜和角膜的鳞状细胞癌、基底细胞癌和黑色素瘤等。XPA 组眼损害更多见。

3. 神经系统症状。

由于进行性神经元缺失，1/5 患者有神经系统症状。常见小头、智力障碍、脑电图异常。XPA 组神经系统症状最严重，XPC 组、XPE 组不发生神经疾病。

4. 其他。

如口腔损害，张口困难，舌尖可出现毛细血管扩张或其他病变，比如鳞状细胞癌。内脏恶性肿瘤发生率比正常人群高 10～20 倍。

三、组织病理

组织病理特征是光化性损害，表皮角化过度、棘层变薄、表皮钉突萎缩和伸长交叉、基底细胞层黑素不规则积聚，真皮浅层炎细胞浸润，黑色素细胞增加。

四、诊断与鉴别诊断

典型病例根据日光敏感、雀斑样痣和皮肤癌即可确诊。早期或轻症皮损应与雀斑、罗斯蒙德 - 汤姆森综合征（Rothmund-Thomson syndrome）、Petuz-Jeher 综合征及科凯恩综合征（Cockayne syndrome）鉴别。发病较晚者应与着色性干皮样综合征鉴别。

五、临床处理

尽量避免日晒并使用遮光剂保护皮肤。应及早去除疣状角化物和肿瘤。近年研究发现每天口服芳香维 A 酸 0.2 ～ 0.5mg/kg，可有效地减少皮肤肿瘤形成。此外，T4 内切核酸酶 V 能够特异性识别环丁烷嘧啶二聚体，可用于其酶替代治疗。光动力疗法对表浅的皮肤肿瘤治疗有效。

（朱珠）

第七节　毛周角化症

毛周角化症（keratosis pilaris），又称毛发角化病，是一种常染色体显性遗传性皮肤病。临床表现为毛囊出现微小角栓和不同程度的红斑。

一、病因与发病机制

可能与角化细胞黏附障碍有关。多认为与常染色体显性遗传有关。发病与 18 号染色体短臂上一个基因易位和缺失有关系。

二、临床表现

基本损害表现为针头至针帽大小、正常皮色或淡红色毛囊性丘疹，坚硬、顶端有淡灰色圆锥角栓，当中有毳毛穿出或卷曲其中。剥掉角栓，可见微小杯状凹窝，不久角栓又可长出。成人泛发性角化丘疹周围有红晕，皮损随年龄增长而改善。

特殊亚型有面部萎缩性毛发角化病、眉部瘢痕性红斑、脱发性棘状毛囊角化病、虫蚀状皮肤萎缩等。面部萎缩性毛发角化病和眉部瘢痕性红斑好发于面部、耳前方的颊部、额部，可伴网状萎缩。脱发性棘状毛囊角化病中毛发角化始发于面部，逐渐累及头皮、四肢和躯干。同时可伴有掌跖角化、畏光、耳聋、智力发育迟缓和甲异常等。虫蚀状皮肤萎缩表现为大量密集的毛囊萎缩，主要累及面部，对称分布，萎缩导致皮肤呈筛孔状或蜂窝状外观，即虫蚀样外观。

毛周角化症可伴发于寻常鱼鳞病、特应性皮炎、Noonan 综合征、Down 综合征。

三、组织病理

组织病理特征是毛囊口扩张，有角质栓，偶见扭曲或螺旋状毛发；毛囊周围可见单核细胞浸润。

四、诊断与鉴别诊断

1. 诊断。根据典型的临床表现，即一般好发于青少年，以四肢伸侧尖顶的毛囊性丘疹，其中有角质栓，并可见卷曲毛发为特征，可作出诊断。

2. 鉴别诊断。本病需与以下疾病鉴别：

（1）维生素 A 缺乏症。皮损为干燥而坚实的圆锥形。

（2）小棘苔藓。皮损分布于颈部、臀部外侧等，表现为小的毛囊性丘疹，密集成簇分布，边界清楚。本病好发于儿童。

（3）毛发红糠疹。典型皮损是毛囊性角化丘疹、鳞屑性斑块。患者第 1、第 2 指节背侧常见以上典型皮损，常伴掌跖角化，甲增厚、指（趾）和裂隙状出血。

五、临床处理

本病一般无需治疗，也无特别有效治疗方法。外用 10%～20% 尿素霜、2%～5% 水杨酸软膏、20%～35% 果酸、0.05%～1.00% 维 A 酸软膏可缓解病情。严重者可口服维生素 A，成人剂量为 15 万 U/d；或口服维生素 E，可减轻部分症状。

（朱珠）

第八节　毛囊角化病

毛囊角化病（keratosis follicularis）最早于 1889 年分别由 Darier 和 White 各自报道，又称达里埃病 Darier 病（Darier's disease，DD）。是一种染色体显性遗传病，临床表现为躯干上部脂溢部位角化性丘疹伴有指甲纵纹的甲异常损害。

一、病因与发病机制

本病是一种少见的，以表皮细胞角化不良为基本病理变化的慢性角化性皮肤病。由 ATP2A2 基因突变引起角化过程异常，呈常染色体显性遗传。日晒和促炎细胞因子可以下调角质形成细胞中 ATP2A2mRNA 的表达，而维 A 酸类和皮质类固醇类能够阻断其下降；日晒、摩擦等物理因素能使本病加重。

二、临床表现

本病常在 11～15 岁高发，男女都可发病。好发于皮脂溢出部位，如面部、前额、头皮边缘、耳朵及腋下、四肢、胸背等。

皮损主要表现为躯干皮脂溢出部位出现红色角化性丘疹，早期的皮损为细小丘疹，后转为油腻性灰棕色丘疹，丘疹可逐渐增大成疣状，在臀沟及阴股部等摩擦处常发生糜烂渗出。

多数患者手部受累，出现掌跖部角化过度，掌点凹。指甲可出现红白色纵纹，呈"三明治样"红白相间的纵向条纹，可出现甲下角化过度，甲游离缘有三角形缺损等。

少部分患者可有黏膜损害，口咽部可出现鹅卵石样白色丘疹，也可累及食管、喉和肛门直肠生殖器黏膜。

病情可因为紫外线照射而加重，因此本病常在夏季加重，大多数病例冬季好转或痊愈。

患者因皮肤糜烂而常感严重瘙痒和不适，也可致疼痛，易渗血和产生强烈臭味。

本病可伴发神经—精神性疾患，包括情绪障碍、癫痫、智力发育迟缓和慢性进行性脑萎缩等。

三、组织病理

圆体和谷粒是 DD 两种典型的角化不良细胞，基底细胞上方棘层松解，形成裂隙或陷窝，其中可见棘层松解细胞，无细胞间桥，大的陷窝可形成水疱；表皮乳头状瘤样增生，真皮乳头不规则向上增生，乳头围以单层基底细胞，形成绒毛，真皮呈慢性非特异性炎症细胞浸润。

四、诊断与鉴别诊断

1. 诊断。

根据发病年龄、典型皮损特点、家族史、组织病理特点，可作出诊断。

2. 鉴别诊断。

本病需与以下疾病鉴别：

（1）黑棘皮病。好发于青少年及患消化道肿瘤、自身免疫性疾病的人，主要表现为颈部、腋下、腹股沟等身体屈侧部位出现皮肤乳头状瘤状赘生物，肤色加深。

（2）脂溢性皮炎。好发于成人的面部、胸背部，油腻性黄色斑片，伴有瘙痒。

（3）暂时性棘层松解性皮病。但皮损以丘疹、丘疱疹为特征，皮损一般可在数月内自行消退。

五、临床处理

轻症患者无需治疗，可以局部使用润肤剂，注意卫生，减少局部摩擦，避免阳光暴晒，尽量避免在高温环境下工作。本病为遗传性疾病，故应禁止近亲结婚。

1. 外用药物及处理。

对炎症皮损的局部治疗包括外用糖皮质激素霜或软膏，在外用类固醇皮质激素软膏的同时应联合使用抗生素软膏，以减少继发性感染。外用水杨酸、0.1% 维 A 酸霜可较快缓解症状，与糖皮质激素联合应用可增强疗效，减少刺激反应。

2. 内用药物。

口服维生素 A 或维 A 酸类药物是治疗严重 DD 最有效的办法。维生素 A 成人口服 20 万 U/d，连服 2 个月以上，若无效则停用，症状好转则逐渐减量至停药，治疗过程中应注意避免维生素 A 过量。阿维 A 酸，剂量为 0.6mg/（kg·d），长期使用，使用过程中应注意检测肝功能。异维 A 酸，一般剂量为 0.5～1.0mg/（kg·d），长期使用，可致皮肤干燥、脱屑和血脂升高等，治疗过程中应注意血液学指标及肝肾功能等变化，后两者都有致畸作用，应注意避孕。氯喹，每次 0.25g，每天 1～2 次；或羟氯喹，每次 0.2g，每天 1～2 次，也有效。

3. 手术治疗。

冷冻、激光或切除后植皮、皮肤磨削等都可以取得较好的治疗效果。

六、预后

毛囊角化病呈慢性病程，病情不能自行缓解，部分患者病情相对较轻，但一些患者病情却很严重。有些患者随着年龄的增加，病情会逐渐减轻。

（朱珠）

第九节　汗孔角化病

汗孔角化病（porokeratosis）是一组临床上表现为边缘隆起的环状角化性丘疹、组织上有独特的角质样板层的慢性角化异常性皮肤病。主要分为五种亚型，典型的损害为经典斑块型汗孔角化病（PM），特殊类型有条纹状汗孔角化病（LA）、播散性浅表光化性汗孔角化病（DSAP）、播散性浅表型汗孔角化病（DSP）和播散性掌跖汗孔角化病（PPPD）等。

一、病因与发病机制

1. 遗传因素。多数汗孔角化病患者具有家族史，为常染色体显性遗传，但也有无遗传证据而散发于人群者。

2. 环境因素。日光照射可以引起发病或加重皮损，提示本病的发生可能与紫外线照射有关，其可能的机制为紫外线照射引起局部表皮内细胞基因突变，突变基因通过克隆不断扩增，和周围细胞形成明显的边界。

3. 免疫因素。免疫功能低下者，如 HIV 感染者及器官移植者容易患 DSP 和 DSAP，提示免疫功能低下是本病发病的一个诱因。

此外，光疗、电子辐射及慢性皮肤损害等均可诱发或加重皮损。

二、临床表现

1. 经典斑块型汗孔角化病（PM）的皮损初起为一个小的角化性丘疹，之后逐渐扩展成环状、地图状或不规则形状的边缘堤状隆起，中央萎缩，凹陷，无毛，边界清楚。严重者可为疣状结节，直径从数毫米至数厘米不等。皮损好发于四肢末端、股部、肛周及外阴部、颜面部、颈项、胸背及腹腰等部位，甚至累及头皮和口腔黏膜等。部分患者皮损在数十年后可癌变。

2. 线状汗孔角化病（LA）是汗孔角化病的一种罕见类型，皮损形似线状疣状表皮痣，为单侧线状角化性斑块，大小不定，可能存在边缘上沟槽。大多数在婴儿和儿童期发病，成人发病较为少见。皮损好发于单侧肢体，一般无黏膜受累。

3. 播散性浅表光化性汗孔角化病（DSAP）患者发病年龄较晚，一般不发生于儿童期，是较为常见的一种亚型。皮损为小的浅表圆形角化性斑块，边缘堤状隆起，边界清楚。好发于曝光部位，主要为下肢、前臂、上臂，其次是胸背部等。随着患者年龄的增长及日光照射时长的增加，皮疹数目逐渐增多，严重者可泛发至全身，但过 50 岁后皮损可逐渐减少和消退。患者一般无自觉症状，皮损可能会癌变。遗传模式为常染色体显性遗传。

4. 播散性浅表型汗孔角化病（DSP）好发于成年女性，临床表现同 DSAP，皮损常对称发生于四肢，现认为是 DSAP 的一个异型，即非光线型，非曝光部位加重，皮损可能会癌变。可同线状汗孔角化病及经典斑块型汗孔角化病伴发，为常染色体显性遗传。

5. 播散性掌跖汗孔角化病（PPPD）在患者儿童期或青春期开始发病。初发皮损仅限于掌跖部，表现为小的浅表角化性斑块，边缘隆起，边界清楚。之后皮损逐渐增多，累及四肢及躯干部。累及黏膜部位表现为小的环形乳白色斑块。该型患者皮损有并发鳞状细胞癌的病例报道，是汗孔角化病的一种罕见类型。

三、组织病理

可见边缘隆起部分明显角化过度，颗粒层消失，棘层增厚，有裂沟，沟内有角栓，内有呈柱状排列的角化不全细胞带。真皮浅层有炎症细胞浸润。

四、诊断与鉴别诊断

1. 诊断。

根据本病的基本损害、角化性环形损害、中心萎缩边缘堤状隆起等特征，结合组织病理易于诊断。

2. 鉴别诊断。

经典斑块型汗孔角化病在形态上应与穿通性弹力纤维病鉴别，后者隆起的边缘是由散在、坚实的丘疹组成。播散性浅表光线型汗孔角化病和播散型浅表型汗孔角化症应与光线性角化病鉴别，后者的角化性皮损边缘无堤状隆起。线状汗孔角化病应与疣状表皮痣鉴别，两者在组织病理上容易鉴别。

五、临床处理

1. 外用药。

外用润肤剂、5-FU、10％水杨酸软膏、维 A 酸类软膏及咪喹莫特软膏有一定的疗效。

2. 系统用药。

对于难以治疗、皮损面积较大者，可以使用口服维 A 酸类药物治疗。有学者使用阿维 A 酸治疗 1 例泛发线状汗孔角化病患者，口服 30mg/d，治疗 3 个月后，皮损明显改善，7 个月后皮损消失。另一学者使用异维 A 酸口服 20mg/d 并皮损外涂 5％的 5-FU 软膏的方法治疗 27 例播散性浅表光线型汗孔角化病患者，1 个疗程（21d）后取得了良好的治疗效果。维 A 酸类药物会导致血脂升高及肝肾功能等损害，治疗期间需要注意监测。对于与日晒有关的播散性浅表光线型汗孔角化病患者，可试服氯喹（$0.25 \sim 0.50g/d$）或羟氯喹（0.4g/d），并应尽量避免或减少光线照射。

3. 激光治疗。

小面积皮损可用 CO_2 激光或光动力疗法治疗。使用 CO_2 激光治疗可能会留有瘢痕。较大的孤立皮损可考虑手术治疗。

（朱珠）

第十节　掌跖角皮病

掌跖角皮病（palmoplantar keratoderma）是掌跖皮肤局限或弥漫性角化过度增厚的一组慢性皮肤病，包括数十种类型。一般根据皮损分布特点分为弥漫性型、局灶性型、点状型、条纹状型等多种类型。

一、病因与发病机制

大多为先天性，常染色体显性或隐性遗传，部分为后天获得性。弥漫性型与基因 KRT9（17q12-q21）或基因 KRT1（12q13）突变相关。局灶性型由基因 KRT16（17q12q21）突变所致。点状型由位于 8q24.13-24.21 和 15q22-q24 的基因突变所致。条纹状型与基因 DSG1（18q12-q12.2）或基因 DSP（6p24）突变有关。

二、临床表现

1.弥漫性掌跖角皮病。患者多数为婴儿期发病，掌跖皮肤先出现弥漫性红斑，继而发展为过度角化性斑块，表面光滑，似胼胝样，或呈疣状，边缘红斑明显，边界清楚，轻者只表现为皮肤粗糙，重者可出现皲裂和疼痛。皮损两侧对称分布，掌和跖可单独或同时受累，也可累及掌跖侧缘或手足背，肘、膝很少受累。甲板常增厚呈浑浊状。可伴有掌跖部多汗、浸渍、鳞屑，引发真菌感染。角化损害通常在 3～4 岁表现完全，并持续终生。除局部触觉功能降低外，对身体健康无影响。少数患者可并发假性趾（指）断症、指（趾）端溶骨症、指关节垫、遗传性色素异常症、鱼鳞病等疾病。

2.局灶性掌跖角皮病。表现为掌跖部过度角化性斑块，椭圆形，呈斑状或钱币状，主要发生在足底摩擦较多和受压的部位。部分患者伴有外阴、口腔和毛囊的角化。另有部分患者伴发消化道肿瘤、牙周病和神经性耳聋等。

3.点状掌跖角皮病。皮损通常在青春期或青春期后开始出现。为掌跖部多发性角质丘疹，圆形或卵圆形，一般直径为 2～3mm，也可达 10mm，呈针尖状或疣状，色泽暗黄，质地坚硬，剥除丘疹角化中心后可留有火山口样凹坑。皮损往往数目多，分布不规则，跟腱等受压部位分布较多。丘疹可因体力劳动受压而扩大形成胼胝样。患者一般无自觉症状，大的皮损可有压痛。少数患者同时累及手背、足背、肘、膝等部位。皮损可终身存在，不影响健康。本病可伴发甲缺失、甲营养不良或恶性肿瘤等疾病。

4.条纹状掌跖角皮病。一般自婴幼儿时期起发病，皮损为角化过度性丘疹，自手掌沿手指分布，呈条纹状、放射状外观，皮损大多数分布在摩擦和受压的部位，足部也可受累，严重者可累及肘、膝关节伸侧，皮肤脆性增加，易被外力撕裂，但不起水疱。毛发和指（趾）甲也可受累，如甲小皮过度角化和甲纵嵴形成。

三、组织病理

组织病理为非特异性。表皮角化过度明显，颗粒层增厚、棘层肥厚，真皮上部有少量炎症细胞浸润。

四、诊断与鉴别诊断

1. 诊断。

依据临床表现和家族史即可作出诊断。

2. 鉴别诊断。

本病需与以下疾病鉴别：

（1）慢性湿疹，该病皮损边界常不清晰，不一定对称，掌跖部外亦可有湿疹皮损，常有急性发作，患者自觉瘙痒。

（2）角化过度型，手、足癣往往伴有脱屑，常累及指（趾）甲，鳞屑可找到真菌。

（3）跖疣割削丘疹，该病可出现多个出血点，两侧挤压痛感明显。

（4）胼胝皮损为受摩擦或压力部位，以中老年人多见。

（5）砷角化病，该病发病较晚，常有泛发性网状色素沉着和长期服用砷剂史。

五、临床处理

本病无特效疗法。外用 10%～20% 水杨酸软膏、10%～20% 尿素脂软膏、10% 氯化钠亲水性软膏、12% 乳酸铵液等角质松解剂，维 A 酸类软膏等角质剥脱剂，以及糖皮质激素软膏封包或硬膏外贴，均有一定疗效。口服维 A 酸类药物、β-胡萝卜素等也有一定疗效，但停药后容易复发。用刀片、牙钻机或温水浸泡后械性地除去过度的角化层和角质栓也有一定疗效。日常生活避用肥皂、避免热水烫洗，减少局部受压和摩擦，避免创伤，局部皮肤保持湿润，预防皲裂。

（梁敏奇）

第十一节　可变性红斑角化症

可变性红斑角化症（erythrokeratodermia variabilis，EKV），亦称进行性红斑角皮症、可变性图形红斑角化症和 Mendes da Costa 综合征。由 Wenninger 于 1907 年首次报道，Mendes da Costa 于 1925 年将其命名为 EKV。

一、病因与发病机制

EKV 为一种罕见的遗传病，为表达多变的常染色体显性遗传，亦有极少数为常染色体隐性遗传。其致病是因基因 GJB3 或 GJB4 显性突变，也有人认为 EKV 是一种异常起源于表皮的原发性角化病。

二、临床表现

30% 的患者在出生时即有皮损，90% 的患者于出生后 1 年内出现皮损，成年后发病者少见。特征性皮损为边界清楚的红斑和过度角化性斑片。皮损可分为两种类型：一种为游走性、短暂性红斑，边缘清晰，呈圆形、靶形、地图状或融合成大片状，散乱分布，位置、大小、形状、数量变化迅速，常于数小时或数天内消退，亦可相对持久，形成过度角化性斑片；另一种为持续性角化性深红色斑块，边界清楚，呈圆形、点状、环状、多环状或图案状。红斑与角化性斑块常以其中一个表现为主，亦可同时或先后出现。皮疹好发于四肢伸侧、臀部、腋下、胸背部、腹股沟和面部等，指（趾）甲、头发和黏膜一般不受累。约50%的患者并发掌跖角化症，伴有多汗呈红斑脱屑状。妊娠、口服避孕药、情绪波动、应激、外伤、机械摩擦、日晒、骤然的温度变化等可诱发皮肤症状。本病在儿童期加重，在青春期后趋于稳定，可终身存在，不影响健康。

三、组织病理

为非特异性改变，网篮状角化过度和灶性角化不全，颗粒层可肥厚，棘层增厚，乳头状瘤样增生。真皮轻度水肿，乳头层毛细血管扩张、延长和少量非特异性炎症细胞浸润。

四、诊断与鉴别诊断

1. 诊断。

根据临床皮损特点、早年发病及家族史即可作出诊断。

2. 鉴别诊断。

应与进行性对称性红斑角化病鉴别，该病是由红斑基础上发展为过度角化性斑块，皮损对称分布，无可变形红斑；应与银屑病鉴别，该病可见典型的银白色鳞屑、特异性甲症状及其他异常表现；应与毛发红糠疹鉴别，该病为红斑基础上出现的毛囊性丘疹，可见橙红色皮肤和少量正常皮岛。

五、临床处理

本病无特效疗法。注意避免皮肤受不良因素（应激、外伤、机械摩擦、日晒、骤然的温度变化、情绪波动、口服避孕药等）刺激。局部外用糖皮质激素、润肤剂及角质剥脱剂，如尿素、乳酸、C-羟基酸、维A酸等，以及用PUVA治疗有一定的效果。口服维A酸类药物，如阿维A酸和异维A酸能使皮损缓解，但停药后可复发。

（梁敏奇）

第十二节　进行性对称性红斑角皮症

进行性对称性红斑角皮症（progressive symmetric erythrokeratodermia），又称Gottron综合征（Gottron syndrome）、对称性进行性先天性红皮症（erythroderma congenitalis progressive symmetrica），由Darier于1911年首次描述，Gottron于1922年命名。

一、病因与发病机制

本病是罕见的遗传病，多数为常染色体显性遗传，表现为不完全外显率和可变性表达，以散发病例为主。临床表现为表皮细胞增殖性角化，目前其分子及病理机制不明。

二、临床表现

患者大多数在出生后不久或儿童早期发病，成年后发病少见。皮损为潮红浸润肥厚性过度角化性斑块，上覆糠秕状鳞屑，皮损边界清楚，在边缘区有时有色素沉着。皮损往往对称分布，好发于手指、手掌、手背和足趾、足背以及胫前、肘、膝伸侧等处，偶尔也可累及腔口周围、面、颈、肩、上臂、臀和大腿，一般不累及躯干部。皮损进展缓慢，青春期波及范围最大，青春期后皮损可逐渐消退，部分病例皮损有同形反应。冷、热、风等不良环境因素或情绪波动可诱发或加重皮损。一般健康状况不受影响。

三、组织病理

表皮角化过度伴角化不全，棘层肥厚明显，真皮上层毛细血管扩张，可见非特异性炎症细胞浸润。

四、诊断与鉴别诊断

1. 诊断。

根据其临床特点，早年发病，皮损进展缓慢，为对称分布、边界清楚的红色角化过度性斑块，可作出诊断。

2. 鉴别诊断。

本病需与以下疾病鉴别：

（1）症状性红斑角化性皮病，该病为在创伤或慢性炎症变化等受刺激部位产生的红斑角化斑，无苔藓样反应。

（2）毛发红糠疹，该病表现为鳞屑性斑片和毛囊性角化性丘疹。

（3）银屑病，该病可见典型的云母状鳞屑、皮损反复、甲症状及其他异常表现。

五、临床处理

本病无特效疗法，可对症处理。

1. 外用药物治疗。

局部外搽角质剥脱剂，如20%尿素霜、复方乳酸软膏、10%～20%水杨酸软膏、10%间苯二酚（雷锁辛）软膏、0.01%～0.1%维A酸软膏、20%鱼肝油软膏及多磺酸黏多糖乳膏等。

2. 系统药物治疗。

内服维生素A、维生素E，视黄酸药物（阿维A酸或异维A酸）。

3. 物理治疗。

PUVA治疗有一定的效果，也可用X线照射等。

（梁敏奇）

第十三节 结节性硬化症

结节性硬化症（tuberous sclerosis，TS），又称 Bourneville 病、Epiloia 病，主要表现为皮肤和神经等多系统器官受累的常染色体显性遗传性疾病，其特征表现为面部血管纤维瘤、智力低下、癫痫。

一、病因与发病机制

本病发病率为 1/300000 ~ 1/30000，为常染色体显性遗传疾病，发病与种族、性别无明显相关，其表现度不一，具有遗传异质性。大部分病例是基因自发突变所致。相关基因为 TSC1（染色体 9q34）和 TSC2（染色体 16p13）。胚胎发育时，一个基因缺陷影响另一个正常基因，导致细胞增殖和分化缺乏调控，从而形成多个系统器官的错构瘤样增生性病变。

二、临床表现

TS 患者常在 5 岁前发病，可累及除松果体腺、外周神经、骨骼肌外所有的组织器官，临床表现多种多样，即使同一家族也表现不一。

（一）皮肤损害。

见于 90% 的患者，常常是出现最早的临床表现，是诊断 TS 的重要依据和线索。

1. 面部血管纤维瘤。见于 75% 的患者，好发于鼻唇沟和颊部，偶见于耳部，多发性的粉红色丘疹、结节，直径 1 ~ 10mm，质硬，呈对称分布。常在患者学龄前出现，随年龄增长逐渐显著，到青春期后变得广泛并持续终生。

2. 甲周纤维瘤（Koenen 瘤）。常在发育期后出现，在甲周出现淡红色至褐色的瘢痕疙瘩样纤维瘤，直径 5 ~ 10mm 或更大，常有多发性，可破坏甲床。类似的肿瘤也可发生于嘴唇、齿龈和上腭。

3. 鲨革斑（鲨鱼皮样斑）。常在青春期后出现，在躯干特别是腰骶部不规则增厚的斑块，单个或多发，大小不定，肤色或淡棕色，可呈橘皮样外观，柔软有弹性。

4. 前额纤维斑块。是 TS 的早期表现，常在 2 ~ 3 岁内出现，亦可在出生时出现，常见于额、眼睑、面颊和头皮处，为黄褐色或肤色、表面光滑、略高出皮面、硬如象皮的斑块。对早期诊断有较大的价值。

5. 色素减退斑。见于 90% 的患者，也可发生在正常人群中，往往在出生时或婴儿期出现，为数个至数十个散在分布的条叶状或卵圆形白色斑，多发在躯干部，特别是臀部。色素减退斑是 TS 最早、最常见的皮肤表现，斑片数量越多越有诊断意义。

6. 其他皮肤表现如脂肪瘤、血管瘤、乳头状汗管囊腺瘤、咖啡牛奶斑等均可出现，但无诊断特异性。

（二）皮肤外损害

1. 神经系统表现。80% ~ 90% 的患者有各型癫痫表现，往往于婴儿或儿童早期出现。60% ~ 70% 的患者智力低下，有学习障碍。部分患者有孤独内向、激进等行为和人格异常表现。80% 的患者行 CT 检查可见室管膜下多发性钙化结节。

2. 眼部病变。8% ~ 40% 的患者可有眼部症状，特征性表现为视网膜晶体瘤，可有黑内障或盲点，有诊断特异性。50% 的患者可见视网膜色素缺失斑，其他如斜视、视乳头水肿、视神经萎缩、小眼球、突眼、青光眼、晶状体混浊等也可发生，但无诊断特异性。

3. 肾脏病变。40%～80%的患者有肾脏病变，最常见的肾损害为肾囊肿和肾血管平滑肌脂肪瘤，可单发或多发，多发者有诊断意义。

4. 肺部病变。0.1%～1.0%的患者有肺部病变，主要为淋巴管血管平滑肌瘤和囊性病变，表现为咳嗽、呼吸困难、乳糜性胸腔积液、自发性气胸等，常为进行性的。

5. 心血管病变。80%的患儿出现心脏横纹肌瘤，常为多发，一般无症状，往往随年龄增大而缩小，至成年时完全消失。也可出现心律失常或阻塞血流，最终导致心力衰竭等，是婴儿期死亡的重要原因。

6. 消化系统病变。可累及全消化道，往往为多发无症状。表现为口腔纤维瘤或血管瘤、肝脏错构瘤、胃肠道息肉，其中直肠错构瘤性息肉见于75%的患者，有协助诊断的意义。

7. 骨骼病变。可累及全身骨骼，以指（趾）骨纤维囊性改变和颅骨硬化症较为多见，其他如先天性骨折、巨指趾等也有报道。

8. 其他表现。90%病例有牙釉质凹陷，其他如甲状腺、甲状旁腺、肾上腺、胰腺、性腺、乳腺、胸腺、子宫、膀胱、脾脏等均可能受累。

三、实验室检查

1. 头颅 CT 或 MRI 示颅内侧脑室、皮层和小脑可见双侧多发性密度增高阴影；胸部 CT 典型表现为多个弥漫分布、边界清楚、囊壁规则的囊肿。胸片可见心影正常或扩大，或伴有心脏轮廓异常，两肺可见特征性弥漫性网状改变，可伴有胸腔积液、气胸等。指（趾）骨 X 线检查可能显示假性囊样改变。

2. 脑脊液检查正常。

3. EEG 显示各种癫痫波及高波幅节律异常。

4. 超声检查。可发现肾血管平滑肌脂肪瘤和多囊肾及肾囊肿。新生儿及婴幼儿可发现心脏横纹肌瘤，大龄儿童、成人心脏横纹肌瘤检出率低。

5. 镜下血尿和蛋白尿提示肾损害，但无特异性。

6. 组织病理学检查。表皮萎缩变平，真皮层胶原纤维组织增生、毛细血管扩张或增生。部分损害内成纤维细胞异常增大，似神经胶质细胞。增大的胶原纤维呈层状包绕表皮附属器，弹性纤维破裂、减少或消失。有时可见神经纤维组织增生，皮脂腺增大，毛囊受挤压萎缩。

面部血管纤维瘤表现为不规则增生的纤维血管组织，皮肤附属器被挤压或伴萎缩。毛囊周围纤维化，皮脂腺的大小和数量正常。

甲周纤维瘤表现为纤维血管组织不规则增生，可见星状成纤维细胞异常增大，似神经胶质细胞。

鲨革斑表现为真皮被宽大的胶原纤维束替代，走向不规则，弹性膜减少或消失。

色素减退斑表现为表皮黑素细胞数量正常而黑色素减少，电子显微镜下可见小而幼稚的黑素细胞的数量减少、黑素形成能力和把黑素颗粒传递到角质形成细胞的能力都降低。

系统性损害的脑部表现为胶质细胞和神经组织组成的增生性硬化结节；肾损害表现为脂肪组织与血管平滑肌组成的血管肌肉脂肪瘤。

四、诊断与鉴别诊断

（一）诊断

1. 主要特征。一是前额纤维斑块或面部血管纤维瘤，二是甲或甲周非外伤性纤维瘤，三是色素减退斑（3个或3个以上），四是鲨革斑（结缔组织痣），五是多发性视网膜错构瘤结节，六是皮质瘤，七是室管膜下结节，八是室管膜下星形巨细胞瘤，九是肾血管平滑肌脂肪瘤，十是心肌横纹肌瘤（单个或多个），十一是淋巴管平滑肌瘤。

2. 次要特征。一是点滴状色素减退斑，二是散在的多发性牙釉质凹陷，三是牙龈纤维瘤，四是视网膜色素缺失斑，五是脑白质异位或放射状移行束，六是多发肾囊肿，七是错构瘤性直肠息肉，八是骨囊肿。

明确诊断 TS：符合任意 2 个主要特征或 1 个主要特征加任意 2 个次要特征。很可能为 TS：符合任意 1 个主要特征加任意 1 个次要特征。可能为 TS：符合任意 1 个主要特征或 2 个次要特征。

3. 基因诊断。发现 TSC1 或 TSC2 的致病性突变即可明确诊断 TS。致病性突变：一是突变可导致TSC1 或 TSC2 基因的失活，即插入 / 缺失突变或一些无义突变；二是突变可阻止蛋白质的合成，大片段基因缺失；三是已确定能影响蛋白质功能的错义突变。对 TSC1/2 复合体的功能无影响的突变，不能诊断为 TS。基因突变检测阴性不能排除 TS，10%～25%的 TS 患者无 TSC1 或 TSC2 基因突变，仍可通过临床症状诊断 TS。

（二）鉴别诊断

1. 面部血管纤维瘤需与痤疮鉴别，后者有脓疱和粉刺；与毛发上皮瘤鉴别，后者皮损的红色较淡，组织病理瘤团主要由基底样细胞组成。

2. 鲨革斑与先天性平滑肌错构瘤鉴别，后者为坚硬色素沉着性斑块，病理改变为真皮内大量平滑肌束，而前者为胶原束。

五、临床处理

以对症治疗为主，无特效疗法。面部血管纤维瘤和甲周纤维瘤等可用磨削、冷冻、电灼、微波或 CO_2 激光等物理疗法，皮损易复发，往往需多次治疗。本病预后较差。有 3% 的患者在第 1 年内死亡，28% 的患者在 10 岁内死亡，75% 的患者在 25 岁前死亡，少数患者可长期存活。常见死因为肾脏病变、癫痫或继发性感染，也可死于肿瘤、肺部纤维化或心力衰竭等。

（梁敏奇　朱珠）

第十四节　弹性纤维假黄瘤

弹性纤维假黄瘤（pseudoxanthoma elasticum，PXE）是一种常染色体隐性遗传疾病，主要病变为弹性纤维成团、扭曲及钙化，主要累及皮肤、中等动脉壁及眼底 Bruch 膜的弹力纤维网而出现相应的临床表现。

一、病因与发病机制

弹性纤维假黄瘤患者 ABCC6 期功能缺失的具体机制尚不清楚，可能涉及脂质及胆囊分泌物，影响矿化过程。血清中缺少抗矿化因子如基质 GLA 蛋白和胎蛋白 –A，导致钙、磷在弹性纤维的异常沉积。基因突变亦可导致血浆无机焦磷酸盐的浓度及焦磷酸盐向磷酸盐转化比率降低，后者与富弹性纤维组织的异位矿化密切相关。ABCC6 启动子的转录调节和多态性也是致病因素。

二、临床表现

（一）皮肤表现

以下表现几乎见于所有患者，常于 10 ～ 20 岁开始发病。

1. 皱褶部位出现散在扁平的黄色丘疹，丘疹相互融合成斑块，呈鸡皮样或鹅卵石样外观。侧颈部最常受累，肘窝、腘窝、腕部、腋窝、腹股沟等部位也可受累。

2. 皮肤松弛、皱褶（继发性皮肤松弛症），在腋窝和腹股沟表现最为明显。

3. 黏膜受累时表现为黄色丘疹，下唇内侧最常出现。

（二）眼部表现

以下表现幼年时就可出现，最晚出现时间一般不超过 30 岁。

1. 典型眼部表现是眼底血管样纹理。视网膜和脉络膜的 Bruch 膜弹性纤维钙化后断裂可导致新生血管形成。新生血管有出血及瘢痕形成倾向，最终导致进行性视力下降甚至致盲。

2. 最常见的眼部改变是视网膜色素上皮色斑形成（橘皮样外观），常早于血管样纹出现。

3. 较少见的表现有黄斑变性、脉络膜小疣体和"鹰眼"改变（对称性色素沉着斑）。

（三）心血管系统表现

常引起严重并发症，是早期死亡的原因。

1. 主要累及中等大小动脉，特别是肢体动脉，中膜及内膜的弹力纤维进行性钙化而导致粥样硬化斑块的形成。

2. 继发改变包括间歇性跛行、脉搏消失、肾血管性高血压、心绞痛、心肌梗死、中风、消化道出血、二尖瓣脱垂等。

三、实验室检查

1. 眼底检查。可见血管样纹、视网膜色素上皮色斑。

2. 组织病理学检查。表皮基本正常，无细胞浸润，真皮中下部网状层弹性纤维扭曲、断裂。呈嗜碱性、不规则、颗粒状，分布于正常胶原间。晚期病灶可见病变弹性纤维上的钙质沉积，通过弹性纤维染色和钙质染色可更好地显示钙质沉积。

四、诊断与鉴别诊断

1. 诊断。根据皮肤、眼部、心血管系统的临床表现以及皮损组织病理，可作出诊断。

2. 鉴别诊断。本病需与光化性弹性纤维变性、迟发性局灶性真皮弹性组织变性、弹性皮肤、脐周穿通性钙化性弹性组织变性、弹性假黄色瘤样真皮乳头层弹性组织溶解症、颈部白色纤维丘疹病鉴别。

五、临床处理

PXE 治疗需多学科合作。

1. 皮肤。没有特异性治疗，多余的皮肤皱褶可外科切除。

2. 眼部。

（1）玻璃体内注射 VEGF 拮抗剂（如贝珠单抗、兰尼单抗）。

（2）有视力症状者可用激光电凝或维替泊芬 – 光动力治疗脉络膜新生血管引起的血管样纹（复发率高，现很少采用）。

（3）黄斑移位治疗（仅适用于广泛新生血管形成者）。

3. 心血管系统。

（1）纠正高脂血症，控制高血压。

（2）可用小剂量阿司匹林、己酮可可碱、西洛他唑和氯吡格雷治疗间歇性跛行。

（何洛芸）

第十五节　遗传性对称性色素异常症

遗传性对称性色素异常症（dyschromatosis symmetrica hereditaria，DSH）是一种少见的常染色体显性遗传疾病，致病基因为 ADAR1。临床表现为泛发的、对称分布于手背、足背的雀斑样色素沉着及色素减退斑。

一、病因与发病机制

遗传性对称性色素异常的致病基因为 ADAR1，定位于 1q11 ～ 1q21 区间，ADAR1 编码蛋白质为 DSRAD，催化双链 RNA 中的腺嘌呤碱基（A）脱氨基转换成次黄嘌呤碱基（I）。目前已报道 200 多个不同位点的突变，但基因型与表型的关系目前还不明确。

二、临床表现

1. 幼年发病，进展缓慢，青春期停止发展，皮损持续终生。

2. 色素沉着及色素减退好发于四肢远端，常见于手足背面，不累及手掌、足底和黏膜。

3. 无自觉症状，皮损夏季明显，但无光敏现象。

4. 少部分伴有特殊 ADAR 突变的患者可伴有肌张力障碍和神经功能恶化。

三、实验室检查

1. 组织病理无特异性，色素过度沉着斑的基底层可见角质形成细胞内色素增加，色素减少区则可见黑素细胞密度下降。

2. 基因检测发现致病基因 ADAR1。

四、诊断与鉴别诊断

1. 诊断。根据临床表现、家族史及基因检测，可作出诊断。

2. 鉴别诊断。本病需与网状肢端色素沉着、遗传性泛发性色素异常症、着色性干皮病、白癜风鉴别。

五、临床处理

无有效治疗方法。严格避光可减少色素减退和色素沉着皮损间的对比。

（何洛芸）

第十六节 早老症

早老症（Hutchinson-Gilford progeria syndrome，HGPS）是常染色体显性遗传性疾病，致病基因为 LMNA 基因。特征性表现为极快速的衰老，正常个体晚年才呈现的特征，如头发灰白、脱落，皮肤变薄、皱褶，在 HGPS 患儿几岁时就开始出现。多数患者死于冠状动脉病变引起的心肌梗死或广泛动脉粥样硬化导致的脑卒中，平均寿命 13 岁。

一、病因与发病机制

HGPS 遗传方式为常染色体显性遗传，本病属于核纤层蛋白病，是由于编码 A/C 型核纤层蛋白的 LMNA 基因发生点突变导致的。绝大多数 LGPS 病例为 LMNA 基因的第 11 个外显子发生点突变。广西林有坤团队研究发现，LMNA 基因 R527C 纯合子突变可能通过影响 DNA 复制启动环节进而参与早老症的发生。

二、临床表现

1. 严重生长发育迟缓。身材矮小、体重低下。

2. 特殊早衰面容。大头颅、前额明显突出、眼窝凹陷、尖鼻。

3. 皮肤、毛发和甲改变。皮肤干燥伴有点状色素沉着和色素减退，下腹和股部可见局限性硬皮病，秃顶，眉毛和睫毛可脱落，甲萎缩。

4. 牙齿改变。乳牙萌出延迟，部分恒牙缺失，牙齿不整齐。

5. 心血管和神经系统病变。严重的进行性加重的动脉粥样硬化、心肌梗死和脑卒中是早老症患者常见的死亡原因。

6. 听力障碍。

7. 内分泌系统异常。第二性征不发育，近半数患者有胰岛素抵抗。

三、实验室检查

1. 生化检测。端粒长度进行性缩短。尿透明质酸排泄量是正常人的 10 ～ 20 倍。生长激素、促甲状腺素、甲状旁腺素、肾上腺素水平正常，胰岛素抗性增加。HGPS 患儿可能有生长激素失活或内源性生长激素抵抗。

2.组织病理学检查。

（1）心血管。大动脉粥样硬化为本病的特征性改变，表现为肾硬化、心肌纤维化、血管钙化。

（2）皮肤。皮下脂肪缺失，胶原排列紊乱、增厚而且呈透明样变，立毛肌突出。

3.影像学检查。X线片可见锁骨重吸收且被纤维组织取代，肢端骨溶解，股骨头无菌性坏死，髋关节脱位。

四、诊断与鉴别诊断

1.诊断。根据特征性的临床表现和实验室检查可作出诊断。

2.鉴别诊断。本病需与垂体性侏儒、多发性内分泌肿瘤Ⅰ型及性腺发育不全鉴别。垂体性侏儒身材矮小，但无早老面容及早年心血管病；多发性内分泌肿瘤Ⅰ型又称成人早老症，为常染色体隐性遗传性疾病，一般在青春期后发病，表现为全秃不常见，下颌骨完全正常，多合并白内障、硬皮病等症状；性腺发育不全与性染色体异常有关，表现为卵巢与外生殖器不发育，原发性闭经，但患者不合并其他慢性疾病。

五、临床处理

HGPS目前的治疗仅为对症治疗而非对因治疗，一项正在进行的临床试验（NCT02579044）正在研究联合使用洛那非尼与依维莫司治疗HGPS，期望改善患者的生活质量并延长预期寿命。如有内分泌功能低下，应做相应的补充性治疗；有血脂升高及动脉粥样硬化表现者，应限制食物中的脂肪量，适当给予抗粥样硬化斑块的药物；皮肤干燥变硬者可内服烟酸、维生素E、丹参片等；有些发育畸形者可用外科手术进行矫正。

（何洛芸）

第十七节　先天性外胚叶发育不良

外胚叶发育不良（ectodermal dysplasia，ED）是一种常染色体隐性遗传性皮肤病，可分为少汗型和有汗型。少汗型主要表现为生后毛发异常和乳牙缺如，有特殊面容、出汗异常和皮肤干燥等特征，可以累及中枢神经系统。有汗型是以甲营养不良、毛发缺陷和掌跖角化为特征的遗传性综合征。

一、病因与发病机制

少汗型外胚叶发育不良（anhidrotic ectodermal dysplasia，AED）系X连锁隐性遗传，是由定位在Xq13.1的EDA基因突变引起，EDA的配体EDAR基因突变可表现为常染色体隐性遗传或常染色体显性遗传。

有汗型外胚叶发育不良（hidrotic ectodermal dysplasia，HED）为常染色体显性遗传，是由定位在13q12.11的GJB6基因突变所致。

二、临床表现

1.AED 临床表现。

（1）90%患者为男性。

（2）出生起即出现头发长短粗细不一、干燥和稀疏，其他部位的毛发和毳毛可减少或缺失，常无睫毛。

（3）牙齿发育异常，可见锥形牙。常合并口干、眼干及萎缩性鼻炎表现。

（4）特殊面容，表现为前额突出，上颌骨发育不良，面颊凹陷，鼻梁塌陷如马鞍状。

（5）少汗、无汗，耐热性差，在婴儿期或儿童期出现原因不明的发热，在热环境中活动会极度不适。

（6）约50%患者的甲板变薄、变脆或有嵴。

（7）患者常伴湿疹，眼周、口周皱纹和色素沉着。

2.HED 临床表现。

（1）头发稀疏、纤细和脆弱，甚至可全部脱失，眉毛外侧 2/3 纤细或缺失，毳毛、阴毛和腋毛稀疏或缺失。

（2）甲呈乳白色、甲增厚、甲条纹、甲生长缓慢及甲沟炎。

（3）掌跖弥漫性角化过度。

（4）无排汗减少表现。

（5）部分患者有严重智力缺陷。

三、实验室检查

1. AED 组织病理学检查。表皮萎缩变薄，毛囊、皮脂腺、大汗腺可缺如、发育正常或不正常，小汗腺减少或缺如。

2.X 线片证实牙胚缺失并确认既往无拔牙史，才可以确诊为少汗型外胚叶发育不良症型先天牙缺失。

3. HED 组织病理学检查。头皮的毛囊和皮脂腺罕见，汗腺无明显异常。真皮血管周围有不同程度的非特异性炎症。

四、诊断与鉴别诊断

1. 诊断。根据临床表现、基因检测及皮肤病理可作出诊断。

2. 鉴别诊断。少汗型早期与体温调节中枢异常所致的不明原因发热鉴别；有汗型与掌跖角化鉴别，后者通常无毛发异常。

五、临床处理

1. 目前主要是对症处理，无循证学依据支持的有效治疗方案。

2. 少汗型外胚叶发育不良患者应尽量减少活动，保持周围环境凉快，促进散热。皮肤干燥或发育有缺陷者应尽量避免刺激或外伤，并注意预防感染。

（何洛芸）

第十九章　皮肤肿瘤

皮肤肿瘤种类多，主要包括表皮肿瘤、黑素细胞肿瘤、皮肤附属器肿瘤、皮肤淋巴瘤、皮肤软组织肿瘤等。皮肤肿瘤大体上可以分为良性和恶性两类，同时存在着介于良性和恶性之间的中间类型或癌前病变。甄别皮肤肿瘤的良、恶性，特别是早期皮肤恶性肿瘤的发现对于患者的预后尤为重要。皮肤肿瘤诊断的金标准目前仍然是组织病理学诊断。本章分为良性皮肤肿瘤、癌前期皮肤病、恶性皮肤肿瘤三个部分展开论述，其中，第一节至第五节为良性皮肤肿瘤，第六节至第九节为癌前期皮肤病，第十节至第十七节为恶性皮肤肿瘤。同时，本章将部分皮肤良性增生性疾病如皮脂腺痣等一并纳入叙述，其本质并非肿瘤性疾病。

（刘栋华）

第一节　表皮肿瘤与囊肿

一、脂溢性角化病

脂溢性角化病（seborrheic keratosis）为老年群体常见的良性表皮增生性肿瘤。

（一）病因与发病机制

确切病因不明。发病机制为角质形成细胞成熟迟缓所致的一种良性表皮内肿瘤。

（二）临床表现

皮损好发于面部、头皮，可单发或多发，皮损边界清楚，略高出皮面，表面光滑或略成乳头状瘤样，淡黄色或黄褐色。

（三）实验室检查

本病可分为六型，包括角化过度型、棘层肥厚型、网状型、菌落型、刺激型、色素型。所有类型均有角化过度、棘层肥厚和乳头状瘤样增生，病变基底位于同一水平面，两端与正常表皮相连。皮肤镜下的特征性结构是粉刺样开口和粟粒样囊肿。

（四）诊断与鉴别诊断

根据临床表现，结合组织病理改变较容易作出诊断。本病临床上还需与扁平疣、光线性角化病、寻常疣、角化棘皮瘤、基底细胞瘤、Bowen病、黑素细胞痣、恶性黑色素瘤等鉴别。

（五）临床处理

1.局部涂擦药物。

早期可用维A酸乳膏、5-氟尿嘧啶软膏、咪喹莫特乳膏。

2. 物理治疗。

液氮冷冻疗法、化学剥脱术、激光治疗。

3. 手术切除。

若诊断不明确可手术切除后进行病理活检。

二、表皮痣

表皮痣（epidermal nevus），又称疣状痣、线状表皮痣。

（一）病因与发病机制

多在出生时或出生后不久出现。常染色体显性遗传疾病。是表皮组织及真皮上层组织良性增生所致的一种错构瘤。泛发对称性表皮痣可同时伴有其他发育异常，尤其是伴有神经系统和骨骼系统疾病时称为表皮痣综合征。

（二）临床表现

病变可位于身体的任何部位，为密集淡黄色至棕黑色丘疹，粗糙坚硬。可合并有基底细胞癌、鳞状细胞癌、乳头状汗管囊腺瘤等良、恶性皮肤肿瘤。

（三）组织病理

表现为表皮角化过度、乳头状瘤样增生，偶尔可见表皮松解性角化过度。

（四）临床处理

1. 外用维 A 酸乳膏、5- 氟尿嘧啶软膏、卡泊三醇软膏。

2. 激光治疗、皮肤磨削术、液氮冷冻疗法。

3. 手术切除通常需完全切除至真皮乳头层，否则容易复发。但切除到达真皮层会导致瘢痕形成，所以术前应充分评估术后瘢痕带来肢体运动、外观美容的影响。

4. 皮损泛发可口服阿维 A，但仍需长期维持治疗。

三、角化棘皮瘤

角化棘皮瘤（keratoacanthoma）是一种在临床和病理上类似于鳞状细胞癌的上皮肿瘤，可能起源于毛囊，部分可自发性消退。

（一）病因与发病机制

本病病因不明，可能与遗传、日光照射、病毒感染、化学致病物质等因素有关。

（二）临床表现

1. 基本损害。

开始为坚硬的红色丘疹，2～8 周内迅速增大，直径常达 1～3cm。成熟损害呈半球形，表面皮肤紧张、光亮，呈肤色或粉红色，中央似火山口样凹陷，内充满角质栓。

2. 发病特征。

好发于面、颈部和手背、前臂。进展期后有 2～8 周的静止期，随后自发性消退，愈合后遗留萎缩瘢痕。病程常为 2～8 个月。

3. 临床分型。

可分为单发型、多发型、发疹型、巨大型。

（三）组织病理

可见增生的表皮内有不典型细胞，核分裂象，角栓，中心有火山口样凹陷，其内充以角质栓。

（四）诊断与鉴别诊断

本病应与鳞状细胞癌鉴别，须活检确诊，角化棘皮瘤发展较快，一般不破溃，部分可自行消退。

（五）临床处理

本病不能预见消退时间，不能排除患早期鳞状细胞癌的可能，因此要尽早进行物理或手术治疗，彻底清除肿物，以达到治愈目的。

1. 可选择激光治疗、冷冻治疗、刮除术、Mohs 显微外科手术。

2. 多发性可口服维 A 酸、甲氨蝶呤。

3. 针对巨大型角化棘皮瘤可采用与治疗鳞状细胞癌相同的方法，手术切除、放射治疗。

四、表皮囊肿

表皮囊肿（epidermal cyst）是最常见的皮肤囊肿。

（一）病因与发病机制

确切的发病原因尚不清楚。因外伤将表皮或附属器上皮植入真皮所致者，称外伤性表皮囊肿。

（二）临床表现

多发于成人，单个或数个，常见于面、颈、胸和上背部，创伤所致的囊肿常位于掌、跖或臀部。为圆顶形隆起的结节，直径为数毫米至数厘米，生长缓慢；触诊质地中等硬，表面光滑；部分囊肿与表皮相连固定。中央小点为栓塞的毛囊皮脂腺开口，挤压时流出干酪样角质物。

（三）组织病理

表现为位于真皮内的囊肿，由复层鳞状上皮衬里，有颗粒层，类似于毛囊间表皮。囊腔内含有板层样角质物。

（四）鉴别诊断

本病应与多发性脂囊瘤、脂肪瘤、神经纤维瘤鉴别。

（五）临床处理

手术切除。最快和最有效的治疗是通过一小切口将其完整摘除；有炎症的囊肿可用手术切排囊肿和内容物；如果残留囊肿壁的碎片，通常会导致复发。

五、外毛根鞘囊肿

外毛根鞘囊肿（trichilemmal cyst）是在毛囊峡部的毛囊外毛根鞘形成外毛根鞘囊肿的囊壁。

（一）病因与发病机制

多认为是由遗传决定的结构迷失－外根鞘胚芽产生。据报道，75％的患者为家族发病，多是常染色体显性遗传。

（二）临床表现

皮损为一光滑、黄色的圆顶状真皮内肿物。典型的损害有纤维包裹，若没有并发的病变，用外科手术容易剥出。伴发炎症时，切除难度增加且易破裂。

（三）组织病理

囊肿有纤维囊包绕，囊壁内层为小的、深染的基底细胞，常伴有由苍白色角质形成细胞组成的特征性鳞状上皮。随着细胞的成熟，其高度增加，并突然转变为嗜伊红染色的角蛋白，不形成颗粒层；偶尔可见到伴有颗粒层的小的上皮角化灶；少数病例可见到钙化；继发炎症时炎症细胞常进入囊腔中。

（四）临床处理

手术切除。

（成先桂）

第二节　皮肤附属器肿瘤

一、皮脂腺痣

皮脂腺痣（sebaceous nevus）是一种由多种皮肤成分组成的器官样痣，通常出生即有。

（一）病因与发病机制

确切的发病原因尚不清楚。可能与基因突变、家族遗传相关。

（二）临床表现

1. 基本损害。

儿童时皮损为略隆起的淡黄色斑块，表面较光滑；在青春期时，皮损增厚，边界清楚，呈圆形或带状，黄色或黄褐色，蜡样光泽，表面呈颗粒状或结节状、乳头状瘤样。

2. 发病特征。

单个皮损常在出生时即有或在儿童早期出现。皮损好发于头皮，偶可见于面、颈或躯干。

（三）组织病理

一是Ⅰ期（早期），皮脂腺和毛囊发育不全；二是Ⅱ期（成熟期），毛囊仍未发育，皮脂腺增生明显、数量增多；三是Ⅲ期，出现伴发的肿瘤结构。

（四）诊断与鉴别诊断

幼年发生的头面部黄色至褐色斑块应考虑本病。如皮损是疣状，需与疣状痣鉴别。

（五）临床处理

可选择外科切除、刮除或电灼术、冷冻治疗。长在头皮部位的病损最好通过手术切除，再进行缝合。

二、皮脂腺囊肿

皮脂腺囊肿（steatocystoma multiplex），又称多发性脂囊瘤。

（一）病因与发病机制

确切的发病原因尚不清楚。常染色体显性遗传疾病。

（二）临床表现

皮损好发于胸部、阴囊、腋下及腹股沟。早期皮损小、圆顶、呈半透明状，随着年龄的增长逐渐呈现黄色，常伴有粉刺性损害。囊肿可自行破裂，引起炎症反应、瘢痕形成，可致化脓性皮脂腺囊肿。

（三）组织病理

囊壁由缺乏颗粒层的鳞状上皮构成，囊壁内一般有附属器结构，特别是皮脂腺或发育不全的毛囊；囊腔含有无定形油状物，偶见毳毛。

（四）鉴别诊断

本病需与皮样囊肿、表皮囊肿及脂肪瘤等鉴别。

（五）临床处理

一般不需治疗，亦可采取手术切除等方法。

1. 药物治疗。

口服异维 A 酸对炎症性皮疹有效，但对非炎性囊肿无效。四环素 1g/d，分 4 次口服，或米诺环素 100～200mg/d，分次口服。

2. 手术治疗。

囊壁薄易破碎，应完整地摘除，否则残留囊壁组织易导致囊肿复发。施术者双手用力挤压囊肿周围，挤净内容物，用止血钳有齿一面伸入囊壁搔刮，使囊壁与周围组织分离，将囊壁提出切口并完整切除，后加压包扎，缝合切口。

3. 多发性损害难以行手术切除，囊肿伴有炎症可切开引流或者皮损内注射糖皮质激素类药物。

三、皮脂腺腺瘤

皮脂腺腺瘤（sebaceous adenoma）较罕见，临床上容易误诊为鳞状细胞癌、基底细胞癌。

（一）病因与发病机制

确切的发病原因尚不清楚。

（二）临床表现

皮损为丘疹样结节，约 0.5cm 大小，息肉样外观，表现为褐色或黄褐色。本病好发于面部和头皮，尤其多见于鼻部和面颊。本病发生于头皮和颈部者可能是 Muir-Torre 综合征的临床表现之一。

（三）组织病理

通常与表皮相连，边界清晰，由小叶状成熟皮脂细胞巢组成，巢周边有不同程度的基底细胞，可含有正常皮脂腺。空泡化的皮脂细胞比基底样细胞多，并且可能是某些区域仅有的成分。

（四）鉴别诊断

本病需与皮脂腺增生鉴别。皮脂腺腺瘤是一种良性结节性病变，由基底细胞和空泡状的皮脂细胞组成。皮脂腺增生显示增生的皮脂腺小叶与中央毛囊之间有明确的联系，而皮脂腺腺瘤没有。两者之间可能存在明显的形态学重叠。

（五）临床处理

手术切除。Muir-Torre 综合征的患者可能会因其他相关的内脏恶性肿瘤而预后差。

四、汗管瘤

汗管瘤（syringoma）是一种良性的表皮内小汗腺导管肿瘤，好发于女性，常在青春期发病。

（一）病因与发病机制

确切病因尚未完全明确。

（二）临床表现

1. 基本损害。

皮损为肤色或淡黄色半球形丘疹，略带蜡样光泽，直径常为 1 ~ 3mm，质中，一般为多发性，数个至数百个不等，密集而不融合。

2. 发病特征。

最常见于下眼睑，亦可见于腋窝、脐、会阴、外阴、手、头皮、胸部等处。单侧线样分布罕见。女阴受累者常伴有瘙痒，病程缓慢，可长达 30 年以上。

3. 临床分型。

一是眼睑型；二是生殖器型；三是肢端型；四是发疹性汗管瘤，大量的皮损出现于颈前、胸和腹部。

（三）组织病理

真皮内可见大量的小囊状导管和实心上皮索，部分导管的外壁细胞突出而形成小逗号样赘生物，形态似蝌蚪样。

（四）鉴别诊断

本病需与发疹性黄瘤、扁平疣、毛发上皮瘤等鉴别。

（五）临床处理

本病影响美观，常常需要治疗。有激光治疗、电灼术、眼科剪、化学烧灼、皮肤磨削术等治疗方法。因皮损病理改变在真皮，治疗时宜细心，避免产生瘢痕等并发症。

五、汗孔瘤

汗孔瘤（poroma）是向小汗腺末端汗管下 2/3 段和真皮内导管最上段分化的一类上皮瘤。包括单纯性汗腺棘皮瘤、小汗腺汗孔瘤、真皮内导管瘤、汗腺汗孔瘤。

（一）病因与发病机制

确切病因不明。

（二）临床表现

皮损为单个丘疹或斑块，形态无特征性，需与基底细胞癌、鳞状细胞癌、脂溢性角化病、光线性角化病等鉴别。小汗腺汗孔瘤应与化脓性肉芽肿、血管瘤鉴别。

（三）组织病理

单纯性汗腺棘皮瘤、小汗腺汗孔瘤、真皮内导管瘤和汗腺汗孔瘤的组织病理至少具有瘤细胞酷似小汗腺真皮导管的最上段周围细胞和末端汗管下 2/3 段周围细胞（汗孔细胞）的共同点。瘤性汗孔细胞，若限于表皮内，排列成散在卵圆形灶，称为单纯性汗腺棘皮瘤；若累及表皮和真皮上部，称为小汗腺汗孔瘤；若局限于真皮内，为散在团块，没有囊肿，称为真皮导管瘤；若构成实体和囊肿成分，均位于真皮内，称为汗腺汗孔瘤。若做连续切片，可见上述四型汗孔瘤的结构和细胞学特征有重叠，故可能是同一病谱病变的不同表现。

（四）鉴别诊断

本病需与脂溢性角化病、皮肤纤维瘤、化脓性肉芽肿、恶性黑色素瘤和基底细胞癌等鉴别，其组织病理表现不一致。

（五）临床处理

激光治疗、电灼术或手术切除。

六、毛发上皮瘤

毛发上皮瘤（trichoepithelioma）为源于毛源性上皮的良性肿瘤。

（一）病因与发病机制

确切病因不明。常为常染色体显性遗传，女性多见。

（二）临床表现

1. 多发性毛发上皮瘤。

基本损害为丘疹或结节，肤色或粉红色，质硬，直径 0.2～3mm，较大损害表面有毛细血管扩张。皮损好发于面部，尤其是鼻唇沟、颊和额部，成群分布，面部皮损常对称。损害数目和大小随年龄的增长而增多。

2. 单发性毛发上皮瘤。

好发于成人面部，呈肤色丘疹或结节，质硬，直径约 0.5cm。

（三）组织病理

为边界清楚的角质囊肿，内壳完全角化，外壳由扁平的嗜碱粒细胞组成，此种细胞类似基底细胞癌细胞。

（四）鉴别诊断

本病在临床上需与结节性硬化症、基底细胞癌、皮脂腺增生、汗管瘤和汗腺囊瘤鉴别。

（五）临床处理

多发性皮损可选择液氮冷冻疗法、电灼术、皮肤磨削术、激光治疗，单发性皮损还可考虑手术切除。

七、毛母质瘤

毛母质瘤（pilomatricoma），又名 Malherbe 钙化上皮瘤。

（一）病因与发病机制

确切病因不明。

（二）临床表现

1.基本损害。

损害一般为单发，多发者罕见。损害为深在的质硬结节，略隆起，基底可活动，呈肤色、红色或蓝黑色，直径 0.5～5cm，触之呈分叶状。

2.发病特征。

以儿童期发病多见，少数患者为家族性。好发于面部和上肢，其余部位亦可出现。

（三）组织病理

不规则的肿瘤岛含有三种类型上皮细胞：嗜碱性细胞、过渡细胞、影子细胞伴钙质沉着。

（四）鉴别诊断

本病需与鳞状细胞癌、基底细胞癌、皮肤钙化及其他附属器肿瘤鉴别。

（五）临床处理

手术切除。

（成先桂）

第三节　黑素细胞与神经组织肿瘤

一、黑素细胞痣

又名痣细胞痣（nevocytic nevus），即有痣细胞的痣。与之相对应的为非痣细胞痣。

（一）病因与发病机制

确切病因不明。

（二）临床表现

根据痣细胞在皮肤内的位置，可分为：

1.交界痣。

主要位于表皮与真皮的交界处。交界痣有恶性倾向，但真正发展成恶性的极少。表面平坦或略高出表面，淡棕色至深棕色，无毛发生长。

2.皮内痣。

主要位于真皮层内，不发生恶变。

3.混合痣。

位于表皮深层及真皮层内，可恶变。

4.蓝痣。

详见下文介绍。

5.幼年型黑痣。

又称 Spitz 痣。

6.巨痣。

少见，波及全身各部位，为面积巨大的黑痣。巨痣多属混合痣或皮内痣，常有恶变倾向，甚至从幼儿期便开始恶变转移，治疗较困难。

（三）实验室检查

1. 皮肤镜检查。

能观察到色素痣表面的细微结构及立体结构，能初步将色素痣与恶性黑色素瘤和其他色素性皮肤肿瘤鉴别。色素痣在皮肤镜下的常见模式有网状模式、球状模式、均质模式、星爆模式、平行沟模式、平行嵴模式等。其中交界痣通常为网状模式，深褐色，可伴有点和球。

2. 组织病理学检查。

交界痣：痣细胞位于表皮基底层或者表皮真皮交界处。皮内痣：痣细胞完全位于真皮内。复合痣：皮内痣与残留的交界痣并存。

（四）诊断与鉴别诊断

单纯依靠痣的临床形态来诊断它的类型和性质比较困难，须将切除标本送病理检查。

（五）临床处理

1. 治疗指征。

一般不需要治疗，切除痣的指征：

①斑痣，有发展成恶性黑色素瘤的可能性，多属交界痣或混合痣。

②有恶变征兆，如短期内突然增大，颜色突然变黑，表面出现糜烂、破溃等征象。

③美容需要，如眼睑分裂痣。

④出现在易摩擦受损的部位，如掌、跖、腰围、腋窝、腹股沟、肩部等部位。

⑤口腔或阴道黏膜出现一个单独的着色性损害，一旦诊断为恶性黑色素瘤，它们侵入很深，且不易观察，应先切除。六是甲母痣，成年人单个甲的获得性纵向着色带。

2. 治疗方法。

正确的治疗方法是手术切除并做病理检查。

二、蓝痣

蓝痣（blue nevus）。

（一）临床表现

1. 普通蓝痣。

好发于面部及四肢伸侧，尤其是手、足背及腰、臀部等部位。损害一般单发，偶为数个，直径通常不超过 1cm，呈灰蓝色或青黑色半球状，质地坚实。

2. 细胞性蓝痣。

出生即有，呈蓝灰色结节，直径 1～3cm 或者更大，偶可恶变。

3. 联合痣。

即蓝痣表面并发黑素细胞痣，通常颜色很深。

（二）组织病理

蓝痣细胞主要在真皮中下部，偶在皮下组织内，多分布于皮肤附属器、神经和血管的周围。对 DOPA 呈阳性反应。细胞呈长梭形，尖端有长的树枝状突，其长轴方向常与皮面平行。胞浆内充满细小黑素颗粒。蓝痣细胞集聚处或其周围可见成纤维细胞和嗜黑素细胞。

（三）鉴别诊断

本病应与皮肤纤维瘤、蒙古斑、蓝痣恶变鉴别。

（四）临床处理

一般不需要治疗。细胞性蓝痣可恶变，应手术治疗。

三、神经纤维瘤

神经纤维瘤（neurofibroma）是常见的神经鞘起源的肿瘤之一。可以为单发，不伴有系统症状。多发性病变是Ⅰ型神经纤维瘤病的主要特征。

神经纤维瘤病（neurofibromatosis）是一种多系统性疾病，其特征包括咖啡牛奶斑、神经纤维瘤、Lisch小结、视神经胶质瘤、骨骼发育不良和间擦性雀斑。

（一）临床表现

神经纤维瘤表现为多发性皮肤结节，无自觉症状。通常较色素斑迟发，多发生于少年，主要见于躯干，自数个至数十个甚至数百个，表面平坦或突出皮面，呈圆锥形、半球形，或者有蒂。直径为数毫米至数厘米或更大，可以悬垂于患处。颜色呈肉色、粉红色或紫红色。触之柔软如疝样，可用指尖将瘤顶压入皮内，放下手指后又恢复原状。浅表神经丛的神经纤维瘤表现为可推动的珍珠样结节，可引起疼痛，可有压痛。肿瘤在神经干内生长，致神经干弯曲、变形。5%～15%的患者可发生恶变，多见于40岁以后，也可发生于儿童期，一般生长较慢，常局部扩大，可数个损害同时发生恶变。

（二）实验室检查

神经纤维瘤的组织学特征鲜明，表现为边界清楚但无包膜的真皮或皮下肿瘤，含有大量小的神经纤维。它由疏松排列的梭形细胞组成，胞浆少、淡染，核细长、波浪状，细胞嵌在纤维样、胶原样、有时为黏液样的基质中。可见散在的炎症细胞，特别是肥大细胞，是本病的一个主要特点。

基质中胶原和黏液的含量在不同标本或同一瘤体的不同区域是不同的，可发生胶原透明样变，但没有典型神经鞘瘤的两种构成模式，有时还可见到明显的硬化。

（三）诊断与鉴别诊断

神经纤维瘤主要侵犯皮肤，病变呈息肉样或结节样，质软。应与血管瘤、淋巴管瘤、神经鞘瘤等鉴别。血管瘤色红或暗黑，压褪色；淋巴管瘤表面常有透明小颗粒突出；下肢的神经纤维瘤与象皮腿应予鉴别。

（四）临床处理

可观察，若皮损影响美观或者器官、肢体功能，肿瘤肿大、疼痛，或者有恶变，可手术切除。

（成先桂）

第四节　皮肤脉管组织肿瘤

一、化脓性肉芽肿

化脓性肉芽肿（pyogenic granuloma），又名分叶状毛细血管瘤，属于一种后天性血管瘤。

（一）病因与发病机制

本病是在皮肤穿通性损伤后，于该处的水肿性基质内新生毛细血管所形成的息肉状损害，并不是真正的肉芽肿。轻度穿通性皮肤损伤是常见的发病因素。

（二）临床表现

青少年多见。通常发生于手指、足、唇、头皮、颈和躯干上部以及口腔黏膜等处，初发损害为鲜红色或棕红色丘疹，缓慢或迅速增大，形成有蒂或无蒂赘肉。一般直径为 5 ~ 10mm，也有更大的，质地柔软，压迫不变白，表面光滑或呈疣状外观，可发生坏死、溃疡、结痂。轻度外伤即引起出血，无自觉痛，压痛亦不明显。早期发展较快，数周后停止发展，但难以自行消失。

（三）组织病理

一定数量的新生毛细血管所形成的球状肿块，并嵌于表皮下的基质内。内皮细胞组成单层管壁，外围有成纤维细胞和少许中性粒细胞。周围的表皮细胞伸入损害基底部使损害呈蒂状。当水肿和炎症减退时，内皮细胞变小或延长，形成血管瘤样表现。发展到最后成纤维细胞增生，表现为纤维血管瘤样。

（四）诊断与鉴别诊断

根据病史、临床表现和组织病理检查确诊。本病需与卡波西肉瘤、恶性黑色素瘤、先天性毛细血管瘤、息肉状突起的肉芽组织、皮肤纤维瘤等鉴别。

（五）临床处理

可激光治疗、电针治疗、冷冻治疗、手术切除。

二、淋巴管瘤

淋巴管瘤（lymphangioma）是由淋巴管和结缔组织组成的一种先天性良性肿瘤，主要由淋巴管内皮细胞增生或淋巴管扩张而成。

（一）病因与发病机制

尚未明确。可能是系统畸形或者继发于淋巴管病变，造成淋巴管堵塞扩张，淋巴液潴留，形成增生的肿瘤组织。

（二）临床表现

淋巴管瘤分为四种主要类型：一是海绵状淋巴管瘤，二是囊性淋巴管瘤，三是局限性淋巴管瘤，四是获得性淋巴管瘤（良性淋巴管内皮瘤）。

（三）组织病理

浅表性淋巴管瘤位于真皮浅层，淋巴管增生、扩张，衬以单层内皮细胞，腔内常见凝固淋巴液和少量淋巴细胞。深在性淋巴管瘤位于皮下或黏膜下，淋巴管增生、扩张成囊状，病变处表皮常呈疣状增生。海绵状淋巴管瘤位于真皮深层和皮下组织，由大小不等、扩张成囊状的淋巴管组成，间质内结缔组织较丰富且有淋巴细胞和淋巴滤泡。囊性淋巴管瘤由管壁厚薄不一、扩张成囊状的淋巴管组成，管壁肌层不完整，间质内结缔组织较丰富，也有淋巴细胞和淋巴滤泡。

（四）诊断

淋巴管瘤的水疱刺破后有淋巴液流出，常发生于儿童，发展缓慢，一般不难诊断。

（五）临床处理

以手术切除为主。

（成先桂）

第五节　结缔组织肿瘤

一、皮肤纤维瘤

皮肤纤维瘤（dermatofibroma）是一种常见的纤维组织细胞肿瘤。

（一）病因与发病机制

尚未明确。可能是外伤后皮肤成纤维细胞反应性增生。

（二）临床表现

本病好发于中年群体，女性较为多见，损害大多位于四肢，偶见于躯干。表现为小的、隆起皮面的角化过度性皮肤结节，直径通常小于1cm，表面呈红褐色，巨大者罕见。皮损生长缓慢，无疼痛，可长期存在，部分患者皮损可以多发。

（三）组织病理

表皮棘层肥厚或呈假上皮瘤样增生，基底细胞层色素增加，皮损边界不清，位于真皮内或延伸至皮下脂肪浅层。在疏松的胶原样基质或黏液样基质内可见成束的细长梭形细胞，呈交织状或席纹状排列，梭形细胞间散布有泡沫状组织细胞、多核巨细胞和薄壁血管。常见慢性炎细胞如淋巴细胞和浆细胞灶状浸润，以及含铁血黄素沉积。典型者在病变的周围可见由肿瘤细胞包绕的透明样胶原束。陈旧性皮损可见进行性的基质透明样变以及细胞数量的减少，常称为硬化性或萎缩性皮肤纤维瘤。

（四）临床处理

手术切除，局部复发少见。

二、软纤维瘤

软纤维瘤（soft fibroma）亦称皮赘，是一种带蒂的良性肿瘤。基本损害为软而皱缩状小丘疹，丝状、带蒂样赘生物。主要发生在中老年群体，常并发脂溢性角化病。

（一）临床表现

临床表现有两种。一是多发型：好发于颈部或腋窝，为直径0.5～1mm的丝状突起，质软，肤色或褐色。二是孤立型：好发于躯干下部，一般为单个，大者直径可达1cm，有蒂，呈息肉样突起，质软。

（二）组织病理

真皮乳头状瘤样增生，胶原纤维疏松，常有很多毛细血管。

（三）临床处理

可用刮匙或电灼术、CO_2 激光去除。

三、瘢痕疙瘩

瘢痕疙瘩（keloid），是继发于皮肤外伤或自发形成和过度生长的病理性瘢痕组织，常见于 30 岁以下青少年群体，自觉症状多感瘙痒或疼痛灼热感。具有治疗抵抗和治疗后高复发率的肿瘤类疾病的特征。

（一）病因与发病机制

一般认为某些人具有容易形成本病的素质，或有家族遗传倾向。

（二）临床表现

病变超过原始皮肤损伤范围并持续性生长，呈红色，隆起、坚实并有一定弹性，表面光滑，略具光泽，可见扩张的毛细血管。好发于胸骨前区，其次为头皮、肩胛部、面部或颈部等。自觉局部瘙痒、刺痛或知觉减退。

（三）组织病理

典型的组织病理学表现为真皮内成纤维母细胞呈结节状增生，尚可见细胞成分较少的嗜酸性透明变性的胶原纤维。早期皮损可有轻度的血管增生，局部可有黏液样基质。

（四）鉴别诊断

本病需与增生性瘢痕等进行鉴别诊断，包括临床表现与病理检查，以防误诊。隆突性皮肤纤维肉瘤类为一种生长缓慢、起源于皮肤并可扩展至皮下组织的局限性低度恶性的纤维肉瘤，外形与瘢痕疙瘩有一定的相似度，但在手术切除范围等方面有明显区别，需要给予准确的鉴别诊断。其他需要鉴别诊断的疾病还包括错构瘤、平滑肌肉瘤、梭形细胞肿瘤、皮肤癌、炎性肉芽肿和人工性皮炎等。

（五）临床处理

瘢痕疙瘩属于良性皮肤纤维化疾病，需要根据患者年龄，瘢痕疙瘩的性质、大小、解剖部位和分布情况，以及是否存在感染灶和影响功能等各方面因素进行综合考虑，制订符合患者病情的治疗方案。

患者年龄是决定治疗方案的首要考量因素，将 16 岁作为区分儿童和成年的分界年龄。原则上，对小于 16 岁的患者按照儿童瘢痕疙瘩治疗原则进行治疗，一般不建议采用抗肿瘤化学药物和放射治疗。建议采用硅胶制品、抗瘢痕外用药物和压迫治疗等非手术治疗作为主要的治疗手段。若无效，可考虑辅以激光、冷冻等治疗。

直径 < 1.5cm 的瘢痕疙瘩可给予病灶内注射糖皮质激素联合硅胶制品、瘢痕外用药和压迫等综合治疗。大于 2.0cm 且有持续生长趋势的中、大型瘢痕疙瘩可给予以手术为主的综合治疗。原则上将瘢痕疙瘩完整切除，术中切口内予 5-FU+ 曲安奈德冲洗，创口缘皮瓣做充分游离后，直接拉拢缝合，术后予放射治疗。超大型瘢痕疙瘩原则上将瘢痕疙瘩完整切除，可采用皮瓣法，或是先通过置入皮肤扩张器扩张出充足的皮肤后再行手术切除和闭合创面。术后予放射治疗并口服药。

在瘢痕疙瘩形成过程中，常因胶原大量沉积导致部分毛囊或表皮被埋入瘢痕疙瘩内，引起反复感染，形成化脓灶，此类瘢痕疙瘩通过手术切除可祛除病因，从而获得较好的治疗效果，并减少治疗后的复发率。

四、脂肪瘤

脂肪瘤（lipoma）是最常见的结缔组织肿瘤，肥胖者好发，常在中年以后出现，小儿罕见。

（一）临床表现

本病好发于躯干、腹部或颈部，其次是四肢近端，面部、头皮和手足罕见。典型的脂肪瘤起源于皮下，生长缓慢，无疼痛，可移动，有时多发。皮肤型在临床常容易和皮赘（纤维上皮息肉）混淆。肿瘤常有明显的边界，但少见的深在型常常边界不清，类似侵袭生长。深在型可能起源于肌肉，也可能与腱膜或神经相连。皮下型脂肪瘤是良性肿瘤，局部切除可完全治愈，复发少见，一般不会发展为脂肪肉瘤。

（二）组织病理

脂肪瘤常有包膜，呈分叶状，主要由单一的空泡状成熟脂肪细胞组成，胞核和胞浆因挤压偏向一侧。瘤体由纤细的纤维间隔分隔成分叶状，间隔内有薄壁血管。可见纤维化、局部脂肪坏死或者黏液样变等退行性改变，尤其在生长时间长或者经常受到外力损伤的患者中常见。

（三）临床处理

一般不需治疗，对较大肿瘤可用手术切除。

（成先桂）

第六节　黏膜白斑

黏膜白斑（leukoplakia）是一种角化性白色病变，大多数为良性，癌前病变仅为少数。

一、病因与发病机制

病因不明，可能与慢性局部不良刺激（如吸烟）、糖尿病等有关。

二、临床表现

男性在中年以后易发生。黏膜白斑以舌、唇、颊为常见发生部位，也可见于外阴和肛门。临床多见单发的白色斑片为基本损害，边界较清楚。

三、组织病理

组织病理学表现为角化不全或角化过度，伴有不同程度的棘层肥厚和炎细胞浸润。不典型增生的结构包括乳头状瘤样增生和外生性生长，不典型增生程度根据上皮细胞受累深度以小于1/3、1/3～2/3、大于2/3分为轻度、中度、重度。

四、诊断与鉴别诊断

临床表现结合组织病理可作出诊断。本病需与扁平苔藓、硬化萎缩性苔藓鉴别。

五、临床处理

如果未发现不典型增生或仅为轻度，可持续随访观察。冷冻治疗、CO_2 激光或手术切除等破坏性治疗可酌情用于中度到重度不典型增生。

（陈方如）

第七节　皮角

皮角（cutaneous horn）是一个临床形态学诊断，在其出现前多有其他基础皮肤病，如寻常疣、脂溢性角化病、早期鳞状细胞癌等。

一、病因与发病机制

与原有基础皮肤病引起的表皮过度增生相关。

二、临床表现

皮角多发生在中年群体中，男性多于女性，面部、前臂等曝光部位最常见。锥形角质外向生长性损害，高度大于横径，形如羊角，单发或多发。20％的患者可发生原位癌或鳞状细胞癌。

三、组织病理

高度角化过度，间有角化不全，表皮呈山峰样隆起。基底部位可见不同原发病改变。

四、诊断与鉴别诊断

结合组织病理可作出诊断，临床表现需与寻常疣、脂溢性角化病、疣状痣等鉴别。

五、临床处理

以局部手术切除为主。

（陈方如）

第八节　光线性角化病

光线性角化病（actinic keratosis）是一种癌前病变，但一般预后较好，仅少数有发展为鳞状细胞癌的潜在风险。

一、病因与发病机制

诱发因素主要为长期暴露于紫外线中，对紫外线敏感个体可致细胞学损害，如结构排列紊乱、核异型等。

二、临床表现

好发于老年群体和长期日光暴露者。皮损发生于头颈、四肢曝光部位。早期皮损为少量鳞屑的轻度红斑，后期可继发多种改变如色素沉着和毛细血管扩张、萎缩。

三、组织病理

本病可有多种组织病理学改变。常见角化过度和角化不全交替出现，非典型上皮呈芽蕾状突向真皮乳头，基底细胞排列紊乱，有不典型性。

四、诊断与鉴别诊断

结合组织病理可作出诊断，临床注意与脂溢性角化病、盘状红斑狼疮等鉴别。

五、临床处理

避免过度日晒。可根据皮损数量、受累面积等具体情况选择光动力、剥脱性激光治疗、冷冻治疗或手术治疗。

（陈方如）

第九节　凯拉增生性红斑

凯拉增生性红斑（erythroplasia of Queyrat）发生于黏膜上皮，是一种癌前病变。

一、病因与发病机制

病因未明。

二、临床表现

好发于青年群体，主要见于龟头部位，也可发生在其他黏膜部位。一般为单发红斑，界清，上覆灰白色鳞屑，不易剥离。可转变为鳞状细胞癌。

三、组织病理

组织病理学表现为表皮全层角质形成细胞不典型性，鲍恩病样改变，角化不良少见，真皮毛细血管扩张，因在龟头部位，较多浆细胞。

四、诊断

本病发病部位特殊，结合病理检查可诊断。

五、临床处理

避免局部刺激。局部可选择手术切除、光动力疗法等。

（陈方如）

第十节 鲍恩病

鲍恩病（Bowen disease）是一种表皮内鳞状细胞癌，又称原位鳞状细胞癌。多见于中老年人。

一、病因与发病机制

病因未明，可能与砷剂、色素痣、日光、病毒感染、遗传、外伤有关。

二、临床表现

1. 好发部位。

好发于躯干、四肢，亦可见于其他部位（如黏膜、甲床等）。

2. 皮疹。

早期表现为圆形或椭圆形红斑，后逐渐扩大，边缘不规则，表面附有角质化鳞屑，可出现不规则隆起，边界清楚。单发或多发。

3. 自觉症状。

一般无自觉症状。

4. 皮损进一步发展可突破基底膜，呈侵袭性生长，成为鳞状细胞癌。

三、组织病理

表皮棘层肥厚，全层细胞排列紊乱，可见大量不典型角质形成细胞，可见核分裂和散在角化不良细胞。表真皮边界清楚，基底膜完整。

四、诊断与鉴别诊断

1. 诊断。

根据皮疹特点和皮疹组织病理学可作出诊断。

2. 鉴别诊断。

本病临床上应与脂溢性角化病、湿疹、基底细胞癌、光线性角化病、湿疹样癌（佩吉特病）等鉴别。

五、临床处理

1. 手术切除。

为首选方法，以莫氏手术为最佳方法，其次选择切除皮损及肿瘤边缘以外 0.5cm 的正常皮肤，深度达到真皮深层。

2. 光动力疗法。

不能耐受手术、不愿意手术或不易行手术切除的部位可用光动力治疗。

3. 物理治疗。

如冷冻治疗、电干燥法和刮除术。

4. 局部免疫调节剂治疗。如外用 5% 咪喹莫特乳膏。

5. 放射治疗。

（韦高）

第十一节　基底细胞癌

基底细胞癌（basal cell carcinoma），又名基底细胞上皮瘤，是由基底样细胞异常增生而形成，生长缓慢，极少发生转移。

一、病因和发病机理

本病病因和发病机理尚不清楚。危险因素包括紫外线暴露、电离辐射、烧伤瘢痕、化学致癌物（如长期摄入砷剂）、慢性免疫抑制（包括 HIV 感染、器官移植术后）等。此外，与 p53 抑癌基因突变、某些遗传综合征（如着色性干皮病、痣样基底细胞癌综合征等）有关。

二、临床表现

1. 好发部位。

曝光部位，特别是颜面部。

2. 多见于老年群体。

3. 临床分型。

特征性的皮疹表现为损害周围珍珠样隆起，表面毛细血管扩张。临床上分为以下几型。

（1）结节溃疡型。

最常见，好发于颜面部。为半球状隆起、质硬的结节，表面蜡样光泽，中央常伴溃疡、结痂，溃疡周边绕以珍珠样隆起边缘。缓慢扩大。

（2）色素型。

较少见，好发于躯干部。皮损与结节溃疡型相似，表面常为黑褐色，颜色分布不均匀。易误诊为恶性黑色素瘤。

（3）表浅型。

少见，常发生于躯干等非暴露部位。损害为淡红色或黄褐色轻度浸润性斑片，表面结痂，边界清楚、不规则。部分皮损边缘呈线状或堤状隆起。

（4）硬斑病样或纤维化型。

少见，单发于头面部。表现为扁平或稍隆起的局限性硬化斑块，灰白色至淡黄色，边缘不清或清楚，呈不规则或匐行性浸润，同硬斑病。少有破溃。

（5）纤维上皮瘤型。

罕见，好发于背部。皮损为一个或数个高起性结节，中等硬度，表面光滑，类似纤维瘤。

三、组织病理

基底样肿瘤细胞团位于真皮内，可以与表皮相连，瘤细胞核大，卵圆形或长形，胞质相对少，无细胞间桥，核分裂不常见，周边细胞呈栅状排列，周围可见裂隙。肿瘤团块内可以出现色素颗粒，肿瘤团块之间的间质常有黏液沉积。

四、诊断与鉴别诊断

1. 诊断。

根据典型的临床表现和皮疹组织病理学可作出诊断。

2. 鉴别诊断。

本病临床上与鳞状细胞癌、恶性黑色素瘤、Bowen 病等鉴别。

五、临床处理

1. 手术切除。

为首选方法，以莫氏手术为最佳方法，应全部切除肿瘤组织，至少距瘤体切缘 0.2 ～ 0.5cm，深度应达皮下脂肪层，特别是硬斑病样或纤维化型。

2. 光动力疗法。

适用于浅表型及侵袭深度＜ 2mm 结节型基底细胞癌。特殊部位、无法耐受手术或对美容要求高的基底细胞癌患者也可使用光动力疗法。

3. 外用药物。

外用咪喹莫特乳膏。

4. 靶向药物治疗。

晚期转移性的基底细胞癌患者及不宜手术的患者，可使用 Hedgehog 通路抑制剂。

5. 其他。

放射治疗，物理治疗如激光治疗、冷冻治疗、电干燥法等应尽量避免使用。

（韦高）

第十二节 鳞状细胞癌

鳞状细胞癌（squamous cell carcinoma）简称鳞癌，又称棘细胞癌，是一种源于上皮细胞的恶性肿瘤。

一、病因和发病机理

本病的病因未明，但与以下因素有关。

1. 紫外线。

长期暴露于紫外线中。照射、放射或热辐射损伤。

2. 化学因素。

大多数与杀虫剂、沥青、煤焦油、砷和多环芳香烃等职业性接触有关。

3. 癌前期皮肤病。

如光线性角化病、砷角化病、放射性皮炎等。

4. 瘢痕、外伤和其他慢性皮肤病。

烧伤瘢痕和外伤处易发生鳞癌。一些慢性皮肤病如盘状红斑狼疮、慢性不愈合伤口、扁平苔藓等也可癌变。

5. 某些遗传性皮肤病。

着色性干皮病、白化病、疣状表皮发育不良、营养不良型大疱性表皮松解症等易引发鳞癌。

6. 免疫抑制。

器官移植受体鳞癌发病率比普通人高。长期使用免疫抑制剂会增加发生鳞癌的风险。

二、临床表现

1. 本病好发于老年群体、皮肤白皙和浅色头发者。男性多于女性。

2. 好发于头皮、面、颈和手背等暴露部位。

3. 皮疹早期表现为浸润性硬斑，逐渐发展成斑块、结节或疣状损害，表面常有溃疡、结痂；如继发感染，可有脓性渗出物，伴恶臭。肿瘤周围组织充血，边缘污秽。

4. 肿瘤生长快，直径大于 2cm 发生转移的可能性明显增加，黏膜处肿瘤的转移率可达 40％。

5. 自觉症状。自觉症状轻微，如侵及深部组织，尤其是骨膜及骨质时，则有剧痛。

三、实验室检查

1. 组织病理学检查。

真皮网状层或更深处可见浸润生长的鳞状细胞团块，细胞大小形态不一，呈有丝分裂象，可见角珠及角化不良细胞。细胞团块周围见以淋巴细胞为主的炎细胞浸润。

2. 鳞状细胞癌的病理分级。

（1）Ⅰ级。不典型细胞＜25％，常有角珠，真皮内伴有明显炎症反应。

（2）Ⅱ级。不典型细胞占 25％～50％，仅见少许角珠。

（3）Ⅲ级。不典型细胞占 50％～75％，角化不明显，核分裂明显。

（4）Ⅳ级。几乎所有肿瘤细胞均有不典型性，角化现象几乎完全缺乏，核分裂象更明显。

3. 全面体格检查及相关实验室检查，如血常规、肝肾功能、肿瘤标记物、腹部 B 超、CT 等。

四、诊断与鉴别诊断

1. 诊断标准。

根据典型皮损和皮疹组织病理学可作出诊断。

2. 鉴别诊断。

本病需与基底细胞癌及其他恶性皮肤肿瘤鉴别。

五、临床处理

1. 手术切除。

对尚未发生转移且分化较好的肿瘤首选手术切除。切除范围至少扩大至瘤体外 0.5 ～ 2cm，切除深度应达皮下脂肪层或筋膜层。以莫氏手术为最佳。

2. 放射治疗。

适用于皮损范围较大、手术切除困难者，特别是分化差，但尚未侵犯骨头或转移到淋巴结的肿瘤。

3. 光动力疗法。

发病部位特殊、多发、传统治疗困难的高分化鳞癌，可以选择氨基酮戊酸光动力疗法。鳞癌手术切除后可用光动力疗法进一步清除潜在的微小病灶。该疗法还可用于晚期鳞癌的姑息性治疗。

4. 化疗。

用于肿瘤已经转移或晚期患者。

5. 免疫治疗。

如 PD-1 或 PDL-1 抑制剂。

6. 其他。

维 A 酸、干扰素、电灼术等治疗常不彻底。

（韦高）

第十三节　佩吉特病

佩吉特病（Paget disease），又称乳头乳晕湿疹样癌，临床特点为湿疹样皮损。发生于女性乳房，称为乳房佩吉特病；发生于腋窝、外生殖器、肛门等处，称为乳房外佩吉特病。

一、病因与发病机制

病因未明。目前认为佩吉特病是起源于乳腺导管及顶泌汗腺导管开口部的原位癌，肿瘤向下沿乳腺导管及腺上皮扩展，最终可侵入结缔组织，向上扩展到表皮内而形成佩吉特病皮损。

二、临床表现

（一）乳房佩吉特病

1. 常见于平均年龄为 55 岁的女性，极少数见于男性。

2. 好发部位。

单侧乳房和乳晕部。

3. 皮疹。

初发为鳞屑性红斑或斑块，逐渐呈表浅糜烂、渗出或结痂浸润明显，渐渐向周围扩大，形成溃疡和乳头回缩。常伴发乳腺癌，可有腋窝淋巴结转移。

（二）乳房外 佩吉特病

1. 好发部位。

常见于女性外阴，男性阴茎、阴囊，亦可见于肛周、腋窝等。

2. 皮疹。

为缓慢扩大的红色斑片或斑块，表面糜烂、渗出或结痂，边界清楚。呈湿疹样外观。

3. 自觉症状。

患处有瘙痒和烧灼感，或无症状。

三、实验室检查

1. 组织病理学检查。

表皮内单个或呈巢状排列的佩吉特细胞，胞体大，圆形或椭圆形，无细胞间桥，细胞内含一个大的胞核，胞质丰富而淡染，甚至为空泡状，PAS 反应阳性，耐淀粉酶。肿瘤细胞常沿着毛囊或汗腺浸润，真皮血管周围较多以淋巴细胞为主的炎细胞浸润。

2. 全面体检和内脏相关肿瘤筛查。

四、诊断与鉴别诊断

1. 诊断标准。

根据好发部位、皮疹特点和皮疹组织病理学可作出诊断。

2. 鉴别诊断。

本病需与乳房和外阴湿疹、念珠菌病、基底细胞癌、Bowen 病等鉴别。

五、临床处理

1. 乳房佩吉特病应行乳房次全切除术，如伴有乳房内肿块应行乳房根治术。

2. 乳房外佩吉特病首选莫氏手术。

3. 放射治疗。

为二线治疗。乳房外佩吉特病对放疗敏感，用于有手术禁忌证患者及术后辅助治疗。

4. 光动力疗法。

适用于不能耐受手术或皮损较大的患者。光动力疗法联合手术切除的复发率低于单独光动力治疗或单独手术切除的复发率。

5. 其他。

化疗及分子靶向治疗、免疫调节剂。

（韦高）

第十四节　蕈样肉芽肿

蕈样肉芽肿（granuloma fungoides）是最常见的皮肤淋巴瘤，为原发性皮肤的亲表皮性中小 T 淋巴细胞淋巴瘤。皮损好发于非曝光部位，蕈样肉芽肿典型皮损演变为斑片期、斑块期和肿瘤期。蕈样肉芽肿有亲毛囊性蕈样肉芽肿、异色病样蕈样肉芽肿、肉芽肿性皮肤松弛、色素减退型蕈样肉芽肿、帕哲样网状细胞增生症等多种临床亚型。

一、病因与发病机制

蕈样肉芽肿的病因与发病机制尚未明确，遗传因素可能起一定的作用，环境变应原的刺激、机体免疫异常均可能导致本病的发病。目前无明确依据证实蕈样肉芽肿的发病与病毒相关。

二、临床表现

（一）经典型蕈样肉芽肿

1. 为最常见的类型，好发于中老年群体，男性发病率高于女性。

2. 典型皮损发展分为斑片期、斑块期和肿瘤期。

3. 皮损主要分布在非曝光部位（"泳衣区域"）。皮损早期表现为三文鱼色斑片，表面有少许鳞屑，皮损外观可以轻度皱缩如卷烟纸样。斑块期皮损表现为鳞屑性、有浸润感、大小不等的棕红色斑块，在斑块基础上可以出现溃疡。肿瘤期皮损常见为局限性分布，亦可见单发或泛发性皮损，肿瘤期皮损继发溃疡比较常见。

4. 各个时期的皮损均出现明显的瘙痒症状。

5. 病程呈慢性进行性，自然病程可达数十年。

（二）其他类型蕈样肉芽肿

1. 亲毛囊性蕈样肉芽肿。

好发于头部和颈部具有较多毛囊皮脂腺单位的区域。皮损表现为群集性分布的毛囊性丘疹，亦会有斑片、斑块、粉刺、结节、囊肿、痤疮样等表现，眉毛受累是典型的特征性表现，因肿瘤细胞侵犯毛囊，皮损处常会出现秃发，本病常伴有剧烈瘙痒。

2. 色素减退型蕈样肉芽肿。

临床少见。典型皮损表现为边界不规则鳞屑性色素减退斑片，一般无自觉症状或轻微瘙痒。皮损可以长期保持静止状态，预后良好。

3. 帕哲样网状细胞增生症。

此类型是一种少见的蕈样肉芽肿变异亚型。好发于四肢末端，临床表现为单个缓慢增生的角化性斑片或斑块，呈红色或棕红色，病程缓慢。

4. 肉芽肿性皮肤松弛。

此类型也是一种少见的蕈样肉芽肿变异亚型。特征性的临床表现为发生在大的皮肤皱襞处（腋窝、腹股沟）发生慢性、进行性的局部皮肤松弛、下垂。

三、实验室检查

组织病理学检查和 TCR 基因重排检测，病程不同时期的皮损组织学改变有所不同。典型的组织病理学表现为非典型淋巴细胞（脑回状细胞核）亲表皮现象、Pautrier 微脓肿等。早期的活检组织往往缺乏特异性病理表现，有时需要多次活检并进行 TCR 基因重排检测才能诊断。

四、诊断与鉴别诊断

1. 诊断。

根据病史、临床表现及组织病理学可作出诊断。

2. 鉴别诊断。

本病需与苔藓样糠疹、淋巴瘤样药疹、原发性皮肤侵袭性亲表皮 CD8 阳性细胞毒性 T 细胞淋巴瘤和急性 T 淋巴细胞白血病等鉴别。

五、临床处理

蕈样肉芽肿的治疗包括局部治疗和系统治疗。

1. 局部治疗。

局部皮损治疗可选择外用糖皮质激素、氮芥、维 A 酸类药物，PUVA 治疗、NB-UVB 治疗、局部电子束照射治疗、光动力治疗等方法。

2. 系统治疗。

系统治疗包括口服视黄酸类药物，如贝沙罗汀或阿维 A，注射干扰素 – α 等。本病对化疗相当抵抗，缓解期短，化疗多用于晚期或难治性蕈样肉芽肿。

（刘栋华）

第十五节　恶性黑色素瘤

恶性黑色素瘤（malignant melanoma）是一种起源于黑色素细胞的高度恶性肿瘤。本病多见于中老年群体，女性稍多于男性，恶性程度高，预后差。

一、病因与发病机制

病因学尚未完全阐明，可能与遗传、种族、痣细胞恶变、紫外线辐射等有关。

二、临床表现

1. 肢端雀斑痣样黑色素瘤。

为亚洲人及黑肤色人常见类型，掌、跖、甲及甲周好发，可原发性或发生于黑素细胞痣。皮损表现为边界不规则、色素不均匀的斑片，位于甲可表现为带状色素条纹。

2.恶性雀斑样黑色素瘤。

好发于老年群体曝光部位，常见于头部、颈部和手臂。皮损表现为棕褐色斑，向周围发展，后不均匀变黑，时间达数年。

3.浅表扩散型黑色素瘤。

好发于浅肤色人群，常发生在男性的躯干和女性的大腿。原发性或发生于黑素细胞痣。皮损表现为深浅不一的棕褐色斑片，可混杂红色、黑色、蓝色和灰色。垂直生长表现为丘疹、结节，预后差。

4.结节性黑色素瘤。

好发于头颈及躯干部位，为浅肤色人群中第二常见类型的皮肤黑色素瘤。表现为蓝色或黑色隆起性结节，可伴有溃疡和出血。

三、组织病理

表皮和真皮交界处黑色素瘤细胞形成连续性增生，并向表皮上部佩吉特样扩散；真皮内可见较多分散或巢状分布的黑色素瘤细胞，沿水平和垂直方向扩展，深达真皮和皮下。黑色素瘤细胞呈异型性，细胞大小、形态不一，细胞核大，可见核分裂及明显核仁。黑色素瘤细胞的胞质内常含有棕黑色的色素颗粒。

四、诊断与鉴别诊断

根据临床表现及病理检查可确诊。本病需与脂溢性角化病、基底细胞癌、交界痣等鉴别。

五、临床处理

手术治疗，如有转移可做化疗、靶向治疗及免疫治疗等，根据肿瘤的分期、基因突变情况等制定相应的手术和免疫治疗方案。

（刘栋华）

第十六节　卡波西肉瘤

卡波西肉瘤（Kaposi sarcoma）是一种血管内皮细胞增生形成的血管肿瘤。卡波西肉瘤是肿瘤还是血管内皮细胞的增生，目前还存在争议。

一、病因与发病机制

机体免疫功能受损的基础上 HHV-8 病毒感染诱发血管内皮细胞的增生，从而导致卡波西肉瘤的形成。

二、临床表现

1.经典性卡波西肉瘤。

早期常出现在足趾或跖部，为淡红色、紫红色或蓝黑色斑片，后发展成结节或斑块，如橡胶样硬度。

2.非洲地方性卡波西肉瘤。

好发于非洲的中年群体,局部侵袭性改变。表现为四肢结节、浸润、血管性肿块。可以分为结节型、鲜红色型、浸润型和淋巴结病型四种亚型。淋巴结病型好发于青年群体,主要累及 10 岁以下的儿童,淋巴结受累,可有或不伴有皮肤损害。

3.医源性卡波西肉瘤。

常发生在器官移植进行免疫抑制治疗之后的数月或数年。临床表现和经典型的表现类似,在免疫抑制治疗停止后皮损可以完全消退。

4.AIDS 相关卡波西肉瘤。

常见于 AIDS 的患者,开始表现为一个或多个红色至紫红色斑疹,后很快进展为丘疹、结节和斑块,头颈、躯干和黏膜好发。

三、组织病理

不同阶段的组织病理学表现有较大差异。早期表现为裂隙状不规则扩张的血管裂隙,梭形内皮细胞增生;晚期表现为梭形内皮细胞结节状增生,形成的血管裂隙内充满红细胞,肿瘤细胞呈轻度异型性,伴有散在淋巴细胞和浆细胞浸润等。免疫组化检测显示皮损组织的梭形内皮细胞阳性表达 HHV-8 相关的蛋白 LANA-1。

四、诊断与鉴别诊断

根据临床特点及病理表现可作出诊断。本病需与化脓性肉芽肿、血管肉瘤、假性卡波西肉瘤鉴别。

五、临床处理

干扰素有一定效果,小范围可手术治疗,大范围考虑化疗、放射治疗等。

(刘栋华)

第十七节　隆突性皮肤纤维肉瘤

隆突性皮肤纤维肉瘤是一种复发性低度恶性的软组织肿瘤。

一、病因与发病机制

来源于皮肤,并可扩展至皮下组织的局限性低度恶性的纤维肉瘤,病因不明确,手术治疗不干净则易复发。

二、临床表现

好发于躯干和近端肢体,早期为暗色质地硬斑块,其上可出现多个结节,较硬,呈红褐色或肉色。可融合成不规则肿块。病程缓慢,可达数年。

三、组织病理

真皮内梭形纤维母细胞排列成旋涡状或车轮状，肿瘤细胞轻度或中度不典型，有丝分裂相对很少，肿瘤无完整包膜，梭形肿瘤细胞常浸润皮下脂肪小叶，呈现蜂巢样外观。

四、诊断与鉴别诊断

根据皮损表现和病理检查可确诊。本病需与皮肤纤维瘤、瘢痕疙瘩等鉴别。

五、临床处理

莫氏手术治疗的效果最佳，对不能切除的肿瘤考虑用甲磺酸伊马替尼治疗，或术后可联合该药。

（刘栋华）

第二十章　性传播疾病

性传播疾病（以下简称"性病"）是以性接触为主要传播途径的一组传染性疾病，由病毒、细菌、原虫、真菌、体外寄生虫等病原菌通过性接触传播，导致泌尿生殖系统和其他系统的病变及肿瘤，临床表现多样性。本书共纳入 12 种病种，分别是 11 种性病和生殖道支原体感染。11 种性病中既有原卫生部 2012 年 11 月颁布的《性病防治管理办法》中列入重点防治的梅毒、淋病、生殖道沙眼衣原体感染、尖锐湿疣、生殖器疱疹 5 种性病，也有艾滋病、软下疳、腹股沟肉芽肿、性病性淋巴肉芽肿、阴道毛滴虫病、细菌性阴道病。其中艾滋病、梅毒、淋病为国家法定乙类传染病。随着医学界对生殖支原体致病作用的认识日益加深，中国疾病预防控制中心性病控制中心等单位在 2020 年 4 月组编的《性传播疾病临床诊疗与防治指南（第二版）》中增加了生殖道支原体感染的内容。为使广大临床医生正确认识和治疗生殖道支原体感染患者，本书也纳入此病作介绍。

性病传播和流行及其造成的危害仍然是当前社会严重的公共卫生问题。在 2019 年全国乙类法定传染病报告发病数中，梅毒、淋病报告发病数分别居第 3、第 4 位，而艾滋病报告死亡数居 2019 年全国乙类法定传染病报告死亡数之首。性病对人体健康产生较大危害，除引起泌尿生殖系统感染症状外，还可导致神经、心血管等器官受严重损害和不良妊娠后果等，同时还可增加性病之间相互感染的风险。如梅毒可加快艾滋病病毒感染和传播，淋病常常合并生殖道沙眼衣原体感染，还会造成患者心理负担。控制性病传播和流行，减少危害，需要皮肤性病科医师为性病患者及其性伴侣提供规范化诊疗服务。

根据《中华人民共和国传染病防治法》《性病防治管理办法》和《传染病信息报告管理规范》要求，各级各类医疗机构均为性病疫情责任报告单位，其执行职务的医生均为责任疫情报告人，必须按照规定通过国家疫情报告系统进行梅毒、淋病、生殖道沙眼衣原体感染、尖锐湿疣、生殖器疱疹、艾滋病六种性病的疫情报告，履行法律规定的义务与职责。

一、报告病种与诊断标准

各种性病的诊断标准均按照国家卫生健康委员会颁布的最新卫生行业标准。目前国家卫生健康委员会颁布的最新卫生行业标准分别是《梅毒诊断》（WS 273—2018）、《淋病诊断》（WS 268—2019）、《生殖道沙眼衣原体感染诊断》（WS/T 513—2016）、《生殖器疱疹诊断》（WS/T 236—2017）、《尖锐湿疣诊断》（WS/T 235—2016）。艾滋病最新的诊断标准是《艾滋病和艾滋病病毒感染诊断》（WS 293—2019）。

二、报告人职责

按照规定进行疫情登记和报告；参加性病诊断标准和疫情报告相关法规知识的培训，确保掌握诊断标准和报告要求；按照国家卫生健康委员会颁布的最新卫生行业标准对性病进行诊断；接受性病预防控制机构的技术指导和本单位预防保健人员的病例报告质量检查，并协助开展疫情调查，如漏报调查和病例报告准确性核查等。

三、报告程序和要求

1.门诊日志登记。医疗机构必须建立规范的门诊日志（包括纸质或电子记录）。门诊日志栏目内容包括：就诊日期、初诊或复诊、姓名、年龄、性别、职业、现住址、患者所在地区（本省、本市、本县区、其他省区市）、发病日期、传染来源、临床表现、实验室检查结果、诊断病名、病例类型、诊断时间等15项内容。

2.病例诊断。由首诊医生根据患者的病史、临床表现、实验室检查结果，严格按照国家卫生健康委员会颁布的最新卫生行业标准进行病例诊断，诊断时应明确病例的分类。

3.填写报告卡。由对性病病例首次作出诊断的医生（称为首诊医生）根据《中华人民共和国传染病防治法》和《性病防治管理办法》要求，填写传染病报告卡和性病附卡。填写应准确，字迹清楚，无逻辑错误，内容完整，尽可能减少不详；填写完成后应有填报人签名。病例类型只能选择其中一种填写。当一个患者同时患有多种性病时，每一种性病均需填写一张报告卡。

4.报告时限要求。性病病例首次诊断后，实行网络直报的责任报告单位应于24小时内进行网络报告；未实行网络直报的责任报告单位应于24小时内寄出传染病报告卡和性病附卡。

（张杰）

第一节　梅毒

梅毒（syphilis）是由梅毒螺旋体（treponema pallidum，TP）引起的一种慢性、系统性性传播疾病，主要通过性接触、血液和母婴传播。梅毒除侵犯生殖器外，还可侵犯全身各组织器官（如心、脑、眼等），对人体造成的危害极大。早期梅毒传染性强，晚期梅毒则易造成组织器官破坏和功能降低甚至丧失，严重者可危及生命。梅毒常因多器官受累表现复杂而涉及多科室诊疗。梅毒与艾滋病密切相关，可相互促进感染。

一、临床分型

根据传染途径可将梅毒分为胎传梅毒（先天梅毒）、获得性梅毒（后天梅毒）两种类型。每种类型中按照有无临床表现分为显性梅毒、隐性梅毒（潜伏梅毒），按照感染时间分为早期梅毒（感染2年内）和晚期梅毒（超过2年）等。

二、流行病学史

梅毒分期如图2-20-1所示。

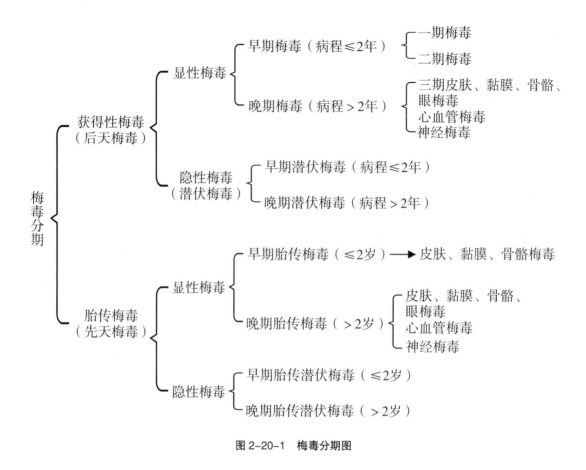

图 2-20-1　梅毒分期图

就诊者一般有以下病史：

1. 有不安全性行为，多性伴侣或性伴侣感染史。

2. 有输血史（输入早期梅毒患者血液）。

3. 胎传梅毒患儿，其生母为梅毒患者。

三、临床表现

（一）获得性梅毒（后天梅毒）

1. 一期梅毒。

（1）硬下疳：潜伏期一般为 2～4 周。常为单发，也可多发。初为粟粒大小丘疹或结节，出现糜烂，可发展成圆形或椭圆形潜在性溃疡。典型的硬下疳直径 1～2cm，边界清楚、边缘略隆起，疮面较平坦、清洁；触诊浸润明显，呈软骨样硬度；无明显疼痛或轻度触痛。多见于外生殖器，但其他性接触部位也可见。

（2）腹股沟或患部附近淋巴结肿大：可为单侧或双侧淋巴结肿大，相互孤立而不粘连，质中，无触痛，不化脓破溃，表面皮肤无红、肿、热。

2. 二期梅毒。病期在 2 年以内，可有一期梅毒病史。

（1）皮肤黏膜损害：皮损呈多形性，有斑疹、斑丘疹、丘疹、鳞屑性皮损、毛囊疹及脓疱疹等，可分布于全身。可出现口腔黏膜斑及虫蚀样脱发。掌、跖部暗红斑及脱屑性斑丘疹、外阴及肛周的湿丘疹或扁平湿疣为其特征性损害。皮疹一般无瘙痒感。

（2）全身浅表淋巴结可肿大。

（3）可侵犯骨关节、眼、内脏及神经系统等而出现相应临床表现。

（4）二期复发梅毒：未经治疗、治疗不足或免疫力降低的患者可复发，主要表现：一是皮肤黏膜复发，皮损与二期早发梅毒疹相似，但数目较少、皮疹较大、形态奇异、分布不对称，好发于前额、口角、颈部、外阴、掌、跖等处；二是血清复发，患者梅毒血清学检测由阴性转为阳性，或滴度升高4倍以上，此时患者没有临床症状；三是其他复发，常见于神经梅毒复发，眼、骨骼、肝肾等内脏损害也可复发，临床表现为其器官功能损害。

3. 三期梅毒（晚期梅毒）。病期2年以上。可有一期或二期梅毒史。

（1）皮肤黏膜损害。

①结节性梅毒疹。为铜红色结节，成群而不融合，呈环形、蛇形和星形，破溃后底面凹凸不平，边缘呈堤状，愈后留有羊皮纸样疤痕。

②树胶肿。为皮下结节增大后中心坏死，形成边缘锐利的溃疡，其底为紫红色肉芽组织，分泌带血性树胶样脓液，1～2年吸收后留有疤痕。

③近关节结节。为发生在肘、膝、髋等大关节附近的皮下结节，可逐步增大至1～2cm，对称发生，其表面无炎症，压之稍痛。

④黏膜梅毒。为弧形、边缘呈深红色的浸润斑，上颚及鼻中隔黏膜树胶肿可导致上颚及鼻中隔穿孔和马鞍鼻。

（2）心血管梅毒。表现为单纯性主动脉炎、梅毒性主动脉瓣关闭不全、主动脉瘤等。诊断心血管梅毒时需要注意鉴别心血管疾病。

（3）神经梅毒。

①无症状神经梅毒。无神经系统症状和体征。

②脑膜神经梅毒。出现发热、头痛、恶心、呕吐、颈项强直、视乳头水肿等症状。

③脑膜血管梅毒。有闭塞性脑血管综合征的表现，如偏瘫、截瘫、失语、癫痫样发作等。

④脑实质梅毒。主要表现精神和神经系统损害症状，精神损害症状表现为麻痹性痴呆，可出现注意力不集中、情绪变化、妄想，以及智力、判断力与记忆力减退，人格改变等。神经系统损害症状表现为震颤、言语与书写障碍、共济失调、肌无力、癫痫发作、四肢瘫痪及大小便失禁等。脊髓受累损伤，则称之为脊髓痨。可发生闪电样痛，感觉异常，触痛觉及温度觉障碍，深感觉减退及消失，位置觉和震动觉障碍等。

（4）眼梅毒。梅毒感染可累及眼部的所有结构，引起眼睑、泪腺、角膜、巩膜、虹膜、脉络膜、视网膜、视神经及眼肌神经等损害，常累及双眼。眼损害可以是孤立表现，也可以是脊髓痨或麻痹性痴呆的一种表现，表现为眼睑下垂、眼球活动障碍、球结膜充血、视野缺损、视物变形、视物变色、眼前闪光、复视、视力下降、失明等。

（5）耳梅毒。

①外耳梅毒。可出现耳廓增厚、外耳软骨破坏、外耳道疤痕狭窄。

②中耳梅毒。可引起中耳炎，继发感染时可有耳痛、鼓膜穿孔、耳漏症状。

③迷路梅毒。患者有耳鸣、眩晕、耳聋。

4.隐性梅毒（潜伏梅毒）。无临床症状与体征，主要通过病期和病史区分早期和晚期。

（1）早期隐性梅毒。病期在 2 年内，通常有以下病史。一是在过去 2 年内有明确的高危性行为史，而 2 年前无高危性行为史；二是在过去 2 年内，有符合一期或二期梅毒的临床表现，但当时未得到诊断和治疗；三是在过去 2 年内，性伴侣有明确的梅毒感染史。

（2）晚期隐性梅毒。病期在 2 年以上。无法判断病期者按照晚期隐性梅毒处理。

（二）胎传梅毒（先天梅毒）

1.早期胎传梅毒。在 2 岁以内发病，有类似于获得性二期梅毒的临床表现，如红斑、丘疹、扁平湿疣，水疱 – 大疱；梅毒性鼻炎及喉炎；骨髓炎、骨软骨炎及骨膜炎；可有全身淋巴结肿大、肝脾肿大、贫血、发育不良等。

2.晚期胎传梅毒。2 岁以后发病，有类似于获得性三期梅毒的临床表现，可分为炎症性损害表现（间质性角膜炎、神经性耳聋、鼻或颚树胶肿、克勒顿关节、胫骨骨膜炎等）和标记性损害表现（前额圆凸、马鞍鼻、马刀胫、锁胸关节骨质肥厚、哈钦森齿、口腔周围皮肤放射状皲裂等）。

3.隐性胎传梅毒。无临床症状，但梅毒血清学试验阳性，而脑脊液检查正常。年龄小于 2 岁者称为早期隐性胎传梅毒，大于 2 岁者称为晚期隐性胎传梅毒。

四、实验室检查

1.病原体检查。

（1）暗视野显微镜检查。以皮损渗出液、淋巴结穿刺液为标本，通过暗视野显微镜可查见活的梅毒螺旋体。

（2）镀银染色检查。取皮损渗出液、淋巴结穿刺液和组织标本，采用镀银染色法可查见梅毒螺旋体。

（3）核酸检测。取皮损渗出液、淋巴结穿刺液和组织标本，神经梅毒取脑脊液，采用 PCR 等核酸扩增的方法，扩增检测梅毒螺旋体特异性 DNA 片段。

2.血清学检查。

（1）非梅毒螺旋体血清学试验。感染梅毒螺旋体 3 ～ 4 周后可产生这种抗体，经过有效抗梅毒治疗后，此抗体滴度可下降直至阴性。滴度检测不仅用于诊断也用于疗效判断，所以意义重大。

（2）梅毒螺旋体血清学试验。感染梅毒螺旋体 2 ～ 4 周后可产生这种抗体，一般情况下，经过有效抗梅毒治疗后该抗体仍持续存在，不能从体内消失。

（3）梅毒螺旋体 IgM 抗体检测。新生儿血液中检测到 IgM 抗体是胎传梅毒的诊断依据，脑脊液检查中检测到 IgM 抗体也可作为神经梅毒的确诊依据。

3.脑脊液检查。主要有白细胞计数、蛋白定量、FTA-ABS、VDRL 和 PCR 检查，其中白细胞计数、蛋白定量为脑脊液常规检查。在没有条件做 FTA-ABS 和 VDRL 的情况下，可以用 TPPA 和 RPR/TRUST 替代。

五、诊断与鉴别诊断

（一）诊断

根据流行病学史、临床表现和实验室检查结果进行综合分析，按照《梅毒诊断》（WS 273—2018）作出诊断。

1. 一期梅毒。

（1）疑似病例应同时符合流行病学史、一期梅毒临床表现和非梅毒螺旋体血清学试验阳性，但未做梅毒螺旋体抗原血清学试验；或同时符合流行病学史、一期梅毒临床表现和梅毒螺旋体抗原血清学试验阳性，但未做非梅毒螺旋体血清学试验。

（2）确诊病例应同时符合疑似病例的要求暗视野显微镜检查、镀银染色检查或核酸检测阳性；或同时符合疑似病例的要求和两类梅毒血清学试验均为阳性。

2. 二期梅毒。

（1）疑似病例应同时符合流行病学史、二期梅毒临床表现和非梅毒螺旋体血清学试验阳性，但未做梅毒螺旋体抗原血清学试验；或同时符合流行病学史、二期梅毒临床表现和梅毒螺旋体抗原血清学试验阳性，但未做非梅毒螺旋体血清学试验。

（2）确诊病例应同时符合疑似病例的要求和暗视野显微镜检查、镀银染色检查或核酸检测阳性；或同时符合疑似病例的要求和两类梅毒血清学试验均为阳性。

3. 三期梅毒（晚期梅毒）。

（1）疑似病例应同时符合流行病学史、三期梅毒临床表现和非梅毒螺旋体血清学试验阳性，但未做梅毒螺旋体抗原血清学试验；或同时符合流行病学史、三期梅毒临床表现和梅毒螺旋体抗原血清学试验阳性，但未做非梅毒螺旋体血清学试验。

（2）确诊病例应同时符合疑似病例的要求和两类梅毒血清学试验均为阳性。

4. 隐性梅毒（潜伏梅毒）。

（1）疑似病例应同时符合流行病学史、非梅毒螺旋体血清学试验阳性和无临床表现，但未做梅毒螺旋体抗原血清学试验，既往无梅毒诊断与治疗史；或同时符合流行病学史、梅毒螺旋体抗原血清学试验阳性和无临床表现，但未做非梅毒螺旋体血清学试验，既往无梅毒诊断与治疗史。

（2）确诊病例同时符合疑似病例的要求和两类梅毒血清学试验均为阳性。如有条件可行脑脊液检查以排除无症状神经梅毒。

5. 胎传梅毒（先天梅毒）。

（1）疑似病例为所有未经有效治疗的患梅毒母亲所生的婴儿，证据尚不足以确诊胎传梅毒者。

（2）确诊病例应符合以下任一实验室检查与随访结果：一是通过暗视野显微镜检查或镀银染色检查在早期先天梅毒皮肤/黏膜损害及组织标本中查到梅毒螺旋体，或梅毒螺旋体核酸检测阳性；二是婴儿血清梅毒螺旋体 IgM 抗体检测阳性；三是婴儿出生时非梅毒螺旋体血清学试验滴度≥生母滴度的 4 倍，且梅毒螺旋体血清学试验阳性；四是婴儿出生时非梅毒螺旋体血清学试验阴性或滴度未达到生母滴度的 4 倍，但在其后随访中发现由阴转阳，或滴度上升且有临床症状，且梅毒螺旋体血清学试验阳性；五是患梅毒母亲所生婴儿随访至 18 月龄时梅毒螺旋体血清学试验仍持续阳性。

6. 神经梅毒。

（1）疑似病例应同时符合流行病学史、神经损害临床表现、两类梅毒血清学试验均为阳性和脑脊液常规检查异常（白细胞计数 ≥ $5×10^6$/L，蛋白量 > 500mg/L），且排除其他引起这些异常的原因。

（2）确诊病例应同时符合疑似病例的要求和脑脊液的梅毒血清学试验阳性及常规检查异常。

（二）鉴别诊断

梅毒临床表现复杂和多形性，尤其是二期梅毒，容易造成误诊、漏诊，需要注意与其他疾病鉴别。

1. 一期梅毒：常需与软下疳、生殖器疱疹、性病性淋巴肉芽肿、腹股沟肉芽肿、疥疮、贝赫切特综合征、生殖器癌等鉴别。

2. 二期梅毒：临床上主要需与玫瑰糠疹、花斑癣、药疹、麻风、白癜风、痤疮、多形红斑、体癣、银屑病等鉴别；扁平湿疣还需与尖锐湿疣、会阴部湿疹样皮炎、痔疮等鉴别；脱发者需与斑秃鉴别。

3. 三期梅毒（晚期梅毒）：需与寻常狼疮、结节病、麻风、结节性红斑、硬红斑、肿瘤等鉴别。心血管梅毒还需与心血管疾病鉴别。

4. 隐性梅毒（潜伏梅毒）：应与其他血清学反应阳性疾病鉴别，一是引起梅毒血清反应素试验阳性的疾病，如雅司病、品他病等。二是假阳性的疾病，如 SLE、类风湿性关节炎、麻风、肝硬化、结节性多动脉炎、海洛因癖症等。

5. 神经梅毒：梅毒性脑膜炎应与其他病原体感染引起的脑膜炎鉴别。脑膜血管梅毒应与各种原因导致的脑卒中及短暂性脑缺血发作鉴别。麻痹性痴呆应与精神分裂症、阿尔茨海默病、血管性痴呆、忧郁症、帕金森病等鉴别。脊髓痨应与结核性脊髓痨、糖尿病性假脊髓痨、腰椎间盘突出症等疾病导致的下肢神经痛鉴别。树胶肿性神经梅毒应与脑肿瘤、脑脓肿等疾病鉴别。

六、临床处理

（一）一般原则

1. 一经确诊，应及时规范治疗。

2. 首选青霉素治疗，早期梅毒和晚期树胶肿梅毒选用苄星青霉素或普鲁卡因青霉素治疗，神经梅毒选用水剂青霉素治疗。

3. 剂量足够，疗程规则。

4. 治疗后要经过 2 ～ 3 年的追踪观察。

5. 所有梅毒患者均应做 HIV 咨询和检测。

6. 通知所有性伴侣检查和治疗。

（二）治疗方法

1. 早期梅毒。

（1）推荐方案。苄星青霉素 240 万单位，分为二侧臀部肌内注射，每周 1 次，共 1 ～ 2 次。或用普鲁卡因青霉素 80 万 U/d，肌内注射，连续 15 天。

（2）替代方案。头孢曲松 0.5 ～ 1g，每天 1 次，肌肉注射或静脉给药，连续 10 天。

（3）对青霉素过敏者用多西环素 100mg，2 次 /d，疗程 15 天。

2. 晚期梅毒。

（1）推荐方案。苄星青霉素 240 万单位，分为二侧臀部肌内注射，每周 1 次，共 3 次。或用普鲁卡因青霉素，80 万 U/d，肌内注射，连续 20 天为 1 个疗程，也可考虑给第 2 疗程，疗程间停药 2 周。

（2）对青霉素过敏者用多西环素 100mg，2 次 /d，疗程 30 天。

3. 心血管梅毒。

（1）推荐方案。患者如有心力衰竭，应首先治疗心力衰竭，待心功能可代偿时，再用青霉素治疗，治疗时应注意预防吉海氏反应发生，以免病情加剧或甚至死亡。治疗方法：第 1 天青霉素 10 万单位，1 次肌内注射；第 2 天青霉素 10 万单位，共 2 次肌内注射；第 3 天青霉素 20 万单位，共 2 次肌内注射；自第 4 天起苄星青霉素 240 万单位，分为二侧臀部肌内注射，每周 1 次，共 3 次；或普鲁卡因青霉素，80 万 U/d，肌内注射，连续 20 天为 1 个疗程，共 2 个疗程（或更多），疗程间停药 2 周。

（2）对青霉素过敏者用多西环素 100mg，2 次 /d，疗程 30 天。

4. 神经梅毒、眼梅毒、耳梅毒。

（1）推荐方案。水剂青霉素 1800 万～ 2400 万单位，静脉滴注（300 万～ 400 万单位，每 4 小时 1 次），连续 10 ～ 14 天。必要时，继以苄星青霉素，每周 240 万单位，肌内注射，共 3 次。或用普鲁卡因青霉素，240 万 U/d，1 次肌内注射，同时口服丙磺舒，每次 0.5g，4 次 /d，共 10 ～ 14 天。必要时，继以苄星青霉素，每周 240 万单位，肌内注射，共 3 次。

（2）替代方案。头孢曲松 2g，1 次 /d，静脉给药，连续 10 ～ 14 天。对青霉素过敏者用多西环素 100mg，2 次 /d，疗程 30 天。

5. 胎传梅毒。

（1）早期胎传梅毒（2 岁以内）。

①脑脊液异常者推荐方案：水剂青霉素，每天总量 10 万～ 15 万 U/kg，出生后 7 天以内的新生儿，每次用量 5 万 U/kg，静脉给药，每 12 小时 1 次；出生后 7 天以上的新生儿每次用量 5 万 U/kg，静脉给药，每 8 小时 1 次，总疗程 10 ～ 14 天。或用普鲁卡因青霉素，每天 5 万 U/kg，肌内注射，1 次 /d，疗程 10 ～ 14 天。

②脑脊液正常者推荐方案：苄星青霉素 5 万 U/kg，1 次肌内注射（分二侧臀肌）。

③对青霉素过敏者推荐方案：尚无最佳替代治疗方案，可试用红霉素治疗。无条件或拒绝检查脑脊液者，则按脑脊液异常者治疗。

（2）晚期胎传梅毒（2 岁以上）。

①推荐方案。水剂青霉素，每天总量 20 万～ 30 万 U/kg，每次 5 万 U/kg，静脉给药或肌肉注射，每 4 ～ 6 小时 1 次，连续 10 ～ 14 天。或用普鲁卡因青霉素，每天 5 万 U/kg，肌内注射，连续 10 天为 1 个疗程，对较大儿童的青霉素用量，不应超过成人同期患者的治疗量。

②替代方案。对青霉素过敏者，目前尚无最佳替代方案。可试用红霉素治疗，8 岁以下的儿童禁用四环素。

6. 预防吉海反应（Jarisch-Herxheimer reaction）。梅毒治疗后可发生吉海反应，常发生于首剂抗梅毒药物治疗后数小时，出现类似流感症状，包括发热、畏寒、全身不适、头痛、肌肉及骨骼疼痛、恶心、心悸等，多在 24 小时内消退。此反应常见于早期梅毒，可加剧病情，如硬下疳可肿胀，二期梅毒疹可加重；在晚期梅毒中发生率不高但反应较严重，若发生在心血管梅毒和神经梅毒患者中可危及生命。此反应还可致孕妇早产或胎儿宫内窒息，应给予必要的医疗监护和处理。预防吉海反应的方法：治疗前口服泼尼松，30～40mg/d，分次给药，抗梅治疗后2～4天逐渐停用。

（三）特殊情况的处理

1. 妊娠期梅毒。在妊娠期新确诊患梅毒及既往有梅毒感染证据的孕妇应予苄星青霉素240万U，分两侧臀部肌内注射，每周1次，共3次。治疗后每月做1次定量非梅毒螺旋体血清学试验，观察有无复发及再感染。推荐对妊娠期梅毒患者只需进行1个疗程的抗梅毒治疗。

对青霉素和头孢类药物过敏者，由于妊娠期和哺乳期不能应用四环素类药物，只能用大环内酯类药物替代（红霉素500mg，4次/d，早期梅毒连服15天，晚期梅毒和不明病期梅毒连服30天），但红霉素治疗梅毒的疗效差，在治疗后应加强随访。在停止哺乳后，再用多西环素复治。早期梅毒治疗后分娩前应每月检查1次梅毒血清反应，如3个月内血清反应滴度未下降2个稀释度，应予复治。分娩后按一般梅毒病例进行随访。红霉素不能通过胎盘，对胎儿无治疗作用。

对梅毒孕妇所生婴儿的处理和随访：

（1）经过充分治疗的梅毒孕妇所生婴儿。婴儿出生时，如非梅毒螺旋体血清学试验、梅毒螺旋体血清学试验阳性，应每3个月复查1次；6个月时，如呈阴性，且无胎传梅毒的临床表现，一般可排除胎传梅毒。梅毒螺旋体血清学反应一般在婴儿出生后15个月转阴，若18个月时仍然阳性，可以确诊胎传梅毒。婴儿出生时，如血清反应阴性，应于出生后第1、第2、第3及第6个月复查，至6个月时仍为阴性，且无胎传梅毒的临床表现，可排除梅毒。在随访期间出现滴度逐渐上升，或出现胎传梅毒的临床表现，可以确诊胎传梅毒，应立即予以治疗。无条件对婴儿进行随访者，可对婴儿进行预防性梅毒治疗。婴儿预防性梅毒治疗方案：苄星青霉素，5万U/kg，1次注射（分两侧臀部肌内注射）。出生时，婴儿的非梅毒螺旋体血清学试验滴度≥生母的4倍，或有胎传梅毒的临床表现（无论其梅毒血清学试验结果如何），均应按照胎传梅毒进行治疗并密切随访。

（2）未经充分治疗或妊娠晚期才进行治疗，或未用青霉素治疗的梅毒孕妇所生婴儿：婴儿非梅毒螺旋体血清学试验阴性，或阳性但滴度≤生母的4倍，应给予预防性梅毒治疗并随访；若婴儿非梅毒螺旋体血清学试验阴性，或者阳性但滴度≤生母的4倍，但是有胎传梅毒的表现，应该按胎传梅毒进行治疗并随访；无论婴儿有无胎传梅毒的表现，若其非梅毒螺旋体血清学试验滴度≥生母的4倍，均应该按胎传梅毒处理并随访。

2. 合并HIV感染的处理。梅毒可促进HIV的传播，反之亦然。在HIV感染的早期，由于激活多克隆B细胞使反应性增强，抗体滴度增高，甚至出现假阳性反应。在HIV感染的晚期，由于机体免疫力已明显降低，梅毒患者的梅毒血清反应可呈阴性，即假阴性。此外，同时感染HIV的患者非梅毒螺旋体血清学试验（RPR/TURST）的滴度下降速度比较慢，在治疗后6个月内滴度不能下降≥4倍（2个稀释度）或阴转。

梅毒患者合并HIV感染的处理：所有HIV感染者应做梅毒血清学检查；所有梅毒患者应作HIV抗体筛查。常规的梅毒血清学检查可能无法确定诊断时，可取皮损活检，做免疫荧光染色或银染色找梅毒螺旋体。所有梅毒患者，凡合并HIV感染者，应考虑做腰椎穿刺检查脑脊液以排除神经梅毒。对一期、二期及隐性梅毒患者无条件或拒绝检查脑脊液的，建议按神经梅毒治疗。所有患者应进行密切监测及定期随访。

七、随访和治疗评价

梅毒经规则治疗后，应定期随访，包括全身体检和复查梅毒螺旋体血清学试验。

1. 早期梅毒。随访 2～3 年，第 1 次治疗后隔 3 个月复查，以后隔 3 个月复查 1 次，满 1 年以后每半年复查 1 次。治疗有效的评估标准：皮肤损害消失，临床症状得到控制或消失，同时驱梅治疗结束后 3～6 个月，患者的非梅毒螺旋体血清学试验滴度较治疗前下降 40% 或以上。大多数一期梅毒在 1 年内，二期梅毒在 2 年内血清可阴转。如非梅毒螺旋体血清学试验由阴性转为阳性或滴度较前次升高 4 倍以上，属血清复发；或有临床症状反复，属临床复发。遇到这两种情况，首先考虑是否有再感染可能，若确定是复发，要排除神经梅毒可能，排除神经梅毒后应加倍量复治（治疗 2 个疗程，疗程之间间隔 2 周）。如有神经梅毒则按照神经梅毒治疗。

少数患者在规范治疗后，非梅毒螺旋体抗体滴度下降至一定程度便不再下降，且长期维持在低滴度（及至终生），为血清固定现象。对于血清固定者应进行全面体检，包括 HIV 检测、心血管系统检查、神经系统检查和脑脊液检查，以早期发现无症状神经梅毒、心血管梅毒，在排除了上述系统感染的可能性后，可定期随访，包括全身体检及复查梅毒螺旋体血清学试验。如滴度有上升趋势，应予复治。

2. 晚期梅毒。需随访 3 年或更长，第 1 年每 3 个月 1 次，以后每半年 1 次。

对血清固定者，如临床上无复发表现，排除外神经、心血管及其他内脏梅毒后，可不必再治疗，但要定期复查梅毒螺旋体血清学试验，随访 3 年后判断是否终止观察。

3. 心血管梅毒及神经梅毒。需随访 3 年或更长，除定期做血清学检查外，还应同时由专科医师合作进行终生随访，根据临床症状进行相应处理。神经梅毒治疗后每 6 个月做 1 次检查，包括血清学及脑脊液检查，直到脑脊液正常。如果在治疗后 6 个月脑脊液细胞计数不下降或者在 2 年后脑脊液仍未完全恢复正常，则应该考虑复治，方案同上。

梅毒性主动脉瓣关闭不全、梅毒性冠状动脉口狭窄、梅毒性主动脉瘤及部分有症状的神经梅毒等，即使充分治疗，其症状和体征也难以完全改善。

八、性伴侣处理

及时通知梅毒患者的所有性伴侣检查和治疗。

对一期梅毒患者，应该通知其近 3 个月内的性伴侣；对二期梅毒患者，通知其近 6 个月内的性伴侣；对早期隐性梅毒患者，通知其近 2 年内的性伴侣；对晚期隐性梅毒患者，通知其配偶或过去数年的所有性伴侣；对胎传梅毒患者，通知其生母及其性伴侣进行检查。

如果性伴侣的梅毒血清学检查阳性，应该立即开始抗梅毒治疗；如果为阴性推荐在 6 周后和 3 个月后再次复查。如果不能保证其后的随访检查，建议进行预防性抗梅治疗。如果性伴侣无法立即做血清学检查，给予预防性抗梅毒治疗。早期梅毒的传染性强，因此，与梅毒患者在 3 个月之内有过性接触者，无论血清学检查结果如何，都建议考虑进行预防性抗梅毒治疗。方案是苄星青霉素 240 万 U 分为二侧臀部肌内注射，共 1 次。

九、梅毒疫情报告

梅毒应严格按照中国疾病预防控制中心性病控制中心的病例报告要求进行性病疫情报告。

1. 报告首诊病例，首次诊断的疑似病例、确诊病例均须报告。对于疑似病例，应随访，尽快补充另一试验，及时订正。

2. 既往有梅毒诊疗史者、梅毒疗后复查评价疗效者、随访监测者（包括年度内、跨年度、跨地区、跨机构）不报告，须详细记录病史证据。

3. 梅毒血清筛查时发现的特异性试验阳性、非特异性试验阴性者，无梅毒诊疗史，无梅毒症状与体征，暂不报病，1个月后随访再次检测，如非特异性试验仍阴性不报病，如转阳则报病。

4. 隐性梅毒无发病日期，规定传染病报告卡的"发病日期"栏填写实验室检测日期。

5. 对于二期与一期梅毒皮损重叠者，报二期梅毒。

6. 对于一期或二期梅毒病例，检测有脑脊液异常或有神经系统、视力、听力损害症状，仍报告为一期或二期梅毒；对于无症状无体征的隐性梅毒，检测有脑脊液异常但无任何神经系统症状，仍报告为隐性梅毒；对于有神经系统症状、视力、听力损害的神经梅毒、眼梅毒、耳梅毒，无一期或二期梅毒临床表现，报告为三期梅毒。

7. 梅毒再次感染者需要报告（如梅毒血清治愈后再次感染出现硬下疳；有证据表明，梅毒治疗有效或血清固定后再次感染，非特异性抗体试验滴度升高4倍）。

8. 由于梅毒病情进展而致诊断变更，需要重新报告（如原一期、二期或隐性梅毒发展为三期梅毒等）；但如果是原分期诊断错误，则在原报卡上订正诊断与订正报告，不重新报卡。

9. 医生填写梅毒报卡时，应在"备注"栏填写诊断依据，包括既往梅毒诊疗史、临床特征、实验室检测结果、报告科室。

10. 医生作出梅毒诊断，以及在门诊、住院病历登记时均应分期，不能简单诊断与记录为"梅毒"。

11. 以下情况的新生儿出生时不报病，但需要随访：一是生母在妊娠前患有梅毒，经正规治疗（使用苄星青霉素或头孢曲松药物治疗），在妊娠前已达到梅毒血清学治愈（即非特异性抗体试验阴性）或梅毒血清固定。新生儿梅毒特异性试验阳性，非特异性试验阴性或阳性，但后者滴度未达到生母的4倍。二是生母妊娠期诊断为梅毒，经过充分有效治疗（使用苄星青霉素或头孢曲松药物治疗，且在分娩前最后1个月之前治疗），在生产时，生母梅毒特异性试验阳性，非特异性试验阴性或阳性。新生儿梅毒特异性试验阳性，非特异性试验阴性或阳性，但后者滴度未达到生母的4倍。每3个月随访检测1次。

在任一随访时点，特异性试验和非特异性试验均转变为阴性，则停止随访，不是胎传梅毒，不报病。

随访时，如婴儿特异性试验仍阳性，需继续随访，如随访到18月龄，特异性试验（TPHA）仍阳性，则诊断为胎传梅毒，报确诊病例；或随访中，非特异性试验由阴转阳，或滴度升高4倍，则诊断为胎传梅毒，报确诊病例。

胎传梅毒病例报卡中的"发病日期"栏填写"新生儿出生日期"，即使是18月龄后诊断的胎传梅毒。

（张杰）

第二节　淋病

淋病（gonorrhea）是由淋病奈瑟球菌侵犯泌尿生殖系统所致，其传播途径分性接触传染和间接传染，临床表现多为泌尿生殖系统黏膜的化脓性炎症，男性最常见的表现是尿道炎，而女性则为宫颈炎，也可导致咽、眼、直肠感染和播散性淋球菌感染。本病潜伏期短、传染性强。淋病可与其他性病如生殖道沙眼衣原体感染并存，导致患者迁延不愈。

一、流行病学史

患者有不安全性行为、多性伴侣或性伴侣感染史，多有与淋病患者密切接触史，儿童可有受性虐待史，新生儿淋球菌性眼结膜炎的生母有淋病史。

二、临床表现

1. 无并发症淋病。

（1）男性无并发症淋病。尿道炎是男性最常见的表现，患者常有尿急、尿频、尿痛、尿道刺痒或不适感，尿道口潮红、水肿，尿道分泌物开始为黏液性，量较少，24小时后病情加重，出现大量脓性分泌物。可出现包皮龟头炎、包皮嵌顿。潜伏期为 2 ～ 10 天，常为 3 ～ 5 天，一般无全身症状。

（2）女性无并发症淋病。宫颈炎：阴道分泌物增多，呈脓性；子宫颈充血、红肿，子宫颈口有黏液脓性分泌物；外阴有刺痒和烧灼感。尿道炎：尿痛、尿急、尿频或血尿；尿道口充血，有触痛及少量脓性分泌物，或挤压尿道后有脓性分泌物。前庭大腺炎：通常为单侧性，大阴唇部位局限性隆起，红、肿、热、痛；可形成脓肿，触及有波动感，局部疼痛明显，可伴全身症状和发热。50% ～ 60% 的女性感染者无明显症状，常因病情隐匿而难以确定潜伏期。

（3）儿童淋病。男性儿童多发生尿道炎和包皮龟头炎，有尿痛和尿道分泌物表现。检查可见包皮红肿，龟头和尿道口潮红，有尿道脓性分泌物。女性儿童表现为外阴阴道炎，有尿痛、尿频、尿急、阴道脓性分泌物症状，检查可见外阴、阴道、尿道口红肿，阴道及尿道口有脓性分泌物。

2. 有并发症淋病。

（1）男性有并发症淋病。附睾炎：常为单侧，附睾肿大，疼痛明显，同侧腹股沟和下腹部有反射性抽痛。检查可见一侧阴囊肿大，阴囊皮肤水肿、发红、发热，触诊附睾肿大，触痛明显，尿道口可见脓性分泌物。精囊炎：急性期有发热、尿频、尿急、尿痛、终末血尿、血精、上腹疼痛的情况。直肠检查可触及肿大的精囊并有剧烈的触痛。前列腺炎：急性期有畏寒、发热、尿频、尿急、尿痛或排尿困难，终末血尿或尿道脓性分泌物，会阴部或耻骨上区坠胀不适感，直肠胀满、排便感，直肠检查显示前列腺肿大，有触痛。重者可并发急性尿潴留、前列腺脓肿等。

（2）女性有并发症淋病。淋菌性子宫颈炎上行感染可导致淋菌性盆腔炎，包括子宫内膜炎、输卵管炎、盆腔腹膜炎、盆腔脓肿以及肝周炎等。淋菌性盆腔炎可导致不孕症、异位妊娠、慢性盆腔痛等不良后果。盆腔炎：临床表现无特异性，可出现畏寒、发热（＞ 38℃）、食欲不振、恶心、呕吐等全身症状，可有下腹痛、不规则阴道出血、异常阴道分泌物等。腹部和盆腔检查可有下腹部压痛、宫颈举痛、附件压痛或触及包块，宫颈口有脓性分泌物。肝周炎：表现为上腹部突发性疼痛，深呼吸和咳嗽时疼痛加剧，伴有发热、恶心、呕吐等全身症状。触诊时右上腹有明显压痛，X 线胸透可见右侧有少量胸腔积液。

3. 其他部位淋病。

（1）结膜炎。常为急性化脓性结膜炎，于感染后 2 ～ 21 天出现症状。新生儿淋菌性眼结膜炎经产道感染而常累及双侧，成人可单侧或双侧。主要表现有结膜充血、水肿，有较多脓性分泌物，巩膜有片状充血性红斑；角膜混浊，呈雾状，重者可发生角膜溃疡或穿孔。

（2）咽炎。见于有口交行为者。多数感染者无明显症状，少数患者有咽干、咽部不适、灼热或疼痛感。检查可见咽部黏膜充血、咽后壁有黏液性或脓性分泌物。

（3）直肠炎。主要见于有肛交行为者，女性可由阴道分泌物污染引起。轻者可有肛门瘙痒和烧灼感，肛口有黏液性或黏液脓性分泌物，或少量直肠出血。重者有明显的直肠炎症状，包括直肠疼痛、里急后重、脓血便。检查可见肛管和直肠黏膜充血、水肿、糜烂。

4. 播散性淋病。临床较罕见，病情严重者若不及时治疗可危及生命。

（1）成人播散性淋病。患者常有发热、寒战、全身不适。关节炎－皮炎综合征：肢端部位有出血性或脓疱性皮疹，手指、腕和踝部小关节常受累，出现关节痛、腱鞘炎或化脓性关节炎。少数患者可发生淋菌性脑膜炎、心内膜炎、心包炎、心肌炎等。

（2）新生儿播散性淋病。可发生淋菌性败血症、关节炎、脑膜炎等。

三、实验室检查

1. 显微镜检查。取男性尿道分泌物涂片做革兰氏染色，镜检多形核细胞内见革兰阴性双球菌为阳性。适用于男性无合并症淋病的诊断，不推荐用于咽部、直肠和女性宫颈感染的诊断。

2. 淋球菌培养。为淋病的确诊试验。适用于所有临床标本的淋球菌检查。

3. 核酸检测。用聚合酶链反应（PCR）等技术检测各类临床标本中淋球菌核酸。

4. 注意事项。

（1）无合并症男性淋病患者首选尿道分泌物涂片检查。

（2）女性患者可选择做淋球菌培养或核酸检测，不推荐尿道 / 阴道分泌物涂片检查。

（3）考虑合并感染或按淋病治疗效果不佳时，注意做其他病原菌检查。

（4）怀疑为淋球菌性咽炎、结膜炎、直肠炎以及播散性淋病时需做淋球菌培养或核酸检测。

（5）用药治疗过的患者淋球菌培养检查宜在治疗结束至少 5 天后进行，核酸扩增试验宜在治疗结束 3 周后进行。

四、诊断与鉴别诊断

1. 诊断。根据流行病学史、临床表现和实验室检查结果进行综合分析，按照《淋病诊断》（WS 268—2019）作出诊断。

（1）疑似病例：有上述流行病学史，以及临床表现中任何一项者。

（2）确诊病例：同时符合疑似病例的要求和实验室检查中任何一项检查阳性者。

（3）诊断淋球菌性咽炎、结膜炎、直肠炎以及播散性淋病时必须做淋球菌培养或核酸检测，才能诊断阳性者。

2. 鉴别诊断。本病需与以下疾病鉴别：

（1）无并发症淋病。男性淋菌性尿道炎需与生殖道沙眼衣原体感染、生殖支原体感染和其他原因引起的尿道炎鉴别。女性淋球菌性子宫炎需与生殖道沙眼衣原体感染、生殖支原体感染、外阴阴道念珠菌病、阴道滴虫病、细菌性阴道病等鉴别。

（2）有并发症淋病。淋菌性附睾炎、精囊炎、前列腺炎需与沙眼衣原体及其他细菌引起的急慢性附睾炎、精囊炎、前列腺炎等鉴别。淋菌性盆腔炎需与急性阑尾炎、子宫内膜异位症、异位妊娠、卵巢囊肿扭曲或破裂等鉴别。

（3）其他部位淋病。淋球菌性眼结膜炎需与其他细菌和病毒性结膜炎鉴别。淋菌性咽炎需与慢性咽炎、扁桃体炎鉴别。淋菌性直肠炎需与沙眼衣原体性直肠炎、生殖支原体性直肠炎、细菌性痢疾、阿米巴痢疾、直肠息肉和痔疮等鉴别。

（4）播散性淋病。淋菌性关节炎需与急性细菌性关节炎、急性风湿性关节炎、类风湿性关节炎、性病性反应性关节炎等鉴别。淋菌性败血症需与各种菌血症、流行性脑膜炎、流行性乙型脑炎、急性细菌性心内膜炎、急性心肌炎、急性肝炎等鉴别。

五、临床处理

（一）一般原则

应遵循及时、足量、规则用药的原则，根据不同的病情采用相应的治疗方案，治疗后应进行随访，通知患者性伴侣及时检查和治疗。告知患者在其本人和性伴侣完成治疗前禁止性行为。注意多重病原体感染，常规检测沙眼衣原体、梅毒血清学，以及进行 HIV 咨询与检测。合并沙眼衣原体感染时用抗沙眼衣原体的药物治疗。

（二）治疗方法

1. 无并发症淋病。

（1）淋菌性尿道炎、子宫颈炎、直肠炎。

①推荐方案。头孢曲松 1g，肌肉注射或静脉给药；或大观霉素 2g（宫颈炎 4g），肌肉注射。如果沙眼衣原体感染不能排除，应加上抗沙眼衣原体感染药物。

②替代方案。头孢噻肟 1g，肌肉注射；或其他第三代头孢菌素类，如已证明其疗效较好，亦可选作替代药物。如果沙眼衣原体感染不能排除，应加上抗沙眼衣原体感染药物。

（2）儿童淋病。体重 ≥ 45kg 者按成人方案治疗，体重 < 45kg 的儿童按如下方案治疗：头孢曲松 25 ～ 50mg/kg（最大不超过成人剂量），肌肉注射，单次给药；或大观霉素 40mg/kg（最大剂量 2g），肌肉注射，单次给药。如果沙眼衣原体感染不能排除，应加上抗沙眼衣原体感染药物。

2. 有并发症淋病。

（1）淋菌性附睾炎、前列腺炎、精囊炎。

①推荐方案。头孢曲松 1g，肌内注射或静脉给药，1 次 /d，疗程 10 天；或大观霉素 2g，肌内注射，1 次 /d，疗程 10 天。如果沙眼衣原体感染不能排除，加上抗沙眼衣原体感染药物。

②替代方案。头孢噻肟 1g，肌肉注射，1 次 /d，疗程 10 天。如果沙眼衣原体感染不能排除，加上抗沙眼衣原体感染药物。

（2）淋菌性盆腔炎门诊治疗方案。头孢曲松 1g，肌肉注射或静脉给药，1 次 /d，疗程 10 天；加多西环素 100mg，口服，2 次 /d，疗程 14 天；加甲硝唑 400mg，口服，2 次 /d，疗程 14 天。孕期或哺乳期妇女禁用四环素、多西环素。妊娠前 3 个月内应避免使用甲硝唑。

3. 其他部位淋病。

（1）淋菌性眼结膜炎推荐方案。

①新生儿。头孢曲松 25 ～ 50mg/kg（总量不超过 125mg），静脉注射或肌肉注射，1 次 /d，连续 3 天。新生儿不宜应用大观霉素。新生儿应住院治疗，并检查有无播散性感染。新生儿的生母应进行检查，如患有淋病，应同时治疗。

②儿童。体重 ≥ 45kg 者按成人方案治疗，体重 < 45kg 的儿童：头孢曲松 50mg/kg（最大剂量 1g），肌内或静脉注射，1 次 /d，连续 3 天。

③成人。头孢曲松 1g，肌肉注射或静脉给药，1 次 /d，连续 3 天；或大观霉素 2g，肌肉注射，1 次 /d，连续 3 天。同时使用生理盐水冲洗眼部，1 次 /h。

（2）淋菌性咽炎推荐方案。头孢曲松 1g，肌肉注射或静脉给药，单次给药；或头孢噻肟 1g，肌肉注射，单次给药。如果沙眼衣原体感染不能排除，应加上抗沙眼衣原体感染药物。大观霉素治疗淋菌性咽炎的效果欠佳，因此不推荐使用。

（三）特殊情况的处理

1. 药物过敏者。有青霉素和头孢菌素过敏史的患者禁用头孢菌素类抗生素，改用大观霉素。

2. 妊娠期感染。妊娠期禁用氟喹诺酮类和四环素类药物，对怀疑或确诊有沙眼衣原体感染的孕妇，推荐用红霉素或阿莫西林治疗。

3. 男性同性性行为者的处理。男性同性性行为者感染淋球菌，常发生淋菌性直肠炎，其治疗无特殊要求，由于男男性接触者具有感染 HIV、其他性病的高风险，因此医生应做好预防咨询，以降低其患病风险。应要求男性同性性行为者至少每年做 1 次全面的性病和 HIV 检测。

4. 合并 HIV 感染的处理。同时感染淋球菌和 HIV 者的治疗与 HIV 阴性者相同，患淋菌性盆腔炎、附睾炎同时感染 HIV 者，如免疫功能已受抑制，治疗时要注意其可能合并念珠菌及其他病原体感染，并进行针对性治疗。

六、随访和治疗评价

1. 泌尿生殖道无并发症淋病患者经规范治疗后，如果没有再接触新的性伴侣或未治疗的性伴侣，临床症状和体征全部消失而达到临床痊愈的患者，不必常规做病原学检查进行判愈。

2. 有以下情况时应做淋球菌培养检查：症状或体征持续存在；咽部淋球菌感染；接触未经治疗的性伴侣；并发盆腔炎症性疾病或播散性淋球菌感染；妊娠期感染；儿童患者。

3. 经规范治疗后再发病者，通常是由再感染引起，在复治的同时应加强对患者的教育和对患者性伴侣的诊治。

4.持续性尿道炎、宫颈炎或直肠炎除考虑沙眼衣原体感染外，还要注意是否由其他微生物引起发病，应进行针对性检查，以作出判断，并加以治疗。

5.对患部分淋菌性尿道炎，经规则治疗后，仍有尿道不适，但查不到淋球菌和其他微生物者，应考虑是尿道感染受损后未完全修复之故。

6.淋菌性附睾炎经治疗后，若3天内症状无明显改善，则应重新评价诊断与治疗。

七、性伴侣处理

1.成年淋病患者就诊时，应要求其性伴侣到医院检查和治疗。在症状发作期间或确诊前2个月内与患者有过性接触的所有性伴侣，都应做淋球菌和沙眼衣原体感染的检查和治疗。如果患者最近一次性接触是在症状发作前或诊断前2个月之前，则其最近一个性伴侣应予检查和治疗。患者在治疗完成前或本人和其性伴侣还有症状时应避免性交。

2.新生儿确诊有淋球菌感染时，应对新生儿的生母及其前2个月内的性伴侣进行检查和治疗。

3.淋菌性盆腔炎的患者出现症状前2个月内与其有性接触的男性伴侣不管是否有症状，均应进行检查和治疗。

八、淋病疫情报告

淋病应严格按照中国疾病预防控制中心性病控制中心的病例报告要求进行性病疫情报告。

1.报告首诊病例，首次诊断的淋病疑似病例、确诊病例均须报告。

2.再次感染者需要报告。

3.淋球菌引起的睾丸炎、附睾炎、盆腔炎、咽炎、直肠炎、眼炎、播散性淋病（如脑膜炎、心内膜炎等）等需要报告。

4.新生儿淋菌性眼炎病例需要报告。

5.淋病病例分类为疑似病例与确诊病例，无临床诊断病例、病原携带者。

6.如一名患者同时多部位感染淋球菌，报1个病例。

（张杰）

第三节　生殖器疱疹

生殖器疱疹是由单纯疱疹病毒（HSV）感染泌尿生殖器及肛门部位皮肤黏膜而引起的慢性、复发性、炎症性的性传播疾病。大部分生殖器疱疹为HSV-2感染（90%），少数生殖器疱疹为HSV-1感染（10%）。

一、流行病学史

有性伴侣感染史、不安全性行为或多性伴侣。

二、临床表现

（一）初发生殖器疱疹

指首次出现临床症状和体征的生殖器疱疹，可分原发性和非原发性。

1.原发性生殖器疱疹：既往无 HSV 感染，为首次感染 HSV 而出现症状，血清 HSV 抗体检测阴性者。

（1）潜伏期。潜伏期 2～20 天（平均 6 天）。

（2）好发部位。男性好发于尿道口、龟头、包皮、冠状沟、阴茎体及阴囊等部位；女性好发于大小阴唇、阴道口、会阴及肛周等部位。肛交性行为者好发于肛门、直肠等部位。

（3）症状。局部有疼痛、瘙痒或灼热感；全身常伴发热、头痛、肌痛、不适或乏力等症状；可有尿道炎、膀胱炎等表现，70%～90% 的患者会发生宫颈炎。

（4）体征。起初为多发性红斑、丘疹或丘疱疹，继而演变为小水疱，2～4 天后水疱破溃形成糜烂或溃疡，2～3 周后结痂愈合。可伴有腹股沟淋巴结肿大、压痛。

2.非原发性生殖器疱疹：既往有过 HSV-1 感染（主要为口唇或颜面疱疹），又发生 HSV-2 感染，引发初发生殖器疱疹。患者自觉症状、皮损范围、病程及全身症状均比原发性感染轻。

（二）复发性生殖器疱疹

首次复发多发生在原发感染后 1～4 个月。复发频率存在很大的个体差异，每年发作 3～4 次，可达 10 余次。

1.症状。发疹前数小时至 5 天出现前驱症状，表现为局部感觉异常，有烧灼感、痒痛、刺痛和会阴坠胀感等症状，全身症状无或轻。

2.体征。皮损局限且较少，为簇集的小水疱，很快破溃形成糜烂或浅表溃疡，多为单侧发病。病程短，一般为 6～10 天，多数患者的皮损在 4～5 天内结痂愈合。少见腹股沟淋巴结肿大。

（三）亚临床感染

指无临床症状和体征的 HSV 感染。具有传染性，存在无症状排毒。

（四）不典型或未识别的生殖器疱疹

不典型损害有非特异性红斑、裂隙、裂纹或细小的线状溃疡、毛囊炎、硬结（或疖肿）、皮肤擦破、包皮红肿渗液等。

（五）特殊类型的生殖器疱疹

1.疱疹性宫颈炎。表现为黏液脓性宫颈炎，宫颈充血、脆性增加，宫颈口糜烂，严重发展为坏死性宫颈炎。

2.疱疹性直肠炎。常见于男男性行为者，表现为肛周水疱或溃疡，直肠肛门疼痛、里急后重、便秘、直肠黏液血性分泌物等，大多伴发热、全身不适、肌痛等。

3.新生儿疱疹。分为局限型、中枢神经系统型和播散型。常在出生后 3～30 天出现疱疹，可侵犯皮肤黏膜、内脏和中枢神经系统，表现为吃奶时吸吮无力、发热或低体温、昏睡、抽搐、惊厥或发生皮损，可出现结膜炎、角膜炎，可伴有黄疸、发绀、呼吸困难、循环衰竭，如不及时治疗死亡率很高。

（六）并发症：少见

1.中枢神经系统并发症。包括无菌性脑膜炎、横断性脊髓炎、自主神经功能障碍和腰骶神经根病。

2. 播散性 HSV 感染。包括播散性皮肤感染、疱疹性脑膜炎、肺炎、肝炎和关节炎等。

三、实验室检查

1. 培养法。细胞培养 HSV 阳性。

2. 抗原检测。免疫荧光试验检测或酶联免疫吸附试验 HSV 抗原阳性，是目前最常用的快速诊断方法。

3. 核酸检测。采用聚合酶链反应法等检测 HSV 核酸阳性。核酸检测应在有相关资质机构的实验室开展。

此外，HSV 型特异性血清学试验可检测到不同 HSV 型别的血清抗体，是发现亚临床或无症状感染最具可行性方法，可辅助诊断无皮损期的复发性生殖器疱疹患者。但不同试剂的特异性和敏感性存在较大的差异，因此检查结果需结合临床综合分析，不能作为确诊病例的诊断依据。

四、诊断

1. 诊断。有或无流行病学史，同时具备临床表现。

2. 确诊。同时具备临床诊断病例的要求和实验室检查中的任意一项可确诊。

五、临床处理

（一）一般原则

治疗以缩短病程、预防感染、减少复发及并发症，降低传染性为目的。无症状或亚临床 HSV 感染者以随访为主，不建议药物治疗。有症状 HSV 感染者的治疗包括全身治疗和局部处理两方面。全身治疗主要是抗病毒治疗和合并感染的治疗，局部处理包括清洁创面和预防继发感染。

由于生殖器疱疹复发率高，常常给患者带来很大的心理压力，会引起心理紧张、焦虑或抑郁等不良情绪，而心理因素会影响到本病的自然病程，因此在患者早期药物治疗的同时应开展医学咨询及社会心理咨询等综合治疗，以缓解患者压力、减少疾病复发。

（二）治疗方法

1. 系统性抗病毒治疗。

（1）初发生殖器疱疹：阿昔洛韦 0.2g，口服，5 次 /d，连续 7 ～ 10 天；或阿昔洛韦 0.4g，口服，3 次 /d，连续 7 ～ 10 天；或伐昔洛韦 0.3g，口服，2 次 /d，连续 7 ～ 10 天；或泛昔洛韦 0.25g，口服，3 次 /d，连续 7 ～ 10 天。

（2）疱疹性直肠炎、口炎或咽炎：适当增大药物剂量或延长疗程至 10 ～ 14 天。

（3）播散性 HSV 感染：阿昔洛韦 5 ～ 10mg/kg，静脉滴注，每 8 小时 1 次，疗程为 5 ～ 7 天或直至临床症状消失。

（4）复发性生殖器疱疹：选用间歇疗法，最好在患者出现前驱症状时或者出现症状 24 小时内使用。推荐治疗方案：阿昔洛韦 0.2g，口服，5 次 /d，连续 5 天；或阿昔洛韦 0.4g，口服，3 次 /d，连续 5 天；或伐昔洛韦 0.3g，口服，2 次 /d，连续 5 天；或泛昔洛韦 0.125 ～ 0.25g，口服，3 次 /d，连续 5 天。

（5）生殖器疱疹频繁复发（每年复发≥ 6 次）者：采用长期抑制疗法。推荐治疗方案：阿昔洛韦

0.4g，口服，2 次 /d；或伐昔洛韦 0.3g，口服，1 次 /d；或泛昔洛韦 0.125 ～ 0.25g，口服，2 次 /d。需长期持续服药，疗程一般为 4 ～ 12 个月。

（6）新生儿疱疹：新生儿疑有 HSV 感染的，应及时作出评估。在既往有生殖器疱疹复发史的孕妇和妊娠早期感染的孕妇，所生新生儿感染疱疹的风险较低（< 1%）；相反，妊娠后期感染 HSV 的孕妇，所生新生儿感染疱疹的风险较高（30% ～ 50%）。另外，在妊娠期间进行 HSV 培养，并不能预测分娩时是否排毒。因此，预防新生儿疱疹的发生关键是要防止孕妇在妊娠后期感染 HSV。对于某些易感的孕妇，妊娠期间应该避免与 HSV 感染或感染状态不明的性伴侣进行有 / 无保护的生殖器及口腔的性接触。

在妊娠后期，分娩前 6 周内感染 HSV 孕妇所生新生儿，发生新生儿疱疹的概率很大，建议使用阿昔洛韦预防性治疗，同时考虑行剖宫产。推荐治疗方案：阿昔洛韦 30 ～ 60mg/（kg·d），静脉滴注，疗程为 10 ～ 21 天。

2. 局部处理。皮损局部保持清洁、干燥，采用 3% 硼酸溶液或生理盐水清洗。在皮损处可外用 3% 阿昔洛韦、1% 喷昔洛韦乳膏等，但局部处理的疗效远逊于系统性用药。

（三）特殊情况的处理

1. 妊娠期生殖器疱疹。孕妇患生殖器疱疹是否能使用阿昔洛韦等药物尚存在争议，如需治疗，应综合考虑并在患者知情同意的情况下使用。目前主张，治疗孕妇初发生殖器疱疹采用阿昔洛韦口服；有严重并发症可能危及生命者，应静脉滴注阿昔洛韦。对于复发频繁或新近 HSV 感染的孕妇，在妊娠后期的最后 4 周，采用阿昔洛韦持续的治疗以减少活动性损害的发生，可以降低剖宫产率。对于既往有复发性生殖器疱疹病史的孕妇，如近足月时无任何复发的表现，可不用阿昔洛韦治疗。对于有发作前驱症状或有活动性皮损的孕妇，在评估无禁忌证的前提下，可于破膜前行剖宫产术，但剖宫产术不能完全避免新生儿疱疹的发生。对无活动性皮损的孕妇患者，建议阴道分娩，分娩后要对其新生儿密切监测，如出现吃奶时吸吮无力、发热、昏睡、抽搐或发生皮损时要及时处理。

2. 免疫缺陷或 HIV 感染者的生殖器疱疹。生殖器疱疹合并 HIV 感染有以下特点：一是症状重或不典型，皮损广泛、多发且持续时间长，可出现慢性坏死性溃疡，剧痛。二是频繁的临床复发和亚临床复发（即无症状，但出现病毒复活和排毒），病毒释放时间长。三是并发症多且严重，常合并细菌感染、念珠菌感染，易发生疱疹性脑膜炎及播散性 HSV 感染，引起多器官或多脏器损害。四是治疗较困难，疗程长，需进行抗病毒抑制治疗，对阿昔洛韦耐受。

可适当增加药物的剂量，持续给药至临床症状缓解。可用阿昔洛韦 0.4g，口服，3 ～ 5 次 /d，共 5 ～ 10 天。治疗后如皮损或症状仍持续存在，在排除可能存在其他的感染（如梅毒）后，还应怀疑 HSV 耐阿昔洛韦治疗。所有耐阿昔洛韦 HSV 毒株均耐伐昔洛韦，大多数也对泛昔洛韦产生耐药。可选用膦甲酸钠，40 ～ 60mg/kg，静脉滴注，每 8 小时 1 次，直至临床症状缓解。

3. 男性同性性行为者。该人群感染 HSV 的概率较大，大多会引起口炎、咽炎、疱疹性直肠炎。治疗时应适当增加药物剂量和延长疗程。

六、随访和治疗评价

无 HIV 感染及其他合并症者，治疗后一般不用随访。经规范治疗后，全身症状消失、皮损消退、局部疼痛及淋巴结肿大消失，即为临床痊愈。本病复发率高，特别在原发感染后的 1 年内复发更频繁。

HSV-2 感染较 HSV-1 感染更易复发。随着病程的推延，复发频率有减少的趋势。亚临床或无症状排毒均存在于临床发作的患者，生殖器疱疹的性传播和垂直传播在亚临床或无症状排毒期间发生率高。生殖器疱疹的复发频率还与辛辣食物、饮酒、感冒、疲劳、紧张、焦虑、性交、月经等诱发因素有关。坚持规律的生活习惯，进行适当的体育锻炼，保持良好的心理状态和避免诱发因素是减少和预防复发的重要措施。

七、性伴侣处理

对患者的性伴侣可根据其自身的具体情况给予适当的治疗或预防性用药。

八、生殖器疱疹疫情报告

生殖器疱疹应严格按照中国疾病预防控制中心性病控制中心的病例报告要求进行性病疫情报告。

1. 报告首诊病例，以前无生殖器疱疹诊断病史的首诊病例应报告。首次诊断的生殖器疱疹临床诊断病例、确诊病例均需要报告。

2. 基于临床诊断的病例即可报告。

3. 每例生殖器疱疹病人只报告 1 次。

4. 生殖器疱疹复发病例不报告，有证据表明的复诊、多处就诊治疗（包括年度内、跨年度、跨地区）的病例不报告。

5. 无肉眼可见的生殖器疱疹皮损临床表现，仅为单纯疱疹病毒（HSV-1 或 HSV-2）血清抗体阳性者不报告。

6. 生殖器疱疹病例分类为临床诊断病例和确诊病例，无疑似病例、病原携带者。

（黄胜萍）

第四节　尖锐湿疣

尖锐湿疣是由人乳头瘤病毒（HPV）感染所致的性传播疾病。主要累及生殖器肛周部位，呈增生性损害。与尖锐湿疣有关的最常见 HPV 有 6 型、11 型、16 型、18 型，其中 90% 以上的尖锐湿疣是由 HPV 6 型或 11 型引起。

一、流行病学史

有性伴侣感染史、不安全性行为或多性伴侣。或与患者有间接的密切接触史，或新生儿生母有 HPV 感染。

二、临床表现

（一）典型尖锐湿疣

1. 潜伏期。潜伏期 1～8 个月，平均 3 个月。

2. 好发部位。男性多见于尿道口、包皮、龟头、冠状沟、包皮系带、阴茎、阴茎体、阴囊和肛周等部位，女性多见于尿道口、大小阴唇、前庭、会阴、阴道口、阴道壁、宫颈、肛周等部位，男男性行为者可发生于肛周、肛管和直肠，口交者可发生在口腔。

3. 症状。大部分患者无自觉表现，少见异物感、痒感、压迫感或性交痛，由于皮损脆性增加可引起接触性出血或继发感染，女性患者可有阴道分泌物增多的症状。

4. 体征。皮损初期为局部出现多个丘疹，表面粗糙，逐渐增多增大并发展为乳头样、菜花样或鸡冠样赘生物，单发或多发，散在或融合。呈白色、肤色、红色或有色素沉着。孕妇或少数免疫功能低下的病人可发生大体积疣，整个外阴、肛周以及臀沟均可累及。

（二）亚临床感染

亚临床感染是指临床上肉眼不能辨认的病变，可通过 3%～5% 醋酸白试验阳性诊断。

（三）潜伏感染

临床上皮肤黏膜外观正常，3%～5% 醋酸白试验阴性，但通过实验室检查发现 HPV 感染，阳性率幅度较大，为 1.5%～76%，尖锐湿疣的复发是 HPV 潜伏感染引起的原因之一。

（四）HPV 感染与肿瘤的关系

HPV 感染与生殖器癌的发生有密切的关系。有报道外阴部位尖锐湿疣经过 5～40 年后会转化成鳞状细胞癌；有 15% 的阴茎癌、5% 的外阴癌及一些肛门癌是在原有尖锐湿疣的基础上发生的，特别是宫颈癌的发生与 HPV 有关，发生恶变尤与 HPV16 型、HPV18 型、HPV31 型、HPV33 型的感染有关。

三、实验室检查

1. 组织病理学检查。符合尖锐湿疣的病理学表现。典型的尖锐湿疣可出现角化不全、角化过度、棘层肥厚、乳头状瘤样增生、基底层细胞增生，出现多层基底样细胞，真皮浅层血管增生、扩张，血管周围淋巴细胞浸润。棘层上方和颗粒层出现空泡化细胞，也称凹空细胞（koilocytes），是本病特征性的表现。空泡化细胞可散在、局灶状或片状出现。特点是细胞体积增大，呈圆形或椭圆形，核深染，形态不规则，核周围及整个胞质出现空泡化，少量丝网状或棉絮状改变。组织病理是诊断本病的重要依据，但有时不出现空泡化细胞也不能排除尖锐湿疣，还需通过连续切片和重复取材检查。

2. 醋酸白试验。将 5% 的醋酸溶液用棉拭子涂布于皮损上，5 分钟后观察，HPV 感染部位出现均匀一致的白色改变，边界清楚。对临床可见但可疑损害及周围不可见的亚临床感染的诊断有一定帮助。但该方法特异性不高，有些慢性炎症，如念珠菌性外阴炎、生殖器部位外伤和非特异性炎症均可出现假阳性结果。

3. 细胞学检查。用阴道或宫颈疣组织涂片做巴氏（papanicolaou）染色，可见到两种细胞，即空泡化细胞及角化不良细胞同时存在，对尖锐湿疣有诊断价值。

4. 免疫学试验。采用抗 HPV 蛋白的抗体检测病变组织中的 HPV 抗原，目前已有能检测不同型的抗体，检测 HPV 免疫学方法有免疫荧光法、过氧化物酶-抗过氧化物酶（PAP）法和亲和素-生物素法等。这些试验虽然不需要复杂的设备条件，可在大多数临床化验室开展，但是它们敏感性不太高，检出率仅为 50% 左右。

5. 核酸杂交试验。这是检测 HPV 感染最为重要的进展，核酸杂交法包括斑点印迹法（dot blotting）、组织原位杂交法、核酸印迹法（Southern blot hybridization）等，这些方法检出的敏感性和特异性均很高，一般没有假阳性，其中组织原位杂交法可进行感染组织定位观察，是诊断 HPV 感染的敏感而可靠的方法，但技术操作过程较烦琐，且需要一定的实验室条件，目前临床上不能普遍开展。

6. 聚合酶链反应（PCR）。对 HPV 目的 DNA 进行体外扩增是目前检出 HPV 感染最敏感的方法，又可以做型特异性分析，具有敏感性高、方法简便快速的特点，已在临床上广泛应用。但在操作过程中，若轻微污染，会产生假阳性。原位 PCR 方法具有敏感性高、特异性强的优点，还可对感染定位，但操作复杂，要具备一定的实验条件。

四、诊断

根据有或无流行病学史，符合临床表现，可作出诊断。同时具备临床诊断病例的条件以及实验室检查中的任意一项的为确诊病例。

五、临床处理

（一）一般原则

尖锐湿疣的治疗以清除疣体、减少复发为目的，在治疗的同时尽可能清除疣体周围的亚临床感染，有 20%～30% 的病人存在复发，其性伴侣也应进行相应的检查及治疗。在治疗和随访期间应避免性行为或使用安全套降低传染性。任何局部的药物治疗都可能引起皮肤黏膜的刺激性反应，包括瘙痒、灼热、红肿、疼痛以及糜烂。

（二）治疗方法

1. 外用药物治疗。适用于中等以下大小的疣体（单个疣体直径＜ 5mm，疣体团块直径＜ 10mm，疣体数目＜ 15 个）。

推荐方案：外用 0.5% 足叶草毒素酊（或 0.15% 足叶草毒素霜），2 次 /d，连涂 3 天后停药 4 天，7 天为 1 个疗程，可重复治疗 4 个疗程；或于晚上用手指将 5% 咪喹莫特霜涂抹在疣体上，隔天 1 次，每周 3 次，连续用药最长可至 16 周，用药 10 小时后，必须以肥皂和水清洗用药部位。

（1）0.5% 足叶草毒素酊仅用于直径≤ 10mm 的疣体，治愈率为 90% 左右。局部用药不能超过疣体总面积的 10cm^2，每天用量不超过 0.5mL，用药部位静待其自然干燥。副作用以局部刺激反应为主，可出现瘙痒、灼痛、红肿、糜烂及坏死。此药有致畸作用，孕妇忌用。

（2）5% 咪喹莫特霜对疣体的清除率平均为 56%，优点是复发率低，约为 13%。治疗中出现糜烂或破损要停药，等待创面愈合后才能复诊，由医生根据创面情况判断是否需要继续用药，副作用以局部刺激反应为主，可出现红斑、瘙痒、灼痛及糜烂。该药对妊娠期的安全性尚未确立，孕妇忌用。

2. 物理治疗。推荐方案：CO_2 激光治疗和微波、电灼术、液氮冷冻疗法或光动力治疗。替代方案：将 80%～ 90% 三氯醋酸或二氯醋酸少量涂于疣体，待其自然干燥，可见表面出现白霜。在保护周围正常皮肤和黏膜的情况下进行治疗，药液量过多时，敷上滑石粉，或碳酸氢钠（苏打粉），或液体皂，以达到中和过量的和未反应的酸。必要时每隔 1～ 2 周可重复治疗 1 次，最多可至 6 次。也可用涂药棒将复方硝酸溶液涂抹在疣体的表面及根部，观察疣体呈灰白色或淡黄色改变为止，如未愈，可在 3～ 5 天后再次治疗。或外科手术切除。

（1）CO_2 激光治疗、微波、电灼术适用于大小不同及各部位疣体的治疗。液氮冷冻疗法适用于生长疣体较多的体表部位，腔道内疣禁用，以免引起阴道直肠瘘等，缺点是复发率高，疼痛明显，治疗后可引起局部皮下组织疏松，导致水肿的发生。

（2）80%～90%三氯醋酸或二氯醋酸和复方硝酸溶液（醋酸、硝酸、乳酸、草酸与硝酸铜的复方制剂）不能用于较大的、多发性的以及角化过度的疣体。副作用为局部刺激、红肿、糜烂等。

（3）外科手术切除适用于对较大疣体的治疗，尤其是对顽固性及短期反复发作的疣体。局部用药或 CO_2 激光治疗、微波等治疗均不理想的患者可考虑手术切除。

此外，长期使用10%～25%足叶草脂安息香酊，具有潜在的致癌性，不推荐在临床使用。干扰素虽然具有广谱抗病毒和免疫调节作用，但因其疗效不确切且治疗的费用较高，不推荐常规使用。有报告表明将干扰素注射在疣体基底部，每周3次，连续4～12周，临床上能起到一定的疗效。

3. 治疗方案选择。

（1）外用药物治疗适用于外生殖器部位中等以下大小的疣体（单个疣体直径＜0.5cm，疣体团块直径＜1cm，疣体数目＜15个）。

（2）男性的尿道内和肛周，女性的尿道口、前庭、阴道壁及宫颈口的疣体；或疣体的数目和大小均超过以上标准者，建议采用物理治疗。

（3）物理治疗后，如果仍有少量疣体残存，可局部再次使用外用药物治疗。

（4）无论是局部药物治疗或物理治疗，都必须进行醋酸白试验，尽量清除亚临床感染，减少复发。

4. 亚临床感染的处理。无症状亚临床感染尚无有效的可以将 HPV 感染清除的治疗方法，不推荐治疗，过度治疗会导致潜在的不良后果，定期密切随访及预防可以降低其传染性。可疑部位的醋酸白试验阳性，可根据患者情况开展相应的治疗（如激光治疗、液氮冷冻疗法），以减少复发。

（三）特殊情况的处理

1. 妊娠期患者的处理。妊娠期忌用足叶草脂、足叶草毒素和咪喹莫特。由于妊娠期疣体生长迅速，脆性增加，应尽早治疗。提前告知患尖锐湿疣的孕妇，婴幼儿可因 HPV 6 型和 HPV11 型引起呼吸道乳头瘤病，其所生的新生儿有发生本病的可能性，因人工流产会增加 HPV 上行感染以及患盆腔炎性疾病的可能性，如无其他原因，不建议终止妊娠。患尖锐湿疣的孕妇，在羊膜未破前，若胎儿和胎盘已完全成熟，可考虑行剖宫产，HPV 感染者应避免与新生儿接触。临近分娩时皮损仍存在者，预测阴道分娩会导致严重出血，或疣体阻塞产道，应在羊膜未破前择期剖宫产，必要时请性病科专家与妇产科联合会诊。50%的孕妇产后疣体可自行消退。

2. 合并 HIV 感染患者的处理。因 HIV 感染或其他原因引起免疫功能抑制的患者，常规治疗效果不如免疫正常者，复发率相对更高。此类患者在生殖器疣的基础上更易发生鳞癌，或相似于疣的鳞癌，确诊以活检为金标准。

3. 频繁复发患者的处理。少数患者尖锐湿疣复发频繁，主要的原因有如下几点：一是原发损害治疗不彻底，皮损消除不完全，如激光烧灼过浅；二是皮损周围亚临床感染持续存在并蔓延；三是皮损周围及阴肛部位存在 HPV 潜伏感染；四是外阴 HPV 的散布源来自部分患者60%尿道内或22%阴囊的 HPV 贮存库；五是与已感染的性伴侣再次接触而感染；六是局部免疫低下的患者，如 HIV 感染、妊娠、糖尿病、器官移植者；七是不良诱因未消除，如男性包皮过长，女性阴道炎、宫颈炎等。对于尖锐湿疣频繁复发的患者，尚无确切有效的治疗方法。采用激光治疗的同时尽可能及早发现亚临床感染，治疗深度应达真皮浅层，范围超过皮损 2mm。注意祛除可能引起复发的病因，如感染。在彻底清除疣体后，可使用调节机体免疫状态的药物，如胸腺素、干扰素、白介素 –2 等，但此类药物对于预防复发的效果尚未确定。

六、随访和治疗评价

1. 尖锐湿疣治疗后的前 3 个月，交代患者每 2 周复诊 1 次，如有不适（如发现新皮损或创面出血等）应随时就诊，以尽快得到及时的治疗，并告知患者注意检查皮损好发部位，观察有无新发皮损，复发多在治疗后的前 3 个月，此后，可根据患者的自身情况，可以适当延长随访间隔期，直至末次治疗后 6 个月止。

2. 尖锐湿疣的判愈标准为治疗后疣体完全消失。大多数学者认为，治疗后 6 个月无复发者，复发率会降低。尖锐湿疣的预后良好，虽治疗后复发率较高，但仍可通过正确的治疗达到临床治愈。

七、性伴侣处理

患者的所有性伴侣均要检查和随访，同时开展健康教育并提供有效的咨询服务。男性患者的女性性伴侣要做宫颈细胞学筛查。

八、尖锐湿疣疫情报告

尖锐湿疣应严格按照中国疾病预防控制中心性病控制中心的病例报告要求进行性病疫情报告。

1. 报告首诊病例，首次诊断的尖锐湿疣临床诊断病例、确诊病例均需要报告。

2. 基于临床诊断的病例即可报告。

3. 尖锐湿疣复发病例不报告，有证据表明的复诊、多处就诊治疗（包括年度内、跨年度、跨地区）的病例不报告。

4. 无肉眼可见的尖锐湿疣皮损临床表现，仅为人乳头瘤病毒（HPV）核酸检测阳性，或 HPV 血清抗体检测阳性者不报告。

5. 尖锐湿疣病例分类为临床诊断病例和确诊病例，无疑似病例、病原携带者。

6. 特殊情况。对于 HIV 阳性的尖锐湿疣患者（尤其是男男性行为者）治愈后（如治愈 1 年以上），再次感染发病，即再次出现尖锐湿疣皮损者需要报告。

（黄胜萍）

第五节　生殖道沙眼衣原体感染

生殖道沙眼衣原体感染是常见的性传播疾病，也可通过母婴传播，可侵犯眼、生殖道和其他脏器等。

一、流行病学史

有性伴侣感染史、不安全性行为或多性伴侣。生母有沙眼衣原体感染史可导致新生儿感染。

二、临床表现

（一）男性特有的感染

1. 尿道炎。潜伏期 1～3 周。表现为尿道出现黏液性或脓性分泌物，可有尿痛、尿道刺痒、灼热感等，部分患者可出现尿频。

2. 附睾炎。如治疗不规范或未治疗，部分患者可并发附睾炎。多表现为单侧附睾肿大，发硬且触痛明显。炎症明显时，阴囊皮肤充血水肿、疼痛、输精管变粗。

3. 关节炎（Reiter 综合征）。为少见的并发症，多在尿道炎症状出现 1～4 周后发生。关节炎常为非对称性，多累及下肢大关节及骶关节等。Reiter 综合征则指除上述关节炎病变外，同时伴有结膜炎、尿道炎和典型的皮肤黏膜等损害。

（二）女性特有的感染

1. 宫颈炎。主要累及宫颈管，临床症状不明显，可有白带增多及异常的非月经期或性交后阴道出血。体检可见宫颈黏液脓性分泌物，宫颈充血水肿、脆性度增加，触之易出血。拭子试验阳性（将棉签拭子插入宫颈管后取出，可见黄绿色改变）。

2. 尿道炎。部分患者可出现尿频、尿急、尿痛等急性尿道综合征，同时合并宫颈炎。

3. 盆腔炎。如治疗不规范或未治疗，病程慢性迁延，可上行感染而发生盆腔炎。表现为下腹痛、阴道异常出血、性交痛、阴道分泌物异常等。体检可发现下腹部压痛、反跳痛，宫颈举痛，伴有发热等。远期后果包括不孕症、异位妊娠、子宫内膜炎等。

（三）男女性共有的感染

1. 直肠炎。多见于男男性行为者。轻者症状不明显，重者表现为直肠疼痛、腹泻、便血及出现黏液性分泌物。

2. 眼结膜炎。眼睑肿胀，睑结膜充血，有滤泡，可有黏液脓性分泌物。

3. 无症状感染。男女性沙眼衣原体感染多数临床症状不明显或为无症状。

4. 婴儿及儿童感染。

（1）新生儿结膜炎。患儿生母有沙眼衣原体感染史。多在出生后 5～12 天发生。表现为轻重不等的化脓性结膜炎症状，伴有黏液性、脓性分泌物，眼睑肿胀、睑结膜充血，球结膜呈乳头状炎症性增生，病程迁延可造成微血管翳、瘢痕形成等。

（2）新生儿肺炎。多发生在出生后 3～16 周龄。表现为间断性续咳，伴有鼻塞、流涕，常不发热。体检可见呼吸急促，双肺闻及湿啰音。

三、实验室检查

1. 显微镜检查。标本涂片后做吉姆萨染色、帕氏染色、碘染色，镜下可见沙眼衣原体包涵体。仅限于新生儿眼结膜刮片的检查，不做泌尿生殖道衣原体感染的诊断。

2. 培养法。沙眼衣原体细胞培养阳性。

3. 抗原检测。直接免疫荧光法、酶联免疫吸附试验、免疫扩散试验，沙眼衣原体抗原检测阳性。

4. 抗体检测。血清抗体水平升高（＞1∶64），常见于沙眼衣原体性输卵管炎、附睾炎。沙眼衣原体 IgM 抗体在新生儿衣原体肺炎中滴度升高。

5. 核酸扩增试验。应用聚合酶链反应法进行沙眼衣原体核酸检测阳性。核酸检测应在有资质的机构及实验室开展。

四、诊断与鉴别诊断

具备实验室检查中任意一项（主要为培养法、抗原检测和核酸扩增试验检测），同时无临床症状者，为无症状感染。确诊病例为有或无流行病学史，必须同时具备临床表现和实验室检查（主要为培养法、抗原检测和核酸扩增试验检测）中的任意一项。

五、临床处理

（一）一般原则

早期诊断，早期治疗。及时、足量、规则用药。针对不同的病情选择不同的治疗方案。性伴侣应同时治疗，治疗后定期随访。

（二）治疗方法

1. 成人沙眼衣原体感染。

推荐治疗方案。阿奇霉素 1000mg，单剂口服；或用多西环素 0.1g，2 次 /d，连续 7 ～ 10 天。

替代治疗方案。四环素类药，米诺环素 0.1g，2 次 /d，连续 10 天；或用四环素 0.5g，4 次 /d，连续 2 ～ 3 天；或用克拉霉素 0.25g，2 次 /d，连续 10 天；或用罗红霉素 0.15g，2 次 /d，连续 10 天；或用红霉素碱 0.5g，4 次 /d，连续 7 天；或用喹诺酮类药，氧氟沙星 0.3g，2 次 /d，连续 7 天；或用左氧氟沙星 0.5g，1 次 /d，连续 7 天；或用莫西沙星 0.4g，1 次 /d，连续 7 天；或用司帕沙星 0.2mg，1 次 /d，连续 10 天。

14 岁以下儿童患者禁用四环素类药，18 岁以下患者禁用喹诺酮类药物。

2. 婴儿和儿童沙眼衣原体感染。

（1）新生儿沙眼衣原体眼结膜炎和肺炎。推荐治疗方案：红霉素干糖浆粉剂，50mg/ kg·d，口服，4 次 /d，连续 2 周。如有效，可延长 1 ～ 2 周。

（2）儿童衣原体感染。推荐治疗方案：体重＜ 45kg 者，服用红霉素碱或红霉素干糖浆粉剂 50mg/（kg·d），口服，4 次 /d，连续 2 周；8 岁以上儿童或体重≥ 45kg 者，同成人的阿奇霉素治疗方案。根据疗效判断，如有必要可进行第 2 个疗程治疗。

（三）特殊情况的处理

1. 妊娠期感染的处理。

（1）推荐方案：红霉素碱 0.5g，4 次 /d，连续 1 周；或用阿莫西林 0.5g，3 次 /d，连续 1 周。

（2）替代方案：红霉素碱 0.25g，4 次 /d，连续 2 周；或用阿奇霉素 1g，单剂口服。

2. 合并 HIV 感染的处理。

合并 HIV 感染的沙眼衣原体感染患者，治疗参照 HIV 阴性患者。

六、随访和治疗评价

用阿奇霉素或多西环素治疗的患者，在完成治疗后一般无需进行微生物学随访。有以下情况应进行微生物学随访：一是症状持续存在，二是怀疑再感染，三是怀疑未依从治疗，四是无症状感染，五是红霉素治疗后。

判愈试验的时间安排：疗程结束后 2 周进行抗原检测试验，疗程结束后 4 周进行核酸扩增试验检测。

对于女性患者，建议在疗程结束后 3 ～ 4 个月进行沙眼衣原体再次检测，防止再感染的可能以及盆腔炎和其他并发症的发生。

七、性伴侣处理

患者确诊前或者出现症状的 2 个月内，所有的性伴侣均要进行同样的筛查，通过检查发现感染者并同时治疗。治疗期间避免性行为。

八、生殖道沙眼衣原体感染疫情报告

生殖道沙眼衣原体感染应严格按照中国疾病预防控制中心性病控制中心的病例报告要求进行性病疫情报告。

1. 报告首诊病例，首次诊断的生殖道沙眼衣原体感染确诊病例需要报告。

2. 再次感染者需要报告。

3. 生殖道沙眼衣原体感染引起的睾丸炎、附睾炎、盆腔炎、咽炎、直肠炎等需要报告。

4. 生殖道沙眼衣原体感染病例分类为确诊病例，无临床诊断病例、疑似病例、病原携带者。

（黄胜萍）

第六节　艾滋病

艾滋病，即获得性免疫缺陷综合征（acquired immunodeficiency syndrome，AIDS），其病原体为人类免疫缺陷病毒（human immunodeficiency virus，HIV），亦称艾滋病病毒。HIV 主要损害人体免疫系统，破坏人体 T 淋巴细胞，造成人体免疫功能严重低下，从而引发各种感染和肿瘤。

一、流行病学史

不安全性生活史、静脉注射毒品史、输入未经 HIV 抗体检测的血液或血液制品、HIV 抗体阳性者所生子女及职业暴露史等。

二、临床表现

从初始感染 HIV 到疾病终末期是一个漫长复杂的过程，在这一过程的不同阶段，与 HIV 相关的临床表现也是多种多样的。根据患者感染后的临床表现及症状、体征，HIV 感染的全过程可分为急性期、无症状期和艾滋病期；但因为影响 HIV 感染临床转归的主要因素有病毒、宿主免疫和遗传背景等，所以在临床上可表现为典型进展、快速进展和长期缓慢进展三种转归，出现的临床表现也不同。

（一）不同时期的临床表现

1. 急性期。通常发生在初次感染 HIV 后 2 ～ 4 周。部分感染者出现 HIV 病毒血症和免疫系统急性损伤所产生的临床表现。大多数患者临床症状轻微，持续 1 ～ 3 周后缓解。临床表现以发热最为常见，可伴有咽痛、盗汗、恶心、呕吐、腹泻、皮疹、关节疼痛、淋巴结肿大及神经系统症状。

此期在血液中可检出 HIV-RNA 和 P24 抗原，而 HIV 抗体则在感染后 2 周左右出现。CD4+T 淋巴细胞计数一过性减少，CD4+/CD8+T 淋巴细胞比值亦可倒置。部分患者可有轻度白细胞和血小板减少或肝功能异常。快速进展者在此期可能出现严重感染或者中枢神经系统症状、体征及疾病。

2. 无症状期。可从急性期进入此期，或无明显的急性期症状而直接进入此期。此期一般持续 6 ～ 8 年。其时间长短与感染病毒的数量、型别、感染途径、机体免疫状况的个体差异、营养条件及生活习惯等因素有关。在无症状期，由于 HIV 在感染者体内不断复制，免疫系统受损，CD4+T 淋巴细胞计数逐渐下降，可出现淋巴结肿大等症状或体征，但一般不易引起重视。

3. 艾滋病期。为感染 HIV 后的最终阶段。患者 CD4+T 淋巴细胞计数多低于 200 个 /μL，HIV 血浆病毒载量明显升高。此期主要临床表现为 HIV 相关症状、体征及各种机会性感染和肿瘤。

感染 HIV 后相关症状及体征主要表现为持续 1 个月以上的发热、盗汗、腹泻；6 个月内体重减轻 10% 以上。部分患者表现为神经精神症状，如记忆力减退、精神淡漠、性格改变、头痛、癫痫及痴呆等。另外，还可出现持续性全身性淋巴结肿大。

（二）各系统的临床表现

1. 肺部。肺部的各种机会性感染以肺孢子菌肺炎和巨细胞病毒性肺炎最常见，其他有肺弓形虫病、支气管肺念珠菌病、肺隐球菌病、肺结核、诺卡菌病，以及与艾滋病相关的肺肿瘤，如卡波西肉瘤（KS）、非霍奇金淋巴瘤等。

2. 消化系统。有隐孢子虫引起的水样腹泻综合征；白念珠菌所致咽部、食管病变，巨细胞病毒所致溃疡性结肠炎；卡波西肉瘤侵犯肠道，引起腹泻和吸收不良综合征等。表现有腹泻、腹痛、吞咽困难、消瘦等。

3. 神经系统。HIV 常侵犯中枢神经系统，病变包括胶质细胞增生、灶性坏死、血管周围炎性浸润、多核巨细胞形成和脱髓现象，有急性 HIV 脑膜炎、慢性 HIV 脑膜炎、艾滋病痴呆综合征、周围神经病、脊髓病、肉芽肿性脑血管炎等。

4. 血液系统。80% 艾滋病患者伴有贫血，并发 KS 或机会性感染，可有严重贫血、血小板减少、粒细胞减少、T 淋巴细胞减少、多克隆活化的 B 细胞增多。

5. 淋巴结肿大和脾大。淋巴结肿大见于颈后、腋窝及腹股沟。全身均可累及。淋巴病可分为 3 个阶段：淋巴结肿大期、淋巴结体积回缩期及淋巴结体积缩小期。脾高度增大，有自发破裂死亡者。

（三）机会性感染

已知引起艾滋病患者发生机会性感染的病原体有 20 多种，比较常见和危害比较大的作如下介绍。

1. 结核病。结核病是 HIV 感染者最常见的机会性感染，结核病加重 HIV 感染者的病情。HIV 感染者的结核病主要表现以肺部感染、发热和盗汗最常见，常有体重减轻、厌食和寒战、咳嗽、多痰和呼吸困难，也有胸痛。肺外结核病有局部淋巴结肿大或假性脑膜炎。

2. 非结核性分枝杆菌病。一是鸟-胞内分枝杆菌，大多数发生在 CD4+T 淋巴细胞低于 200 个 /μL 的 HIV 感染者，表现为发热、疲倦、盗汗、食欲缺乏、恶心呕吐、腹痛、腹泻，体征可有肝脾大、淋巴结肿大、黄疸。患者常有难以解释的反复性贫血发生。化验检查血红蛋白降低，碱性磷酸酶升高。二是堪萨斯分枝杆菌，堪萨斯分枝杆菌是 HIV 感染者并发非结核分枝杆菌的第二常见病因。患者的 CD4+T 淋巴细胞多低于 50 个 /μL。主要病变发生在肺，约 20% 为播散性，有肺部疾病表现者类似结核病，有发热、出汗、体重减轻、疲倦、咳嗽、呼吸短促和咯血现象。胸部 X 线摄片可以表现正常，但常见的是上叶有间质性浸润，有空洞或无空洞形成。

3. 肺孢子菌肺炎。肺孢子菌肺炎是艾滋病患者死亡的主要原因之一。在艾滋病患者中 60%～ 85% 的病例发生肺孢子菌肺炎。有发热，多为中等度热，也可高热。咳嗽，通常为干咳，气短和活动后加重，可有发绀，严重者可发生呼吸窘迫。肺部阳性体征少，双侧肺部可闻及湿啰音，体征与疾病的严重程度往往不成比例。X 线检查肺纹理增粗，两肺有网状、絮状或条索状阴影。血气分析显示低氧血症，严重病例动脉血氧分压（PaO_2）明显降低，肺泡渗出液可查到肺孢子菌。

4. 军团菌肺炎。军团菌肺炎是由革兰氏染色阴性的嗜肺军团杆菌引起的一种以肺炎为主的全身性疾病。肺部有化脓性支气管炎，亦可为大叶肺炎，伴有小的脓肿形成，有乏力、肌痛、头痛和高热、寒战症状，20% 的患者可有相对缓脉。严重者有神经精神症状，并可出现呼吸衰竭和休克，有胸腔积液。

5. 弓形虫病。有 30%～ 80% 的艾滋病患者发生弓形虫脑炎，表现为单个或多个局灶性脑脓肿或弥漫性脑膜炎。临床症状因脑组织受损部位而异，常有剧烈头痛、记忆力下降、精神状态恶化、昏迷或运动障碍，也可有癫痫发作。

6. 隐孢子虫病。临床表现为恶心、呕吐、腹痛和低热。严重腹泻，重者一天可达数十次，有大量液体丢失，每天可达数升，造成严重脱水、电解质紊乱和营养不良。

7. 微孢子虫病。临床表现为慢性腹泻，4 ～ 5 次 /d，水样便。此外，有恶心、食欲缺乏、腹痛及低热等，也可有癫痫发作。

8. 贾第虫病。病原为蓝氏贾第鞭毛虫，形态有滋养体和包囊，以二分裂法繁殖。临床表现为腹泻和吸收不良。不易自愈，容易转成慢性或重症感染。

9. 粪类圆线虫病。由粪类圆线虫引起，多表现为腹痛、腹泻，偶可出现吸收不良综合征。小肠和大肠黏膜发炎、溃疡和坏死，甚至穿孔。

10. 球孢子菌病。艾滋病患者在 CD4+T 淋巴细胞低于 250 个 /μL 时可有症状发作，常发生肺外球孢子菌病，肺部变化一般表现为弥散性和网状结节样，也可为局灶性。

11. 毛霉菌病。感染常从鼻和眼部开始，后引起肺和脑部病变，以及心脏和全身。可出现鼻咽部肿胀，鼻腔流出黑色黏稠状鼻涕，眼球外突，眼睑下垂。侵犯脑部可引起脑血管栓塞、坏死。常出现颅内压升高、抽搐、昏迷等症状，患者可在短期内死亡。

12. 巨细胞病毒（CMV）感染。HIV 感染者常合并巨细胞病毒感染，尤其在晚期免疫抑制时常见，此时，患者的 CD4+ 细胞常下降到 50 个 /μL 以下，为艾滋病患者致死的主要原因之一。巨细胞病毒感染在男男性行为（MSM）中的感染率高达 95% 以上。巨细胞病毒感染可以引起不同的临床表现，包括皮疹、视网膜炎、间质性肺炎、脑膜炎等一些非特异性症状。CMV 也可通过胎盘感染胎儿造成先天性感染，胎儿出生后即可显示肝、肺、脑等巨细胞病毒感染症状。

（四）继发性肿瘤

在艾滋病患者中恶性肿瘤的概率是正常人的 50 倍，其中较常见的肿瘤有两种：卡波西肉瘤与非霍奇金淋巴瘤。

卡波西肉瘤的发生与人类疱疹病毒 8 型有关，多见于男性同性恋和双性恋人群中的 HIV 感染者，它可以发生于 HIV 感染的各个阶段，甚至在 CD4+T 淋巴细胞较高时（200 ～ 500 个 /μL）。可侵犯皮肤、黏膜、内脏（肺、胃肠道）和淋巴结。侵犯皮肤时，初期皮肤出现有单个或多个浅紫色或粉红色结节，随后颜色逐渐加深、增大，边界不清，可融合成片状，表面可有溃疡，皮损的纵轴方向与局部皮纹一致。皮损多见于面部、躯干、四肢。侵犯淋巴结时，可引起局部淋巴结肿大，淋巴液回流障碍，有些患者出现下肢水肿。侵犯内脏，患者可出现占位性病变的症状，有时引起出血。

非霍奇金淋巴瘤的发生与 EB 病毒有关，它可侵犯中枢神经系统、骨髓、胃肠道、淋巴结，本病的预后差，化疗后常复发。

（五）HIV 相关的皮肤表现

HIV 感染个体中几乎 100％在其生命的过程中均会发生皮肤的表现。HIV 感染的皮肤表现通常分为以下几类：

1. 炎症性 / 高度增殖性疾病：

（1）皮肤瘙痒症。是 HIV 感染者最常见的主诉，可以发生在疾病的相对早期，通常无原发皮疹出现。瘙痒可能非常严重而不能忍受，严重者会有自杀倾向。这种严重瘙痒的原因尚不清楚。皮肤干燥是最常见引起瘙痒的原因，尤其是在秋冬季节；另一种原因是患者感染 HIV 后机体免疫功能失调，两型细胞因子发生转换；高病毒载量本身也会以某种不明原因的机制诱导瘙痒。

（2）HIV 的丘疹性瘙痒性皮疹。原发损害为坚硬的风团性丘疹及无菌性脓疱。常对称，主要分布于四肢，躯干及面部少见，剧痒，常伴有许多抓痕，炎症后色素沉着与瘢痕，艾滋病相关瘙痒性丘疹性皮疹（PPE）常为严重免疫抑制的一个标记，HIV 感染者 CD4+T 淋巴细胞 < 100 个 /μL 治疗非常困难，抗组胺及外用糖皮质激素有效，也可用 UVB 照射，抗逆转录病毒治疗（ART）有效，但需治疗数月。

（3）嗜酸性毛囊炎。最常见的瘙痒性毛囊性丘疹，见于 CD4+T 淋巴细胞细胞计数约 200 个 /μL 的患者。躯干上部、面部、头皮及颈部可出现风团性毛囊性丘疹，脓疱损害不常见，且脓疱常比细菌性毛囊炎的脓疱小。这些损害之所以少见，是因为瘙痒非常严重，损害在进入脓疱前已被抓破。90％的损害发生于躯干前部乳头线以上及头、颈部，及上肢近端。可出现外周血嗜酸性粒细胞增多，血清 IgE 水平增高。组织学上，在皮脂腺峡部水平，毛囊上部周围有单一核细胞及嗜酸性粒细胞的浸润，当损害发展时，嗜酸性粒细胞与淋巴细胞进入毛囊结构及皮脂腺中。

（4）脂溢性皮炎。普通人群中的发生率为 1％～ 3％，但在 HIV 感染的患者中可以达到 80％。皮损的范围和严重性会随着疾病的进展而增加（CD4+T 淋巴细胞 < 100 个 /μL），临床上表现为红斑和脱屑，皮损可以较为弥散或限于头皮的局限性斑块，包括耳前、耳后区和外耳道，面中央区域，特别是眉毛和鼻唇沟以及下颏区，其他部位也可累及，如外生殖器、腹股沟、腋窝、前胸与耻骨联合部。严重患者会发展为红皮病。

（5）皮肤干燥和皮脂缺乏性湿疹。皮肤干燥是 HIV 感染非常常见的早期表现，在秋冬季节湿度下降时尤为常见，这种情况与皮肤剧烈瘙痒有关，会发展成乏脂性湿疹。湿疹化增加了瘙痒和创伤的程度，摩擦和搔抓又使受累部位易继发细菌感染。急性和亚急性的湿疹可以进展为慢性化，表现为苔藓化和皮肤增厚，色素沉着。

（6）银屑病。在 HIV 感染者中，本病的发生率并没有明显增加。有些患者银屑病可以是 HIV 感染最初呈现的表现，有 HIV 危险因素的患者银屑病有新发作是检测 HIV 抗体的一个适应证。随着 HIV 疾病的进展，银屑病的临床表现可以发生变化，在 HIV 感染前就有的稳定斑块型的银屑病，可更为严重和加重。可发生不典型的变异型病例如脓疱性银屑病、红皮病性银屑病、暴发性点滴性银屑病、残毁关节型银屑病、严重的甲病等。在具有银屑病性关节炎的 HIV 感染者中 HLA-B27 阳性率也很高。

（7）反应性关节炎。本病的诊断常较为困难，典型的皮肤表现是溢脓性皮肤角化病，特征是角化过度，红斑基础上的黄色丘疹和斑块具有完整的或破裂的水疱或脓疱，最常累及足跖，但甲周组织和手足背面也可受累。皮损有些类似于脓疱性银屑病；另一种皮肤表现是环状龟头炎，表现为阴茎头的浅表糜烂，互相融合形成大的扇形边缘的糜烂面，在未施行包皮环切的患者中常能见到，类似于银屑病的皮损。

（8）不良药物反应。在 HIV 感染者中的发生率比普通人群高 100 倍，并且随着免疫缺陷的进展而增加。HIV 感染者常每天服用 10 种以上不同的药物，包括抗反转录病毒制剂、预防机会性感染的多种药物配伍。其中最常见的药物包括复方磺胺甲噁唑（SMZ/TMP，其发生率为 50%～60%）、阿莫西林和其他抗生素、苯妥英、抗结核药物。皮损多在应用新药后 7～10 天出现。一般情况下，最可疑的药物是与反应发生关系时间最接近的药物。

（9）光敏性反应。HIV 感染者中特发性光敏性反应不常见，但在晚期患者中可常见。HIV 感染者中最常见的光敏反应与药物治疗有关。患者一般有较复杂的服药史，包括阿昔洛韦、卡托普利、乙胺丁醇、氯喹、干扰素、β 受体阻滞剂、噻嗪类，以及某些非激素类抗炎药可以使患者容易发生对光的敏感性。HIV 本身和其他感染性因子，或 HIV 引起的免疫失调，都是这种高敏感性的可能原因。临床表现可以多样，以对紫外线照射的高敏感性为特征，这些疾病包括获得性皮肤卟啉症（PCT）、慢性光化性皮炎、大疱性光敏感性皮炎（假 PCT）、光线性环状肉芽肿、苔藓样糠疹、光敏性肉芽肿。

（10）血管炎。文献报道了各种类型的血管炎，可以累及 HIV 感染各个阶段的儿童和成人。在 HIV 感染者的血清中可以检测到循环免疫复合物，这些循环免疫复合物在血管的沉积启动了免疫级联反应，导致血管炎的形成。

2.感染性疾病。HIV 感染晚期的患者，皮肤感染多较严重，难治疗，最常见的感染性因子是金黄色葡萄球菌、单纯疱疹病毒、水痘-带状疱疹病毒、痘病毒、念珠菌和皮肤癣菌。

3.肿瘤。已经知道有几种肿瘤与 HIV 感染有关，如卡波西肉瘤、原发性中枢神经系统肿瘤、非霍奇金淋巴瘤以及宫颈癌。在 HIV 感染时，这些肿瘤进展较快，患者存活期短，可能是由于 CD4+T 淋巴细胞计数的进行性减少降低了免疫监视功能，加速了不同类型恶性肿瘤的发生。

（1）宫颈和肛门肿瘤。在 HIV 阳性的女性中，宫颈新生物的发生率增加，特别是具有 HPV 感染史、多个性伴侣和 CD4+T 淋巴细胞计数很低的患者。这种疾病通常比 HIV 阴性者进展快，用常规方法难以成功治疗。

（2）鳞状细胞癌（SCC）。好发于口腔黏膜、结膜和头颈部。患者表现为结节、角化性丘疹或溃疡。发病年龄较轻，病程侵袭性较强，局部复发、转移及死亡的危险性较高。在少数 AIDS 患者中，紫外线诱发的 SCC 具有强的侵袭性，瘤体可在数周内增大一倍并转移至局部淋巴结或内脏，导致患者死亡。HIV 感染者中最常见基底细胞癌（BCC）为躯干部的浅表 BCC，有报道更具侵袭性，BCC 亚型包括转移性 BCC 及多发性漏斗囊性（infundibulocystic）BCC 在增加。

三、实验室检查

HIV/AIDS 的实验室检查主要包括 HIV 抗体检测、HIV 核酸定性和定量检测、CD4+T 淋巴细胞计数、HIV 耐药检测等。HIV-1/2 抗体检测是 HIV 感染诊断的金标准，HIV 核酸检测（定性和定量）也用于 HIV 感染诊断；HIV 核酸定量（病毒载量）和 CD4+T 淋巴细胞计数是判断疾病进展、临床用药、疗效和预后的两项重要指标；HIV 耐药检测可为联合用药方案的选择和更换提供指导。

四、诊断与鉴别诊断

HIV/AIDS 需结合流行病学史、临床表现和实验室检查等进行综合分析，慎重作出诊断。

1. 成人、青少年及 18 月龄以上儿童，符合以下一项者即可作出诊断。一是 HIV 抗体筛查试验阳性和 HIV 补充试验阳性（抗体补充试验阳性或核酸定性检测阳性或核酸定量大于 5000 拷贝 /mL），二是 HIV 分离试验阳性。

2.18 月龄及以下儿童，符合以下一项者即可作出诊断。一是为 HIV 感染母亲所生和 HIV 分离试验结果阳性；二是为 HIV 感染母亲所生和两次 HIV 核酸检测均为阳性（第二次检测需在出生 6 周后进行）；三是有医源性暴露史，HIV 分离试验结果阳性或两次 HIV 核酸检测均为阳性。

3. 急性期诊断标准。患者半年内有流行病学史或急性 HIV 感染综合征，HIV 抗体筛查试验阳性和 HIV 补充试验阳性。

4. 无症状期诊断标准。有流行病学史，结合 HIV 抗体阳性即可作出诊断。对无明确流行病学史但符合实验室诊断标准的即可作出诊断。

5. 艾滋病期诊断标准。成人及 15 岁（含 15 岁）以上青少年，HIV 感染加下述各项中的任何一项，即可诊为艾滋病或者 HIV 感染，而 CD4+T 淋巴细胞数＜ 200 个 /μL，也可诊断为艾滋病。一是不明原因的持续不规则发热 38℃以上，＞ 1 个月；二是腹泻（大便次数多于 3 次 /d），＞ 1 个月；三是 6 个月之内体重下降 10% 以上；四是反复发作的口腔真菌感染；五是反复发作的单纯疱疹病毒感染或带状疱疹病毒感染；六是肺孢子菌肺炎；七是反复发生的细菌性肺炎；八是活动性结核或非结核分枝杆菌病；九是深部真菌感染；十是中枢神经系统占位性病变；十一是中青年人出现痴呆；十二是活动性巨细胞病毒感染；十三是弓形虫脑病；十四是马尔尼菲篮状菌病；十五是反复发生的败血症；十六是皮肤黏膜或内脏的卡波西肉瘤、淋巴瘤。

6.15 岁以下儿童，符合以下一项者即可作出诊断：HIV 感染和 CD4+T 淋巴细胞百分比＜ 25%（＜ 12 月龄），或＜ 20%（12 ～ 36 月龄），或＜ 15%（37 ～ 60 月龄），或 CD4+T 淋巴细胞计数＜ 200 个 /μL（5 ～ 14 岁）；HIV 感染和伴有至少一种儿童艾滋病指征性疾病。

五、临床处理

(一) 一般原则

1. 联合治疗。使用多种抗病毒药物联合治疗，可抑制病毒在体内的复制，减少病毒变异、耐药性的发生和副作用，从而控制 AIDS 的进一步发展，提高生命质量，减少传染性。

2. 持久治疗。因目前所用的抗病毒药物只能抑制病毒复制，不能杀死病毒，停药后又可恢复繁殖，因此，必须持久治疗。

3. 综合治疗。除抗病毒治疗外，还要对并发症进行治疗，包括对机会性感染及继发性肿瘤进行治疗，此外，还要进行支持治疗、心理治疗等。

(二) 治疗方法

1. 治疗药物分类。目前已有六大类抗反转录病毒（antiretroviral，ARV）药物：一是核苷类反转录酶抑制剂（nucleoside reverse transcriptase inhibitors，NRTIs），二是非核苷类反转录酶抑制剂（non-nucleoside reverse transcriptase inhibitors，NNRTIs），三是蛋白酶抑制剂（protease inhibitor，PI），四是融合酶抑制剂（fusion inhibitor，FI），五是进入抑制剂 /CCR5 受体拮抗剂（entry inhibitor/CCR5 receptor antagonist），六是整合酶抑制剂（integrase inhibitor，INRTIs）。

2. 治疗目标。病毒学目标为最大限度地减少病毒载量，将其维持在不可检测水平的时间越长越好。免疫学目标为获得免疫功能重建和（或）维持免疫功能。终极目标为延长生命并提高生活质量。

3. 联合用药。规范的抗 HIV 感染的治疗为联合用药，亦称高效抗反转录病毒治疗（highly active antiretroviral therapy，HAART），两药或多药同时或交替使用会增加针对病毒的靶点，产生相加或协同的抗病毒能力，延缓耐药毒株的出现。此外，相加或协同的活性可导致适当地减少单一药物剂量，从而降低了毒副作用。常用两药联合方案为 2 种 NRTIs 联合 1 种 NNRTIs 或联合 1 种 PI，或 3 种 NRTIs 联合应用等。常用的组合用药：一是 AZT（或 D4T）+3TC+EFV（或 NVP），二是 AZT（或 D4T）+3TC+IDV，三是 ddI+D4T+EFV（或 NVP），四是 AZT+ddI+EFV（或 NVP）。

4. 开始用药和更换药物。大多数主张尽早开始 HAART，原因是尽早开始治疗能更有效地抑制病毒复制，能更明显地提高 CD4+T 淋巴细胞数目，能最大限度地恢复 T 辅助细胞活性，进而激活细胞毒 T 淋巴细胞（T8），达到即使暂时停药也能使 HIV 复制被控制，并维持 HIV 核酸拷贝数目在低水平。然而，也有主张晚用药（deferring initiation）者认为，即使早期使用最强的药物治疗也不能完全清除病毒，过早使用化疗药物会过早产生耐药毒株且付出高昂的费用，有实验治疗表明，即使患者体内 CD4+T 淋巴细胞低于 350 个 /μL 才开始有效的化疗，也能恢复免疫功能。

在 HAART 开始治疗后，由于药物失败（drug failure）、药物毒性及药物配伍不合适等，需要更换药物。药物失败的定义是指不充分的病毒抑制，如长期用药后病毒载量仍在 500 拷贝 /mL 以上；CD4+T 淋巴细胞数目增加不满意，如用药后 1 年内 CD4+T 淋巴细胞数目增加不足 150 个 /μL；临床改善不显著。造成药物失败的最主要原因是耐药毒株的产生，目前使用的所有抗 HIV 化疗药物无一例外的都能引起病毒遗传变异，造成耐药毒株产生。根据耐药试验结果，对产生耐药毒株的药物进行更换。在无法进行耐药试验时，在可能的条件下更换所有的药物。在出现药物不良反应时可更换相关的药物。

（三）特殊情况的处理

1.HIV 感染儿童的治疗原则。治疗首选 3 种 ARV 药物联合治疗方案。许多成人使用的 ARV 药物在根据儿童体重和体表面积改变药物配方后也可用于儿童。推荐儿童使用的一线药物包括 2 种 NRTI 加 EFV 或 NVP，前者用于 3 岁以上或能够吞服胶囊的儿童，后者用于 3 岁以下或不能吞服胶囊的儿童。替代方案为 2 种 NRTIs 加 1 种 PI，PI 首选 LPV/RTV。

2. 通过对孕妇的治疗阻断 HIV 母婴传播。有效措施是产科干预 +ARV 药物干预 + 人工喂养。应用此综合措施可使母婴垂直传播率降低至＜ 2%。自愿咨询检测是预防母婴传播的先决条件，也是最重要的内容之一。

3. 职业暴露后的处理。HIV 的职业暴露是指卫生保健人员在职业工作中与 HIV 感染者的血液、组织或其他体液等接触而具有感染 HIV 的危险。

（1）处理原则。①用肥皂液和流动的清水清洗被污染局部。②污染眼部等黏膜时，应用大量生理盐水反复冲洗黏膜。③存在伤口时，应轻柔挤压伤处，尽可能挤出损伤处的血液，再用肥皂液和流动的清水冲洗伤口。④用 75% 乙醇或 0.5% 碘伏对伤口局部进行消毒。

（2）职业暴露后预防性 ART。①治疗方案：首选 TDF/FTC+RAL 或其他 INSTIs。②开始治疗的时间：尽可能在最短的时间内（2 小时内）进行预防性用药，最好不超过 24 小时，即使超过 24 小时，也建议实施预防性用药。

六、随访和治疗评价

患者应按照抗病毒规范定期随访和复查。治疗的有效与否主要是通过以下三个方面进行评估：

1. 病毒学指标。这是最重要的指标。对于应用 HAART 方案治疗的患者，大多数患者血浆中病毒载量的水平 4 周内应下降一个对数（log）以上，在治疗后的 3 ～ 6 个月，病毒载量即可达到检测不到的水平。

2. 免疫学指标。经 HAART 治疗 3 个月后，CD4+T 淋巴细胞计数与治疗前相比增加了 30%，即提示治疗有效；或在治疗第一年后 CD4+T 淋巴细胞计数增长到 100 个 /μL，提示治疗有效。

3. 临床症状。当治疗有效时，临床症状能够缓解，机会性感染的发病率和艾滋病的病死率可以大大降低。

七、艾滋病疫情报告

艾滋病疫情报告要严格按照《全国传染病信息报告管理工作技术指南（2016 年版）》规定填报。

（郑文军）

第七节　软下疳

软下疳是由杜克雷嗜血杆菌（Haemophilus ducreyi）感染引起的传播性生殖器急性细菌性化脓性传染病，主要通过性传播引起。临床表现主要为生殖器部位质地柔软、剧烈疼痛的化脓性溃疡，常合并腹股沟淋巴结肿大及化脓性病变。

一、流行病学史

有不安全性行为史、多性伴侣或性伴侣感染史或有流行地区旅行史。

二、临床表现

1. 潜伏期。3～14 天，一般为 4～7 天。发病前无前驱症状。

2. 好发部位。男性好发于冠状沟、包皮、包皮系带、龟头、阴茎体、会阴部以及肛周等部位；女性好发于大小阴唇、阴唇系带、前庭、阴蒂、子宫颈、会阴部以及肛周等部位。极少数发生于乳房、手指、髋部和口腔等部位。

3. 症状。男性软下疳患者的临床症状常较女性重。典型的软下疳发病及进展快，接触病原体 3 天至 2 周后，感染部位出现一个小炎性丘疹或脓疱，24～48 小时后迅速加重，3～5 天后损害继续侵蚀患处形成疼痛剧烈的深溃疡。溃疡形状多呈圆形或卵圆形，直径多为 0.2～2.0cm。溃疡质地软，易出血，边缘粗糙不整齐；溃疡表面覆有恶臭的黄灰色渗出物，溃疡周围有炎性红斑。由于自身接种导致对吻式溃疡形成、卫星状病变以及接种到其他部位。

（1）典型病例可在溃疡表面出现具有特征性的蜡样脓苔，溃疡基底部可见颗粒状肉芽组织增生。相邻的溃疡贯通或融合成大溃疡。尿液流经溃疡时有灼痛，这常成为女性患者的主诉。

（2）软下疳的三联征：向下侵蚀的溃疡边缘、脓性污秽的灰色溃疡基底以及中等至严重程度的疼痛。三联征对诊断有帮助，溃疡晚期会形成不规则的瘢痕。

（3）软下疳合并症包括软下疳横痃、包皮炎、嵌顿包茎、尿道瘘、尿道狭窄、阴茎干淋巴管炎、阴囊或阴唇象皮肿以及溃疡的继发其他病原体感染等。

（4）软下疳横痃为痛性的腹股沟化脓性淋巴结炎，疼痛明显，表面皮肤发红，常为单侧，双侧均可受累。肿大的淋巴结常有波动感，可自然破溃流脓，形成溃疡和窦道。尤其是窦道开口呈"鱼口样"，特征明显，对诊断有帮助。

4. 体征。早期为红色丘疹，周围绕以红晕。已发生溃疡者，溃疡边缘不规则，呈深浅不一的挖掘状，边界清楚，无硬结。溃疡基底面附以灰色和黄色坏死性污秽的分泌物，擦拭时易出血。周围皮肤炎症反应很轻。有些损害为直径 2cm 以上的巨大溃疡。横痃特点为化脓性淋巴结炎，相互融合，质软，压痛明显，严重时形成脓肿有波动感，破溃后可见到浓厚的脓液。

5. 不典型的软下疳。包括毛囊性软下疳、一过性软下疳、丘疹型软下疳、巨大软下疳、匐行性软下疳、崩蚀性软下疳以及混合性软下疳。软下疳早期若能得到及时诊断和有效的治疗，一般预后良好。病期较长的患者经过治疗后常遗留瘢痕，病情较重者可有后遗症。

三、实验室检查

1. 分泌物涂片。取材应用棉拭子从溃疡基底的脓性分泌物中取材，应立即涂片，因为常温下杜克雷嗜血杆菌仅能存活 2～4 小时。溃疡分泌物中杜克雷嗜血杆菌相对较多，脓液中含菌量达 10^7～10^8 个 /mL。横痃中如果无脓肿和破溃则查不到细菌，甚至培养也不能发现细菌。涂片革兰氏染色后发现多形性革兰阴性杆菌，呈"鱼群"样排列，具有诊断意义。

2.细菌培养。细菌培养是最可靠的确诊方法。但成功率不稳定，可能因为杜克雷嗜血杆菌是一种需要复杂营养的细菌。最好的单一培养基为含血红蛋白的富营养培养基，如含血红蛋白和小牛血清的淋球菌培养基。细菌生长常需 2～4 天，最多需要 7 天。

3.组织病理学检查。大多数软下疳溃疡的组织非常有特征性，足以提供软下疳的诊断依据，损害有 3 个互相覆盖的带，并有特殊的血管变化。溃疡底部表面的带很窄，由中性粒细胞、纤维蛋白、红细胞与坏死组织组成；位于其下的第二条带相当宽，有很多新生血管，内皮细胞明显增生，导致管腔常有闭塞及血栓形成，血管壁变性；最深部的带则是由浆细胞与淋巴样细胞组成的致密浸润带。在组织切片中有时可找到杜克雷嗜血杆菌。

4.其他方法。基因扩增技术，可用于检测具有特异性的杜克雷嗜血杆菌 DNA 片段。免疫荧光技术，可用于检测杜克雷嗜血杆菌特异性抗原。此外还可进行杜克雷嗜血杆菌氧化酶试验、硝酸盐还原试验、碱性磷酸酶试验、过氧化氢酶试验和卟啉试验。

四、诊断

符合软下疳的临床表现，尤其是具有特征性的临床表现，结合流行病学史以及实验室检查，但只有病原学的依据确立时，方为确诊病例。如有不洁性接触史，潜伏期 1 周左右；生殖器多发性溃疡，表面有脓性分泌物，疼痛明显；有横痃，溃疡分泌物涂片革兰氏染色有"鱼群"样分布的革兰阴性多形性杆菌，或细菌培养有革兰阴性杆菌时则可作出诊断。

五、临床处理

（一）一般原则
应遵循及时、足量、规则用药的原则，在患者发病前 10 天内的性伴侣，无论有无症状，均应同时接受治疗，治疗后应进行随访。有效的治疗可治愈感染，消除临床症状，预防传染给他人。较晚期患者，尽管治疗有效，仍可形成瘢痕。

（二）治疗方法
杜克雷嗜血杆菌对临床常用抗生素的耐药已很普遍。由质粒介导的抗生素耐药品种有氨苄西林、磺胺、氯霉素、四环素、链霉素和卡那霉素等。常用抗生素头孢曲松和阿奇霉素的优点是单次给药。

头孢曲松 250mg，单次肌内注射；或用阿奇霉素 1g，单次口服（孕妇及哺乳期妇女慎用）；或用环丙沙星 500mg，口服，2 次 /d，疗程 3 天（孕妇及哺乳期妇女和小于 18 岁者禁用）；或用红霉素 500mg，口服，4 次 /d，疗程 7 天。

（三）特殊情况的处理
1.妊娠期感染。孕妇和哺乳期妇女用头孢曲松和红霉素较为安全。至于软下疳对妊娠结局的不利影响，尚未见报道。

2.合并 HIV 感染。软下疳合并 HIV 感染者应密切观察，因为这类患者治疗失败的可能性较大且溃疡愈合更慢。合并 HIV 感染的软下疳比 HIV 阴性者需要更长的疗程，且用任何方案都可能发生治疗失败。所推荐的头孢曲松和阿奇霉素对合并 HIV 感染的患者疗效如何，资料还很有限，因此，这些方案仅适用于能保证随访的患者。

六、随访和治疗评价

在治疗开始后 3 ～ 7 天应进行复查。此外，未经包皮环切的患者，如果溃疡位于包皮下，愈合较慢。已化脓、有波动感的淋巴结肿大临床消退慢于溃疡，尽管治疗有效，可能还需做穿刺或切开引流。用针头抽吸比较简便，但切开引流更为可取，因为以后无需多次引流。

七、性伴侣处理

鼓励患者通知其性伴侣接受检查，在患者出现症状之前 10 天内，与患者有过性接触的性伴侣，不论其有无此病的症状，都必须进行检查和预防性治疗。

（郑文军）

第八节　性病性淋巴肉芽肿

性病性淋巴肉芽肿（LGV）是由沙眼衣原体 L1、L2、L2a 或 L3 血清型引起的慢性性传播疾病。主要临床表现为早期在生殖器部位出现小的、无痛性丘疹性损害；中期腹股沟疼痛性淋巴结肿大，形成横痃；晚期发生生殖器象皮肿和直肠狭窄。此病在我国罕见。

一、流行病学史

有不安全性行为，多性伴侣或性伴侣感染史。

二、临床表现

（一）潜伏期

潜伏期为 3 ～ 30 天，一般为 7 ～ 10 天。

（二）发病期

1. 早期。出现原发性损害，又称初疮，包括无痛性小丘疹、小的疱疹样皮损、溃疡或糜烂、非特异性尿道炎等。部分患者无自觉症状，初疮可在 1 周内自行愈合。好发于男性的冠状沟、包皮系带、包皮、阴茎、尿道及阴囊，女性的阴道后壁、阴唇、阴唇系带、宫颈及外阴。

2. 中期。常在初疮出现 2 ～ 6 周后发生，也可更晚发生。

（1）腹股沟综合征。多为单侧受累，腹股沟和股淋巴结出现肿大和疼痛（腹股沟横痃）。少数出现"沟槽征"，是由于腹股沟韧带上方的腹股沟淋巴结和下方的股淋巴结均肿大，使皮肤呈现沟槽状。肿大、坏死的淋巴结可发生波动和破溃，出现多个瘘管，似"喷水壶"状，愈后遗留瘢痕。少数女性患者病变累及髂窝淋巴结及直肠周围淋巴结，引起盆腔粘连，出现下腹痛和腰痛。

（2）肛门直肠生殖器综合征。多见于女性或男性同性性行为者。由于直肠结肠炎及直肠周围淋巴组织炎，出现肛门瘙痒、直肠疼痛、腹痛、腹泻及里急后重，脓血便或便中带血，或腹泻和便秘交替出现。

（3）全身症状可出现发热、头痛、关节痛等。有时可发生结节性红斑或硬红斑。

3. 晚期。经数年或十余年病程后发生。

（1）直肠狭窄。长期慢性直肠炎或直肠周围炎及瘢痕的形成，导致直肠狭窄。通常发生在距肛门向上 3～5cm 的肛管处。患者常有腹痛或阵发性腹部绞痛，排出的大便呈细条状。

（2）生殖器象皮肿。由于长期的淋巴结及淋巴管慢性炎症，淋巴回流遇到障碍，淋巴水肿，最终导致阴囊及外阴象皮肿。

（3）可发生肛瘘和直肠阴道瘘。

三、实验室检查

1. 一般检查。可有白细胞升高，血沉加速，高蛋白血症，IgG、IgA、IgM 升高，补体活性增强。

2. 血清学试验。补体结合试验、微量免疫荧光试验（MIF）、单一包涵体免疫荧光试验和酶联免疫吸附试验等。高滴度的衣原体抗体（补体结合试验滴度 ≥ 1：64 或 MIF 滴度 ≥ 1：512），或间隔 2 周以上前后 2 次的抗体滴度相比有 4 倍增加对本病有诊断意义。

3. 衣原体培养。沙眼衣原体细胞培养阳性，并鉴定为 L1、L2、L2a 或 L3 血清型沙眼衣原体。

4. 核酸检测。用聚合酶链反应法等检测 L1、L2、L2a 或 L3 血清型沙眼衣原体核酸阳性。核酸检测应在通过相关机构认定的实验室开展。

四、诊断

1. 疑似病例。符合临床表现，有或无流行病学史。

2. 临床诊断病例。符合疑似病例要求和血清学试验检查，高滴度的衣原体抗体（补体结合试验滴度 ≥ 1：64 或 MIF 滴度 ≥ 1：512），或间隔 2 周以上前后 2 次的抗体滴度相比有 4 倍增加。

3. 确诊病例。同时符合疑似病例的要求和沙眼衣原体细胞培养阳性，并鉴定为 L1、L2、L2a 或 L3 血清型沙眼衣原体，或聚合酶链反应法等检测 L1、L2、L2a 或 L3 血清型沙眼衣原体核酸阳性。

五、临床处理

（一）一般原则

及时治疗；足量、规则用药；根据不同病情采用不同的治疗方案；治疗期间应避免性行为；性伴侣应接受检查和治疗；治疗后应进行随访和判愈。

及时、有效的抗生素治疗可以治愈现症感染，缓解临床症状，阻止进一步的组织损伤，缩短病程，消灭传染性。但晚期患者组织损伤严重时可遗留后遗症。

（二）治疗方法

1. 推荐的治疗方案。多西环素 100mg，口服，2 次 /d，共 21 天；或用米诺环素 100mg，口服，2 次 /d，共 21 天；或用红霉素 500mg，口服，4 次 /d，共 21 天；或用四环素 500mg，口服，4 次 /d，共 21～28 天。

此外，阿奇霉素 1.0g，口服，每周 1 次，连续 3 周，可能有效，但目前缺乏相关的临床资料。

以上推荐方案主要适用于无并发症的感染。对慢性感染者可采用 1 个以上疗程，交替使用上述抗生素。

2. 对横痃可行穿刺术抽吸脓液，一般不主张外科切开引流。对出现瘘管或窦道者可行外科修补术或成形术；直肠狭窄初起时可做扩张术，严重的直肠狭窄可采用手术治疗；对生殖器象皮肿可行整形术。在对有合并症患者行外科手术前，应给予足量的抗生素治疗。

（三）特殊情况的处理

1. 妊娠期及哺乳期感染。应以红霉素方案治疗。禁用四环素、多西环素或米诺环素治疗。

2. 合并 HIV 感染者。与 HIV 阴性者的治疗方案相同，但需延长疗程。

六、随访和治疗评价

患者应做临床随访，直至沙眼衣原体阴性，症状和体征缓解。

七、性伴侣处理

在患者出现症状之前 30 天内，凡与本病患者有过性接触的性伴侣，不论有无此病的症状，都必须进行检查和相应的治疗。

（何观玉）

第九节　腹股沟肉芽肿

腹股沟肉芽肿又称杜诺凡病（Donovanosis），是由肉芽肿荚膜杆菌（Calymmatobacterium granulomatis）引起的一种主要通过性行为传播的腹股沟肉芽肿性疾病。腹股沟肉芽肿通常累及生殖器、肛周和腹股沟。腹股沟肉芽肿曾有许多其他名称，如传染性肉芽肿（infectous granuloma）、慢性性病性溃疡（chronic venereal ulcer）和热带腹股沟肉芽肿（granuloma inguinale tropicum）等。1882 年，MeLeod 最先报道本病；1905 年，英国医生 Donovan 首先发现了杜诺凡小体（Donovan bodies）；1913 年，Aragao 和 Viana 培养出本病的病原体即肉芽肿荚膜杆菌。本病主要流行于热带和亚热带地区，好发年龄为 20 ～ 40 岁，多见于男性同性恋者，常合并梅毒以及 HIV 感染等其他性传播感染性疾病。

一、流行病学史

根据患者发病前的非婚性交史或其性伴侣的感染史，尤其是患者或其性伴侣到过流行区并有与当地人的性接触史。

二、临床表现

（一）潜伏期

本病潜伏期不确定，平均为 17 天，可为 1 天至 1 年。

（二）好发部位

男性的好发部位有阴茎、阴囊、龟头、腹股沟以及肛周。其中腹股沟受累约占 10%，肛周受累占 5% ～ 10%，多发生于被动肛交者。女性好发部位有小阴唇、阴阜、阴唇系带以及宫颈等，其中宫颈受累约占 10%，肛周生殖器以外部位受累约占 6%。

（三）症状

患者常以肛周生殖器无痛性溃疡以及腹股沟假性横痃为主诉，主要表现为无痛的、慢性进行性的溃疡性肉芽肿，损害呈牛肉红样外观，触之易出血。

（四）体征

1. 结节型（nodular type）。感染部位表现为柔软的红色结节，常伴有瘙痒。皮损最终发生溃疡并呈现亮红色粗糙的颗粒状表面。本病发生在腹股沟的结节型损害常被误认为淋巴结，其实是假性横痃（pseudobubo）。

2. 增殖性溃疡型（proliferative ulcer type）。最常见的一种皮损类型，由结节型皮损进一步发展所致，并且由通常无痛的、扩展的、边缘高起的大溃疡组成。溃疡表面清洁，边界清楚，边缘高起、卷曲，溃疡基底质脆。典型溃疡外观呈牛肉红色并且易出血。自身接种引起邻近的皮肤受累是本病的特征。

3. 瘢痕型（cicatricial type）。干燥的溃疡进展为瘢痕斑块，可能与淋巴水肿有关。

4. 肥厚型或疣状型（hypertrophic or verrucous type）。此型相对少见，这种增生反应形成大的增殖性肿块，有时类似于生殖器疣。

（五）肛周生殖器以外部位受累

1. 自身接种和直接蔓延。自身接种和直接蔓延可导致口腔和胃肠道受累。

2. 播散性腹股沟肉芽肿。腹股沟肉芽肿的病原体可经血行播散到脾、肺、肝、骨髓、关节以及眼眶等，有时播散性感染可导致死亡。有报道女性播散性感染病例还可出现巨大的盆腔淋巴结肿块、腕部的骨髓炎、膝和肘的化脓性关节炎，以及出现消瘦、腹水和贫血等。也有人认为可播散至输卵管或附睾等部位。

（六）并发症

可并发淋巴结病，原发感染部位若继发其他细菌感染则导致所属淋巴结肿大。

三、实验室检查

1. 组织病理学检查。通过 Wright-Ciemsa 或 Warthin-Starry 染色，在组织压片检查或病理切片中查到杜诺凡小体。

2. 培养。肉芽肿荚膜杆菌对分离培养的要求非常苛刻。将所取组织碎片加无菌生理盐水乳化，接种至 5 日龄的鸡胚卵黄囊中，37℃下培养 72 小时，经染色可鉴别针状的病原体。

3. 聚合酶链反应（PCR）检测。已有报道采用 PCR 检测本病病原体的 DNA。

此外，如果怀疑骨骼受累，则应进行 X 线片或其他影像学检查确定。

四、诊断与鉴别诊断

1. 诊断。根据病史、症状、体征，结合影像学检查、实验室检查（组织病理学、致病菌培养、PCR）等，可作出诊断。

2. 鉴别诊断。本病需与硬下疳、扁平湿疣、生殖器疱疹、性病性淋巴肉芽肿、软下疳、阴茎结核、生殖器部位有溃疡表现的皮肤病鉴别。

五、临床处理

（一）一般原则

推荐使用的抗生素是多西环素，其他可选择的抗生素有阿奇霉素、环丙沙星、红霉素或复方磺胺甲噁唑。抗生素的疗程至少3周，直至治愈。如果溃疡对最初阶段的治疗无效，应加1种氨基糖苷类抗生素（如庆大霉素1mg/kg，静脉注射，每8小时1次）。对妊娠妇女可考虑给予红霉素治疗。HIV感染患者所患的腹股沟肉芽肿治疗与HIV阴性的方案相同，必要时需要增加1种肠道外使用的氨基糖苷类药物。损害愈合后，毁形的生殖器肿胀需要外科手术矫正。

（二）治疗方法

1. 首选复方磺胺甲噁唑（TMP 160mg/SMZ 800mg）。2次/d口服，疗程最少3周，直到所有皮损愈合。需要注意的事项：小于2月龄的儿童禁用本药；超过2月龄的儿童为15～20mg/（kg·d）（以TMP为基准），分3～4次/d口服，共14天；复方磺胺甲噁唑过敏者禁用，叶酸缺乏所致的贫血患者禁用，孕妇或哺乳期妇女禁用。

2. 多西环素。100mg，2次/d口服，疗程最少3周或直到所有皮损愈合。需要注意的事项：小于8岁的儿童禁用；超过8岁的儿童，2～5mg/（kg·d），分2次口服，每天不能超过200mg；孕妇禁用。

3. 阿奇霉素。1.0g，每周1次，疗程3周直到所有皮损愈合。需要注意的事项有：对儿童的安全性没有确定；没有资料证明阿奇霉素对孕妇所患腹股沟肉芽肿的有效性。

4. 环丙沙星。750mg，2次/d，疗程最少3周直到所有皮损愈合。需要注意的事项：小于18岁的患者禁用，超过18岁的患者用法与成人相同；孕妇禁用。

5. 红霉素碱。500mg，4次/d，疗程最少3周直到所有皮损愈合。需要注意的事项：治疗第1天，儿童首剂口服20mg/kg，2小时后10mg/kg，每6小时1次；治疗第2天起，30～50mg/（kg·d），分为每6～8小时1次，口服；严重感染剂量加倍。通常情况下对孕妇是安全的，但只有在利大于弊的情况下方可使用。

六、随访和治疗评价

至少应随访到症状和体征全部消失，复发感染可能发生在治疗后的18个月，因此，随访应长达2年或更长。本病过程较慢，甚至数年，部分可自愈，有时可再发。

七、性伴侣处理

鼓励患者通知其性伴侣接受检查，患者起病前60天内的性接触者应接受检查并提供预防性治疗，但对无症状且无体征者进行经验性治疗的价值评估目前还未确立。

（何观玉）

第十节　阴道毛滴虫病

阴道毛滴虫病（vaginal trichomoniasis）是由阴道毛滴虫引起的一种炎症性疾病，主要通过性行为传播，也可通过间接接触传染。除引起女性阴道感染外，也可引起男性尿道等部位的感染。因本病的发病率高，可引起妇女妊娠不良结局及增加 HIV 感染的危险性，近年来人们逐渐认识到阴道毛滴虫病是重要的性传播疾病之一。

一、流行病学史

好发于性活跃年龄的妇女，可有多性伴侣及个人不良卫生习惯。

二、临床表现

1. 潜伏期为 4～28 天，平均 7 天。

2. 急性感染。女性有外阴瘙痒、不适、刺痛感、蚁走感，累及尿道可出现尿频、尿急、尿痛及血尿，严重者可出现下腹痛。阴道分泌物增多或有异味。男性可有程度不同的尿道刺痒和不适感，排尿困难。体检女性可有外阴水肿或红斑；阴道充血、分泌物增多，从少量、稀薄到大量、稠厚不等，典型者呈大量泡沫状黄绿色分泌物并常有臭味，严重时呈血性；宫颈充血、水肿，少数感染者宫颈上皮广泛糜烂、点状出血，即草莓状宫颈。男性可有尿道潮红、尿道黏液脓性分泌物。

3. 慢性感染。症状较轻，可有瘙痒和性交痛。体检可发现阴道充血，分泌物量较少，常混有黏液或出现黄绿色分泌物等。

4. 无症状感染。少数女性和大多数男性感染者可无任何临床症状。部分无症状携带者可在半年内出现临床症状。

5. 其他部位的感染。女性尿道、前庭大腺、尿道旁腺偶可发生滴虫感染。男性同性性行为者偶有直肠感染。

6. 并发症。包括子宫附件炎、输卵管积脓、子宫内膜炎和不孕症等。也可与妊娠并发症相关，如胎膜早破、早产、低出生体重儿等。

三、实验室检查

1. 显微镜检查。阴道或尿道分泌物生理盐水湿片，或涂片做瑞氏染色、吉姆萨染色或吖啶橙染色，见到滴虫。

2. 培养法。阴道分泌物或尿道分泌物滴虫培养阳性。

四、诊断与鉴别诊断

1. 疑似病例。符合临床表现，有或无流行病学史。

2. 确诊病例。同时符合疑似病例的要求和实验室检查中的任一项。

五、临床处理

（一）一般原则

对滴虫检查阳性的患者无论有无症状均应进行治疗。同时对性伴侣进行检查和治疗。

（二）治疗方法

1. 推荐方案。甲硝唑 2g，单剂口服；或替硝唑 2g，单剂口服；或奥硝唑 1.5g，单剂口服；或甲硝唑 400mg，口服，2 次 /d，疗程 7 天；或奥硝唑 500mg，口服，2 次 /d，疗程 5 天。

单剂量的优点是患者的依从性好，但复发率较高。服用上述药物期间及服药后 72 小时内应避免饮酒，以防出现双硫仑样反应。治疗期间应避免性行为。

关于治疗失败或复发的病例，治疗失败的常见原因有未遵医嘱用药、再感染或耐药。2%～5%的感染病例出现甲硝唑的低水平耐药，一般通过加大剂量可解决。对甲硝唑耐药或不能耐受的患者可换用替硝唑或奥硝唑。替硝唑的半衰期是甲硝唑的 2 倍，在泌尿生殖系统的累积浓度也比甲硝唑高。有研究显示，采取 2g 顿服的治疗方案时，替硝唑在缓解症状和清除病原体方面的疗效与甲硝唑等同，甚至优于甲硝唑。奥硝唑作用机制与甲硝唑相同，但不良反应较轻。

2. 局部治疗方案。甲硝唑栓 500mg，阴道内用药，每晚 1 次，疗程 7 天；或奥硝唑栓 500mg，阴道内用药，每晚 1 次，疗程 7 天。

由于局部用药难以在尿道或阴道周围腺体内达到有效的治疗水平，不能彻底根治滴虫感染，停药后易复发，因此不主张单独应用局部治疗。

（三）特殊情况的处理

1. 妊娠期感染。尽管循证医学研究表明甲硝唑对胎儿无致畸或致突变作用，但妊娠前 3 个月建议慎用。有症状的孕妇应给予治疗以减轻症状，可采取甲硝唑 2g 顿服。对无症状的孕妇应告知其治疗的利与弊，并建议将治疗延后至妊娠 37 周后。哺乳期用甲硝唑 2g 顿服疗法应中断哺乳 24 小时。

2. 合并 HIV 感染。有研究显示对 HIV 阳性的阴道毛滴虫女性感染者进行治疗时，甲硝唑 2g 顿服方案的治疗效果不如 500mg 口服，2 次 /d，共 7 天的方案。因此应对该类患者给予多次剂量的疗法，但会导致合并 HIV 感染的患者复发率更高，故应在治疗完成后 3 个月对其进行复查。

六、随访和治疗评价

阴道毛滴虫感染的复发率较高，对性行为活跃的患者可在初始感染后 3 个月复查。如患者症状持续，可在治疗结束后 5～7 天及 1 个月进行复查。

复发大多数与未治疗的性伴侣发生性行为有关，少数跟病原体耐药有关。如患者反复治疗无效时，应进行阴道毛滴虫的药敏试验。

七、性伴侣处理

鼓励患者通知其性伴侣接受检查，与患者有过性接触的都需进行检查和治疗。

（何观玉）

第十一节　细菌性阴道病

细菌性阴道病（bacterial vaginosis）是由于阴道正常菌群的生态平衡发生紊乱，引起的以阴道分泌物增多伴有鱼腥样气味为特征的一种临床综合征。患者阴道内优势菌乳酸杆菌减少，尤其是产过氧化氢的乳酸杆菌减少，而大量的厌氧菌、阴道加特纳菌、人型支原体等病原体异常增多。

一、流行病学史

细菌性阴道病的发病与多性伴侣、新性伴侣、阴道冲洗等相关。一般认为其属内源性感染，而不属于性传播感染的范畴。

二、临床表现

1. 阴道分泌物增多，有鱼腥样气味。一般不伴有外阴阴道疼痛、瘙痒或刺激症状。约 50% 的患者无自觉症状。

2. 体检发现阴道口有灰白色分泌物流出；阴道内、阴道壁表面有稀薄而均匀一致的灰白色分泌物。阴道壁无明显炎症。

3. 并发症。与上生殖道感染如盆腔炎、子宫内膜炎有关；妊娠期细菌性阴道病可增加流产、早产、胎膜早破、绒毛膜羊膜炎及产后子宫内膜炎等风险。

三、实验室检查

1. 阴道分泌物 pH 值测定。pH ＞ 4.5。

2. 阴道分泌物嗅试验（又称胺试验）。阳性。

3. 显微镜检查。阴道分泌物盐水湿片或涂片革兰氏染色，线索细胞阳性。

四、诊断与鉴别诊断

1. 临床标准（Amsel 标准）。细菌性阴道病的诊断主要根据临床特征，以下 4 个指标中满足第 4 项和其他任何 2 个指标即可诊断为细菌性阴道病。

（1）阴道壁上附有稀薄而均匀一致的灰白色分泌物。

（2）阴道分泌物的 pH ＞ 4.5。

（3）阴道分泌物嗅试验（胺试验）阳性。

（4）阴道分泌物镜检线索细胞阳性。

2. 革兰氏染色标准（Nugent 标准）。阴道分泌物涂片革兰氏染色在油镜下观察 3 种细菌形态并计数评分，包括乳酸杆菌（革兰阳性大肠埃希菌）、阴道加特纳菌或拟杆菌（革兰氏染色变异或阴性球杆菌）和动弯杆菌（革兰氏染色变异弯曲弧形杆菌）。根据这些细菌形态计算 Nugent 分值并判断是否提示细菌性阴道病，结果分为细菌性阴道病（≥ 7 分）、中间菌群（4 ～ 6 分）和正常菌群（0 ～ 3 分）。

五、临床处理

（一）一般原则

对有症状的患者、有早产危险（以前有早产史、流产史）的无症状孕妇及在实施子宫内操作手术前细菌性阴道病筛查阳性的患者应进行治疗。对有症状患者的治疗有助于减轻阴道症状和体征，并可减少其他感染如 HIV 及其他性病的风险。

（二）治疗方法

1. 推荐方案。甲硝唑 400mg，口服，2 次 /d，共 7 天；或 0.75% 甲硝唑凝胶 5g，阴道内给药，每晚 1 次，共 5 天；或 2% 克林霉素霜 5g，阴道内给药，每晚 1 次，共 7 天。

2. 替代方案。甲硝唑 2g 一次顿服；或替硝唑 2g，口服，1 次 /d，共 3 天；或克林霉素 300mg，口服，2 次 /d，共 7 天；或克林霉素阴道栓 100mg，阴道内用，每晚 1 次，共 7 天。

3. 细菌性阴道病治疗后可以达到 80% 以上的治愈率，但在 1 年内可有 80% 的复发率。对于复发病例，要考虑到细菌性阴道病相关病原体的耐药性，甲硝唑不能根除所有的阴道加特纳菌，对动弯杆菌及人型支原体也不敏感，可以考虑其他方法如克林霉素治疗。其他可供选择的复发抑制性治疗：甲硝唑凝胶每周 2 次，共 4 ~ 6 个月；阴道内应用硼酸及甲硝唑凝胶；每月口服甲硝唑及氟康唑；阴道内应用乳酸杆菌制剂或益生菌疗法的疗效证据有限。

（三）特殊情况的处理

主要是对妊娠期感染的处理，推荐治疗方案具体如下：甲硝唑 2g 一次顿服；或甲硝唑 400mg，口服，2 次 /d，共 7 天；或克林霉素 300mg，口服，2 次 /d，共 7 天。甲硝唑不推荐用于妊娠前 3 个月。

六、随访和治疗评价

患者应做临床随访，直至症状和体征缓解。

七、性伴侣处理

细菌性阴道病妇女的疗效或复发情况不受性伴侣治疗的影响，因此，不主张对男性性伴侣进行常规治疗。

（何观玉）

第十二节　生殖支原体感染

生殖支原体感染（genital mycoplasma infections）是由不同类型的支原体侵犯泌尿生殖道所致。目前从人泌尿生殖道可分离出解脲支原体（Uu）、人型支原体（Mh）和生殖支原体（Mg）等 7 种支原体，其中生殖支原体（Mg）与泌尿生殖系统感染密切相关，被认为是非淋菌性尿道炎、宫颈炎的重要致病菌。本节主要介绍由生殖支原体引起的泌尿生殖道感染。

一、流行病学史

多有多性伴侣或不安全性行为史。

二、临床表现

1. 潜伏期。数天至数月不等。

2. 男性泌尿生殖系统感染。男性患者感染后可出现尿道口或尿道内的刺痒、不适、刺痛或烧灼感，可伴程度不同的尿急、尿痛等症状。体检时发现尿道口黏膜充血水肿，尿道口可有多少不等的浆液性或黏液脓性分泌物。

生殖支原体可以引起附睾炎。附睾炎常与尿道炎并存，临床表现多为单侧附睾疼痛、肿胀、有触痛，可伴阴囊水肿和全身发热。当炎症转为慢性时，附睾尾部有硬结，精索增粗。生殖支原体感染也可引起包皮龟头炎，表现为包皮龟头潮红。

生殖支原体在前列腺炎患者的病理标本中可以检出，但是否可以导致前列腺炎仍有争论。生殖支原体可黏附精子，但目前尚不能肯定其是否由此导致男性不育。

接受肛交的患者可发生直肠感染，表现为肛周瘙痒，肛门出现分泌物，体检可发现直肠充血及直肠分泌物。

不在少数的男性尿道感染者常无症状，多数直肠感染者表现为无症状感染。

3. 女性泌尿生殖道感染。典型的宫颈炎可以表现为白带增多，阴道及外阴瘙痒、激惹感，体检可发现宫颈充血、水肿，触之易出血，宫颈口可见分泌物等。生殖支原体还可引起女性盆腔炎及输卵管炎，是女性不孕的致病因素之一。

女性生殖道感染亦可表现为无症状感染。

三、实验室检查

由于生殖支原体分离培养极为困难，敏感性低，成功培养需数周时间。因而培养法不适合作为支原体的常规诊断方法。核酸扩增试验为目前推荐用于支原体感染的唯一诊断方法，在临床标本中检测到生殖支原体 DNA 成 RNA 可确诊生殖支原体感染。

四、诊断

国家尚未出台行业诊断标准，目前主要根据不安全性行为史、典型临床表现及生殖支原体病原学检测结果作出诊断。有不安全性行为史，即使缺乏临床表现，若生殖支原体检测结果为阳性，也可作出诊断生殖支原体感染。

五、临床处理

（一）处理流程
诊断生殖支原体感染，无论有无症状均需治疗。处理生殖支原体感染的流程如下。

1. 详细询问现病史、既往史和性行为史，女性注意其妇产科病史，仔细进行体格检查。

2. 实验室检查时，除检测支原体外，还应做淋病、生殖道沙眼衣原体感染、阴道性滴虫炎、细菌性阴道病等检测，以排除其他性病。有条件的医疗机构可开展生殖支原体大环内酯类耐药基因的检测。

3. 分析和评价临床和实验室检查结果，并评价性伴侣的相关临床和实验室检查结果。

4. 根据治疗方案进行治疗，治疗 3 周后可进行随访判愈。

关于生殖支原体感染的检测指征，由于多数感染者为无症状，对无症状者进行筛检的价值不明，故不提倡。而对于明确感染者的性伴侣，尽管可能为无症状，但仍提倡进行检测或给予流行病学治疗，这对降低患者再感染风险有意义。建议对男性尿道炎、女性盆腔炎的患者进行生殖支原体检测，其他检测指征为男性附睾炎、直肠炎患者，女性宫颈炎患者。

（二）治疗方法

无合并症（尿道炎或宫颈炎）的推荐治疗方案：多西环素 100mg，2 次 /d，疗程 7 ～ 10 天，或接以阿奇霉素第 1 天 1g，第 2 ～ 3 天 500mg/d。

出现大环内酯耐药时：可用莫西沙星 400mg，1 次 /d，疗程 7 ～ 10 天。

治疗失败或有合并症（附睾炎，盆腔炎）的推荐治疗方案：莫西沙星 400mg，1 次 /d，疗程 14 天。

妊娠期间建议使用阿奇霉素，如果阿奇霉素耐药导致治疗失败，可在分娩后使用莫西沙星治疗。

六、性伴侣处理

对患者出现症状或确定 Mg 感染前 6 个月期间接触的所有性伴侣均应进行 Mg 检测，如泌尿生殖道生殖支原体检测阳性，应给予适宜的治疗。治疗方案同上。

（张杰）

下 编

中医皮肤病诊疗

及皮肤性病科专科护理规范

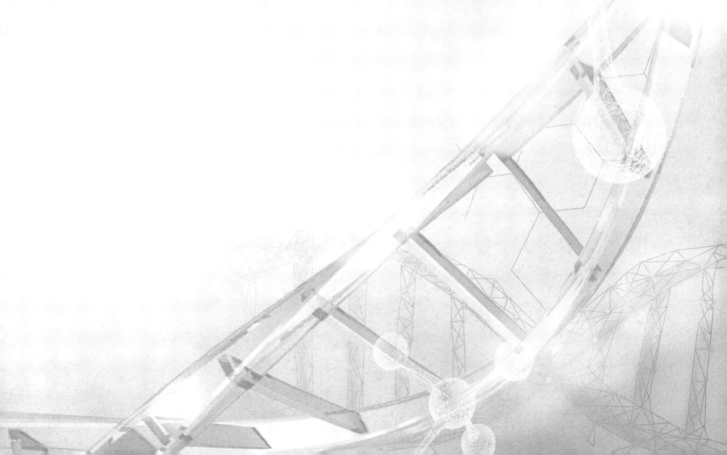

第一章　中医皮肤病诊疗基本要求

中医皮肤病学起源于远古时期。早在原始社会，人们在劳动和生活中与虫兽及恶劣的自然灾害抗争，渐渐积累了一定的预防和治疗皮肤病的经验和知识，如将一些捣烂的植物及动物毛皮、泥土、灰烬等外敷于创口及外伤皮肤处，以治疗疾病，这可以看作是中医皮肤病治疗的起源。我国殷商时期就有对皮肤病的文字记载，当时的甲骨文、金文已有"疥""疤"等皮肤病名的描述。中医皮肤病学历经秦、汉及晋、唐、宋、金、元等各个朝代的不断发展，至明、清时期已日臻完善，逐渐形成该学科的理论基础。因古代皮肤科尚未从中医外科中分离出来，故其发展与中医外科伴行，有关皮肤病的论述多散见于中医外科著作中。

中医皮肤病的理论基础、生理、病理散见于《黄帝内经》的阴阳学说、五行学说、脏腑学说、经络学说、天人相应学说等篇章中。对皮肤病病因的认识是从整体观念出发的，常见的病因可归纳为六淫（风、寒、暑、湿、燥、火）侵袭、虫毒所伤、饮食不节、血淤、痰饮、七情所伤、禀赋不耐、血虚风燥、肝肾不足等。皮肤病的病机与表里出入、阴阳失调、邪正盛衰、气机运化失常、受邪轻重或致病邪气的性质等因素密切相关。

中华人民共和国成立后，中医学得到了党和政府的重视，中医皮肤病学也得到较快的发展，逐渐从中医外科学中分化出来，形成了一门独立的临床学科。

第一节　中医皮肤病的诊断要点

中医的望、闻、问、切是诊疗疾病的重要手段，中医皮肤病的诊断与其他临床学科相同，亦需通过四诊合参，结合八纲、脏腑、气血、六淫、皮损等辨证方法，在中医基础理论、整体观的指导下，作出正确的分析及诊断。

一、望诊

除望精神、气色、形体姿态、舌象外，望皮肤色泽及形态变化对中医皮肤病的诊断来说尤为重要，其发生的部位、形状、大小、颜色、排列、边界等，都有重要意义。

（一）望皮肤

皮肤位于体表，为人体之藩篱，机体之卫气循行其间，内合于肺。正常人皮肤润泽、柔韧光滑，是脏腑经气充足、气血津液充沛的表现。若外受邪气或脏腑病变，可致皮肤发生相应变化。望皮肤不但能诊察皮肤局部的病变，亦可推测脏腑的疾患及气血津液的盛衰。

1.望皮肤色泽。

（1）皮肤色红。局部皮肤突然成片发红，肿胀、焮热，边界清楚，扩大迅速，易反复发作者，为丹毒。多因血分火毒所致。发于头面者，为抱头火丹；发于小腿足部者，为流火；全身可发，游走不定者，为赤游丹。

（2）皮肤发黄。全身皮肤及面、目、爪甲黄染，为黄疸。若色黄如橘而鲜明者，为阳黄，乃湿热内蕴所致；若色黄如烟熏而晦暗者，为阴黄，为寒湿困脾所致。

（3）皮肤白斑。局部皮肤明显变白，斑片大小不等，形态各异，边界清楚，缓慢进展，为白驳风。多因风湿侵袭、气血失和所致。

（4）皮肤发黑。皮肤晦暗而色黑，干枯而无光泽，多为肾精亏虚所致；如全身皮肤发黑，可为气滞血淤或肾阳虚引起。

（5）皮肤干枯。皮肤干燥而无光泽，甚或皲裂。多因津液耗损，或营血不足，肌肤失于濡养而成。

（6）肌肤甲错。皮肤枯糙、脱屑，状如鱼鳞，为肌肤甲错。多因淤血、肤失所养所致。

2. 望皮肤形态。

（1）肿胀。全身肌肤浮肿，用手按之凹陷者，为水肿。若发病较急，头面先肿，继及全身，腰以上肿甚，属阳水；若下肢先肿，渐及全身，腰以下肿甚，属阴水。

（2）斑。显现于肌肤表面的片状色泽改变，色深红或青紫，多点状或成片，平铺于皮肤，抚之不碍手。有阳斑和阴斑之分。阳斑：色红绛而鲜明，伴面色红赤、身热、脉数者，多因外受温热之邪而成。阴斑：色淡青紫而稀少，伴肢冷、神疲、舌淡、脉弱者，多由气血耗伤、脾气虚弱所致。

（3）疹。高起皮面，实质性，状若粟粒，色红，抚之碍手。有麻疹、风疹、瘾疹等。麻疹：色鲜红，形如麻粒，从耳后、发际始出，渐及面、颈、躯干、四肢、手足心，疹出齐后按出疹顺序依次隐退，因外感时行疫毒所致。风疹：疹稀疏、细小而色淡红，因外感时邪所致。瘾疹：皮肤起风团，色红或白，骤起骤退，形态各一，发无定处，瘙痒，可为禀赋不足、外感风邪或气血亏虚等所致。

（4）水疱。为内有腔隙、含水液，高起皮面的皮肤损害。有白痦、水痘、热气疮、湿疮、蛇串疮等。白痦：为白色晶莹小水疱，颈部、胸部多发，可伴汗出不畅、胸脘痞闷，为外感湿热邪毒、蕴于肌表所致。水痘：多先发热、头痛，继而在头面、四肢、躯干出现红色斑点、丘疹，迅即转变为类圆形小水疱，疱满发亮，互不融合，分批出现，约绿豆大小，顶端或有脐凹，多因外感风热时邪、湿毒内蕴所致。热气疮：多于口周、鼻旁等处出现簇集成群小水疱，灼热而痒，多因外感风热邪毒而成。湿疮：皮肤可见红斑、丘疹、水疱，或可糜烂、渗液，剧烈瘙痒，多因禀赋不耐、风湿热邪淫于肌肤而成。蛇串疮：可见红色成簇水疱，排列成带状，灼热刺痛，多因湿热火毒或正虚血淤夹湿热而成。

（5）疮疡。多为发于肌肤筋骨之间的化脓性疾病。其部位、形态、色泽等不同，分别表现为痈、疽、疔、疖等。痈：皮色焮红，肿胀皮薄，疼痛剧烈，易成脓者，属阳证，多为湿热火毒蕴结、气血淤滞所致。疽：漫肿无头，色暗不鲜，疼痛难忍，病位深，属阴证，多为气血亏虚、阴寒凝滞而成。疔：疮小坚硬根深如钉，痒痛，多发于颜面、手足，因外感风热或内生火毒而致。疖：色红疼痛，形小根浅，易成脓，脓出即愈，为湿热火毒蕴于肌肤、气血壅滞而致。

（二）望舌

望舌包括看舌质、舌苔。舌象与人体的脏腑、经络、气血津液等有密切的联系。通过观察舌象的变化可帮助诊察脏腑的病变。健康人的舌象为舌质淡红而润泽，色鲜明；舌体不胖不瘦，灵活而柔软；舌苔薄白而湿润。

1.舌质。舌质又分为舌色和舌体，看舌质主要观察脏腑虚实、气血盛衰。病态的舌色可分为淡白色、红色、绛色、紫色四种。

（1）淡白色。舌色白偏多而红偏少。如舌淡白，舌体胖嫩而舌面湿润为阳虚；舌淡白，舌体瘦小而无苔为气阴两亏。

（2）红色。舌红多为热证、实证，红而干为胃津已伤，红而干又无苔为津伤更甚。舌鲜红属急性热证，鲜红无苔属阴虚火旺，鲜红而起芒刺为营分热盛。

（3）绛色。舌深红称为绛，为热病传入营血，初期舌绛而苔黄白为邪在气分；舌绛而苔燥多为邪入营血。舌尖独绛为心经火盛，绛而光亮为胃阴已绝；若绛不鲜而干，为肾阴已竭。

（4）紫色。舌淡紫而润，为寒盛或阳衰，阳气被遏而成；舌红而紫，为热入营血，气血壅滞而成；舌青紫，为淤血阻滞而成。

病态的舌体可分为肥大、胖嫩、瘦小。舌体肥大而肿胀者，病多为痰饮或湿邪内蕴；舌体肿而紫暗者，多为酒毒上壅，或中药毒所致；舌体胖嫩，舌边有齿痕，不论何种苔色，均属于虚证；舌体瘦小，则多为气血两虚或阴虚火旺证。

2.舌苔。看舌苔主要观察病邪的性质、深浅、正邪消长。正常舌苔由胃气形成，其状薄白，干湿适中，不滑不燥，夏日舌苔稍厚。病态舌苔由邪气上升或饮食积滞所成，一般分为白苔、黄苔、灰苔、黑苔。

（1）白苔。白苔异常多为风寒湿邪所致，主表证。薄白而滑为外感风寒或水湿内停，苔白而厚腻多为湿浊内停或痰饮所致。

（2）黄苔。多为阳明热盛，热在中焦气分而成，主里证。苔薄黄为风邪化热，尚未伤津；黄厚为湿热内蕴；黄腻为湿邪结于气分，湿热结于中焦所致。

（3）灰苔。多由黄苔转化而来，为热邪传里的表现。

（4）黑苔。多由灰苔、黄苔转化而来，多主病情危重。

看舌时，舌质和舌苔必须综合分析，以全面了解病情。

（三）望毛发

病理的毛发常见有折断、稀疏、脱落、多毛、少毛或毛发结构异常，或出现结节、纵裂、扭转等，亦可出现色素异常如白发、灰发、棕色发、红发等。引起毛发改变的原因很多，种族或遗传因素、某些脏腑疾病、外伤、邪毒外侵、情志因素、饮食等，均可引起脱发或毛发病变。

（四）望甲

甲损害可单独出现，亦可为某种皮肤疾病或脏腑疾病的一种表现。可为先天禀赋如先天性外胚叶缺损、先天性无甲症，或后天因素如职业长期磨损、酸碱等化学物质刺激、外伤、真菌及细菌感染、缺氧等所致。另脏腑疾病或气血不足亦可出现甲损害。甲损害表现多种多样，有生长发育缺陷，如无甲、甲分离、甲肥厚、甲萎缩；有外形改变，如匙状甲、扁平甲；有颜色改变，如白甲、甲白斑、黑甲；有甲表面出现纵崎、点状凹陷，或出现软化、萎缩。真菌感染可使甲板增厚、粗糙或被破坏，亦可发生肿瘤如甲下黑色素瘤、甲下角化棘皮瘤、血管球瘤等。甲损害亦可为脏腑疾病的反应。

二、闻诊

闻诊包括闻声音和闻气味。闻声音可辨寒热虚实，声音粗重而洪亮有力，语声连续者为实证、热证；语声低而细弱无力，气短懒言者多为虚证、寒证。皮肤病患者常伴有口臭、鼻臭，此外某些皮肤损害亦有特殊气味，通过闻气味可帮助诊断及辨寒热虚实，如口气酸腐多为胃有宿食，口气臭秽多为脾胃湿热、食物积滞，汗有腥味多由湿热熏蒸而成，黄癣闻及鼠尿味，足癣糜烂闻及腐臭味。

三、问诊

问诊指询问病史，是收集临床资料的重要途径，除了解一般情况如家族史、既往史、生活及工作环境、生活习惯、饮食爱好等病史资料外，主要询问疾病发病的时间、原因、病程、主要症状、诊疗经过、用药情况及效果等，还须询问自觉症状如发热、恶寒、出汗、体力、疼痛、饮食、睡眠、大便、小便，女子的月经、生育、带下等，可结合中医"十问歌"进行，从而了解病因、病位、病性等。对皮肤病患者还应仔细询问皮疹的发生、变化等情况。

四、切诊

切诊包括脉诊和按诊，是获得辨证资料的一种诊察方法。

（一）脉诊

脉诊即通过切脉获得临床病情资料的诊察方法。脉象的形成与脏腑气血密切相关，脉象的变化可反映全身脏腑、气血的整体状况。诊察脉象的变化，可帮助判断疾病的病性、病位、邪正盛衰及预后，帮助辨证分析和诊断。正常脉象即平脉，表现为寸、关、迟三部有脉，一息四至（脉搏 60～90 次/分），节律整齐，脉来从容和缓流利，不浮不沉，不大不小，因年龄、性别、生理活动和环境气候等的不同而有相应的变化。疾病反映于脉象的变化，即病脉。不同疾病反映的脉象不同，现分述如下。

1.浮脉类，有浮、洪、濡、散四脉。因脉位浅，轻取即得。

（1）浮脉：浮取即得，重按稍减而不空。主病证：表证，虚证。

（2）洪脉：脉浮而宽大，充实有力，状若波涛汹涌，来盛去衰。主病证：里热证。

（3）濡脉：浮而细软，如帛在水中。主病证：虚证，湿证。

（4）散脉：浮散无根，稍按则无，至数不齐，如杨花散漫之象。主病证：元气离散，脏腑之气将绝。

2.沉脉类，有沉、伏、弱、牢四脉。因脉位较深，重按乃得。

（1）沉脉：轻取不应，重按始得。主病证：里证。亦可见于无病之正常人。

（2）伏脉：重手推筋按骨始得，甚则伏而不见。主病证：邪闭，厥证，痛甚。

（3）弱脉：极软而沉细。主病证：气血阴阳俱虚。

（4）牢脉：沉按实大弦长，坚牢不移。主病证：阴寒凝结，内实坚积。

3.迟脉类，有迟、缓、涩、结四脉。脉动较慢，一息不足四到五至。

（1）迟脉：脉率减慢，一息不足四至（脉搏 < 60 次/分）。主病证：寒证。迟而有力为寒凝气滞，迟而无力为阳气虚衰。但若久经锻炼的运动员，脉迟而有力，则不属病脉。

（2）缓脉：一息四至，来去怠缓。主病证：湿证，脾胃虚弱。

（3）涩脉：迟细而短，往来艰涩不畅，如轻刀刮竹。主病证：精血亏少，气滞血淤，挟痰，挟食。

（4）结脉：脉来缓，时而一止，止无定数。主病证：阴盛气结，寒痰血淤，癥瘕积聚。

4. 数脉类，有数、疾、促、动四脉。脉动较快，一息超过五至。

（1）数脉：脉率增快，一息脉来五至以上（脉搏＞90 次 / 分）。主病证：热证。脉来有力为实热，无力为虚热。

（2）疾脉：脉来急疾，一息七八至（脉搏＞140 次 / 分）。主病证：阳极阴竭，元阳将脱。

（3）促脉：脉来数，时而一止，止无定数。主病证：阳热亢盛，气血痰食停滞。

（4）动脉：脉形如豆，厥厥动摇，滑数有力。主病证：痛证，惊证。妇女妊娠反应期亦可出现动脉。

5. 虚脉类，有虚、细、微、代等。脉动应指无力。

（1）虚脉：三部脉举之无力，按之空虚。主病证：虚证。

（2）细脉：脉细如线，但应指明显。主病证：气血两虚，诸虚劳损，湿证。

（3）微脉：极细极软，按之欲绝，似有若无。主病证：阴阳气血大虚，阳气衰微。

（4）代脉：脉来时止，止有定数，良久方来。主病证：脏气衰微，风证、痛证、惊恐等。

6. 实脉类，有实、滑、弦、紧等。脉动应指有力。

（1）实脉：三部脉举按均有力。主病证：实证。

（2）滑脉：脉往来流利，如珠走盘，应指圆滑。主病证：实热，痰饮，食滞。

（3）弦脉：脉来端直以长，如按琴弦。主病证：肝胆病，痰饮，痛证，疟疾。

（4）紧脉：脉来绷急，状若牵绳转索。主病证：寒证，痛证，宿食。

（二）按诊

按诊是通过触摸或按压患者身体的某些部位，以了解局部的异常变化，从而获得临床病情资料的诊断方法。皮肤的按诊可了解全身肌表的寒热、润燥以及肿胀等情况，可探明触按皮损的大小、深浅、软硬度以及按之有无疼痛等。

按肌肤的冷暖，可推断病情之寒热、虚实，阴阳之盛衰，邪气之轻重。肌肤热者多为阳气充盛所致，肌肤寒者多为阳气衰少而成。肌肤热而初按热甚，久按反轻的，多为热在表；久按热愈甚者，多为热在里。亡阳之征见肌肤冷而大汗淋漓，脉微欲绝；亡阴之征见肌肤尚温，汗出如油而脉疾无力。按肌肤润燥滑涩，可推断患者出汗情况和气血津液之盛衰，皮肤干燥者，多为无汗或津液不足；皮肤湿润者，为有汗或津液未伤；气血充盛者肌肤润滑而有光泽，气血虚衰者则肌肤干枯而晦暗；淤血日久、血虚不荣者，则肌肤甲错。按肌肤肿胀可分辨水肿或气肿，若按之凹陷，不能即起者，为水肿；若按之凹陷，举手即起者，为气肿。按皮疹之软硬及有无灼热感，可辨阴阳或是否成脓，如按之肿硬不热者，属阴证；按之肿而烙手者，为阳证；按之硬而不甚热者，多属无脓；按之边硬顶软者，多为已成脓。

总之，中医诊断皮肤病需四诊合参，综合分析，方可辨证施治，合理选方用药。

（钟江）

第二节　中医皮肤病的辨证论治要领

中医皮肤病常用的中医辨证有八纲、脏腑、气血、病因等方法。

一、八纲辨证

八纲即表里、寒热、虚实及阴阳等，就是根据四诊得出信息后进行综合分析。

（一）辨表里

表里是指病邪在人体的深浅部位。

1. 表证。临床表现：皮损见风团、丘疹、红斑，时起时消。见瘙痒、恶风、畏寒发热、肌肉酸痛等。舌苔薄白、脉浮。如风寒或风热所致的荨麻疹。

2. 里证。临床表现：皮损见暗红斑、紫斑、糜烂、大疱，颜色晦暗，或伴有组织坏死和溃疡形成，甚至形成窦道，可深入肌肉组织、脏腑甚至骨髓。皮疹灼热、疼痛、壮热口渴、便秘、小便短赤等。舌红、苔黄或白厚腻、脉洪或沉。如皮肤疖、痈、脓皮病等。

（二）辨寒热

寒热是表现机体的阴阳盛衰。

1. 寒证。临床表现：皮损见色白或青紫、结节，皮温偏低，冬季多发。见疼痛或瘙痒，遇寒加剧，得温则减。舌质淡、苔白而滑、脉迟或紧。如冻疮、肢端动脉痉挛病。

2. 热证。临床表现：皮损见红斑、丘疹、水疱、脓疱、瘀斑，灼热、肿胀。伴面红目赤、尿赤便结。舌红苔黄、脉数。如丹毒、毛囊炎、皮肤紫癜。

（三）辨虚实

虚实是正气强弱和病邪盛衰的表现。

1. 虚证。

（1）阴虚。临床表现：皮损见鳞屑、萎缩、皲裂、结节，皮肤干燥，持续性暗红，毛发稀枯。见口咽干燥，舌红少苔、脉细。如皮肤瘙痒症、鱼鳞病、毛发红糠疹。

（2）阳虚。临床表现：皮损见结节、溃疡、水疱、渗出、萎缩，颜色晦暗或淡白，红肿多不明显，压之褪色，渗液稀薄。见神疲乏力。舌嫩、脉沉迟无力。如天疱疮、皮肤血管炎、深部真菌病。

2. 实证。临床表现：皮损见红斑、肿块、丘疹、红团、结节等，颜色鲜红，灼热、肿胀，脓液稠厚，触痛显著。见舌苔厚腻，脉实有力。如丹毒、痈等实热证。

（四）辨阴阳

阴阳是八纲辨证的总纲，也可以概括其他六纲，即表、热、实证属阳，里、寒、虚证属阴，故有"二纲六要"之称。阴阳辨证是中医诊治疾病的根本大法，阴阳平衡，疾病才能痊愈。

1. 阴证。临床表现：皮损见硬节、斑块、溃疡、萎缩，皮色苍白，暗紫，病位较深。见舌淡胖嫩，脉沉细。如皮肤溃疡、麻风。

2. 阳证。临床表现：皮损见囊肿、脓疱，病位浅表。见舌质红，脉浮数。如毛囊炎、疖、痈、丹毒。

二、脏腑辨证

脏腑是五脏六腑的总称，五脏包括心、肝、脾、肺、肾。五脏辨证，是皮肤病辨证中的重要部分。

（一）心

心其华在面，在窍为舌，在液为汗。

1.心火炽盛证。临床表现：皮损见红斑、淤斑、脓疱、大疱。伴有化脓性皮疹及皮肤出血，面积广泛，病情发展迅速。见舌红苔黄、脉数。如天疱疮、系统性红斑狼疮性脑病及红皮病。

2.心阳虚弱证。临床表现：皮损见硬结及结节，色白，或指端青紫，或有皮肤水肿硬化。见心悸气短，舌淡苔白，脉细无力。如硬皮病、血管炎。

3.心阴不足证。临床表现：皮损见黏膜糜烂、溃疡，疼痛明显。见舌红少津，脉细数。如白塞氏综合征、红皮病、红斑狼疮。

（二）肺

肺在体合皮，其华在毛，开窍于鼻。肺与皮肤的关系甚为密切。

1.风热（或寒）犯肺证。临床表现：皮损见毛细血管扩张、红斑、丘疹，见于面部，尤以鼻部为主，皮肤粗糙、干燥脱屑，感瘙痒或疼痛。见舌红苔黄，脉浮数。如脂溢性皮炎、荨麻疹、玫瑰痤疮等。

2.肺气虚弱证。临床表现：皮损见水肿性风团，受冷吹风后诱发，严重时面目下肢浮肿。见舌淡苔白，脉濡细。如血管神经性水肿、荨麻疹、湿疹。

3.肺阴不足证。临床表现：皮损见脱屑、皲裂、鳞屑、毛发枯槁。见尿黄便干，舌红少津，脉细数。如鱼鳞病、瘙痒症、毛发苔藓。

（三）肝

肝在体合筋，其华在爪，开窍于目，在液为泪。

1.肝气郁结证。临床表现：皮损见结节、肿块，疼痛或胀痛，常与精神抑郁或性情急躁有关。见脉弦。如神经性皮炎、瘙痒症、带状疱疹后遗神经痛。

2.肝经湿热证。临床表现：皮损见水疱、糜烂、渗液，渗出明显，灼热、胀痛。见口苦黏腻，小便黄而浑浊，舌苔黄腻，脉弦数。如阴囊湿疹、带状疱疹、湿疹。

3.肝血虚损证。临床表现：皮损见脱屑、抓痕、结痂，皮疹粗糙肥厚，爪甲易脆而裂，毛发干枯脱落等，瘙痒明显。见面色萎黄，舌淡少苔，脉细。如皮肤瘙痒症、鱼鳞病、脱发、银屑病等。

（四）脾

脾在体合肉，主四肢，在液为涎。

1.湿热蕴脾证。临床表现：皮损见红斑、水疱、糜烂，渗出不止，糜烂融合成片，瘙痒明显。见大便溏薄，舌苔黄腻，脉濡数。如湿疹、腺性唇炎、多形红斑。

2.寒湿困脾证。临床表现：皮损见水肿、糜烂、渗出，可见面颊及眼睑水肿，或四肢浮肿，面色苍白贫血，皮肤肿胀呈象牙色。见头身困重，苔白腻，脉迟缓。如慢性迁延性皮肤病、黏液性水肿、慢性湿疹等。

3.虫积伤脾证。临床表现：皮损见红斑、风团、白斑，瘙痒不显著。见身体消瘦，苔腻，脉弦，如荨麻疹、白色糠疹。

4. 脾虚不运证。临床表现：皮损见水疱、渗液，结黄痂，可有肌肉萎缩。见大便溏薄，舌质淡嫩，脉缓。如四肢湿疹、皮肌炎、天疱疮、类天疱疮。

5. 脾不统血证。临床表现：皮损见淤点、淤斑，皮疹多呈青紫色或棕色，压之不褪色。见面色苍白无华，倦怠无力等，舌质淡，少苔，脉细。如紫癜性皮肤病。

（五）肾

肾在体合骨，其华在发，在窍为耳及二阴。

1. 肾阳不足证。临床表现：皮损见硬化、萎缩，色泽呈灰黑色，或瓷白色白斑，伴肢端动脉痉挛现象。见形寒肢冷，腰膝酸软，舌暗苔白，脉沉。如系统性硬皮病、脱发、白发、白癜风。

2. 肾阴不足证。临床表现：皮损见斑点、斑片、色素沉着，皮疹色泽呈黄褐色或深褐色，无自觉症状。见心烦失眠，舌红，脉细数。如黄褐斑、黑变病等。

三、气血辨证

气血是维持人体生命必需的物质。气是功能、是动力，血是物质，二者相互依存、相互为用、相互影响。

（一）气的辨证

1. 辨气滞。气滞常由情志不舒、饮食不节、外邪侵袭或劳伤等因素引起。临床表现：皮损见斑块、丘疹、结节、囊肿等。皮疹呈淡白色，感胀痛。见胸胁痛、胃脘痛、腹痛等，舌色暗，苔黄，脉弦涩，如带状疱疹后遗神经痛、结节性红斑、神经性皮炎等。

2. 辨气虚。气虚是身体功能衰退的病理现象。临床表现：皮损见萎缩疤痕，皮疹平坦，有酸、麻、木感，肢端可有动脉痉挛现象。见声低气短，自汗，舌淡，脉无力。如冻疮、疤痕、血管炎。

（二）血的辨证

1. 辨血热。血热是热邪或内毒侵犯营血所致。临床表现：皮损见红斑、硬结和非凹陷性水肿，皮疹色泽鲜艳，灼热、肿胀或疼痛。见心烦口渴、舌红绛、脉数，如丹毒、皮肌炎、玫瑰糠疹。

2. 辨血淤。血淤是外伤或气滞寒凝等原因致血行不畅或停滞不行而产生的病变。临床表现：皮损见紫癜、淤斑，皮疹呈紫色或深红色，固定不移，疼痛，拒按。见口唇色紫、舌质紫暗、脉涩，如皮肤血管炎、过敏性紫癜、系统性红斑狼疮。

3. 辨血虚。血虚因脾胃虚弱、生化不足所致。临床表现：皮损见脱屑，皮疹色淡而不鲜，时隐时现。见面色无华，头晕心悸，舌淡，脉细等。如皮肤瘙痒症、湿疹、溃疡等。

4. 辨血燥。血燥可因各种因素灼伤津血所引起。临床表现：皮损见皲裂，皮肤干燥、鳞屑增多，毛发干枯不荣。见目涩、甲枯，舌红，苔少，脉细。如鱼鳞病、银屑病、甲病等。

四、病因辨证

病因辨证是通过观察皮肤病的症状及其他方面表现，来分析其发病原因和机理。

（一）辨主观症状

1. 辨瘙痒。瘙痒的致病因素主要为风邪，具有善行而数变、性燥的特点。

（1）若瘙痒见皮损遍发全身，时消时起，则为风邪所致，多见荨麻疹。

（2）若瘙痒见糜烂、溃疡，呈局限性，则为湿邪所致，如湿疹。

（3）若瘙痒见皮损色红、灼热，痒痛，则为热盛所致，如痱子。

（4）若瘙痒见皮损干燥脱屑，皮损肥厚，则为血虚所致，如皮肤瘙痒症、银屑病。

（5）若瘙痒剧烈，夜间明显，则为虫淫所致，如疥疮。

2. 辨疼痛。疼痛是邪客经络、气血壅滞所致。

（1）若皮损苍白或暗紫，冷加剧，为寒邪所致，如肢端动脉痉挛病。

（2）若皮损焮红、灼热，热则重，为热邪所致，如红斑性肢痛病。

（3）若皮损刺痛，随情志改变易加剧，为气滞所致，如结节性红斑。

（4）若皮损多呈结节或肿块，固定不移，呈青紫色，自觉胀痛明显，则为血淤所致，如下肢结节性红斑、淤积性皮炎。

3. 辨麻木。麻木多为气虚、血虚所致。

（1）毒邪炽盛而气血壅塞所致麻木，如疔、疽引起的肿胀麻木。

（2）血虚风燥所致麻木、有痛痒之感觉，如手足皲裂、银屑病等。

（3）麻风病为感受天地间杀物之风，气血不运所致，皮肤不知痛痒。

4. 辨灼热。皮损灼热，病属急性，为火热邪毒所致，如带状疱疹、急性过敏性皮炎。

（二）辨客观症状

1. 辨斑疹。斑疹有红斑、紫斑、白斑及黑斑等。

（1）红斑。颜色鲜红、散在稀疏，则热在气分，如玫瑰糠疹。斑疹红赤，密集，舌红，脉数，则热邪入里，如感染性荨麻疹。若斑疹紫红色、溃烂等，则热毒浸淫肌肤，如化脓性皮肤病、药疹等。

（2）紫斑。若斑疹呈紫色，多为寒邪外束，气血凝滞所致，如冻疮、下肢结节性皮肤病、色素性紫癜性皮病。

（3）白斑。白斑为气血失和，如白癜风。

（4）黑斑。黑斑为肝气郁结，血液淤滞。如慢性肾上腺皮质功能减退症、黄褐斑等。

2. 辨丘疹。若丘疹呈红色或粉红色，起病较急，则为风热或血热所致，如丘疹性荨麻疹。若丘疹呈正常肤色，病程较慢，则为气滞血虚所致，如慢性湿疹。

3. 辨水疱。若疱液透明，则为脾虚湿蕴所致，如天疱疮。若疱液浑浊，则为湿热所致，如带状疱疹。若水疱内含脓液，周围红晕，则为热毒炽盛所致，如脓疱疮。

4. 辨风团。若风团呈红色或粉红色，则为风热所致，如急性荨麻疹。若风团呈淡色或正常肤色，则为风寒或血虚所致，如慢性荨麻疹。

5. 辨结节。若结节呈紫红色，疼痛，则为气血凝滞，如结节性红斑。若结节呈皮色，柔软，则为痰核结聚所致，如皮肤囊肿或瘰疬性皮肤结核。

6. 辨鳞屑。若鳞屑呈糠状脱屑，出现在急性热性病后期，则为余热未清所致，如猩红热型药疹后期。若鳞屑细碎，则为血虚生风生燥，或肝肾亏虚、皮肤失养所致，如鱼鳞病。

7. 辨糜烂。糜烂多是水疱演变而来，故为水湿或湿热所致。

8. 辨溃疡。溃疡多为气血两虚所致，如坏疽性脓皮病、糖尿病足。

9. 辨痂。血痂为血热所致，脓痂为热毒结聚所致，浆痂或脂痂为湿热所致。

10. 辨皲裂。皲裂为风寒外侵或血虚风燥所致，如手足皲裂、皲裂性湿疹等。

11. 辨抓痕。抓痕为风盛、内热所致。

12. 辨苔藓样变。苔藓样变为血虚风燥、肌肤失养所致，如神经性皮炎。

13. 辨疤痕、萎缩。疤痕、萎缩为淤血凝结、气血不运所致，如疤痕疙瘩。

14. 辨毛发干枯或脱落。若毛发失荣、色白，为血虚肾亏所致，如斑秃、白发症等。

15. 辨皮脂过多。皮脂过多为过食油脂、脾胃湿热所致，如皮脂溢出症。

皮肤病的辨证，应当根据具体情况具体分析，灵活运用上述辨证方法，不可拘泥于一法，应辨证与辨病结合进行，方可对皮肤病作出正确而全面的诊断和治疗。

（周萌）

第三节　中医外用治疗皮肤病的原则

一、辨证选择外用中药

（一）皮肤病皮损的中医外治辨证

皮肤病的辨证以皮损辨证为主。皮肤病中医外治的辨证与内治的辨证区别主要在于侧重点不同，内治辨证侧重点在于全身症状的辨证，治疗以调节全身的阴阳平衡消除全身症状为目的；而外治辨证的侧重点在于局部皮损的辨证，治疗以消除局部皮损为主。因此在具体辨证上，内治主要根据中医问诊内容如寒热、汗出、头身疼痛、二便、饮食、胸、渴、经带胎产等全身情况进行辨证，外治主要依据皮损的形态特征、颜色、质地、分布、疏密等来辨疾病的阴阳、表里、寒热、虚实。外治与内治的相同点在于均结合中医基础的八纲辨证、卫气营血辨证、脏腑辨证、六淫辨证、经络辨证等理论辨出皮肤病的证型后，选择具有相应功效的中药进行内治或外用治疗。

如以斑辨阴阳为例：发病急，色鲜艳明亮属阳，多由风、湿、热、毒引起，如斑色鲜红且有浸润者，为血分郁热，治宜凉血活血，白疕进行期常见；斑色潮红而肿胀多为气分热盛，若伴有水疱或糜烂则兼有湿邪，治宜清热燥湿；鲜红斑而灼热疼痛，为毒热所致，宜清热凉血解毒；皮肤广泛潮红、水肿、浸润，伴发热，为毒热入营，气血两燔，治宜清热解毒，凉血清营，如见于红皮病；斑色玫红，上覆细屑，为血热内蕴，外感风邪，治宜清热凉血，消风止痒，常见风热疮。水肿性斑片色鲜红，为血热夹湿复感毒邪，治宜凉血除湿，清热解毒，如猫眼疮。病程长，色浅淡晦暗属阴，多由气虚、血淤所致，皮损色淡红，表面干燥脱屑，多为血虚、余热未尽，宜养血润肤兼清余热。

（二）皮肤病症状的中医外治辨证

自觉症状是指患者能主观感知的身体不适。瘙痒是皮肤病最常见的自觉症状，除此之外还有疼痛和麻木。皮肤病使用外治法能达到尽快缓解不适的目的，但和内服一样，辨证准确是关键。

1. 辨瘙痒。

（1）风痒。风性轻扬，善行而数变，常发无定处，遍及全身，亦可迅速消退。皮损见风团或丘疹、脱屑、抓痕，如瘾疹的瘙痒，治宜疏风为主。中医认为风为百病之长，其致病常夹他邪，如风寒、风热、风湿等实证；虚证则为气虚受风或阳虚受风。辨证时应仔细辨别风邪和兼证。

（2）热痒。遇热痒甚，或时痒时痛，或痒处皮肤灼热。皮疹潮红，抓破出血。诸痛痒疮，皆属于心，治宜清心止痒。

（3）湿痒。病程缠绵，局限于下部，皮疹为水疱、渗出、糜烂，日久增厚呈苔藓化，宜健脾化湿或清利湿浊。

（4）燥痒。外感燥邪或气血不足，肌肤失养。症见皮肤脱屑、干燥、皲裂、增厚粗糙如苔藓，宜养血润燥止痒。

（5）虫痒。可有接触史，痒痛相间，入夜尤甚。皮疹见丘疹、水疱、抓痕、结节等，宜杀虫止痒。

（6）虚痒。病程日久，昼轻夜甚，全身弥漫。皮肤干燥脱屑、色素沉着，抓痕、肥厚粗糙，增厚皲裂，辨证多为肝肾阴虚或血虚；治宜滋肾养肝、养血息风或润肤止痒。

（7）淤痒。皮损暗红，以坚实结节或丘疹为主，瘙痒甚，抓破出血方可止痒，多由气滞血淤或顽湿所致，治宜破淤止痒或除湿止痒。

2. 辨疼痛。

（1）寒痛。遇冷尤甚，得热痛减，皮损色苍白或皮色紫暗，皮温低，治宜温经活血。

（2）热痛。遇热加剧，得冷痛减，皮损色鲜红，皮温高，治宜凉血通络。

（3）淤痛。以刺痛为主，痛有定处；皮损为结节、肿块，色暗红或青紫，治宜活血化淤止痛。

3. 辨麻木。麻由血运不畅，木由气滞不行，故麻木多由气血运行不畅所致，治宜调畅气血。

（三）皮损部位的中医外治辨证

1. 上部或下部。皮疹发于人体上部（头面、双上肢），多为风热，或湿热上蒸，治宜疏散风热或清热利湿。皮疹发于人体下部（臀部、阴部、双下肢），多为湿浊，或兼寒或兼热，宜燥湿解毒，兼以祛寒或清热。

2. 局限或泛发。局限性皮损多为血淤、湿聚、痰凝等，治宜活血化淤，除湿化痰。泛发性皮损多为毒热入营、阴血不足或风盛等，治宜凉血清营或养血滋阴息风。

3. 暴露或皱褶部位。暴露部位发疹，注意光毒、寒热等外界因素，宜避光防寒防热。皱褶处发疹多为湿盛、摩擦或湿毒蕴结，治宜清热解毒、燥湿止痒。

4. 部位与气血特点。臀部、小腿后部肌肉脂肪丰满，筋脉强盛，乃"多气多血部位"，皮疹常较大但局限，易形成脓肿或结节，常较深但较少侵及骨膜，外治能承受药效猛烈的药物和疗法。前额、胫前及耳廓部位肌肉少、脂肪少，筋脉柔弱，为"少气少血部位"，皮疹易成慢性，破溃则难愈合，易伤及骨膜，外治不耐受药效猛烈的药物和疗法，用药及疗法需谨慎。

5. 挤压或摩擦部位。久受挤压或摩擦易致皮肤气血凝滞或干枯，出现圆锥形角质增生或淡黄色角质增生斑块，外治宜活血通络，蚀腐软坚。

6. 多汗部位。多汗易蕴湿，外治宜清热除湿或燥湿疏风。

7. 口腔部位。口腔部位出现的皮损如辨为实证者常为心脾积热，外治宜清心泻火；皮损如辨为虚证者多胃阴亏虚，外治宜清热养阴。

（四）外邪的中医外治辨证

外感之邪通常指风、寒、暑、湿、燥、火六淫。处在人体最外层的皮肤易受六淫的侵害，因此六淫辨证能准确认识皮肤病的病因，有效运用外治药物消除伤害。

1. 风。来去迅速，游走全身，皮疹为风团、丘疹、细小鳞屑、抓痕、皲裂或苔藓样变，阵发性瘙痒。外治以疏散风邪为主。

2. 寒。多发于暴露易受寒部位，皮温低，皮色苍白，见发绀、结节或创面不愈合，时有疼痛，外治宜温经通络。

3. 暑。发于炎热多湿的夏季，暑湿郁于肌肤，外治宜清凉燥湿。

4. 湿。湿性趋下，故多发生在下部或阴部，病程缠绵难愈，以水疱、肿胀、肥厚、糜烂、渗出为主，外治以燥湿为主。

5. 燥。全身泛发，皮疹干燥脱屑、皲裂、苔藓化、抓痕、毛发干枯，外治应养阴润燥。

6. 热（火）。起病急，自觉红热灼痛，皮疹以红斑、紫癜、脓疱、糜烂为主，外治宜清热泻火。尚应注意热邪有内外之别，有些外受之热邪来自日晒、光毒、水火高温、放射线等，皮损以潮红肿胀、水疱糜烂、灼热疼痛为特征，外用除清热泻火外，尚需安抚防护。

二、辨证选择外用中药的剂型

清凉散热，干燥收敛，吸湿祛汗，安抚保护可以选散剂；清洁除臭，抑制渗出，软化解质，散热止痒可选用水剂；清凉止痒，杀虫解毒，通络活血，散淤止痛选酊剂；润泽肌肤，软化痂皮，清除污垢，保护创面选择油剂；软坚消肿，解毒杀虫，收敛止痒，活血化淤选药醋；清除痂皮，软化角质，润滑皮肤，促进吸收，保护创面，修复皮肤选中药软膏或糊膏；清凉止痒，干燥收敛，活血通络，保护创面用糊剂；清凉止痒，润滑护肤，促进吸收且处在炎热地区用乳剂；清凉止痒，安抚保护，清热收敛用洗剂；保护皮损，软化角质，消散浸润，促进吸收选硬膏；祛风除湿，润肤软坚，杀虫止痒，通络活血，回阳生肌宜熏药；杀虫止痒，滋润皮肤，软化坚皮用搓药；排脓提毒，引流祛腐而敛疮用药捻；保护创面，解毒杀虫，化腐生肌，收敛止血，用中药纱条；保护创面，吸收浸润，活血通络，增加渗透用胶液剂；口腔部位的润滑收敛，杀虫止痒，解毒止痛用栓剂。

三、掌握中医外治操作方法及其适应证

针对不同的皮肤损害需要采用不同的中医外治操作方法。皮肤病的皮肤损害多种多样，因此中医外治操作方法也多种多样。

（一）皮损局部用法

1. 以药物为主的局部用法。有洗药法（根据皮损部位分别用淋洗法、擦洗法、浸洗法、熏洗法、坐浴法、浸泡法），敷药法（湿敷法、涂药法、撒药法、点药法、戳药法、注药法、贴敷法、滴药法、热熨法、按摩法、摩擦法、熏药疗法），还有发疱法、生肌法、药捻法、封药法、拔膏疗法、白降丹划涂法、围敷法、含漱法、面膜法、移毒法、吹药法、中药腐蚀疗法等。

2. 以手法或器械为主的局部用法。有拍合法、划痕疗法、滚刺疗法、磨削疗法、结扎疗法、挑出疗法、钝刮疗法、开刀法、烧灼疗法等。

（二）腧穴用法

有毫针疗法、耳针疗法、火针疗法、梅花针疗法、耳穴贴压疗法、割耳疗法、三棱针疗法、艾灸法、黄蜡灸法、穴位注射疗法、穴位贴敷疗法、挑刺疗法、拔罐疗法、敷脐疗法、割治疗法等。

（三）其他疗法

有药浴法、中药蒸汽疗法、温泉疗法、佩戴法、保留灌肠法、栓塞法、热熨疗法、埋藏疗法、鼻嗅疗法、刮痧疗法等。

四、注意浓度与皮损的关系

目前中药外用制剂浓度的研究文献不多，平时运用中药制剂的浓度虽然没有严格的规定，但也需要遵循一定的规律：急性期浓度宜低，慢性期浓度宜高；皮损面积大时浓度宜低，皮损面积小时浓度可高；皮肤薄嫩处浓度宜低，皮肤肥厚处浓度宜高。药物浓度与剂型的关系：对水洗剂、溻渍剂、熏洗剂等浓度要求不严，既能是100％浓度，亦可不足40％浓度。但是软膏、硬膏、糊剂、霜剂等在配制中必须重视药物浓度。软膏浓度1％～25％，糊膏25％～35％，油剂40％以上，霜剂0.5％～1％。总之，外用药的浓度，应该从低浓度开始，评估患者反应和耐受情况，再逐步增加浓度。

五、注意同一味中药在内服与外用时的不同功效

中药外用通过皮肤吸收所产生的作用与内服是有差异的。传统中医药理论的形成是基于内服的前提下形成的，以内服为基础形成的理论用来推断外用情况，会产生较大的偏差，而且有些中药在用于外治时其功效与用于内治时完全不同，如乳香、没药外治能生肌固皮，内治能活血止痛；姜黄外治能消白斑，内治能活血止痛；白附子外治能退黑斑，内治能化痰散结；白芥子外治能发疱，内治能化痰通络；海螵蛸外治能增强摩擦力以除坚皮，内治能收敛制酸；等等。

六、注意外治时长对疗效的影响

影响外治疗效的一个关键因素是用药时长。有些外用药物的有效成分具有挥发性，用药时间越长，中药挥发性成分损失越多，可能会在一定程度上影响疗效。用药时间太长也会影响皮肤代谢，从而造成一些皮肤问题，如皮肤溃烂、瘙痒、发红等，加重原有皮损或影响外治疗效发挥；用药时间太短，则中药还未能达到较好透皮吸收或刺激局部穴位不够，也会影响疗效。因此，用药时长应根据具体的药物酌情而定。

七、药物大面积外用时注意防止某些药物导致吸收中毒

某些外用中药的散剂、涂膜剂、药膏等可通过破损的皮肤、黏膜吸收而导致全身中毒，虽不常见，但一旦发生，中毒死亡率与口服类似，值得重视。首先，外用中药可经皮肤吸收，若皮肤有损伤，再叠加高温、高湿，则可导致有毒物质更快更多地吸收。其次，正常皮肤表面的类脂质层，本应对水溶性毒物有很好的防护作用，但许多中药所含的毒性成分具有脂溶性兼适当水溶性的特性，可穿透皮肤层，轻者引起局部炎症，重者引起与口服类似的全身性中毒。最后，就是经黏膜吸收中毒，毒性物质经黏膜吸收比皮肤更快，能导致眼黏膜吸收或与呼吸道吸收同时发生。另外，还有一种情况是有毒的中药气体或烟雾经呼吸道黏膜吸收而引起中毒，对中枢神经系统和心脏有直接毒性作用。除蒸汽态毒物可经肺吸收外，其他液态和固态毒物的气溶胶亦可经肺吸收引起中毒。

（覃永健）

第二章　皮肤性病科专科护理规范

皮肤性病护理学是研究如何对皮肤性病患者进行整体护理的临床护理学科。随着社会的进步和科学的发展，护理专业发展成为一门独立的学科，皮肤性病护理学是护理学中的一个重要组成部分，其范畴是在现代医学模式和现代护理观的指导下，应用护理程序，根据患者的身心健康要求、社会家庭文化需求，以人的健康为中心，向患者提供整体护理。

目前，在临床皮肤性病诊疗过程中，皮肤护理已经涉及皮肤检测、变应原测试、表皮移植、毛发移植、组织细胞工程、激光治疗、美容皮肤治疗以及中医治疗等新技术新领域。护士的角色是照顾者、管理者、支持者、教育者和保护者，因此在皮肤性病科临床护理工作中，护士对皮肤性病患者，应以现代护理观为指导，以护理程序为手段，通过评估患者健康情况，找出护理问题和护理目标，制订护理计划并加以实施，评价预期效果。护理人员不仅要运用传统的护理技术，还要掌握新技术新方法，才能为患者提供最佳护理，开创皮肤性病科专科护理新篇章。

（钟柱英　霍瑞玲）

第一节　皮肤性病科专科护理管理

一、护理人力管理

皮肤性病科护理人力配置应遵从科学管理、按需设岗的原则，按照国家卫生健康委的要求，在保障患者安全和保证临床护理质量的基础上合理设置护理岗位，建立岗位责任制度，提高管理效率。根据岗位职责，结合工作性质、工作量、责任轻重和技术难度等因素，明确岗位责任护士的任职要求，根据护士的经验、能力、素质、学历、职称与岗位的任职要求相匹配，实现从护士身份管理向岗位管理的转变。

病房护士配比遵循责任制整体护理模式的要求，病房床护比二级医院不低于 1：0.4，三级医院不低于 1：0.5，每名护士分管的患者不超过 8 人；门诊根据工作开展需要配备护士。

根据工作量实行科学排班、动态调整。制定护士人力紧急调配预案，建立突发事件应急梯队，及时补充临床护理岗位护士的缺失，以确保突发事件及特殊情况下临床护理人力资源的应急调配。

二、病房管理制度

1.病房由科室主任及护士长负责管理。

2.护理人员应遵守劳动纪律，坚守岗位。按规定着装，佩戴工作牌上岗。工作态度端正，精神饱满，不做私事，不带手机（特殊情况除外）。工作区域不得存放私人物品。

3.由护士长负责病区财产和仪器设备管理，并指定专人分管，建立账目，定期清点，如遗失、故障应及时查明原因，按规定处理。

4.病室陈设统一，床位和物品定点放置、摆放整齐；各治疗室按相关管理制度布局合理，物品摆放有序，标识清楚。

5.保持环境整洁和舒适。

（1）定期进行环境清洁，确保环境整洁。

（2）运用"五常法"（常组织、常整顿、常清洁、常规范、常自律）管理，做到物有定位，用后归位，保持环境整洁。

（3）根据气候变化情况定时开窗通风，保持适宜的温度、湿度，病室应为无烟区。

6.控制噪声，保持安静，医护人员应做到"四轻"（走路轻、说话轻、操作轻、关门轻）。

7.确保环境安全。

（1）保持地面干燥，防止湿滑，定期检查设施、设备安全情况，对存在安全隐患的患者加强防范措施，避免各种因素所致的意外损伤。

（2）避免医源性损害及差错事故发生，防止院内交叉感染。

8.定期召开工休座谈会，对患者进行安全教育及健康指导。征求患者意见及建议，改进病房工作。

9.为患者提供力所能及的便民服务。

三、门诊管理制度

1.热爱本职工作，不断提升专科业务能力及各种护理技术操作水平，树立以人为本的服务理念，以高度的责任心和同情心服务患者。

2.提前做好各项准备工作，加强巡视，给予老弱病残及行动不便的患者优先就诊，发现危重患者及病情突变的患者配合医师积极抢救。

3.认真做好患者的预检分诊工作，及时发现疑似传染患者、发热患者，避免交叉感染。

4.维持门诊就诊秩序，保持门诊候诊区域、诊室环境的整洁、安静、舒适、安全、美观，提供必要的便民服务。

5.利用宣传手册、视频及集中宣讲等各种形式宣传常见病、多发病的防治知识，为患者及家属提供护理咨询和健康教育知识。

6.负责门诊诊治工作有关资料信息的收集、汇总和整理，做好工作量统计。

7.严格执行消毒隔离制度及遵守无菌技术操作原则，预防交叉感染。

8.负责各种专科医疗器械及医疗用品的使用保管、维修和补充，保障诊疗工作顺利进行。

9.督促保洁员做好门诊区域的保洁工作，下班前整理好各区域所有物品，关闭水电及门窗。

四、消毒隔离制度

1.医护人员上班应衣帽整洁，严格执行无菌技术操作规程，遵守消毒隔离原则，按医院感染管理要求做好手卫生。

2.室内布局合理，分区明确，标识清楚，设有流动水洗手及手消毒设施。

3. 无菌物品应分类定点放置，同时按灭菌日期前后或有效期近远由外向内依次摆放，包装完好，无过期。无菌物品必须一人一用一灭菌。

4. 开启无菌物品后注明开包日期及时间，无菌包有效时间≤ 4 小时。开启棉签、治疗巾注明日期及时间，有效期≤ 24 小时。抽出的药液、开启的静脉输入用无菌液体须注明使用时间，有效时间≤ 2 小时，或按药品说明书。启封抽吸的溶媒有效时间≤ 24 小时。

5. 75% 乙醇、茂康碘启封有效时间≤ 7 天。

6. 进入人体组织或无菌器官的医疗用品必须灭菌，接触皮肤黏膜的器具和用品必须消毒。用过的医疗器材和物品，应先去除污染，彻底清洗干净，再消毒或灭菌；感染患者用过的医疗器材和物品，应先消毒，彻底清洗干净，再灭菌。

7. 按照每天清洁、消毒制度，病室内应定时通风换气；地面应湿式清扫，保持清洁；当有血迹、体液及排泄物等污染时，应及时用含有效氯 500 ～ 1000mg/L 消毒液拖洗，拖洗工具使用后应先消毒、洗净，再晾干。不同的区域应分别设置专用拖布，标记明确，分开清洗，悬挂晾干，定期消毒。

8. 体温计用后先擦拭清洁，再用 75% 乙醇浸泡 30 分钟后，清水冲净，擦干方可使用。75% 乙醇应每天更换，注明日期及时间。

9. 加强各类监护仪器设备、卫生材料等的清洁与消毒管理。

10. 一次性吸氧管一人一用，持续吸氧时，7 天更换 1 次，连续使用的湿化瓶盛装灭菌水，每天更换，湿化瓶每周更换并消毒，用毕终末消毒，干燥保存；一次性吸氧装置每人一套并按说明使用。

11. 吸痰装置管一人一用，使用中的吸引瓶每班及时倾倒瓶内液体或视需要随时更换，吸引瓶用后清洗、消毒，晾干备用。

12. 患者转科、转院或出院后，做好终末消毒，床单位、床头柜、电视柜、门把手等病室环境使用含有效氯 500mg/L 消毒液擦拭清洁。

13. 在实施标准预防的基础上，根据不同情况，对感染患者采取相应隔离措施。患者的安置原则：感染患者与非感染患者分开安置，同类感染患者相对集中管理，特殊感染患者单独安置，并悬挂标识。

14. 各种治疗、护理及换药操作应按清洁伤口、感染伤口依次进行，特殊感染伤口如肮毒体、气性坏疽应就地（在诊室或病室内）处理。对传染病患者及其用物按传染病管理的有关规定采取相应的消毒隔离和处理措施。

五、皮肤科分级护理制度

分级护理是指患者在住院期间，医护人员根据患者病情和生活自理能力进行综合评定，确定并实施不同级别的护理。分级护理分为四个级别，包括特级护理、一级护理、二级护理和三级护理。

（一）特级护理

1. 具备以下情况之一的患者，给予特级护理。

（1）维持生命，实施抢救性治疗的患者。

（2）病情危重，病情随时可能发生变化需要进行抢救的患者。如皮损面积大于 80% 的天疱疮与重症药疹、皮肌炎累及呼吸系统需使用呼吸机辅助呼吸、合并其他内科疾病如肾脏疾病需实施连续性肾脏替代治疗（CRRT）等严密监护生命体征的患者。

（3）有生命危险，需严密监护生命体征及观察病情变化的患者。

2. 护理要求。

（1）严密观察患者病情变化，监测生命体征，每 30 ～ 60 分钟巡视 1 次。

（2）根据医嘱，正确执行各项治疗及用药，配合医生实施各项抢救措施。

（3）根据医嘱，准确测量出入量。

（4）做好专科护理。①换药：换药时注意保暖，必要时使用无菌床单，防止交叉感染，密切观察皮疹变化。②饮食护理：宜给予高维生素、易消化饮食，必要时给予流食、半流食，避免刺激性食物。③药物护理：掌握药物的剂量、方法、作用及副作用，正确指导患者服药。④预防压疮：定时翻身，保持皮肤清洁干燥，必要时可用保护贴膜、气垫床等。⑤实施预防非计划性拔管的措施：对有管道患者应做好宣传教育工作，随时评估、观察各种管道固定情况。外周中心静脉导管患者应按要求换药，预防感染与管路滑脱，保证管路的正常使用。⑥预防深静脉血栓的措施：观察、指导床上活动，做好宣传教育等工作。⑦预防坠床的措施：加强监护、使用床栏、适当约束，做好宣传教育等工作。⑧备好急救物品。

（5）关注患者安全，根据患者具体情况采取相应预防措施。

（6）了解患者心理需求，有针对性地开展心理疏导及健康指导工作。

（7）严格执行危重患者床旁交接班。

（8）关心和爱护患者，发现病情变化及时报告医师并积极协助处理。

（二）一级护理

1. 具备以下情况之一的患者，给予一级护理。

（1）病情趋向平稳的重症患者，如天疱疮、重症药疹皮损面积大于 60% 或皮损面积大于 30% 且生活不能自理的患者。

（2）皮肤疾病较大手术后或者治疗期间需要严格卧床的患者。

（3）生活部分自理且病情不稳定或者自理能力重度依赖的患者。

（4）使用大剂量糖皮质激素治疗的患者，或使用中剂量激素治疗后出现高热、感染、消化道出血等并发症的患者。

2. 护理要求。

（1）每小时巡视 1 次，观察患者病情变化，根据患者的病情制订护理计划并实施护理。

（2）避免患者搔抓皮损处，对有精神异常和躁动的患者，必要时使用约束带。

（3）严密观察并监测患者的生命体征，必要时可借助心电监护仪，及时、准确、客观地记录患者的病情及各种数据。

（4）换药时动作要轻、稳、准，必要时使用支被架，以避免皮损破溃处与被单粘连。

（5）协助患者更换体位，每 2 小时翻身 1 次，保持床单、被罩的平整干燥，预防压力性损伤发生。

（6）进行皮肤黏膜的护理，如对眼睑不能自行闭合的患者应注意眼睛保护，可涂眼药膏或覆盖油性纱布，防止角膜干燥、溃疡；保持口腔清洁，做好口腔护理；加强皮肤、会阴部护理。

（7）加强心理护理，使患者树立战胜疾病的信心，更好地配合治疗与护理。

（8）对应用激素治疗的患者，应严密观察其疗效、药物反应及有无并发症的发生。

（9）保持病室清洁，空气新鲜，严格消毒隔离制度，防止交叉感染。

（三）二级护理

1.具备以下情况之一的患者，给予二级护理。

（1）病情稳定，仍需卧床休息，且自理能力轻度依赖的患者。

（2）病情稳定或处于康复期，且自理能力中度依赖的患者。

（3）使用中剂量激素、免疫抑制剂治疗且生活能够自理的患者。

（4）皮损面积较大的患者，如银屑病、湿疹、红皮病患者。

（5）各种皮肤科手术后需卧床休息的患者。

2.护理要求。

（1）每2小时巡视1次，观察患者病情变化，如皮损进展情况、用药后的不良反应、术后伤口情况。

（2）根据患者病情监测生命体征。

（3）协助并指导患者保持皮损部位清洁干燥，避免感染。

（4）遵医嘱为患者提供皮损部位专科护理，如皮损抹药、换药、微波治疗等。

（5）协助患者剪短指甲，以免抓破皮肤，加重病情。

（6）为患者提供相关疾病的健康指导。

（四）三级护理

1.对病情稳定或处于康复期，且自理能力轻度依赖或无需依赖的患者，给予三级护理。

2.护理要求。

（1）每3小时巡视1次，观察患者病情变化，如皮损进展情况、用药后的不良反应、术后伤口转归情况。

（2）根据患者病情监测生命体征。

（3）指导患者正确护理皮损，正确抹药，保持局部清洁，避免感染。

（4）指导患者正确饮食、运动，提高自身免疫力。

（5）指导患者正确认识疾病，树立战胜疾病的信心。

六、患者突发病情变化的风险评估与预防措施

（一）风险评估

1.根据患者病情进行分级护理。

2.评估患者的生命体征。

3.评估患者年龄、身体一般状况、每天出入量等。

4.评估患者用药治疗情况。

5.评估患者最近几天病情变化趋势。

（二）预防措施

1.严密观察病情、生命体征及皮损变化，准确记录出入量。

2.正确执行各项治疗用药。

3.规范皮肤专科护理操作。

4.备好抢救物品和药品，积极配合医生抢救。

5.严格做好床旁交接班。

6.了解患者心理状况，做好心理护理。　\

（霍瑞玲　代红梅　陈小丽）

第二节　皮肤性病科一般护理

护理工作在皮肤性病临床治疗过程中是十分重要的，良好的护理不但能减轻患者的痛苦，还能加速疾病的愈合，缩短病程。

一、护理评估

1.健康史和相关因素：了解患者发病的时间，与季节、饮食、环境变化有无关系；有无伴随症状；家族病史；既往治疗经过及效果等。

2.身体状况：评估患者皮损发生的部位、数目、形状、大小，周围组织有无病理改变，患者有无全身症状等。

3.心理-社会状况：评估患者及其家属有无焦虑和恐惧等心理问题。

二、常见护理诊断

1.瘙痒，与疾病本身有关。

2.皮肤完整性受损，与皮损和瘙痒有关。

3.疼痛，与皮肤受损、疾病本身有关。

4.有感染的危险，与皮肤黏膜受损、使用激素和免疫抑制剂有关。

5.焦虑，与疾病反复发作、形象受损、缺乏治疗信心有关。

6.知识缺乏，即缺乏与疾病相关的预防和治疗知识。

三、护理目标

1.能采用适当的止痒措施，自感瘙痒程度减轻，皮肤完整逐渐康复。

2.皮损处保持清洁卫生，未发生感染。

3.疼痛症状减轻。

4.无感染发生。

5.情绪稳定，增强治疗的信心。

6.了解疾病知识，树立战胜疾病的信心，能积极配合治疗和护理。

四、护理措施

1.保护皮肤，告知患者避免搔抓皮肤，保持病损部位皮肤清洁，沐浴时选择适合的清洁剂和水温，必要时遵医嘱用药。

2. 加强对皮损的护理，保持皮肤的清洁卫生，患者穿柔软宽松棉织类内衣内裤，床单位应清洁、干燥、平整和柔软。常剪指甲，避免抓破皮肤引起继发感染。

3. 评估疼痛部位、性质、诱发因素，慎用止痛药。在进行各种操作时注意动作轻柔，教会患者自我放松疗法，如听音乐、看电视、阅读书报、聊天等。

4. 进行治疗护理操作时，严格遵守消毒隔离制度及无菌操作规程，避免感染。

5. 加强心理护理，即护理人员在护理过程中加强护患沟通，建立良好的护患关系，使患者树立战胜疾病的信心，积极配合治疗和护理，达到疾病康复或缓解目的。

6. 皮肤性病相关知识宣传教育。

（1）根据疾病性质调整饮食：一般患者可给予正常饮食，对变态反应性及瘙痒性皮肤病患者，应避免食用易致敏食物，如动物蛋白类和辛辣刺激性食物；皮损严重者如大面积糜烂渗出或表皮剥脱患者，应给予高蛋白质、高热量、高维生素饮食；脂溢性皮炎患者，不宜进食脂肪和甜食；在光化学疗法期间，避免食用光敏性食物。

（2）寻找并消除病因：注意观察引起皮损改变的相关因素，一旦明确因果关系，避免再次接触。

（3）避免不洁性行为：向患者及其家属进行相关疾病的健康宣传教育，使其形成良好的道德观，洁身自爱。

五、护理评价

1. 瘙痒症状得到改善或消失。

2. 皮肤破损程度有改善。

3. 患者疼痛减轻。

4. 感染得到有效预防。

5. 患者情绪稳定，能积极配合治疗。

6. 患者及其家属了解皮肤性病的相关知识。

（霍瑞玲　代红梅　陈小丽）

第三节　皮肤性病科专病护理

一、带状疱疹的护理

（一）一般护理

按皮肤性病科一般护理常规护理。

（二）专科护理

1. 皮肤护理。防治继发感染，以消炎、收敛、干燥为原则。将皮损部位及皮损周围的毛发（如胡须、头发）修剪干净。水疱局部保持清洁和疱壁完整，予健侧卧位，避免受压引起破溃导致继发感染；忌搔抓水疱；水疱破溃有渗出时，及时更换患者的衣被。根据不同病程及皮损特点，遵医嘱正确使用外用药。

2.光疗护理。医护人员告知光疗的作用及使用方法；照射距离应以距离杆为准，不要随意缩短及加大照射距离以免影响照射效果；照射灯光与皮损区呈垂直角度；照射面部时必须佩戴专用防护眼镜保护眼睛，照射区域应除去衣物遮盖，因为覆盖物可能会产生不受控制的热积累，从而导致发生烧伤。

3.用药护理。告知患者按时服药并观察疗效，以便能及时调整药物。

4.饮食护理。给予高蛋白、高维生素饮食，避免进食刺激性、辛辣食物。

5.疼痛护理。疼痛剧烈者，遵医嘱使用止痛药，同时分散患者的注意力以减轻疼痛。

6.预防眼部并发症。保持眼部卫生，每天用生理盐水消毒眼部 1～2 次，按时滴眼药水或涂眼药膏。

7.心理护理。患者因疼痛易出现焦虑、失眠、厌食等情况，因此在护理过程中应加强与患者沟通交流，告知患者疾病的有关知识、病情的发展及治疗方法等，帮助患者建立治疗信心，消除负面情绪，积极配合治疗。

8.健康教育。向患者讲解疾病相关知识，使患者了解疾病的发生、发展过程，治疗方法及预后；告知患者注意劳逸结合，增强自身免疫力；患病期间避免与未免疫接种的儿童、老人和免疫力低下的人群接触。

（三）护理进展

带状疱疹虽然给患者造成很大的困扰，但是只要早发现、早诊断、早治疗，可以缩短病程，减少患者痛苦；采用中西医联合治疗及配合相应的护理可取得不错的效果，患者满意度很高。

（陈小丽 蒋丽君）

二、葡萄球菌性烫伤样皮肤综合征的护理

（一）一般护理

按皮肤性病科一般护理常规护理。

（二）专科护理

1.环境要求。尽量安排单人病房。

2.皮肤及黏膜护理。针对不同时期创面的皮肤，采取不同的护理措施。

（1）急性期。用臭氧水泡浴或淋浴，时间 10～15 分钟，温度在 36～38℃；如腹股沟、腋窝等皱褶处糜烂，分泌物渗出较多，在协助医师取分泌物送检后，用 0.02% 呋喃西林溶液湿敷，20min/ 次、2 次 /d，湿敷结束后用氦氖激光照射，2 次 /d；有大水疱者，先用无菌注射器将疱液从低位全部抽出，保持疱壁的完整性；按医嘱涂抹抗生素药膏或贴无菌凡士林纱布以保护创面；静脉采血及输液时遵循无菌操作原则，可用无菌纱布和绷带固定输液针头，尽量避免输液贴直接粘贴皮损处，以免二次损伤。

（2）稳定期。创面有红斑、渗出较少者，用臭氧水泡浴，按医嘱涂抗生素药膏以保护创面，2～3 次 /d。

（3）恢复期。患儿常有瘙痒不适感，应剪短指甲，嘱患儿勿搔抓和自行撕脱痂皮，以防皮肤再次破溃，继发感染。

（4）眼鼻口腔护理。用无菌生理盐水棉签轻轻擦拭眼睛、鼻子、口腔周围分泌物。眼睛白天滴眼药水，晚上用眼药膏保护，防止粘连、继发损伤和感染。鼻子和口腔周围可涂抹抗生素药膏，

2 次 /d。对能配合的患儿，指导患儿进食前后漱口；对婴幼儿，指导和协助家属多喂水，减轻口腔内感染。

（5）会阴护理。会阴红斑、糜烂伴渗出时，冲洗 2 次 /d，氦氖激光照射后涂抹抗生素药膏。同时每次便后及时清洗。衣物宜柔软、宽松，勤更换，减少摩擦。

3. 用药护理。合理使用抗生素，遵医嘱严格掌握用药剂量、给药途径、给药时间，现配现用。体温 ≥ 38.5℃，遵医嘱给予物理降温，必要时给予药物降温。勤巡视患儿，及时了解药物疗效，发现病情变化及时处理。

4. 饮食护理。给予高蛋白、高维生素、易消化的软食物，新生儿尽量母乳喂养，有渗液时嘱多饮水。

5. 疼痛护理。床单保持清洁、平整、干燥；协助患儿取舒适体位，避免创面受压；治疗和护理尽量集中，动作轻柔，减少患儿不适；分散患儿注意力，如讲故事、唱歌等；必要时遵医嘱正确使用药物。

6. 安全护理（跌倒 / 坠床）。患儿皮损疼痛，使用抗过敏和止痛药物，常伴有嗜睡、头晕、乏力等副作用，应加强巡视、上床护栏、在床头置警示标识，并告知患儿家属防跌倒 / 坠床相关知识，取得配合。

7. 心理护理。利用语言技巧安抚患儿情绪，增加亲切感，耐心向家属做好解释工作，帮助家属树立信心，打消顾虑，配合治疗。

8. 健康教育。耐心向家属讲解疾病知识和治疗方案；指导家属平时注意孩子的皮肤清洁卫生，避免不良刺激，宜穿棉质、松软的干净内衣，发现患儿有皮肤潮红、发热、流鼻涕现象及时就医；加强营养，提高身体抵抗力，防止疾病复发；严格遵医嘱用药，定期门诊复诊。

（三）护理进展

综合的人性化护理可减轻患儿的恐惧感，有利于护理工作的顺利开展，有助于促进患儿尽早恢复，还可改善患儿的生活质量，同时避免医患纠纷的发生，提高家属的满意度。

（陈洁连　霍瑞玲　代红梅）

三、丹毒的护理

（一）一般护理

按皮肤性病科一般护理常规护理。

（二）专科护理

1. 皮肤护理。患处局部皮肤红肿、热痛，甚至会发生水疱破溃，应注意皮肤护理。对疼痛剧烈的患者，局部可采用硫酸镁湿敷，以减轻局部充血及疼痛。对水疱未破者，经消毒后用无菌注射器低位抽吸疱液，尽量保持疱壁的完整性，以免感染。对皮损破溃糜烂的患者，可予湿敷及抗生素软膏外用。瘙痒时应避免搔抓，防止再次发生感染。

2. 用药护理。严格遵医嘱给药，需做过敏试验的药物在药敏试验阴性后方可使用，用药过程中注意观察用药疗效及不良反应，防止过敏性休克发生。

3. 饮食护理。进食高蛋白、高热量、高维生素食物，避免辛辣刺激性食物，鼓励患者多饮水，以补充体液。

4. 发热护理。密切监测患者体温变化，体温在 39℃ 以下的尽量采用物理降温，可将冰袋置于患者的腋下、腹股沟、腘窝等处。物理降温效果不明显的可遵医嘱给予药物降温。降温过程中注意患者有无大量出汗，预防患者虚脱，并及时更换衣裤。

5.心理护理。做好患者和家属的心理护理。耐心向患者解释疾病的病因、发展及预后，让患者积极配合治疗和护理，帮助患者建立良好的家庭支持关系，以减少后顾之忧。

6.健康教育。向患者讲解本病的相关知识及治疗中的注意事项。保持皮肤清洁干燥，勤换洗，避免搔抓，以防皮肤破损。养成良好的生活习惯，加强体育锻炼，提高机体免疫力。积极治疗足癣是预防丹毒复发最重要的措施。

四、麻风病的护理

（一）一般护理

按皮肤性病科一般护理常规护理。

（二）专科护理

1.隔离与防护。对传染性麻风患者应当隔离管理，在传染病房集中接受治疗。患者的衣物、用具要严格消毒，以防疾病的传播。居住环境要空气清新，定时开窗通风，注意保暖，防止着凉。严格执行传染病的操作规程，做好个人防护。

2.病情观察。

（1）皮疹的观察：使用外用药物前评估皮损情况，观察有无新发皮疹、皮疹面积、渗液情况及颜色变化，发现异常及时报告医生。

（2）并发症的观察：观察患者是否出现神经痛、肢体麻木、手足畸形、口眼闭合不全等，肢体麻木的患者应注意保暖，避免压力性损伤、冻伤、烫伤发生；指导手足畸形的患者进行自主运动或被动运动，防止关节强直和肌肉萎缩。眼睑闭合不全者，睡觉或外出时应佩戴有色眼镜或帽子（眼罩），以保护眼睛。

3.皮肤护理。

（1）单纯性溃疡：局部可用 1 ∶ 5000 高锰酸钾溶液清洗，用消毒凡士林纱布保护创面，无菌纱布包扎，每 2 ～ 3 天换药 1 次。

（2）感染性溃疡：应用抗生素控制感染。局部用 1 ∶ 5000 高锰酸钾溶液浸泡 30 分钟，水温 45℃，浸泡结束后，清除坏死组织，外用抗感染药物，无菌纱布包扎，每天换药 1 次。

（3）复杂性溃疡：渗出多者每天用无菌方法进行扩创，以促进愈合；对久治不愈或复发的顽固性溃疡，根据病情给予手术治疗；出现水疱时，需按无菌操作原则抽取疱液。

4.用药护理。指导患者正确掌握服药方法，详细询问服药情况，判断是否有错服、漏服情况并做好记录，对每月连续服药天数不符合要求者，及时向医生反馈。如发生药物不良反应，及时报告医生处理。

5.饮食护理。给予高蛋白、高糖、高维生素饮食，避免刺激性及辛辣食物。

6.心理护理。尊重患者，树立平等观念，及时掌握患者心理，帮助患者消除消极情绪，树立战胜疾病的信心。

7.健康教育。普及防病知识，建立社区服务三级网络。对密切接触者定期检查，以便早发现、早治疗。

五、马尔尼菲篮状菌病的护理

（一）一般护理

按皮肤性病科一般护理常规护理。

（二）专科护理

1. 隔离与消毒。加强消毒隔离，防止交叉感染。严格执行消毒隔离制度，尽量安排单间，患者自戴口罩保护，限制人员探视。保持空气流通，室内定期消毒，操作前后及接触患者前后严格消毒双手。患者的用物应专人专用，尽量使用一次性物品，被分泌物污染的一次性用物进行集中焚烧处理。

2. 皮肤黏膜护理。指导患者保持皮肤清洁，皮肤破溃处予换药，保持敷料干燥，观察局部皮肤情况，如肉芽肿大小有无改变、渗液有无减少等，以判断药物疗效；对延迟不愈的伤口，增加换药次数。

3. 用药护理。两性霉素 B 为抗真菌药物，长期使用会引起肝肾功能损害、严重低钾，应密切观察药物的疗效和副作用。两性霉素 B 需现用现配，避光使用。初次给药应从小剂量开始，以后根据患者耐受情况逐渐增加药量，滴注时必须用 5% 葡萄糖溶液稀释，严格控制滴速，开始时慢滴，输注时间大于 6 小时。

4. 病情观察。加强对患者生命体征尤其是体温的监测，病情发生变化及时通知医生，采取相应的护理措施。如有伤口引流，应保持引流管通畅，观察引流液的量、颜色及性质并记录，做好引流管伤口护理，避免感染发生。

5. 营养护理。定时给予营养风险评估，指导患者进食低盐及优质高蛋白、钙、钾丰富的食物，改善机体营养状况。

6. 心理护理。做好心理护理，加强与患者及其家属的沟通交流，减轻患者的心理负担，增强患者战胜疾病的信心。

7. 健康教育。马尔尼菲篮状菌病发病隐匿，早期容易忽略，极易误诊而延误治疗，致使病情危重而威胁生命，做好早发现、早诊断、早治疗、药量足，坚持规范的治疗原则。马尔尼菲篮状菌为条件致病真菌，免疫功能低下的人易感染致病，因此预防本病的关键是增强体质，提高免疫力。广西目前发现马尔尼菲篮状菌的主要中间宿主是银星竹鼠，应避免接触。

（三）护理进展

两性霉素 B、伊曲康唑及伏立康唑对马尔尼菲篮状菌病治疗有效，国内对于病情严重的播散性马尔尼菲篮状菌病，强调多种抗真菌药物联合治疗。护理人员要重点做好用药观察、护理及健康教育。

六、皮肤癣菌病的护理

皮肤癣菌病常见病种有体癣、股癣、手足癣。

（一）一般护理

按皮肤性病科一般护理常规护理。

（二）专科护理

1. 隔离与消毒。有传染性患者行床边隔离。医护人员为患者做操作前后进行手卫生，避免直接接触患者及用物，脱落癣痂、换下的敷料应焚烧或做无菌处理，室内定期予紫外线消毒。

2. 皮肤护理。患者皮肤保持清洁、干燥、通气。瘙痒时嘱咐患者忌搔抓及撕剥皮损，防止自身传染；同时指导患者看报、听音乐分散注意力，以减轻瘙痒症状，瘙痒严重影响睡眠时酌情给予抗组胺类药物或镇静药物。手癣患者为减少局部皮肤刺激，忌用手直接接触肥皂、洗洁精及有机溶剂等，可戴手套进行洗涤。

3. 饮食护理。宜进食清淡易消化的食物，进食高蛋白食物及含维生素丰富的新鲜蔬菜和水果，不宜食刺激性及辛辣食物。

4. 用药护理。遵医嘱正确使用药物，观察药物疗效及不良反应。手足癣坚持规范合理用药，疗程充足。定期监测血、尿常规及肝、肾功能。

5. 心理护理。向患者介绍本病的有关知识，让患者了解病因、目前病情及治疗方案，减少思想顾虑，帮助患者建立治疗信心，指导患者保持心情愉快和规律生活。

6. 健康教育。控制传染源，有真菌病时应彻底治疗。避免接触患癣病的动物，特别是猫、犬、兔等。不与他人共用生活用品，如鞋袜、浴盆、脚盆和指甲剪等，内衣与鞋袜分开清洗，袜子清洗前应加温消毒。保持足部干燥，应穿透气性好的鞋袜，每天更换袜子。日常生活中做好自我保护，避免接触对手部皮肤会造成损伤的酸碱物质。家庭护理时，定期煮沸消毒患者用过的衣服、帽子、枕头、被单、毛巾、手帕、袜子等生活用具。

七、湿疹的护理

（一）一般护理

按皮肤性病科一般护理常规护理。

（二）专科护理

1. 皮肤护理。

（1）皮损护理：加强个人卫生，嘱患者穿宽松、柔软棉质衣裤。瘙痒时忌搔抓，以免二次损伤及皮肤感染；禁用肥皂和过烫的水擦洗皮损，注意保湿；皮损处忌涂化妆品，避免接触过敏原；大面积皮疹控制湿敷面积，以防大量药物吸收引起不良反应。

（2）用药护理：指导患者合理用药，外用药应注意浓度、剂型和应用部位。急性期无糜烂选用洗剂，炎症较重且出现渗出选用湿敷，慢性期选用软膏、乳膏或酊剂。患者瘙痒明显时，可遵医嘱给予抗组胺药或镇静药。指导患者遵医嘱按时、按量、按规程用药，以减轻症状，延缓复发。

2. 饮食护理。宜进食清淡易消化的食物，少盐，禁酒、禁烟、忌海鲜，多吃新鲜蔬菜、水果，避免辛辣食物以及易引起湿疹的致敏原，多饮水，保持大便通畅。

3. 心理护理。向患者介绍本病相关的知识，使患者有正确的认识，增加治疗信心，同时解除负性情绪，保持心情愉悦。

4. 健康教育。

（1）用药指导：口服抗组胺类制剂及镇静剂，可出现头晕、嗜睡等症状，注意做好防护措施，驾驶员、高空作业者工作期间禁用此类药物，防止发生意外。

（2）日常生活指导：生活作息有规律，保证充足的睡眠，注意劳逸结合，避免熬夜及过度劳累，加强锻炼身体，提高机体免疫力。

（陈小丽　蒋丽君）

八、大疱性表皮坏死松解型药疹的护理

（一）一般护理

按皮肤性病科一般护理常规护理。

（二）专科护理

1. 皮损及黏膜护理。

（1）洗浴护理：协助患者使用臭氧水泡浴或淋浴，每次 10 ～ 20 分钟，水温控制在 38 ～ 40℃。

（2）皮肤护理：有创面者，注意观察有无分泌物，协助医师取样送检。遵医嘱给予光疗及局部用药，促进伤口愈合；静脉采血时注意保护皮肤，局部用无菌纱布包好后再扎止血带，减少二次损伤。

（3）水疱护理：评估水疱的数量及大小，注意观察有无新发水疱。注意保持疱壁的完整性，切勿撕扯疱皮。直径大于 1cm 的水疱予无菌注射器低位抽吸，并记录疱液的颜色、性状、量。

（4）眼部护理：眼部分泌物用生理盐水棉球轻轻擦拭，2 次 /d，遵医嘱白天使用眼药水，睡前涂抹眼药膏。

（5）鼻腔护理：生理盐水棉球轻轻擦拭鼻腔及周围，鼻腔内干痂用石蜡油或金霉素眼膏湿润后用无菌镊轻轻夹出。

（6）口腔护理：口腔糜烂用生理盐水棉球清洗口腔，2 次 /d；预防口腔念珠菌感染，可用制霉菌素片研碎加入灭菌注射用水，与 5% 碳酸氢钠溶液于餐前后交替含漱；口唇厚痂可涂抹金霉素眼膏，促进干痂脱落；氦氖激光照射口腔，1 ～ 2 次 /d；观察口腔及舌面有无溃疡、脓性分泌物及假膜形成，必要时做细菌、真菌培养。

（7）会阴护理：会阴冲洗，1 ～ 2 次 /d；氦氖激光照射治疗外阴，1 ～ 2 次 /d；照射后糜烂面涂抹药膏，外阴黏膜糜烂严重者采用暴露疗法，以保持通风透气，有利于皮损恢复。

2. 用药护理。

（1）用药前仔细询问药物过敏史，注意观察用药反应，禁用医嘱以外的药物，如突然出现瘙痒、红斑、发热等症状，立即停药并及时报告医生处理。

（2）大剂量使用糖皮质激素护理。定时测量体温、脉搏、呼吸、血压及监测血糖；观察患者神经精神症状，一旦出现行为异常及时处理；观察有无消化道症状，询问患者大便颜色，有无黑便现象；为减少糖皮质激素的副作用，可在饭前半小时遵医嘱予患者口服胃黏膜保护剂。

（3）鼓励患者多饮水，加速有毒物质的排泄。

3. 静脉通道护理。固定静脉留置针时先用无菌纱布保护针口周围皮肤，再贴上透明敷料或用绷带固定，避免敷料直接贴在皮损处以减少皮肤二次损伤。加强巡视，保证静脉通道通畅并做好交接班。

4. 饮食护理。进食高热量、高蛋白、多维生素、温度适中易消化的低盐低脂食物，忌食辛辣腥味食物。口腔糜烂者进流质或半流质食物。

5. 疼痛护理。评估疼痛部位、性质、诱发因素，慎用止痛药。在进行各种操作时注意动作轻柔，教会患者自我放松疗法，如听音乐、看电视、阅读书报、聊天等。

6.病情观察。密切观察患者的神志、精神变化，皮肤和黏膜转归情况，大便颜色，定期监测生命体征，记录 24 小时出入量，发现病情变化及时报告医生处理。

7.安全护理。

（1）做好患者和家属的健康宣传教育工作，使用气垫床或水垫，减轻局部压力，督促或协助定期翻身，避免压力性损伤发生。

（2）使用抗组胺药物可出现嗜睡、头晕、乏力等副作用，存在跌倒/坠床风险。护士应加强巡视，加床栏，在床头设置警示标识，并告知患者和家属防跌倒/坠床的相关知识，取得理解及配合。

8.心理护理。向患者和家属讲解药疹的相关知识，介绍成功治愈的病例，消除患者的不良情绪，树立信心，积极配合治疗。同时，鼓励家属积极参与亲情护理，促进疾病康复。

9.健康教育。告知患者和家属致敏药物，并记入病历首页或建立药物禁忌卡片，嘱咐患者或家属牢记，每次就诊时告知医师。对使用糖皮质激素的患者，嘱其切勿擅自加量、减量或停用，出院后如有不适，及时就诊。

（三）护理进展

1.使用 0.9％氯化钠溶液 500mL+ 地塞米松注射液 5mg + 庆大霉素冲洗眼睛，可预防眼结膜炎。

2.口唇破损，有血痂影响张口，不适宜使用棉球进行口腔护理，可用注射器冲洗法进行口腔护理，减少对黏膜完整性的破坏。

九、脓疱性银屑病的护理

（一）一般护理

按皮肤性病科一般护理常规护理。

（二）专科护理

1.皮疹及黏膜护理。加强局部护理，协助患者进行臭氧水冲洗或泡浴，光疗时注意波长和照射时间，防止灼伤，注意保护眼睛及会阴部，观察并记录光疗后反应和转归情况。大量脓疱时不可涂油膏类药物，以免影响散热，造成感染。眼睛分泌物多时，做好眼部护理。腋窝、腹股沟等皱褶处糜烂时，可湿敷后光疗。瘙痒时应避免搔抓、搓擦，剪短指甲，必要时戴手套或用纱布裹手。

2.用药护理。注意观察免疫抑制剂、糖皮质激素、抗组胺药、生物制剂等药物的疗效和副作用。教会患者正确涂擦外用药。

3.病情观察。密切监测体温变化，高热时及时报告医师，及时处理，减轻患者不适。

4.饮食护理。指导患者进行清淡、高热量、高蛋白、高维生素饮食，食物品种多样化，少食鱼虾、牛肉、羊肉、烟酒茶及辛辣刺激性食物。

5.安全护理。抗组胺药物可出现嗜睡、头晕、低血压等现象，应做好宣传教育，加强巡视，预防跌倒/坠床的发生。

6.心理护理。关爱患者，加强疾病知识的宣传教育，解除患者及家属的顾虑，消除其焦虑或恐惧心理，使其配合治疗促进早日康复。

7.健康教育。嘱咐患者保持乐观的情绪，生活规律，注意劳逸结合，避免熬夜。保持居室空气清新，适当锻炼身体，增强体质，预防感冒。告知饮食注意事项，保证营养摄入均衡。避免各种诱发因素如外伤、手术、精神紧张及用药方法等，以免疾病复发。注意个人卫生，宜穿宽松的棉质衣服，沐浴时少用沐浴露，勿用过热水烫洗。嘱咐患者坚持长期、正规治疗，提高治疗依从性，不可随意减药、停药，正确掌握外用药使用方法。定期门诊复查。

（三）护理进展

1. 口腔黏膜糜烂疼痛时可以在漱口液中加入利多卡因止痛。对口唇血痂硬厚张口困难者，可以用 0.5% 双氧水溶液湿敷，晚上睡前用金霉素眼膏外涂。

2. 对大面积脓疱糜烂者，可采用支架暴露法，用生理盐水或生理盐水 + 小檗碱湿敷、清洗伤口，外喷海蜇油或贝复济。

十、红皮病的护理

（一）一般护理

按皮肤性病科一般护理常规护理。

（二）专科护理

1. 皮损及黏膜护理。保持糜烂面清洁，渗出多时给予湿敷，预防感染；干燥脱屑者沐浴后涂抹润肤剂（如凡士林）。眼结膜充血、水肿、畏光，眼部分泌物较多时，用生理盐水棉球清洗后滴眼药水，4～5 次 /d，夜间涂眼膏，以防止粘连、角膜损伤继发感染。会阴部黏膜糜烂，分泌物多时，给予湿敷后用氦氖激光照射，1～2 次 /d，贴凡士林纱布保护创面。

2. 用药护理。使用糖皮质激素及免疫抑制剂治疗时，参考系统性红斑狼疮用药护理。使用维 A 酸类药物时，须注意观察其副作用。指导患者正确使用外用药，包括涂擦药物的先后顺序及用量等。

3. 饮食护理。指导患者进食高蛋白、高维生素、高热量、低盐低脂、易消化的食物，多吃新鲜水果蔬菜，忌烟酒茶及辛辣刺激性食物。

4. 安全护理。使用抗组胺药物时要注意观察患者有无嗜睡、头晕、乏力、低血压等不良反应，加强巡视，协助生活护理，防止跌倒 / 坠床的发生。

5. 心理护理。加强疾病知识宣传教育，耐心细致地讲解发病病因和疾病的转归，解除患者及家属的顾虑，使其树立战胜疾病的信心。

6. 健康教育。树立正确的饮食观，食物多样化，保证营养摄入均衡。瘙痒时勿搔抓、搓擦，剪短指甲，必要时戴棉手套或用纱布裹手。穿透气性好、柔软宽松的棉质衣物，禁穿尼龙、绢丝及化纤制品的内衣。沐浴时勿用过热水烫洗，少用沐浴露，皮肤干燥脱屑时沐浴后擦干水珠及时涂润肤剂，保持皮肤滋润。使用抗组胺药物时，勿开车和高空作业，预防事故发生。

（三）护理进展

1. 红皮病发病急，病情重，病程长，患者易情绪消沉，应及时进行心理疏导，给予护理干预，帮助患者树立信心，促进早日康复。

2. 皮肤剥脱处创面可以先用 0.02% 呋喃西林湿敷，然后用湿润烫伤膏外涂；阴囊糜烂处用 0.2% 依沙吖啶纱布纱条包裹，可以减轻疼痛，促进肉芽组织生长。

十一、天疱疮的护理

（一）一般护理

按皮肤性病科一般护理常规护理。

（二）专科护理

1. 皮损及黏膜护理。

（1）水疱：注意保持疱壁的完整性，切勿撕扯疱皮，注意观察有无新发水疱，评估水疱的数量及大小，有无破损与感染。直径大于 1cm 的水疱予无菌注射器低位抽吸，并记录疱液的颜色、性状、量。

（2）糜烂面：糜烂伴有分泌物的创面，遵医嘱予臭氧水清洗，泡浴或湿敷后予红光照射，然后涂抹抗生素药膏。必要时用无菌凡士林纱布或药物敷料保护创面。

（3）黏膜：眼结膜红肿、充血伴分泌物时，遵医嘱予生理盐水棉球清洗后滴眼药水，夜间涂眼膏，以防止粘连、角膜损伤、继发感染；口腔黏膜糜烂时，进食进水以温热为宜。指导患者保持口腔清洁卫生，遵医嘱选用生理盐水 / 灭菌用水 / 呋喃西林 + 制霉菌素片漱口或生理盐水 + 利多卡因以及 5% 碳酸氢钠溶液交替漱口，局部氦氖激光照射，促进伤口愈合；外阴黏膜糜烂时，使用臭氧水清洗后光疗，保持局部干燥，穿宽松衣物，避免摩擦。

2. 饮食护理。鼓励患者饮食多样化，宜进清淡、易消化的低钠、高热量、高蛋白、高维生素半流或软食，少量多餐，对不能进食者，遵医嘱予静脉营养支持。

3. 用药护理。使用糖皮质激素及免疫抑制剂治疗时，参考系统性红斑狼疮用药护理。

4. 疼痛护理。评估疼痛部位、性质、诱发因素，在进行各种操作时注意动作要轻柔，必要时遵医嘱给予止痛剂并观察疗效和不良反应。教会患者自我放松疗法，如听音乐、看电视、阅读书报、聊天等。

5. 安全护理。使用止痛药或抗组胺药物时，要注意观察患者有无嗜睡、头晕、低血压等情况，加强巡视，协助做好生活护理，防止跌倒、坠床的发生。

6. 心理护理。加强疾病知识的宣传教育，耐心细致地向患者讲解发病原因和疾病的转归，解除患者及家属的顾虑，使其树立战胜疾病的信心。

7. 健康教育。讲解疾病的相关知识，让患者增加营养，提高机体抵抗力。同时让患者保持皮肤及用物清洁，预防交叉感染。教会患者观察药物的副作用，并让其遵医嘱按时用药，不可随意减药、停药，以免复发。居家治疗时，注意劳逸结合，预防感冒，少去人员密集的公共场所。定期门诊复诊，如有不适及时就诊。

（三）护理进展

1. 口腔黏膜糜烂疼痛时，可以在漱口液中加入利多卡因止痛。对口唇血痂硬厚张口困难者，可用 0.5% 双氧水溶液湿敷，晚上睡前用金霉素眼膏外涂。

2. 对大面积水疱糜烂者，可采用支架暴露法，用生理盐水或生理盐水 + 小檗碱湿敷、清洗伤口，外喷海蜇油 / 贝复济。

（陈洁连　霍瑞玲　代红梅）

十二、IgA 血管炎的护理

（一）一般护理

按皮肤性病科一般护理常规护理。

（二）专科护理

1. 皮肤护理。保持皮肤清洁，穿棉质宽松衣裤，避免使用强碱性洗液，减少皮肤刺激；密切观察患者皮疹形态、颜色、数量、部位，有无新发皮疹。

2. 腹痛护理。注意观察患者疼痛的部位、性质、严重程度及持续时间，有无伴随症状如恶心、呕吐、腹泻、便血等，同时注意腹部体征并及时报告和处理。

3. 关节肿痛护理。观察患者关节肿胀及疼痛情况，保持关节的功能位置；指导患者分散转移注意力，以减轻疼痛。

4. 饮食护理。进食高营养、易消化的食物，避免食用动物蛋白。慎食各种致敏食物如鱼、虾，要适当多吃富含蛋白质及补血食物，以补充机体的需要；有肠道出血倾向者应给予无渣半流质或流质饮食，呕吐严重及便血者应暂时禁食，同时忌食辛辣刺激性、过硬及海鲜类食物。

5. 用药护理。按医嘱正确用药，告知患者勿擅自停药使病情加重，治疗期间注意观察疗效及药物不良反应。

6. 心理护理。建立良好的护患关系，关心、体贴、安慰患者，使患者心情愉悦，树立战胜疾病的信心，积极配合治疗。

7. 健康教育。向患者介绍疾病的有关知识，疾病的病因、发展、预后及治疗护理。急性期须绝对卧床休息，一般为 1～2 周，3 个月内避免重体力劳动和体育活动，注意休息，避免劳累；关节肿痛者卧床休息，抬高患肢，防寒保暖，预防上呼吸道感染。定期复查尿常规及尿蛋白。

（陈小丽　蒋丽君）

十三、坏疽性脓皮病的护理

（一）一般护理

按皮肤性病科一般护理常规护理。

（二）专科护理

1. 皮损护理。可用臭氧水浸泡或冲洗局部，清除坏死组织，控制感染，辅助用氦氖激光治疗仪或威伐光治疗仪等物理治疗，根据皮损情况选择外用重组人表皮生长因子溶液或抗生素软膏，促进皮损愈合。

2. 用药护理。首选用药是糖皮质激素，可参考系统性红斑狼疮用药护理。

3. 饮食护理。进食高蛋白、高维生素、清淡、易消化的食物，忌食辛辣、油腻、刺激性食物。

4. 疼痛护理。做好疼痛评估，使用止痛药时，指导服药时间，注意观察止痛效果和药物的副作用。告知缓解疼痛的方法，如抬高患肢，或跟病友聊天，用看书、看电视、听音乐等方式分散注意力。

5. 安全护理。做好跌倒 / 坠床风险评估，加强巡视，必要时加床栏，在床头放置警示标识。告知患者和家属防跌倒 / 坠床相关知识，取得配合。

6. 心理护理。评估患者心理状况，针对具体心理问题进行指导，消除患者焦虑、紧张、恐惧、失望等不良心理，同时向家属寻求支持，使患者保持乐观向上的心理状态。

7. 健康教育。讲解疾病知识、治疗方案和预后。出院后继续遵医嘱服药，切勿擅自减量或停用。按时到门诊复诊，如有不适及时就诊。

（三）护理进展

坏疽性脓皮病创面护理主要根据伤口评估流程以及国际倡导的伤口床准备理论即"TIME"原则，包括清创、抗感染、渗液的管理和促进伤口边缘上皮化四个方面进行创面护理。

十四、系统性红斑狼疮的护理

（一）一般护理

按皮肤性病科一般护理常规护理。

（二）专科护理

1. 皮肤护理。避免阳光直接照射裸露皮肤。阳光强烈时尽量减少户外活动，如需外出，做好防晒措施，如穿长衣、长裤、打伞或戴宽檐帽。皮疹处避免使用化妆品或护肤品。

2. 用药护理。正确遵医嘱给药，观察药物疗效和不良反应。

（1）使用糖皮质激素治疗时，密切观察有无出现不良反应如骨质疏松、感染、电解质紊乱、神经精神症状、消化道出血、糖代谢异常、类库欣综合征、股骨头坏死、静脉血栓形成、猝死等。大剂量糖皮质激素冲击疗法护理：进行心电监护，定时测量体温、脉搏、呼吸、血压及监测血糖；注意观察患者的神经精神症状，一旦出现异常情况要及时汇报处理；定期复查大便潜血试验、血常规、血糖、肝功能、肾功能、血电解质和 D- 二聚体等情况；注意观察双侧肢体是否对称，询问有无疼痛、肿胀，保持输液通畅；嘱咐患者保持大便通畅，注意观察有无消化道症状，经常询问患者大便颜色是否正常，有无解黑便现象；为减少糖皮质激素的副作用，饭前半小时遵医嘱给患者口服胃黏膜保护剂。

（2）使用免疫抑制剂治疗时，注意观察药物的不良反应，静脉注射时防止药物渗漏，以免引起局部组织坏死；嘱患者多饮水，注意观察尿液颜色；定期复查肝功能、血常规等。

（3）使用生物制剂治疗时，按说明书正确给药，注射用贝利尤单抗不得静脉推注给药，输液时间至少 1 小时。静脉给药前遵医嘱给予预防性用药，包括抗组胺药（联合或不联合解热镇痛药），以预防输液反应和超敏反应。静脉输液后严密观察药物反应，告知患者超敏反应可能在输液当天或输液后数天发生，如有不适立即就医。

3. 饮食护理。进食高热量、高蛋白、高维生素、低脂、低钠、低糖的食物，保证充分的维生素和蛋白质摄入，忌烟酒、辛辣刺激性食物。不吃或少吃容易引起光敏反应的食物，如芹菜、黄花菜、无花果。含联胺基因的蘑菇、烟熏食物及含 L- 刀豆素的苜蓿类种子、豆类等可诱发红斑狼疮，应尽量避免食用。

4. 疼痛护理。评估疼痛分值，必要时遵医嘱给予止痛剂并观察疗效和不良反应。给予患者心理安慰，教会患者自我放松疗法，如听音乐、看电视、阅读书报、聊天等。

5. 并发症护理。

（1）狼疮性肾炎护理：给予低盐、低脂、优质蛋白饮食，如瘦肉、蛋类、低脂牛奶等。注意观察患者有无腰痛、腰胀、水肿等情况，监测体重、腹围，准确记录 24 小时出入量。

（2）系统性红斑狼疮性脑病护理：卧床休息，严密观察患者的意识变化，有抽搐者观察发作规律，注意预防窒息与坠床，按医嘱给予镇静剂，颅内压增高使用脱水剂时要注意避免药液外渗并掌握给药速度。长期卧床或者意识昏迷者应加床栏以防坠床，定期翻身拍背，防止压力性损伤及肺炎发生。

6. 心理护理。关爱患者，与患者进行良好的沟通交流，加强疾病知识的宣传教育，解除患者和家属的顾虑，争取家庭支持，使患者树立战胜疾病的信心。

7. 健康教育。

（1）患者皮疹处避免使用化妆品或护肤品，告知患者避免接触各种烫发剂、染发剂及农药等，以免导致疾病复发或加重。

（2）避免紫外线照射，以免诱发或加重病情，床铺远离窗户，窗户宜安装防紫外线窗帘。外出时戴宽檐帽、穿长袖衣服或打伞，忌日光浴。

（3）保持心情舒畅及乐观情绪，避免情绪波动及各种精神刺激，劳逸结合，增强机体抵抗力，预防各种感染。

（4）避免诱发因素和刺激，避免光敏食物、水果和药物等。育龄期妇女不宜用避孕药，生育期妇女应严格避孕，或在医生的指导下方可受孕。

（5）强调规律用药和长期随访的意义和必要性，告知患者务必在医生的指导下使用糖皮质激素，按时服药，勿自行加药、减药、停药，学会自我认识疾病活动的征象。同时注意药物的副作用，遵医嘱定期复诊，不适随时就诊。

（三）护理进展

1. 正念减压课程指导能够有效改善患者的焦虑抑郁状态，提高服药依从性，增加患者满意度，帮助患者重拾信心，提高其日常生活能力，临床效果显著，在临床护理中值得推广应用。

2. 强化健康认知护理能使患者生活质量明显提高，并有效缓解其焦虑、抑郁等不良情绪，可在临床上推广应用。

3. 循证护理措施的干预，不仅能提升治疗效果，还可减少住院时间，提升生活质量，整体效果显著，可应用。

十五、皮肌炎的护理

（一）一般护理

按皮肤性病科一般护理常规护理。

（二）专科护理

1. 皮肤护理。保持皮肤清洁，穿宽松棉质衣裤，剪短指甲，避免搔抓皮肤。避免阳光直接照射裸露皮肤，阳光强烈时尽量减少户外活动，如需外出，做好防晒措施如穿长衣长裤、打伞或戴宽檐帽。加强手指功能锻炼，注意手、足保暖，防止因寒冷刺激而引发雷诺现象。

2. 用药护理。参考系统性红斑狼疮患者用药护理。

3. 饮食护理。进食高热量、高蛋白、高维生素、低脂、低钠、低糖、易消化的食物，忌生冷、油腻、辛辣刺激性食物，戒烟戒酒。吞咽困难者宜进糊状食物或软食。

4. 病情观察与护理。每天监测生命体征，评估患者肌力、肌痛情况。询问有无胸痛、胸闷、呼吸及吞咽困难、呛咳、误吸等情况，一旦发现及时报告，给予对症处理。

5. 安全护理。评估患者肌力情况、活动范围的环境是否安全。加强巡视，常用物置于患者易于取放的地方，协助患者做好生活护理，预防跌倒／坠床发生。有呛咳或吞咽障碍的患者，进食或饮水时应取坐位或半卧位，进食 30 分钟后再平卧，给予糊状食物或软食，进食速度不宜过快，严重时给予鼻饲或静脉营养。

6. 心理护理。评估患者心理状况，倾听患者诉求，了解患者的经济状况，针对具体问题给予指导。争取家庭、单位等社会支持。讲解疾病相关知识，让患者树立信心，积极配合检查和治疗。

7. 健康教育。指导患者选择营养丰富、清淡易消化、高蛋白、高维生素的食物，不吃或少吃芹菜、黄花菜、香菇等增强光敏感的食物；做好防晒的健康教育；让患者保持心情舒畅及乐观情绪，避免情绪波动及各种精神刺激，劳逸结合，增强机体抵抗力，预防各种感染。急性期应卧床休息，避免加重病情；缓解期鼓励床上适当活动；恢复期适当下床活动，进行按摩等物理治疗以防止肌肉萎缩。教会患者观察药物副作用，按医嘱按时服药，不可随意减药、停药，以免复发。遵医嘱定期复诊，如有不适及时就诊。

（三）护理进展

1. 肺纤维化患者病情确诊或病情稳定后，应给予呼吸训练指导，通过吹气球等方式锻炼肺功能。

2. 医护合作模式下的皮肌炎健康宣传教育效果好，值得在临床护理工作中推广应用。

3. 患者采用临床护理路径，能够规范护理流程，延缓病情发展，促进康复。

4. 皮肌炎合并真菌感染，可用氯己定漱口液与碳酸氢钠溶液交替漱口，间隔＞2 小时，漱口后溃疡处应用氟康唑胶囊 150mg 配 10mL 甘油（丙三醇）调匀涂抹在口腔黏膜患处，3～4 次 /d。

十六、硬皮病的护理

（一）一般护理

按皮肤性病科一般护理常规护理。

（二）专科护理

1. 皮肤护理。注意保暖，寒冷时戴帽子、耳套及手套，避免处于过冷的环境中，洗澡温度要适宜，水温过低易引起血管痉挛，水温过高则组织充血水肿加重影响血液循环。注意观察患者皮肤损伤的范围、皮肤弹性的变化，保持皮肤清洁、滋润。沐浴时应使用清水或弱酸性、中性沐浴露清洁皮肤，忌用刺激性强的肥皂或香皂清洗。常剪短指甲，避免搔抓皮肤，穿宽松棉质衣裤，勿穿化纤类织物。长期卧床者预防压力性损伤。

2. 用药护理。使用糖皮质激素时参考系统性红斑狼疮患者激素用药护理。

3. 饮食护理。宜进高蛋白、高热量、高维生素、清淡易消化的食物，忌饮茶和食辛辣刺激性食物。根据病情变化而选择普食、半流食和流食。对吞咽不畅的患者，宜给予半流食或糊状易消化的食物，进食速度宜慢，且细嚼慢咽，以免发生呛咳造成窒息。指导患者少食多餐，吞咽困难患者用餐时采取坐位或抬高床头 30°，进食 30 分钟后再平卧。胃–食管反流进食时，指导和协助患者取头高足低倾斜位。

4. 病情观察。监测生命体征，密切观察患者有无胸闷、心慌、心律不齐等心脏损害的症状；肺部受累是导致硬皮病患者死亡的首要原因，应密切观察有无发绀，呼吸频率、节律、深浅度的变化；腹泻或便秘可能为胃肠道损伤；吞咽不畅为食道受损的表现；面部、肢体浮肿明显，尿量迅速减少等为肾脏受损的表现，若发现病情变化立即报告医生，以及时处理。

5.心理护理。评估患者心理状况，倾听患者诉求，针对具体问题给予相应指导。讲解疾病的相关知识，使患者树立信心，积极配合检查和治疗。做好患者家属的思想工作，提醒家属多关心、安慰、鼓励患者，促使患者积极配合治疗。

6.健康教育。寒冷季节注意保暖，防止外伤，正确处理受损皮肤，关节或骨隆突处应避免因摩擦引起创面营养性溃疡。加强四肢功能锻炼，以防止关节变形、强直及肌肉萎缩，对已有关节僵硬者予按摩并辅以物理治疗，增加组织的软化。禁烟戒酒，避免使用麦角生物碱和肾上腺素等血管收缩药物。防止精神刺激和精神过度紧张，保持愉快乐观的情绪。遵医嘱定期复诊，如有不适及时就诊。

（三）护理进展

指导患者站立位可预防肺纤维化、硬化发生；鼓励患者积极进行功能锻炼，如屈伸肘、双臂、膝及抬腿等，可预防肌肉、骨骼废用性萎缩。

（陈洁连　霍瑞玲　代红梅）

十七、成人 Still 病的护理

（一）一般护理

按皮肤性病科一般护理常规护理。

（二）专科护理

1.高热护理。

发热是成人 Still 病的主要症状，每 4 小时监测体温 1 次，遵医嘱及时给予药物和物理降温，密切观察退热时的伴随症状，注意心率和血压的变化，鼓励患者多饮水，以加快药物的排泄，避免大量出汗导致虚脱。保持口腔清洁，预防感染。

2.疼痛护理。

评估疼痛原因、部位、程度。关节、肌肉疼痛者指导卧床休息，置关节于功能位置，避免寒冷刺激；伴有咽痛患者同时注意观察有无吞咽障碍，做好口腔清洁。疼痛缓解时指导患者适当活动，忌强体力活动。

3.皮疹护理。

观察皮疹出现时间、部位及与体温的关系。做好皮肤清洁、保湿，避免搔抓，高热时不用乙醇擦浴，慎用热水洗浴以免局部体表血管扩张加重皮疹瘙痒。

4.用药护理。

患者使用大剂量糖皮质激素及免疫抑制剂时，易出现继发性真菌感染，应做好皮肤、口腔等护理，防止感染；非甾体抗炎药反复使用易导致肝脏损害，与糖皮质激素合用易引起胃肠道溃疡及出血，注意监测肝肾功能、大便潜血，观察患者大便颜色。指导患者自我观察药物的作用及副作用，坚持规范用药。

5.饮食护理。

大剂量使用糖皮质激素易导致血糖升高、电解质紊乱，治疗期间应给予低盐、低糖、清淡饮食，多吃含钾丰富的水果。

6. 心理护理。

本病起病急、持续高热，患者易产生焦虑、恐惧心理，应主动安慰患者，讲解积极配合治疗对疾病转归的重要意义，减轻患者恐惧、紧张心理。

7. 健康教育。

告知患者本病早期确诊治疗可以减少并发症且大多数预后良好，糖皮质激素的不良反应在停药后会自行消失，同时强调坚持规范用药的重要性，以提高随访的依从性，保持乐观心态以增强机体免疫力。

（三）护理进展

成人 Still 病是一种病因不明的罕见系统性自身炎症性疾病，皮损是其表现之一，临床上观察皮损的变化对其早期诊断有帮助，不典型皮损如持续性瘙痒性丘疹或斑块伴线性色素沉着样皮损等的出现可能暗示疾病预后较差，发生恶性肿瘤的风险增高。

十八、痤疮的护理

（一）一般护理

按皮肤性病科一般护理常规护理。

（二）专科护理

1. 皮肤护理。

（1）指导患者选用正规医学护肤品，用温水（＜37℃）配合洁面乳做面部清洁，每天清洗 1～2 次，不可过度清洁。

（2）勿用隔离霜、BB 霜、粉底霜等彩妆化妆品，以免加重毛孔堵塞症状。

（3）外出时注意防晒，宜选择戴遮阳帽、打遮阳伞等物理防晒。不可自行挤压、搔抓皮损以免加重症状。

（4）长期口服或外用抗痤疮药物如维 A 酸类的患者，勿再使用含水杨酸类成分的洁面产品，以免加重皮肤屏障的破坏导致皮肤敏感。

（5）职业性痤疮应避免接触导致痤疮的职业环境，停用可能含有糖皮质激素的药物以及成分不明的护肤品、面膜等。

2. 病情观察。观察皮损分布情况，有无皮脂溢出；皮损数量及毛囊炎的深度；有无自觉症状，全身症状如发热、关节疼痛等暴发性痤疮症状；女性患者症状与月经的关系；与使用护肤品、药品有无关系；观察病程及治疗效果。

3. 饮食护理。进食清淡食物，避免甜食、高热量、刺激性食物，光动力治疗患者在短期内禁食光敏感的食物等。

4. 用药护理。

（1）维 A 酸类、过氧化苯甲酰类外用药需睡前使用，减少光敏反应，应从低浓度开始使用，常见的不良反应为局部紧绷、脱屑、发红、烧灼感，停药后可自行缓解；在急性期痤疮得到改善后，局部继续遵医嘱维持治疗，以防复发。

（2）遵医嘱足量、规范使用抗生素类药物。孕妇和 16 岁以下儿童禁止使用四环素类药物。

（3）告知患者口服维 A 酸类药物可能出现的不良反应。可使用润肤霜和唇膏做好防护，按医嘱定期查肝肾功能及血脂。注意观察患者情绪变化，出现情绪低落、抑郁相关症状及时通知医生。

（4）育龄期男女性服用维 A 酸类药物期间，应注意避孕，女性至少 3 个月，男性一般 2 个月，停药后方可怀孕，但不影响生育能力。

5. 辅助治疗护理。

（1）粉刺挤压治疗护理：用物严格消毒，防止交叉感染。治疗前向患者解释治疗目的和效果。治疗时应顺着毛孔和皮肤纹理的方向挤压，力度恰当。若粉刺数量太多，每隔 7 ～ 10 天可重复治疗 1 次。注意观察患者的反应。术后当天伤口避免碰水，保持局部清洁、干燥，防止继发感染。

（2）光动力治疗护理：讲解光动力治疗作用，签署知情同意书，术前拍照存档。治疗前做好皮肤准备，清洁患处，照射中协助患者戴上墨镜或眼罩保护眼睛，交代治疗过程中不要移动身体，以免影响疗效；治疗中了解疼痛情况，采取安慰患者、音乐疗法、降低治疗能量等措施缓解疼痛；治疗结束后指导皮肤护理，温水清洗，做好保湿，选用医学护肤品缓解症状。如出现明显水肿，遵医嘱给予冷湿敷。术后严格防晒，48 小时内采用物理防晒，3 天后可用物理防晒或涂抹防晒霜。

（3）囊肿性痤疮囊腔内注射：治疗前向患者解释治疗目的和效果，询问有无药物过敏史，缓解其紧张情绪并取得患者配合。选取囊肿波动感明显、最薄弱处用无菌针头刺破囊壁，放出囊肿内容物，遵医嘱将药物注入囊腔内，治疗当天穿刺点避免碰水。治疗后观察囊肿体积、色泽、质地的变化，必要时遵医嘱可重复注射。

（4）化学焕肤术护理：讲解化学焕肤术作用及可能发生的不良反应，签署知情同意书，术前拍照存档。治疗前评估皮肤情况，做好皮肤准备，清洁患处，选择合适的药物浓度；治疗时，用保护剂涂抹眼睛内眦、口角、鼻孔等腔口部位，戴眼罩保护眼睛；治疗中观察皮肤反应，药物停留时间根据皮肤是否出现微红、痒、痛、灼热等反应和患者耐受程度适时进行中和；治疗后根据需要进行面膜冷敷或冷喷处理，降低皮肤热度，减轻红斑和刺激等不适。治疗后严格保湿、防晒，7 天内避免用热水洗脸、泡温泉、蒸桑拿等热环境刺激。如出现明显色素异常、糜烂或痤疮加重，及时复诊。

（三）护理进展

关注患者的治疗依从性，症状改善后的维持治疗非常重要，可以有效减轻和预防复发，改善生活质量。重视患者的心理变化，服用维 A 酸类药物导致抑郁或自杀与药物相关性不明确，因痤疮本身影响容颜，患者易产生自卑、抑郁心理，已有抑郁症状或抑郁症患者不宜使用。

十九、皮肤肿瘤疾病的护理

皮肤肿瘤疾病常见病种有基底细胞癌、鳞状细胞癌、恶性黑色素瘤、黑素细胞痣、纤维瘤、脂肪瘤、汗管瘤、角化棘皮瘤等。

（一）一般护理

按皮肤性病科一般护理常规护理。

（二）专科护理

1. 皮肤黏膜护理。

评估皮损部位、大小、性质，指导患者保持皮损清洁、干燥，避免抓挠、摩擦，户外活动做好防晒。卡波西肉瘤患者免疫力低下，应加强皮肤黏膜、口腔、肛门及会阴的清洁护理，预防感染，合并口腔真菌感染时，予制霉菌素溶液和碳酸氢钠溶液漱口。口腔瘤体宜选择小头细毛的软牙刷刷牙，防止瘤体破溃出血。

2. 病情观察。

观察生命体征，有无发热、头昏、头痛等，皮损有无瘙痒、疼痛、瘤体破溃出血等。

3. 治疗护理。

（1）手术治疗护理。

做好术前指导，缓解患者紧张情绪以配合手术；术后观察生命体征、伤口敷料、疼痛情况；术区适当加压包扎，观察移植皮瓣的颜色、温度、质地及有无肿胀等情况；面部手术患者术后尽量避免讲话，观察皮瓣蒂部有无扭转过度、压迫牵拉影响局部供血；保持伤口清洁，预防感染。

（2）光动力治疗护理。

讲解操作过程、治疗时反应、治疗后的不良反应、如何护理、治疗注意事项、治疗效果及预后。嘱患者定期复诊，避免间隔时间太长影响治疗效果。

4. 疼痛护理。

评估疼痛部位、性质、程度，对疼痛剧烈者，遵医嘱给予口服或肌内注射镇静镇痛药物。对口腔疼痛影响进食的患者，给予软食或半流质温凉的食物，必要时餐前涂抹奥布卡因凝胶等黏膜麻醉剂，减轻疼痛。

5. 饮食护理。

进食清淡、易消化、营养丰富的食物。光动力治疗患者在短期内禁食光敏感的食物等。

6. 心理护理。

皮损发生在颜面部者，易产生焦虑、恐惧甚至悲观等情绪，及时了解患者心理变化，加强与患者及家属的沟通，树立患者的治疗信心。

7. 健康教育。

基底细胞癌发病与日光照射相关，户外活动做好防晒。早发现、早诊断、早治疗，预后较好。定期规律复诊，防止复发。

（三）护理进展

早发现并选择合理治疗方法直接影响基底细胞癌患者预后，应加强疾病知识宣传，讲解日光暴晒与皮肤肿瘤发病关系、疾病早期症状，提高人群对基底细胞癌的认识，使其能够及时就医诊治。

二十、性病的护理

性病常见病种有梅毒、艾滋病、淋病、尖锐湿疣、生殖器疱疹、软下疳等。

（一）一般护理

按皮肤性病科一般护理常规护理。

（二）专科护理

1. 皮肤黏膜护理。

评估皮损部位、大小及性质，治疗后观察疣体脱落情况，创面有无红肿、渗出及感染情况。

2. 用药护理。

梅毒患者应用青霉素、头孢类药物前应询问有无过敏史，过敏试验阴性者方可使用。驱梅治疗需严格按时给药以保证血药浓度，注意观察有无吉海反应，备好急救药物。艾滋病患者注意观察用药后的不良反应。

3. 病情观察。

严密观察患者病情变化及皮损情况，监测生命体征。神经梅毒患者出现神经精神症状时要求家属24小时陪护，适当约束保护。有自杀倾向者，做好安全管理，防止自伤及伤人。

4. 消毒隔离。

严格执行消毒隔离制度，出院后病房进行终末消毒。艾滋病为乙类传染病，按甲类传染病管理，在标准预防的基础上采取接触传播的隔离预防。医务人员做好职业防护。

5. 辅助治疗护理。

（1）腰椎穿刺术护理。

穿刺前与患者及家属讲解治疗目的、意义、注意事项，术后指导去枕平卧4～6小时，观察有无头晕头痛，穿刺部位有无肿胀出血、渗液及肢体麻木等情况。

（2）电离子烧灼及光动力治疗护理。

讲解治疗作用，签署知情同意书，术前拍照存档。治疗前做好疣体处理。治疗中了解疼痛情况，必要时遵医嘱使用止痛药。光动力治疗照射时协助患者戴上墨镜或眼罩保护眼睛，交代治疗过程中不要移动身体，以免影响疗效；治疗后观察创面情况及疗效。

6. 饮食护理。

饮食宜清淡，增加营养，忌辛辣刺激性食物，梅毒患者使用头孢类药物治疗期间必须戒酒，避免产生"戒酒硫样反应"。

7. 心理护理。

患者易产生焦虑、抑郁等负性情绪，护士应保护其隐私，尊重患者人格，给予人文关怀，鼓励其积极配合治疗。

8. 健康教育。

加强性病相关知识讲解，告知梅毒患者早期、足量、规律治疗的重要性。增强对疾病危害性的认识，提高自我防护意识。动员性伴侣接受检查，治疗期间禁止性生活。告知患者内裤、浴巾单独清洗使用，注意消毒。定期随访，按时复诊。

（三）护理进展

采用情景式模拟教育以及虚拟仿真教育，可有效提高性病患者的治愈率，减少复发。短期主题式心理干预应用于HIV感染者中，更容易被患者接受与认同。

（蒋丽君　王宁莉）

第四节　皮肤性病科专科常见护理操作技术标准化作业流程

一、用药涂抹及封包标准操作流程

用药涂抹及封包标准操作流程见图 3-2-1。

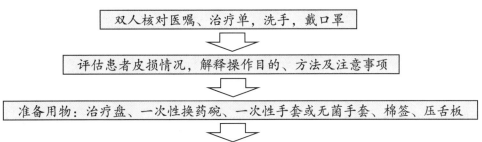

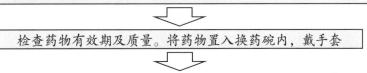

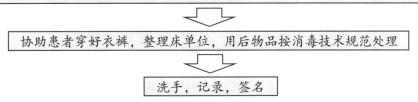

图 3-2-1　用药涂抹及封包标准操作流程

注意事项:

1. 刺激性强的药物先选小片皮损试涂,无不适症状后再大面积使用。

2. 毛发部位应剃毛后用药。

3. 洗剂不适用于糜烂渗液、有痂皮或皮肤肥厚干燥、苔藓样病变的皮损,膏剂不适用于毛发部位,糜烂渗出处禁用酊剂。

4. 若需两种药膏混用,应现配现用,注意配伍禁忌。

5. 为避免损伤正常皮肤,涂抹洗剂时应采用"点涂法"。

6. 因皮肤角质屏障作用,药物在皮肤表面达到一定的浓度将无法吸收,因此一般采取间断用药,每天外用 1 ～ 2 次。

7.有痂皮及鳞屑的患者宜先沐浴后再涂擦药膏。

8.涂抹时应严格遵循药物涂抹剂量，即一指尖单位（FTU）药膏可涂擦2个手掌大小面积的皮损。激素类药膏全身用药或者大面积用药时应避免长时间使用，避免造成不良反应。

9.若药膏（硬膏）不易化开，可按1∶1的浓度加入生理盐水，调匀后再涂擦，以免药量过大引起中毒。

10.为减少刺激，药膏在掌心化开预热后再涂抹。涂抹时按摩力度适中，以促进外用药物吸收。

11.封包患者包裹时间为6～8小时，勿超过8小时。

12.封包后应观察患者薄膜有无脱落及肢端皮肤颜色、温度，询问有无其他不适。如有局部瘙痒、灼热、疼痛等症状，应立即拆除封包，并报告医生及时处理。

13.遵循无菌技术操作原则，防止交叉感染。

二、湿敷技术标准操作流程

湿敷技术标准操作流程见图3-2-2。

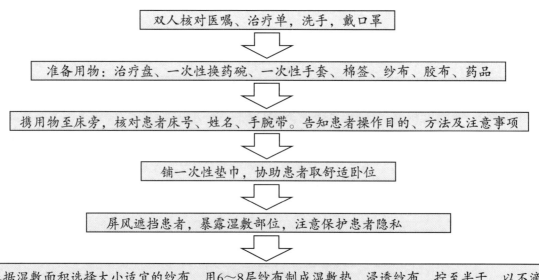

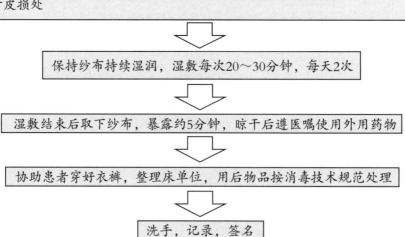

图3-2-2　湿敷技术标准操作流程

注意事项：

1. 一次湿敷不能超过全身面积的 1/3。

2. 湿敷时注意保暖，冬天可先把药液用热水预热后再湿敷，药液温度不宜过高。

3. 创面有脓液时，先清洁脓液后再湿敷。

4. 湿敷过程中保持纱布持续湿润、紧贴皮损处，纱布厚度 6 ～ 8 层。

5. 每次湿敷 20 ～ 30 分钟，每天 1 ～ 2 次。

6. 注意手卫生及消毒隔离，避免交叉感染。

7. 治疗过程中观察局部皮肤情况，如出现苍白、红斑、水疱、痒痛或破溃等症状时，立即停止治疗并报告医生。

三、药浴标准操作流程

药浴标准操作流程见图 3-2-3。

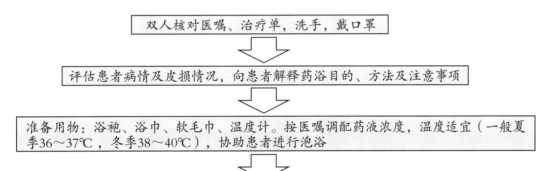

双人核对医嘱、治疗单，洗手，戴口罩

评估患者病情及皮损情况，向患者解释药浴目的、方法及注意事项

准备用物：浴袍、浴巾、软毛巾、温度计。按医嘱调配药液浓度，温度适宜（一般夏季36～37℃，冬季38～40℃），协助患者进行泡浴

泡浴时间一般为20分钟，药浴过程中随时巡视，注意观察患者的精神状态及生命体征，如出现头晕、胸闷、大汗、全身不适等不良反应，应立即停止泡浴

用后物品按消毒技术规范处理

洗手，记录，签名

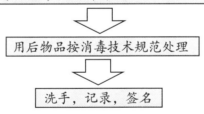

图 3-2-3 药浴标准操作流程

注意事项：

1. 空腹时不宜进行全身浸泡。

2. 高血压、主动脉瘤、严重心脏病、传染病患者，有出血倾向、年老体弱者，以及妇女月经期、孕妇等均不宜泡药浴。行动不便患者泡浴期间需家属陪护。

3. 浴疗前应排空大小便，进出浴缸时注意防滑，泡浴结束后缓慢起身，以防突然站立导致体位性低血压，并注意保暖，浴疗过程中注意观察患者病情变化，发现异常及时停止浴疗。

4. 若用中药泡浴，中药应现取现用，注意水温，防止感冒。

5. 静脉留置针穿刺处注意防水，以免感染。

6. 严格执行消毒隔离制度。

四、臭氧水疗标准操作流程

臭氧水疗标准操作流程见图 3-2-4。

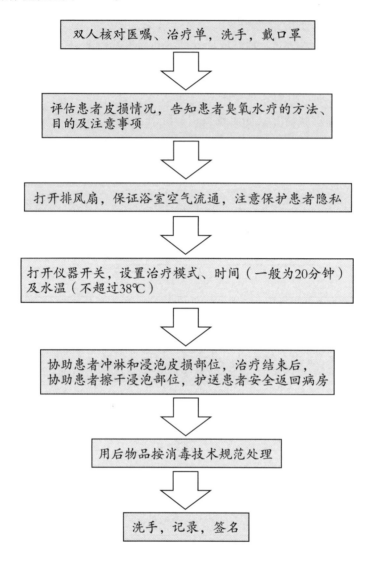

图 3-2-4　臭氧水疗标准操作流程

注意事项：

1. 空腹、孕产妇、月经期妇女、哮喘发作、甲状腺功能亢进者、主动脉瘤患者、荨麻疹患者以及对臭氧过敏者、急性乙醇中毒者、严重血小板减少症患者、凝血机制障碍者、蚕豆病患者等均不宜进行臭氧水全身浸泡。

2. 年老体弱、精神欠佳者应慎用，如确需治疗应有家属陪伴。

3. 浴室内保证空气流通，防止中毒。水疗过程中随时巡视，并询问患者有无不适，注意防滑，防跌倒。

4. 静脉留置针穿刺处注意防水，以免感染。

5. 严格执行消毒隔离制度。

五、冷、热喷雾法标准操作流程

冷、热喷雾法标准操作流程见图 3-2-5。

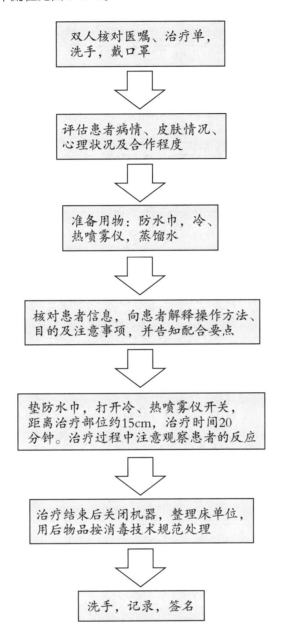

图 3-2-5 冷、热喷雾法标准操作流程

注意事项：

1.仪器应远离热源，并置于平稳处，避免碰撞机体，水位不能高于水箱的最高水位线，需要加水时应先关闭开关。定期清洁、消毒水箱。

2.若喷雾量过大导致患者鼻腔不适，应及时调节喷雾量。

3.治疗过程中若感觉过冷或过热，应调整距离或治疗时间。

六、疱病清创换药技术标准操作流程

疱病清创换药技术标准操作流程见图 3-2-6。

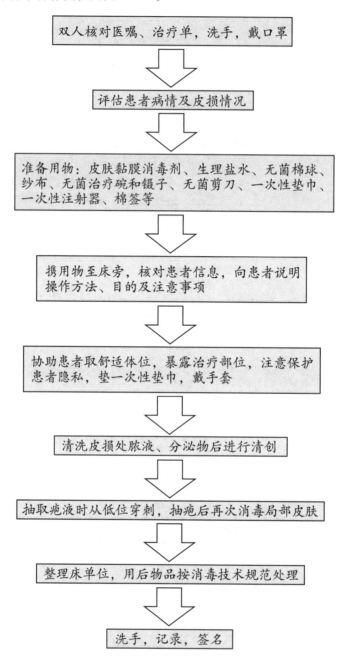

双人核对医嘱、治疗单，洗手，戴口罩

⬇

评估患者病情及皮损情况

⬇

准备用物：皮肤黏膜消毒剂、生理盐水、无菌棉球、纱布、无菌治疗碗和镊子、无菌剪刀、一次性垫巾、一次性注射器、棉签等

⬇

携用物至床旁，核对患者信息，向患者说明操作方法、目的及注意事项

⬇

协助患者取舒适体位，暴露治疗部位，注意保护患者隐私，垫一次性垫巾，戴手套

⬇

清洗皮损处脓液、分泌物后进行清创

⬇

抽取疱液时从低位穿刺，抽疱后再次消毒局部皮肤

⬇

整理床单位，用后物品按消毒技术规范处理

⬇

洗手，记录，签名

图 3-2-6 疱病清创换药技术标准操作流程

注意事项：

1.严格执行无菌操作原则和消毒隔离制度，保证用物一人一用一消毒，防止交叉感染。

2.清创时，密切观察患者病情变化，若患者不能耐受，应休息片刻，待恢复后再处置。

3.操作时，应注意动作轻柔，避免擦破水疱或周围表皮松解的皮肤，不可强行撕脱痂皮，宜用无菌剪刀剪除坏死痂皮。

七、化学焕肤术标准操作流程

化学焕肤术标准操作流程见图 3-2-7。

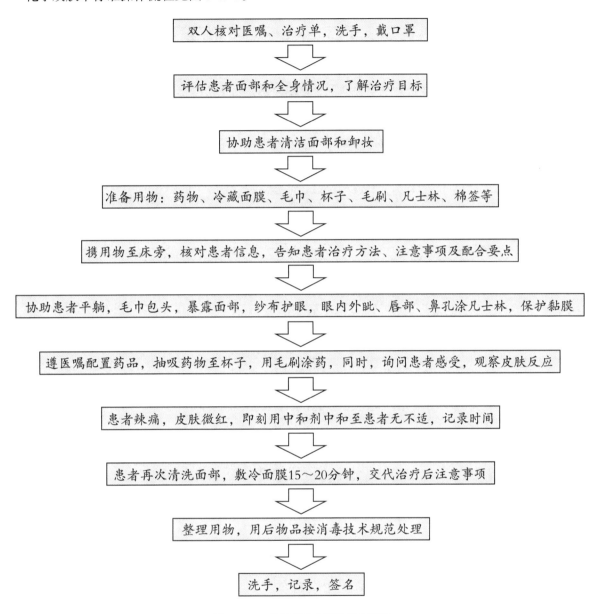

图 3-2-7　化学焕肤术标准操作流程

注意事项：

1. 避免与其他角质剥脱剂同时使用。

2. 术后做好保湿与防晒（防晒指数不得小于 SPF30、PA++），防止紫外线引起色素沉着，治疗后 24 小时内忌彩妆产品。

3. 术后 1 周内避免进入高温环境，如温泉、桑拿馆等。

4. 观察治疗部位情况，若出现红疹、水疱、瘙痒等过敏症状时，立即停止治疗，报告医生。

八、红蓝光治疗标准操作流程

红蓝光治疗标准操作流程见图 3-2-8。

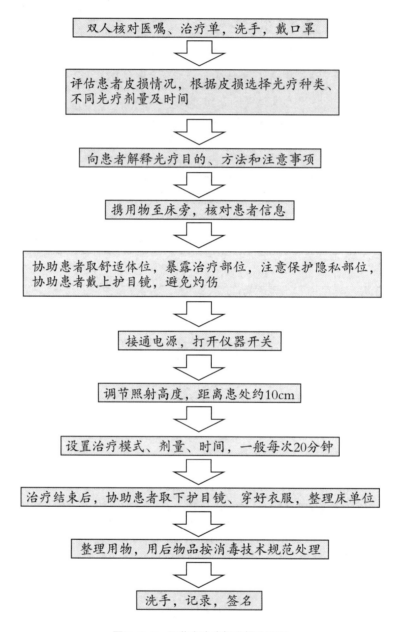

图 3-2-8 红蓝光治疗标准操作流程

注意事项：

1.治疗时应调节好适宜的照射功率和距离。

2.治疗过程中尽量不要变换体位。

3.照射时操作者、患者及陪护者均应佩戴专用护目镜，切忌直视光源，禁止直接照射眼睛。

4.对光过敏、有光敏疾病史者禁用。

5.治疗后注意保湿，2天内避免暴晒，3天内勿用特殊化妆品，外出活动应注意防晒。

九、光动力技术标准操作流程

光动力技术标准操作流程见图 3-2-9。

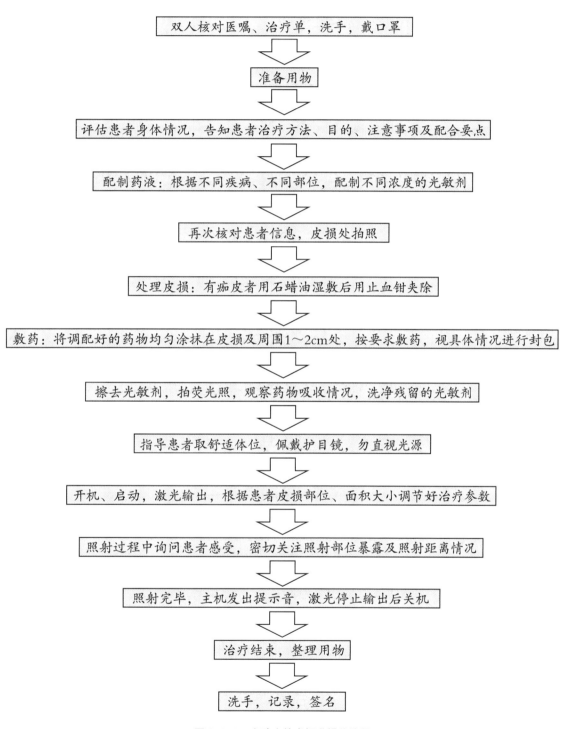

双人核对医嘱、治疗单，洗手，戴口罩

↓

准备用物

↓

评估患者身体情况，告知患者治疗方法、目的、注意事项及配合要点

↓

配制药液：根据不同疾病、不同部位，配制不同浓度的光敏剂

↓

再次核对患者信息，皮损处拍照

↓

处理皮损：有痂皮者用石蜡油湿敷后用止血钳夹除

↓

敷药：将调配好的药物均匀涂抹在皮损及周围1～2cm处，按要求敷药，视具体情况进行封包

↓

擦去光敏剂，拍荧光照，观察药物吸收情况，洗净残留的光敏剂

↓

指导患者取舒适体位，佩戴护目镜，勿直视光源

↓

开机、启动，激光输出，根据患者皮损部位、面积大小调节好治疗参数

↓

照射过程中询问患者感受，密切关注照射部位暴露及照射距离情况

↓

照射完毕，主机发出提示音，激光停止输出后关机

↓

治疗结束，整理用物

↓

洗手，记录，签名

图 3-2-9 光动力技术标准操作流程

注意事项：

1. 照射时操作者、患者及陪护者均应佩戴专用护目镜，切忌直视光源，禁止直接照射眼睛。

2. 避免在有与空气混合的易燃麻醉气或与氧化亚氮混合的易燃麻醉气的情况下使用。

3. 对光过敏、有光敏疾病史及特殊禁忌疾病的患者禁用。

4. 严格遵守无菌技术操作原则，防止交叉感染。

十、窄谱紫外线（UVB）治疗标准操作流程

窄谱紫外线（UVB）治疗标准操作流程见图3-2-10。

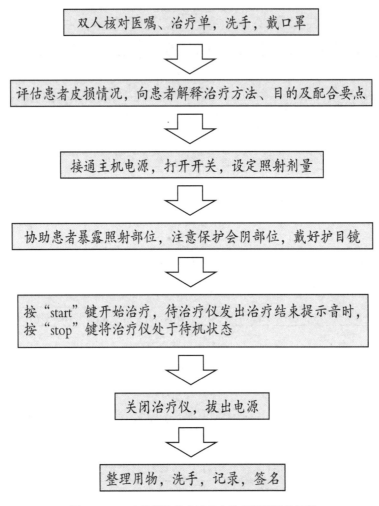

图 3-2-10　窄谱紫外线（UVB）治疗标准操作流程

注意事项：

1. 指导患者治疗时固定照射体位，勿随意移动，注意保持有效距离。

2. 照射时操作者、患者及陪护者均应佩戴专用护目镜，切忌直视光源，禁止直接照射眼睛。照射过程中，无皮损的颜面部及男性会阴部应予遮光保护。

3. 患者治疗后12小时内应严格避免日光照射，避免进食具有光敏作用的食物及药物。

4. 治疗前2小时内勿涂擦药膏，以免影响效果。治疗后及时涂擦药膏和润肤剂。

5. 告知患者出现色素沉着是一种可逆反应，无须特殊处理，停止照射后可完全消退。

（王宁莉　陈洁连）

十一、液氮冷冻治疗标准操作流程

液氮冷冻治疗标准操作流程见图 3-2-11。

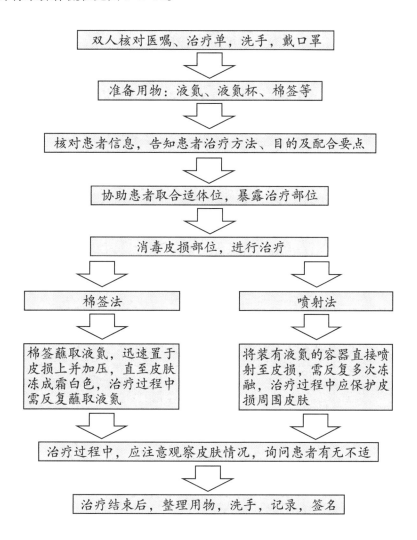

图 3-2-11　液氮冷冻治疗标准操作流程

注意事项：

1.选择安全的治疗时间及冻融次数，冻融部位出现轻微水肿（或苍白）时停止冻融。

2.观察患者病情变化，及时发现头晕、晕厥或休克等不良反应。

3.严格执行无菌技术操作原则，防止交叉感染。

4.告知患者冷冻部位出现大疱、血疱或出现感染等不良反应时应及时就诊。

5.颜面部冷冻治疗后，应注意遮光防晒，避免加重局部色素沉着。足底部病变治疗者，应穿舒适透气的鞋，尽量勿过多走路及运动，以减少压迫。

6.严重的寒冷性荨麻疹、雷诺氏症、糖尿病伴有下肢血液循环障碍的患者，少数年老体弱以及对冷冻治疗不能耐受者，若在小腿及足部做冷冻治疗，易形成经久不愈的慢性溃疡，故应慎用冷冻法。

（王宁莉　陈小丽）

十二、皮损内注射标准操作流程

皮损内注射标准操作流程见图 3-2-12。

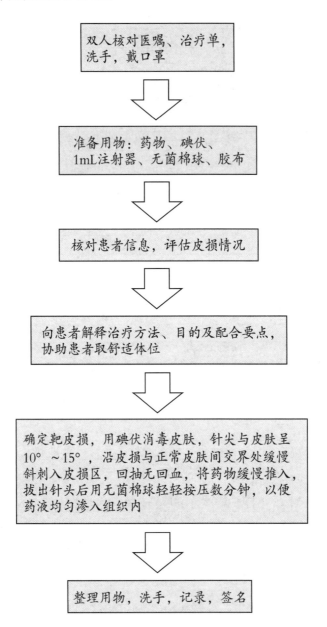

图 3-2-12　皮损内注射标准操作流程

注意事项：

1. 注入药物的剂量应根据患者皮损部位多少以及面积大小而定，每次注药前务必回抽，无回血后方能注药。

2. 皮损面积较大时，可采取多点注射和分次注射法，进行多点注射时，注射间距约为 1cm。

3. 告知患者注射部位须保持清洁、干燥，预防感染。

十三、苄星青霉素肌内注射标准操作流程

苄星青霉素肌内注射标准操作流程见图 3-2-13。

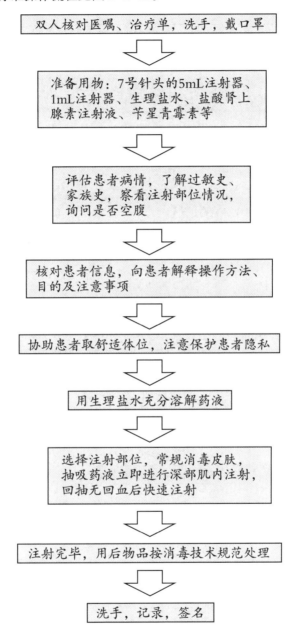

图 3-2-13 苄星青霉素肌内注射标准操作流程

注意事项：

1.使用前应详细询问药物过敏史并进行青霉素皮肤试验，阴性者方可使用，避免空腹注射。

2.有哮喘、湿疹、荨麻疹、花粉症等过敏性疾病患者慎用。

3.药液需现配现用，充分溶解抽吸后宜快速注入体内。如药液量过多应分两侧臀部注射。

4.密切观察药物不良反应，交代患者休息 30 分钟无不良反应后方可离去，如有不适应及时就诊。

5.备好急救设备及药品。

十四、青霉素静脉滴注疗法（驱梅治疗）标准操作流程

青霉素静脉滴注疗法（驱梅治疗）标准操作流程见图 3-2-14。

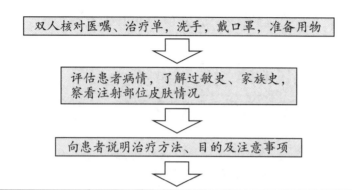

双人核对医嘱、治疗单，洗手，戴口罩，准备用物

评估患者病情，了解过敏史、家族史，察看注射部位皮肤情况

向患者说明治疗方法、目的及注意事项

配制青霉素皮试液：用80万IU青霉素加入4mL生理盐水（每毫升含20万IU），取上液0.1mL加生理盐水至1mL（每毫升含2万IU），取上液0.1mL加生理盐水至1mL（每毫升含2000IU），再取上液0.25mL加生理盐水至1mL即为皮试液（每毫升含500IU）

携用物至床边（备好肾上腺素注射液），取患者前臂下1/3处行青霉素皮试，注入皮试液0.1mL（50IU），20分钟后观察皮试结果

皮试阴性者，遵医嘱配制青霉素溶液，消毒皮肤后静脉穿刺输入液体，开始时速度宜慢，观察10～15分钟无不良反应后再适当调整滴数，输注完毕再观察30分钟

严格遵医嘱按时间静脉用药

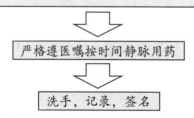

洗手，记录，签名

图 3-2-14 青霉素静脉滴注疗法（驱梅治疗）标准操作流程

注意事项：

1. 输注青霉素前必须做皮试，停用3天以上以及使用过程中更换批号必须重新做皮试，皮试阴性者方可使用。

2. 青霉素要现配现用，用生理盐水稀释后再输注。严格执行用药间隔时间。

3. 输注开始时速度要慢，观察 10～20 分钟无不良反应后再适当调整滴数。

4. 用药期间严密观察病情，注意有无过敏反应以及吉海反应。为避免发生吉海反应，按医嘱在青霉素注射前一天口服泼尼松 20～30mg/ 次，每天 1 次，连续 3 天。

5. 严格按照医嘱准时输注药液以保障血药浓度，以达到最佳治疗效果。

（王宁莉 陈洁连）

参考文献

[1]　王端礼.医学真菌学：实验室检验指南 [M].北京：人民卫生出版社，2005.

[2]　王家俊.临床真菌检验 [M].上海：上海医科大学出版社，1995.

[3]　赵辨.中国临床皮肤病学：第 2 版 [M].南京：江苏凤凰科学技术出版社，2017.

[4]　张信江，边二堂.医疗美容技术：第 2 版 [M].北京：人民卫生出版社，2011.

[5]　吴志华.现代皮肤性病学 [M].广州：广东人民出版社，2000.

[6]　朱学骏，顾有守，沈丽玉.实用皮肤病性病治疗学：第二版 [M].北京：北京医科大学、中国协和医科大学联合出版社，1998.

[7]　中华医学会.临床诊疗指南：皮肤病与性病分册 [M].北京：人民卫生出版社，2006.

[8]　张学军.皮肤性病学高级教程 [M].北京：人民军医出版社，2010.

[9]　张学军，涂平.皮肤性病学 [M].北京：人民卫生出版社，2015.

[10]　张学军.皮肤性病学：第 8 版 [M].北京：人民卫生出版社，2013.

[11]　张学军，郑捷.皮肤性病学：第 9 版 [M].北京：人民卫生出版社，2018.

[12]　BOLOGNIA J L，SCHAFFER J V，CERRONI L.皮肤病学（简装版）：第 4 版 [M].朱学骏，王宝玺，孙建方，项蕾红，主译.北京：北京大学医学出版社，2019.

[13]　陈贤义，李文忠，陈家琨.麻风病防治手册 [M].北京：科学出版社，2002.

[14]　王侠生，廖康煌.杨国亮皮肤病学 [M].上海：上海科学技术文献出版社，2005.

[15]　吴志华.临床皮肤科 [M].北京：科学出版社，2018.

[16]　朱学骏，顾有守，王京.实用皮肤病性病治疗学：第 4 版 [M].北京：北京大学医学出版社，2017.

[17]　中华医学会.临床诊疗指南：风湿病分册 [M].北京：人民卫生出版社，2005.

[18]　PHILLIP H M，EDUARDO C，SCOTT R G.皮肤病理学：与临床的联系 [M].朱学骏，孙建方，译.北京：北京大学医学出版社，2007.

[19]　何黎，郑志忠，周展超.实用美容皮肤科学 [M].北京：人民卫生出版社，2018.

[20]　LIM H W，HONIGSMANN H，HAWK J L M.光皮肤病学 [M].吴艳,刘玮,主译.北京:科学出版社，2009.

[21]　常建民.色素增加性皮肤病：附临床及病理图谱 [M].北京：人民军医出版社，2013.

[22]　R.B.奥多姆，W.D.詹姆斯，T.G.伯杰.安德鲁斯临床皮肤病学（中文翻译版）：原书第九版 [M].北京：科学出版社，2004.

[23]　中华医学会.临床诊疗指南：皮肤病与性病分册 [M].北京：人民卫生出版社，2010.

[24]　杨志波，范瑞强，邓丙戌.中医皮肤性病学 [M].北京：中国中医药出版社，2010.

[25]　高天文，王雷，廖文俊.实用皮肤组织病理学：结构模式分类、病理与临床图片对应（第 2 版）[M].北京：人民卫生出版社，2018.

[26] 赵辨.中国临床皮肤病学（上、下册）[M].南京：江苏科学技术出版社，2009.

[27] 林元珠，马琳，高顺强，等.实用儿童皮肤病学[M].北京：人民军医出版社，2016.

[28] 中国疾病预防控制中心性病控制中心，中华医学会皮肤性病学分会，中国医师协会皮肤科医师分会.性传播疾病临床诊疗与防治指南：第二版[M].上海：上海科学技术出版社，2020.

[29] 赵炳南，张志礼.简明中医皮肤病学[M]//北京市赵炳南皮肤病医疗研究中心系列丛书.北京：中国中医药出版社，2014.

[30] 范瑞强，邓丙戌，杨志波.中医皮肤性病学：临床版[M].北京：科学技术文献出版社，2010.

[31] 欧阳恒，杨志波.新编中医皮肤病学[M].北京：人民军医出版社，2000.

[32] 魏跃钢，闵仲生.管汾：当代中医皮肤科临床家丛书[M].北京：中国医药科技出版社，2014.

[33] 朱文锋.中医诊断学[M].北京：中国中医药出版社，2017.

[34] 刘巧.中医皮肤病诊疗学[M].北京：人民卫生出版社，2014.

[35] 孙广仁.中医基础理论[M].北京：中国中医药出版社，2017.

[36] 邓丙戌.皮肤病中医外治学：第二版[M].北京：科学技术文献出版社，2008.

[37] 徐宜厚，王保方，张赛英.皮肤病中医诊疗学：第2版[M].北京：人民卫生出版社，2007.

[38] 李莉，吴鸥.皮肤性病学护理工作手册[M].北京：人民卫生出版社，2019.

[39] 郭丽英.临床皮肤病护理与实践宝典[M].北京：人民卫生出版社，2016.

[40] 王蕾，蒋红.实用皮肤病护理[M]//上海市护理学会.临床专科护理技术丛书.上海：上海科学技术出版社，2018.

[41] 李乐之，路潜.外科护理学：第6版[M].北京：人民卫生出版社，2017.

[42] 丁淑贞，戴红.临床护理一本通：皮肤科临床护理[M].北京：中国协和医科大学出版社，2016.

[43] 余梦清.北京协和医院皮肤科护理工作指南[M]//吴欣娟.名院名科专科护理工作指南丛书.北京：人民卫生出版社，2016.

[44] 耿小凤，丁保玲.北京大学第一医院皮肤科护理工作指南[M].北京：人民卫生出版社，2017.

[45] 林志淼，杨勇，李若瑜.带状疱疹及后遗神经痛[J].临床皮肤科杂志，2010，39（6）：393-395.

[46] 杨慧兰.带状疱疹中国专家共识解读[J].中华皮肤科杂志，2018，51（9）：699-701.

[47] 中国成人念珠菌病诊断与治疗专家共识组.中国成人念珠菌病诊断与治疗专家共识[J].中国医学前沿杂志（电子版），2020，12（1）：35-50.

[48] 闫娜，刘燕，苏怡媛.面部皮炎与蠕形螨感染相关性分析[J].医学美学美容，2020，29（5）：6-7.

[49] 党云，樊卓.皮肤镜在阴虱病诊断中的应用价值[J].实用皮肤病学杂志，2020，13（1）：23-24.

[50] 林景荣，邹先彪.感染性和寄生虫性皮肤病的皮肤镜诊断专家共识[J].中国麻风皮肤病杂志，2017，33（1）：1-7.

[51] 王锋，李峰，李影，等.皮肤猪囊尾蚴病的超声诊断价值[J].临床超声医学杂志，2009，11

（11）：777-778.

[52] 胡文庆，周世祐，龙祖培.广西部分地区稻田皮炎的调查研究[J].动物学杂志，1994，29（3）：1-5.

[53] 郭家，李朝品，王克霞.毛毕属吸虫尾蚴性皮炎的调查研究[J].热带病与寄生虫学，2007，5（2）：91-93，96.

[54] 尹向阳，崔晓峰.负氧离子冷喷疗法辅助治疗刺胞皮炎疗效观察[J].中国皮肤性病学杂志，2007，21（9）：542-543.

[55] 周春英，王晓建，张宁.中药冷敷剂加艾洛松霜治疗刺胞皮炎[J].青岛医药卫生，2000，32(2)：150-151.

[56] 秦士德.刺胞皮炎的病因和诊治[J].中华皮肤科杂志，1994，27（5）：323-324.

[57] 中华医学会皮肤性病学分会免疫学组.中国湿疹诊疗指南（2011年）[J].中华皮肤科杂志，2011，44（1）：5-6.

[58] 任为，王培光，杨森，等.汗疱疹病因和治疗的研究进展[J].中国麻风皮肤病杂志，2008，24（10）：808-810.

[59] 刘岳花，陆东庆.手部湿疹313例接触过敏原分析[J].临床皮肤科杂志，2014，43（8），461-463.

[60] 中华医学会皮肤性病学分会儿童皮肤病学组.中国儿童特应性皮炎诊疗共识（2017版）[J].中华皮肤科杂志，2017，50（11）：784-789.

[61] 中国医师协会皮肤科医师分会儿童皮肤病专业委员会，中华医学会皮肤性病学分会儿童学组，中华医学会儿科学分会皮肤性病学组.儿童特应性皮炎相关食物过敏诊断与管理专家共识[J].中华皮肤科杂志，2019，52（10）：711-716.

[62] 中西医结合学会皮肤性病学专业委员会皮肤影像学亚专业委员会.红斑鳞屑性皮肤病皮肤镜诊断专家共识[J].中国麻风皮肤病杂志，2016，32（2）：65-69.

[63] 阎衡，杨希川，郝飞.需要警惕的红斑鳞屑性皮肤病[J].皮肤病与性病，2010，32（4）：11-12.

[64] 陈慧君，陈治国，缪希红.玫瑰糠疹患者不同时期血清白细胞介素4、白细胞介素12和干扰素γ水平检测[J].中国中西医结合皮肤性病学杂志，2012，11（4）：234-235.

[65] 董水生，董艳霞，王立艳.复方甘草酸苷联合抗组胺药治疗玫瑰糠疹疗效观察[J].中国社区医师（医学专业），2010（20）：128.

[66] 中华医学会皮肤性病学分会银屑病专业委员会.中国银屑病诊疗指南（2018完整版）[J].中华皮肤科杂志，2019，52（10）：667-710.

[67] 中华医学会皮肤性病学分会，中国医师协会皮肤科医师分会，中国中西医结合学会皮肤性病专业委员会.中国银屑病生物治疗专家共识（2019）[J].中华皮肤科杂志，2019，52（12）：863-871.

[68] 朱慧婷，蔡念宁.副银屑病中医中西医结合治疗进展[J].辽宁中医药大学学报，2008，10（2）：45-46.

[69] 刘杰.探讨副银屑病临床疗效以及病理[J].中国民族民间医药，2010，19（22）：52.

[70] 陈文静，陈永锋，顾有守.副银屑病35例临床分析[J].岭南皮肤性病科杂志，2006，13（3）：198-200，206.

[71] 张亚芹，李福秋，宫文良，等.副银屑病的诊治[J].中国社区医师，2003，19（13）：19-20.

[72] 陶建凤，唐曙.副银屑病45例临床与病理分析[J].临床皮肤科杂志，1996（4）：205-207.

[73] 马涛，侯宏亮，史建峰.复方甘草酸苷联合曲安奈德治疗口腔扁平苔藓的疗效观察[J].中国药师，2016，19（3）：545-547.

[74] 高敏，范星，刘盛秀，等.皮肤三维CT在扁平苔藓和脂溢性角化症中的应用[J].实用医学杂志，2018，34（18）：3149-3150.

[75] 中华医学会儿科学分会免疫学组，《中华儿科杂志》编辑委员会.儿童过敏性紫癜循证诊治建议[J].中华儿科杂志，2013，51（7）：502-507.

[76] 中华医学会风湿病学分会.白塞病诊断和治疗指南[J].中华风湿病学杂志，2011，15（5）：345-347.

[77] 中华医学会风湿病学分会.显微镜下多血管炎诊断及治疗指南[J].中华风湿病学杂志，2011，15（4）：259-261.

[78] 中华医学会风湿病学分会.结节性多动脉炎诊断和治疗指南[J].中华风湿病学杂志，2011，15（3）：192-193.

[79] 中华医学会风湿病学分会，国家皮肤与免疫疾病临床医学研究中心，中国系统性红斑狼疮研究协作组.2020中国系统性红斑狼疮诊疗指南[J].中华内科杂志，2020，59（3）：172-185.

[80] 中国系统性红斑狼疮研究协作组专家组，国家风湿病数据中心.中国系统性红斑狼疮患者围产期管理建议[J].中华医学杂志，2015，95（14）：1056-1060.

[81] 中华医学会皮肤性病学分会红斑狼疮研究中心.皮肤型红斑狼疮诊疗指南（2019版）[J].中华皮肤科杂志，2019，52（3）：149-155.

[82] 吴炜，邓丹琪.多发性肌炎/皮肌炎治疗研究进展[J].中国皮肤性病学杂志，2020，34（3）：338-342.

[83] 中华医学会风湿病学分会.混合性结缔组织病诊断及治疗指南[J].中华风湿病学杂志，2011，15（1）：42-45.

[84] 中华医学会风湿病学分会.干燥综合征诊断及治疗指南[J].中华风湿病学杂志，2010，14（11）：766-768.

[85] 赵福涛，周曾同，沈雪敏，等.原发性干燥综合征多学科诊治建议[J].老年医学与保健，2019，25（1）：7-10，20.

[86] 张学武，刘栩，栗占国.145例未分化结缔组织病的临床分析[J].中华医学杂志，2006，86（35）：2458-2461.

[87] 陈乐锋，戴冽.妊娠合并未分化结缔组织病的管理 [J].中华产科急救电子杂志，2019，8（2）：97-102.

[88] 闫文厅，赵广.未分化结缔组织病研究进展 [J].空军医学杂志，2011，27（2）：106-108.

[89] 苏厚恒.未分化结缔组织病 [J].山东医药，2010，50（47）：109-110.

[90] 中华医学会风湿病学分会.抗磷脂综合征诊断和治疗指南 [J].中华风湿病学杂志，2011，15（6）：407-410.

[91] 国家风湿病数据中心，中国医师协会风湿免疫科医师分会自身抗体检测专业委员会，国家免疫疾病临床医学研究中心.抗磷脂抗体检测的临床应用专家共识 [J].中华内科杂志，2019，58（7）：496-500.

[92] 石慧，杨程德.抗磷脂综合征治疗现状 [J].内科急危重症杂志，2020，26（2）：109-112.

[93] 郁雪松，李继华.进行性偏面萎缩的现代治疗 [J].国际口腔医学杂志，2007，34（1）：44-46.

[94] 中国痤疮治疗指南专家组.中国痤疮治疗指南（2019修订版）[J].临床皮肤科杂志，2019，48（9）：583-588.

[95] 中国医师协会美容与整形医师分会毛发整形美容专业委员会.中国人雄激素性脱发诊疗指南 [J].中国美容整形外科杂志，2019，30（1）：8-12.

[96] 中国中西医结合学会皮肤性病分会医美微创注射治疗学组.多汗症及腋臭的肉毒素注射治疗专家共识 [J].中国中西医结合皮肤性病学杂志，2017，16（1）：90-93.

[97] 杨素莲，尹颂超，张香香，等.63例湿疹样唇炎患者斑贴试验临床分析 [J].中国卫生检验杂志，2017，27（21）：3118-3120.

[98] 王宏伟，王秀丽.5-氨基酮戊酸光动力疗法 [J].临床皮肤科杂志，2009，38（5）：337-339.

[99] 赵广，杨庆琪.黄褐斑发病危险因素的多因素分析及预防对策[J].实用皮肤病学杂志，2008，1（2）：84-86.

[100] 黄骏，许爱娥.反射式共聚焦显微镜和皮肤镜在评估黑变病综合疗法效果中的应用 [J].中华皮肤科杂志，2018，51（6）：440-442.

[101] 屈慧明，王娜，张衍国.强脉冲光治疗面颈部毛囊性红斑黑变病疗效评价 [J].中国麻风皮肤病杂志，2015，31（10）：604-605.

[102] 李波，谭军，钟茜，等.调 Q 1064 nm 激光治疗面部皮肤黑变病临床观察 [J].中国美容医学，2014，23（7）：551-553.

[103] 中国中西医结合学会皮肤性病专业委员会色素病学组.白癜风诊疗共识（2018版）[J].中华皮肤科杂志，2018，51（4）：247-250.

[104] 姬腾达，邱海霞，曾晶，等.着色性干皮病诊疗进展 [J].中国激光医学杂志，2019，28（2）：112-118.

[105] 郭静，李淡芳，闫宏钧，等.癫痫发病年龄对结节性硬化症患者影响的多因素分析 [J].癫痫杂志，2020，6（3）：188-192.

[106] 汪洋，叶琦，李思婵，等.西罗莫司治疗儿童结节性硬化症的个体化给药研究进展 [J].儿科药学杂志，2019，25（12）：46-51.

[107] 张世敏，秦炯.雷帕霉素及其衍生物治疗结节性硬化症研究进展 [J].中国实用儿科杂志，2019，34（1）：67-70.

[108] 阙红霞.果酸对毛周角化的临床应用 [J].临床医药文献电子杂志，2017，4（48）：9501，9504.

[109] 常冬青，王文岭，李丽.弹性纤维性假黄瘤1例 [J].中国皮肤性病学杂志，2008，22（12）：752.

[110] 杨梅，高敏，肖凤丽，等.弹性纤维假黄瘤 ABCC6 基因突变检测 [J].安徽医科大学学报，2008，43（2）：206-208.

[111] 朱兰玉，覃霞，方玲，等.LMNA 基因 R527C 纯合突变早老症患儿外周血单个核细胞基因表达谱的 RNA-Seq 分析 [J].广西医科大学学报，2019，36（5）：803-808.

[112] 中华医学会感染病学分会艾滋病丙型肝炎学组，中国疾病预防控制中心.中国艾滋病诊疗指南（2018 版）[J].中华内科杂志，2018，57（12）：867-884.

[113] 赵静媛，袁红，方翠艳，等.软下疳疾病的临床治疗分析 [J].世界最新医学信息文摘，2014，14（7）：81，90.

[114] 郭晓芳，苗明三.影响中药外用疗效因素探讨 [J].中医学报，2010，25（4）：696-698.

[115] 苗明三，郭艳，张瑜，等.中药外治理论、外用功效及存在问题 [J].河南中医学院学报，2004，19（6）：13-15.

[116] 朱天忠，卢长云.外用中药引起的中毒与防治研究 [J].中医药学报，1987（4）：4-8.

[117] 闫婷.正念减压疗法在系统性红斑狼疮患者护理中的应用 [J].当代护士（上旬刊），2020，27（19）：40-42.

[118] 朱晓鸥，黄求进.循证护理理念在临床带教中的应用效果评价 [J].中国医院管理，2018，38（6）：66-68.

[119] 赵静.80例皮肌炎合并间质性肺炎患者采用不同护理干预下生活质量评分对照分析 [J].当代医学，2018，24（3）：139-141.

[120] 马历楠，武娜，苏改秀，等.医护合作模式下的健康宣教在幼年皮肌炎患者中的应用 [J].当代护士（下旬刊），2020，27（18）：82-84.

[121] 连芬萍.临床护理路径对皮肌炎患者遵医行为的影响 [J].临床医药实践，2017，26（9）：696-699.

[122] 王单，李维.1例皮肌炎合并真菌感染患者的护理 [J].中日友好医院学报，2015，29（6）：382.

[123] 王庄斐，吴冬冰，廖彩琴.重症皮肌炎患者的护理 [J].中国医疗美容，2014，4（6）：147，134.

[124] 黄秋菊，段利华.集束化护理预防系统性硬皮病纤维硬化并发症的护理探讨 [J].中国卫生标准管理，2017，8（16）：188-190.

[125] 乐文蔚，费敏，沈歆霓.整体护理在硬皮病治疗中的应用 [J].临床医药文献电子杂志，2016，3（28）：5652，5654.

[126] 何华.44例红皮病患者的护理体会 [J].实用临床护理学电子杂志，2017，2（36）：82，84.

[127] 周钰静，梁云霞，孔红娟.红皮病患者的临床护理体会 [J].医学临床研究，2006，23（5）：816-817.

[128] 郜旭东.寻常型天疱疮的护理体会 [J].护士进修杂志，2016，31（15）：1413-1414.

[129] 曹峰，殷琦，高洁，等.卡马西平致重症药疹2例的护理 [J].实用临床医药杂志，2017，21（18）：224-225.

[130] 林春梅.一例口服别嘌呤醇致重症药疹的护理体会 [J].实用临床护理学电子杂志，2017，2（41）：140，145.

[131] 徐元玲，沈云.坏疽性脓皮病临床识别和创面护理的研究现状 [J].中国实用护理杂志，2018，34（7）：552-555.

[132] 杨静.人性化护理在儿童葡萄球菌性烫伤样皮肤综合征中的应用 [J].临床医药文献电子杂志，2019，6（58）：117.

[133] 李施阳.成人Still病临床诊治的研究进展 [J].疑难病杂志，2020，19（5）：537-540.

[134] 刘小娟，潘宁，李小芳，等.成人斯蒂尔病并发巨噬细胞活化综合征8例护理体会 [J].风湿病与关节炎，2016，5（5）：58-60.

[135] 应淑妮，乔建军.皮损在成人Still病中的诊断价值 [J].皮肤科学通报，2020，37（1）：131-135.

[136] 齐晓玖，KIGER A.结节病患者的疾病认知与其生活质量的相关性研究 [J].护理管理杂志，2016，16（6）：388-390.

[137] HEIDELBERGER V，INGEN-HOUSZ-ORO S，MARQUET A，等.肿瘤坏死因子α抑制剂治疗皮肤结节病的疗效及耐受性观察：来自法国的一项46例病例研究 [J].皮肤性病诊疗学杂志，2017，24（4）：300.

[138] 朱慧颖，秦丽.纳米银外用抗菌凝胶联合护理干预治疗面部脂溢性皮炎临床观察 [J].西部中医药，2015，28（7）：136-138.

[139] 郑秀丽，周耀湘，唐燕笑，等.穴位注射加耳穴压豆法治疗痤疮临床观察 [J].承德医学院学报，2020，37（4）：311-313.

[140] 李辉, 杨惠妮.复方丙酸氯倍他索软膏联合梅花针治疗皮肤淀粉样变疗效观察 [J].皮肤病与性病, 2018, 40（2）：262-263.

[141] 李俞晓, 韩婷梅, 芦洁, 等.综合疗法治疗难治性白癜风临床观察 [J].皮肤病与性病, 2020, 42（3）：398-399.

[142] 赵志豪, 吴育菡. 308 nm 准分子激光联合退白汤治疗白癜风的临床疗效及安全性分析 [J].中华全科医学, 2020, 18（10）：1675-1677, 1786.

[143] 李俊伟.医护一体化护理对寻常型白癜风患者生活质量的影响 [J].河南医学研究, 2019, 28（24）：4574-4576.

[144] 施静, 吴春燕, 赵新美, 等.肌肉骨骼系统类囊样实性软组织肿瘤的超声及临床特点 [J].医疗装备, 2017, 30（19）：40-42.

[145] 张庚华, 章志伟.基于《手术护理实践指南》管理全身性多发性集簇性皮肤纤维瘤手术患者效果观察 [J].齐鲁护理杂志, 2018, 24（4）：114-115.

[146] 李凯男, 付帅, 葛辉玉, 等.超声在皮肤纤维瘤诊断中的价值 [J].中国超声医学杂志, 2020, 36（3）：232-235.

[147] 王志伟, 郑德义, 李伟人, 等.皮肤多发性基底细胞癌临床与病理分析 [J].中国医药导报, 2018, 15（7）：86-89.

[148] 程康耀, 杨烜, 吕伟波, 等.消化系统恶性肿瘤患者癌因性疲乏现状及中西医护理研究进展 [J].护士进修杂志, 2019, 34（1）：32-34, 40.

[149] 余建华, 郑婷婷.个性化护理在颜面部基底细胞癌激光术后的疗效分析 [J].名医, 2020, 85（6）：158, 161.

[150] 田分, 孙锡喜, 邵雅静.光动力疗法联合手术治疗皮肤基底细胞癌的疗效及安全性 [J].实用癌症杂志, 2020, 35（6）：1027-1030.

[151] 李旭.颜面部皮肤恶性肿瘤切除术 26 例的护理体会 [J].中国伤残医学, 2013, 21（12）：264.

[152] 杨达清.人性化护理在头颈部癌放疗护理中的应用 [J].临床合理用药杂志, 2016, 9（2）：119-120.

[153] 李娅, 杨达清, 范元琼.人性化护理在食管鳞癌放疗中的效果观察 [J].临床合理用药杂志, 2016, 9（32）：118-119.

[154] 刑天娇, 李东霞.皮肤鳞状细胞癌的发病机制及治疗进展 [J].医学综述, 2020, 26（19）：3837-3842.

[155] 曹淑莉, 王建云, 马雪兰, 等.艾滋病合并卡波西肉瘤患者护理体会 [J].内科, 2015, 10（5）：749-750.

[156] 赵芳, 赵静, 杨昆, 等.艾滋病合并口腔卡波西肉瘤患者的临床护理体会 [J].实用医学杂志, 2018, 34（3）：487-489.

[157] 中国疾病预防控制中心性病控制中心，中华医学会皮肤性病学分会性病学组，中国医师协会皮肤科医师分会性病亚专业委员会.梅毒、淋病和生殖道沙眼衣原体感染诊疗指南（2020 年）[J].中华皮肤科杂志，2020，53（3）：168-179.

[158] 谈鹰，王庄.以急性脑梗死表现就诊的血管型神经梅毒13例临床分析[J].浙江医学，2015，37（17）：1470-1471.

[159] 蒋丽君，覃桂玲，李哲，等.影响桂北地区隐性梅毒患者生活质量的多因素分析[J].中国皮肤性病学杂志，2019，33（6）：684-687.

[160] 孙作岚.认知行为疗法对梅毒Ⅰ、Ⅱ期患者精神障碍的影响[J].河北北方学院学报（自然科学版），2020，36（4）：35-36，38.

[161] 罗燕，邓国辉，吴晓燕，等.外阴尖锐湿疣患者HPV亚型与微生态的关系及护理对策[J].临床护理杂志，2018，17（1）：28-31.

[162] 陈美莲，谭鉴光，林运霜，等.情景式模拟教育联合虚拟仿真教育在尖锐湿疣治疗患者中的护理研究[J].皮肤病与性病，2020，42（2）：207-208.

[163] 刘秀儒，唐杰，王冬华.艾滋病患者抑郁的影响因素及护理干预研究进展[J].护理管理杂志，2018，18（10）：737-740.

[164] 浦海芹，褚霞，孙勤，等.短期主题式心理干预在HIV感染者关爱中的应用[J].中国艾滋病性病，2020，26（9）：1001-1003.

[165] 赵燕，刘立宏，高明月.95例儿童蜂窝组织炎的护理[J].护理实践与研究，2011，8（7）：59-60.

[166] 孙翠群，孙源，崔伟红，等.一起护理带状疱疹患者所致医务人员水痘暴发的调查与处理[J].中国感染控制杂志，2019，18（12）：1150-1153.

[167] 陈永梅，梁桂芳.个性护理联合健康宣教应用在小儿水痘治疗中的效果[J].皮肤病与性病，2019，41（4）：610-611.

[168] 肖敏恒.水痘患儿的护理措施[J].智慧健康，2017，3（6）：115-116.

[169] 陈静.更昔洛韦联合泼尼松治疗带状疱疹的疗效观察与护理措施[J].皮肤病与性病，2019，41（5）：756-758.

[170] 殷明燕，张冬梅.护理干预在带状疱疹后神经痛患者治疗中效果分析[J].皮肤病与性病，2020，42（2）：278-279.

[171] 黄为阳.带状疱疹中西医护理研究进展[J].中医外治杂志，2015，24（4）：49-51.

[172] 国家中医药管理局.中医病证诊断疗效标准[S].南京：南京大学出版社，1994.

[173] 张杰.玫瑰糠疹的病因学探讨[D].石家庄：河北医科大学，2005.

[174] 闫红梅.玫瑰糠疹与IgE介导的超敏反应关系的研究[D].石家庄：河北医科大学，2007.

[175] FREEDBERG I M，EISEN A Z，WOLFF K，et al.Fitzpatrick's Dermatology in General Medicine [M].7th

ed.New York：McGraw-Hill，2008.

[176] JAMES W D，BERGER T G，ELSTON D M．Andrews' Diseases of the Skin：Clinical Dermatology [M]. Philadelphia：Saunders，2019.

[177] CORNELY O A，ARIKAN-AKDAGLI S，DANNAOUI E，et al．ESCMID and ECMM joint clinical guidelines for the diagnosis and management of mucormycosis 2013 [J]. Clinical Microbiology and Infecion：Europen Society of Clinical Microbiology and Infectious Diseases，2014，20（S3）：5-26.

[178] GUR T F，ERDEMIR A V，GUREL M S，et al．The investigation of the relationships of demodex density with inflammatory response and oxidative stress in rosacea[J]．Archives of dermatological research，2018，310（9）：759-767.

[179] VOCKS E，PLOTZ S G，RING J.The Dyshidrotic Eczema Area and Severity Index-A score developed for the assessment of dyshidrotic eczema[J]. Dermatology:international journal for clinical and investigative dermatology，1999，198（3）：265-269.

[180] AGOZZINO M，DONADIO C，FRANCESCHINI C，et al．Therapeutic follow-up of Lichen Planopilaris using in vivo reflectance confocal microscopy：a case report[J]. Skin Research and Technology：official journal of International Society for Bioengineering ang the Skin（ISBS）[and] International Society for Skin Imaging（ISSI），2015，21（3）：380-383.

[181] FIORENTINO D F. Cutaneous vasculitis[J]. Journal of the American Academy of Dermatology，2003，48（3）：311-344.

[182] BRAVERMAN I M，YEN A. Demonstration of immune complexes in spontaneous and histamine-induced lesions and in normal skin of patients with leucocytoclastic Angiitis[J]. Journal of Investigative Dermatology，1975，64（2）：105-112.

[183] TALOR M V，STONE J H，STEBBING J，et al. Antibodies to selscted minor target antigens in patients with anti-neutrophil cytoplasmic antibodies（ANCA）[J]. Clinical and Experimental Immunology，2007，150（1）：42-48.

[184] CARLSON J A. The histological assessment of cutaneous vasculitis[J]. Histopathology，2010，56（1）：3-23.

[185] VILLARREAL-VILLARREAL C D，OCAMPO-CANDIANI J，VILLARREAL-MARTÍNEZ A. Sweet Syndrome：A Review and Update[J]. Actas dermo-sifiliograficas，2016，107（5）：369-378.

[186] DAVATCHI F，ASSAAD-KHALILS，CALAMIA KT，et al. The International Criteria for Behçet's Disease（ICBD）：a collaborative study of 27 countries on the sensitivity and specificity of the new criteria [J]. Journal of the European Academy of Dermatology and Venereology Jeadv，2014，28（3）：338-347.

[187]KOLKHIR P，GRAKHOVA M，BONNEKOH H，et al. Treatment of Urticarial Vasculitis：A Systematic Review [J]. The Journal of Allergy and Clinical Immunology，2019，143（2）：458-466.

[188] JENNETTE J C，FALK R J，BACON P A，et al. 2012 revised International Chapel Hill Consensus Conference Nomenclature of Vasculitides[J]. Arthritis And Rheumatology，2013，65（1）：1-11.

[189] ALBRECHT J，ATZENI F，BALDINI C，et al. Skin involvement and outcome measures in systemic autoimmune diseases[J]. Clinical and Experimental Rheumatology，2006，24（40）：S52-S59.

[190] DOUGLAS K M J，LADOYANNI E，TREHARNE G J，et al. Cutaneous ahnormalities in rheumatoid arthritis compared with non-inflammatory rheumatic conditions[J]. Annals of the Rheumatic Diseases，2006，65（10）：1341-1345.

[191]KINESTON D P，XIA Y，TURIANSKY G W．Anetoderma：a case report and review of the literature[J]. Cutis，2008，81（6）：501-506．

[192]AGHAEI S，SODAIFI M，ASLANI F S，et al．An unusual presentation of anetoderma：a case report[J]. BMC Dermatology，2004，4（1）：9．

[193] FENG YJ，ZHAO JY，GOLD M H. Skin rejuvenation in Asisn skin：the analysis of clinical effects and basic mechanisms of intense pulsed light[J]. Journal of drugs in dermatology：JDD，2008，7（3）：273-279.

[194]TAMEGA A D A，MIOT L D B，BONFIETTI C，et al. Clinical patterns and epidemiological characteristics of facial melasma in Brazilian women [J]. Journal of the European Academy of Dermatology and Venereology：JEADV，2013，27（2）：151-156.

[195]ZHAO G，YANG Q Q. Risk factors and prevention strategy for melasma[J]. Journal of Praetical Dermatology，2008，1（2）：84-86.

[196] ZEN P RG，PINTO L LC，GRAZIADIO C，et al. Association of microcephaly and café-au-lait spots in a patient with ring chromosome 12 syndrome[J]. Clinical Dysmorphology，2005，14（3）：141-143.

[197] WATT T L，KAISER J S. Erythromelanosis follicularis faciei et Colli:a case report[J]. Journal of the American Academy of Dermatology，1981，5（5）：533-534.

[198] OYAMA M，SHIMIZU H，OHATA Y，et al. Dyschromatosis symmetrica hereditaria （reticulate acropigmentation of Dohi）：report of a Japanese family with the condition and a literature review of 185 cases[J]. The British journal of dermatology，1999，140（3）：491-496.

[199]ZHANG X J，GAO M，LI M，et al. Identification of a locus for dyschromatosis symmetrica hereditaria at chromosome1q11-1q21[J]. The Journal of Investigative Dermatology，2003，120（5）：776-780.

[200] LI M，YANG LJ，LI CR，et al. Mutational spectrum of the ADAR1 genes in dyschromatosis symmetrica hereditaria[J]. Archives of Dermatological Research，2010，302（6）：469-476.

[201] LIU BH，ZHOU ZJ. Lamin A/C，laminopathies and premature ageing[J]. Histology and histopathology，2008，23（6）：747-763.

[202] CASAL M L，LEWIS J R，MAULDIN E A，et al. Significant correction of disease after postnatal administration of recombinant ectodysplasin A in canine X-linked ectodermal dysplasia[J]. The American Journal of Human Genetics，2007，81（5）：1050-1056.

[203] LAMARTINE J，MUNHOZ ESSENFELDER G，KIBAR Z，et al. Mutations in GJB6 cause hidrotic ectodermal dysplasia[J]. Nature Genetics，2000，26（2）：142-144.

[204] SANCHORAWALA V. Light-chain（AL）amyloidosis：diagnosis and treatment[J]. Clinical Journal of the American Society of Nephrology：CJASN，2006，1（6）：1331-1341.

[205] WOOLLONS A，BLACK M M. Nodular localized primary cutaneous amyloidosis：a long-term follow-up study[J]. The British Journal of Dermatology，2001，145（1）：105-109.

[206] KIM H K，LEE J Y，BAE E J，et al. Hutchinson-giford progeria syndrome with G608G LMNA mutation[J]. Journal of Korean Medical Science，2011，26（12）：1642-1645.

检验合格

检验员 19